中国近现代中医药期刊续编

第一辑

南汇医报
中医新刊

王咪咪◎主编

2019年度北京市古籍整理出版资助项目

北京科学技术出版社

图书在版编目（CIP）数据

南汇医报；中医新刊 / 王咪咪主编．—北京：北京科学技术出版社，2020.3
（中国近现代中医药期刊续编．第一辑）
ISBN 978 - 7 - 5714 - 0674 - 5

Ⅰ．①南…　Ⅱ．①王…　Ⅲ．①中国医药学—医学期刊—汇编—中国—近现代　Ⅳ．①R2-55

中国版本图书馆 CIP 数据核字（2019）第300100号

中国近现代中医药期刊续编·第一辑　南汇医报　中医新刊

主　　编：王咪咪
策划编辑：侍　伟　白世敬
责任编辑：侍　伟　白世敬　陶　清　刘　佳　王治华
责任印制：李　茗
责任校对：贾　荣
出 版 人：曾庆宇
出版发行：北京科学技术出版社
社　　址：北京西直门南大街16号
邮政编码：100035
电话传真：0086-10-66135495（总编室）
0086-10-66113227（发行部）　0086-10-66161952（发行部传真）
电子信箱：bjkj@bjkjpress.com
网　　址：www.bkydw.cn
经　　销：新华书店
印　　刷：北京捷迅佳彩印刷有限公司
开　　本：787mm × 1092mm　1/16
字　　数：290千字
印　　张：36.75
版　　次：2020年3月第1版
印　　次：2020年3月第1次印刷
ISBN 978 - 7 - 5714 - 0674 - 5/R · 2728

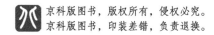

定　　价：900.00元

《中国近现代中医药期刊续编·第一辑》编委会名单

序

2012年上海段逸山先生的《中国近代中医药期刊汇编》（下文简称“《汇编》”）出版，这是中医界的一件大事，是研究、整理、继承、发展中医药的一项大工程，是研究近代中医药发展必不可少的历史资料。在这一工程的感召和激励下，时隔七年，我所的王咪咪研究员决定效仿段先生的体例、思路，尽可能地将《汇编》所未收载的新中国成立前的中医期刊进行搜集、整理，并将之命名为《中国近现代中医药期刊续编》（下文简称“《续编》”）进行影印出版。

《续编》所选期刊数量虽与《汇编》相似，均近50种，但总页数只及《汇编》的1/4，约25000页，其内容绝大部分为中医期刊，以及一些纪念刊、专题刊、会议刊；除此之外，还收录了《中华医学杂志》1915—1949年所发行的35卷近300期中与中医发展、学术讨论等相关的200余篇学术文章，其中包括6期《医史专刊》的全部内容。值得强调的是，《续编》将1951—1955年、1957年、1958年出版的《医史杂志》进行收载，这虽然与整理新中国成立前期刊的初衷不符，但是段先生已将1947年、1948年（1949年、1950年《医史杂志》停刊）的《医史杂志》收入《汇编》中，咪咪等编者认为把20世纪50年代这7年的《医史杂志》全部收入《续编》，将使《医史杂志》初期的各种学术成果得到更好的保存和利用。我以为这将是对段先生《汇编》的一次富有学术价值的补充与完善，对中医近现代的中医学术研究，对中医整理、继承、发展都是有益的。医学史的研究范围不只是中国医学史，还包括世界医学史，医学各个方面的发展史、疾病史，以及从史学角度谈医学与其关系等。《续编》中收载的文章虽有的出自西医学家，但提出来的问题，对中医发展有极大的推进作用。陈邦贤先生在

《中国医学史》的自序中有“世界医学昌明之国，莫不有医学史、疾病史、医学经验史……岂区区传记遽足以存掌故资考证乎哉！”陈先生将其所研究内容分为三大类：一为关于医学地位之历史，二为医学知识之历史，三为疾病之历史。医学史的开创性研究具有连续性，正如新中国成立初期的《医史杂志》所登载的文章，无论是陈邦贤先生对医学史料的连续性收集，还是李涛先生对医学史的断代研究，他们对医学研究的贡献都是开创性的和历史性的；范行准先生的《中国预防医学思想史》《中国古代军事医学史的初步研究》《中华医学史》等，也都是一直未曾被超越或再研究的。况且那个时期的学术研究距今已近百年，能保存下来的文献十分稀少。今天能有机会把这样一部分珍贵文献用影印的方式保存下来，将是对这一研究领域最大的贡献。同时，扩展收载1951—1958年期间的《医史杂志》，完整保留医学史学科在20世纪50年代的研究成果，可以很好地保持学术研究的连续性，故而主编的这一做法我是支持的。

以段逸山先生的《汇编》为范本，《续编》使新中国成立前的中医及相关期刊保存得更加完整，愿中医人利用这丰富的历史资料更深入地研究中医近现代的学术发展、临床进步、中西医汇通的实践、中医教育的改革等，以更好地继承、挖掘中医药伟大宝库。

李经纬 九十老人

2019年11月于中国中医科学院

前 言

《汇编》主编段逸山先生曾总结道，中医相关期刊文献凭藉时效性强、涉及内容广泛、对热门话题反映快且真实的特点，如实地记录了中医发展的每一步，记录了中医人每一次为中医生存而进行的艰难抗争，故而是中医近现代发展的真实资料，更是我们今天进行历史总结的最好见证。因此，中医药期刊不但具有历史资料的文献价值，还对当今中医药发展具有很强的借鉴意义。

本次出版的《续编》有五六十册之规模，所收集的中医药期刊范围，以段逸山先生主编的《汇编》未收载的新中国成立前50年中医相关期刊为主，以期为广大读者进一步研究和利用中医近现代期刊提供更多宝贵资料。

《续编》收载期刊的主要时间定位在1900—1949年，之所以不以1911年作为断代，是因为《绍兴医药学报》《中西医学报》等一批在社会上很有影响力的中医药期刊是1900年之后便陆续问世的，从这些期刊开始，中医的改革、发展等相关话题便已被触及并讨论。

在历史的长河中，50年时间很短，但20世纪上半叶的50年却是中医曲折发展并影响深远的50年。中国近代，随着西医东渐，中医在社会上逐步失去了主流医学的地位，并逐步在学术传承上出现了危机，以至于连中医是否能名正言顺地保存下来都变得不可预料。因此，能够反映这50年中医发展状况的期刊，就成为承载那段艰难岁月的重要载体。

据不完全统计，这批文献有1500万～2000万字，包括3万多篇涉及中医不同内容的学术文章。这50年间所发生的事件都已成为历史，但当时中医人所提出的问题、争论的焦点、未做完的课题一直在延续，也促使我们今天的中医人要不断地回头看，思考什么才是这些问题的答案！

中医到底科学不科学？中医应怎样改革才能适应社会需要并有益于中医的发展？120年前，这个问题就已经在社会上被广泛讨论，在现存的近现代中医药期刊中，这一类主题的文章有不下3000篇。

中医基础理论的学术争论还在继续，阴阳五行、五运六气、气化的理论要怎样传承？怎样体现中国古代的哲学精神？中医两千余年有文字记载的历史，应怎样继承？怎样整理？关于这些问题，这50年间涌现出不少相关文章，其中有些还是大师之作，对延续至今的这场争论具有重要的参考价值。

像章太炎这样知名的近代民主革命家，也曾对中医的发展有过重要论述，并发表了近百篇的学术文章，他又是怎样看待中医的？此类问题，在这些期刊中可以找到答案。

最初的中西医汇通、结合、引用，对今天的中西医结合有什么现实意义？中医在科学技术如此发达的现代社会中如何建立起自己完备的预防、诊断、治疗系统？这些文章可以给我们以启示。

适应社会发展的中医院校应该怎么办？教材应该是什么样的？根据我们在收集期刊时的初步统计，仅百余种的期刊中就有五十余位中医前辈所发表的二十余类、八十余种中医教材。以中医经典的教材为例，有秦伯未、时逸人、余无言等大家在不同时期从不同角度撰写的《黄帝内经》《伤寒论》《金匮要略》等教材二十余种，其学术性、实用性在今天也不失为典范。可由于当时的条件所限，只能在期刊上登载，无法正式出版，很难保存下来。看到秦伯未先生所著《内经生理学》《内经病理学》《内经解剖学》《内经诊断学》中深入浅出、引人入胜的精彩章节，联想到现在的中医学生在读了五年大学后，仍不能深知《黄帝内经》所言为何，一种使命感便油然而生，我们真心希望这批文献能尽可能地被保存下来，为当今的中医教育、中医发展尽一份力。

新中国成立前这50年也是针灸发展的一个重要阶段，在理论和实践上都有很多优秀论文值得被保存，除承淡安主办的《针灸杂志》专刊外，其他期刊上也有许多针灸方面的内容，同样是研究这一时期针灸发展状况的重要文献。

在中医的在研课题中，有些同志在做日本汉方医学与中医学的交流及互相影响的研究，这一时期的期刊中保存了不少当时中医对日本汉方医学的研究之作，而这些最原始、最有影响的重要信息载体却面临散失的危险，保护好这些文献就可以为相关研究提供强有力的学术支撑。

在这50年中，以期刊为载体，一门新的学科——中国医学史诞生了。中国医学史首次以独立的学科展现在世人面前，为研究中医、整理中医、总结中医、发展中医，把中医推向世界，再把世界的医学展现于中医人面前，做出了重大贡献。创建中国医学史学科的是一批忠实于中医的专家和一批虽出身西医却热爱中医的专家，他们潜心研究中医医史，并将其成果传播出去，对中医发展起到了举足轻重的作用。《古代中西医药之关系》《中国医学史》《中华医学史》《中国预防思想史》《传染病之源流》等学术成果均首载于期刊中，作为对中医学术和临床的提炼与总结，这种研究将中医推向了世界，也为中医的发展坚定了信心。史学类文章大都较长，在期刊上大多采用连载的形式发表，随着研究的深入也需旁引很多资料，为使大家对医学史初期的发展有一个更全面、连贯的认识，我们把《医史杂志》的收集延至1959年，为的是使人们可以全面了解这一学科的研究成果对中医发展的重要作用。《医史杂志》创刊于1947年，在此之前一些研究医学史的专家利用西医刊物《中华医学杂志》发表文章，从1936年起《中华医学杂志》不定期出版《医史专刊》。（《中华医学杂志》是西医刊物，我们已把相关的医学史文章及1936年后的《医史专刊》收录于《续编》之中。）这些医学史文章的学术性很强，但其中大部分只保存在期刊上，期刊一旦散失，这些宝贵的资料也将不复存在，如果我们不抢救性地加以保护，可能将永远看不到它们了。

上述的一些课题至今仍在被讨论和研究，这些文献不只是资料，更是前辈们一次次的发言。能保存到今天的期刊，不只是文物，更是一篇篇发言记录，我们应该尽最大的努力，把这批文献保存下来。这50年的中医期刊、纪念刊、专题刊、会议刊，每一本都给我们提供了一段回忆、一个见证、一种警示、一份宝贵的经验。这批1500万~2000万字的珍贵中医文献已到了迫在眉睫需要保护、研究和继承的关键时刻，它们大多距今已有百年，那时的纸张又是初期的化学纸，脆弱易老化，在百年的颠沛流离中能保留至今已属万分不易，若不做抢救性保护，就会散落于历史的尘埃中。

段逸山、王有朋等一批学术先行者们以高度的专业责任感，克服困难领衔影印出版了《汇编》，以最完整的方式保留了这批期刊的原貌，最大限度地保存了这段历史。段逸山老师所收载的48种医刊，其遴选标准为现存新中国成立前保留时间较长、发表时间较早、内容较完备的期刊，其体量是现存新中国成立前期刊的三分之二以上，但仍留有近三分之一的期刊未能收载出版。正如前面所述，每多保留一篇文献都是在保留一份历史痕迹，故对《汇编》未收载的期刊进行整理出版有着重要意义。北京科学技术出版社秉持传承、发展中医的责任感与使命感，积极组织协调本书的出版事宜。同时，在出版社的大力支持下，本书入选北京市古籍整理出版资助项目，为本书的出版提供了可靠的经费保障。这些都让我们十分感动。希望在大家的共同努力下，我们能尽最大可能保存好这批期刊文献。

近现代中医可以说是对旧中医的告别，也是更适应社会发展的新中医的开始，从形式上到实践上都发生了巨大的改变。这50年中医的起起伏伏，学术的争鸣，教育的改变，理论与临床的悄然变革，都值得现在的中医人反思回顾，而这50年的文献也因此变得更具现实研究意义。

《续编》即将付梓之际，恰逢全国、全球新冠肺炎疫情暴发，在此非常时期能如期出版实属难得；也借此机会向曾给予此课题大量帮助和指导的李经纬、余瀛鳌、郑金生等教授表示最诚挚的感谢。

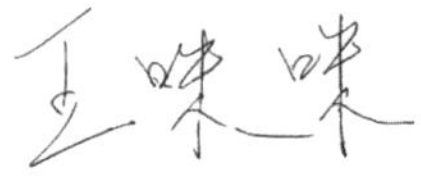

2020年2月

目　录

中国近现代中医药期刊续编·第一辑

南汇医报

提要　王咪咪

内容提要

【期刊名称】南汇医报。

【创　　刊】1937年。

【主　　编】陈桐候、张延仁、姚子让。

【发　　行】南汇县中医师公会。

【刊物性质】医学专业刊物。

【办刊宗旨】发扬国医，启迪新知，对于同样负担保障民族使命的学术虚心学习，诚恳尊重，借以策励学术进展。刊登各类医学案例、民间验方，发表有关中医事业及医学实际问题的评论，兼报道中医会务情况。

【主要栏目】论评、学说、医学研究、笔记、专著、验方、药物、杂俎、小谈言、特载、医讯。

【现有期刊】1946年第1卷1～12期；1947年第2卷1～12期。

【主要撰稿人】秦伯未、姚子让、陈桐候、张美羹、吴克潜、陈存仁、谢利恒、张赞臣、张四维、张汝伟、章巨庸、陆渊雷等。

【备　　注】该报后改名为“南汇医学月刊”。该报于1937年创刊，但很快停刊，后于1946年复刊。

20世纪20～30年代，上海已是中国经济非常发达的城市，经济的发展带动了其他各方面的发展，上海的中医药事业在该时期发展得最引人注目。南汇县是当时上海附近的一个县，因受到上海中医药发展的影响，其中医药事业蒸蒸日上。《南汇医报》创刊于1937年，实际上我们今天还能看到的《南汇医报》是1946年复刊后的期刊。秦伯未是近代的上海名医，与南汇的中医界有着千丝万缕的联系。在《南汇医报》复刊后，秦老曾在期刊上撰文："南汇与上海比邻，伯未虽上海籍，居上海行医，而不时履南汇，与南汇同道相往还，战前忝任上海市中医试验委员外，复任南汇县中医考试委员主席，故视南汇独故乡，于南汇中医界之关怀弥切，兹公会成立，有医报之编辑，辱承乞言于伯未，是南汇同仁倘亦视吾如同乡。情意弥笃。又乌敢不竭愚忱，为故乡中医界谋一新生之路。"

《南汇医报》在创刊初期有"论评""学说""笔记""专著"等几个栏目，这些栏目上成刊后都发挥了重要作用。"论评"栏目的着眼点在于如何激发中医人的最大智慧，使中医人更好地继承和发展中医，代表性文章有《如何解救中医药之危机》《国大代表与中医界》《团结努力争光荣》《中医革新运动》《论中医今日之实际工作》《愿中医界团结起来》等；除此之外，"论评"栏目还刊登了多篇有关中医考试的评论文章，包括秦伯未所作《新治中医师考试》《中医考试命题的商榷》，以及《今日中医之路线》《整理中医之我见》《医药并重论》《中医宜自助》等，这些文章对中医药教育事业的发展具有指导意义。

"小谈言"栏目延伸了继承和发展中医这一主题，所刊登文章内容以敦促中医界团结、积极参与各项有益于中医良性发展的活动为主，如《为国大选举敬告全国医学界说》《贡献于选举国大代表的中医界》《南汇中医界应有之认识与努力》《督促政府从速实现中医列入教育系统》《国医节对南汇中医界之希望》《纪念国医节应该继续努力》等，这些文章均体现了该报创办者的强烈责任感和主人公意识。

"学说"栏目，旨在通过讨论临床治疗不同疾病的理论与方法，加强学术交流，鼓励学术争鸣，不断提高医者的中医学术水平。其讨论内容涉及内、外、妇、儿诸科及中医理论等相关学术问题，代表性文章有《疫痉辨惑》《脑膜炎论治》《妇科概要》《疟疾漫谈》《湿温论治》《白喉与烂喉丹痧、风热喉痧之分别》《〈伤寒论〉桂枝使用律》《汗吐下和温清补应用方法》《中国古代摄生学之价值》《古方与时方对峙释》《急慢惊风之原因及治疗》《湿温治疗漫谈》《暑病辑要》等，这些文章极大丰富了中医临床方面的学术资源。

"医学研究"栏目是以不同观点对一个话题进行讨论，通过观点的碰撞，给读者以启发。以霍乱为例，该栏目刊登有《寒热霍乱辨》《霍乱浅言》《读王孟英〈霍乱论〉书后》等文章，这些文章可以使读者更全面的了解霍乱。

此外，该刊还有"笔记""专著""验方""药物"等栏目，有的栏目刊登文章并不多，但这些栏目仍反映出编辑者希望尽力满足读者探寻和了解中医知识的愿望。

《南汇医报》在很大程度上体现了那一历史时期中医发展的深度和广度。该刊所展示的学术水平和关注点，对今天的我们研究那一时期的中医发展状况具有一定帮助。

王咪咪
中国中医科学院中国医史文献研究所

吳敬恒 [敬恒]

南匯醫報

南匯縣中醫師公會發行

（本報登記證在申請中）

復刊第一號

本期目次

中華民國三十五年六月十六日

南匯縣中醫師公會通告 第　號

案查本會成立以來兩月於茲尙有少數同道未曾入會意存觀望殊屬非是凡本縣區域內行醫同道均應加入公會醫師法載有明文希未加入者即日來會塡具表格或向就近分辦事處申請加入幸勿自誤爲要

理事長倪國鑫　常務理事張延仁　王正章

南匯縣中醫師公會通告 第　號

本會現勘定東門外三角街北首爲會址業已遷入辦公今後各界函件投遞及會員通訊請逕寄該處爲要恐未周知特此通告

理事長倪國鑫　常務理事張延仁　王正章

南匯縣中醫師公會通告 第　號

案據本會第四次理監聯席會討論事項一件「張常務延仁等提本縣地城遼闊會員散處各地對於推行會務傳遞消息每多阻滯爲便利會務計應於各市鎭設立分辦事處委派會員一人擔任主任負責襄理會務請公決案」決議「照原案通過應於必要市鎭設立分辦事處於各地會員中推舉主任一人副主任一人由理事長備函聘任之」等語紀錄在卷茲將推定各地辦事處正副主任如左。

（大團）王正章　沈應祥
（新場）張瑩伯　王菊平
（祝橋）葉峨瑋　嚴煥純
（六灶）儲乃昌　閔志謙
（周浦）孫立夫
（橫沔）餘克勤
（坦直橋）李柏青
（三灶）周天石
（四團倉）朱福宜　朱會田
（萬祥）尹成祥
（瓦雪村）楊天行
（北蔡）
（張江柵）
（談店）顧貫一
（魯家滙）徐鶴松
（杜家行）衛指村　周大綻
（下沙）楊季濂　陳伯禽
（江鎭）張延仁　陳桐侯
（二灶泓）姚子讓　周印若
（航頭）
（黃鎭）沈銀樓
（老港）朱立生
（召樓）俞賞文　姚智君
（三墩鎭）嚴亞平

除備函聘請外特此公佈

理事長倪國鑫　常務理事張延仁　王正章

復刊詞

·編者·

本報誕生於民國二十六年國醫節，在呱呱墮地的當兒，正烽煙緊張的時候，到抗戰爆發，國軍西撤，東南半壁，環境頓變，不得不宣告停刊。我們在一個風雨飄搖的時期中，漫漫長夜，對於分飛的新知舊雨，無時不繫紮懷抱。今當復刊伊始，自不免興久別重逢的感想，內心愉快之極，反覺萬端情緒，欲訴無從，簡單而可告慰同道們的，故人依然無恙。

回憶抗戰過程中，我們淪陷區中醫同志，不避艱險，朝夕奔波於倭寇鐵蹄之下·忍辱負重，埋頭苦幹，爲病胞服務，與病菌宣戰，實和游擊戰士，具有同樣的使命。今河山恢復，天日重光，我沉默已久的南滙中醫界，也得抬其頭來，呼吸一點新鮮自由的空氣。

有人說中醫像一盤散沙，不能搏聚；又好比一支朽木，不可雕飾，我們却不能承認，我們是智識的一羣，人才之衆，超越任何團體之上。在日常臨診之餘，無人不存競進之心，倘能加强團結，精誠合作，把每個人的思想學術綜合起來，未嘗不是一個最大的集體，而於國家民族的貢獻至巨。所以我們不論站在那一個崗位，都應抱着建設中醫，發揚學術的願望。

科學的巨浪不息地砰湃着，眼看海外新醫藥的發明，突飛猛進，回顧我們中醫界抱殘守缺，墨守成法，始終滯留在中世紀的階段。遑論我們過去有如何高出於其他民族的文化，現在都處處落後，我們應該虛心承認，如果文化學術的發展程度，可作爲一國興衰的指標，那末，我們非急起直追不可。

我們生存于這世界，應該認識時代，把握現實，檢討過去，革新將來，才能發揚光大我中醫固有的學術，否則便無以自存。同人等今後願努力於此，藉以爲我中醫進取競存的號角，同道們公開討論，切磋學術的園地。

南匯中醫界八年來回顧

楊季瀋

吾國醫學。開發之早。爲世界冠。自神農軒岐以迄於今。垂四千餘年。歷史之攸久。貢獻於人類幸福之巨。爲世所共知。且中間代有闡發。各本心得。據證立方。歷加研究。多有奇効。然哲理精微。故非加深思明辨。不易了然。致重新偏激者。目爲玄虛。不重實際。而平心衡之。吾中醫界本身。非無缺點。論人才則一盤散沙。論學說則素無統系。而歷來又鮮提倡團結之舉。是以未能與時俱進。而臻昌明發達之境。責是之故。過去曾一度遭異派之排斥。幸賴光進同志。奮鬥激昂。呼號奔走。於是有中央國醫館之設立。方期散沙得以成團。學術得以整理。而抗戰軍興。政府西撤。一切期望。未能如願以償。且在敵人鐵騎下。局勢紊亂。各項事業。均告停頓。公會團體。無形解散。就本縣而論。戰前吾中醫界。未敢說氣象蓬勃。而又可云差强人意。以團體言。中醫公會經先覺諸同志多年慘淡經營。擁有會員五六百人。內部機構。亦相當健全。出版物除公會發行之南滙醫界外。如新浦東浦東星二報。皆設有醫學專欄。並經秦伯未先生彙編醫林初集出版。灌輸民衆醫學衛生常識。同行中猶多相互切磋。互相借鏡之機會。而八年抗戰中。均告停息。各同仁處惡劣環境下。能各就本位。爲病胞服務。已感非易。更罔論會務之邁進。現幸河山重光。束縛解除。寢廢八年之事業。亟待興擧。本縣中醫師公會。經數月之整理。已於「三一七」紀念日成立。本報亦經本會諸公之擘劃。重行復刊。若久萎之木。萌芽復生。全賴吾全縣同仁之培養與愛護也。要之欲求發展。非整理學術。研求新知不爲功。故更希望本會諸公。負起領導之責任。精神實幹。任勞任怨。輸力輸錢。凡興革事項。如經議決。必使付諸實現。與全體會員。全縣同仁。在一條陣線上。共同努力完成醫藥建國之偉大出務。則吾中醫界有厚望焉。

論評

貢獻於南匯中醫界

秦伯未

南滙與上海比鄰，伯未雖上海籍，居上海行醫，而不時履南滙。與南滙同道相往還，戰前忝任上海市中醫試驗委員外，復任南滙縣中醫攷試委員主席，故視南滙猶故鄉，於南滙中醫界之關懷彌切，玆公會成立，有醫報之編輯，辱承乞言於伯未，是南滙同仁倘亦視吾如同鄉。情意彌篤。又烏敢不竭愚忱。爲故鄉中醫界謀一新生之路。

竊謂中醫之價值，已因抗戰而大顯，中醫之地位，亦隨勝利而增進，目前之工作，厥爲建設，建設之基本條件，厥爲人才與經費，就浦東而言，關於建設方面，無一不需要，關於人才經費方面，似可不成問題，惟若各縣各辦，則事業既繁，恐於能力不逮。勢必草率從事。因陋就簡，縱不中輟，亦難光大，故伯未惟一之希望，爲破除畛域，消除成見，同心協力，聯合全浦東同道，共以大浦東爲目標。商定方案，循序過進，其聯合之方法，先由各縣組織中醫師公會，再由各公會組織浦東各縣中醫師公會聯合會，倘此陣線而能堅强。則一事之興，易如反掌，一事之成功，無分彼我。與有光榮。

南滙在浦東各縣，實居領袖地位，其有韙吾言者，即請進行，伯未雖任上海市中醫師公會常務，仍當追隨諸君之後，爲本鄉而努力。

願國醫界團結起來

姚子讓

說也慚愧，自抗戰八年以來，天天和幾個病者周旋之下，直到現在，極少寫過幾篇東西，最近本縣中醫師公會，爲南滙醫報復刊的決議，於是又提起了吾寫稿的決心。

本縣中醫師公會，成立以來，瞬息流光，已經三月，這裏吾姑且不說進展上的如何困難，最大癥結，還是我國醫界份子，十九惡習，因爲意見不能避免，團結力不能鞏固，不思進取者觀望之，驕傲自大者詆毀之，弄得一盤散沙，不可收拾，於是在團體的組織上，成了最大打擊，至若在學術的研究上，更不消說了！

事實擺佈在面前，我國醫界頭腦的頑固，筆者相信很多人都是承認的，但爲了頭腦的頑固，那就不知道什麽天高地厚，不曉得什麽時勢變遷，一味拿了國粹兩字，當作無上的珍品，吾認爲這樣研究學問的苦心，用之我國閉關自守的時代，未嘗不對，可是用之現在原子時代，那就絕對不合了。

我們果然，不容否認國醫界是隻睡獅，過去沉睡了多少年，自從十八年來雖已覺醒，但是精神還沒有恢復的，況復遭遇亢長戰期的困厄，氣息幾乎陷於停頓，不過臃有奄奄一息，倘沒有入於昏迷的狀態，願大家鼓起不再沉寂，不再渙散，爲國家需要，去利用機會，加以鍛鍊，在本責，替全民族爭生存！

南滙醫報之輯，當然不能說不是發揮神威的一種蓬勃氣象，它雖然不幸遭了抗戰的打擊而終止，但也就在抗戰勝利後最快的得以復刊，它應時代的需要和急切，正是我浦東南滙國醫界一支雄厚的生力軍，吾相信于本刊是站在最前線衝鋒陷敵的扼守陣地的前哨兵，我們：大家起來，起來奮鬥！

應南匯醫報復刊號作

徐克勤

溯自敵寇侵凌，梓桑淪陷，烽烟四起，鐵騎縱橫，吾南滙中醫公會同仁，因亦風流雲散，會務廢馳，醫報停刊，醫界之不通音問久矣。所幸去秋暴敵降伏，天日重光，散者聚，離者歸，公會成立，南滙醫報與諸同道睽違八載，今日重復相見，快何如之。夫世界學術，無時不在前進，以供新時代之需要，獨吾國醫學，素尚墨守，即有發明，亦祕不公開，珍爲環寶，孰知切磋琢磨，始有更新之發現，此亦進化之原理也。第吸收現代之新知，發揚固有之精華，互相攻錯，藉通聲氣，端賴刊物以宣傳，此醫報復刊之迫不容緩也。慨自西藥東漸，以科學之說相號召，趨新之輩，從之若鶩，泥古之流，視爲敵對，互相攻計，靡所折衷。今不論中西醫學之優劣，理論之短長，憑實際言之，吾國醫學，肇自炎黃，盛於漢唐，治療技術，成績斐然，上古西藥未到之時，人民咸賴國藥治病，數千年來，中土人口，十百倍於曩昔，可見中藥尚有療病之確據，西藥科學用方法，提精擷華，服用便而取効速，以治單純性之疾病則可，如遇複式雜症，則較諸中醫之處方選藥，未必彼善於此，吾輩處中醫地位，固不可捨己耘人，然亦當取彼之長，補吾之短，庶幾衷中折西，鎔新鑄舊，以適應現代之社會，毋故步自封，毋從流忘反，孜孜研討，以冀日新又新，俾造成將來之時代醫學。時代無休止，醫學亦無止境，願與諸同道共勉之。

學說

疫痙辨惑

陳桐侯

腦膜炎之病名，始見於西籍，中醫書謂之疫痙，其症狀初起頭痛如劈，頸項强急，目上視，神昏抽搐，熱不甚壯，脈不甚數，其勢猖獗，死亡相屬，其有角弓反張者，則謂之腦脊髓炎，脊髓炎症狀，與腦膜炎不甚相同，病源亦異，攷之西籍，腦膜炎之病菌不一，有結核菌，鏈菌，葡狀球菌，肺炎菌，流行性感冒菌，傷寒菌等等，都有成腦膜炎之可能，至於脊髓炎，其原因只有雙球菌一種，亦稱腦炎球菌，脊髓炎初起，先寒顫，繼發熱，熱雖高，脈則緩，第二日即呈腦症狀，頭痛，薦骨痛，肢痛，神昏譫語，漸至項反折，背反張，下肢各筋起强直，足踡曲，牙關緊閉等症。西醫治法則用脊椎穿刺，所謂抽水打針也，蓋人腦自延髓而下，直至尾閭，即督脈也，此脈中空，中貯腦汁，延髓神經密佈於管壁裡面，腦汁澄清，微菌入之，則發炎，督脈之管壁縮，故項反折，而背反張，延髓神經爲徧身神經之總樞，故此處緊張，徧體均呈異狀，而手足亦踡曲矣，疫痙，古無專書，金匱雖以發熱無汗者爲剛痙。有汗者爲柔痙，然不過項背間末梢神經之痲痺痙攣，非腦脊髓病也，古人對於頸項强急之病，統名曰痙，故無論脊髓炎，破傷風等，皆稱痙病，如千金方云，太陽中風，重感於寒濕，則變痙也，痙者口噤不開，背强而直，如發癇之狀，搖頭馬鳴，腰反折，須臾十發，氣息如絕，汗出如雨，時有脫易，得之新產婦人，及金瘡血脈虛竭，小兒臍風，大人涼濕，得痙風者皆死，巢氏病源，有金瘡中風痙候，腕折中風痙候，小兒中風痙候，婦人產後中風痙候，症皆相似，以上所敘述之症狀，多爲破傷風之症耳，凡流行性之熱病，不可皆稱疫，疫症又不止腦膜炎一種，吳鞠通之溫病條辨，王孟英之溫熱經緯，戴北山之廣溫熱論，雷少逸之時病論，皆非治疫之書，惟吳又可之溫疫論，可謂治疫之專書，然其所用方藥，如達原飲等，非可以治腦膜炎者也，普通熱病，大多數屬於傷寒系範圍，故難經有傷寒有五之說，傷寒始於太陽，溫病條辨以三焦立論，議者非之，痙病雖在傷寒範圍之外，然傷寒亦有誤汗而成痙者，故徐靈胎以爲即傷寒之壞症。（說見蘭臺軌範）金匱於剛痙柔痙條上，冠以太陽病三字，而千金方亦有太陽中風，重感於寒濕，則變痙也云云，是痙病有時亦有屬於傷寒範圍以內者矣，此痙病不必皆爲疫症之明證也，溫疫之邪，從口鼻吸入，古人不知細菌之作用，故內經以爲虛邪賊風，吳又可以爲天地間之戾氣，蓋心知其意，而不能爲之界說故也，疫病之發傳，染甚速，傳至沿門闔戶，死亡相屬，故腦膜炎之勢甚猖獗，然非每年常有之症，以余所見，自民國十八年己巳仲春，一度流行後，至三十二年癸未之冬，天氣應寒反暖，時値季冬，大寒節後，蘆芽長尺許，翌年甲中，陰曆二月，疫痙大發，蔓延月餘，死亡甚多，但十之八九，爲未成年之兒童，疫菌之繁殖，與氣候有絕大關係，可見內經所謂冬不藏精，春必病溫，非虛語也，疫痙治法，求之古書，絕少對症之方，惟已故，武進惲鐵樵先生，以千金驚癇法製方治之，全活甚衆，方用龍膽草五分，黃連三分，犀角三分，滁菊花三錢，鮮生地五錢，當歸三錢，回天再造丸半粒，若抽搐甚昏不知人，牙關勁急者，加羚羊角三分，若輕症僅發熱，後腦分頭痛者，於尋常疏解藥中，加龍膽草二三分即得，當甲申春，疫痙流行之時，諸同道競學時髦，多習西法注射，其所用針劑，大約磺胺劑之類，余獨倣惲先生法治之，其功效，得失參半，朋輩有勸余同化者，余以不諳西藥，笑謝之，然余所不能治之症，即注射磺胺劑亦無效也，余嘗攷察所治疫痙致死之由，其人多係病前曾患瘧疾，或肺病，或其他疾患而未愈者，蓋元氣已虛，標本同病，抵抗力薄弱故也，大凡疾病之來，全恃元以抵抗之，抵抗力强者，病雖重可救，抵抗力不足者，雖輕病亦有致死之可能，余嘗疑徐靈胎所謂痙病百不一生，何以吾儕遇此，未必即死，豈技有高出於靈胎者耶，蓋靈胎所指，皆屬虛症，而大疫流行之日，傳染甚速，即平素無病者，多難免，此雖患痙，其元氣猶足以支持，故亦可治也，於是吾儕可知腦膜炎所以名爲疫痙者，以其頸項强急，故名痙，以其傳染迅速，而勢猖獗，甚至沿門闔戶，死亡相屬，故稱疫，明乎此理，庶幾臨牀診斷之際，不致與他病淆混矣。

腦膜炎論治

張延仁

腦膜炎一症，古代無此病名，以西曆一九一七年在歐洲維也納流行爲嚆矢，翌年流行於澳州，同時發現於英法意大利，及美洲紐約，近年以來，我國亦屢有發見。考我國古醫書上，對於頸項强急之病，概稱痙病。唐孫思邈千金方云：「身熱臥驚惕，手足動搖，弄舌，搖頭，吐利，目上視，口噤，身强直，角弓反張」。及漢張仲景金匱云：「身熱足寒，頸項强急，惡寒時，頭熱，面赤獨頭動搖，卒口噤，背反張者，痙病也」。大致與今之腦脊髓膜炎相類，至於流行性腦膜炎，傳染極速，甚致沿門闔戶，死亡相繼，近代名流秦伯未先生名之曰疫痙是也，回憶民國三十三年春季，蔓延甚廣，傳佈之速，爲禍之烈，羣相驚怖，爾時余統計每日診治本症，有三十人之多，流行時期，達兩月餘之久，差幸施治尚能適當，全活甚衆，此尚屬余個人經治之估計，其他同道，亦如山陰道上，應接不暇，可以想見當時猖獗之情形，患者尤以兒童與青年，佔絕大多數，茲就管見，因草是篇，俾供一般之參考。

（病源） 本症有流行性，化膿性，結核性之區別，流行性者，由於一種連球菌，侵襲於健康人之顱腔。如春令氣候，應暖反寒，易使此菌繁殖，其傳染之路徑，多數由於病原菌，隨塵埃飛入鼻孔口腔，致鼻腔咽頭粘膜，發生加答兒，然後由淋巴道入於血行，漸次侵達於腦膜，化膿性者，往往由於外傷，及附近臟器之炎症所引起，結核性者由於其他器管結核釀成。

（症狀） 流行性者，感染後有三四日之潛伏期，旋突然寒慄，熱度驟高，頭痛頗劇，眩暈嘔吐，波及於延髓神經，則深部頸肌緊張，而起頸項強直狀態，同時知覺過敏，觸之疼痛，侵入腦皮質，則意識昏迷，言語障礙，間或狂躁叫號之後，默默昏睡，咀嚼肌起痙攣，則牙關緊閉，或咬牙嚙齒，兼見瞳孔散大唇口起匐行疹者，如此等症候完備，已在嚴重階段，化膿性者，大抵與流行性相似，惟原因上之不同，結核性者，經過時日，甚爲遲緩，結果殊少良好。

（預後） 可分四類，（一）屬於輕微型者，頭痛項強，均不甚劇，知覺亦未見過敏狀，此種症象，數日之間，即可治愈。（二）屬於頓挫型者，發生之初，頗形危急，中途雖多波折，若治療得宜，漸能告痊，（三）屬於電擊型者，突然侵襲，如閃電戰術，猛不可當，變化至速，甚致朝發夕死者，施治不及措手，（四）屬於慢性型者，開始劇烈，漸趨和緩，呻吟床笫，纏綿經月，不易速痊，每見羸弱之人，素有痼疾，纖染本症者，多現心臟衰弱之象，因抵抗力弱之故，循至正不敵邪而不治，又病愈之後，每有後遺症象，如耳聾不聰，視力消失，精神衰退，及及半身不遂，語言蹇澀等，神經部份遭受損害者，十人之中，亦佔一二。

（治療） 本症之起，風狂雨驟傳變之速，兎起鶻落，若不用斷然手段，阻遏其病勢之鴟張，每致焦頭爛額，捉襟見肘，主治大法，不越清溫安腦，汗下寒涼，清其溫即所以滅其菌毒，他若西法之磺胺製劑，配尼西靈，確能補吾之不足，倘能並行不悖，善爲處治，則可應付裕如，爰將實驗結果，摘錄方劑於后。

初期通用方，適應於本症初起惡寒，身熱，頭痛，嘔吐苔膩脈弦滑，急予清透先從外解。

薄荷　滁菊花　川雅連　生石決　枳實　鉤藤
葛根　龍胆草　明天麻　連翹殼　竹茹　玉樞丹

二期通用方，適應於本症增進，壯熱頭痛，項強，口乾泛噁，大便閉結舌苔膩尖紅，急予清解通腑。

鮮生地　滁菊花　生川軍　川雅連　連翹　黃芩
生石膏　明天麻　瓜蔞仁　龍胆草　知母　枳實

三期通用方，適應於本症化熱神昏，脣焦齒垢頸項強急，口噤便閉，舌苔焦黃乾膩，急宜清肝安腦。

羚羊角　烏犀角　鮮石斛　鮮生地　生石決　滁菊花
明天麻　白歸身　京元參　甘中黃　至寶丹　鮮蘆根

四期通用方，適應於本症纏綿日久，身熱不淸，頭項強直，耳聾煩懊白痦，舌光紅絳，脈細弦帶數，亟予清營滌熱。

霍石斛　鮮生地　白歸身　滁菊花　牛蒡子　肥知母
天花粉　生石決　粉丹波　明天麻　香青蒿　回天丸

按上列諸方，聊供同道諸君之商榷，至於藥味之增損，分量之輕重，有非筆墨所能盡者，自在臨診時，斟酌變通，心領神會之耳。

餘興

[illegible]工

前代學者，門戶之見甚深，而醫界尤甚，往往互相嫉妒，相傳吳門葉天士與薛生白，感情不洽，天士家中有一書室，顏曰踏雪齋，生白亦自署掃葉老人以爲抗，私人意見，形諸筆墨，殊覺可笑，前歲門人宋華光懸壺，大排筵席，徧請同道，盧素公先生戲贈詩云，天賦才華艷宋郎，杏林春暖自芬芳，聰明識透同行意，杯酒權爲解妒湯，余和之云，醫士頭銜總喚郎，採來藥草炫芬芳，膏肓易治妒難療，[illegible]覓倉庚試作湯。

專著

內經新解

壽數修短（節錄素問上古天眞論）

陳桐候

上古之人。其知道者。法於陰陽。和於術數。食飲有節，起居有常，不妄作勞，故能形與神俱，而盡終其天年，度百歲乃去，今時之人不然也。以酒爲漿。以妄爲常。醉以入房。以欲竭其精，以耗散其眞，不知持滿，不時御神，務快其心，逆於生樂，起居無節，故半百而衰也。

內經卷首，開口便言陰陽，讀者多莫明其妙，其實醫經上陰陽二字，不過用作對待之名詞而已，其義包含甚廣，如天地，男女寒暑，晝夜等，揆之人體內：則氣血臟腑，皆互相對待者也，例如天爲陽，地爲陰，男爲陽，女爲陰，暑爲陽，寒爲陰，晝爲陽，夜爲陰，人體內則氣爲陽，血爲陰。腑爲陽，臟爲陰之類。凡此種種意義，隨處而異。此處陰陽二字，是指天地，法於陰陽，猶言法則天地也，其意義有二，古書上常常並稱天地人爲三才。以爲人身是一小天地，人處天地之間，自應以天地爲法，推內經之意，以爲天地是動的，人與天地相應。故人體內之氣血，亦是動的，因爲天地運動不息，所以人體亦當常常勞動，方能却病，所謂戶樞不蠹，流水不腐也，此其一，古時科學未明。民衆多信天動地靜，卽內經亦有天圓地方之說，上古之人，日出而作，日入而息，晝爲陽，夜爲陰，陽動陰靜，是法於陰陽也，此其二，術數二字，張景岳以爲卽修身養性之法，馬蒔云，術數所賅甚廣，如呼吸按蹻等皆是，本文上句，法於陰陽，是說古人工作，有一定時間，和於術數，謂合於修養之法也，如何修養，則下文云，食飲有節，起居有常，不妄作勞是也，人體本當勞動，何以又言不妄作勞，則知古人出作入息，皆爲所當爲之事，若不當爲之事，則不可爲矣，抑勞動不可過度，亦須有時休息，故吾人入夜必須睡眠，今之通商鉅埠，舞榭歌臺，星羅棊佈，富家子弟，無日不徵逐於歌舞之場以爲快樂，其次則爲賭博，親朋酬酢，非此不歡，卜晝卜夜，率以爲常，對於休息時間之睡眠，反不注意，此皆戕身伐性之尤，豈修養之道哉，形與神俱之形，乃指人體，人體所恃者神耳。仲景傷寒論自序云，神明消滅，變爲異物，是形與神離則死又曰，舉世昏迷，莫能覺悟，蒙蒙昧昧，惷若遊魂，此言形與神若卽若離也，如此則雖生猶死，必形與神俱，始能盡終其天年耳，上古之時，風俗淳樸，人民多知養生之道，故能形與神俱，而年皆度百歲，度與渡通，猶言過也，謂人民平均年齡，皆超過百歲以上也，今時之人，盡反古人之所爲，以酒爲漿，以妄爲常，漿大約茶湯之類，孟子，簞食壺漿，以迎王師，惲師鐵樵云，漿是必需品的，酒非必需品，以酒爲漿，猶云將酒當茶飯喫也，凡事不當爲而爲之，皆是妄爲，例如吸烟賭博，皆事之不當爲者也，吸鴉片而成癮，賭博而致卜晝卜夜，其妄極矣，今人輒視此等爲常事，是眞以妄爲常也。酒能亂性。醉以入房，則慾火熾而精易竭。故曰以欲竭其精，以耗散其眞也，然酒色之害，人所易曉，知命者猶能愼之，惟人情所苦者，大都不知足，不知足則煩惱生，百憂感其心，萬事勞其形，往往思其力之所不及，憂其智之所不能。神經受環境之刺激，

醫案

臨床筆記

楊靜芳

去冬和暖不寒，今歲春寒料峭，溫毒流行，自在意中。最近診治一症，症狀爲平日所罕見。一小兒王姓，年祇三歲，病已半月，初起泄瀉，繼而身熱不解，鼻煽，氣急，痰鳴，咳嗆泛噁，神昏譫語，檢視遍體青紫，堅硬漫腫。察視手部，忽見右手五指，黑腐脫落，黃水滴瀝，而其家長竟未之知也。診其脈弦數，重按無力，舌苔糜腐，尖紅少液，睛露無神，啼不出聲。予詳參此症病理，乃斷爲溫毒傳入血液，波及全身所致。夫營氣沸騰，逆於肉裡，乃生癰毒矣。查此症與先哲雷少逸時病論所述溫毒頗相近似，以邪熱張熾，陰津已耗，乃擬育陰清熱，平肝肅肺澈邪法。犀角，牛黃，生地，元參，川貝，竺黃，赤芍，丹皮，銀花，連翹，甘中黃，竹葉茹，蘆根等。翌日覆診，身熱略減，氣喘鼻煽稍平，遍體之青腫亦較退，手指施以手術後腐去新生，惟右腹及曲池二處已成癰膿，卽施以刀圭，流出膿液，宛若污水，且雜遊離性脂肪，狀如豆油，刻已將血液，送滬化驗。余觀此症，雖屬轉機。然爲日已多，元陰竭涸，症情複雜，難望霍然。待化驗報告後，當再續誌本刊，以供商討。

輒能影響臟府，變生疾病，故養生之道，最好屏除妄想，斷絕煩惱。孔子曰，飯蔬食，飲水曲肱而枕之。樂亦在其中矣，不義而富且貴，於我如浮雲，是眞第一等養生家，後世人心不古，知足者少，故下文以不知持滿爲戒，不時御神，別本作不解御神，文字與不知持滿句作對待，猶言不知持溢，不能養心也，自以酒爲漿，至不時御神七句，皆違反衛生之道，今人非不愛生命也。祇因以快心爲務，而不知逆於生命長久之樂，故起居無節，半百而衰，可慨也夫。

特載

醫師法

三十二年九月二十二日公佈

第一章 資格

第一條 中華民國人民經醫師考試及格者充醫師。

第二條 對於具有左列資格之一者前條考試得以檢覈行之。

一，公立或經教育部立案或承認之國內外專科以上學校修習醫學並經實習成績優良得有畢業證書者。

二，在國外政府領有醫師證書經衛生署認可者。

前項檢覈辦法由考試院會同行政院定之。

第三條 中醫具有左列資格之一者亦得應醫師檢覈。

一，曾向中央主管官署或省市政府領有合格證書或行醫執照者。

二，在中醫學校修習醫學並經實習成績優良得有畢業證書者。

三，曾執行中醫業務五年以上卓著聲望者。

第四條 有左列各款情事之一者不得充醫師其已充醫師者撤銷其資格。

一，背叛中華民國證據確實者。

二，曾受本法所定除名處分者。

第五條 經醫師考試及格者得請領醫師證書。

第六條 請領醫師證書應具聲請書及證明資格文件呈請衛生署核明後發給之。

第二章 開業

第七條 醫師開業應向所在地縣市政府呈驗醫師證書請求登錄發給開業執照。

第八條 醫師歇業復業或移轉時應於十日內向該管官署報告死亡者由其最近親屬報告。

第九條 醫師非加入所在地醫師公會不得開業。

第三章 義務

第十條 醫師非親自診察不得施行治療開給方劑或交付診斷書其非親自檢驗屍體者不得交付死亡診斷書及死產證書。

第十一條 醫師執行業務時應備治療簿記載病人姓名年齡性別職業病名病歷醫法。

前項治療簿應保存十年。

第十二條 醫師處方時應記明左列事項

一，自已姓名證書及執照號數並簽名或蓋章

二，病人姓名年齡藥名藥量用法年月日

第十三條 醫師對於診治之病人交付藥劑時應於容器或紙包上將用法病人姓名及自已姓名或診療所逐一註明。

第十四條 醫師如斷傳染病人或檢驗傳染病之屍體時應指示消毒方法並於四十八小時內向該管官署報告。

第十五條 醫師檢查屍體或死產兒如認爲有犯罪嫌疑者應於二十四小時內向該管官署報告。

第十六條 醫師如無法令規定之理由不得拒絕診斷書檢案書或死產證書之交付。

第十七條 醫師關於其業務不得登載或散布虛僞誇張之廣告。

第十八條 醫師除正當治療外不得濫用鴉片嗎啡等毒劇藥品。

第十九條 醫師不得違背法令或醫師公會公約收受超過定額之診療費設開

醫院者亦同。

第二十條　醫師對於危急之病症不得無故不應招請或無故遲延。

第廿一條　醫師受公署訊問或委託鑑定時不得爲虛僞之陳述或報告。

第廿二條　醫師對於因業務知悉之他人秘密不得無故洩漏。

第廿三條　醫師關於傳染病預防等事項有遵從該管行政官署指揮之義務。

第四章　懲處

第廿四條　醫師於業務上如有不正當行爲或精神有異狀不能執行業務時衛生主管官署得令繳銷其開業執照或予以停業處分。

第廿五條　醫師受繳銷開業執照之處分時應於三日內將執照繳銷其受停業之處分者應將執照送由衛生主管官署將停業理由及限期記載於該執照背面後仍交由本人收執期滿後方准復業。

第廿六條　醫師未經領有醫師證書或未加入醫師公會擅自開業者由衛生主管官署科以五百元以下罰款。

第廿七條　醫師違反本法第十條至第廿三條之規定者由衛生主管官署科以三百元以下之罰欵其觸犯刑法者除應送司法機關依法辦理外並得由衛生署撤銷其醫師資格。

第五章　公會

第廿八條　醫師公會分市縣公會及省公會並得設全國公會聯合會於國民政府所在地。

第廿九條　醫師公會之區域依現有於行政區域在同一之區域內同級之公會以一個爲限但中醫得另組醫師公會。

第三十條　市縣醫師公會以在該管區域內開業醫師九人以上之發起組織之其不滿九人者得加入鄰近區域之公會或共同組織之。

第卅一條　省醫師公會之設立應由該省內縣市醫師公會五個以上之發起及全體過半數之同意組織之其縣市公會不滿五單位者得聯合二以上之省共同組織之。

第卅二條　全國醫師公會聯合會之設立應由省或院轄市醫師公會七個以上之發起及全體過半數之同意組織之。

第卅三條　各級醫師公會之主管官署爲主管社會行政機關但其目的事業應受衛生主管官署之指揮監督。

第卅四條　各級醫師公會依其級別設理事監事其名額如左。

一，理事三人至三十一人。

二，監事一人至九人。

前項理監事之任期不得逾三年連選得連任一次。

第卅五條　醫師公會應訂立章程造具會員簡表及職員名冊呈請所在地社會行政主管官署立案並應分呈衛生署備查。

第卅六條　各級醫師公會之章程應載明左列各項。

一，名稱區域及會所所在地。

二，宗旨組織任務或事業。

三，會員之入會及出會。

四，理監事名額權限任期及其選任解任。

五，會員大會及理監事會會議之規定。

六，會員應遵守之公約。

七，貧民醫藥扶助之實施辦法。

八，經費及會計。

九，章程之修改。

十，其他處理會務之必要事項。

第卅七條　各級醫師公會會員大會或理監事會之決議有違反法令者得由主管官署撤銷之。

第卅八條　醫師公會之會員有違反法令或章程之行爲者公會得依理監事會或會員大會之決議將其事實證據報經衛生署核准予以除名並應分呈社會行政主管官署備查。

第六章　附則

第卅九條　本辦法施行細則由衛生署會同社會部擬訂呈請行政院核定之。

第四十條　本法自公佈日施行。

會務

理監事會宣誓就職

本會於成立大會後十日，（即三月廿八日）舉行宣誓就職典禮，出席會員，倪國鑫，丁延仁，姚維峰，姚智君，張秉陶，朱福宜，唐儉候，王播芳，陶泉孫，金炎章，楊季藩，倪國楨，姚子讓，宋一飛，王愈疚，王菊平，張榮伯，施志達，王正章，沈應祥，嚴友儈，儲乃昌，葉峨瑋，衞指村，俞贊文，楊靜芳，楊大江，張延仁，列席縣政府指導邱虛白，縣黨部指導沈蘊章，奉到縣政府社會科指令，以大會中選出之執行二十一人，監察十一人，名稱員額，兩俱不符，依照行政院現行頒令，當改理監事會，名額理事不得逾九人，監事不得逾五人，着即改組等因，即付諸討論，一致決議，名稱方面，自應導照改爲理監事，減任員額，一項，由出席會員復選，當經邱沈兩指導認爲合法，開票結果，倪國鑫，王正章，張延仁，楊季藩，葉峨瑋，張秉陶，姚子讓，陶泉孫，王播芳九人，當選理事，丁延仁，姚維峰，張榮伯，儲乃昌，衞指村爲候補理事，龔漢聲，楊靜芳，倪恩圃，王愈疚，金炎章爲監事，倪國楨，王菊平，爲候補監事，即席舉行宣誓典禮，莊嚴隆重，禮成散會，

第一次理監事聯席會議

日　期：三月二十八日，

地　點：第一區署，

出席者：倪國鑫　王正章　張延仁　楊學藩等

列席者：邱虛白　沈蘊章

主　席：倪國鑫　紀　錄　張延仁

行禮如儀。

討論事項。

一件：推舉常務理事暨理事長案。

決議：公推倪國鑫王正章張延仁爲常務理事。並推倪國鑫爲理事長。

一件：如何推定各股股主任案，

決議：推丁延仁爲總務股主任。朱福宜爲文書股主任。宋一飛爲審查股主任。王播芳爲會計股主任。姚維峯爲庶務股主任。

一件：本會於浦東報附刊。發行大衆醫藥月刊。由姚子讓主編。應請追認案。

決議：准予追認。

一件：今後會員入會費與常年費。應否調整案。

決議：按照原訂入會費貳百元。常年費貳百元。增加十倍。

一件：如何確定理監事開會日期案。

決議：理事會每月召開二次。監事會每月一次。會議前三日。由理事長監事長負責召集。

一件：派員出席人民自由保障委員會。請公推代表案。

決議：推陶泉孫姚維峯二會員。代表本會出席。

一件：確定下次理監事聯席會議開會日期案。

決議：定四月十六日舉行。

第二次理監事聯席會議

日　期：五月二日。

地　點：第一區署。

出席者：倪國鑫　姚維峯　儲乃昌　馬孝光代　張秉陶等

主　席：倪國鑫　紀　錄　陶泉孫

行禮如儀。

討論事項。

一件：迭接會員方宗俊楊靜芳朱里仁等來呈。對於本會第二次復選事宜。表示不滿。申請轉呈縣府。根據第一次會員大會選出之執監委員。按照票數多寡依次確定理監事合法人數。本會應如何決辦理案。

決議：將本會籌備成立。經過情形。及檢附迭次會議紀錄。呈縣備案。核示辦理。

一件：推定本會出席人民自由保障會固定委員案。
決議：推倪國鑫陶泉孫兩會員。爲該會固定委員
一件：應如何聘定本會常駐幹事兼書記案。
決議：聘任楊昌浩爲本會常駐幹事兼書記。暫定每月津貼壹萬元。
一件：確定下次理監事聯席會議日期案。
決議：定於五月十六日舉行。

第三次理監事聯席會議

日　期：五月十六日。
地　點：南滙東門外三角街北首。本會辦事處。
出席者：張延仁　丁延仁　葉峨璋　王播芳　倪國楨等
行禮如儀。
討論事項。
一件：張常務延仁等提。：本縣地域遼濶。會員散處各地。對於會務。推行。傳遞消息。每多阻滯。爲便利會務計。應於各市鎮設立分辦事處。委派會員一人。擔任主任負責襄理會務。請公決案。
決議：照原案通過。應於必要市鎮。設立分辦事處。於各地會員中推舉主任一人。若該處會員衆多者。酌情得設副主任一人。由理事長備函聘任之。
茲將推定各地辦事處正副主任如左。

大團　王正章　沈應祥　新場　張榮伯　王菊平　祝橋　葉峨璋　嚴煥成　六灶　儲乃昌　閔子謙
周浦　孫立夫　横沔　徐克孿　坦直橋　李柏青　三灶　周天石
四團倉　朱福宜　朱會田　萬祥　尹成祥　瓦雪村　楊天行　北蔡
張江柵　談店　顧貫一　魯家滙　徐鶴松
[illegible]家行　衛指村　周大徑　下沙　楊季藩　陳伯禽　江鎮　張延仁　陳桐侯
二灶泓　姚子讓　周邛若　航頭　黃鎮　沈銀樓
老港　朱立生　召樓　俞贊文　姚智君　三墩鎮　嚴亞平

一件：張常務延仁提：本會於抗戰之前。本有會刊南滙醫報之發行。抗戰軍興。乃告停頓。今本會既已恢復成立。爲發揚學術原理。互通會員聲氣。自應及早復刊。藉以充實本會精神。應否進行。提請公決案。
決議：醫報於最短期間復刊。經費由理監事會籌墊。
一件：醫報發行人及編輯人請公推案。
決議：推王止章爲發行人。張延仁爲編輯主任。陳桐侯姚子讓二會員爲副主任。倪國鑫楊季藩馬景園爲編輯。
一件：規定集稿地點。出版日期案。
決議：集稿地點。江鎮張延仁醫室。印刷推張常務負責接洽。六月十日前集稿。十六日出版。

第四次理監事聯席會議

日　期：六月二日。
地　點：本會辦事處。
出席者：王正章　張延仁　楊季藩　楊靜芳　季藩代　倪國鑫等
一件：本會參加南滙縣義診委員會。應如何擬定辦法案。
決議：由義診會印發施診劵。持劵向特約醫師診。並請該會配給掛號費。內科五百元。傷眼外喉幼科加倍。
一件：本會區域內同道。估計半數尙未入會。應否普遍徵求案。
決議：先行咨請各分辦事處主任。詳細調查。加緊敦促。
一件：關於醫報墊欵。應如何保管案。
決議：請將認墊欵項。即繳王理事播芳保管。除付第一期醫報印刷費外。其餘存當生息。
一件：確定下次理監事聯席會議案。
決議：定於六月十六日舉行。

編後湯譚

本期匆促付印。稿件方面，未及普遍徵求，深表遺憾。茲擬繼續刊行第二期，務希諸同人源源賜稿，以光篇幅，不勝翹盼。

本報復刊，內容只求實質，不尚虛華，故不向各界名流徵求題詞，徒飾外貌。

本報前編輯沈治邦君，不克永世，深表惋惜。沈君酷好文藝，不愧為吾道前進份子，對於醫學，更有獨到見地，過去本報能博得一般好評者，得力於沈君者實多，今沈君竟棄我們而長逝，不僅我們喪失了一個忠實的寫作勁手，且削弱了一個建設學術的工作伴侶；實是我中醫界的損失，留下了深刻的創痕。

本期所載伯未秦先生的「貢獻於南滙中醫界」一文秦先生為當代中醫界泰斗，識見高超，蓋集中力量，效率當然宏大，編者也曾與本會諸同志及川沙曹仲衡陶斗元兩先生商談，有鑒奉南川三縣醫會聯繫的必要，且待本會基本奠定，再行響應推動，以底於成，而副秦先生的熱望。

本報印刷紙工等費，全有理監事同仁籌墊，各掏腰包，策勵學術進展，感佩之餘，深致崇高的敬意。

（仁齋）

中華民國三十五年六月十六日出版

南匯醫報復刊第一號

發行者 南匯縣中醫師公會
南匯東門三角街

發行人 王正章

編輯者 陳桐侯 張延仁 姚子讓

每冊法幣五百元
會員贈閱

投稿簡則

（一）本報以研究學理為原則不以中西相標榜
（二）不拘門類多所歡迎
（三）理論務求切實文字務求簡潔
（四）凡關于醫界消息及醫藥發明尤所歡迎
（五）兼收長篇著作
（六）關於地方政治及攻訐同道之稿件恕不登載
（七）來稿得酌量删改
（八）原稿如須寄還請預先聲明
（九）來稿須繕寫清楚弗用鉛筆及兩面繕寫
（十）來稿請寄江鎮張延仁醫室本報編輯股收

南匯醫報

吳敬恆

南匯縣中醫師公會主辦

發行人王正章　編輯人陳桐侯　張延仁　姚子讓

(本報登記證在申請中)

復刊第二號

本期目錄

社址南匯東門外三角街北首

中華民國三十五年八月十六日出版

南匯縣中醫師公會通告 第四號

逕啓者本會成立以來支出甚巨而收入極微例如醫報一項每期需款念萬元之譜前由理監事籌墊今該款已罄難以爲繼爰經第七次理監事聯席會議議決向各會員徵募補助費充實醫報基金等語合應加速進行事關維護醫學事業凡我會員務祈解囊慨助以展會務是幸除編印收據分發理監事及各分辦事處主任徵收特再通告週知

中華民國三十五年八月二日　理事長倪國鑫　常務理事張延仁、王正章

南匯縣中醫師公會通告 第五號

逕啓者本會會員散處各地欲聯絡感情互通聲氣非藉魚鴻不可南滙醫報下期起增刊會員通訊錄希未入會同道迅即來會塡具入會手續或向各分辦事處接洽亦可且全國性中醫考覈事宜爲期已迫各同道尤需加緊聯絡幸勿觀望自誤前程爲要

中華民國三十五年八月二日　理事長倪國鑫　常務理事張延仁、王正章

南匯縣中醫師公會通告 第六號

案據本會第八次理監聯席會議討論事項第四案一件「查尚有數處市鎭分辦事處尚付缺如應予補推主任案」當經決議推定玆將上次推定之各處主任一并披露如左

（大團）王正章沈應祥（新場）張瑩伯王菊平（祝橋）葉瑋嚴煥純（六灶）儲乃昌閔志謙（周浦）孫立夫倪恩圃（橫沔）徐克勤（坦直橋）李柏青喬伯祥（三灶）周天石（四團倉）朱福宜朱會田（萬祥）尹成祥沈雲山（瓦雪村）楊天行（北蔡）程利川顧馨之（張江柵）趙景闓（談店）顧貫一（魯家滙）徐鶴松（老港）朱立生繆濟光（杜家行）衛指村周大綻（下沙）楊季藩陳伯禽（沈莊）談嘉猷（江鎭）陳桐侯張延仁（二灶泓）姚子讓周印石（黃鎭）沈銀樓楊大正（航頭）施志達嚴佑舒（召樓）俞贊文姚智君（三墩鎭）嚴亞平（泥城）胡東杰顧明東（馬廠）黃月庭（蟛蜞鎭）唐忠俊（御家橋）計志霖（閘港）施正平（鐵橋）傅耀生（蘇家橋）火有神（鄔家店）顧伯平（李家橋）唐棣吉王越人

除備函聘請外特此公佈

中華民國三十五年八月二日　理事長倪國鑫　常務理事張延仁、王正章

小言談

南匯中醫界應有之認識與努力

·倪國鑫·

有南滙中醫師公會之成立，而後有南滙醫報之產生，公會之成立，所以團結全縣中醫界，研究中醫學術，改善中醫業務，爲唯一保障中醫師之自由職業團體。醫報之產生，足以闡述新知，發皇古義，爲互換智識，切磋學術之工具。是以醫報爲會員之喉舌，而會員爲醫報之保姆也無疑。國鑫等謬以菲材，忝膺本會理事，對於會務前途，中心惕勵，時虞隕越。玆者醫報發刊伊始，聊抒管見四點，願與本會全體會員共勉之。

一，努力本位加强團結：淪陷區八年抗戰，吾中醫界在敵僞低氣壓籠罩之下，苟延殘喘，精神渙散，加之物價高昂，生活堪虞，脫離本位而轉業者，比比皆是。學術日趨荒落，實爲抗戰中一大損失也。勝利重光，欣然歸來，重理舊業者，頗不乏人，若能今後鑽研發微，融會新知，對本位加以檢討與努力，振作精神，團結一致，則中醫學術之進步，中醫地位之提高，指日可待。

二，吾人之義務與責任：中醫界責任之艱鉅，較任何職業爲重。病家之請爲醫治，其病勢之安危，生命之關鍵，均付托于我人，我人不能以酬金之多寡，爲責任心之重輕，而敷衍塞責，懈怠業務。

三，消除成見與嫉妒：中醫界潰傳之惡習，乃成見與嫉妒。每遇病家會診，或先後診治之際，必互相攻擊譏評，由攻擊而生成見，由成見而生嫉妒，由嫉妒而生嫌隙，此乃有礙同業團結之精神，終于各個本位動搖而自暴自棄，是以吾人須消除成見與嫉妒，爲吾人品性修養之出發點。

四，檢討經驗與介紹心得：吾人平時臨床之經驗與心得，往往忽略而不加檢討。無檢討即無心得，須知經驗爲服務之過程，心得乃經驗之結晶。是以公會轄區分辦事處，學術研究集會之組織，刻不容緩用以互相檢討經驗與介紹心得者也。

論評

吸收與灌輸

·張延仁·

「發揚固有，啓迪新知」，已成爲中醫界的一套口頭禪，至於固有的怎樣去發揚？新知的怎樣來啓迪？那還待我們自已去決擇和努力了。換言之即吸收與灌輸兩項工作，吸收別人的優點，灌輸自己的長處，不分畛域，不執我見，構中西知識，使其合流，擷新舊學術，熔於一爐，希冀於民族醫學上建起燦爛的金塔，屹然矗立於這個世界。

時代的巨輪，不斷的前進着，海外科學智識，突飛猛晉，現在已不是閉關自守的時代了！封建思想，已成過去。中醫學術；如果長此故步自封，不圖進取，譬如千丈之木，不吸收其他營養份子，便會枯萎，衰瘁，自致滅亡。中國醫學自神農創始，實爲世界醫學的鼻祖，其間名家輩出，代有發明，降至今日，反落人後，其癥結所在，墨守成法，不知變通，實爲主要原因，然而此豈聖哲日日求新的本旨，我們要發揚黃漢固有的本能，還該盡量吸收西洋的新進學術，更須從事理化的研究，以整理國有的藥物。話得說回來，假使祇是一味吸收新知，而不發揚固有，那末一切的創造，都是空架浮雕，一無甚礎。舊的經驗儲藏不來，新的創造也就根本不可得了。假使祇知保守，而不思外獲，那末一切都是凝滯凍結，毫無開展，新的創造不前進成功，舊的經驗更無法應付環境，不能維繫生存。因此，我們一方面要把新的知識加以吸收，另一方面要把固有的學術加以改進，使成爲一個適應時代的醫學。

一般地說，無論那一種學術源泉，不肯灌輸出去的，其範圍只有逐漸縮小，而日趨乾涸，如果我們不將所獲得的普遍灌輸，終止於溝瀆難以滙爲洪流。學術只有始終落後，不足以自存，更談不到發揚光大。

所謂吸收，不是媚外，不是妄取；「擇其善者而從之，其不善者而改之」，並非盲子吃死蟹，或厭故而善新。同樣灌輸，不是炫耀，不是誇張，「已欲達而先達人」，對內只是開發，對外只是交換，並非標榜門戶，徒唱高調罷了。

學術沒有國界，須具有世界性，美國威爾基先生對於國族，尙且倡議天下一家，何況學術呢？我國幽默作家林語堂氏，在他的啼笑皆非一書中，關於中醫問題，他老人家這樣地說：「如欲發展中醫，必先將中醫打進西醫，即世界唯一共同之醫學圈子里去，混爲一部，然後可以有貢獻於世界醫學云」。語極眞誠，他山之石，可資借助。不然，閉戶造車，徒見心勞力絀耳！

吶喊

·孫慶雲·

誰都知道，我國醫學，發明最早，在歷史上是足以自豪的。溯自先哲神農氏採嘗百草，伊尹氏用作湯劑，開我國醫學史上的先河。降至漢代，仲景氏創立經方，神州醫學，於焉大昌。唐代宋代及元明二代，也確確實實產生過幾位名賢，其學說上容有分岐之處，但各具心得，尙多可採之道。洎乎清初諸家，盈庭聚訟，徒尙臆度，難免有蹈虛失實的弊病。晚近科學的浪潮衝進了中土，我國醫學，有日趨落後的現象，倘長此故步自封，抱殘守缺，恐怕難逃天演淘汰的公例。

凡事不進則退，醫學亦然如此。外國醫學的滲入國門，還不能說是打擊的因素。乾脆的說一句，凡是有益人類的學術，在並行而不悖的原則下，盡可樂於接受，而最大的原因，還是要歸咎於我中醫界人守舊心理太濃厚，思想狹窄，不思開展，閉戶造車，不知變通，且重視祖先授受，有傳子不傳婿的惡習，美其名曰世傳秘法，藏有蠹蝕殘書，珍視之爲秘本或祕方，不管科學進步到何種程度，還是守一偏之見，把家藏簏笥，奉爲圭臬，不肯輕易公開研究，有了這般頭腦玩固者流，中醫那得不衰敗呢？時代不斷前進，二十世紀的新進科學，正在加速地向前邁進，閉關自守政策，已不適於現代。說得再具體一點，因循守舊，不過苟延殘喘罷了，終於要受淘汰的。

但是話得說回來，中醫界不乏有識之士，眼見我國醫學前途黯淡，遂共起倡議改進，加强組織，出版刊物，要把我們固有的醫學，互相切磋，悉心探討發揚光大起來爭取世界上一席地位。

醫學研究

寒熱霍亂辨

·姚子讓·

病莫甚於傳染，傳染病莫甚於霍亂，每屆流行猖獗之年，發則沿門闔戶患者多卒不救，症狀慘劇，大有談虎色變之慨，蓋霍者倏忽也，亂者擾亂也，巢氏病源曰：「霍亂者，言其病揮霍之間，便致繚亂，」可謂一語破的，際此炎夏屆臨，不啻大敵當前，爰草是篇，以述梗概。

霍亂一症，數千年來辯論紛紜，莫衷一是，大多偏寒偏熱，側重一方，如劉河間主火熱，孫思邈主飲食積，張子和主風濕暍三氣合而為邪，張景岳主寒邪傷臟，李士材兼主濕熱風暑虛實，羅謙甫專主氣不和，朱丹溪以為外有感內有積，陽不升陰不降，及後世徐靈胎王孟英謂霍亂絕末見有寒症者，近今亦謂霍亂為寒邪直中太陰有眞寒症，其言既參商如是，縱理法雖備，倘非心領神會，斷難融會貫通，而不禁棄書三嘆，有茫然無所適從之慨也。

霍亂發源，遠在西歷紀元以前，十六世紀以降，印度屢見流行，故有謂霍亂由印度傳入中國之說，實則十八世紀後以世界交通進步便利，因之病原菌繁殖全球，迴遊不滅，而我國四千餘年前之古代，亦有記載，是霍亂命名，由來已久，靈樞五亂篇曰：「清氣在陰，濁氣在陽，營氣順行，衛氣逆行，清濁相干，亂於腸胃，則謂霍亂」，素問天元正紀大論曰：「太陰所至，為中滿霍亂吐下，」土鬱之發民病嘔吐霍亂，不遠熱，則熱至，熱至則身熱，吐下霍亂，」大論問曰：「病有霍亂者何，答曰嘔，吐而利，此名霍亂，」經脉篇曰：「足太陰厥氣上逆則霍亂，」氣交變大論曰：「歲土不及，風乃大行，民病飧世霍亂，」自此以降，立論既有不同，名稱亦復不一，有所謂熱霍亂，寒霍亂，濕霍亂，乾霍亂等等，此外亦有以病狀名之，例如吐瀉既甚，體中水分耗傷，肌肉瘦削，指尖螺紋，亦見發皺而塌陷，故俗名癟螺痧，水分既少，血液濃厚，神經失養，而四肢疼痛攣縮，故俗名吊脚痧，霍亂劇者每旦發夕死，夕發朝死，故又名子午痧，心腹脹滿疠痛，吐瀉不得，故又名絞腸痧，近今西說統謂細菌侵入，孳殖腸胃所致，以其霍然而亂，有不及預防之勢，故稱急性傳染病，由是虎列拉，弓形菌，可買形菌等名詞，更紛至沓來，實則名稱雖繁，其症揮霍撩亂則一也。

霍亂腸胃病也，風寒暑濕之由於外，飲食鬱滯之由於內，皆有致本病可能，蓋起居寒溫不調，飲食生冷失節，則清濁相干，水穀不化，邪在上則吐，在下則利，在中則吐利交作，嘗攷素問霍亂論，統分寒熱兩候，以為本症主腦，關於寒者曰太陰所至，以太陰之氣內應於脾，霍亂吐瀉，皆中焦濕邪為病也，關於熱者曰土鬱之發，以諸鬱之發，必從熱化也，二者相提並論，雖大旨歸重脾土，誠以濕土內應脾胃，但濕無定體，隨人臟氣之陰陽，以為變化，而初無偏執之弊，及至張長沙傷寒論，雖為霍亂有治方之祖，統觀四逆理中五苓輩，要皆非一切霍亂所可統治，蓋病有寒熱虛實之異，天時人情稟質之殊，如執膠柱鼓瑟之見，何以應病之千變萬化，是思有以繼靈素傷寒所不逮，厥後造成各家學說紛紜之由來矣。

病源候論云：「霍亂者由人溫涼不調，陰陽清濁二氣，有相干亂之時，其亂在腸胃之間者，因遇飲食而變，……亦有飲酒食肉，腥膾生冷過度，因居處不節，或露臥濕地，或當風取涼，而風冷之氣，歸於三焦，傳於脾胃，脾胃得冷則不磨，不磨則水穀不化，亦令清濁二氣相干，脾胃虛弱則吐利，水穀不消則心腹脹滿，皆成霍亂，」千金方云：「原夫霍亂之為病也，皆因飲食，……胃中諸食結而不消，陰陽二氣擁而反戾，陽氣欲升，陰氣欲降，陰陽乖隔，變成吐利，頭痛如破百節如解，遍體諸筋，皆為回轉，論時雖小，卒病之中，最為可畏，雖臨深履危，不足以喻之也，」又云：「陽明屬胃大腸，以養宗筋，吐瀉津液暴亡，宗筋失養，輕者兩脚轉筋而已，重者遍體入腹，手足逆冷，危甚風燭矣，」得效云：「人之臟腑，冷熱不調，飲食不節，生冷過多，起居失宜，……致令眞邪相干，飲食變化於腸胃之間，心腹疼痛，發作吐利，或兼發熱，頭痛體痛，心腹刺痛，虛煩，或轉筋拘急，或嘔而無物，或四肢逆冷，煩悶昏塞而死，」时後方云：「凡所得霍亂者，多起於飲食，或飽食生冷什物肥鮮酒膾，而當風履濕，薄衣露坐，或夜臥失覆之所致也，」證治準繩云：「由中氣素虛，或內傷七情，或外感六氣，或傷飲食，或中邪惡，或觸汚穢，及毒氣，或陽邪外逼，或陰寒內伏，」綜上所論，要皆飲食不節，寒暖失常，中氣素虛，或中邪毒所致即以時代關係不用顯微鏡以解釋證實而一般推測觀邪毒兩字，已足包括現代細菌學說之全部。

西說以虎列剌菌爲本病成因之唯一大敵，又以蒼蠅爲此菌轉相傳送之媒介，一旦侵襲人體，或以飲食混入腸胃，努力繁殖，潛伏約二日至八日，即行散佈遍體，人身之細胞不能抵抗，俄而暴發，一般迷新者，莫不以此說爲確鑿有據，孰知我中醫對於由穢物（雖不說細菌實則即指細菌）而生者，已早有發明，傷寒直解云：「霍亂者不從表入，大邪從口鼻而入，直中於內，爲病最急，」又云：「痧者天地間不正之氣，濕熱薰蒸，從口鼻而入，不吐不瀉，腹中絞痛，」沈明宗金匱注云：「中惡之症，即臭穢惡毒之氣，直從口鼻入於腸胃臟腑也，」以上所謂不正之氣，所謂臭穢惡毒之氣，皆從口鼻而入，則與西說暗相吻合，由是今之所稱虎列剌菌，又覺瞠乎其後，而烏足爲醫藥上之發明哉？

世人均以吐瀉爲本病特具前驅症，但嘔吐且利，其症繁夥，非本病一端然也，「嚴用和云：「吐利之症，傷寒伏暑皆有之，非獨霍亂」醫者當審而治之，蓋常病吐利，大多由腸胃湧泄而出，是以吐必有餘食，利必有溏糞，霍亂之吐利，自血液抽汲而出，是以洩如米汁，而糞便餘食鮮見，倘以傷暑吐利，長夏暴注爲霍亂，則認病先誤，妄談治效，況霍亂爲病，其界甚嚴，若但舉形式，則如飲食失愼之尋常吐利，小有感冒之傷暑吐瀉，亦概以霍亂名之，無怪清代徐靈胎王孟英輩，有竟謂不可以熱藥療治，熱藥入口即死之臆說也。

由是以觀，霍亂之眞假寒熱，首宜着眼，因見症不一，治法互異，例如治偏寒則用四逆理中，治偏熱則用白虎芩連，治寒熱錯雜則用諸瀉心劑，治假寒眞熱，與偏熱同，治先寒後熱則宜先用桂附，而後用芩連白虎等，但以熱治寒，以寒治熱，此盡人知之，所難捉摸者，在疑似之間耳！於是審症爲本病首要，中醫望聞問切，謂之四診，特是霍亂之脈多伏而不見，脈既不足憑矣，霍亂之舌苔無定型，舌亦不足憑矣，且病之危重者聲必嘶，甚至失音，聞亦不足憑矣，故余謂霍亂審症，唯問是尙，而最爲確切，經言臨病人問所欲，如病者欲熱飲，則知其爲寒，欲冷飲則知其爲熱，欲溫飲則知其爲寒熱錯雜，本先總理不恥下問之訓，可爲診斷霍亂之捷訣而不致徬徨無措矣！

大抵霍亂之屬於熱者，由於吸受暑穢，飲食不愼，淸濁相干，氣機窒塞，水穀之道路失其常度，邪犯心包則煩滿，亂於腸胃則吐利，或發熱頭痛，氣粗喘渴，小便短赤，舌紅苔黃，脈象沉數，或伏或代劇則熱深厥深，手足厥冷，木橫土剋，肉陷癟螺，火動風生，筋轉抽搐，際此命懸一線，煎藥不及，先以銳針刺少商臂灣曲池膝灣委中之黑筋，擠出毒血，以洩其血分之邪，次以臥龍丹行軍散或紫金錠紅靈丹等以開其氣分之閉，而後用芩連以清熱降火，梔豉以宣鬱解毒，蠶沙滑石以降濁，桑枝苡仁以熄風，總以清暑滌穢，芳香化濁爲主，倘陽遏肢厥者，四逆散，神識昏糊者，紫雪丹，餘如銀花露，萸連解毒湯，增減瀉心湯，竹葉石膏湯等，消息用之；其由夏月伏陰在內，加以貪受寒涼，恣啖生冷，陽氣遏抑，中焦不和，正氣不守，邪干腸胃，以致揮霍撩亂，腹痛吐瀉，肢厥汗冷，小溲清澈，唇面淸白，踡臥轉筋，脈微或伏，苔白潤或灰黑，亦有惡熱口渴而不能飲冷，面赤似珠而爲戴陽，若不早治、或誤進寒涼，必爪甲青黑，肢冷過肘膝，汗出如珠，亡陽息高而脫，亟以溫藏回陽，和中逐穢爲治，四逆湯理中湯冷香飲子，在所必用，倘陰盛格陽者，宜參從陰引陽之法，不得純用剛劑，急救法可用刮背針刺熨臍等，內服來復丹辟瘟丹十滴水，或施樟腦針鹽水針，取其成效速也；至若乾霍亂者，由於穢濁之氣蒙蔽中焦升降之機失其常度清濁混淆陽不宣通，內經云：「出入廢則神機化滅，升降息則氣立孤危，」症見上不得吐，下不得瀉，爪甲青紫，腹中㽲痛，語蹇脈伏，此毒邪不能外洩而內攻藏府，病最危篤，急飲礬水或用鹽湯，（亦用鹽熱童便沖服）使其吐利，蓋吐則上焦得通，利則下焦得降，毒邪外達，氣機得以旋轉，再以兼症相參，辨明寒熱，依法治之；此外挾濕者，半夏厚朴藿佩砂蔻之屬，昌陽瀉心湯藿香正氣散亦可酌用；夾食者山焦神麴雞金麥芽之品，六和湯香砂枳實丸隨症施治；倘能善辨兼症所形，即能知其所感，霍亂之治，自當應付裕如，不致束手無策矣！

霍亂既以寒熱爲兩大法門，蓋濕寒濕熱，仍寓於寒熱之中，而寒遏熱伏，吐瀉不得，亦無非寒熱，錯雜之所致，試再反覆言之，夫寒邪厥逆理之常，而熱邪深入，亦致厥逆，然寒厥周身皆冷，熱厥不上肘膝，此厥之可辨也，寒脉沉細或伏其常也，而熱症元氣暴脫，脉亦沉細或伏，然寒則遲而熱則數，此脉之可辨也，寒邪吐瀉必淸澈稀水，熱邪吐瀉則淆雜且臭，此吐瀉之可辨也，寒邪之舌苔白而質淡，熱邪之舌苔黃而本紅，此舌之可辨也，熱邪之口渴其常也，而寒邪吐利亡津，亦致口渴，然熱則喜冷飮，寒則喜熱湯，此渴之可辨也，他若手指如冷水浸透者熱，手指色白帶青藍色紋者寒，茶水下咽即吐者熱，不即吐者寒，轉筋攣瘛而痛，脚吊伸縮不定，亦有屈而不伸，翻覆不定者熱，轉筋止收引及下身，屈而安靜不動者寒，汗出而粘，有腥酸氣者熱，汗不臭而大出者寒，（吐瀉不休，以致亡陽將斃，大多有如珠如油之絕汗，斯時寒熱均有，固不得據此以論）眼目有紅絲及目眥者熱，眼靑白而目眥不赤者寒，心胸煩悶者熱，心煩脘不悶者寒，初起好言聲洪者熱，懶言音低者寒，至吐瀉過甚凡聲音漸低而如沙聲寒聲者熱，不爲沙聲但沉迷無聲者寒，此外或謂夏日暑邪，患熱霍亂者多，秋日凉邪，患寒霍亂者多，言雖近於臆斷，但未始不可以存參症，他如章太炎認爲霍亂初起，腹不作痛，利如米汁，雖可謂經驗之談，實則僅指眞性霍亂一候或有之見症，非能該括，蓋霍亂症腹之或痛或不痛，以余臨床經驗所得，可謂或有或無之兼症而已，即有之總以痛之拒按而乍緊乍緩者熱，痛之喜按而綿綿不輟者寒，以此爲斷，似覺近理，而不得以寒症，腹不作痛爲肯定耳！

霍亂之寒熱，既如上述，霍亂之眞假，更不難辨別，大抵熱霍亂爲尋常大吐瀉，屬於積極性實性，所瀉爲穢臭之物質，可與和胃消導分工合作之法芩連是其候已寒霍亂屬於消極性虛性，所瀉者悉爲米泔汁，能致全體機能之消沉，惟其機能消沉，則其自然療能之抵抗力盡爲滅絕，若此非扶植正氣，强健心臟之四逆輩不爲功，方用附子大熱，性能鼓舞其已衰減之細胞生活力，及保留其殘亡之體溫，助機體養化之生理燃燒劇烈，所謂走而不守也，乾薑辛而熱，性能刺激內部各臟器細胞生活力之衰頹，增消化機能之養化力，以維持其消化分泌諸作用，所謂守而不走也，若增倍其量則名通脉四逆，能振其脉搏之細微欲絕，即專爲心臟衰弱而設，甘草性和平，功能弛緩全體機能之急迫，所謂甘能緩急，甘能緩和也，人參味甘溫，强心之力益厚，本草以其專入氣分，謂能補氣生津止渴者，因其含有酸素，能奮起神經之衰頽，及浸潤諸組織故也，由是推之，眞性霍亂固有寒無熱，惟世俗概以吐瀉爲霍亂，而一般寒熱暑濕觸穢傷食，皆足爲吐瀉之原，故爲假霍亂說法者，實則亦不無寒熱之分，是學者最宜體味。

總之中醫學說，每多因果顚倒，寒溫互置，霍亂之該括夏秋尋常吐利，正如傷寒之賅括一切熱病，要皆全在讀者之心領神會，淸代王孟英雖偏用寒凉，然關於假霍亂，收羅獨詳，不可謂有一代之發明，近賢章太炎雖偏於辛溫，然關係眞霍亂，發揮靡遺，亦不可謂非仲景之功臣，兩者不可偏廢，理法各成一家，唯在學者之善自尋繹，苟能明乎此，庶於臨床診病之頃，不致張冠李戴，而失之毫釐，謬以千里也。

※ ※ ※ ※

霍亂淺言

·林石人·

霍亂爲夏令最危險之傳染病，西醫名之曰虎列拉，爲霍亂菌侵入人體所致。其治法，不外內服甘汞，哥羅方，阿片酒，注射强心針，鹽水針而已。中醫之於霍亂，雖寒熱乾濕議論紛紛，然認爲時疫則一也。臭穢惡毒之氣，侵襲人體，傳染甚速，甚至沿門闔戶，死亡相屬，吳又可所謂天地間之戾氣，此與細菌學說相同，所不同者，惟新舊之名詞而已。毒菌侵入人體，藉水與生冷腐敗不潔之物爲媒介，而蒼蠅尤爲利器，此直接侵入之途徑也。至若夜深露臥，或感冒暑濕，飮食無節，使正氣先衰，胃酸失抗，病邪直中三陰，涼熱相激，淸氣不升，濁氣失降，淸濁混淆揮霍撩亂，此赤間接成病之副因也。其病之來也猝然，每多不及醫治，初起覺氣鬱不舒，腹鳴泄瀉，繼則嘔吐。瀉如米泔，頻頻如廁，嘔亦隨之，此時血液中失去多量之水份，循環不良，致疲乏眩暈，口灼乾渴，顴黯眼凹，唇燥甲靑，溺少或無，四肢逆冷，腓攣脈伏，危狀百出，此眞性霍亂也，且發夕死，子發午死。甚者只三四小時，即遭死亡，急治之方，莫如仲聖四逆湯，脈弱者加人參，脈不出通脈散，方克有濟，蓋吐瀉之後，陽氣虛弱，血液循環，無力鼓舞，方中附子用以興奮心臟，使血液循環亢進而陽回，與西醫之强心劑，有異曲同功之妙。佐以乾姜之能止嘔利，甘草之善緩急和中，欲挽垂危，非此莫屬。症勢較輕者，聖濟附子丸，而小半夏加茯苓湯，藿香正氣之輩，只能治初起之輕疾，不堪治此重症也。病退後，以理中湯加減調治。

尚有類似霍亂者，患者較多，輕重不一，俗云發痧是也。然則何以別之，曰眞性屬寒，僞性屬熱，眞性多虛，僞性多實，眞性無腹痛，而便下如米泔，僞性有腹痛，而便熱腥臭，以分別之大概也。至於僞性霍亂之病原，由于其人平日所積之邪，久鬱化熱，一旦觸發，勢若燎原，症狀與眞性者似同而實異，吐瀉物臭穢逼人，小溲短赤，汗出津津，口渴大飲，飲則嘔吐無餘，內則神志煩亂，外則肢體躁擾，內經所謂諸熱瞀瘛，諸逆衝上，諸躁狂越，皆屬於火也，治當淸熱滌邪爲主，甘露飲，黃連湯，黃連解毒湯等主之。他若兼傷於濕者，防風勝濕湯五苓散，兼傷于風者，防風敗毒散。兼傷于食者，枳朴平胃散，轉筋者，加秦艽木瓜紅花等，隨症施治。

凡吐瀉狼藉之症，往往統稱濕霍亂，而復痛不吐不利者，名之曰乾霍亂，俗稱絞腸痧。其症心腹疞痛，腹滿煩亂，短氣神疲，上不得吐，下不得瀉，病在中焦，治當開關竅，通三焦。急救之法，可用熱鹽湯探吐，三吐乃佳，以泄胃中有形之滯，用藥宜透達而不可發表，芳香而不可辛燥，辛涼而不可冰閉，疏利而不可傷液，導熱消滯以外出，斯爲正治。

凡霍亂已成閉證，神昏不語，舌卷囊縮，四肢不收，脊汗如珠者，可急用八寶紅靈丹灌之，並以鹽塡滿臍孔灸之，不計壯數，或可冀挽救於萬一，至於霍亂病中，宜絕對斷食，雖稀飯粥湯，亦不許入腹，蓋病在腸胃，消化吸收之機能，一時完全停止，所食之物，不但無補與身體，反爲病菌之培養料也，輕軟流質，不妨稍稍與之。

際此夏令，霍亂蔓延聲中，吾人鄉間之食水，首宜特別注意，土法多用和白磨和水，此時磨須多用，更爲預防計，可以貫衆一兩，降香三錢，浸水缸內，七日一換，亦此消毒防疫之古法也。

讀王孟英霍亂論書後

・徐克勤・

中醫對於疾病之名稱不甚整齊，往往同一病名，而病理不同，治法亦異。如濕溫溼病之統稱傷寒，夏秋吐利之統稱霍亂是也。濕溫溼病之稱傷寒，始於難經傷寒有五之說。夏秋吐利之統稱霍亂，則始於靈素，素問六元正紀火論曰，土鬱之發，爲嘔吐霍亂。又曰，太陰所致爲霍亂吐利。曰太陰所致者，爲熱霍亂之濫觴。曰土鬱之發者，則明明又言寒霍亂矣。近今西醫之所稱虎列拉，爲弧形菌之霍亂，又言眞性霍亂。與王孟英霍亂論所列病情治法，大相逕庭，蓋孟英所謂霍亂，其實指吐利之屬於熱者耳。揆諸吾儕臨診經驗，眞性霍亂必數年始一見，而夏秋吐利，無歲無之。孟英生當洪楊之亂，人民流離失所，感受癘氣，一時疫癘流行，大多數屬於熱病。故其言曰，霍亂之屬熱者，主病之常也，衆之所同也。霍亂之屬寒者，他氣之逆也，人之所獨也。又曰，始宜宣其濁，則逆自平，而亂乃定，淸自升，其所見可知矣。且吐利之屬於熱者，嘔多酸苦，瀉則黃臭，章太炎所謂尋常吐利，與眞性霍亂之嘔吐而瀉如米泔者，絕對不同者也。且病邪之侵襲，全視人體抵抗力爲衡，抵抗力强者，雖處疫癘流行之世，不能爲害，抵抗力弱者則反是。故治法篇曰，酷暑嚴寒，人所共受，而有病有不病者，不盡關乎老少强弱也。以身中之氣，有愆有不愆也，愆則邪着而爲病，不愆則氣默運以潛消。調其愆而使之不愆，治外感內傷諸病無餘蘊矣。此說可以通論百病，固不僅霍亂爲然也。論中所載治法，除處方外，佐以伐毛取嚏刮焠刺搨洗熨灸諸法，無非藉泄熱毒以助藥力，調其愆耳。又所定九方（黃芩定亂湯，然照湯，連朴飲，蠶矢湯，解毒活血湯，駕輕湯，昌陽瀉心湯，致和湯，冬瓜湯。）選藥多屬輕宣寒涼之品，最妙者爲脫胎仲聖雞矢白散而爲蠶矢湯。蓋蠶矢不臭不變色，得蠶之純淸，雖走濁道，而淸氣獨全，旣能下走少腹之濁部，又能化濁而使之歸淸。以已之正，正人之不正也。用晚者，本年再生之蠶，取其生化最速也。（吳鞠通語）統觀各方俱治吐瀉屬熱之專劑，人或譏其尚用寒涼攻伐，殊不知當時醫界多習於立齋景岳一流，對於流性之吐利，尤多誤用溫熱，孟英之書，實爲救偏補弊之作也。至於眞性霍亂，則自當用仲聖之理中四逆等湯矣。余性喜搜購歧黃家言，藏之敝廬，戰前已得五千餘卷。辦亂之後，恐其散佚，隨時檢點關於霍亂專書，有郭右陶之（痧瘴玉衡），歐陽調律之（治痧要略），許起（霍亂燃犀說），姚梓欽（霍亂新論），凌禹聲（霍亂平議），徐子默（吊脚痧方論）田雪帆（時行霍亂指迷），伍連德（霍亂概論），陳葆善（溫疫霍亂答問），連文冲（霍亂審證擧要），章太炎（霍亂論三章）等，就中余以爲孟英之霍亂論最切實用，故備論之，豈可以其偏於寒涼而少之哉。

※ ※ ※ ※ ※ ※ ※ ※ ※ ※

最近的鼠疫疑似症

・楊季濂・

這三年來的春天，已成爲危險的季節，每到這時候，疫症流行，眞可說是多病之春了。前年流行的是疫痙，(即腦膜炎)漫延到幾省，生命不知害掉了多少。去年不但流落的疫痙原菌，還掀起了一陣餘波，更來了一批風溫症作祟，况且還有二種病菌合作爲患，(肺炎性腦膜炎)來勢凶惡，也害死了不少人。今春江浙各省，又發生了一種駭人聽聞的鼠疫，且症傳播甚速，好像疾風猛雨，每感防範不及 兹將其疑似之症臚列于后。

「鼠疫考證」此症考檢古籍，早有記載，不過統稱疫厲，而確已例作急性傳染病，如刺法論記述：(帝曰，余聞五疫之至，互相傳易，無問大小，病狀相似。)又關於氣運的，如六元正紀論曰，辰戌之歲初之氣民厲溫病。又如近代吳鞠通等，各有記述的溫毒。至西醫則名曰黑死病。關於細菌學的證實，在一八九四年，西哲畏爾星及北里氏發現，爲短粗不運動之桿菌。

「鼠疫症狀」初起祗感頭痛，眩暈，噁心嘔吐，精神倦怠，繼即惡寒發熱，容貌呆頓，感覺身痛，甚則神志昏迷，讝語不安，且變化甚多。病毒侵入上焦肺臟，則發咳嗽，痰鳴，氣喘，(成大葉性肺炎，或氣管支肺炎)甚而痰血。毒入腺絡，(如淋巴腺或絡脈)則發腫瘰，激痛，構成一種癟毒。(鼠疫性癟)眞是可怕，豫後殆多不良。

「臨床報告」在敝鎮(下沙)附近的區域，像這鼠疫的病，也發現了不少，我在這三星期中，遇到這樣的病人，共計廿一名，死亡的只一人。特提四列，以供參考。

(一)汪姓女，平五十九歲。據述患病已經過七日，起初吐逆頭痛。見症，氣喘痰鳴，壯熱煩渴，面色污黃，意識迷糊，頻頻泄瀉，舌色黃膩，脈數不整，延二小時即死，處方不及服藥，所取的血液，檢查結果，是肺炎重球菌。

(二)唐姓男，年五歲，症狀嘔吐唇青，身熱不退，手足有時寒冷，右手足浮腫，兩目露神，咳嗽自汗，脉數，舌紅有時帶青色，患病全程，共計八日，用藥初投正氣湯，太乙丹，繼用銀翹散法，病勢漸退，最後以清熱和解收功。檢查經過，嘔吐物找不到什麼細菌，再將血液全部檢查，結果找着的是瘧疾包子蟲。

(三)沈姓女，年四十七歲。病象頭痛眩暈，形寒發熱，嘔吐，精神不安，作驚恐狀，心下瘍動，時時暈厥或迷糊，脈弦滑，舌紅苔花剝，症狀確有鼠疫嫌疑，即抽血送驗，結果沒有找着。處方用連朴，胆星，遠志，菖蒲，竺黃，至寶丹等，袪邪化濁，淸心安神等品，身熱頭痛吐逆均減，暈厥亦已，續參平肝潛陽，後以養心安神。此病共診六次，經過十日，刻已痊愈。

(四)談姓男，年四十三歲，症象身熱不解，噁心頭眩，神識明昧無定，時作詀妄，耳下腺腫脹。病已十多日，項側形成外瘍，脈數舌黃，即投與清化解毒法，又因大便閉結，再用承氣湯，釜底抽薪，瀉除蘊毒，症勢逐漸退減，現在已經脫險。外瘍開刀後，膿去腫消，不過還沒有收口。該症以細菌培養法檢驗的結果，是葡萄狀球菌。

「結論」經治的廿一個鼠疫疑似症，統計死亡率占百分之五，且經試驗的結果，沒有找着鼠疫桿菌。並據程博士談，他的工作經過，上海某兵營六個士兵發生急症，迨送到醫院，四名已不及醫治，還有二個，亦僅奄奄一息。他採取材料檢驗的結果，不是鼠疫，而是第一型肺炎球菌，但鼠疫菌爲粗短不運動桿菌，誠恐錯誤，再做第一步的試驗，十分細心地用石炭酸紗布把鼠子包住，再把那病人的血清注入，而明天檢視這鼠子，非但沒有死掉，而且還是狠健康的在跳躍。現在可以斷定，附近(上海區域)沒有鼠疫了。

疔瘡論治

・王正章・

疔瘡一症，變化迅速，爲瘍科中第一險症。急者有早發夕死，緩者有一二日至旬日者，有偶罹此症，竟猝不及醫者，緩者亦有因循坐誤，以致不救者，實數見不鮮。即爲醫者，亦少專門，深明疔瘡之原因，而施以適當之診治與方藥，卒以毒陷侵營，變化危險，束手難挽，而坐視夭人之天年者，良可慨也，兹將關於疔瘡之原因診狀治法及禁忌，聊抒拙見，以供同道檢討，並希指正爲幸。

「原因」人體之踺康，原以氣血週流，循環無已，內爲灌漑五臟六腑，以資生化。外達飢肉膜腠，使邪無繇滯以保無恙。乃偶因感受四時不正之氣，或七情鬱結，血氣塞滯，或姿食煎炙厚味，或誤食中瘟禽獸，及湯罐霉爛米糝，以致毒邪內結，蘊於五臟，流注經絡，皆足爲疔瘡成毒之原因。

「症狀」疔瘡發無定處，而發於頭面者爲最

多，勢亦最急。發於手足胸背者較少，勢亦稍緩。初起如疥如粉刺，或發小泡，或起疙瘩，始則或癢或痲木，後則漸痛。亦有初起即痛者。由癢而起者，其毒四散爲重，其形大小長圓，其色黃白紅紫，或有紅絲，無一定形。若腫勢蔓延，神昏心煩，則轉成走黃，最爲危險，病人見洒晰惡寒，頭痛胸悶，患處跡如蚊咬或初起如一粒椒，根脚堅硬，漸見紅腫，痲癢疼痛，是爲疔瘡已成之候也。

「內治」服黃連瀉心湯，銀翹，桑菊，鬱金，地丁，赤勺，丹皮，黃參，山梔青蒿，澤蘭葉等，酌而用之，使其風熱由外解，大毒從內清，鬱結之氣解散。

「外治」如初起一粒椒時，用立馬回疔丹一粒，（瘍醫大全功專腐蝕化膿）嵌入瘡內，至疔根盡處爲度，用膏蓋之，切勿揭看，瘡旁紅腫者，用黃連膏，或金黃散，芙蓉散，以地丁草汁調敷。次日揭膏，殭腐狀自落，（卽俗語疔脚）膿隨而出，再以九一丹，生肌散，去毒生新，摻膏上貼之，二三日即愈。

若疔毒既已成形，不如謹護，或因失治誤治，以致腫勢蔓延，瘡口紫滯，色如乾醬，但流黃脂而無膿水，身體壯熱，胸悶煩躁，甚則泛噁乾噦，有時語言顚倒，此時熱在陽明，形勢鴟張，乃爲發炎之期。

「內治」如火盛熱甚者，即用羚羊角散，或犀角地黃湯，或黃連瀉心湯等類。若其膿不透者，即以製蠶角針透之，總以膿化腐脫，其腫自消。

「外治」仍依前法用立馬回疔丹嵌入瘡口內，以膏蓋之。如已嵌而堅腐未脫，膿水未化者，以其火毒根株甚深，其勢猛烈之故，切勿輕去，必再間一日，其腐自落，而膿自透，則腫自消也。蓋疔瘡必以得膿，其毒方化，爲吉象也，敷藥仍與前同。

其重者或七情內傷，膏粱厚味，醇酒炙煿，五臟蘊熱，邪毒結聚而發，或因失治誤治，遷延時日，以致火毒由表入營，而內陷心胞（俗即走黃）斯時疔脚渙散，瘡口黑黯，或旁發無數小泡，面目浮腫，身體烙熱，噁心嘔吐，神志模糊。脈形模細或洪數，語言狂妄，手足搐搦，面紅油汗，惡象疊見，是爲內陷之期，十有九死，而雖救一二也。

「內治」急服奪命丹，紫雪丹，或至寶丹，及犀角地黃湯，赤芍，丹皮，硝黃，承氣之屬，撥亂反正，遏其疔毒，開其神明，清其營熱，下其火毒，倖有得生者。

「外治」可用八將提毒丹，呼膿吊毒，總以得膿爲獲救，敷藥同前。

再無論破傷外感內因之各種疔瘡，如已成膿，悉照癰疽治法。

「禁忌」關於疔瘡之禁忌有三要。一忌辛溫發散之藥，內服外搽。二忌未經成膿，切勿濫施刀圭。三忌酒炙房慾。蓋因疔瘡之發起，原因爲風邪毒火凝結而成，其勢迅急，其性燥烈，故祇宜清營泄熱，聚膿透毒。如用荊防，羌獨，薄荷，蘇藿之類，以冀疏散風邪。萬金油等之外搽，取涼快於一時，必致揮發燎原，有助其猖獗之勢也。再若未成膿時，急於開刀，破傷肌肉組織，亦能助其充血而張其發炎之勢。至於醇酒炙煿，誤犯房慾，更焰其烈火之勢，促其內陷而致不救者，誠不可不知也。深望患者與醫者，咸留意焉。

※長篇專著※

內經新解（續第一期）

·陳桐侯·

上篇經文。以欲竭其精。以耗散其眞。馬君景闌曰。「眞字係指人體內細胞之生殖力。」鄙意動植諸物。所以能生長發育者。皆藉此生殖力。生殖力不可見。則驗之於人體飢膚鬚髮齒牙等。凡生殖力强者。肌膚紅潤鬚髮光黑。齒牙堅固。生殖力衰減。則容顏枯稿。鬚髮頒白。齒牙搖落。此種生殖力可以用人力保養。保養得法。雖不能使其永遠不減退。然亦可身體健康。延長壽命。消耗生殖力之方法。不止酒色。即憂愁惱怒皆足受其戕賊惟酒色之害，最爲顯著耳。耗字有賅括其他一切消耗方法之意故曰以耗散其眞也下文半百而衰之衰字即指人體生殖力減退而言。上文以耗散其眞爲因。下文半百而衰爲果。平時不知保養生殖力之人。至年近五旬左右。即種種衰象畢露矣。或疑半百而衰句，非古人之言。以爲古人多享大壽。不大應半百而衰也。其實衰字與死字有別。言半而衰。非言半百即死也。韓退之文云。「吾年未四十。而視茫茫。而髮蒼蒼而齒牙動搖。」又曰「自今年來。蒼蒼者或化而爲白矣。動搖者或脫而落矣。毛血日益衰。志氣日益微」此乃早衰之象徵也。韓公道德文章古今共仰。何以早衰如此。則以受環境刺激之故。讀昌黎文集。便可想見。由此觀之。憂愁惱怒之足以消耗人體生殖力。實不亞於酒色。故以下有教人恬惔虛无之法。愛惜生命之士。可不三復斯篇哉。

特載

南匯縣中醫師公會章程

民國三十五年三月十七日訂

第一章　總則

第一條　本會由本縣登記合格之中醫師依法組織，定名爲南匯縣中醫師公會。

第二條　本會所屬地域，依照南匯縣行政區域爲限。

第三條　本會會所設立南匯

第二章　宗旨及事業

第四條　本會以保障同道職業，策勵學術進展，提倡公共衛生，增進民衆健康爲宗旨。

第五條　本會應辦事業爲出版醫報，調查藥物，贊助設立醫院醫校及醫學圖書館，關於社會防疫救濟之設計及協助。

第三章　入會及退會

第六條　凡在本縣區域內開業之中醫師，均得申請入會爲會員。

第七條　會員入會應履行之手續如下。一，塡具履歷及入會志願書。二，徵得本會會員二人以上之介紹。三，繳納會費。

第八條　會員入會時，須經本會審查股審查合格，提交理事會通過後，塡發會員證書，頒給會徽。

第九條　有左列情事之一者，不得爲會員。一，違反醫師法之規定。二，受現行褫奪公權之宣告者。三，行使業務有不規則之行爲者。四，精神喪失其常態者。五，違反本會宗旨及不納會費一年以上者。

第十條　會員不執行業務時，得申請退會，提交理事會通過決定之。

第四章　組織

第十一條　本會組織分理事監事兩會，均於大會時由會員用雙記名式投票選任之法。

第十二條　理事會設理事九人，候補理事五人，監事會設監事五人，候補監事二人。

第十三條　由理事中互推三人爲常務理事，並推一人爲理事長。

第十四條　由監事中互推二人爲常務監事，並推一人爲監事長。

第十五條　本會分設總務審查文書會計庶務編輯等股，各股設主任一人，股員若干人，其人選由常務理事提交理事會通過聘任之。

第十六條　爲辦事便利起見，視事實之需要，得於本會轄境各鄉鎮酌設分辦事處，其辦法由理監事會議決定之。

第五章　職權

第十七條　本會監事職權如下。一，監事會爲本會監督機關，稽核本會經濟之出入，及攷查會務之進行。二，理事會爲本會之職權機關，處理本會對內外一切執行事務，平時由常務理事會行之。三，理事長常川到會，處理會務。四，文書股担任本會文牘記載事務。五，總務股管理各股重要事項。六，會計股籌劃本會經濟，管理出納事宜。七，審查股担任本會各項審查事宜。八，編輯股担任出版醫報事宜。九，庶務股辦理本會購置保管及其他一切雜務事項。

第六章　會員大會及理監事會議之規定

第十八條　大會每年舉行一次，由理事會召集。其召集法，於開會十日前登報或專函通告。

第十九條　如遇必要事時，經全體會員三分之一以上之請求，得召集臨時會員大會。

第二十條　監事會每季舉行一次，由監事長通函召集，必要時得隨理事會聯合舉行。理事會每月舉行一次，常務理事會每月開會二次，遇必要時由理事長召集臨時會議。大會及臨時大會以二分之一出席爲法定人數。但至規定時間尚未足數時，得延長一小時開議之。監事會理事會常務理事會及理監事聯席會議，均須有半數到會，方得開會。其議決事項，以到會過半數同意行之。

第廿一條　本會理監事及候補理監事均爲名譽職，任期暫定一年，連選得連任。

第七章　經費及會計

第廿二條　會員入會時應納入會費法幣貳仟圓。證書徽章費法幣　元。

第廿三條　會員入會後，每年應納常年費法幣貳仟圓遇必要時，經理監事聯席會議之决議，得募集特捐。

第八章　章程之修改及其他

第廿四條　本章程如有未盡事宜，得於會員大會提議修正之。

第廿五條　本章程經大會通過後，呈請縣政府核准施行。（完）

會務

第五次理監事聯席會議

六月十六日

主席　倪國鑫　紀錄　楊季藩

報告事項（一）主席報告召開成立大會經過並推選理監事情形已呈縣政府暨縣黨部備案由（二）主席報告接獲廣東湛江市中醫師公會代電響應四川省宜賓縣中醫師公會籲請政府增加國民大會中醫師代表人數由

討論事項（一）廣東湛江市中醫師公會代電響應四川省宜賓縣中醫師公會籲請政府增加國民大會中醫師代表人數本會應如何表示案　決議擁護該項主張籲請政府增加（二）常務理事會提。請舉辦檢覈手續。以奠定會員身份。俾同道得檢定資格案。　決議撰呈縣府請示辦法並推倪理事長訪問上海市中醫公會參照辦法進行辦理。（三）常務理事會提。請徵求各會員定期舉行聚餐俾便聯絡感情策進會務案　決議定於七月十六日舉行推姚維峯金炎章担任籌備筵席。丁延仁楊昌浩負責徵求會員。（四）張理事延仁提邀請川沙奉賢兩隣會派員涖會。交換意見。俾集思廣益。策進會務案。　決議備函邀請。確定於聚餐日同時舉行。

第六次理監事聯席會議

七月二日

主席　倪國鑫　紀錄　陶泉孫

報告事項。（一）醫報編輯張主任延仁報告。第一期醫報印刷紙張鋅版等費共計念萬零四百七十五元（附細賬）

討論事項醫報第一期業已出版。確定第二期出版日期案　決議暫定兩月一期一俟經費有着。改出月刊。（二）滬地霍亂猖獗。本邑亦有發現。本會應否響應防疫運動。灌輸民衆防疫常識案。　決議出版小型防疫專刊。

第七次理監事聯席會議

七月十六日

主席　張延仁　紀錄　陶泉孫

列席：縣政府代表邱虒白縣黨部代表周賓生川沙縣中醫師公會代表曹仲衡張國輝朱頌陶

報告事項（略）

討論事項（一）本會原訂章程草案。與現行組織法略有不符。似有修正必要。宜請公決案。　決議修正通過。刊登第二期醫報公佈之（二）醫報登記手續。應如何辦理案。　決議交編輯股辦理之。（三）查本縣國藥店用藥。有未合標準者。本會應否調查案。　決議推陳會員桐侯撰擬敬告國藥業書。勸導各藥店選用道地藥品。（四）會中經費支絀。應如何籌措案。　決議。向各會員徵募補助費。以利會務。

第八次理監事聯席會議

八月二日

主席　倪國鑫　紀錄　朱福宜

報告事項（略）　討論事項（一）奉縣政府訓令。推行節食一日救災運動。本會應如何響應案。　決議。由本會會計股撥欵壹萬元。以資救濟。（二）徵募補助費。採用何種方式案。　決議。編印收據。分發理監事及各地分辦事處主任負責徵募。計分二十隊，每隊至少經募拾萬元。至遲於九月底繳會。（三）攷試院定於十一月間舉行全國性中醫攷覈。本會對未符檢覈。未領證書之會員。參加上海秦伯未先生舉辦之問業班。並由本會編輯股於醫報中增刊各項有關攷試材料。以盡本會指導之義務。（四）查尙有幾處市鎮未有分辦事處之設立。應予補推主任案　決議。補推下列各鎮分辦事處正副主任如左

泥城　胡東杰　顧明東　馬廠　黃月庭　張江柵　趙景園　老港　繆
濟光　航頭　施志達　嚴佑舒　北蔡　□利川　顧馨之　膨蜞鎮　唐
忠俊　御家橋　計志鏍　閘港施正平　鐵橋　傅耀生　蘇家橋　火有神　李
郞家店　顧伯平　坦直橋　喬伯祥（副）　黃鎮　楊大正（副）
家橋　唐棟吉　王越人　萬祥沈雲山（副）　沈莊　談嘉瑜

編後漫譚

此次聚餐，雖天氣炎熱，而參加人數，超出預定名額，星散八年之舊雨，得重敍一堂，彌感欣慰！席間談笑風生，親切有味，較之在官樣文章之會議席上，空發議論，有趣多矣，此時此地，可以覷見團結之象徵。

縣黨部顧掌摯先生，是鹿溪已故名醫懿帆先生之哲嗣，家淵源，瞭解醫家難處，他說做醫生名曰自由職業，實在最不自由，醫務而發達，則爲病家所牽制，欲休假而無從，醫務而寥落，雖終日自由，而醫道不行，且生活成問題，此眞可謂知者道，難與人言者也。

滬上霍亂流行甚烈，鄉村亦有發現，本報爲增進民間防疫常識，特出版防疫專刊，分發民衆。抗戰前夕，本報曾出版霍亂專號，讀者諸君，倘有保存，可以翻閱一遍，本期所刊數篇討論霍亂之作品，亦不失爲應時點綴也。

本報前因經濟問題，經理事會議決暫定兩月出版一次此次聚餐會中，多數會員，主張月刊，近聞本年十一月間首都將舉行全國性之中醫考試，事關重要，本報爲全縣醫界通訊機關，自應有增加發刊次數之必要，然無米爲炊，雖巧婦亦當束手，因此不得不籌募本報印刷補助費，倘希吾同道踴躍輸將，俾得實現月刊，不致中輟。

全國性中醫考覈事宜，即將在首都舉行，吾全縣同道，尚未登記者，諒非少數，即戰前已領執照者，亦當重行覆覈，換領新照，務望未入公會之各同道，從速加入，以資聯絡，萬勿因循觀望，坐誤時機，其有未領證書諸君，對於攷試問題，如蒙垂詢，本編輯室當竭忱奉告，同人學識淺陋，雖不敢以先知先覺自居，惟爲愛護同道計，自應盡指導之義務。

本報材料，趨重實際不尙空談，諸君投稿，務望擇平日讀書臨診，確有心得者，切實發揮，少作空泛之論，俾本報逐漸進步，並視諸君子進步無量。

讀書不忘臨診，臨診不廢讀書，診餘之暇，重理舊書，將所得實驗，證之學理，反覆研求，進步自速，較之閉戶讀書，不可同日而語矣。臨診時能作筆記固佳，然必須贅以理論，愈者說明所以愈，不愈者研究其何故不愈，如此非讀書不可，若捨理論而徒誇治驗，以投本報，則等於廣告式矣。本報性質，爲同道攻錯之園地，絕非向病家作宣傳之工具，希投稿者認識清楚。

本期因稿件擁擠，限於篇幅，未克全數登載，賸餘之稿，下期當儘先刋出。好在本報。正擬籌備月刊，相見之期不遠，惠賜鴻文，決不致有滄海遺珠之憾，此後仍希源源賜稿，不勝感荷。

（編者）

醫訊

本會舉行聚餐

本會爲聯絡感情，策進會務起見，於七月十六日舉行聚餐。是日雖天氣炎熱，各地會員參加者，頗形踴躍，計到來賓徐縣長，顧書記長，沈學田，譚邦興，邱庶白，周賓生沈蘊章，申培霖，並有川沙縣中醫師公會理事曹仲衡張國輝蒞南聯歡，席間觥籌交錯，情緒款洽，時至傍晚，始盡歡而散。

中醫考覈期近

秦氏開辦進修班

中醫開業，須受考覈，最近上海市中醫師公會因執照問題，推陳存仁，程迪仁，張贊臣三氏赴京請願，獲悉第一次全國性攷試，將於十一月一日，在南京舉行，一切或許從寬逐漸嚴格，惟爲期過迫，積極準備，彌覺困難，滬上名醫秦伯未先生爲協助同道起見，特開辦進修班，指導各項考試問題，因天時炎熱，並節省時間起見，按期寄給溫習科目及方法，並附練習題指示論文作法。地址嵩山路振平里二十號，章程備索。

應試準備

凡接得中醫師公會檢覈履歷書及保證書者，望即依照手續，寄至南京考試院考選委員會，候發應考證。如無此項文件者，可預請業師出具證明書寫明年歲籍貫科目及學習實習年期，候考試院發表報名日期後，照所定手續前往報名，但業師資格，必須領有署證，並將署證號數註明。祖傳或家傳者，得由祖或父出具證明書，格式與業師同。報名時科目，以擇選一種爲是，科目分內外婦兒鍼傷喉眼推拿，切勿塡註傷寒臟腑痔瘡等名目。

南匯醫報

吳敬恒

南匯縣中醫師公會主辦

發行人王正章 編輯人陳桐侯 張延仁 姚子讓

（本報登記證在申請中）

復刊第三號

本期目錄

社址南匯東門外三角街北首

中華民國三十五年九月十六日出版

中醫師應考須知

三十五年專門職業及技術人員考試特種考試中醫師考試應考須知。已由考試院考選委員會議決。玆爲本市同道閱時易於明瞭起見。重爲編述如左。凡預備應考者。務望依照手續辦理。秦伯未誌。

1考試日期：十一月一日起。

2考試地點：上海。

3考試科目：甲必試科目。國文、約法、診斷學、方劑學、藥物學。乙選試科目。內科、外科、兒科、婦科、傷科、針灸科、按摩科。（任選一種。）丙口試。（就筆試科目範圍以內。予以詢問。）

4應考資格：中華民國國民。有下列各款資格之一者。

甲曾在主管官署備案之中醫學校或研究機關修業二年以上。得有畢業證書者。

乙有中醫藥學術著作。經審查合格者。

丙執行中醫業務三年以上。有證明文件者。

丁在考試及格之中醫師診所助理治療工作五年以上。成績優良。有證明文件者。

戊依收復區開業醫事人員管理辦法。領有中醫臨時開業執照者。

5報名手續：應考者報名時。應繳下列各件。聽候審查。

甲報名履歷書二張。（此次與高等考試普通考試同時舉行。故中醫師報名表不另編印。凡應考者即在報名履歷書「擬應考試類別」欄內註明中醫師字樣。）

乙應考資格證明文件。（應考者依應考資格甲項報名者。應呈繳正式畢業證書。其證書遺失者。應繳原校或該校主管官署之證明書。若甫經畢業尚未領得正式畢業證書者。得以畢業證明書報考。但以在有効期間內者爲限。依乙項報名者。應呈繳中醫藥著作。審查合格與否。概不發還。依丙項報名者。應呈繳職業所在地之主管機關證明書。或擔任機關團體醫療職務之任卸職證件。或在職證件。否則無憑計算年資。不予審查。依丁項報名者。應呈繳領有考試院中醫師考試及格證書之中醫師出具證明書。並應註明該證書發給年月及字號。依戊項報名者。應呈繳該項臨時開業執照。以上均須正式證件。凡印本或鈔本代替者。不予審查。凡不必要者。不用呈繳。）

丙保證書一張。

丁姓名選試卡片一張。

戊最近二寸正面脫帽半身相片四張。（二張自行貼在履歷書上。二張背面註明姓名籍貫）

已報名費一百五十元。

6憑證入場：應考資格經審查合格。並將報名手續辦理完備者。准予報告。發還原繳證件。並塡發入場證。受體格檢驗及考試時均憑此證入場。乘坐車船時亦憑此證請求優待或優先購票。審查不合格。或手續不完備者。發還原繳各件。不准報名。（該項入場證及原繳證件。均依照應考者在報名時履歷書上所塡臨時通訊處寄發。榜示後及格通知等亦均同此辦理。如地址有變更。應隨時通知並註明應考之名稱類別及字號。查詢及補繳文件亦同。）

7體格檢驗：由考試委員會或辦事處指定當地醫院或開業醫師負責辦理。應試者須於考試前按照規定日期前往聽候檢驗。考期未受檢驗者。不准參加考試。檢驗結果如發現有應考人體格檢驗規則第三條所列各項疾病之一者。不准參加考試。

8報名期限：自九月一日起至九月三十日止。

9報名地址：上海高等法院。（報名時得以通信爲之）。

聲請檢覈手續

（甲）檢覈履歷書、保證書、及信封本會已經複製印就。凡屬本會會員可以索取一份。但只限本人。

（乙）中華民國人民有左列資格之一者。得應中醫檢覈。

（一）曾向中央主管官署或省市政府領有合格證書或行醫執照者。

（二）曾在中醫學校修習醫學並經實習。成績優良。得有畢業證書者。

（三）曾執行中醫業務五年以上。著有聲望者。（註：據上海方面消息。此條無通融辦法。須一律應試。）

前項考試之檢覈。必要得舉行面試。面試辦法另定之。

（丙）中醫師考試之檢覈。由考試院常期辦理。具有法定資格者。可隨時聲請檢覈。應呈繳各件如左。1聲請履歷書兩張。2保證書一張。3資格證明文件。4最近二寸正面脫帽半身像片四張（背面須註明姓名籍貫）其中兩張。自行黏貼於履歷書相片欄內。5證書費印花稅費及寄發證書。發還證件郵費共一千元（打滙票）

（丁）聲請檢覈。得以通訊爲之。所繳各件。應用可防潮濕之厚紙包裹固封。掛號寄南京試院路考試院考選委員會第三處。

論評

獻與應考同仁

秦伯未

中醫考試。不自今日始。惟全國性之十一地同時舉行。却為破天荒第一次。

怕考大概是人之天性。學生時代。終日不離書本。逢到月考大考。總是頭痛。何况行醫之人。與書絕緣已久。一旦又欲從故紙堆中討生活。內心中眞有無限感慨。特考試制度。並非壞事。國家要甄拔才能。吾們要提高程度。均非考試不可。此點應先明瞭。惟年齡已逾五十以上。確有臨症經驗。及已經領有合格證件。因戰事而遺失。不能設法通融。一律强迫應試。未免太嚴厲耳。

吾儕天天看病。病人便是考官。服藥而愈。即是及格。服藥而無効。即是不及格。形式雖不同。實際上無日不在應考。故對於考試無可避免時。無庸過分焦慮。若因此心慌意亂。適足敗事。好在考試地點。已在上海添設分場。不勞遠赴首都。與在本鄉考試。無甚差別。在心理上大可安定。此乃上海市中醫師公會一再申請之力。應表感謝。又好在考試科目。已經發表。所考者僅國文約法診斷藥物方劑及選科六種。國文無須預備。約法極其簡單。選科本為各人之特長。其他三項亦屬一般所研究之科目。故粗視之似乎名目繁多。細核之實無困難之處。

余所代為憂慮。或亦為應考同仁所惴惴不安者。厥為國文程度太低。或知其意而筆不能達。或勉强能達而不成章法　使眞實學問不獲表現　故當考試消息傳出之初。即有多數人視余為識途老馬。咸來討論。余即告以多寫多做。葢所考者旣皆筆試。則惟有以筆為武器。溫習閱讀在時間上已不許可。即使許可。他日不能移在卷上。亦屬徒然。

就從余進修諸人中所作論文言。能出色當行者僅百分之一。其他均不能使人滿意。揆厥弊病。約有數端。一對於題目之要旨未能認識清楚。遂多似是而非。二對於題材之取捨不知選擇。遂使雜亂無章。譬如我問方劑之組織法。不將奇偶大小君臣佐使詳細敘述。乃大談其伊尹湯液仲景一百一十三方之神奇。又譬如我問四物湯治血症之價值。不將其所以能治血症及其究竟治血症之功効如何說出。祇將地芎歸芍照本草抄錄四節。宛似一篇流水賬。我旣不能指其完全謬誤。又無從加以刪改。惟有對之啼笑皆非而已。此外對於文法之起承轉合。多不注意。文字之修飾。又不講究。故即有文能對題。亦覺支離蕪雜。不可卒讀。以此應試。殊為慄慄危懼。然而事在人為。祇要努力。不難在短期內糾正。凡經余切實指示之後。大半成績能在水準以上。茲願提出為一般告者。應試之文。第一意思貴切實。第二理論貴扼要。第三陳述貴明白。第四文筆貴清順。而最宜時刻注意者為簡淨二字。不特可以藏拙。抑且可以迅捷。嚕嚕囌囌。大忌大忌。

此外還有一件似乎無關緊要而實關大體之事。即為謄寫。謄寫作文本極尋常。但有漏列題目者。或將題目任意變動者。或將題目寫在不應當寫之地位者。其於本文。或低幾格寫者。或緊接題目而寫者。或與題目隔開一行而寫者。五花八門。極光怪詭異之致。至於書法。因受平日開方習慣。大都草率不堪。尤其簡寫別字。十居其半。如乾薑之作干姜。蒺藜之作夕利。陰陽之作阴阳。枳殼之作只壳。鬱之作玉。葉之作叶。驟然視之。幾疑戰敗國之日文。重來中土活躍。余以為字之優劣　雖與文章實質無關。但譬之衣衫藍縷。終不免於譏矣。故能改善。還以留意為是。

願諸同仁不存畏懼之心。不存僥倖之念。有相當之準備。有相當之把握。以此應試。余敢卜其一榜及第。

關於檢覈問題

楊季藩

「醫師法」自經國府明令公布，中醫地位，奠定了保障的基礎，並能與西醫得到平等待遇，我們中醫界在慶幸之餘，應當怎樣地倍加努力？中醫檢覈，係醫師法所規定，無可避免。目前中醫程度的低降，水準的不够，人材的龐雜，因之不振，日趨式微，是無庸諱言。嚴格檢覈，正所以提高中醫地位，甄別良莠，以杜絕倖進之門，使技術淺薄者，不敢濫厠其間，而重人命。然有一般不明趨勢的同道，以為這是多餘的事，沒有公會，就不會有這種麻煩，好像公會的成立，專為會員找麻煩似的，這是一種錯誤觀念。要知道公會唯一的任務，是保障會員職業，處處無非為會員著想，盡指導之義務，責無旁貸。受了檢覈之後，領到署證，可以得到正式資格，是件榮譽正當的事，我們應當依法申請，切實辦理。還有一般無照及遺失執照的同道，責公會無能，不與協助，其實公會何嘗不希望會員獲致滿意之果，其如考試院無法通融，我們不妨參照別處辦理，總之他處而能辦到，本會決不致例外，望拭目以待。

各科研究輯要

陳桐候　張延仁　馬景園　姚子讓　合編

生理概要

（一）全體概論

生理學者，研究人體生活機能之學問也。生活機能正常時，謂之康健，反之則爲疾病，故生理學爲研究醫學之基礎也。人體之構造，雖極複雜，而皆肇端於細胞，集細胞而成組織，集組織而成器官，更集生理作用相同之器官而成系統。如喉氣官、及肺集合而爲呼吸系統，營呼吸作用。口腔，食管，胃，腸，等集合爲消化系統，營消化作用。腎臟，輸尿管及膀胱，集合而爲排泄系統，營排泄作用。男子之睪丸精囊，輸精管與女子之卵巢，子宮，陰道，集合而爲生殖系統，營生殖作用。骨胳與肌肉，集合而爲運動系統，司運動。心藏與血管集合而爲循環系統，司循環。腦脊髓及神經爲神經系統，司感覺。玆將各系統之機能列表如下：

- 消化系統、循環系統、呼吸系統、排泄系統：專司營養機能之系統
- 神經系統：專司身體調和統一之系統
- 運動系統；專司運動機能之系統
- 生殖系統：專司人類生殖機能之系統

（二）運動生理

肌肉附於骨，能爲各種運動，惟其作用，須受神經之支配，全身之骨，可分三類：即頭臚骨、軀幹骨及四肢骨是。頭臚骨又可分爲臚骨面骨及耳骨。軀幹又可分爲胸骨脊椎骨及肋骨。脊椎骨二十有四，集成脊柱，四肢又分上肢骨及下肢骨。肌肉之組織，由許多纖維，結成纖維束。再由各束合而成一肌肉。有橫紋者，曰橫紋肌，如骨胳肌，及心肌是。除心肌外，都能隨意運動，故又稱隨意肌。無橫紋者，曰平滑肌，爲造成內臟之肌肉，其運動不能自由隨意，故又稱不隨意肌。凡附着於骨胳之肌肉，常由收縮，牽動骨胳，以營運動，在關節部一面之肌肉收縮，則起彎屈，他若面之肌肉收縮，則起伸直，前者曰屈肌，後者曰伸肌，此種相反之作用，曰拮抗肌，全身肌肉，共有四百餘，其主要者列之於下：

- （一）頭部肌：顳肌、嚼肌、胸鎖乳突肌
- （二）軀幹肌：僧帽肌、背闊肌、胸大肌、腹肌、臀大肌
- （三）上肢肌：三角肌、肱二頭肌、肱三頭肌、迴後肌、指屈肌、指伸肌
- （四）下肢肌：縫匠肌、股四頭肌、股二頭肌、比目魚肌

肌肉收縮時，因得血中氧氣，而起氧化作用，發生熱與炭酸氣，及其他老廢物，如焚燒薪炭時，發生熱與煙及灰者然。老廢物過多時，則肌肉不能全其作用，是曰疲勞，若得休養，即能恢復矣。

（三）呼吸生理

人生除食物之外，不可缺者，端在空氣。攝取空氣之生理作用，曰呼吸，司呼吸之器官，曰呼吸器。呼吸器，可分氣道及肺臟二部。

（一）氣道

A喉：占呼吸器之最上部，上通咽頭，下連氣管，在頸部正中。

B氣管：如圓柱狀，在食管前部，上接於喉，下達胸腔，左右分枝。

C支氣管：是氣管之下端，分爲兩支，入左右肺臟，再三縷分，無微不至，其末端終於肺胞。

（二）肺臟：在胸腔內，分左右兩部，抱擁心臟，充滿全腔。肺之外部被以兩層肋膜，（或名胸膜）直接附着於肺者，曰肺肋膜。附着胸壁者，曰胸肋膜。吾人呼吸之間，進入肺胞內之氧氣，由毛細管送入血液中，同時體內血液中之炭酸氣亦由肺胞呼出體外，此種現象，謂之氣體交換，其交換之階段，可分爲二，在肺內交換者，曰肺呼吸，在組織內交換者，曰組織呼吸。

呼吸數因年齡及動靜而異，脈膊四次約呼吸一次，一歲以下之小兒，平均每分鐘約四十四次，一歲至十五歲約二十六次，十五歲至二十歲約二十次，二十五歲至三十歲約十六次，三十歲至五十歲約十八次，此外因起立睡眠，勞動及精神感動等，而有增減，呼吸在生活中無時或息，由呼吸中樞司管理調節之職，至於啼笑、咳嗽、噴

噓、太息等皆爲呼吸之變態矣。

（四）消化生理

吾人之新陳代謝終日不息代謝之結果本有消耗若無營養之補充勢不能維持其生活而供營養之器官曰消化官消化官可分消化管及消化腺二大部

（一）消化管：

A口腔：是消化管之門戶，前壁是唇及齒，兩旁爲頰。底部是舌，後方是咽，上通鼻腔，下通食管與氣管。

B食管：是接於口腔之長管，經胸貫膈，而連接於胃之賁門。

C胃：在肝臟之下，左右橫位，上端與食管相接之部，曰賁門，下端與十二腸相接之部曰幽門，其中部之最大者。曰胃體

D腸：起始於胃而止於肛門，曲折迴轉，充滿腹腔，有小腸與大腸之別。

（二）消化腺：

A唾液腺：有腮腺、頜下腺、舌下腺各一對，各由道管通於口腔。

B肝臟：是消化器中最大之腺體在膈之右下方，呈赤褐色，右葉下附一胆囊，由導管及胆管，合而通於十二指腸。

C胃腸腺：胃腸內壁，各有特殊之消化腺。

凡消化之食物，成爲溶液後，均能通過動物質膜，故在腸內消化之食物，得通過腸內之絨毛壁，而被吸收於血管及乳糜管，脂肪爲乳糜管所吸收，經腸間膜後，集於胸管。蛋白質及澱粉，爲血管所吸收，由腸間膜，經門脈而入於肝。食物大半爲小腸所吸收，至大腸則僅吸收水份而已。

（五）循環生理

血液周流全身，循環不息，而使血液循環者，曰循環器。循環器可分心臟及血管二大部。

（一）心臟：在胸腔內兩肺葉之間，稍偏左側，分上下左右四腔，上方二腔，曰右心房，左心房，下方二腔，曰右心室，左心室。心房與心室之間，皆有瓣膜，右曰三尖瓣，左曰二尖瓣，心室與動脈境界處之瓣膜，曰半月瓣，以防血液逆流，

（二）血管：是血液循環之通道，有動脈靜脈之別，自心室發出者，曰動脈。動脈愈分愈細，其細者曰微血管，微血管再集合而變爲粗大，是曰靜脈，回歸於心房，血液之循環有二：

（一）肺循環（小循環）自右心室肺動脈

肺臟（毛細管系統）肺靜脈左心房

（二）體循環（大循環）自左心室大動脈

全身毛細管上大靜脈下大靜脈右心房

除血行之外，人體另有一種淋巴裝置，含有淋巴液之淋巴管，分佈全身，吸收各部組織之液分，合成大淋巴管，與大靜脈聯接。淋巴液爲無色之液，淋巴液中之白血球曰淋巴球。性質功用與白血球相同。又淋巴管之經路中，有淋巴腺，如頸腺，腋窩腺，股腺等，最爲著明。淋巴腺能新生淋巴球，並能消滅淋巴液內之病菌及毒質。

（六）排泄生理

排泄器官之重要者，如肺臟之排除碳酸氣，消化管之排除糞便，均已於前節論及之。茲再將皮膚之排泄汗液，與泌尿器之排泄尿液，述其大略。

（一）汗腺；皮膚有表皮及眞皮二層，眞皮內臟汗腺，此爲分泌汗液之器官，如綫球狀，其排泄管，則開口於表皮之外，汗腺周圍，有網狀微血管纏繞之，俾血液內過多之水份，克自汗腺排出。汗液之分量，依寒煖而有變動，故發汗作用，除排泄廢物外，並有體溫調節作用。

（二）泌尿器：爲排泄尿液之器官，即腎輸尿管，膀胱及尿道是也。腎臟左右各一，位居腰椎兩側，形似蠶豆，外緣凸而內緣凹，質滑而硬，色黃赤褐，內側凹緣之中央，有深長之溝，名曰腎門，是血管神經及輸尿管出入之處也。輸尿管亦左右各一，上端接腎，下通膀胱，乃專司輸送尿液之管也。膀胱爲一肌肉囊，共有三孔，兩爲輸尿管之孔，一爲尿道之孔，與尿道相接之處，周圍有環狀肌肉，名曰括約肌，以防尿液由膀胱泄漏，但膀胱充滿尿液時，即受腦髓命令，四方收縮，尿液由尿道排泄體外矣。

（三）肺腎與皮膚之關係：肺腎及皮膚，均營排泄作用，故有密切之關係，若一器官受病，則他器官可補其缺，而代其勞，因斯汗多者則尿少，汗少者則尿多。皮膚亦營些微之呼吸作用。（吸收氧氣排除碳酸氣）所以皮膚受寒，汗孔閉塞，易使呼吸器發炎。

（七）神經生理

神經系統，爲人體最重要之器官，主宰全身之運動及感覺。其主要部爲神經細胞，及神經纖維，神經纖維爲神經細胞之突起，其末端有一定之終點，故神經系統可分中樞及末梢二部。中樞

部爲腦脊髓，及司發命令及感受外界刺戟之主部，如國家之中央政府，末梢部則分佈全體，受中樞命令，發生動作，受外方刺戟，則傳達於中樞，如國家之地方政府。

（一）中樞部：含有神經細胞，由下列各部而成：

（一大腦：占腦髓之大部，有運動、感覺、記憶、情態，智識等中樞。

（二）小腦：在大腦後方，能調節全身隨意肌之動作，保持身體平衡。

（三）延髓：在腦髓之最後部，連於脊髓，爲循環，呼吸，及反射中樞之所在。

（四）脊髓：上接延髓，終於脊柱之下端，有血管神經，虹膜神經，及反射呼吸利尿脫糞，發汗，等中樞。

（二）末梢部：由腦出發者共有神經十二對。計大腦有嗅神經，視神經，動眼神經，滑車神經，及三叉神經五對。腦橋與延髓中間，有外展神經一對，延髓有顏面神經，聽神經，舌咽神經，迷走神經，副神經，及舌下神經六對。除迷走神經分佈於心臟腸胃外。餘皆分佈在頭面各部，掌管運動與知覺，自脊髓出發者，共有神經三十一對，五對分佈於上肢，四對分佈於下肢，其餘分佈於軀幹各部，司各部之知覺及運動。

（三）交感神經：爲一獨立之神經系統，位於脊柱兩旁，中樞部爲節狀索，由此分出許多交感，神經纖維，形成多數神經叢，分佈於內臟及血管。

◎ ◎ ◎ ◎ ◎ ◎ ◎ ◎ ◎ ◎ ◎

診斷概要

診病之法有四。曰望聞問切。辨症之法有八。曰標本虛實表裏寒熱。何謂標本。凡先病爲本後病爲標，譬如自患；咳嗽後發寒熱，則咳嗽爲本病。寒熱爲標病。病有標病急於本病者。則先治其標。後治其本。有本病重於標病者。則先治其本。後治其標。何謂虛實。凡精氣奪者爲虛。邪氣盛者爲實。因爲所虛者爲正氣。故治用補益。扶正所以達邪也。因爲所實者爲病邪。故治用攻下。除暴所以安良也。何謂表裏。例如外感六淫表症也。然表症有傳裏者。傷寒太陽病爲表症。傳入陽明則爲裏症矣。邪在表當發汗。邪在裏當清下。此治之當辨者也。病之寒熱似最易辨。然寒熱有眞假。有內眞寒而外假熱者。亦有內眞熱而外假寒者。故治法有正治從治。此又不可不知者也。八症既明。庶治法不致誤謬。欲明白以上種種。須從四診入手。則望聞問切是也。玆擇其切實簡明者分述於左。以資參攷。

（一）望診

（察色）　內經以面部分配全體。視面部氣色。而知身體局部之病。如肝病之色見於面。心病之色見於舌。脾病之色見於唇。肺病之色見於鼻。腎病之色見於耳。此五臟之色。所見之部位也。察色先察其神。得神者昌。失神者亡。青如翠羽者生。赤如鷄冠者生。黃如蟹腹者生。白如豕膏者生。黑如烏羽者生。此五色見生之現像也。色青如草滋者死。黃如枳實者死。黑如炱者死。赤如衃血者死。白如枯骨者死。此五色之見死症也。五色分配五臟。肺主吸。

清氣吐濁氣。本體色白故主白。心主血脈。本體色赤故主赤。肝主淸血液。製膽汁。故主青。腎主濾清尿濁。本體色黑故主黑。脾主運行化濕。有卑監土潤之義故主黃。其配於軀體者。則肺合皮毛。心合血脈。肝合筋爪。腎合骨骼脾合肌肉。例如白色見則惡寒噴嚏。赤色見則舌紅口乾。青色見則筋痛筋急。黑色見則腹脹背痛。黃色見則倦怠身重是也。

（辨舌）　舌爲心之苗。心氣通於舌。是舌爲心之外候也。然舌不僅爲心之外候。綜舌之面。又可分爲數部。舌尖屬心肺。舌中屬脾胃。舌根屬腎。舌邊屬肝膽。以舌苔之色。主諸經之病。蓋所以別其表裏虛實寒熱之情。而出其治法也。凡白苔初起。爲風寒襲於皮毛。肺主皮毛。肺先受邪也。黃苔初起。由表及裏。從陽明燥化。故其色黃。舌苔黃中尙有一分帶白。則表病亦帶一分。純黃無白。方全爲裏症。紅舌初見。是溫邪之輕者。舌苔去而舌淡紅有神者爲佳兆。紅嫩如新生。望之似潤。而捫之枯燥者爲過於汗下。津液受刼。如純紅鮮紅。皆肝胆火熾。營分熱極。黑苔初起。多爲黃色所化。或驟現黑色。黑之全燥者爲熱。燥而舌紅大便閉結者爲熱閉。燥而無積苔。中枯邊不絳有微刺者爲津血燥。黑之潤者爲蓄血。灰苔初起多爲黑苔之輕者。灰而燥者常爲熱。當防其轉黑。灰而潤者爲濕。或夾食。中寒停飲蓄血多有之。紫舌初起。多爲紅絳所變。常爲腎陰虧耗之候。若紫色上罩浮滑之苔者。邪熱傳裏。表邪未淨。若舌形胖嫩而紫色淡者。眞陽浮越。紫上白苔。多由傷酒停積。紫上黃苔。多由熱邪夾食。淡紫灰心。多由濕中生熱。總之紫舌皆爲重症篤候也。焦紫之色爲更重。多屬陽毒危症。青滑之苔爲寒象。多屬陰毒危症。產母舌青面赤者。子死母生。孕婦面舌俱青者。母子俱死。藍色舌苔乃肝臟之色。無胃氣以涵養而發見於外。均屬敗象。惟瘟疫濕溫。熱鬱不解。或有此舌。或痼厥及瘀血在胃。亦有此舌。此則例外者也。

（測體溫）　體溫者。即身體中之溫度也。用檢溫器測量溫度。觀熱之進退。比較有標準而能得確定。將檢溫器插入口舌之間。腋窩之下。或肛門亦可。插入之時間。以一分至五分鐘爲度。口內肛門內之溫度比較腋窩爲高。約〇二至〇四在夜半後至清晨。比較的低溫。午後及夜半前則較高。飲食後及勞動亦增高。越正常之溫度即爲熱候。列表於左：

（一）平溫　攝氏三十六至三十七度。即華氏九十七度。此屬無病之人。

（二）虛脫溫　攝氏三十六度以下。即華氏九十七度以下。

（三）輕熱　攝氏三十八度至三十八度半。即華氏一百度至一〇一度。

（四）中等熱　朝爲攝氏三十八度半至三十九度。即華氏一〇一度至一〇二度夕爲三十九度半即一〇三度。

（五）高熱　朝爲攝氏三十九度半即華氏一〇三度。夕爲四十度半。即一〇五度。

（六）過熱　攝氏四十二度以上。即華氏一〇八度。患此者多死。故又名死熱。

（視呼吸）　人之先天元氣。藏於下焦。發吸納之原動力。而肺乃得以開闔自如。一吸之入。橫隔膜下降。肋骨上升。胸部之地位減少。則肺臟窄而空氣出。如是呼吸不輟。俾血液能收取空氣中之養氣。呼出體中之炭氣而性命以立。平常之人。每分鐘約爲十九呼吸。小兒較短。每分鐘廿一二次。過與不及皆爲偏。則爲有病。病之最普通者。厥爲風寒入肺。則呼吸必較爲急促而引起咳嗽。此爲外邪。發表宣肺即可愈。至於其人常患吸氣不足者。吸入難而易於喘。此可知腎氣之憊也。其人常患呼氣不足者。息遲而難出。此可知肺氣之衰也。又有息高搖肩。身振動搖。皆爲呼吸困難之狀。均屬危候。故呼吸之神情。大可察病機。而爲診斷之一助也。

（二）　聞診

（聽聲音）　聲音者耳官感覺也。人之聲帶與肺氣相激盪則成聲。聲成文者爲之音。內經以五臟分配五聲。失其正音爲之變。變則病生。呼而急肝之變。肝之病也。笑而雄心之變。心之病也。歌而漫脾之變。脾之病也。哭而促肺之變。肺之病也。呻而微腎之變。腎之病也。又如聲之重濁者。多由於實。或溼邪外寒。或邪鬱熱甚聲之輕清者多由於虛。或內虛或內寒或由邪去正傷。凡暴而叫喊者多爲實熱。突然遽叫者。非顯狂昂心虛神怯也。凡病而聲音瘖者。初感風寒爲肺氣不宣。繼則化熱爲肺受熱侵。久病失音爲金破不鳴。不易治。又病常靜默。而有時驚呼。靜默屬陰。厥陰在志爲驚。故知寂寂而猝驚呼。其病深入下焦骨屬筋間也。喑喑不徹。聲不揚也。胸中大氣不轉。出入升降之機艱而且遲。是可知其病在中焦胸膈間也。啾啾然細而長者。其聲尖銳。言時有痛楚之狀。爲頭中病也。又凡言之先輕後重者其聲有外發之象。邪有外達之勢。言之先重後輕者。多言有憊怠之聲。知其氣弱不能續。故爲內傷。聲濇音啞多太息及噦之乾者。多爲津液缺乏而氣失流暢。故爲燥病使然。此從語言高低長短輕重以辨病之在上在中在下表裡虛實也又凡欲言又搖頭者。是痛極而言語艱難也。是其所護處。常爲所痛處。亦可辨而知之。

（三）　問診

（詢病情）　凡病象現於外者。可以望。可以聞。知之甚易。有病不現於外者。目不可見。耳不可聞。則必問。景岳有十問篇云。一問寒熱二問汗。三問頭痛四問便。五問飲食六問胸。七聾八渴俱當辨。九問舊病十問因。問其寒熱。可知病之表裏。寒主表而熱主裏。問汗之有無。可知邪之所在。凡外感惡寒者汗之則解。內傷惡寒者。不可妄汗。惡寒無汗。身熱不渴。風寒表證也。惡寒自渴。濕熱裏證也。衛陽不固。腠理不密。不汗而汗。謂之自汗。心液不斂。入寐汗出。謂之盜汗。戰慄而汗。邪正交併。正勝因而作汗。得此爲戰汗。若問頭痛。問之連痛不休者。屬於外感。時痛時輟者。常爲內傷。痛起腦後。項强身痛者。太陽經症。痛在額角。熱不惡寒。陽明經病。頭痛連脅。往來寒熱。少陽經病。痛在巔頂。甚則肢冷。厥陰經病。頭痛而重。痰多濕滯。太陰經病。頭痛連腦。指甲色青。少陰經症。又有眞頭腦痛者。卒然腦盡痛。口不能言。手足寒至節。死不治。眩昏者。頭不痛而昏運。有如室轉。有如地覆。其症亦有屬實屬虛之分。屬於實者。多由於肝火上升。多由於痰濕不降。屬於虛者。多由於陰虧火旺。多由於血虛失養。問其身痛，身痛表症。常連頭腦。凡頭項强痛。身體痠痛無定所。脈浮惡寒或發熱者。屬於外感。身體痛有定處。別無表症者。乃痛痺之屬。當以裏症視之。

問其飲食。可知脾胃之寒熱虛實。。脾胃虛弱者不能食。脾胃健盛者能食。喜飲冷者。症多屬實與火盛。喜飲熱者。症多寒與溼。得食則病減者多屬虛。得食更劇者多屬實。渴飲不多者。津乾虛熱也大渴引飲者。腸胃燥熱也。渴不多飲者。脾胃濕熱也。問其胸間滿悶者。痰氣鬱結也。脘脹作者。肝胃不和也。若因病而致耳聾者。初起爲邪熱襲於少陽。過經則解。溫病爲熱所蒙。耳亦聹聾。均由邪盛氣閉所致。候邪退而正氣復。聾即自聰。病後氣虛者亦然。惟病益進而聾亦甚者。此爲神衰精脫。爲不易治矣。又察目部兩目昏蒙。熱而不欲視者。常爲表熱。羞明惡光者。常爲肝火。目眩運而畏光。或目中有黑花者。常爲肝腎虧損之症。此耳目之必須連帶問及者也。又婦人多感情用事。最易有七情之偏。故景況如何。常須探及。則開懷解鬱之言語。固可輔藥力之所不及。本來良醫治病。初非僅以藥石奏功。尤須神明意會也。至於婦人胎產期間。胎前多熱。用藥以稍偏於涼爲宜。產後多虛。用藥以稍偏於溫爲宜。胎前嘔吐非病。惡阻使然。宜疏氣行滯。產後少腹脹爲惡露未淨。宜養血行瘀。又有血盛血衰之辨。血盛者宜涼宜瀉。血虛者宜溫宜補。在平時可驗之於月經。月經先期者常爲血盛爲熱。月經後期者常爲血衰爲寒。經來凝結。痛不可忍者。屬於血滯。成塊似崩似漏而下者屬於肝脾兩虧。經來稀少而發熱者。屬於陰虛內熱。經來不調。數月一至而少者。防成乾血癆症。又婦女月經將來時。先全身俱痛者。爲氣血不足之證。宜溫通補血。婦女病時經水來而即止者。爲經因病阻。宜防熱入血室。此屬於婦女特有之病症。均須注意及之。

（問二便）　二便爲一身門戶。糟粕之所由出。推陳致新之道路也。二便如常。外狀雖似有病。而體內尚屬調和。故雖病不甚。若二便失常。病狀雖不外露。其因必內伏矣。是以有病之人。二便必變其常。因其變常而問得其情。則於病因。必有眞知灼見矣。先言大便之通與不通。結與不結。虛實即由此而察。凡大便不通而無脹意者。非腑中實熱可不必通。大便先硬後溏者。非腑中燥結。可不必攻。必大便結而腹中堅實者。方可下之。又有便祕屬於脾約者。腸中失潤使然。便祕屬於氣虛者。無力運行使然。大便下如羊屎細粒者津液乾枯。下如鐵絲堅硬一條者。腸中枯絕。此屬於內傷之例。又問大便之色。亦得而辨之。靑者多屬寒屬食積。黃白色者多屬虛屬脾胃不化。故其便常溏。老黃者屬胃火屬脾熱。故其便常乾。黑者屬火屬燥。故其便常燥結。黑而潤者爲有瘀也。又有赤白痢。五色痢之分別。總之大便之通塞。關繫於病之進退至大。小便所以分清泌濁。腎臟實司其關鍵膀胱則爲之通調。腎臟所泌濁質多則便。赤腎臟所泌濁質少則便清。無病之人。常清而長。小便旣由氣化而出。內傷發熱。便亦轉赤。蓋由熱則水分少而腎臟所泌濁質反多。故小便爲之少而赤也。若由於寒。小便自必清長。虛則小便爲之不能禁阻。此小便之情狀。因寒熱而異也。又大便瀉者小便必少。以水從大便出也。此種情形。常爲熱症。大便溏而小便亦利者。此種情形。常爲寒症。小便黃赤。大便閉結。別無虛象者。此爲濕熱。濕熱宜利小便。先哲有明訓也。

（四）切診

（切脈）　脈爲血脈。百體貫通。賴心臟以收放。周身血液運行。近世謂之循環。常人爲一息四至。一分鐘七十二至。若太過或不及則病矣。診人之脈。令仰其掌。視掌後有高骨隆起者。即是關部脈也。從高骨上至魚際長一寸。故命名曰寸。從高骨下至尺澤一尺。故命名曰尺。此取脈之常法也。有越乎常例之外者。凡人之稟賦特殊者。其脈或亦因之而異。當次第尋之。下不至尺。上必高出魚際。此爲脈之高者。上不至寸尺。下循於臂得之是爲脈之低者。又尋於腕後得之者。曰反關脈。於腕之橫處得之者。曰斜飛脈。脈有二十八種。浮、沉、遲、數、滑、濇、虛、實、長、短、洪、微、細、濡、弱、緊、緩、弦、動、促、結、代、革、牢、散、芤、伏、疾、是也。其分配於臟腑者。左寸關尺配心肝腎。右寸關尺配肺脾命。分析言之。右寸浮以候胸中。沉以候心。右關浮以候胃。沉以候脾。左關浮以候膽膈。沉以候肝。兩尺沉以候腎與命門。左尺浮候小腸膀胱。右尺浮候大腸。三焦則三部統屬。寸候胸上焦，關候膈中主中焦。尺候腹中主下焦。提綱要脈。不過浮沉數滑遲濇。浮者輕手按得之。沉者重手按得之。遲者一息三至。去來極慢。數者一息六至。去來極速。滑者往來滑利。如珠走盤。濇者往來艱難。動不流利。此爲六要脈之形象。至其餘種種形象之脈名。皆由此推廣而求得之。大凡以脈之起伏辨者。皆統乎浮沉。以脈之至數辨病者。皆統乎遲數。以脈之動伏辨病者。皆統於滑濇。而浮沉遲數滑濇六字。足以該一身之陰陽表裏冷熱虛實。風寒燥濕及臟腑氣血。蓋浮爲陽爲表。沉爲陰爲裏。遲爲在臟。爲冷爲虛爲寒。數爲在腑。爲熱爲燥爲實。滑爲血實氣壅。爲痰爲濕，濇爲氣多血少。故辨別之總訣。先辨浮沉。次辨遲數。次辨滑濇。三者合參可以推求而知病情矣。

（按腹）腹部之組織。至爲複雜。地位至大，所包亦廣。按時宜先分其地位。大腹之上。右部地位。肝位居多。左部地位。胃位居多。肝胃疊置。故肝脹常易侵胃。胃脹亦可侵肝。是以昔人於肝胃氣痛。常連帶並稱。在此處作脹作痛者。非肝即胃也。拒按者實。欲按者虛。而肝氣作痛。常及兩脅。以脅爲肝之分野也。大腹之部。中爲小腸。兩偏處爲大腸。臍旁繞痛者寒也。若按之堅。爲有燥結。腹溝處作痛。輕者爲氣滯。重者爲將作腸癰。宜細辨之。滿腹劇痛。按之炙手而熱者。腹膜發炎。尙有積聚之證。亦可按而別之。按而不移者。其積必堅。按而稍動者。其聚可散。屬氣者其塊隨按隨走。屬血者其塊滑而不動。高脹而似空者。由於氣虛。高脹而結實者。由於氣實。高脹而亮。目胞浮者爲有水。婦人腹脹如鼓者。多爲子宮病也。毛際以上。爲少腹之部。其痛多屬疝瘕之疾。或寒中之症。婦人兩旁痛者。常爲月經不調。及瘀血爲患也。

以上四診。皆舉其大概言之。診斷之繁複變化。言之不盡。欲精密研究。必須參考其他專書。本篇不過略示陰陽表裡。寒熱虛實耳。若舉一反三。亦可思過半矣。

方劑概要

方劑學者所以說明各種成方之配合及功効。指示習醫者如何處方之道。故在醫學上最居重要之地位。習醫者如不明斯學。縱熟諳生理病理醫物診斷諸學。仍不能製一方治一病。收活人濟世之功也。古今方藥浩如煙海。有經方有時方千頭萬緒。無從着手。然提綱挈領。簡要言之。不過汗吐下溫淸和補七法而已。方無今古。胥不能越此範圍。玆將近時醫家所常用者摘錄數方。分爲七類。稍加論斷。示初學者以準繩。雖簡之又簡。而用法已備。內經云。知其要者一言而終。不知其要流散無窮。讀者苟心領神會。何難舉一反三。

（發汗之劑）（1）麻黃湯　麻黃　杏仁　桂枝　甘草水煎服（主治）傷寒發熱頭痛無汗惡寒（2）桂枝湯　桂枝　白芍　生姜　甘草　大棗水煎服（主治）傷寒發熱頭痛有汗惡風

（按）按麻桂二方。爲傷寒論太陽篇中發汗之主要重劑。二方不同之點。爲麻黃治無汗。而桂枝治有汗。夫風寒外感中人。必先客表。治之者捨發汗外無他法。麻黃發汗之力峻猛。幷能定喘。佐以桂枝杏仁。其效益著。身熱無汗而惡寒者。非此不能得汗。若病人本自汗出而身熱惡風不解者。不得不改用桂枝湯矣。桂枝發汗力量不如麻黃。且用芍藥爲佐。芍藥爲收斂之品。與甘辛大熱之桂枝同用。則能解肌。故發熱惡風有汗者宜之。

（3）葱豉湯　鮮葱白　香豉水煎服（主治）凡虛人發熱溫病時邪及產後感冒等症

（4）香蘇散　溼葉　香附　陳皮　甘草　加姜葱水煎服（主治）四時感冒風寒頭痛發熱。

（按）右二方爲發汗之輕劑。汗在表分。不問爲寒爲熱。皆當發汗。然汗之之法不一。有溫散者。有淸解者。有扶正達邪者。有汗下並投者。是不可不辨也。淸代以後。江浙一帶之醫。畏熱藥峻猛。屛仲景方而不用。皆喜以輕藥代麻桂。然病之輕者則割鷄焉用牛刀。亦未始不可以輕藥建功也。葱白味辛性溫。功能通陽疏表。豆豉以麻黃汁製成。亦具輕量之發汗力。凡虛人發熱不任重汗。或邪輕病微者。以此方投之。亦可得微汗而解也。香蘇散中之蘇葉辛溫。其性味與麻黃略同。而功力殊遜。更加辛溫之姜葱。是亦一辛溫發表之輕劑也。

（5）銀翹散　金銀花　連翹　桔梗　薄荷　竹葉　荊芥　甘草　淡豆豉　大力子　蘆根　（主治）風溫症但熱不惡寒而渴者

（6）桑菊飲　桑葉　菊花　杏仁　連翹　薄荷　桔梗　甘草　蘆根（主治）風溫欬嗽身不甚熱微渴風邪猶在表分者

（按）銀翹桑菊。最爲近時醫家習用之辛涼發表主劑。其方見於吳鞠通溫病條涌。自淸醫葉香巖王孟英輩。倡言溫熱。謂溫邪外襲。當治熱以寒，其在皮毛者汗而發之，捨辛涼解表。不爲功也。銀花連翹爲治溫之主藥。薄荷荊芥豆豉有透表發汗之功。桔梗大力泄肺。蘆根竹葉甘草除熱風溼在表無汗者。此爲主方。桑菊飲之組織與金匱略同。功力較遜耳。

（涌吐之劑）（1）瓜蒂散　甜瓜蒂炒　黃赤豆共爲末熱水調服（主治）風痰

（按）經云在上者涌之。其高者因而越之。故古人治病輒用吐法。朱丹溪曰。吐中就有發散之義。今世醫家已不復用此。玆錄瓜蒂散方。聊備一格而已余嘗治纏喉風症。咽喉腫痛。不能飮食。而痰鳴漉漉聲達戶外。余用猪牙皂研細末。傾入喉間。以鵝翎探吐。去痰盈碗頃刻即愈。其功効神速。有非汗下諸法所可及者。不敢自祕。附記於此。可見吐法之不可輕廢也。

（攻下之劑）（1）大承氣湯　大黃　芒硝　厚朴　枳實　（主治）陽明府症腸胃有燥尿而腹堅滿者

（2）小承氣湯　大黃　厚朴　枳實　（主治）上焦實滿

（3）調胃承氣湯　大黃　芒硝　甘草　（主治）胃實

（4）桃仁承氣湯　桃仁　大黃　芒硝　桂枝　甘草（主治）熱結膀胱下焦蓄血少腹脹而小便自利

（按）明理論云。承順也。傷寒邪氣入胃者謂之入府。府之爲言聚也。胃爲水穀之海。營衛之源。水穀會聚於內。變化而爲榮衛。邪氣入於胃。胃中氣鬱滯。糟粕祕結。壅而爲實。是正氣不得舒順也。本草曰通可去滯。洩可去邪。塞而不利。閉而不通。以湯盪滌。使塞者利而閉者通。正氣得以舒順。是以承氣名之。大承氣湯用大黃，大苦大寒。用以蕩滌臓胃。下燥結而除瘀熱。厚朴主治胸腹脹滿。枳實主治結實之毒。芒硝主耎堅。故能治心下痞堅。心下石硬。小腹急結。結胸燥屎大便難也。觀於此。可知大承氣湯非大實大滿大熱之症。不可輕用也。減去芒硝即名小承氣湯。仲景云若大滿不通者。可與小承氣湯。微和胃氣。勿令至大泄下。則小承氣爲燥矢未成堅硬者設也。調胃承氣湯雖用硝黃。以有甘草故。力量較緩。僅可用以調和胃氣。仲景云大便不涌胃氣不和者。宜調胃承氣湯也。至桃仁承氣湯則以桃仁爲主。仲景云但少腹急結者、宜桃仁承氣湯　蓋桃仁主治痺血血閉、故惟有痺血有宜之耳。

（5）枳實導滯丸　枳實　大黃　黃芩　川連　神麯　白朮　茯苓　澤瀉蒸餅糊丸　（主治）濕熱食滯互阻痞悶不安腹痛下痢諸症

（6）木香檳榔丸　木香　檳榔　青皮　陳皮　黃柏　枳殼　黃連　吳萸　荊三稜　蓬莪朮　大黃　製香附　黑丑上藥爲末芒硝水丸　（主治）胸腹積滯痞滿結痛二便不通或下痢裡急後重

（按）右二方爲通治痢疾之劑。痢疾多爲濕熱食積交阻而成。故腹疼痛後重裡急。欲便不能。痛苦萬狀。爲之治者又當辨其在氣在血。偏寒偏熱。偏虛偏實。種種不同而定方。固非一概可用以上二方也。然在初起之時。清利濕熱與消導去積。實爲二大要著耳。枳實導滯丸爲李東垣所定方。以枳實爲君。大黃爲臣。消痞導滯。蕩熱去積。均爲下痢之主藥也。芩連爲佐。清熱以除濕也，苓朮澤瀉爲使。和中以滲濕也。濕熱旣清。而積滯下達。下痢之症尚有不愈者乎。木香檳榔丸之藥力。較枳實導滯丸爲重。以木香爲君。佐以陳皮青皮香附吳萸。皆調氣之品。三稜莪朮爲破血之藥。黃連黃柏苦寒清熱。枳殼檳榔行氣導滯。黑丑逐水破堅。大黃芒硝通便蕩宿垢。諸法咸備。病者可量虛實服之。本方如改作煎劑。當量病之輕重爲之。切勿遇痢即投。食古不化。庶免僨事。所謂神而明之。存乎其人。

（祛寒之劑）（1）附子湯　附子　茯苓　芍藥　人參　朮　（主治）身體攣痛小便不利胸痞腹痛

（按）治熱以寒。治寒以熱。爲治法之正軌。然病有內眞寒而外假熱者。其外表所見之熱象。殊非眞熱。緣其裏氣已虛。體溼有渙散之兆。斯時若誤投寒凉。有不立斃者乎。故不得不用熱藥以救之。少陰症之用附子湯是也。仲景云。少陰病身體痛。手足寒。骨節痛。脈沉者。附子湯主之。東洞翁曰。本方治身體攣痛。小便不利。心下痞鞕。或腹痛者。湯本求眞曰。治身體攣痛爲附子芍藥與朮。治小便不利爲附子茯苓與朮。醫心下痞硬爲人參之作用。今之時醫畏熱藥如猛虎。屛經方而不敢用。然少陰症用附子湯必須審症眞確。治之得法則舌苔乾燥焦枯者可以轉潤。若誤用則禍不旋踵。是則有賴於學識經驗矣。

（2）附子理中湯　乾姜　人參　白朮　甘草　附子水煎服（主治）寒客中焦嘔利腹痛

（按）本方即理中湯加附子而成者也。理中者中虛溼中之主方也。中陽不足。客寒外侵。脾失運行。胃不司降。而見嘔吐下利腹痛脈微之症。宜理中湯治之。理中之主藥爲乾姜。乾姜爲溼中回陽之要藥。中寒吐利所必需。若方無乾姜。即不名爲理中矣。人參扶中氣。白朮健脾運。甘草以協和之。則中宮治矣。此理中之義也。本方更加附子者蓋以脾腎俱虛之人。吐瀉不止。將陷脫境者。非附子不能回陽固脫也。

（清熱之劑）（1）白虎湯　知母　石膏　甘草　粳米　（主治）壯熱有汗胸煩渴飲表裏俱熱

（2）竹葉石膏湯　竹葉　石膏　半夏　人參　甘草　粳米　麥冬　（主治）諸虛煩熱

（按）白虎爲西方金神。當炎夏酷暑。火傘當空。爍石流金之際。得涼颸驟至。梧院風清。快何如之。石膏主治煩渴。知母清熱。甘草粳米和胃補中。煩渴大熱之症服此。猶如酷暑之遇秋風。頓覺熱退身涼也。竹葉石膏湯雖亦用石膏。然有竹葉人參半夏而無知母。故與白虎湯功效迥不相侔。竹葉除煩。人參補虛。半夏止嘔。故惟汗後虛煩者宜之。

（和解之劑）（1）小柴湯胡　柴胡　黃芩　人參　甘草　半夏　生姜　大棗　水煎服

（按）傷寒之例。病在三陽者太陽爲表。陽明爲裏。少陽爲半表半裏。其治法在表者汗之。在裡者清之下之。在半表半裡者和解之。柴胡主治胸脇苦滿。並治寒熱往來。黃芩治口苦。半夏止嘔。人參甘草補虛和中。此方遂爲胸脇苦滿寒熱往來之主方矣。

（2）達原飲　檳榔　厚朴　知母　黃芩　草菓　芍藥　甘草　加姜棗水煎

（按）時疫初起邪未入裡。症見寒熱往來者。治以達原飲爲主。寒熱往來頗似傷寒小柴胡湯症。惟時疫之寒熱往來。每挾濕濁痰滯。蒞阻胃腸。於是溼邪不解。痰濕內阻。表氣不通。裡氣不達。亦令人作寒熱往來如少陽症。惟多兼見胸悶泛噁頭痛煩懊。脈象糊滑。舌苔垢膩等症狀。此時不宜於柴胡湯之和解。而應用達原飲之分消矣。本方用厚朴草菓除濕化痰下氣而解穢。知母黃芩以清熱。檳榔以攻下。芍甘養陰以達邪。但藥力偏重於治裡。若表症重者亦應酌加治表之藥爲妥。

（補益之劑）（1）四君子湯　人參　白朮　茯苓　甘草加姜棗煎（主治）治一切湯虛氣弱脾衰肺損飲食少思四肢無力（2）五味異功散　人參　白朮　茯苓　甘草　陳皮　半夏（主治）脾胃虛弱痞滿多痰

（按）補氣之藥。首當注重脾肺。肺朝百脈而主藏氣。脾居中宮主化水穀。爲氣血之來源。脾肺兩傷。則面黃神疲四肢無力諸症發生。日久漸成勞損。是當以四君子補氣之劑爲主也。本方用人參爲君。其味甘苦性平。功能益氣生津。爲大固元氣之聖品。白朮溫脾燥濕爲臣。助其中宮。茯苓甘淡爲佐。功能助脾滲濕。甘草炙用爲使。以甘者能補能緩中也。人以胃氣爲本。中宮之氣得充。則達於上下四旁。五臟皆受其益矣。本方加陳皮爲異功散。取其有行滯進食之效也。再加半夏爲六君子湯。則有痰者可除矣。又加木香砂仁則名香砂六君子湯。以行氣之品多於補守。故腫滿痰飲亦可治也。古人用補氣之藥。每兼利氣之品。蓋氣虛易滯。而補藥守而不走。服後每易作痕。兼用利氣之藥爲佐。則滯者得行而虛者得補矣。此則諸方所以加味之微意也。

（5）四物湯　熟地　當歸　白芍　川芎（主治）一切血虛血熱血燥諸症及婦人月經病

（按）補氣以四君爲先。補血以四物爲主。本方以地芍歸芎四物組織而成。故謂之四物。乃一統治血症之主方也。柯韻伯云。當歸甘溫和血。川芎辛溫活血。芍藥酸寒斂血。地黃甘平補血。四物具收長收藏之用。故能使榮氣安行經隧也。若血虛加參芪。血結加桃仁。血閉加硝黃。血寒加桂附。血熱加芩連。欲行血去芍。欲止血去芎。則又不必拘拘於四物矣。

綜上所述。雖僅舉七法。似不足以賅括其餘。近今最流行之湯頭歌訣。其中尙有所謂利濕劑收濇劑理血劑等。共分二十類。然仔細推究。不過多列名目而已。如利濕劑中五苓散等。則可歸入攻下之類。收濇劑之固精丸。理血劑之四物湯等。則亦補益之品也。以此類推。七法可以盡之矣。

應考練習題

秦伯未擬　黃雅鏘錄

一，心爲君主之官肺爲相傅之官意義　二，五臟者藏精氣而不瀉六腑

者傳化物而不藏論　三，三因說　四，精氣奪則虛邪氣盛則實論　五，感與內傷之鑑別　六，何謂舍證從脈舍脈從證試舉例以明之　七，醫案數則之檢定　(甲)咳嗽感寒即作痰多薄白氣短喘促甚則頭汗脈弦舌膩(乙)身熱汗出口乾引飲腹痛拒按大便閉結脈象滑大而數　八，理氣藥述要　九，試述通經藥數種並說明其藥理作用　十，方劑組織之大意　十一，試述四逆湯治霍亂之藥理作用（以上專科）　十二，八大傳染病概論（傷寒白喉喉痧天痘痲疹霍亂赤痢鼠疫為國際公法之八大傳染病吾國於民七年由內政部公佈）　十三，傷寒六經證治述要　十四血證論治　十五，試述消化系疾患數種及其症狀療法(以上內科)　十六，癰疽概論　十七，疔瘡論治(以上外科）　十八，經帶論治　十九，胎前產後疾病概論（以上女科）　二十，痧痘概論　二一，急慢驚風之原因及療法（以上兒科）　二二，鍼法補瀉說　二三，中風治法述要（以上鍼科）　二四，試述眼部之構造與臟腑之關係　二五，內障症治（以上眼科）　二六，內傷概論　二七，接骨之手術及用藥法（以上傷科）　二八，推拿指法述要　二九，癥瘕之區別及其治療法（以上推拿科）　三十，喉風喉痺合論　三一，喉痧之內服外吹藥法（以上咽喉科）

中西生理之異同

中醫向無生理專書，散見於內難諸書者，與西說亦相扞格，學者苦之。乃列數節於下，聊以示例。

營：即血漿也，血漿含有纖維素及血清，行於脈管，故曰「營行脈中。」人體之營養，來自食物，腸胃中所消化之食物，被微血管及乳糜管吸收後，流入靜脈，成為血漿，循環全身以事營養，故曰「榮氣出於中焦。」又曰「人受氣於穀，穀入於胃，以傳於肺，五臟六腑，皆以受氣」

衛：即體溫也。體溫隨血運行，故曰「衛行脉外。」其來由於營養物之氣化作用，故又曰「衛氣者，水穀之悍氣也。」

三焦：即淋巴管也。中含淋巴，通於血管，為小便之原，故曰「三焦者，決瀆之官，水道出矣。」

膀胱：其義有二，內經曰「膀胱者，州都之官，津液藏矣，氣化出矣。」曰「州都」之官，即指膀胱之實體也。曰「氣化」即指腎球之濾尿機外能也。

心：即大腦也。內經曰「心者君主之管，神明出矣。」此指大腦之感覺，情慾，知識等中樞也。

肝：其義有二，一，指實體——人體血液之分佈肝臟者，得四之一。故曰「肝藏血。」肝能分泌胆汁，以助消化，故曰「肝主疎泄」二，指運動神經，——運動由於肌肉之伸縮，其作用須受神經之支配，故曰「其變動為握。」又曰「筋者肝之合也」

脾：即吸收機能也，腸胃中之微血管及乳糜管，有吸收營養份之機能，故曰「脾為胃行其津液，」肌肉得營養，則豐腴潤澤故曰「脾主肌肉」肌肉之肥瘦以四肢為最著，故曰「脾主四肢」

臨床筆記（續）

楊靜芳

外瘍經刀潰之後，覆診時焮腫及青赤均退其大半，而全身症狀亦已衰減，熱勢降至攝氏卅八度，神志清朗。惟渴飲未衰，肝風未熄，脉雖數而有序，舌糜腐化而色絳紅，餘熱尚熾陰津已傷，覆檢膿液稀薄不稠，足見元眞之長耗已極，然餘邪羈於營中燃燒未熄，胃中氣火升騰，牙齦復加腫腐。乃宗吳氏淸營湯法，加石羔，知母，以降陽明之火，川貝，中黃，以解毒，鮮地，金釵，以淸熱養陰，竺黃，石決，白芍，以平肝熄風。依此增減，連進二方，熱勢遂退。牙齦亦隨之腫消腐斂，肝風亦較平熄，惟瘡口新肌未長，膿水仍然稀薄，乃改用二甲復脈湯，加當歸，黃芪，川貝，銀花，丹皮，石斛等，養正理邪之劑，觀察病勢，生命似可無虞矣，然而稚年眞陰未充，病延日久，精氣戕傷，而靈機呆滯，耳不聰敏，此恐成雞痊之貽後病耳，至上次抽取血液中，檢驗並無鼠疫桿菌，及肺炎球菌之存在，而膿液用培養法化驗結果，找着者只葡萄狀球菌耳。此雖非意料之所不可及者，然得以明其究竟，實未始非診斷之一助也，但膿質部分所存游離性脂肪宛如植物油狀誠為罕見者且未明其原因及自何處分泌所出特再提出以供同道之研究俾得有所闡發實為學理上之一小貢獻也。

× × × ×

雜俎

中醫師公約草案

上海市中醫師公會訂

第一條　凡屬正式中醫師。必須加入公會。方得認爲同道。

第二條　絕對遵守公約。不分門戶。互相策勵。其有違背而不受規勸者。報告公會制止之。

第三條　尊重法律及人格。切忌越軌行動。甚至危害民國之行爲。

第四條　涵養德性。勿大言不慚。暨卑鄙宣傳。致失學者風格

第五條　珍視學術。切磋研究。如有心得。儘量公開。鏟除守祕積習。

第六條　應付病家。務抱仁藹態度。審愼處方。

第七條　力戒攻訐前醫方案。評論同道短長。若遇會診。更當虛心磋商。勿爭意氣。堅執成見。

第八條　藥名宜求通俗。繕寫並求淸楚。以免貽誤。

第九條　門診重病。應提前診治。廢除拔號。急病出診。應於可能範圍內。隨請隨到。並不得托詞拒診。

第十條　診費當合水準。勿過分提高。於貧病尤宜時行方便。

第十一條　診餘宜出所學。對於社會人羣。爲醫學衛生之指導。

第十二條　中醫界一切事業。如屬正當需要者。量力協助。俾臻繁榮。

第十三條　同道接受政府機關委任事務時。當一秉至公。拒絕私託。

第十四條　遭受事務上意外事端。速請公會調處。謀整個之解决。藉申公理而免詐欺。

小言談

我之辯祝

錢應陽

學術之研究，端賴他山之助，而個獨探討，必多疑惑不解之點，如能互相切磋，則進步較速，成功亦大，試觀美人發明原子能，創設聯合研究院於加拿大，參加之科學家包括數國籍，名額以千計，歷時數載，方始成就，可見聯合研究之重要與價值。醫學爲人類生命之保障，其重要性固不待煩贅，而其門類之多，學理之深，更甚於各種科術。故世界各國，均聚精會神，隨潮流之前趨，務使在治療上有日新月異之發展，回顧我國醫界，墨守陳法，至今滯留中世紀階段，推其主因，不外有二，醫師之素質與基本條件不能全一也，界限深刻，不肯公開研究探討二也。筆者亦即素質與基本條件不健全之一，但返視新進醫伍之同道，有上述缺點者，亦大不乏人。以學理未臻純熟透徹個獨偏見顧何從研究何從發明，而習俗更競相嫉忌，互分畛域，雖偶有所獲，即認爲獨得之祕，緘口不宣，遂致古法漸浸淪亡，遑論發揚進步，雖然，吾儕因環境與其他特殊關係，勢不能退出社會，重返學院精修，莫不私懷遺憾。今抗戰勝利，建國伊始，本邑醫學公會成立，醫報亦隨之復刊，先進耆宿，咸破除畛域，聯合研究論述，以冀彰古昭新，使整個國醫界，發展昌明，此固醫界人人所感奮，而如吾儕缺乏素質與基本條件者，尤爲籍賴研究造詣之福音。願同仁本此宗旨，團結永恆，共冶一爐，終始無渝，則素質即可提高，基本條件即能漸趨充實，國醫界更不難有異彩奇葩之新發現與新成就是所馨香禱祝者。

編後漫譚

本期發稿時，本擬將上期所賸之稿儘量刊出，嗣以中醫攷試爲期已迫，而會友來函有要求將生理解剖診斷，各分科以最近科學理論作簡明報道，在醫報上闢專欄以發表之，俾應試同道可資參攷，而便準備云云。同人等一知半解，原不足爲識途之老馬，祇以責無旁貸，不得不匆促從事。爰約馬君景閬共同編稿，定名爲中醫學各科概要。初定爲生理病理診斷藥物方劑內科外科等等，因時間太促，未竟全功，祇得將已成者一部份先行發表，臨渴掘井，邏輯成篇，抄襲之譏所不敢辭也。惟因此諸君所賜之稿暫行延擱，又以診務忙碌，出版之期不免稽遲，對於讀者諸君，深致歉意，至希原諒爲荷。

此次申請考試院檢覈，會中因人手缺乏，故移歸本報編輯室代辦。同人在診務與編寫百忙中爲同道服務，問心已覺十分賣力，而有一部份人猶表不滿，此眞所謂吃力不討好，天下事實難得使人個個稱心如意。

同道間聯絡感情，互通聲氣，端賴魚鴻傳遞消息，但天各一方，不知處所，何以通函，本期爰有編入會員通信錄之舉，俾便於檢閱。惟會員錄早已編就，其有姍姍來遲者，未便插入，只得屈居後排。

考試科目中之約法一種，同道來函詢問者頗多，所謂約法係訓政時期之法規，請參攷約法釋義一書，上海會文堂書局出版。

南滙縣中醫師公會會員錄

姓名	性別	年齡	籍貫	通信處
丁盛良	男	四七	南滙	南滙縣下沙鎮西市
丁步階	男	三四	南滙	四團倉萬年堂藥號
丁延仁	男	三三	南滙	南滙東門外丁家宅
王正章	男	三九	南滙	大團鎮北市下塘大街
王愈疚	男	五四	南滙	下沙鎮中市大公堂藥號
王嗜賡	男	五五	南滙	大團鎮中市施相公弄東首
王仁堪	男	五〇	南滙	大團鎮一灶港
王佑申	男	六〇	南滙	三墩鎮鳳儀堂藥號
王鏡明	男	五三	南滙	周浦北市吳家行橋
王才德	男	三八	同上	四團倉天德堂藥號
王維祥	男	二二	同上	鹽倉天德堂藥號
王佐才	男	二五	同上	召樓鎮大成堂藥號
王播芳	女	二九	同上	東門外天福堂藥號
王禮福	男	三八	同上	沈莊鎮費采雲堂
王天豪	男	二六	同上	江鎮張延德藥號
王惠書	女	三四	同上	航頭中市同仁利藥號
王志岑	男	四四	南滙	航頭中市同仁利藥號
王新昌	男	三四	同上	萬祥鎮明德堂藥號
王菊平	男	二九	同上	新場包家東首協泰雜糧號
方家裕	男	二四	同上	新場洪橋北首
方宗俊	男	三八	同上	鶴沙鎮西市
火有神	男	四五	同上	周浦西蘇家橋火氏醫室
火見良	男	二七	同上	杜行長春堂藥號
火岑山	男	四六	同上	周浦陳養怡藥號
尹成章	男	五四	同上	裡三灶介福堂藥號
石雲鳳	男	五九	同上	祝橋恆仁德藥號
石杏君	男	二九	同上	魯家滙鎮天德堂藥號
申雪凡	男	六七	同上	六灶西首
申慕歐	男	三八	同上	六灶鎮
朱迪人	男	五八	同上	南滙東門外天福堂藥號
朱翠翹	男	五八	同上	大團鎮二灶港
朱榮昌	男	五四	同上	祝橋北朱家典中市
朱仲凡	男	四八	江蘇	南滙東門外天福堂藥號
朱光明	男	四五	同上	大團中和堂藥號
朱少岐	男	四三	同上	下沙鎮中市大公堂藥號
朱士傑	男	四一	同上	杜家行永慶堂
朱炳生	男	四一	同上	蓮筆花橋同益號
朱晉田	男	三五	同上	四團倉長生堂藥號
朱昌寧	男	三二	同上	四團倉天德堂藥號
朱秋雲	男	三五	同上	三灶鎮天和堂藥號
朱里仁	男	三一	江蘇上海	召樓鎮西市
朱毓麟	男	二四	江蘇南滙	沈莊鎮費采雲堂
朱立生	男	三八	同上	南滙東門外天福堂藥號
朱福宜	男	三三	同上	南滙東門外三灶碼頭南首
朱可彬	男	二六	同上	萬祥明德堂藥號
朱鳳嶺	男	二七	同上	三墩南市
朱琴才	男	二四	同上	下沙鎮大公堂藥號
朱福一	男		同上	
宋一飛	男	六六	江蘇	南滙北宋家橋東首
宋可權	男	四四	同上	同上
宋鶴州	男	四三	同上	四團倉長生堂藥號
宋可衡	男	三九	同上	南滙北宋家橋東首
宋可耐	男	二七	同上	同上
宋華光	男	二六	同上	六團灣太和堂藥號

吳有斐	男	五三	同上	大團祥盛米莊
吳文衡	男	四九	同上	竹橋鎮新中和藥號
吳瑞清	男	三七	同上	竹橋鎮
吳振南	男	三九	山東單縣	大團中市
吳金根	男	二九	江蘇南匯	竹橋鎮新中和藥號
吳尙飛	男	三八	同上	周浦鎮黑橋小學
吳永林	男	三八	同上	鶴沙東北胡家詞堂
吳炳江	男	二六	同上	南滙東門外二灶洪天和成藥號
沈浩初	男	五八	同上	南滙黃鎮姚大德藥號
沈雲山	男	五四	同上	老港鎮同慶堂藥號
沈應祥	男	五四	江蘇	南滙大團鎮中市
沈銀樓	男	五二	同上	南滙黃家路鎮
沈瑞伯	男	五一	同上	四團倉萬年堂藥號
沈鑑堂	男	四九	同上	小普渡浜南杜家宅
沈保康	男	四四	同上	黃鎮姚大德藥號
沈東霞	男	四二	同上	三灶西市天和堂藥號
沈麗閬	男	四二	同上	三灶天和堂藥號
沈仲甫	男	四一	同上	南匯楊家路楊而墨宅
沈永祥	男	四〇	同上	南匯傲雪村西市萬年堂藥號
沈文彬	男	三二	同上	大團中和堂藥號
沈才明	男	二八	同上	南滙黃家路
沈幼賓	男	二五	同上	魯家匯鎮中市
沈旦白	男	二四	同上	鶴沙鎮中市
沈南幷	男	二一	同上	南匯南門
李湘葆	女	六四	江蘇青浦	新場洪橋東下塘街
李省吾	男	四五	江蘇南匯	黃家路中市天祿堂藥號
李炳如	男	四〇	同上	周浦趙溝浜
李伯青	男	三五	同上	坦直橋大吉堂藥號
李逸民	男	三三	同上	新場鎮叅山堂藥號
李玲揚	女	三四	同上	南匯縣樂善鄉壆橋北首
李宗信	男	二三	江蘇奉賢	大團王正章醫室
阮永伯	男	三五	江蘇南匯	鶴沙東市北首康宅
呂升庸	男		同上	南匯東門二三號
汪寶義	男	三三	同上	鶴沙鎮東市
杜惠人	男	三六	同上	江鎮張延德藥號
金炎章	男	三六	同上	南匯城內西潭子
金季芳	男	五六	同上	閘港鎮金太生藥號
唐煥麟	男	五三	同上	大團北市正章醫室
金月珊	男	五三	同上	南匯第五區瓦屑鎮
金以文	男	四五	同上	南匯東門外天福堂藥號
金善元	男	四三	同上	閘港鎮協豐花行
金月泉	男	四一	同上	閘港金太生藥號
金秋江	男	四〇	同上	大團中和堂藥號
金韻莊	女	三四	同上	下沙鎮中市楊氏診療室
金應庚	男	二九	江蘇	南匯黃鎮黃鎮醫院
金濟羣	男	二五	同上	川沙南騰鴐橋張茂雜糧號
唐正平	男	二五	同上	萬祥明德堂藥號
周鑑甫	男	六八	同上	老港鎮北市
周心翼	男	五二	同上	四團倉大地春藥號
周梅貞	女	四七	同上	四團倉南市同涵春藥號
周天石	男	四七	同上	三灶鎮
周彥達	男	四四	同上	周浦鎮太平弄
周愛寶	女	三九	同上	南滙天主堂內
周共昌	男	三六	江蘇奉賢	大團中市良心堂藥號
周鶴翔	男	三九	江蘇南匯	坦直鎮東市天主堂
周大經	男	三三	同上	杜家行西市
周鶴	女	三二	同上	三灶鎮寶訓堂
區嘉明	男	三〇	同上	四團倉南市童涵春

周印若	男		同上	二灶港天和成藥號
周鳳飛	男	二〇	同上	竹橋新中和藥號
林玉如	男	五四	南滙	横沔鎮北市德泰豐
林念萱	男	三〇	同上	横沔鎮濟民藥局
邱少峯	男	二八	同上	第三區凌公牌樓
季乃璋	男	二六	同上	黃鎮中市天祿堂藥號
俞贊文	男	三三	同上	召樓鎮西市
俞祥初	男	二八	同上	大團北市萬豐南貨號
姚子讓	男	三一	同上	南滙東門外天竺堂藥號
姚維峯	男	三四	同上	南滙北門縣橋西首
姚杏琴	女	三〇	同上	南滙縣秀康鄉花園橋北首
姚智君	女	二八	同上	召樓鎮西市
姚力田	男	二五	同上	四團倉大地春藥號
姚新規	男	三一	同上	二灶港天和成藥號
郁文正	男	三四	同上	竹橋北朱家典
郁學林	男	四〇	同上	三灶鎮天和堂藥號
胡海昌	男	五二	同上	召樓鎮東市
胡東杰	男	五八	同上	大團東泥城角南首
胡宗鈺	男	二二	江蘇南滙	大團東泥城角南首
范杏村	男	四九	江蘇奉賢	新陽塲南市
計大傑	男	六〇	江蘇南滙	南滙西門
皇甫佩芬	女	三六	浙江嘉興	下沙鎮楊季藩醫師轉
宣楚琴	男	四七	江蘇南滙	打鐵橋宣協懋
祝志根	男	四四	同上	大團義隆森南貨號
唐儉侯	男	五一	同上	南滙東門外小二灶東首
唐正心	男	五〇	同上	川沙東南大紅墩天佑生藥號
唐敬忠	男	五四	同上	新塲鎮洪橋北大街
唐耀良	女	五五	同上	六灶鎮中市
唐家祥	男	四九	同上	大團鎮北首
唐棟吉	男	四六	同上	南四灶港宣家橋東
唐忠俊	男	四六	同上	彭鎮葆和堂
唐志虞	男	四八	同上	川沙西南杜坊鎮天和堂
唐秀卿	男	四七	同上	大團東沈家碼頭西南
唐文藻	男	四四	同上	大團一灶港街一八號
唐再人	男	四三	同上	航頭鎮同利仁藥號
唐秉章	男	三八	南滙	坦直橋天生堂藥號
唐西橋	男	二九	同上	三墩鎮中市下塘
唐克敏	男	二三	同上	南滙東門外小二灶東首
唐蝶	男	二八	同上	大團北渡橋
唐桂芳	女	二六	同上	大團鎮洽和弄口
唐霞	女	二七	同上	南滙黃鎮大德堂藥號
唐申儒	男	二四	同上	航頭郵政代辦所轉
奚華章	男	二九	同上	新場鎮洪橋東大街
奚家章	男	二六	同上	召家樓奚純佑堂
奚守亞	男	二七	同上	鐵橋鎮東
孫慶雲	男	四四	同上	鶴沙鎮中市恆泰柴坊轉
孫庭飛	男	四一	同上	鄧鎮同德堂藥號
孫春江	男	三一	同上	大團鎮
孫振民	男	三四	同上	召樓鎮西市北首
孫立夫	男		同上	周浦薛家衖
馬景閬	男	四五	同上	鄧鎮同德藥號
馬鑑先	男	五三	同上	竹橋成裕藥號
馬圭如	男	三一	南滙	竹橋大成裕藥號
馬孝光	男	二八	同上	六灶鎮中市
倪國鑫	男	三九	同上	南滙東門外利泰當
倪錫贊	男	四五	同上	竹橋新和祥南貨號
倪安民	男	四二	同上	南滙城內天一堂藥號
倪天石	男	三九	同上	南滙東門大街

（待續）

南匯醫報

吳敬恒

南匯縣中醫師公會主辦

發行人 王正章　編輯者 陳桐候 張延仁 姚子讓

（本報登記證在申請中）

復刊第四號

本期目錄

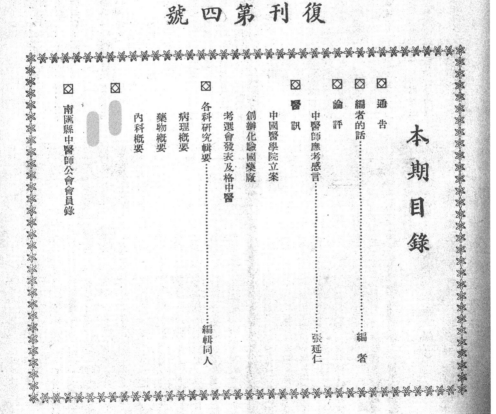

社址 南匯東門外三角街北首

中華民國三十五年十月十六日出版

中央國醫館江蘇省分館通告 復字第一號

爲通告事，本分館已於十二月一日，恢復照常工作，派錢今陽爲祕書處主任，賓盟楠爲醫學股主任，張秉衡爲藥學股主任，陳熙元爲推行股主任，業已呈奉。

中央國醫館准予備案在案，又奉 令委今陽爲本分館副館長，遵於二月二日，就職視事，除呈報並分行外，合行通告週知。

中華民國三十五年二月二日

館長王碩如 副館長錢今陽

中央國醫館江蘇省分館通告 復字第二號

爲通告事，在北平國醫砥柱月刊，爲本分館錢副館長與該社楊總社長合力辦理方能有今日之成績，提倡中醫文化，殊堪嘉尚，本分館復員伊始，所有一切重要公文擇要指定在該刊披露，不再另行分別送達，仰本省各縣中醫中藥團體，及同道，分別訂閱該刊，互相觀覽，是所切盼，特此通告。

中華民國三十五年二月三日

館長王碩如 副館長錢今陽

南匯縣中醫師公會通告 第七號

逕啓者查本會會員因戰亂而遺失執照者或行醫五年以上未有執照者不在少數今本會爲協助申請檢覈起見業已請求縣政府 徐縣長頒給資歷證明書俾依照檢覈手續第三項資格申請考試院辦理希無照會員卽日來會領取爲要

南匯縣中醫師公會理事長倪國鑫 常務理事張延仁王正章

中華民國三十五年十月十二日

南匯縣中醫師公會通告 第八號

逕啓者本會邇來工作繁忙需費孔亟上月份發出之補助捐冊希各分辦事處主任鼎力勸募已經收到者仰卽日送會事關策進學術愛護團體務祈各會員踴躍捐輸以展會務是幸

南匯縣中醫師公會理事長倪國鑫 常務理事張延仁王正章

中華民國三十五年十月十二日

編者的話

中國考試之期已迫，屈指不過兩星期耳。吾所慮者，此次應考諸君，將來名落孫山外者恐不在少數，尤其是本邑同仁。吾嘗爲諸君設想，應試而不取則將如何，然諸君皆有爲之青年，前程遠大，未可限量，卽偶然鎩羽而歸，亦不必遽抱消極，須知考試不見得祇此一回，說不定明年後年重復舉行。古諺云見兎顧犬未爲晚也，亡羊補牢未爲遲也。秦伯未先生嘗言爲應試預備只要多做，故其所辦進修班着重改卷。鄙意諸君此後仍宜多做醫論，以資練習，俾下次應考，不再臨渴掘井。進修班業已結束不妨將稿件投寄本報，題目卽請自擇，（如需本報出題亦可）如果投稿者多，本報當另闢讀者園地，專載此項作品。同人學識淺陋，雖不敢任月旦之責，如遇文字欠通處，自當代爲潤飾，諸君既省學費，仍得進修之益，何樂而不爲。但作品過劣者，恕難披露，原稿倘須奉還，請附郵資。

此次本會會員，聲請考試院檢覈及參加考試，承縣府徐縣長，縣黨部顧書記長顧企韓先生，王翼生闞映囊區長等先後爲之證明保證，具協助熱忱，衷心感謝。邇來會中工作殊形繁忙，賴倪理事長國鑫之不辭勞瘁，與姚維峯先生之幫忙辦理，可謂盡協助同道之責矣。

本報下期起擬添闢文藝一欄，藉以調劑讀者口味，愛好文藝同道，凡對於詩詞小品醫林掌故倘蒙惠錫鴻篇，曷勝歡迎。

同人所編各科研究輯要，匆促付刊，簡陋殊甚。茲以考期已屆，擬卽結束。除婦科概要因屬稿已半留待下期補刊外，此後不再續編，下期起仍希諸同仁源源賜稿爲荷。

本報集稿地點：江鎮張延仁醫室。（編者）

零售六百元 半年三千元

評論

中醫師應考感言

張延仁

中醫師快要舉行考試了！有幾位前進的同道，忙着準備考試；有幾位觀望的同道，瞧着且待明年，還有幾位一知半解的同道，尤其是希望逃避，一提到考，好像故意爲難他們，迫使他們走上火線，要知道考與不考，資格的得失，都是自己的事，自己的事要別人催促，那還成什麼話。等待下次的，下次未必會「不考而取」。聽取上海方面的報導，第一次或許從寬，將來逐漸嚴格。那末勢必捷足者先得，還是早些應考的爲妙。

這幾天一般赴滬報名的同道，因着報名處的履歷書保證等，已爲捷足者被索一空，以致後至的無表可塡，卽無從報名。此種尷尬情形，眞叫人啼笑皆非。而報名截止期，迫在眉睫，未報入的會員，都來公會請求協助，於是本會只得應會員之需要，照式仿印下來，贈與會員，幸虧時間方面還趕得上，不致使應考會員們望宮牆而趦趄。

報名手續中最感困難的，是證明人和保證人的問題。證明人的資格，必須領有衛生署證書，可是我們浦東的中醫師，有照者正在聲請檢覈，領到署證的着實還半個沒有，將何由證明。依丙項報名者，應繳職業所在地主管機關證明書，所謂主管機關者，必須縣政府。保證人的資格職衛，也要薦任公務員以上，以我們南匯論，就只有縣長合格。這兩個問題，就是使參加考試者感覺頭痛了。可憐我們中醫師，在平時除專心研究學術外，只有和病者周旋，很少和政界接觸，對縣長更少親接，那麼使一個鄉野醫生，欲向素不相親的縣長，請求證明或保證，有難於入侯門上青天。現在已走上了民主的時代，絕不應重視階級，而使神聖的學術，蒙上一重官僚氣，失去了選拔才能的眞實意義，此項手續，應請當局考慮通融。本會應考同道，此次幸得徐縣長熱忱相助，不致向隅，不然，必屏諸試場之外而無疑。

更有可原者，是一般蒙難醫師，因爲抗戰期間，日寇侵淩，已經領有合格證件的，或被焚燬，或流徙他鄉而遭遺失，今不能設法通融，一律强迫應考，其間年齡有五十以上的老先生們，論臨症確有經驗，而要他們入場考試，內心中眞有無限感慨，倘一旦遭受淘汰，生活卽成問題，此則如何安置，當局亦應在安定民生的原則下，設法原情補救啊！

報名應考既如是其難，在考試時，應當各本素有的學識經驗，鄭重撰述，不操切，莫僥倖，則榜上題名可操左券。猶有望於考選委員者，試題應從大處着眼，最忌標新立異，苛刻求才，總之國家增多有資格之醫事人員，實於民生幸福，民族健康，均受其益。

醫訊

中國醫學院 教部批准立案

上海最近被取締之各醫學院，呈請教育部朱部長家驊。請求准許立案復校，經朱部長再三考慮，覺中國醫學院，確有培植國醫之意義，聞已批准立案云。

創設化驗國藥廠

年來提倡國藥，不遺餘力，近鑒於中國藥物，治效卓著，實有改進之必要，特在滬設立化驗廠，推進研究工作，將來對於國藥之治療方法，必多貢獻云。

南京考選會 發表及格中醫

首都考選委員會，中醫檢覈委員會，於九月二十九日爲遷京後舉行第一次會議，審覈及格之中醫師，合於醫師法第三條第一款者二五〇名，上海方面，張贊臣，吳克潛，朱鶴皐，張友琴，顧紹名，陳中權等已列入名單中，合於第二款者二十五名。合於第三款者五十二名。行醫年資不足五年，不及格者十一名，所繳證件不合規定者六名，姓名與證件不符者三名。

各科研究輯要

陳桐侯 張延仁
馬景園 姚子讓 合編

病理概要

（一）疾病

疾病者，細胞對於害因之反應機能也。

細胞爲人體之單位，營獨立之生活，有自衛之能力，如攝取營養，排除廢物，新生增殖，以及運動等。若遇外界之刺戟，卽起抵抗。當抵抗時，其形體構造發生變化，而變化之細胞，其機能，或亢進，或減退。此種異常之生活現象，卽謂之病狀。細胞之變化，卽謂之病理變化。若以病類別之，凡能證明其組織臟器起變化者，曰器質病，如喉頭炎，胃腸炎，肺結核之類。其不能證明組織臟器起變化者，曰器質病，如喉頭炎胃腸炎，肺結核之類。其不能證明組織臟器起變化者曰官能病，如神經衰弱，臟燥症之類。胎兒在子宮內生活時，所得之疾病，曰先天病。因父母感傳病質而生之疾病，曰遺傳病。至於自己所得之病，非由於先天或遺傳者，曰後天病。疾病之限於一部，或數部者，曰局所病。病變之部，曰病灶。若病變擴大於全身者，曰汛發病。但局所病每蔓延於全體，而汛發病，又多以局所病爲始。故二者無嚴格之別也。

（一）症狀　卽異常變化之生活現象也。別爲自覺症狀，及他覺症狀二種。自覺症狀爲病人自己所知覺者，如疼痛，眩暈，倦怠，饑渴等。他覺症狀，由醫師診察而知者，如脈搏，呼吸等。

（二）診斷　卽總括各種症狀確定疾病之性質也。其法分望，聞，問，切四種。望者察其色，聞者聽其聲，問者詢其苦，切者按其脈也。其法詳診斷概要。

（三）豫後　卽判定疾病之終局也。可分三種，若決定其必能治愈者，曰良豫後。必死者，曰凶豫後。不能斷定者，曰疑豫後。判決疾病，非常困難，必先詳察疾病之性質，及將患者之體質，年齡，生活情形等，參酌而定。

（四）經過　卽自始至終之疾病時期也。疾病經過，有長有短，急性病經過迅速，少則數日，多則數週。慢性病，經過長久，自數週至數月不等，甚有纏綿至數年者。

（五）轉歸　卽疾病之終局也。組織藏器之病變消失。機能恢復者，謂之全治。病變之部存而不能恢復者，謂之不全治。生活機能停止者謂之死亡。死亡之原因雖多。要不外乎心肺腦之直接或間接障礙也。

（二）病原

病原者，疾病之原動力也。病原之由外來者，曰『外因』。其潛伏於體內者，曰『內因』。內外二因，互有相關。單有『外因』未必發生病變，當傳染病流行時，有死，有病，有不病者，卽因各人之素質不同也。

（一）外因　外因者，人體受外界之刺戟，而失康健之謂也。概言之，可分生活變常，物理刺戟，化學刺戟，及寄生虫與微生物之侵襲等，就中尤以寄生虫，及微生物之侵襲，最爲重要，普遍所謂病原，大半指此而言，茲特分述於下。

1 寄生虫　大多寄生於人體內藏，吸吮體液而生。其爲害雖不如傳染病之劇烈，但淹纒日久，使人發生貧血，衰弱，發育不良等症。可分爲條虫類，吸虫類，圓虫類三種。

A 條虫類之重要者，有有鈎條虫，無鈎條虫，廣節裂頭條虫等。

B 吸虫類之重要者，有肝吸虫，肺吸虫，日本吸血虫等。

C 圓虫類之重要者，有蛔虫，蟯虫，十二指腸虫，旋毛虫等。

2 微生物　微生物，爲我人目力所不能見。侵入人體後，能迅速繁殖，產生毒素，使人發生一定之病變，各種傳染病之症狀，卽由此毒之作用也。復能散播於外，爲一切傳染病之病原，其傳染經路，多由呼吸器，消化器，或皮膚等。傳染媒介，或由飲食，或由蚊蠅蝨鼠。依其形狀，可分川類。

A細菌　細菌有病原菌，及非病原菌之別。但某種病原菌，能至某種疾病，各有其特性而不相混淆也。重要者，計有下列數種。

甲、球菌之重要者，有淋病雙球菌，腦膜炎雙球菌，肺炎雙球菌，化濃性鏈球菌，及葡萄狀球菌等。

乙、桿菌之重要者有傷寒菌，赤痢菌，破傷風菌，白喉菌，結核菌等。

丙、螺旋菌之重要者，爲霍亂菌。

B原虫　原虫爲最下等單細胞動物，其侵害人體，分泌毒素，大約與細菌相同。重要者，有瘧疾胞子虫，痢虫，回歸熱螺旋體，梅毒螺旋體等。

C超視微生物　此爲微生中之最小者，雖顯微鏡亦不能窺見，故其形狀性質，尚未十分明瞭，普通有麻疹病毒，天花病毒，及狂犬病小體等。

(二)內因　內因者，身體內部素質薄弱之謂也。內因已具，外因雖弱，亦足致病，所以內因又謂疾病之素因，與遺傳、體質、年齡，性別等，均有關係。

1遺傳　卽由父母或祖父母，所受之病質，留傳於子孫之謂也。凡生後經一定時期，與父母所發之病同者，謂之直接遺傳。凡父母不傳其病的素質於其子，而傳於其孫者，謂之隔世遺傳。凡由父系傳於其女，母系傳於其子者，謂之交叉遺傳，不遺傳於宗子，反遺傳於支派者，謂之傍系遺傳。遺傳病中最重要者，有血友病、精神病、結核病，梅毒等。

2體質　體質者，全身發育之狀况也。因人而異，對於某病特易發生之體質，曰異常體質，約有三種。

A肺癆質　身體羸瘦，四肢及頸部細長，胸廓扁平狹小，鎖骨上窩陷沒，顴骨易於潮紅，眼大且帶光澤，此種體質，易患結核。

B中風質　又名卒中質，全身肥胖，頸短而粗，胸廓橫徑廣闊，勞動易起心悸，此種體質，易患中風。

C神經質　狀貌伶俐，動作敏捷，多疑多忌，忽憂忽喜，此種體質易患精神病。

3年齡　如小兒易患百日咳、猩紅熱、麻疹等。老年人易患癌腫，動脈硬化，腦溢血等。

4性別　如血友病止發於男子，臟燥病多發於女子，他若乳癌，子宮癌等、則爲女子所獨有。

(三)　循環障礙

一、心臟疾患　心藏爲血液循環之中樞，恰如皮球之吸水，而復噴出者然。一張一弛，不失其序。動靜之血液，流動不息者，由於動靜脈間之血壓，有强弱之差也。血壓無時或平，故血流無時或息。若心藏受病，則血流障礙，其病變，依部位及性質之不同，計有下列數種。

1心肌質之變性　如心肌炎，及脂肪變性等。

2心冠動脈之狹窄閉塞　如硬變等疾患，使管腔狹窄等。

3心藏神經之障害　如迷走神經及交感神經之病害。

4心藏周圍之異常　如心囊炎，心囊水腫等。

5心瓣膜之變化　如瓣膜之閉鎖不全，及狹窄等。

心藏收縮擴張之際，血液無逆流之弊者，由於房室口及動脈內諸瓣膜之裝置也。如心藏瓣膜一有病變，則心肌起代償性肥大，使其收縮力强盛，以調節其循環障礙。故代償作用能持續時，則循環障礙，毫不顯著。彼瓣膜病患者，能於一定年月間，全身血流，秩然有序，不致危及生命者，實由此代償機能也。然此種機能，不能永久不弊，一旦疲勞，則血液循環，卽起障礙矣。

(二)局部充血　有動脈性及靜脈性二種。動脈性充血，又名主動性充血，卽局部動脈毛細管擴張，血液輸入增加，脈管充實之謂也。充血之部呈鮮紅色而感溫熱。若毛細管之全部，平等充血。則呈彌蔓性赤斑。充血之主症，爲局部潮紅、腫脹、發熱、搏動發生，及機能亢進。其危險與否，當視其部而定，例如炎症所發之皮膚充血，極爲平常。若腦肺等之充血，則爲危險之病矣。

靜脈性充血，又名被動性充血，因靜脈血滯留脈管中，故呈青紫色。其原因大都由靜脈還流障礙而起。如外部壓迫與血栓症等，若由心藏衰弱，則所發生之鬱血，多起於身體下部，故曰就下性充血。又鬱血之部，溫度常下降，組織之硬度增加，同時因養氣及營養物之輸入減少，官能易起障礙。

（三）局部貧血　卽身體一部之動脈枝，及毛細管內之血量減少之謂也。貧血組織，其色蒼白，現固有之色澤。容積小於平時，含液亦減。溫度下降，機能減退，神經及筋肉之障礙，最爲明顯。其原因以血栓症及栓塞症，最爲重要，因二者能使血管閉塞也。他若動脈發生痙攣時，則管腔狹窄，而起貧血。然此種貧血多係一時性。其攣縮之血管，因疲勞而管壁擴張，則反起充血，惟亦有永久攣縮者。血管之擴張與收縮，皆受神經支配，血管神經之變化，與各種刺戟之強弱有關。刺戟弱時，血管擴張神經興奮，故起充血，刺戟强時，則血管收縮神經，被其刺戟，血管收縮而起貧血。更强時，則血管收縮神經首先麻痺，不久擴張神經亦隨之麻痺，於是血管極度擴張，血流停止，遂起强度之鬱血矣。

（四）營養障礙

（一）萎縮　萎縮者，細胞營養不足，藏器組織縮小之謂也。有生理及病理之別，生理的萎縮，有起於一部，有起於全身，前者如胸腺自春機發動期起，逐年萎縮，以至消失，謂之退縮，後者如老年人各藏器機能減退，謂之老人性萎縮，乃因身體細胞生活力衰弱所致也。病理的萎縮，有起於飢餓，營養缺乏之時，有起於結核、癌腫、惡液質、白血病等，或因動脈疾患，血液輸入減少。或因持續壓迫，作用於局部藏器，或因臟器機能久停不用，新陳代謝減退，凡萎縮之部，有細胞構造與尋常無異者，有兼組織變性者，故有單純性萎縮及變性萎縮之稱也。

（二）壞死　壞死者，組織或細胞羣之生活機能，完全停止也。其原因爲血行障礙，及組織之直接傷害。視其狀態可別爲凝固壞死及液化壞二種。若壞死部受外界之影響，如空氣感應，或細菌作用等，卽成脫疽或壞疽，該部之細菌及毒素，爲淋巴管或血管所吸收，則有發生劇烈之全身傳染，或中毒之危險矣。

（三）肥大　肥大者，組織臟器，保有其生理構造，而容積變大之謂也。臟器之肥大，有因構成細胞之容積增大而然。有因細胞數量增多而然。前者曰眞性肥大。後者曰增數肥大，或增殖。細胞之肥大，大都起於組織臟器之代償作用，如心瓣膜病之起心肥大，腎臟一側缺損，他側起肥大之類。亦有起於持續或間歇之器械刺戟，如慢性刺戟而成之皮膚角質肥原之類。

（四）再生　卽消耗缺損之組織，其同種細胞，分裂增殖，以補充之謂也。再生爲生活之緊要現象，其在下等動物，細胞之再生力甚强，若人類及高等動物，其細胞之再生力，當視各組織之繁簡而有難易之別，組織之單純者，如上皮細胞，結締細胞之類，其再生力較爲强大，稍高級之細胞，如肌細胞，則其再生力甚弱，至於神經細胞，則全無再生之力矣。又再生之部，其增殖之細胞，必須同種，故表皮細胞，不能生腸上皮，腎上皮細胞，不能生肝上皮，神經纖維，不能生結締纖維也。

病理一科，所以說明疾病之原委及變化也，習醫者如不瞭解，則臨床治病，如入五里霧中，難收活人之效，國醫立論，巢氏以病原不外三因，又可以傳染由於戾氣，與細菌之說庶幾近之。言先天病有胎毒之說，言病候有陰陽表裏，寒熱虛實之異。然限於時代，終未能翔實有據，本篇所述，十分淺簡，讀者如欲精究，當參考他書，若能融匯貫通，不無他山之助也。

藥物概要

中國藥物三千餘種，論其功效，却合科學，治療成績，卓著於世。晚近泰西各國，視中醫本草，不啻爲近世紀最新發現之無盡寶藏，正在極力化驗，採取有效成分，以誇耀於全球。而回顧我中醫界，反墨守舊法，故步自封，不加研究，以無盡之寶藏，任外人之採掘，毫不關心，寧不惜哉，最近中委陳立夫先生在滬創辦化驗國藥，誠爲改進國藥之先聲，殊堪慶幸。惟研究藥物本草所載種類繁多，在短時期內無從探索，且不合於近世應用，玆將各項效能，分列於後，俾供一般參考。

（一）强壯藥

凡藥之能補償某一部分虧乏，俾營養佳良，體力增進，變虛弱爲强壯者，謂之强壯藥，卽補藥也。惟同一補藥，功力有大小，治療有異宜，有宜補之病，卽有不宜補之病，如頭痛而屬於陰虛火旺，血虛失養，痛則或左或右，此虛症宜補。若形寒發熱，滿頭皆痛，此屬外感，則不宜補。又如久咳虛弱者宜補，若肺部發炎，身熱脈數咳嗽，則不宜補。用補藥而得其宜，自足以見功，反是則適足以貽害。况補藥雖能補腎益身，然過服久服則胃難消化，因補藥爲强力之壯氣藥，過量反使氣機滯鈍故善用補藥者，必加入調胃理氣之品。是以補藥必用之合法得宜，始可收其效果，此則處方時必須縝密組織也。此類藥品，可爲分三種。

1補氣——人參，黃芪，於朮，山藥，龍眼，大棗，棗仁。

2補血——歸身，白馬，熟地，川芎，丹參。

3補腎——枸杞，首烏，杜仲，肉蓯蓉，肉桂，菟絲子，益智仁，補骨脂，芡實，覆盆子，山茱萸，桑椹子，淫羊藿。

(二)消化藥

能促進消化，增加食慾者爲之消化藥，即健胃藥也。助長消化者，大半爲具有活力之酵素，凡缺乏消化力之病者，可用之以增加其力，將食物中之蛋白質脂肪醣等成份分解，使滋養系統，易於吸收，此類藥品，亦可分爲三種。

1辛辣健胃—良薑，胡椒，丁香。

2芳香健胃—陳皮，木香，白朮，蒼朮，豆蔻，茴香。

3苦味健胃—黃連，黃芩，石斛，龍胆草。

(三)解熱藥

凡體溫過於常度，能解散其體溫者曰解熱藥。其解熱之理，有減退調節體溫之神經中樞官能者，有減退，細胞之酸化機能，及體溫之發生者，有增多體溫之放散者，有撲滅發熱原因之有機發酵素者。此類藥品，亦分三種。

1發汗退熱—麻黃，柴胡，荊芥，防風，羌活，葛根，浮萍。

2消炎退熱—銀花，連翹，黃芩，山梔，石膏。

3滋陰退熱—生地，元參，知母，龜版，鱉甲，地骨皮，青蒿。

(四)瀉下藥

瀉藥能刺激腸粘膜之蠕動，逐去腸內之穢物，若無病之人，能將食物化爲渣滓，悉從大便而出原不必瀉，然或因發熱或因食滯而病，則胃與大小腸失其功用。有數日大便不通者，則不得不服瀉藥。惟身體虛弱，腸液枯燥之人，祇宜潤下。又治痢疾，有通因通用之法，亦可以瀉。他如水腫，治宜逐水下行，此類藥品亦可分爲三種。

1潤腸—麻仁，郁李仁，瓜蔞仁。

2攻積—大黃，巴豆，枳實，元明粉。

3逐水—甘遂，芫花，大戟。

(五)痢尿藥

利尿藥者，所以增多小溲之分泌量也。凡水腫，尿道炎及膀胱炎等，俱利用之。或尿閉而令其通，或尿少而欲其多，或因病之故而應通利之，則利尿藥爲不可少也。特是尿少非一端，或因膀胱無力，或因輸尿管變窄，能阻尿液入膀胱，此雖服利尿藥，亦屬罔濟，必用他藥以治其病源，不必利尿而小便自通，此類藥品如下。

藥石—茯苓，車前，澤瀉，通草，瞿麥，茵陳蒿，琥珀，石韋，海金沙，淡竹葉。

(六)祛痰藥

凡能喚起咳嗽，或稀薄氣道之分泌物，而使其易於咯吐者，皆名祛痰藥。肺爲清肅之官，受病則爲咳嗽，或爲喘促。惟祛痰藥令肺之分泌物鬆動而逐出之．出其痰而病自愈，此類藥品，亦分三種。

1宣肺化痰—麻黃，細辛，前胡，桔梗。射干。

2潤肺祛痰—沙參，麥冬，川貝，杏仁，海浮石，馬兜鈴。

3，溫肺祛痰—款冬，紫苑，遠志，半夏，旋覆花，百部。

(七)興奮藥

刺戟神經之中樞，及神經系之末稍，使之興奮其機能者，謂之興奮藥，又謂行氣藥，亦名補火藥。有數種雖能刺戟神經，祇屬暫時性，以其藥之發力速而散亦速。藥力退後，必呈倦怠之象，故行氣藥不可常服，如飲酒然，常飲則血液循環加速，而各臟功用頓覺爽利，然未幾神經必感麻痺不惟無益，且有害焉，此類藥品如下。

藥名—附子，肉桂，益智仁，吳茱萸，當歸，樟腦，葱，茶。

(八)鎮靜藥

鎮靜藥者，對於中樞神經系異常亢進，而用以鎮靜者也。其作用與興奮藥，適成相反，具催眠鎮痙之效。我人對外來刺激之感受性，多出於知覺之興奮，所謂神經過敏者，每爲不眠嘔吐及感情亢奮之原因，若是者須用鎮靜神經之。又凡於大腦皮質，運動中樞之興奮性，異常亢進者，有時起痙攣或肌攣縮，如癲癇及舞蹈病人，若是者亦得以鎮靜藥使之輕快，此項藥品如下。

藥名—羚羊，犀角，決明，天麻，鉤藤，阿魏，鴉片。

(九)驅蟲藥

用以驅除人體之寄生蟲。普通可爲二種。一爲驅除腸內之蟲，一爲驅除皮膚之蟲，使寄生蟲無力生活，此類藥品如下。

藥名—使君子，鶴虱，雷丸，苦楝子，大蒜，大楓子，烏梅，山椒，番茄，檳榔。

(十)收斂藥

藥有以收斂爲用者，其性能令微絲血管收縮，或筋肉縮皺。其藥力或發於血管，或至於腸壁，或達於肌膚脈絡。此類藥品亦可分爲三種。

1收縮血管—參三七，血竭，血餘，地榆，陳棕，槐花，大薊，犀角，側柏葉，馬勃。

2收濇腸壁—訶子，石榴皮，白頭翁，禹餘糧，赤石脂。

3收束肌脈—龍骨，牡蠣，金櫻子，五倍子。

以上所述，略舉大概，其他種類尚多，限於篇幅，不克備載，欲精密研究，必須參考專書，祈能舉一反三，於考試時亦可應付裕如矣，

內科概要

內科爲各科之基礎，凡治醫者當先從內科入手，傷寒六經病理既明，然後兼習他科，無不游刃有餘。若基礎未立，專習各科，技術雖精，終覺難臻上乘。譬如習外科者不諳處方，遇陰症之腦疽發背，便不敢用回陽補托之法。又如習眼科者不明病理，則遇陰虛火旺或瞳神散大等症，便覺莫名其妙矣，他若婦幼各科，更非先習內科不可。特是內科範圍至廣。仲景書有傷寒金匱，前者專論急性熱病，後者則雜列各種雜症，後人遂分內科爲傷寒雜病兩大系。傷寒系賅括一切六淫爲病，如溫病、中風、傷寒、傷暑、溼溫、燥症、疫癘之類。實導源於難經傷寒有五之說。雜病系則包羅甚廣，約舉之曰類中風、虛勞、吐血、痺痿、脚氣、癘風、噎膈、痢疾、瘧疾、水腫、鼓脹、積聚、疝氣、痰飲、三消、癃閉、遺溺、便血、尿血、遺精、黃疸、癲狂、等。西籍所載病名與此不同，大略可分十二類。一爲消化器病，二爲維他命缺乏病，三爲寄生蟲病，四爲傳染病，五爲新陳代謝病，六爲呼吸器病，七爲運動器病，八爲循環病，九爲血液病，十爲泌尿生殖器病，十一爲神經系疾病，十二爲中毒病。名目繁多，不及備載。至欲詳論各病，追論本報篇幅有限，且時間匆促，筆者學業荒蕪，性情疎懶，診餘握管，殊覺頭痛。不得已擇其最要之八大傳染病，卽傷寒，白喉，喉痧，天痘，痳疹，霍亂，赤痢，鼠疫等。略述大要，以供應試諸君之參考。其餘各病，自有專書，無待鄙人之辭費。潦草塞責，尚希讀者諒之。

(傷寒) 西籍所載傷寒，乃專指由傷寒桿菌而發之急性傳染病。本病稱腸熱症，日人譯爲窒扶斯，中醫則名之爲溼溫症。此非狹義之傷寒，乃廣義傷寒中之一種。其症初起爲惡寒發熱，全身倦怠，食慾不振，頭痛及四肢痛，繼則體溫漸高，清晨略降，似瘧非瘧，迨至熱高度稽留，胸腹部生玫瑰疹，腹部略膨脹，大便或泄或閉，病人顏貌頹喪，陷於昏迷，時發譫語，不能食，舌苔乾燥而生龜裂，常發咳嗽，爲有技氣管炎之徵。最後熱異常馳張，心力沈衰，來各種併發症。最危險者爲腸出血及穿孔性腹膜炎，往往致死。其輕者熱遞降，發白痦，舌苔剝離呈赤色，諸症緩解，漸至恢復。此症據內科學無特殊之有效療法，惟有取自然經過，在經過中努力使之勿生變故，以待其自然治愈而已。中醫治溼溫具有特長，方法詳載王孟英溫熱經緯及載北山廣溫熱論書，讀者可參考。溼溫與普通熱病所不同者，以溼溫初起卽胸悶泛噁，口和不渴，治法於清解劑中

當參用芳香化濁之品。若神昏譫語時，可用至寶丹紫雪丹之類。惟見便血則難治。患此者往往纏綿難愈，重者非三四星期不辦，然始之得法，亦可使減輕症候，較之靜待自愈者，似覺略勝一籌耳。

（白喉） 病原爲狄夫的里亞菌，卽彎曲之桿菌。其症初起全身違和，發熱頭痛，難嚥咽腫脹，扁桃腺上有灰白色點狀或線狀僞膜，有時及於懸壅垂，甚至達咽後壁及硬腭，與粘膜緊貼而難剝，頜下淋巴腺腫脹。其全身症狀與普通感冒相似，體溫每示高熱，初起有卽達四〇度者，大抵在七至十日內遞降。精神疲憊，酣睡昏迷，尤爲斯症之特徵。有時因熱度高跌，呼吸受其影響而發生困難，且能併發他症，如枝氣管炎等。而法治療以撲滅局部之菌及灌溉全身之毒素爲目標，主要爲血清療法。中醫因其病原由於陰虛燥熱，故其治法以滋陰泄熱爲不二法門，故有白喉忌表之說。與治喉痧適相反。如生地、玄參、石斛、知母、麥冬等，均爲要藥。

（喉痧） 卽猩紅熱。初起病狀多惡寒發熱，咽喉焮紅腫痛，胸悶鼻塞，噴嚏欬嗆，泛噁頻頻，頸腺腫脹，項間及胸背或有痧點隱約，熱毒內蘊，外內合邪，蔓延莫遏，來勢極驟，一瘥直上，緊逼於咽喉之間，頓形腐碎，構成白色之僞膜，舌苔灰白而厚，此後漸次剝脫，舌表面發赤，至一候之期最爲明顯，繼則發熱不已，或乍寒乍熱，胸宇不舒，心煩口渴，咽腫腐爛，皮膚痧點漸次佈於頭部胸部以及周身，尤以四肢屈側處最顯著，作潮紅之色，次第加深呈猩紅色，體溫增高，口乾咽痛，腐潰亦劇，症勢順者，痧點散漫，遍體透發後表邪得以外泄，熱退神安，喉痛漸減，如是者一候後則咽腫消散，皮膚脫屑。其症勢險者，則身感壯熱，外寒暴束，，胸痞，咽阻不能飲食，喉關腐爛，痧點透而不達，心煩躁擾，溲赤便閉，此時極爲危險。故初起先宜解表，務令透達，邪從外泄，胸悶漸舒，喉痛卽輕。若見疼痛紅腫，以爲風熱而用苦寒折火，必致邪熱蘊閉，痧疹隱遏，咽痛益劇，腐潰日甚，禍不旋踵矣。

（天痘） 又稱天花，爲有强度傳染力之急性發疹傳染病。其原因尙不明白。天花病人不但在膿疱期及結痂期能散播病毒，隱伏期及初期已可傳染於他人。其感受性極普遍，無論男女老幼皆得傳染，惟常種牛痘之人比較的感受性減少。其症狀初起惡寒頭痛，腰痛嘔吐，漸至高熱，熱稽留約三日，同時有前兆疹，卽初疹，但迅速消退。至第四日乃現固有之發疹，在本期中體溫每達三九至四〇度，晨間略降，漸次上升，脈數呼吸促迫，舌乾苔厚，食慾全缺。經過三日之初期後，體溫下降，乃移行於發疹期，約在三日以內現定型痘，其次入於化膿期，而發熱及化膿，再次膿痂乾燥脫落，貽白色瘢痕。初期過後卽爲（一）發疹期。發疹先現於頭面。（最密）次及於軀幹及上肢。（疎）最後爲下肢。（最疎）現米粒大淡紅色小紅斑，略隆起，酷似痲疹。惟痲疹不發於手足，且亦不若是其甚也。第五日紅斑擴至扁豆大，作暗赤色，尖端呈圓錐形，成爲丘疹。第六日丘疹中央形成透明小水疱，漸次增大。至第七第八日該水疱爲豌豆大半球狀，其中央凹陷，稱之曰痘臍，惟在掌蹠等處因組織强韌，故僅爲淡紅色斑，次則成扁豆大之透明斑而已，不僅外皮也。黏膜亦有同一之變化，其初略與外皮情形相同，但疱膜破壞極速，因有白苔乃認有周圍潮紅之潰瘍，此等情形恆見於口腔咽及鼻，有時且較外皮所現早，亦有侵及食管喉及氣管甚至枝氣管者，少數則侵眼結合膜直腸女陰及陰道，各起種種相當之症狀。他種發疹性病，其熱及一般症狀，通常隨發疹而增重，天花則反之，發疹開始，體溫遞降，二三日後疹已密佈，體溫幾於正常，但重症者則下降較少，在退熱同時全身症狀亦減。（二）化膜期。至第八日熱又升高，透明之疱內容開始有白血球混入，至第九日體溫高至三九·五，示弛張熱，其時疱內容爲膿而變爲膿疱，內容充實而被膜緊張，乃失其痘臍，其大約如豌豆，周圍有炎性紅暈，且見浮腫。在面部等處，痘疱密集融合時，浮腫更擴大而示特異顏貌，尤以眼瞼及口唇等疎鬆部爲然，由是感痛楚，有至不得安眠者。就中特以指掌，及其他組織强韌之部疼痛尤甚。化膿之順序則與發疹之順序同。至化膿之極期則膿疱破而膿液排出，及乾燥而遺黃痂。化膿期普通約三日，乃入於乾燥期。（三）乾燥期。至第十一十二日從其發疹及化膿之同一順序而漸次乾燥，存於膿疱中央之液體漸次吸收，於是痘臍再顯，其次膿疱結黃褐色之堅痂，久不脫落，同時浮腫消失，黏膜之膿疱亦漸次消退。體溫於本期階級的遞降，至發病後第二週末復於正常，各種症狀亦消失，乃入於恢復期。（四）恢復期。至第十六日痂皮漸漸脫落，所謂脫痂期。（五）脫痂期。殘留紅色斑點漸變蒼白。眞皮被害之部脫痂最遲。脫痂後該部永留痘瘢，大如扁豆，圓形而略示陷凹，其甚者則貽顏面之醜形。在發疹期內，病人生命岌岌可危，須經過乾燥期後方可脫險。本症一度經患役後得終生免疫性，但未必皆然，亦有二度感染者，惟第二次之感染多爲假痘。預防天花，惟有播種牛痘，使獲得特異性免疫，近世牛痘盛行，患天花者已少，如遇斯病，其調理方法與發疹同，惟化膿期須側重補托耳。

（麻疹）

即痧子。初起有眼淚鼻涕，並且噴嚏呵欠，乃爲痧子之前驅期。繼此以後即發熱而欬不減，有欬甚至於嘔吐者，面紅目赤神氣昏沉，常默默寡言，此爲發熱期。發熱二三天即見疹點，在此時期最易變化，有順有逆。故初見點時可名爲傳變期。前驅期內欬嗽而見氣急鼻扇爲逆證。發熱期內熱高無汗面部鼻旁口唇發青者亦屬危險。至傳變期內則大便不可泄瀉，因痧毒必須從皮膚外泄，故紅點越多病勢越見輕減，若見泄瀉則病毒下陷，痧子不得出，以後就步步棘手矣。治法先發汗，次宜肺化痰，最後清熱，若見逆證，以救逆爲主，此其大略也。

（霍亂）

世俗所稱霍亂有寒霍亂熱霍亂乾霍亂等，其實包括夏秋間急性胃腸病及單純性吐瀉而言。本篇則指弧形菌所起之霍亂，又名撇形菌，此症初起，先有若干日或若干小時之前驅瀉後，症狀突然重篤，泄瀉頻數，一小時有十次以上，泄出多量之薄便，並無腹痛及裏急後重。初雖尚含胆汁，其後則無，爲無色水樣混有灰白色絮片，所謂米泄水便，無臭，其量極多，同時頻發嘔吐。病者因吐瀉頻作，體內水份損失極大，乃起劇渴，舌乾燥，病人呈特異顏貌，皮膚皺縮，眼眶陷沒，顴骨及鼻梁突出，此外手足厥冷，體溫下降，而直腸內則呈高溫。重者數小時後即脈伏，胸內苦悶，心悸亢進，呼吸困難，聲音嘶嗄，數小時內即有死亡之可能。預防之法，首宜注重清潔，夏秋蒼蠅最能爲本病傳染之媒介，撲滅宜勤。個人方面或預行注射霍亂菌液之預防注射，療法則用鹽水注射。以上爲西說之大略。證之吾人之經驗，霍亂初起，頭昏胸悶泛噁，是爲第一步症狀。繼則嘔吐泄瀉並見，有先瀉後吐者，有腹痛如絞者，亦有竟不腹痛者。（余雲岫先生曰，霍亂特徵爲無痛之吐瀉。但巢氏病原千金方皆有心腹痛之文，余先生以爲皆非今之霍亂云。）同時其指頭必冷，手足必自覺發麻，此爲第二步症狀。繼此以後則汗出如雨，手足多冷，手冷至肘，足冷至膝，此名亡陽四逆，爲第三步症狀。最後則舌强，語言不清楚，指頭螺門皮皺，唇色及爪甲都變紫色，須臾之間，手足抽搐，目暗無光，此爲第四步症狀。此時已不可救藥，一二點鐘許便氣絕身死。此病自始至終不過在數點鐘內，往往不及請醫，他病無如此急速，且以弧形菌能傳染之故，發則沿門闔戶，至爲可怕。此病治法，普通用行軍散，辟瘟丹，紅靈丹，蟾酥丸等，輕者均可取效，重症非大劑薑附不爲功也。

（赤利）

痢疾病原有二種，一爲桿菌性，一爲阿米巴蟲性。桿菌屬植物，阿米巴蟲屬動物。二者之外症，初無大異。凡急性痢疾，全身症狀重篤者，多屬桿菌性。至阿米巴蟲性則全身症狀大抵輕微，而經過極緩慢，往往反覆發作。惟僅就症候上分別，尚不能確定無疑。蓋阿米巴蟲性痢疾，亦有取急性經過者。而桿菌性痢疾，有高熱稽留，神識譫妄，作傷寒症候，而裏急後重與下利粘液不甚著明，甚至反見便祕者，若是者多誤診爲傷寒，此因桿菌侵犯之部在小腸而不在直腸故也。普過痢疾症候，爲腹痛欲大便不得，肛門內似痠似痛，又似燒灼，屢登廁而不得下，所謂裏急後重也。下則澼澼不爽，如膿如涕，其色或紅或白，腿脚痠疼，小便短少，此病重心在大腸。上及於小腸。有時上及於胃則有嘔吐不能食之症。世俗以不能食者爲噤口痢，惴惴自危。然有病至六七日以後呃逆者，其危更甚。凡發熱頭痛胸悶等，全身症狀重者病重，全身症狀輕者病輕，因全身症狀係菌之毒素使然。全身症狀重則毒重菌强故也。治療方法，初起有表症者宜先解表，傷寒之例表邪未罷者不宜先治裏症，故無論腹痛下痢如何急劇苟表症顯然者，即常兼解其表，不宜專治下痢此外排膿消積則用桔梗枳實芍藥，白頭翁解痢毒，木香治腹痛，當歸滑腸而補充營養，胸悶用黃連黃芩，腹堅則枳實，腹滿則厚朴，有食積則檳榔查炭。隨症施治，不能盡舉，惟屬虛寒者則例外耳。

（鼠疫）

本病由鼠疫桿菌之感染而起，一八九四年在香港流行。其時爲哀而心及北里氏所發見，爲粗短之桿菌。本菌遇六〇度熱則死滅，對於日光乾燥及藥物抵抗力極弱，對於寒冷之抵抗力强。故其流行於人間約在十月開始，至寒令而增盛，在一月二月達最高峯，以後天氣漸暖，即見減少。本病大抵爲直接的滴狀傳染，亦有爲污染物所介者，鼠族及鼠蚤爲傳晉本病之罪魁。本病初起，突然寒戰發熱眩暈嘔吐。前驅症不著，至多有全身倦怠食慾不振，頭及薦骨痛等，意識一時被侵，無慾矇矓，或呈苦悶不安及恐佈之狀，熱突升至三八至四〇度甚至四二度，略弛張。多數病人在第四至五日死亡。死前體溫激降，死後體溫多上升。幸而獲治則熱轉弛張而漸次下降，心臟及血管之症狀最顯，爲傳染病之第一位。脈數，初期允實，厥後小而不規則。面初潮約而後蒼白，眼球陷沒而硬固，舌乾燥而被苔，恰如佈以石灰之狀。其經過情形有種種不同，急者所謂電擊鼠疫僅數小時卽死，至多亦不過苟延二三日。至其治療方法，據內科學實無有效之良法，因來勢峻急，惟有用對症之療治，努力保持心力而已。此症古醫書上殊鮮記載，筆者亦無此經驗，惟中醫治病以症狀爲主，苟能明白病理，則臨症時自覺胸有成竹矣。

以上爲國際公法之八大傳染病，吾國於民七年由內政部公佈。吾中醫素主分科治病，白喉喉痧屬於喉科，天花痲疹屬於幼科，皆非內科範圍內事，惟西醫籍均列入內科學傳染病篇。可以內科醫生而不知傳染病乎。吾故曰，內科爲各科之基礎，不諳內科學，不足以治其他各科也。

[redacted]

缺页

南匯縣中醫師公會會員錄（續）

姓名	性別	年齡	籍貫	通信處
倪國楨	男	四〇	江蘇南匯	南匯東門外天福堂
倪學莊	男	二九	同上	新場包家橋北首陳衛生堂藥號
倪繼仲	男	二八	同上	三林塘中市
倪利龍	男	二二	同上	竹橋人壽康藥號
徐克勤	男	四〇	同上	橫沔鎮濟民藥局
徐雪珍	男	五五	同上	魯家匯徐同德藥號
徐守之	男	四二	同上	周浦孫小橋天德生藥號
徐錫鏞	男	五三	江蘇奉賢	新場鎮包家橋東街
徐長庚	男	五二	同上	大團鎮南市大街
徐鶴松	男	四二	江蘇南匯	魯家匯同德堂藥號
徐福田	男	四二	同上	魯匯鎮徐同德藥號
徐山舟	男	三九	同上	魯匯鎮沈天德藥號
徐永熙	男	三八	同上	魯匯鎮三德堂藥號
徐秉文	男	三三	江蘇奉賢	大團北市正章醫室
徐左一	男	三〇	江蘇南匯	魯匯鎮沈天德藥號
徐文卿	男	三一	同上	橫沔濟民藥局
徐子陽	男	二六	同上	魯匯鎮西新宅
你榮康	男	二五	同上	大團鎮新街口
徐德庚	男	二四	同上	南匯南門
徐崐樑	男	二三	同上	李家橋邵延壽藥號
凌步青	男	四〇	同上	四團倉萬年堂藥號
高若溪	男	三五	同上	新場洪橋北大街奚長生藥號
秦光華	男	二七	同上	下沙蔣洽昌肉莊轉交
桂炎生	男	三〇	同上	祝橋新中和藥號
翁超園	女	二七	同上	杜家行西南翁家港
夏守成	男	五七	同上	杜行永慶堂藥號
夏萬庸	男	二八	松江	三墩南市
張吉甫	男	六〇	江蘇南匯	竹橋新中和藥號
張延仁	男	三五	同上	江鎮張延德藥號
張滌初	男	四八	同上	祝橋大成裕藥號
張佐臣	男	四四	同上	同上
張增發	男	五二	同上	鄧鎮同德堂
張星園	男	四七	同上	祝橋大成裕藥號
張秉陶	男	四三	同上	南匯東門天壽堂
張叔梅	男	三三	同上	周浦鎮東八灶木行橋
張貴賡	男	四六	同上	祝橋人壽康藥號
張子葵	男	四一	同上	第五區樂善鄉五保一甲十戶
張炳英	女	二八	同上	周浦西蘇家橋中市
張介良	男	三八	同上	施鎮康永年藥號
張臣素	男	三八	同上	七灶鎮張臣素醫室
張榮伯	男	四七	同上	新場存德堂藥號
張福仁	男	三四	同上	下沙鎮中市大公堂藥號
張國楨	男	四二	同上	閘港金太生藥號
張福康	男	三二	同上	新場中市陳衛生藥號
張正卿	男	四七	同上	大團良心堂藥號
張宏明	男	二八	同上	同上
張月才	男	二二	同上	航頭鎮西市莊恆泰藥號
張崐才	男	三八	同上	瓦雪村東首仁美醫室
張瑞中	男	二六	同上	六灶鎮西市
張文昌	男	二九	同上	四團倉同涵春堂
張幼南	男	三九	同上	鶴沙鎮東市
陶泉孫	男	四二	同上	南匯南門大街八六號
陶斗文	男	二八	同上	江鎮張延德藥號
陶摩蒼	男	二八	同上	大團北市
曹桂馥	男	五〇	江蘇奉賢	大團鎮中市
曹琴舟	男	五一	江蘇南匯	南匯東門二三號

曹桂根	男	二七	江蘇南匯	船舫鄉九保三甲一戶
陳桐侯	男	四九	同上	江鎮人壽堂藥號
陳國祥	男	三四	同上	四團倉天德堂藥號
陳卿祥	男	四八	江蘇興化	六灶南市顧鶴齡堂
陳濟川	男	四七	江蘇南匯	新場南街楊社廟南
陳壽康	男	四四	同上	鶴沙鎮中市大公堂藥號
陳蓮馨	男	四二	同上	新場鎮南市揚輝橋
陳少良	男	二八	同上	楊思鎮中市益生堂藥號
陳士迪	男	二八	同上	新場鎮中大街
陳伯禽	男	三二	同上	新場飛雲橋天主堂
陳秉帆	男	四三	同上	江鎮張延德藥號
陳南行	男	五五	同上	周浦北市小雲台街實六車行
陳立言	男	四一	同上	大團良心堂藥號
陳國興	男	四一	同上	坦直橋天吉堂藥號
陳祥龍	男	三六	同上	周浦南油車弄一七號
康杰生	男	二八	同上	施鎮康永年藥號
康賓江	男	三六	同上	坦直橋天吉堂藥號
康成德	男	二三	同上	同上
陸剛	男	三二	同上	上海茄勒路志成坊二七號
陸仲衡	男	五一	同上	竹橋恆仁德藥號
陸石君	男	五四	同上	瓦雪村種福堂藥號
陸立夫	男	四二	同上	坦直橋中市大吉祥藥號
陸潤德	男	四一	同上	魯家匯天德堂藥號
郭純嘏	男	五〇	同上	祝橋恆仁德藥號
章灶貴	男	四三	同上	瓦雪村
黃佐卿	男	五三	同上	四團倉長生堂藥號
黃獨夫	男	三一	同上	四團倉北市
黃林森	男	二八	同上	三灶鎮西市天和堂藥號
黃質彬	男	五三	同上	坦直橋東北
黃柏生	男	四三	同上	新場北市洪橋南首張松盛南貨號
黃雅鎔	男	二八	江蘇南匯	江鎮張延德藥號
傅瑤璋	男	四一	同上	沈東鄉傅家宅
傅耀生	男	四一	同上	打鐵橋濟南堂
傅瑞眉	男	二六	同上	坦直橋鎮中市
傅稼初	男	四二	同上	召樓鎮
傅謹言	男	四一	同上	坦直橋中市新大吉祥
傅雪梅	女	三二	同上	沿船鄉四保七甲六戶
傅儲潔	女	六〇	同上	同上
傅湘麟	男	二八	同上	沿船鄉四保七甲八戶
傅益民	男	二八	同上	北六灶鎮東市延生堂
富德安	男	五二	同上	航頭鎮西市莊恆泰藥號
閔漢彬	男	三〇	同上	北六灶鎮閔氏醫室
閔子謙	男	三三	同上	同上
喬士昌	男	五八	同上	新場洪橋東大街
喬庚長	男	四九	同上	周浦西蘇家橋
喬恂六	男	三九	同上	四團倉大地春藥號
喬文秀	男	三七	同上	三灶天和堂藥號
喬百祥	男	三六	同上	第三區連橋鄉
喬亮臣	男	三三	同上	黃家樓夏喬慶德堂
喬慶南	男	三二	同上	魯家匯喬瑞記行
喬克文	男	二八	同上	泥城中橫港公大染坊
周鳳岐	男	四六	同上	黃家樓夏褚泰昌號
景維賢	男	五〇	江蘇興化	南匯東門外天竺堂藥號
嵇德鳳	男	三三	江蘇南匯	六灶東市嵇義太
湯谷蘇	男	二八	同上	三林車站長春堂
楊潤卿	男	五二	同上	裏三灶同成德藥號
楊福良	男	五八	同上	祝橋大成裕藥號
楊惠邦	男	二二	同上	同上
楊治安	男	五一	同上	召樓鎮餘慶堂
楊九如	男	三八	同上	祝橋大成裕藥號

楊靜芳	女	三九	江蘇南匯	鶴沙中市
楊季藩	男	三五	同上	同上
楊靜斐	女	三一	同上	同上
楊天行	男	三四	同上	瓦雪村種福堂藥號
楊浩奎	男	二五	同上	打鐵橋濟南堂藥號
楊大正	男	二三	同上	南匯黃鎮
葉湘帆	男	六三	同上	四團倉萬年堂藥號
葉義璋	男	五四	同上	祝橋大成裕藥號
葉士彬	男	四九	同上	新場鎮
葉菊人	男	三六	同上	三灶長春堂藥號
葉貞傑	男	二四	同上	祝橋大成裕藥號
董舜華	男	二四	同上	大團北市街門橋下塘王義隆
趙湘濤	男	五三	同上	三林塘泰和堂藥號
趙程蓀	男	二九	上海	召樓鎮俞贊醫師轉
趙國雄	男	二六	江蘇南匯	六灶鎮
劉漢軒	男	二四	同上	大團正章醫室
劉德裕	男	二八	同上	樂善鄉泥龍江河西
劉亦貞	女	五一	同上	坦直鎮協盛糟坊
劉品娟	女	二一	同上	同上
潘守廉	男	四六	同上	南匯南門
潘守誠	男	二七	同上	新場奚長生藥號
潘水心	男	二六	同上	南匯南門外大街一號
潘成章	男	三二	同上	三墩東北潘家宅
蔣友雲	男	四二	同上	航頭東市三立堂藥號
蔣保安	女	三一	同上	下沙中市大公堂藥號
蔡仲賓	男	五三	同上	新場洪橋北大街唐泰山藥
蔡賢芳	女	二三	同上	下沙鎮中市大公堂藥號
談伯餘	男	三一	同上	沈莊種德堂藥號
談佳餘	男	二六	同上	同上
厲漢賓	男	二五	同上	蟚蜞廟中市大街
衛隆州	男	三一	江蘇南匯	四團倉天德堂藥號
衛指村	男	三八	同上	杜行鎮東市永慶堂
衛秉文	男	四四	江蘇奉賢	大團一灶港
錢葆如	男	五一	江蘇南匯	召樓南市存誠堂藥號
錢可人	男	三〇	同上	新場南市
鄭賡蓀	男	三九	同上	孫少橋鎮河西
鄭少池	男	三三	同上	新場洪橋東街泰山堂
盧鎮夷	男	三一	同上	北六灶鎮南
儲乃昌	男	四五	同上	六灶鎮明壽堂藥號
儲乃康	男	三六	同上	同上
繆濟光	男	三六	同上	老港中市
鞠振平	女	三六	同上	南匯東門東潭子口
鞠容仙	女	三六	同上	南匯東門外東潭子
施志達	男	三二	同上	航頭三立堂藥號
施禮甫	男	四二	同上	南匯東門外老港西南施家店
施正平	男	三二	同上	閘港鎮河南
張澄清	男	四三	同上	江鎮永和堂藥號
張耐伯	男	四七	同上	同上
鍾秋心	男	二五	同上	黃鎮大德堂藥號
濮鏡清	男	三八	同上	南匯第二區騰鶴鄉
瞿葵君	男	五一	同上	新場包家橋南大街楊家廳
瞿庚槑	男	四一	同上	魯匯鎮
瞿公祥	男	二九	同上	江鎮張延德藥號
顧貫一	男	三五	同上	南匯談家店同萬春南貨號
顧新庚	女	三五	同上	祝橋新中和藥號
顧錦清	男	四二	同上	祝橋大成裕藥號
顧雁汀	男	三三	同上	同上
顧天祥	男	四七	同上	祝橋久昌紙號
顧璟伯	男	五〇	同上	樂善鄉四保三甲十戶
顧林根	男	二四	同上	蟚蜞廟天元堂藥號

顧立芳	男	四三	江蘇南匯	泥城角公大染坊
顧天白	男	五六	同上	大團顧正大百貨號
顧玉書	男	四五	同上	大團施相公街
顧贊平	男	四七	同上	談家店西南
顧德宏	男	四七	同上	談家店同萬春南貨號
顧小石	男	二八	同上	瓦雪村
顧吉甫	男	四二	同上	新場中大街
顧夢生	男	二六	同上	瓦雪村顧恆昌號
顧守之	男	三三	同上	南匯西門邑廟後
嚴煥純	男	五八	同上	祝橋大成裕藥號
嚴萃清	男	五七	同上	六灶灣顧鶴齡堂
嚴佐江	男	三一	同上	祝橋大成裕藥號
嚴福鈞	男	五二	同上	航頭鎮中市
嚴佑舒	男	四三	同上	航頭西市大源義南貨號
嚴守仁	男	四三	同上	萬祥鎮北市沈慶餘堂
嚴治安	男	三三	同上	四團倉同涵春藥號
嚴子光	男	三九	同上	鶴沙鎮東街
嚴亞平	男	三四	同上	三墩南市
嚴友僧	男	五五	同上	大團北市上塘大街
饒四明	男	四二	同上	沙泥碼頭北首
饒應陽	男	二一	同上	同上
饒立成	男	四三	同上	江鎮張延德藥號
龔漢聲	男	五六	同上	大團北市上塘大街
龔鶴鳴	男	二五	同上	樂善鄉疊橋北首
徐惠方	男	四一	同上	江鎮永和堂藥號
徐鑑千	男	三二	同上	同上
徐維慶	男		同上	南匯十字街成記醬園

以下最近入會

丁志明	男	三五	江蘇崇明	六團灣同壽堂藥號
王越人	男	二七	江蘇南匯	新場中市鴻盛烟紙號
王伯良	男	二九	江蘇南匯	四團倉談祥興糟坊
王月亭	男	四六	同上	馬廠鎮
沈谷平	男	三五	同上	大團東萬祥鎮
沈麃平	男	三二	同上	新場東張家橋
宋雨甘	男	三四	同上	坦直橋宋義興號
吳金保	男	三五	同上	魯家匯鎮
金子穀	男	五四	同上	馬廠鄉鄉公所
俞挺初	男	三五	同上	大團萬豐號
夏厚埜	男	二四	同上	新場東四灶港宣家橋
秦織雲	女	四六	同上	航頭鎮東市守白花廠
莊妙法	男	二九	同上	橫沔南市萬生堂藥號
高志鴻	男	三五	同上	黃樓鎮褚泰昌號
陳根標	男	三一	同上	萬祥鎮明德堂藥號
盛仲達	男	一八	同上	陳水關橋樂安鎮西首
馮更新	男	二六	同上	新場鎮胡鼎茂號
董家鈺	男	二九	同上	彭鎮保和堂
楊琴舟	男	五三	江蘇嘉興	陳家橋周同新醬園
鄔湘州	男	三六	江蘇南匯	萬祥鎮明德堂藥號
潘治平	男	四〇	同上	馬廠鄉鄉公所
嚴仲夔	男	三七	同上	大團同誠濟藥號
顧明東	男	四六	同上	泥城角中市利生堂藥號
顧海平	男	二五	同上	馬廠鎮北首
張四維	男	三四	同上	六灶長春堂藥號
嵇滄一	男	五〇	同上	六灶鎮嵇義太號
丁式仁	男	二八	同上	北蔡鎮大生堂藥號
王夢熊	男	三一	同上	魯匯鎮沈天德藥號
汪亮臣	男	三六	同上	張江柵天吉堂藥號
沈卓章	男	五六	同上	周浦鎮龔家弄
李伯英	男	六七	同上	北蔡鎮仁存堂藥號
李杏江	男	五二	同上	御界橋張天成藥號

南匯醫報

吳敬恒

南匯縣中醫師公會主辦

發行人 王正章　編輯者 陳桐侯 張延仁 姚子讓

（本報登記證在申請中）

復刊第五號

本期目錄

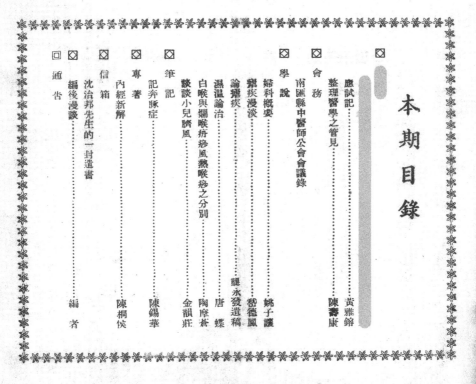

社址 南匯東門外三角街北首

中華民國三十五年十一月十六日出版

[redacted]

應試記

黃雅錄

上海區中醫師考試，已於十一月一至三日假座光華大學及中正中學舉行。應考者計一千四百餘名，其中以年青人居多，年逾花甲之老醫生亦有數人。筆者爰將應試始末，約略記之，以告同道。

三十一日清晨，我們一行八人，搭早車赴申，抵達後即歸寓東方旅社。考試之第一日，照規定六時三刻必須到場。因此黎明即雇車前往。冷靜之歐陽路上，車水馬龍，頓形熱鬧，而近邊之文具店，生意亦繁盛一時。比入場，已群賢畢至少長咸集矣。所考科目爲診斷方劑藥物，（第一日）約法選科國文（第二日），口試（第三日）七種。試場共分四處，各按號入坐，七時三刻，考試開始，於是各本學識，埋頭書寫，秩序井然，監考至爲嚴格，頗有違則即取消資格者。散場後，互談所作，愁喜之情現於容色。茲將各科試題臚述於後。

診學斷 1診斷以望聞問切爲主要試述其大綱。2寒熱虛實見於舌顯於脈有何標準。（以上任擇一題）3哮喘短氣形相似而實不同試述其要。4中年人臥床兼旬外熱不壯面赤肢冷脈小舌白便清應以何法治之。（任選一題）

方劑學 1何謂七方十劑。2華陀制方藥不過數味李東垣多至二十餘味孰是孰非各抒意見。（任選一題）3老年人素有痰飲忽然痰湧如泉汗出如油形如氣絕應以何法治之。4試述附子湯與眞武湯之不同。5有時寒熱往來有時熱多寒少有時日輕夜重應用何方治之。（任選一題）

藥物學 1藥有寒熱溫涼五味五色試擇其要言之。2化痰藥與鎮欬藥各有不同試述其意義。3發汗藥亦能解熱然究與解熱藥不同其理安在。（任選一題）4試將羚羊角犀牛黃麝香馬寶猴棗辨其眞僞。5黃芩黃連與黃柏性能之不同及其主治。（任選一題）

約　法 1中華民國主權屬於國民全體說。2人民選擇職業營業是否自由在何種情形下得以法律限止或禁止之請依訓政時期約法申論之。

選　科 1亢則害承迺制論。2風數行而善變論。

國　文

民族健康論

以上數題，選科較深，係採自內經，其餘各題並不十分困難，容易發揮，凡醫學具有相當根柢者，都能應付裕如。三日下午口試，分爲二十試場，由上海各大名醫主試。有秦伯未、朱小南、朱鶴臯、丁濟萬、吳克潛等諸先生。其間題均在醫學範圍之內。以余測之，此次應考同道，將來名落孫山外者，恐不在少數，然失敗者不必灰心，更須精進。錄取者不必驕矜，益當淬礪，宜以學術爲前提，毋以得失爲欣戚也。

整理醫學之管見

陳壽康

醫學之重要，攸關於民族之健康，泰西各國，莫不重視醫學。收各大學列爲專科。非得正式畢業執有醫校文憑者，不得貿然開業。獨我國自晉唐以後，咸視醫爲小道，儕於巫祝之流，等於星卜之輩，胸無點墨之徒，偶得數紙效方，即可爲人治病。甚至各承家技私相授受，人自爲學，家自爲教。當軸之於衛生行政，既漠不關心，而普通人民又鮮醫學常識，一遇疾病，委付庸工，見稍負時譽者，即相率盲從，其學問經驗之若何，胥不問也。黠者利用此點，於是專究應付病家之法，希圖沽名釣譽。故醫家之愈負盛名者，對於病理藥理愈覺茫然。即目不識丁之輩，亦能使求診者戶限爲穿。舉世滔滔，以生命爲兒戲，積重難還，遂成東亞病夫之國，可勝歎哉！今者抗戰勝利，天日重光，我賢明當軸，軫念民瘼，深知長此以往，醫學將無以自存，爰有考試中醫甄拔人才之舉，甚盛事也。鄙人廁身醫界，十有餘年，目覩中醫之腐敗，毋庸諱飾。若不亟謀整理，勢必遭天演之淘汰。爰略陳管見，願與當局一商確之。（一）舉辦全國醫師總登記。凡現行開業者，不論有照無照，均須一律受試，考試及格，方給書證。（二）各地普遍設立中醫學校。普通醫師，不得擅自招收學徒。即將來無醫校正式文憑者不得開業。（三）醫校課本均須一律，以免學術分歧。（四）每年由考試院舉辦中醫考試二次，俾一次不取得下期再考。（五）各地舉辦醫學傳習所，俾試不及格之中醫，得有補習之機會。（六）整理國藥業不得以僞亂眞，以免貽誤病人。以上僅舉犖犖大端，若論細則，仍須由當軸斟酌施行。或謂戰前所領執照，亦有正式官廳給與，安得無效。此實不然，夫國家不欲甄拔人才則已，如欲甄拔人才，非實行嚴格不可。凡戰前所領執照，是否皆由考試得來，實一疑問。且醫家愈負盛名，則其學術愈粗疎，此非臆說。曾記惲鐵樵先生有言，昔有西人某，至某名醫處詢以中醫診病以脈，然則脈之眞相若何。某醫答詞，乃答非所問，西人不得要領而退。度彼西人之日記中，必有一段甚可笑之文字。而某則揚言於衆，反謂西人訪道於我，社會人士不察，卒以名譽歸之，而某醫之名愈譟。然則所謂當世名醫者，其學術果能勝人乎。彼輩既工於應酬之術，人情世故。閱歷甚深，安知其不預攫官廳之執照以爲護身符乎。况値此喪亂之餘，人民遷徙流離，其有已領執照而遺失者指不勝屈。當軸既無補救之法，亦必強迫應試。同時領取執照者，其間有幸有不幸，未免厚彼薄此。揆諸情理寧得謂平。又我國中醫學校，向不得列入教育系統，學者多私相授受，遂致一知半解，擅作人師者，往往而是。貽誤後學，殊非淺鮮。其間雖不無青出於藍，然處方治病，非偏用寒涼，即偏用溫熱，未能得金元四家之特長，而先習其流弊，故今後中醫校之設立，爲不容或緩。而且必須普遍，以絕私人濫收生徒之弊，此則尤有望於當軸之提倡者也。吾國人口繁殖，醫界人才向感缺乏，以吾邑而論，人口多至五十餘萬，而已加入公會之同道，不過四百餘人，其間已領執照者，至多不過半數。此半數之同道，若考試被黜，而停止開業，則社會醫師益見供不應求，貽豈地方之福。故鄙意對於應試不及格之醫師，尤須設法補救，此亦當軸者應負之責也，鄙人不才愚夫，對於國家大政，不敢有所藏否。惟自幸處此民主時代，盡人有發言之機會，爰效芻蕘之獻，略陳固陋，以備採擇。

南匯縣中醫師公會第九次理監事聯席會議

八月十六日

主席　倪國鑫　紀錄　陶泉孫

報告事項　本會已領到縣政府第二號人民團體立案證書

討論事項　（一）請召開全體會員臨時緊急會議商討檢覈進行手續案　決議　定於九月一日召開臨時緊急會議由常務理事會負責召集之

第十次理監事聯席會議

九月十日

主席　倪國鑫　紀錄　陶泉孫

報告事項　（略）

討論事項　（一）中醫攷覈期近本會會員執照遺失暨無照者應如何協助辦理案　決議　推定倪理事長再赴上海中醫公會訪問參照辦理

第十一次理監事暨各分辦事處主任聯席會議

十月二日

主席　倪國鑫　紀錄　陶泉孫

報告事項　（略）

討論事項　（一）本會經費尚感不敷應如何籌備案　決議　咨請各會員踴躍捐輸每人至少補助一萬元以利會務（二）省中醫師公會行將成立籌備會本會應如何推定代表參加案　決議　推定倪國鑫張延仁楊季藩爲代表

第十二次理監事聯席會議

十一月六日

主席　倪國鑫　紀錄　陶泉孫

報告事項　（略）

討論事項　（一）依兵役法中醫師自在應征之例，本會會員合於壯丁年齡者不在少數，應如何請求緩征案．決議　由文書股擬呈縣府暨縣參議會，申請緩役。（二）據多數會員之意見，會徽必須製發，俾會員佩掛，以資識別案。　決議　通知各會員，補繳一寸半身脫帽照片一張，印發證明卡。（一）中央國醫館江蘇分館令募捐獻校祝壽，應如何辦理案。決議　向各會員籌募每人一千元，由會呈獻。

學說

婦科概要

姚子讓

總論

史記載扁鵲過邯鄲，聞貴婦人，即爲帶下醫，說者謂婦女病症，以月經爲主體，帶下指裙帶以下之病，非今之所謂赤白帶下等，殆即研究婦科病症之嚆矢，世傳張仲景雜病方論，婦女居其一，言月經病之治療甚詳，惜近代已不可得見，自陳自明婦科大全良方出，月經病之症治，始乃大備，特偏風冷，藥多溫燥，王肯堂輯女科準繩，武叔卿輯濟陰綱目，亦多依樣葫盧可謂無甚發明，近世所通行者，傅青主女科，張景岳婦女人規，沈堯封之輯要，陳修園之要旨，竹林寺之女科，王隱君之指南，葉天士之指掌，凌嘉六之折衷，張山雷之箋疏等，其於婦科病症，非不各有發揮，但或以次序紊亂，或以體例繁雜，學者苦之。歷來婦科學說，分列經帶胎產四門，而以雜症附焉，蓋婦人病之不同於男子者，惟經帶胎產乳陰等數項而已，醫宗金鑑所謂男婦兩科同一治，所異調經崩帶癥，嗣育胎前並產後，前陰乳疾不相同是也，時賢陳无咎謂『治婦人病與男子比較，無甚差異，所不同者，因男子之衝任二脈奚出，而女子之衝任倒入也，……明乎此理，然後可治婦科，不解此奧，無非隔靴搔癢，聰明才智，可謂高人一等，特婦科之專病有限，而婦科之變化無窮，例如四物湯統治調經，若經行寒熱則用桂枝四物湯，或柴胡四物湯，前者治其常，後者治其變，因治有變易，既與通常之調氣活血大異，又與尋常之麻桂解表者不同，吾師秦伯未謂『婦科雖屬專科，不可不明內科之一切方法，今人以爲婦科可以獨立，不免如坐井觀天，蠡管測海，其所見不廣，奚能盡變化之能事』其言足推倒一偏之見，而恍然於婦科之眞諦者也。

月經

經，常也，換言之，即女子經行月有常度，古者對月經之稱謂，有月事，月信，月水，經水，癸水諸名，月事乃一月之事，月信乃一月有信，正如潮之有信，至月水經水癸水等，以天干壬癸屬水，水即指經水，爲至陰之象，即所泄之汚濁也，據生理學言月經即性腺之內分泌，有新陳代謝之功能，今人謂月經爲卵子成熟之徵報，因卵巢之濾胞達破瓜期，則濾胞液增加刺激組織內之神經末梢，因反射而使子宮充血，濾胞遂破裂而排卵，子宮粘膜之毛細血管，因感刺激，遂致破裂而出血，排卵機大約每四星期，週迴一次，故月經亦隨之而行，此乃常態，倘反是則爲病，如卵巢機能異常亢進而先期來潮，卵巢機能異常遲緩之後期而至，惟其致病原因，大率由其他疾患誘發本病，亦有因本病而誘發其他病患者，如萎黃病，貧血症，以及各種急性傳染病等，致循環或血壓之亢進爲血熱，衰降爲血寒，或精神障礙而激動反射爲肝鬱，或因生理燃燒過烈而淋巴水份漸趨乾涸爲血虧，寒者熱之，熱者寒之，結者散之，虛者益之，俾適於平而歸於常，則月事應以時下，故有子，此外身體有老幼強弱之殊，秉賦有特異之質，尤未可拘泥經事前期爲熱，後期爲寒之肯定訓誡，蓋氣虛不能攝血，經亦先期，清涼自在禁例，血枯不能流溢，經亦後期，辛熱何堪勝任，倘初學時印象太深，臨症時必受拘束，而不僨事者幾希！

白帶

帶下爲女性生殖器分泌亢進而出膣外之總稱，乃婦科最常見之候，亦婦女多患之症，古諺十女九帶者是，內經云：『任脈爲病，男子內結七疝，女子帶下瘕聚，』良以任脈起於胞中，古人所稱胞中，即指子宮，帶下從子宮而出，其屬任脈無疑，若帶脈者束於半身之間，下不通於子宮，不能持爲確論，然證以局部分析，帶下屬於膣腔病與頸管病，仍覺有補充之必要，非獨任帶二脈已也，特中醫解釋病理，往往以五色配五行，此爲閉關時代之玄學理論，在現今無存在價值，然以歷代一脈相傳之經驗，與夫治療億萬人體實驗之經果，實有發皇之必要，即以帶下而論，古人不知分泌增加，一至陰道，混有膣粘膜上皮落屑，成爲白色乳狀液，而名白帶，或混入陰道內粘膜因分泌刺激血管破裂，混合排出赤色液狀，而名赤帶，然以色白屬肺，色青屬肝色黃屬脾，色赤屬心，色黑屬腎等空玄說理，我人誠可不必盲從，但按色投藥，未始非古人良好經驗，而未許一概抹煞，大抵本病初起之屬於實者，宜仿經旨通因通用之義，久久不愈而屬於虛者

中国近现代中医药期刊续编·第一辑

，務守塞因塞用之旨，此外或於止濇中略佐清瀉健脾之品，或於清瀉中略參固液殺菌之方，是在醫者權衡疾病之輕重，而對症施治也。

胎前

婦女妊娠時期，因生理變調所發之異常狀態，謂之胎前病，例如惡阻之由於子宮起反射性而令嘔吐，此外以胎體感受機械性之壓迫，則肺胃大小腸膀胱，均起官能障礙者，謂之子懸，靜脈血迴流不易，瘀塞於肺藏者，謂之子嗽，瘀滯於肌肉之間者，謂之子腫，靜脈血既迴流不易，腎臟機能亦受影響而尿液鬱滯，以致中毒者，謂之子癇，以上諸症，大多均以分娩後能自然就痊，不藥而愈；大抵胎之病，必有其因，隨因處治，故去其因，即去其病，去其病，即安其胎，內經所謂有故無殞，亦無殞也，景岳全書謂去其所病，便是安胎之法，但當隨證隨經，因其病而藥之，乃為至善，何如今人往往於妊娠嘔吐，不敢用半夏，胸悶不敢用枳殼，惟執白朮黃芩為胎前聖藥，此皆未能深得仲景方中多胎孕禁忌之品，反用以安胎之真諦耳！嘗攷金匱所載當歸散與白朮散，可謂胎孕期內療養方之最早見者，一以歸芍芎朮黃芩。而治生理機能之亢進，一以芎朮蜀椒牡蠣，而治生理機能之退減，故一主清，一主溫，是一則曰常服，一則曰養胎，則知胎孕之治，首須認識母體之偏盛而調之，非後世僅執胎前宜涼，更非僅以培養氣血，即認為胎前可治，胎元可固者比，吾師秦伯未曰：『通套之方，殊無安胎之能力，指某藥為妊娠所忌而畏縮不敢施者，必無診斷胎病之能力，』可謂言最有得，願學者心領神會之。

產後

產後疾病，大別有二，一因產後氣血虧耗而引起者，一因產後真元未復而遭受六淫七情之所傷者，故新產後調攝靜養，尤為重要，金匱云：『新產婦人有三病，一者病痙，二者鬱冒，三者大便難，』痙病以虛多汗出易中風，與產褥性破傷風相近，由於不衛生而傳染破傷風菌毒所致，鬱冒以亡血復汗寒多，實為近今之腦貧血，大便難以亡津液胃燥，係因直腸受胎體壓迫而起之一時性麻痺，明乎此，產後之治，即可知其梗概，倘因體虛而兼他因者，更當尤其所因，兼顧其正，與外感內傷之治，可以相參，又因新產而直接致病者，乃屬真正產後病，擁有特殊治法，（子宮膣部疾患）茲姑弗論，特世俗以產後通治，濫用生化湯一方，不問寒熱虛實，盲從生新化瘀，父以是傳之子，師以是傳之弟，相沿成俗，良深浩嘆，蓋產後誠如傅青主所云大補氣血為要，而陰虛火旺，肝陽多亢，雖惡露不行，少腹疼痛，而溲黃便閉，煩渴飲冷，是子宮發炎已波及於腸胃，治當清濕熱而參通便逐瘀，金匱下瘀血湯，可在選用之例，生化湯之溫升，尚堪勝任乎？時賢石芾南定新生化湯，於原方去川芎，炮薑，炙草，加益母草，丹參，益元散荷葉包煎，臨服沖藕汁童便各一杯，與生化湯一熱一寒相對，辨症用之，可無偏激，李中梓云：『用古方治今病，猶拆舊房建新屋，』醫者其宜三復斯言，固非產後一端然也。

瘧疾漫談

嵇德鳳

瘧疾一症，我國自來認為風寒暑濕所致。並有「無痰不成瘧」之口號。痰乎云者，氣道中之分泌物也，然則瘧疾一症，亦將列入呼吸器病乎，其實係一種體內寄生蟲之熱性傳染病耳。內經瘧論刺瘧兩篇，極不易明瞭，鄙人亦不能盡解釋，現節錄重要一段如下：「夏傷於暑，熱氣盛藏於皮膚之內腸胃之外，此營氣之所舍也。此令人汗空疏，腠理開，因得秋氣，汗出遇風，及得之以浴，水氣舍於皮膚之內，與衛氣併居。衛氣者晝行於陽夜行於陰，此氣得陽而外出，得陰而內薄，內外相薄，是以日作。帝曰，其間日而作者何也。岐伯曰，其氣之舍深，內薄於陰，陽氣獨發，陰氣內著，陰與陽爭不得出，是以間日而作也。帝曰其作日晏與日早者何氣使然。岐伯曰，邪氣客於風府，循膂而下，衛氣一日一夜大會於風府，其明日日下一節，故其作也晏，此客於脊背也，每至風府則腠理開，腠理開則邪氣入，邪氣入則病作，以此日作稍益晏也。其出於風府，日下一節，二十五日下至骶骨，二十六日入於脊內，注於伏膂之脈，其氣上行，九日出於缺盆之中，其氣日高，故日益早也。」就上文觀之，即可明白內經論瘧之觀念矣。（暑——熱氣——風水）為病之原因，此所以後世治瘧方之有祛風清暑論調也。其實風寒暑濕可為各種疾病之誘因，不足為疾病之主因，譬如有人被杖而傷，肌肉[illegible]，後用藥敷之而愈，將亦可謂藥能祛杖乎，杖則離體久矣，藥之與杖，如風馬牛之不相及也。「腸胃之外，皮膚之內，營氣之所舍，衛氣併居。」言病毒盤踞之處也。「得陽而外出，得陰而內薄。」言瘧疾之病理也。此，約從病之形能推想而得，以下為早晏之說明，令人更難索解矣。刺瘧篇中大旨謂十二經皆有瘧，十二經之症狀不同，可以定其何經之瘧，刺之則愈，亦即以其不同症狀，刺其不同部位，積其經驗，分爲十二經也。古人以瘧爲少陽病，徵之內經仲景均無明文，內經但言腸胃之外，皮膚之內，而不言少陽。仲景傷寒論少陽篇亦無瘧疾之病。少陽篇言少陽病之症狀者，曰口苦咽乾目眩，曰兩耳無所聞，目赤胸滿而煩者。曰傷寒脈弦細，頭痛發熱者屬少陽。曰轉入少陽者脇下硬滿，乾嘔不能食，往來寒熱，尚未吐下，脈沉緊者。與瘧疾相似者惟寒熱往來，及脇下硬滿而已。脇下硬滿未必是脾臟腫大，寒熱往來，與瘧之分清者亦不同，且脾臟腫大，他種傳染病亦有之，寒熱如瘧狀，太陽病亦有之，則瘧疾爲非少陽獨有之證，彰彰明矣。金匱要略瘧病脈證並治第四，有論瘧五條。第一條論脈象，第二條論愈期，第三條論癉瘧之病狀，第四條論溫瘧之病狀及其治法，第五條論牡瘧之病狀及其治法。不主風寒暑濕，陰陽營衞之病理原因。但敍述證狀，憑症用藥，此爲一大優點。有方六，皆平正可取，惟蜀漆散爲時師所不用，或以其無效耳。

西醫以本病爲由胞子蟲侵入赤血球之傳染病。在西歷一八八〇年爲拉凡冷氏所發見，後經露斯與葛拉雪等氏，證明瘧蟲在安俄斐雷蚊體中，發育至一定度，然後隨其刺螫入膚，傳染人體。其進入赤血球也。初甚渺小，名曰芽胞，後漸發育增大，形成色素，其初尚存有空胞之環狀型，後分裂爲桑葚狀，遂成爲多數分裂體之幼芽胞。所分裂之芽胞，離其母地，侵入他血球內，以發育繁殖矣。此爲分裂性生殖。又有兩性生殖，其裂體幼芽胞，一方行其裂殖。但最初含有色素，有特殊性，稱之曰生殖球。此種生殖球在人體內不能成熟，但被瘧蚊吸取患瘧病人之血液，以入於胃，即能成熟，變化爲大小二種生殖球，大者屬雌，小者屬雄。小生殖球之核，近邊緣處分爲八至十之突出線狀突，有活潑運動之小生殖體，亦即其精蟲樣也。與大生殖球相遇，即營交接以妊孕，其受胎之大生殖體名曰胚子。漸次成爲含有色素之卵囊。越六七日，生瘧蟲芽胞，至一定時期，遂破囊而出，爲無數之鎌狀芽，集中於蚊之唾腺，由螫刺而入人體之血液中，復爲裂體生殖如初。胞子蟲之發育，以攝氏十七度以上最爲適宜，故瘧疾在冬季自然停止傳染。惡性瘧疾之發育，更須較高溫度，故此病多於熱帶地方，又名爲熱帶瘧疾。胞子蟲在人體內增殖達一度後，則發病，原蟲形成之時，則發熱。其發熱之原因，主張不一，要不外由於原蟲分裂時所發生之毒素中毒也。又因原蟲種類各別，其成熟之時間有長短，故經二十四小時成熟者，則每日發熱。經四十八小時成熟者，則隔日發熱。經七十二小時成熟者，則隔二日發熱。若有同種原蟲異時侵入人體，交互營其生殖，則發熱之期於是複雜。如二重感染三日瘧，或三重感染四日瘧，則成每日瘧。二重感染四日瘧，則成重複四日瘧。有不同之數種原蟲同時侵入人體時，則熱型混亂，易與其他熱性病混淆矣。

以上爲西醫論瘧之大略，較內經瘧論刺瘧二篇易於明瞭。綜中西兩點以觀，可歸納之如次：（一）瘧疾未必盡是少陽病，因少陽病是各種熱性傳染病經過中之一片段，非瘧疾所專有也。（二）中醫以暑（熱氣）爲瘧病原因之一，西醫以本病爲由於蚊蟲傳染之胞子蟲，其說雖絕對不同，實則並行不悖。蓋胞子蟲之發育，在攝氏十七度以上最爲適宜，而蚊蟲又須在夏令生活也。（三）內經曰：「夏傷於暑，（中略）營氣之所舍也。」營者血也，此與西醫胞子蟲在血液中繁殖之說相脗號，在數千年前知之，確是難能可貴。（四）內經曰：「邪氣客於風府。」又曰「衞氣一日一夜大會於風府」，「邪氣」即原蟲分裂時之毒素，「衞」即體溫，「氣」即神經，此即指造溫神經中樞受毒素之刺激而體溫增高也。

論瘧疾

龔永發遺稿

瘧疾以寒熱有起伏而發作有定時爲標準，其病不離乎少陽，其原多由於暑濕，其種類有癉瘧、牝瘧、間日瘧、瘧母之別。癉瘧者熱多寒少，或但熱不寒，煩渴欲嘔，脈弦而數，舌苔黃膩，以白虎加桂枝湯治之。多寒少熱，或但寒無熱，腰背頭項痠痛，無汗，脈弦遲，苔白，是名牝瘧，（外臺引仲景傷寒論作牝瘧金匱作牡瘧）宜柴胡桂薑湯加減治之。寒熱往來，間日發作，發時頭痛胸悶，脈弦舌黃，是謂間日瘧，治宜柴桂各半湯。若夫瘧母，係由瘧久不愈，脾虛挾濕，結塊胸脇，金匱謂瘧病一月不差，此結爲癥瘕者是也，治之宜鱉甲煎丸。此皆瘧疾及治法之大略也。至於內經之論瘧，亦謂夏傷於暑，熱氣盛，藏於皮膚之內，腸胃之外，此營氣之所舍也，此令人汗孔疏，腠理開，因得秋氣，汗出遇風，及得之以浴，水氣舍於皮膚之內，與衞氣併居，衞氣者晝行於陽，夜行於陰，此氣得陽而外出，得陰而內薄，內外相薄，是以日作。蓋謂夏時熱氣盛，汗孔大開，至秋則奉收者少，秋令主收，乃因汗空疏而不能收，則遇風及浴，均可以成瘧。衞氣日行於陽，夜行於陰，邪氣介於陰陽二者之間，欲出不能，欲薄不得，因與衞氣値，則瘧發作，此所以逐日發作有定時也。（卽所謂半表半裏）其論間日瘧則曰：「其氣之舍深，內薄於陰，陽氣獨發，陰邪內著，陰與陽爭不得出，是以間日而作也。」其氣之舍深，謂病邪所居之處深而近裏，偏著於陰分。故曰陰邪內著。陽者衞外，陰者內守而起亟，今邪著於陰分，陽行而陰不與俱行則爭。故曰陰與陽爭。爭則有弛張，弛則伏，爭則見，故間日而作，其發作日晏與日早者，則曰：「邪氣客於風府，循膂而下，衞氣一日一夜大會於風府，其明日日下一節，故其作晏，此先客於脊背，每至於風府，則腠理開，腠理開則邪氣入，邪氣入則病作，以此日作稍益晏也。其出於風府，日下一節，二十五日下至骶骨，二十六日入於脊內，注於伏膂之脈，其氣上行，九日出於缺盆之中，其氣日高，故作日益早也。」此則從病之形能看出。衞氣卽是體温，從血中來，週行體內，如環無端，故不能指定其起點之處，惟有從形能上致察。瘧之始發，大都爲背先惡寒，或手先惡寒，則可指惡寒處爲衞氣之起點。故邪中於其處者，氣至中於其處而病。衞氣之所在，與邪氣相合則病作。故風無常府，衞氣之所發，必開其腠理，邪氣之所合，則其府也。瘧疾既標明其爲風與水，其中於人身能自移動，但邪氣之行緩，衞氣之行速，其相値之時，遂不能準時，故有日下一節之說。經曰，上行極而下，下行極而上，身半以上爲陽，身半以下爲陰，從陽入陰故曰晏，從陰出陽故曰早：是以瘧之日作者，爲邪半在表半在裏，同衞氣之行而發作。間日作之瘧，爲病邪偏着於裏，因陰陽相爭而有弛張，故間日作。或早或晏之瘧，爲邪氣與衞氣相値之故。此中國舊醫籍之論瘧也。其理玄奥，驟視之殊不易明瞭。若夫西醫之論瘧，其說與中醫絕不相同，西醫名瘧疾爲麻拉利亞，係由一種原蟲爲患，又有瘧蚊之傳播侵入人體而得。傳入後發病前之潛伏期，自三十六小時至二十一日不等。其爲病有間歇熱再歸熱兩種。間歇熱又分隔日間歇熱、惡性間歇熱、四日間歇熱三種，皆由微菌爲之作祟，此種微菌在人體中卽入赤血球，初時體甚小，其後逐漸發育，則佔全血球，至血球破壞，則菌成熟，成熟後分裂爲二，再入別個赤血球，逐漸繁殖，此菌每當分裂繁殖時，人體卽感不適而瘧發作也。又菌類不一，其成熟分裂之期有長短，故發則有日作、間日作、三日作之異。凡自身分裂之菌，謂之無性增殖菌。尙有雌雄體之球菌，由媾合而產卵者，謂之有性增殖菌。惡性間歇熱之發作，卽屬有性增殖菌之爲祟也。其謂瘧母，謂由久瘧不愈，脾臟腫大所致。因脾動脈生血栓，或竟栓塞，總由血道澀滯，與邪搏結而成瘧母。觀中醫之治瘧母，鼈甲煎丸方中有攻逐結血之品而可信。惟說瘧疾係由蚊蟲之傳染，則未必皆然，蓋瘧疾之流行，不在夏日蚊蟲繁殖之時，而多在深秋，且隆冬亦有，斯時蚊蟲，絕跡已久，何以亦能傳染，此亦可供研究者也。

亡友龔君永發，爲人沉默寡言，好學不倦，當二十六年本報初刊時，屢見投稿，頗得讀者首肯。祇以賦性剛介，不合時宜，醫名不出里閈，爲小學教員以終。懷才不遇，良可惜也。自日寇侵凌，鄉邦淪陷，龔君深惡漢奸之爲虎作倀，憤世嫉邪，時露言色，日盼國軍東來。抗戰勝利，詎料天不假年，遽於勝利之前一年夏間，溘然長逝。「死去原知萬事空，所悲不見九州同。」此放翁遺詩，堪以移吊龔君者也。今者勝利已得，天日重光，公會成立，醫報復刊，逝者雖不及親覩，九原有知，當亦破涕爲笑矣。前日偶於破紙堆中，檢得戰前本報未刊之遺稿一篇，覩手筆之猶新，悲廣陵之絕響，爰亟錄出，以誌鴻雪，藉慰幽魂。

桐侯附誌

濕温論治

唐蝶

濕温一症，四時皆有，非如春温之發於春令，冬温之發於霜降以後也。因土旺於四季，故不論何時，温病皆可挾濕，其病因乃由於內有積濕，外感温邪，醞釀而成。其症初起，頭痛惡寒，發熱神疲，骨節痠楚，胸悶泛噁，舌苔白膩而不燥者，宜以辛温透邪法，如豆卷，厚朴，藿梗，蔻仁，半夏，米仁等。如口渴舌燥煩燥不安脈形洪大者，此温已化熱，濕已化燥，當以清涼湯熱法，如銀花，連翹，黃芩，石膏，竹葉米仁等。若神昏譫語，濕邪蒙蔽心胞，宜用大劑涼解，參用芳香化濁法，如鮮生地丹皮石菖蒲石實丹紫雪丹之類。總之濕温一症變化莫測，宜隨時注意，對症下藥，庶不致誤。此症卽西籍所謂傷寒也，又稱腸熱病，日人譯爲窒扶斯。在其過程中可分四期，一開始期，二進行期，三退縮期，四痊愈期。過此四期，病可痊愈。當第二期內，病象危重，最高峯大有一日數變之概。最危險者爲腸穿孔腸出血，惟以靜以守之，冷以禦之，冀病情不變，至第三期，病象自可緩和也。病中對於飲食一類，須絕對注意，渣滓之食料宜禁，因渣滓之食料非但於人體組織無補，反有助於細菌之繁殖，故只宜飲開水或菓汁等營養品替代之，不使細菌有接濟，俾漸歸消滅。

白喉與爛喉痹痧風熱喉痧之分別

陶摩蒼

人生患病，最爲不幸之事，而喉痧一症，更爲可畏。因其病起倉猝，變化頃刻，有急不及醫，醫而不得其宜，卽有生命之虞。白喉，爛喉痹痧，風熱喉痧三種，今人往往亂稱喉痧，其實致病之原因症狀，與施治之方法，逈不相同，不能混視，茲分別述之。白喉每發於天時亢旱，或冬行春令，亢燥之陽，與肺胃之火，燔灼於內，又爲風溫疫癘之氣侵襲於外，本體不足。陰液乾枯，遇火燥之氣，過飲辛熱之物，血液變壞，營熱熾盛，阻礙其排泄作用，上竄咽喉，頗感惡寒發熱，或但熱不寒，喉嚨梗痛不紅，正見熱極似寒之狀，喉間卽發白點白片白條樣之腐狀，雖用力拭之，其腐不去，而少血出。急卽蔓延肺管（卽氣管支炎）以致聲嘶色脫，面青氣喘，或壯熱神煩，精神疲憊，酣睡昏迷，尤爲斯症之特徵，爛喉痹痧者，喉爛而見身發痹痧者也。亦多因風溫疫癘之邪，或陰寒肅殺之氣，及飲食不潔之物，外感內襲，觸動肺胃蘊熱，引起先天隱伏之毒，故喉爛而兼身發痹痧。其始起也，惡寒頭痛，膚紅肌熱，遍體斑疹隱隱，咽喉紅腫疼痛，甚至腐爛，其腐蔓延甚速，然腐鬆浮，拭之卽落而有血出，至於風熱喉痧，惟爛喉而不發痹痧，其症狀治法，致爛喉痹痧大略相同，不過症候輕耳。上述白喉，爛喉痹痧，風熱喉痧，各有原因與症狀之不同，故已簡述如上，茲將其施治之法，約略予以分別如下。白喉旣爲疫菌傳染，與乎亢燥之陽，合肺胃之邪蘊蒸而發，則不論其初起與否，應卽急以銀翹，射干，板藍根，清血解毒之品，兼玉女煎，鮮蘆根等甘寒養陰之味，用遏其上燔之勢，以救肺金。硝黃承氣，效釜底抽薪之法，以開逐其胃中瘀熱。再以枳麵杏麥導滯之品，輔清降之藥，和其中而火勢可息。口內用清鹽水頻頻漱之，以資清潔消毒。另以殺菌脫腐之藥撒之，使彼白腐，不致蔓延，咽喉漸漸通利，自然調理而愈。惟此症自始至終，忌用表散之藥，蓋表藥多助火而壯其勢，以致不治故有白喉忌表之說。爛喉痹痧，亦多爲風溫疫癘之邪，及寒邪陰淫之氣，感動先天之毒，而欲發之於外也。故其用藥治法，初與白喉適有相反之處。其始在咽喉結痺，腫腐遍體，痧瘄隱隱之時，必先解表透邪，如牛蒡解肌湯，或麻杏石甘湯之類，冀其汗出痧透，熱退身涼，喉關自寬，然後再以養陰清火，解毒泄熱，善其後而調治之，若因初治失表，或誤服寒涼，必致痧不外透，喉腐反增，毒陷淸營，法難挽救，故治爛喉痹痧者，必須先散後消。同爲爛喉之症，然失之毫厘，謬以千里，臨症之際，可不愼思明辨哉。

談談小兒臍風

金韻卅

臍風症，俗稱撮口驚，因爲症見牙關緊急，所以又叫做鎖口驚。此症發於六七朝的初生兒。鄉人談起此症，莫不驚駭。故有新生兒者，皆禁談「鎖」字，眞是毫無意義的事，竟有一般人迷惛不悟，因此引起爭論者，這都由缺乏醫學常識的緣故。業師楊靜芳先生，會幽默地說：「旣因一語而成病，則一言當可却病，求醫何必，怨天何爲」。想想眞是可憐又可笑。

「原因」由嬰兒生下斷臍之時，失於謹愼，以致水濕寒氣，由臍侵入，或收生手術不潔，當時附有汚穢混入血中，或斷臍之後，包扎不愼，或臍帶脫落過早受傷，邪勢內侵所致。總之，病原從臍帶而入，故名臍風。

「症狀」患者多爲初生旬內之嬰兒。初起時，先劇哭，顯不安之狀，驗其腹部，略有膨脹。繼感吮乳口鬆，二眼角至人中浮現黃光，再則口撮脣青，牙關緊急，舌強腫硬，尖生紅刺，啼聲不轉，及至頭項強直，全身痙攣，氣逆狀如飲泣，至此已挽救莫及，不須臾時，卽幽明異路。

「診斷」徵之牙關緊急，口撮脣青，舌強生刺，筋肉強直痙攣等，較易診斷。惟初起時只啼哭劇烈，吮乳不便，與口腔疾患相彷彿，須加細心察辨。

「療法」內服藥只取對症療法，佐以祛風平肝之品，如全蝎，姜蠶，胆星，牛黃，防風，獺肝等，均可酌用。舌腫强硬，用生蒲黃，蘇薄荷煎服，或漱拭，頗具卓効。外治以針刺風池一分，頰車合谷解溪各二分，亦甚有相當効力。又昔人夏禹鑄有燈火七十二燋法。然據經驗所得，功効如何，尙屬疑問。其他更有北里氏發明之血清治療，該藥內含破傷風抗毒素，但效力並不確實。近時亦有採用配尼西濂者，在未有確切實驗前，不敢妄自評論。

「豫後」當視經過時間短長，經過時間愈長，則豫後愈良。及潛伏期之長短，亦頗有關係。如在七日以內的，（卽初生七日內發病）死亡約占百分之九十。在九日以外發病者，約占百分之四十。發病之後，能延至五日以外，則病狀逐漸減退，每至旬日外，佈發風疹後，熱解病愈。

「結論」本病的確兇險，故亟宣預防。方法不出下列四點。

（一）浴湯必須燒開。

（二）剪臍帶的刀和紮線，須經煑沸消毒。

（三）包紮宣用消毒藥棉，不可用不潔淨舊絮。

（四）接生婆的手指，先以用肥皂洗淨，再用火酒揩擦。

上述諸點，雖然是接生的事，但病原都從不注意這幾點而得來的，倘能照此辦法，雖未敢說能絕對防止，但至少可以減少一部分，我希望臨產的人家，千萬注意。

筆記

記奔豚病

陳錫華

奔豚病雖散見於古醫籍，皆語焉而不詳，近人則鮮有論及者，余初疑近代無此病症，古人亦偶或見之，今則徒有其名而已。

十數年前，余體弱多病，消化不良，入秋而足冷，腹部時時脹滿，時欲小便，便清長，間亦作黃色，其後恆於夜半腹部忽然脹痛欲裂，余又有腦病，腹痕則必牽及於腦，於是耳鳴驟作，頭痛如劈，神魂飄蕩，痛苦難言，幸爲時不多，及痛止而醒，則在睡夢中也。翌日雖精神疲憊，然人莫知余病，余以其病神祕，心雖憂之，祕不求醫焉。惟因脚冷，時購玉桂丸服，因消化不良，仿枳朮丸意，購於朮枳殼泡茶飲之。久之足冷已，消化亦佳，腹痕亦不復作，今則腦病亦已愈矣。其後思之，腹脹欲裂者，卽古人之所謂奔豚也。奔豚病仲聖治以桂枝加桂湯，日醫湯本求眞氏於方下註曰：「桂枝主治沖氣上升也。」奔豚之主治，卽爲少腹沖氣上升。脹滿欲死，然桂枝平淡無味，不如玉桂辛烈而效速。余不識病因而治法偶與古合，得除夙疾，不可謂非厚幸也，余既痊愈，其後又見二人焉。

當日人入寇之明年，吾友王君烈繩，患肺結核，養病滬江，疾革回里，余往視之，語余曰：他無所苦，惟腹部時時脹痛欲死耳，而某醫日以硝黃桃仁輩攻之，痛如教。余危之，告之曰：君體衰若此，何能任此攻伐之藥，此蓋醫書所謂奔豚耳，因告以己所經歷。王君促余書方，因書桂枝湯，以玉桂易桂枝予之，一夜甚安，其伯母以余非掛牌醫生，甚不以爲善，明日復邀某醫，仍用硝黃，腹痛又作，又請余方，余爲邀饒君立成治之，饒與余意見相同，然初雖有效，繼而如吸鴉片，取快一時，終至回春之術，沈疴不起。

有某氏子，年方弱冠，咳且腹痛，人皆以爲肺癆，其母服工於余戚所設之工廠，知余略知醫理，請余調治，余見其欬嗆無痰，亦疑爲肺結核，告之曰：腹痛易治，咳則不易愈也。乃進培土生金法，詎翌日咳嗆大減，而腹痛如故，旋探悉其痛時，脹滿難忍，亦奔豚也，因於調胃藥中加桂予之，竟得痊愈。

余以所遇，悉心研究，以爲奔豚之構成，有兩種原因。一爲胃腸衰弱，一爲下焦虛寒。胃腸衰弱，何以作脹，昔者余嘗因消化不良，服備急丸數粒，泄瀉不多，少腹反脹痛難忍，一如奔豚狀，因知體力衰疲，體工恆起反射作用，而爲痛爲脹，余又因而悟本草人參治脹滿之理，而觀於患奔豚者皆消化不良，其爲胃腸衰弱無疑。又桂爲辛溫之藥，本草稱玉桂溫命門之火。當脹痛時服之，如響斯應，（余於王君病目覩）從藥效以推測病情，知其下焦必寒，而余當患病時，兩足常冷，尤爲明證。然觀王君之病，玉桂可以救急，而終不能起沈疴。則腸胃病尤爲主體，胃腸不健，病終無由愈也。（王君當時不能食）

余略涉方書，未嘗知醫，見吾友之夭折，心焉傷之，因略述所見，希當代醫家，共起研究，俾後有患者，幸免死亡，則吾友其猶生也夫。

桐侯按：陸淵雷先生金匱今釋云：奔豚係一種發作性疾病，患者多係中年男女，發作時先於小腹虬結成瘕塊而作痛，塊漸大痛亦漸劇，同時從小腹上衝至心胸，其人困苦欲死，俯仰坐臥飲食呼吸無一而可，既而衝氣漸降，痛漸減，塊亦漸小，終至病止塊消健好如常人，當其發作之時，一若命在呼吸者，其實自能平復。謂之奔豚者，狀其上衝如豚之奔突也。傷寒論曰：燒鍼使汗，鍼處被寒，核起而赤者必發奔豚，氣從少腹上衝心者，灸其核上各一壯，與桂枝加桂湯更加桂二兩。證治摘要曰：桂枝加桂湯治氣自少腹上衝者。藥徵曰：桂枝主治衝逆也，旁治奔豚頭痛發熱惡風汗出身痛也。綜上所說，奔豚之症狀甚爲明顯，桂枝治奔豚之功效亦甚確。含弟錫華所記三症，仔細研究，皆非奔豚，其自記腹痛治驗與某君咳嗽腹痛之症，雖腹部脹痛欲裂，然痛時並無瘕塊上升，考其症狀似寒疝，因爲寒疝故服肉桂而效，因其用桂而效，遂誤以爲奔豚耳。至王君烈繩之症，乃係肺癆病末期而變成腸結核者。當其寓滬西台斯德朗路時，余亦寓居滬西蒲石路。曾邀余診治，余逆知其無可救藥，故囑其買舟回里，此後症狀遂不相聞問。茲據含弟言投肉桂而腹痛甚安，乃因某醫誤投硝黃之後臟腑虛寒，容亦一時有效，然終無可挽回，若某醫則太鹵莽，不問病理，妄用硝黃，寧不犯虛虛之戒乎。含弟又言，胃腸衰弱，體工恆起反射作用而爲痛爲脹。此說良信，惟未必即爲奔豚。金匱有腹滿寒疝宿食病諸條可供研究。奔豚病之最重者，余曾見過，茲略述梗概。亡友張君麟書，與余爲幼同學而兼同道，爲上海徐麗洲先生高足。三十一年之秋，余方自滬回里，至陰曆九月初即來邀診，余與馬君景園同往。據以起病已將半載，其人素有嗜好，因宿食阻滯，大便不通，遽以大承認氣湯下之，下之數次，腹遂脹痛，以鴉片無效乃注射嗎啡針以止痛，漸至腹中寒塊，日益脹大，時由小而上衝心胸，發則甚劇，困苦欲死。當發作時，視其腹部高下不平作波浪形，按之則滿腹塊磊，俯仰坐臥，無一可者，起初猶間日一發，漸至每日必發，最後一日數發，不能飲食，飲食入胃，腹即大痛，大便閉結，與西法灌湯亦無效，其痛苦之狀，殊非筆墨所能形容，余與馬君雖識其症爲奔豚，顧無法可治，金匱雖有是症，殊無效方，因此謝不書方。逾旬而永訣，阮君其煜云：奔豚蓋沉重之胃腸病，因胃腸積氣過多而累及衰弱之心臟，遂發此症。余則謂張君之症，一誤於承氣之攻下，再誤於嗎啡之中毒，故其病異常沈重。當東漢之季，鴉片嗎啡尚未流行，張君之症，殆爲仲景所不及見者，故徧檢古書，殊無可治之方也。

長篇專著

內經新解（續第二期）

陳桐侯

古聖人之教（節錄素問上古天眞論）

夫上古聖人之教下也。皆謂之虛邪賊風避之有時。恬惔虛无。眞氣從之。精神內守。病安從來。是以志閑而少欲。心安而不懼。形勞而不倦。氣從以順。各從其欲。皆得所願。故美其食任其服樂其俗。高下不相慕。其民故日朴。是以嗜欲不能勞其目。淫邪不能惑其心。愚智賢不肖不懼於物。故合於道。所以能年皆度百歲而動作不復者。以其德全不危也。

病有內因有外因。內因者病由內而生。喜怒憂思悲恐驚七情是也。外因者病邪由外而入。風寒暑濕燥火六氣是也。六氣侵人罔不乘虛而入。故曰虛邪。凡生存於地球上之動物。恆能調節抵抗自然界之變化。普通六氣之邪。未必即能侵害人體而生疾病。古人心知其意。而不能爲之界說。以爲邪風之來。必有一種特別之物。以作用於其間。無以名之。名之曰賊風。昔吳又可以爲天地間之戾氣。其實皆指病原而言。當時去科學之世尙遠。細菌原虫學說。根本未曾發明。故語焉而不詳。以今日西說證之。『凡傳染病必有一種病毒。從病人身上傳到健康人身上。使健康人引起同樣的疾病。此種病毒。用顯微鏡照之。可以窺見許多極微小的機體。形狀不一。爲各種傳染病之病原。通常稱爲病原細菌。病人身上血液痰唾糞便等物。無不包容在內。細菌體極渺小。爲平常肉眼所不能見之物。何以能使人發病。甚至發大病而致死。此非細菌自身的力量。乃細菌所產生的毒素。大顯神通所致。毒素有包藏於細菌體內者。稱爲『體內毒。』此種細菌繁殖之際。有多數老菌死滅崩潰。其體內毒乃散出而爲患。另有一種菌。產生毒素。分泌到菌體外面。即混入人的血循環內。播送達於全身。發生種種全身症狀。是爲『體外毒。』又名『分泌毒』。此類病菌不必菌體崩潰。一經菌體棲息於人身。即能發菌。人體本有天賦的防禦抵抗力。故僅僅遇到細菌。不致一觸即病。傳染病的病原不外三因。一、是病菌。二、氣候。三、是人體的抵抗力。病菌果然厲害。遇着何種菌。即能發出何種病。但其餘二因。亦未可輕視。因爲氣候不適宜於病菌的繁殖時。雖有病菌。也不發病。人體的抵抗力充足時。雖有病菌。也不發病。必須三因全備。始能成病』。（以上節錄陸氏論醫集）然此猶爲觸接性傳染。與虛邪賊風無關。歐洲至十九世紀以後。醫學界對於傳染病原則之區別。分爲二種。一曰瘴氣毒性病。二曰觸接性病。所謂瘴氣毒性病者。以腐敗空氣。或含有腐敗毒之空氣。爲傳染病之原因。其說肇始於喜帕克拉推斯時代。此際皆以傳染病。原於空氣之惡劣。即瘴氣是。觸接傳染性分爲三種。一爲直接觸接。二爲間接觸接。三爲遠隔觸接。其遠隔觸接。在實地上每與空氣之傳播相混同云。由此觀之。所謂瘴氣毒性病者。非虛邪賊風而何。不謂歐洲近世紀之新發明。而吾國四千年前之聖人。早已徧教民衆。使家喻而戶曉。豈非奇蹟。上古聖人對于傳染病的原因。頗能識透。而且對於國家衛生行政。尤極重視。時時教民以預防疾病之法。非如晉唐以後之

中国近现代中医药期刊续编·第一辑

君主。絕不關心民瘼。舉世視醫學爲小道。昌黎所謂巫醫藥師百工之人。君子不齒者也。傳染病的病原既有三因。預防之法祇有二種。細菌不能預防。則惟有注意氣候與人體的抵抗力。氣候適宜于細菌繁殖之時。教人避之。故曰虛邪賊風。避之有時。疾病之來。由於人體抵抗力不足所致。人受環境之逼迫。引起種種煩惱。刺激神經。消耗血液。最能減弱身體之抵抗力。衞生之道惟有胸襟常抱恬惔虛無之想。不存妄想則心無煩惱。不妄作勞則身體健康。如此可以保全眞氣俾抵抗力時時充足則病菌不能爲害。故曰精神內守。病安從來。且人民若果懂得恬惔虛无。豈僅卻病。長可養生。何謂恬惔。恬靜也。惔安也。丹波氏云。『莊子曰恬惔無爲。淮南子曰靜漠恬惔。所以養性也。和愉虛無。所以養德也』。恬惔虛无則萬事知足。知足則常樂。反之則慾念無窮。徒自苦耳。佛氏有言。『三界輪迴愛慾爲因，有愛卽有生，有欲卽有苦。衣本蔽身。粗衣破納。無在而非適。因含濃厚之欲。遂致綢緞綾羅而不厭。食本療饑。菜根淡飯，無在而不飽。因含濃厚之欲。遂致宰殺生靈。海錯山珍而不惜。住本避風雨。草廬茅舍。無在而不安。因含厚濃之欲。遂致畫棟雕梁。高樓大廈而不足。慾無止境。造惡亦無止境，甚至沈湎酒色，沾染嗜好。狂躁惰慢。無所不用其極。犯者以爲樂。其實皆是苦。衆生顚倒。莫過於此。」（以上節錄通賢法師演講稿）西方學說。偏於物質。故衞生家亦注重物質之享受。以爲文明。不以佛說爲然。西說是科學。佛說爲哲學。竊謂治病之法。當用科學。而養生之道。則宜兼參哲學。若專求衣食住之精美舒適。遑論貧困者力不能辦。然每見身處膏粱文繡之中。而仍不免憂鬱惱怒者。何則。以人心未能知足故也。富貴如秦皇漢武。猶時作求仙之想。無窮慾壑。尙可塡耶。晚近世風日下。競爭物質之享受。於是上下交征利。患得患失之心。處處使人憂鬱惱怒。憂怒則臟氣必亂。藏氣亂則疾病生。此豈養生之道哉。佛氏所謂衆生顚倒也。惟上古則不然。人民受聖人之敎。皆安於恬惔。優遊自得而少貪慾。心無名利不生恐怖。出作入息。終日勤勞不覺疲倦。凡人愉悅舒暢則氣順。憂愁鬱怒則氣逆。志閑少欲心安不懼之人。未有不愉悅舒暢者也。故曰氣從以順。知足無求於人。雖簞瓢陋巷。飲水飯蔬。樂亦在其中矣。惟無欲之人。始能如願。故曰各從其欲。皆得所願也。是以雖食粗糲。亦覺甘美。短褐穿結。亦覺晏如。一人如是。衆人效之。故其俗可樂。貧不羨富。賤不慕貴。故高下不相慕。如此民風日樸。嗜慾不能勞其目。淫邪不能感其心。無論愚智賢不肖。各安本分。不受環境之誘惑。故曰不懼於物。是眞合於養生之道矣。所以能年皆度百歲。而動作不衰。以秉其天賦之全而無危殆也。言上古之人。年皆度百歲。而動作不衰。所以反襯上文第一節。今時之人。半百而衰也。可知今人之所以早衰。皆因不知恬惔虛无之故。世界物質愈文明。人類競爭愈烈。而貪汚之風愈熾。嗚呼。聖人不作。教澤常存。慾海茫茫。回頭是岸。然則本節經文。當作衞生之寶筏也可。當作渡世之慈航亦無不可。

信箱

沈治邦先生的一封遺書

（民國二十六年九月十日）

桐侯
延仁兩兄均鑒

六號醫報不出版，遷地辦公，公會事務，殆已完全停頓，想想偌大一個中醫公會，以五百多會員的力量，在此非常時期，竟沒有一點工作表現於社會，國家，那是我們中醫界根本沒落的原因，實在有些欲哭無淚，倒是在平時，對於頭銜的分配，各盡其靈巧的手腕以爭取，讓自己鍍金，裝洋，而死出風頭，我們中醫學術的默守陳規，給有識者們的蔑視鄙夷，實在都是自己召來的禍患。

再說得具體些，像十日開例會，到會的人，太半是來逛一趟，或者想來吃掉一頓夜飯，吸支香烟，想想二元錢一年的常費，太半消耗於此項無謂的浪費上，而主持者們不以此肉麻，而對於其他正當的開支，則又斤斤計較，不圖擴展，不想研究，團結，也是很可晒又可憐的事，所以我想，以後我們的公會，還想出露人前，非加以多方面的改革，多方面的創造不可。我們聯合幾個前進份子，不顧慮一切地幹去，務使公會自身，以及會員民衆們都受到實惠。

弟前次會建議組織中醫救護隊，以學識淺薄，未能成立，然亦足見中醫界的渙散情況，及自私的保守。弟意，現在「南匯醫報」既停刊，可改行「救亡醫報」，各地疫癘橫行，醫療爲前後方事務之一，此項刊物，可專載防疫方面的理論，經驗，及實施辦法。出版期最好爲一星期出版一次的周刊。至於量的方面，可儘量縮小，至多印十六開的一張，（現在之南匯醫報大小）數的方面，則至少須印三千張，蓋除分發會員外，還應分發給各地民衆及軍士，使我們的大衆，大家得到些防疫的知識，而所費恐怕也不見得比「南匯醫報」增加，你們以爲如何？今日同時發函與張近鷗先生，（叫景維兄轉）將此項提案，向他建議，如能認可，並希即速實行，兄等如以爲可行，務請會同去函說項，敦促，以使實現，並請站在一條線上，共同推行。

關於霍亂，敝處也有，圖治也頗棘手，大概十個要死九個，惟猖獗倒還好，現在把我對於此次霍亂的見解，體驗，方法，約略述說一下：

此次霍亂，眞假性頗混，在肢厥，脈伏，縮螺，吊筋的患者，吐瀉的東西，却感非常熱的，口渴欲飲冷的，有有汗如雨的，有無汗的，有肢不冷，脈不伏，不吐不瀉的。五花八門，眞弄得丈二和尚摸不着頭腦。你們診到的是不是這樣？你們當他眞性還是假性？還是濕霍亂，熱霍亂，乾霍亂呢？

我曾診一人，肢冷，脈微，頭微汗，足拘攣，音瘖，失聰，吐瀉感極熱，舌白，口渴欲飲冷，我給他用黃連湯法，黃連乾姜各一錢，桂枝五分，其他只是鎮吐，利水，舒筋之品，一服頗舒，吐止瀉未已，脈較起。二劑，吐又來，餘如前，三劑，脈起，肢能溫，吐止，瀉減，予以爲無礙，不意明午却死了。又一人，起病只二三時，肢已冷，脈弱，不吐不瀉，頭目昏瞀，予用芳香開洩，加活血如歸芍紅花，川芎之類，一服即愈。

予以爲治霍亂大別有三法，一、眞性霍亂用溫法。二、假性霍亂用涼法，或溫涼並行法。三、烏痧脹，（大概就是乾霍亂之類）用活血法，現在此三法，頗感覺窮乏而救不了人，你們用的什麼方法？還有別的方法嗎？

現在我們須得知道，全面抗戰發動的時候，即疫癘蠢動的時候，未來的大疫，或將大隊襲來，個人的知識，經驗，家技，恐未足應付無窮病魔的侵略，我很希望我們的同道，共同來研究，討論。紙短言長，書不盡意。

弟沈治邦頓首

沈君治邦。本邑航頭人，學識經驗，兩俱豐富，爲醫林健將。戰前襄助本報編輯，獲益良多。時値國軍西移，鄉邦淪陷，同志星散，會務廢弛，醫報停刊，沈君所建議的創辦救亡醫報，可惜沒有實行，至今心猶耿耿。今幸抗戰勝利，國土重光，而公會組織，亦已成立，醫報復刊伊始，不料沈君已歸道山，豈不痛哉！沈君所說，我們的公會，還想出露人前，非加以多方面的改革、多方面的創造不可。這是我們後死者的責任，萬萬不可忽略過去，凡我同道，務祈共同努力，聯合前進，庶幾可慰亡友於地下歟！

桐侯附誌

編後譚

二十年前，吾中醫界報章雜誌，如雨後春筍，極一時之盛。其內容記載，或刻意翻新，或專心守舊。其目的或爲營利，或爲鼓吹某種目標，或亦有眞爲學術商榷者，但居少數。大抵以營利爲目的者，利盡則停刊，以鼓吹爲目的者，鼓吹既得，或一年半載後無效則亦停刊，以商榷學術爲目標者，宜不致停刊矣。然而亦有中途停刊者，揣其故，非經費不繼，則經辦人有他種業務不克兼顧所致。此外因戰事而停刊者，則屬例外。以故十年之間，醫報雜誌風起雲湧，其記載與目的互相類似，而此起彼仆，未有繼續其生命至十年以上者。本報創於民國二十六年，僅出六期，時値日寇侵凌，國軍西撤，鄉邦淪陷，公會解散，同道紛紛避難。本報爲環境逼迫，不得不暫告停刊。今幸抗戰勝利，天日重光，公會成立，本報賴諸同道之扶助，得以復活，良深欣慰。至其內容，早爲讀者所洞鑒。會員瞻閱，既無利可圖，不向社會人士作宣傳廣告，又無所謂鼓吹。其惟一目的即爲與同道商榷學術。編者除應診以外不涉世務，得以專心任事。苟將來經濟不發生問題，則可以永不停刊。至於經濟問題，則有賴於同道諸君之熱心扶助矣。本報印刷費，照目前價格，每期需款三十餘萬元，而公會會員已增至四百餘人，以四百餘人而每月分任三十餘萬元之印刷費，似非難事。且公會成立以來，瞬經八月，會中成績，無所建樹。所差強人意者，賴有醫報爲同道交換知識耳。若再停刊，則公會不致幾於虛設耶。諸君出資扶助本報，即所以扶助公會也。願我同道，共諒斯旨。

編者

南匯縣中醫師公會通告　第九號

案奉江蘇省國醫分館函開　主席壽辰，中醫界爲響應獻校運動，應踴躍呈獻之。經本會第十二次理監事會議決，向各會員每人徵收一千元，請各分辦事主任就近收取，於本月底交至本會，以便呈獻省分館。又據此次會議多數會員之意見，會徽必須製發，俾會員佩掛，以資識別案。決議通知各會員補繳一寸半身脫帽照片一張，印發證明卡等因。准此仰各會員即日起補繳一寸半身脫帽照片一張連同獻金一千元，限本月底一併交到本會。勿誤爲要。特此通告。

理事長　倪國鑫　常務理事　張延仁　王正章

中華民國三十五年十一月十二日

會員通信錄本期暫停

南匯醫報

吳敬恒

南匯縣中醫師公會主辦

發行人 王正章　編輯者 陳桐侯 張延仁 姚子讓

（本報登記證在申請中）

復刊第六號

本期目錄

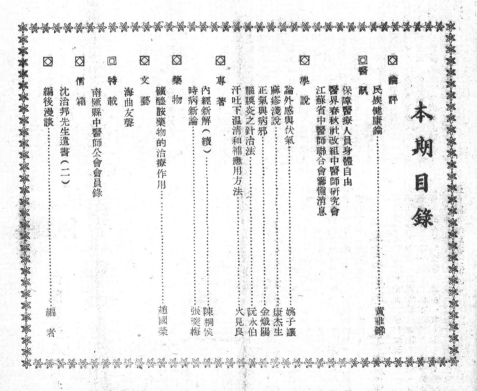

社址南匯東門外三角街北首

中華民國三十五年十二月十六日出版

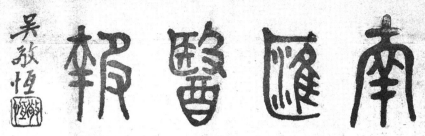

評論

民族健論康

黃雅鏘

國家之强弱，實繫於民族之盛衰。民族之健康與否，以醫學之興廢爲斷。試觀歐美列强，莫不以民族健康爲前提。政府提倡醫學，大學列爲專科，誠以人之疾病最足爲健康之障礙故也。夫人置身宇宙之間，外受六淫之侵，內有七情之擾，日食水穀煙火之物。稍一不愼，卽與疾病爲鄰，非病外感卽病內傷。不病於呼吸卽疾在腸胃。呻吟牀蓐之間，纏綿痛楚之苦。斯時也，欲求扶危拯疾，恢復健康，捨醫學莫能爲也。醫學之關係於健康甚矣哉。

吾國古代，民族强盛賴君相提倡醫學之力。黃帝岐伯，君臣問難而作內籍。伊尹相也而著湯液。周有疾醫之官。漢有求書之詔。其間名醫輩出，如雷公、俞附、伯高，少師、長桑、扁鵲、公乘陽慶、倉公、華陀、仲景等。技術之神，可以起死人而肉白骨。良以君相提倡於上，民衆胥視醫學爲重要。羣材蔚起，豈偶然哉。降及晉唐，爲君主者自私自利，絕不關心民瘼，醫學遂一落千丈。士大夫以習醫爲可恥。昌黎所謂巫醫藥師百工之人，君子不齒者也。自是以後，醫者儕於巫祝之流，屛諸道家之列。於是一知半解之鄙夫，多方守祕。陰陽五行之玄說，傳遍塵寰。士子則一領靑衿，萎靡不振。美人則凌波纖足，瘦弱可憐。舉世滔滔，咸以病態爲美觀，幾不知健康爲何物。積習旣深，致成東亞病夫之國，良可慨也。迨夫晚近，歐風東漸，科學昌明，學子則競習運動，疾病則從事預防，國家提倡衞生行政，似可使人民體格日益强盛矣。然較之古代民族相去猶遠。蓋徒恃物質之享受，而忽略精神與道德之修養，則亦收效難宏，故卒未及上古之人，恬惔虛無，精神內守，形與神俱，年度百歲而動作不衰也。上古人民，穴居野處，茹毛飲血，能戰勝自然環境，開闢錦繡河山者，全賴有堅强之體格耳。由是觀之，吾神明華胄本屬强健優美之民族。不意去古愈遠，世風日下，青年多沉迷酒色，徵逐於紛華靡麗之場，所以精神萎頓，體格日衰，或亦未必皆醫學之咎歟。今者勝利告成，河山光復，在英武元首領導之下，提倡舊道德，實行新生活，鍛鍊體魄，全國同胞，一致向建設之途邁進，得躋於强國之林，庶幾此後民族日臻健康。吾中醫素負保障民族之重任，自今以後，當力求改進，發皇古義，博採新知，務與歐美科學，並駕前驅，不特直接有裨於民族之健康，間接有關於國家之强盛，亦非淺鮮也。

醫訊

保障醫療人員身體自由

上海市參議會通過「請市政府轉飭警察局所屬保障醫療技術人員身體自由」一案。（理由）：醫生對於病家，莫不竭智盡忠，悉心診治，以求病人之痊愈，遇有因病情嚴重，治療失效而致死亡者，在所難免。然病人之家屬，每有因感情衝動，或別有企圖，向本市警察局所屬各機關貿然控訴，警察機關亦以偵詢關係，每將醫師及護士等驟加羈押。此種情形，醫士對於病家之死亡，如係過失致死，自有具個人對於法律上之責任。在是非不白，責任未明之前，卽將醫師護士等加以拘押，影響市民健康至鉅。（辦法）辦理類似此種案件之警察機關，應注意事實經過，切勿以病家一面之詞而加以拘押。如醫生有因過失致死之嫌，應飭原告人正式向法院提起控訴。

醫界春秋社中醫師研究會

上海醫界春秋社，歷史悠久，出版之醫界春秋月刊，早已風行海內外，該社在抗戰期中，停止工作，勝利後，業已呈准上海市社會局核准恢復，玆悉該社近又奉令改稱爲上海市中醫師學術研究會，海上第一流中醫學術界先進，均將爲該會之中堅人物，刻已積極籌備改組，地址仍在上海鳳陽路（卽白克路）西祥康里七十七號云。

江蘇省中醫師聯合會籌備消息

江蘇省中醫師聯合會業已着手籌組，於十一月廿一日假座鎭江中醫師公會，召開發起人會議。計到各縣代表，本縣倪國鑫，武進錢今陽，江都林芝庭，吳縣李雯林，南通喜仰之等，討論起草章程，籌備一切。推本會代表倪國鑫負聯合浦東各縣中醫師公會之責，定於十二月十二日召開第二次籌備會議，地址在上海云。

學說

論外感與伏氣

姚子讓

關於外感與伏氣這兩個學說，由於往昔醫藥作家的穿鑿附會，好高立異，執着偏見以炫人耳目，致使後來學者如墮五里霧中，茫然不知適從。

自從內經『冬傷於寒，春必病溫，』『冬不藏精，春必病溫』，僅簡單的說了二句話，究竟冬傷於寒，冬不藏精，爲什麼到來春不生別的病，而一定成溫？況且人身爲什麼有邪氣可伏的理由？以及邪氣究是伏藏在什麼地方？這幾個問題，在內經當然沒有充分的解釋，後賢要想闡發這伏氣的奧義，所以不惜唇鎗舌劍的興辯個論着，有謂伏於肌膚，有謂伏於少陰，於是成立了各家許多不同的學說。

大家知道，伏氣外感的兩種命意，已成了溫病上千古的懸案，因爲同一病溫，既有兩派不同的學說，於是造成了根本動搖的趨勢，那是事有必至，理所必然；這種理論，在遜清時代尤其盛行，自從葉天士以後，再有吳鞠通的溫病條辨，章虛谷的醫門棒喝，王孟英的溫熱經緯以及雷少逸的時病論，對於溫病的伏氣外感，其原因，病理，見症，治法，莫不各執一詞，道旁築舍，議論紛紜，不是岐黃復生，仲景再世的話，實無從分晰其孰是孰非！

清代醫者他們對於溫病研究，誠然下了不少功夫，也不能說對於中醫界沒有多大貢獻，此外也許竟有發前人所未發，不過拉雜說來，雖有經驗確實見地，可是從未有來統滿意的定義，來昭示人們，以打破數千年禁錮思想的鐵鏈，來弄個清楚，所以中國的醫學，憑你怎樣去潛心研究，終難逃脫那閉門造車的窠臼，甚至追到牛角尖裏去。

要明白我人所以有外感的成因，實基於外界氣候所加於人體的一種刺激，這種刺激，假使在健康人能加以適當的調節，也可無害，一旦人體偶因疏忽，才能遭受外界氣候來侵入的機會，使氣候失去本來的榮養價值，而反具使害的作用，以致人體所有防禦設置也就是所謂體工，勢必對於這種非生理的外來病害，加以抗禦，同時生理各部分因此擾亂所致，乃現爲病象，這是外感病最初的基本成因，也可說解釋任何外感病病理的唯一原則。

推此而論，我人可知道要是不病外邪則已，[illegible]立刻會加以抗禦，換句話，就是一經感邪，自必立時發現病象，若內經中所載冬令感受寒邪，伏藏於少陰，或肌膚裏面，待來春發爲溫病的話兒，憑你牽強附會去解釋，不但在理論上有些不通，而且在事實上絕無僅有，所以伏氣兩字，已有根本動搖的趨勢，是很顯然無疑。

雖然，一個人要是有了外感，沒有不生病的道理，但是我們同時也可以承認病菌在人身上有潛伏的可能，例如小孩子痧痘成年人的瘧疾梅毒等這些病在潛伏期內，病菌存在我人身上，也有要經過若干時間，甚至像梅毒的潛伏期，長久的有一二十年的，待勢力相當以後，始行發病，這樣說來，似乎同伏氣之說頗能吻合，不過我人衛能知道病菌的散佈，到處皆有，最清潔一立方糎空氣中，當有不知千萬，在這可怕病菌的瀰漫包圍之中，除了不呼吸則已苟一呼吸，那病菌就會吸入，但是我人更能泰然不覺，果然顯是體工自有不斷撲滅的功能，否則說得嚴格一些，倘病菌真也有機會潛伏滋長的話，那是必定因爲體質的虧弱所致，所以病菌的盛衰，體質能夠控制所以病菌處於無關緊要的地位，疾病的主要因素，還是在體質的本身。

因爲體質對於疾病的重要性，細菌的潛伏更不足替伏氣張目，而適能反證伏氣兩字，不妨認爲病者自身有不健全的遠因，致導成今日的感邪，正如柴桂所設的抽絲剝繭，層出不窮，或是纏綿難愈，或是一病即因的，這一類的病，既不能認爲伏氣所發，真切的說；是因着體質環境，和種種的關係，而所感受了的外邪，比較厲害比較惡性，一到了人身，立刻潛佈到人體各處，所以服藥汗出之後，似乎熱退，但實際上病邪並未完全撲滅，所以又再作身熱了。

從理論的立場同時換諸疾病的實際當然還不能這樣簡單的來解釋，除了自身體質的不健全，爲造成此病的重要因素，此外外感疾病，也不僅單純的由於外邪，可以想見，不過伏氣云云不妨姑以體質的強弱作爲發病的動機。

況且溫病爲春夏間的時令病，初病的時候，自更不能違反一般外感病惡寒，頭痛身熱，欬嗽，口渴，骸疼的基本方式，惟我人同時所應知道溫病以時令由冬入春，氣候由寒轉溫的影響，人感受了或病或不病的緣故，實人體表層的防禦設置，偶因疎忽受風以外尙有導成的遠因，多半屬學理上有所欠缺，當冬令閉藏，攝生方面，偶一不愼，違反保健原則，先傷其生生之氣，一到春天環境變換，以致本身生氣不能去順發陳的作用，惟其正氣先已內虛所以不能感受氣候的威脅而成病，就是內經上也無嘗不是說人當冬令嚴寒的氣交中，不能養藏以奉生，反而傷及正氣，使氣亟奪，至春乃有病溫的可能啊！

至若雷少逸偏伏氣之理，力闢陳劉之妄，也可說盡信書不如無書，雖閒有獨具隻眼處，可惜開首即說；『據豐刻證經驗，春時之伏氣有五，』而不說『春時之溫病有五，』先生天資高邁，也會受其蒙，不正其訛，弄得晚近一般時醫們，因此溫病的治療，競尙涼膩，石斛生地，算是家常便飯。

總之，伏氣溫病的名義可存倘泥伏氣就是伏邪，那斷乎不可，要知道中醫學說每多因果顚倒此略舉其一例！以供同道們的檢討。

麻疹淺說

嚴杰生

麻疹俗名痧子，爲小兒流行時病，乃八大傳染病之一。其原因係胎毒內蘊，而待適合病體之時邪誘發，非外感寒熱可比者。每逢春冬之交或秋初之際，天時寒暖不常，兒童初受外感，總則引動伏邪，而發爲遍體顆粒色如雲朵之疹。究其病灶，在於肺胃，故治療亦不離乎二經。發疹時期人大約可分三個階段，茲略述如下：「初期」爲麻疹未發之前，而發現寒熱，頭痛，咳嗽，鼻流清涕，嘔吐，泄瀉等症狀。與流行性感冒相類。所不同之點，往往有眼胞浮腫，淚水汪汪，噴嚏呵欠等症狀，是爲前驅期之特徵。此時藥用辛涼透解，如豆豉，薄荷，蟬衣，象貝，桔梗，牛蒡，赤芍，連翹，山梔，荊，防，葛根等等，無汗者可用麻黃。重要在發散外邪，透解蘊毒。「中期」，發熱四五日，痧點已佈，顴紅目赤，口渴舌絳，甚則神昏譫語，此爲表邪外散，而熱毒內熾，治當清熱解毒，用黃連黃芩銀花連翹竹葉石膏知母蘆根等味，主在清肅胃熱。「末期」爲痧點透發而漸收，熱退身涼，別無病苦，惟神疲嗜臥胃呆便溏等虛弱症候，宜養陰扶正，如洋參，石斛，花粉，山藥，扁豆衣，青蒿，鼈甲，（便溏者忌用）歸身，生地，穀麥芽等。倘若收後咳嗽有增，胸腹痞悶，煩燥嘔噁，手足不溫，此乃痧毒未盡，仍當繼續外發。或夾痘夾瘖，或紫斑[illegible]等。不易一次發盡，三次四次不等，此因病者體氣薄弱，或失於宣散，毒邪深伏，未能悉數排泄，此時仍當宣透或補托，須審症施治。凡麻痧順者易治，有不藥而愈者。逆者難療，變症百出，如閉而不發，發而不透，或乍發即收，收而復發，以致釀成氣急鼻煽，痰喘肺炎，神昏譫語，手搐項强，舌卷囊縮等種種危候。致於治法，溫清和補，全在臨機應變也。

正氣與病邪

金燦陽

正氣者養生之氣也，即人體之抵抗力。人體抵抗力充足時，雖有外邪不能爲害，苟正氣違和，外邪乘虛侵襲，斯病作矣。內經所謂邪之所湊，其氣必虛是也。人體內最重要之物爲營衛，營爲血，衛爲氣，營行脈中，衛行脈外，營衛皆有抵抗力，遇外邪侵入時能起反射作用以爲抵抗。衛居營外，有保衛之稱，即今人所謂體溫。人當汗出之際，驟遇外界冷空氣侵襲，淺層動脈即起收縮，汗孔密閉作惡寒之象，繼則體溫起反射作用，奔集外層以爲抵抗，由是體溫增高。治法[illegible]正氣，使[illegible]皮膚[illegible]，[illegible]熱自退，熱已退則病理機轉復於生理機能，抵抗力自然[illegible]足，[illegible]爲患亦僅矣。[illegible]正氣[illegible]，[illegible]，[illegible]足，與腸胃之消化力俱全時，[illegible]不[illegible]，[illegible]正氣[illegible]之。病有[illegible]，凡正氣不[illegible]，[illegible]內經[illegible]云邪之所湊其[illegible]，又云[illegible]則虛，[illegible]則實，此[illegible]，[illegible]症當補，補其正氣，[illegible]病邪，實症當攻，[illegible]病邪，[illegible]正氣。前者因扶正即所以驅邪，後者乃除邪即所以安良也。治病之法，[illegible]別正虛邪實，虛實既明，然後從治施治，雖不中亦不遠矣。

腦膜炎之針治法

阮永伯

腦膜炎一症，中醫謂之疫痙，西籍則列入急性傳染病。其流行之烈概可想見。憶民七年冬，値歐戰方酣之時，曾流行一次。彼時西藥除血清外，尙無特效化學製品。而中藥方面，雖中有對症之方，然當時各家，因疫病之來疾如閃電，每每不及準備。是以夭殤者甚多，偶[illegible]之不勝長嘆。以後如十八年春二月，三十三年春三月，爲疫痙大流行之時。其症候爲頭痛，項强，角弓，反張，甚則痙厥神昏，瞳孔散大，壯熱肢冷等。病情各殊，治法不一。本報復刊第一期陳桐侯張延仁二先生，對於是症之病理療法，論之綦詳，洵可助同道切磋之益。惟予治此病，常參用針刺療法。謹將一得之見，錄述於次。（一）治於頭痛項强針法　風府（項後髮際寸一）　腦戶（枕骨上强間一寸五分）　瘂門（風府後五分）（二）治痙厥氣逆及血液循環障礙針法　陰交（臍下一寸）　氣海（陰交下五分）　合谷（在大指食指間陷處）上列諸法，專作臨時急救之用，能期速效。至若結邪養正清神熄風等，當非藥石不爲功矣：

汗吐下温清和補應用方法

火見良

病症萬端，藥方千變。自傷寒論一百十三方之後，方書繼起，汗牛充棟。雖浩如煙海，然歸納之不過汗吐下温清和補七法而已。應用之法，首在辨症。辨症之方式甚繁，若提綱挈領擇要言之，不外標本表裏寒熱虛實八診而已。吾人果能與此等處融會貫通，雖不能百治百愈，最低限度，亦不致發生錯誤耳。大抵感冒初起爲表症，當汗之。治以麻桂等方，則束於肌表之風寒，得隨汗而解。病邪入內，聚於胃腸，是爲裏症，法當下之，用承氣湯攻下，則邪熱可由糞便而排洩矣。病在胸次之間，胃脘之上，是上實也，當吐之，可用瓜蒂散之類，所謂在上者因而越之是也。若寒熱往來，是邪在半表半裏也，則當以小柴胡湯和解之，俾外寒解而熱清。邪熱壅盛，體温高而脈數者，是陽明熱症也，法當清之，芩連白虎之類主之。至於寒濕停滯，中陽不運，是寒症也，法當温之，捨四逆理中輩不爲功。至於病邪既去，正氣衰弱者，則非補不可，乃參芪歸芎等藥之責任也。此爲七法應用之大略。然治病之道，診斷爲先，必明乎八診，然後可言治法。至於方制之分大小緩急，用藥之有君臣佐使，雖古方在手，亦當衡量病情，斟酌損益，能用古方而不泥於古，斯可謂善於處方者矣。

經驗良方

治嘔血效方

邱少峯

治嘔血用生附子麝香帖湧泉穴，則血可以不復上行。湧泉穴在脚底心，須略略偏前，按之宛宛低陷者是也。左右脚同，通常只貼左脚。然有一種嘔血，來勢極暴，病家延醫不免略遲，醫到又不免略遲，意有血如潮湧，無論何藥，措手不及者，蓋血湧盡則脫，最是危險，此時可慮，不論誰何男子溺尿一碗，予服，則其血立止。嘔血數口之後，必略停頓，乘其停頓予服也。有童便最佳。

長篇專著

內經新解（續）

陳桐侯

眞人至人聖人賢人（節錄素問上古天眞論）

上古有眞人者，提挈天地，把握陰陽，呼吸精氣，獨立守神，肌肉若一，故能壽敝天地無有終時。中古之時有至人者，淳德全道，和於陰陽，調於四時，去世離俗，積精全神，游行天地之間，視聽八達之外，此蓋益其壽命而强者也，亦歸於眞人。其次有聖人者，處天地之和，從八風之理，適嗜欲於世俗之間，無恚嗔之心，行不欲離於世，舉不欲觀於俗，外不勞形於事，內無思想之患，以恬愉爲務，以自得爲功，形體不敝，精神不散，亦可以百數。其次有賢人者，法則天地，象似日月，辯列星辰，逆從陰陽，分別四時，將從上古合同於道，亦可使益壽而有極時。

黃老之學，盛於漢代，內經托名黃帝之書，故其文多涉道家養生之言，註家又附會其說，望文生義，遂致荒誕不經。如王冰註云，『眞人謂成道之人也，眞人之身隱見莫測，其爲小也入於無間，其爲大也徧於空境，其變化也出入天地內外莫見』。徐鍇曰，『眞者仙也』。丹波氏云，『說文眞仙人，變形而登天也』。前賢對於眞人之見解，莫不以爲非仙即怪，而王註尤故神其說，描寫眞人竟像西遊記中之孫悟空。小說慣會憑空虛構，而將內經亦如此註法，寧可通乎？殊不知本篇以下皆黃帝自述所聞之語，黃帝口聲中之上古，當是洪荒邈冥莫定年代，僅據故老傳聞之粗迹，故開口即曰余聞上古云云。鄙意眞人至人猶是人耳，謂之眞人者，以其天眞爛漫，一舉一動皆出天然本性，而無絲毫機心者也。孟子曰：『堯舜與人同耳』，眞人至人豈有異哉。蓋洪荒之世人跡稀少，穴居野處生活簡陋，穀食煙火均未發明，所賴以果腹者惟草木之果實。榛榛狉狉與鹿豕遊與木石居，人無忤於獸獸亦無忤於人。因爲智識未開，故一舉一動純粹出於天然本性。雖不解衞生，但其舉動却處處合於養生之道。不衣不履而對於自然界之變化頗能調節抵抗，虛邪賊風不能爲害，嗜欲淫邪不能誘惑，天地陰陽如在其掌握之中，故曰提挈天地把握陰陽也。呼吸精氣獨立守神云云，張氏類經引用許多道書爲證，鄙人未能盡解。鄙意人在空氣之中必須呼吸，吸養除炭吐故納新爲動物天然本能。渾渾噩噩人獸雜處之世，環境之誘惑人心者殊少，色聲香味觸法不足爲眼耳鼻舌身意之累，六根清淨，神不外散，超然世俗之外，殊非後世子孫所能想像，故曰呼吸精氣獨立守神也。又其人穴居野處露宿風餐已成習慣，身體對於自然界之變化，抵抗力特强，故曰肌肉若一。以上雖推想之詞，然揆諸實際殆不能外此。又吾國自黃帝之世始立史官始作甲子，一切文物乃有可稽。黃帝以前文字未興歷算未備，人民不知年月，其年齡修短固不能以歲月計也。而以露宿風餐之故體格特强，民無夭札，故曰壽敝天地無有終時。壽敝天地非長生不死之謂，敝者盡也，謂克盡天年而不知何時終也。不然自古迄今，五帝之聖而死，三王之仁而死，五霸之賢而死，烏獲之力而死，賁育之勇而死，死者人之所不免，處必然之勢。讀隨園老人詠盤古塚詩云：『數典更無前輩在，留墳似與後人看，不將死例當頭定，世上紛紛事更難』。觀此雖盤古亦不能不死，而成道登仙之說附會無稽矣。

自地球上有動物以迄茹毛飲血之世，中間不知經過幾千百萬年，動物生息漸蕃，草木之果實不足以供人獸之分食，漸致人獸爭食，繼則鳥獸食人。人體雖然彪竟敵不過披毛戴角者流，而腦筋之發達則遠勝於其他動物。於是黠者開始教民田獵。人獸乃成仇敵而茹毛飲血寢皮食肉矣。歷史由是演進而為漁獵時代。斯時人民生活厥狀至苦，為饑餓所迫不得不與鷙鳥猛獸相搏食，體力不敵則利用腦筋，製造兵器，思量種種制勝之策，射飛逐走筋骨疲勞，勝負之際生死繫之，勝則得食，敗則身為鳥獸之糧。由是恐懼忿怒之心以起。內有七情之擾，外則勞形於事，疾病乃不能免，性命日臻危險。舉世滔滔，壽命日促。欲求如太古時代之眞人不可得矣。惟僻壤窮鄉草木繁植人群罕至之處，間有一二人寄跡於此，果腹之糧沛然有餘，無事與鳥獸爭食，故其思想純潔，體格堅强，疾病不侵，優遊歲月，不動殺生之念，不萌攘奪之心，是為涵德全道。天熱則茂林避，嚴寒則穴居就溫，是為和於陰陽調於四時。不與群衆為伍，獨得天賦之全，此所謂去世離俗積精全神也。若是者其舉動與眞人無異，故謂之至人。至者極也，極養生之能事者也。夫至人猶是人耳，無縮地之方，無飛翔之術，所謂遊行天地之間者，謂其心無罣礙如野鶴閒雲無往而不適也。至於視聽八遠之外，則更非順風耳千里眼之流。蓋茹毛飲血之世去洪荒時代已遠，人類恃其腦筋之發達，嗜欲漸繁糾紛日衆。獨至人舉動超然物外與世無爭，其識見高人一等，眼光獨遠，故日視聽八遠之外也。如此胸無煩惱恬愉自得，其壽命特長，故曰亦歸於眞人。謂其亦能壽敝天地也。

降而至於中古，人類漸有宮室衣服之享受，智識愈見發達。體格日漸低降，人壽日益短促，眞人至人不復有矣。所謂聖人者，謂其已盡衛生之能事，但限於時代僅次於眞人至人耳。聖字之義，如醫聖草聖之類，示無以復加也。自然界之變化，春溫夏熱秋涼冬寒各不相同。人至中古被衣服食煙火，體格不如初民之强。雖不復與鳥獸爭食，而嗜欲漸繁恚嗔難免。不善衛生者往往逆四時八風而生疾病。惟聖人處天地之和順八風之理，即四氣調神論所謂春氣養生夏氣養長秋氣養收冬氣養藏之道也。聖人亦有嗜欲，男女飲食人之大欲，聖人不能例外。故曰適嗜欲於世俗之間。惟襟懷恬惔知足常樂故無恚嗔之心。行不欲離於世舉不欲觀於俗，觀去聲，國語先王耀德不觀兵，左傳楚子觀兵於周疆，二觀字均作耀字解。舉不欲觀於俗者，謂聖人在位則不以官職炫人，在野則不以隱士自居，不以功績自負，亦不以聲譽標榜。總之一切舉動不立異以為高也。觀於此則道家所謂燒丹煉汞以求長生之說，在聖人視之亦以為妄矣。本文行不欲離於世之下有被服章三字，王註以為衍文。茲因文辭不順故刪之。然足證眞人至人之世尚無服章可被，聖人和光同塵，衣服舉動胥不異於常人也。外不勞形於事謂任事不過勞也。內無思想之患以其胸懷恬惔也。故曰以恬愉為務以自得為功。如此形體不敝精神不散，故亦得克盡天年。而其壽可以百數。

次於聖人者謂之賢人，張景岳云，賢善也才德之稱。鄙意本篇以攝生為主未嘗言及才德。若論才德，則眞人至人豈眞有加於堯舜禹湯之聖哉。且聖賢之辯亦不過言時代之先後而已。上古民風淳樸，為聖人者衆，故並世不知其聖。所謂行不離於世舉不觀於俗；一則以其處處蘊藉初無表異於群流。二則因世界大同視修身養性為常事。後世嗜慾漸繁恬惔者少，間有一二賢人能盡養生之道，遂如鶴立雞群，處處為人矜式。如日月之在中天，為萬民之所仰望。故曰象似日月辯列星辰也。論語子貢曰，『君子之過也如日月之食焉，過也人皆見之，更也人皆仰之』。象似日月即是此義。辯列星辰諸註均以為能知星宿纏度，則以賢人為天文學家矣。知天文者謂之賢人，不知天文者謂之聖人，將謂聖人才德不如賢人乎。賢人象似日月辯列星辰，言其嶄然露頭角於衆，適與聖人行不欲離於世舉不欲觀於俗相反。以時代而論則賢人後出，以養生而論則蘊藉為佳，故賢人次於聖人。逆從陰陽，景岳云：『陽主生陰主死，陽主長陰主消，陽主升陰主降，故賢人逆從之』。丹波元堅云：『先兄曰按逆從是唯從義耳，猶言急劇為緩急，死期為死生之期，謂順從於陰陽之理也』。惲鐵樵先生云：『蓋謂逆之從之各有其宜，即調陰陽也』。鄙意陰陽二字當作錯簡解，上文言和於陰陽調於四時，處天地之和從八風之理。又曰逆從陰陽分別四時，其義一也。八風即四時之代名詞，四時之氣有當逆者有當從者。何謂逆，例如暑天居寒涼之處，嚴寒就溫暖之室，是對於天時空氣為逆，然於衛生之道則為順也。又如春氣溫和秋氣涼爽，斯時人體對於自然界之空氣最為適宜，則無取乎避寒就溫矣。是則從氣候之溫涼也，故曰從。小丹波以逆從為唯從，與惲說似異而實同。內經處處言陰陽，乃注重四時之氣候，是教人趨利避害之法。蓋吾人置身宇宙之間賴空氣以爲生活，猶魚之於水不能須臾離也。自然界之空氣，其氣候不能不變化。變化維何？寒暑溫涼是也。人賴空氣以生，然疾病之來亦多由空氣變化之故。猶植物之因春暖而生長經秋涼而肅殺。天下事有利必有弊。使人疾病之六氣即從人所資以生長之空氣變化而來。是古人有水能浮舟亦能覆舟之喻。古人以爲此寒暑溫涼氣候之變化皆由造物爲之主宰，所以生殺萬物者也。故有春生夏長秋收冬藏之說。善衞生者必和於陰陽調於四時，順其生長避其肅殺，庶幾身無奇病故曰逆從。逆從陰陽分別四時直與上古至人之和於陰陽調於四時同。故曰將從上古合同於道。如此亦可益其壽命，然終不逮眞人至人之壽敝天地也。

綜上所述眞人至人與聖人賢人之別，實爲時代所限，非眞有仙凡之判也。譬如學問，有生而知之者，有學而知之者，眞人至人生而知之者也，聖人賢人則好古敏以求之者也。自王冰以下諸註家，對於本篇均無滿意之解釋。鄙人非敢力翻前案，良以處此科學昌明時代，不當復持荒誕難信之說。爰就一孔之見强作解人。穿鑿附會之譏，不敢辭也。

時病新論

張夔梅

急性傳染病概論

何謂傳染病？廣義言之，因病原性微生體之侵入於高等動植體，而致該宿主起疾病者；今所謂傳染病，係專指微生體之侵入人體，而起全身健康障礙，且此微生體之繁殖，非獨危害個人，遲早必排出體外；浸假而直接或間接傳搬於他人，是由一再傳染，漸次蔓延終至成疫者。

各種傳染病，以其經過時日之長短，有急性慢性之分。雖無絕截界限，然大率言之，慢性傳染病，其全經過中，缺乏定型性，時有不定之弛張，急性傳染病，則有一定之型，前驅期，發病期，增進期，極期，減退期，恢復期，皆得而區別之也。又梅毒雖爲慢性傳染病，亦有其顯著之定型，是例外者。本書所述，則概爲急性傳染病。

傳染病之病原，逈異一般之疾病。一般疾病，其原因受得時之一定量，以後決不增加，如化學中毒等，因毒量之不復增加，能中和其毒，病即霍然。傳染病則不然，其侵入之病毒，有生活力，故初雖極微量之病毒，能在體內發育繁殖，得顯著之增量，同時且產生一種物質，害宿主之健康，如霍亂菌等，繁殖頗速，初雖不足爲患，不久病毒猖狂，勢即燎原，爲害頗烈。

欲謀傳染病災危之逃避，不論古今中外，皆爲一致，惟各人知識之不齊，其方法則或有所不同。上古之時，民知未開，迷信神權，意爲疫之流行，爲神之降罰。此種思想，隨時代之進展，漸次消失。至中古而轉注於自然界之現象，就傳染病之流行原因，加以研究，於是我國風寒暑濕燥火六淫之說大倡，西人瘴氣之說，亦極流行。迨公歷一八四〇年，始確定各種傳染病，有特異病毒之存在。學者除以特異病毒爲傳染病之原因外，尙謂有外界之關係，即時間之素因，場所之素因，各個人之素因，併此三者，遂致發病。於是我國六淫之說，西人瘴氣之說，有顯著之動搖，惟積習已深，西人瘴氣之說，至十九世紀末期，尙極盛行，而我國六淫之說，至今尙有人奉爲圭臬者。詎知六淫者，祗爲發病之誘因耳。

自顯微鏡及染色法之進步，細菌學及原生蟲學，一日千里，各種傳染病之病原，陸續發見，其中關宿主之傳搬法，亦愈爲闡明，然病原之無可査考者，尙大有其在，故近人更有懷疑於細菌及原生蟲外，又有更藐小之病原體存在。此藐小之病原體，在現代最精細之顯微鏡，僅能見其小顆粒，平常細菌所不能通過之陶製濾過器微細氣孔，此體亦能通過之，因之名此體曰超顯微體，或曰可濾性毒，如天花，及其他發疹性傳染病原，殆屬於此類也。

傳染病之診斷，於預防上有極重要之關係，其重性實在治療之上。在某一地方，最初發病之傳染病人，其能診定與否，影響於社會之安定頗巨，如能迅速確診，即可着手預防，非然者，此起彼繼，爲禍頗烈。然若誤診，則相驚伯有，徒淆人心，虛糜公款耳。故醫者，不但負治療之責，且負確診之責也。

觀察病狀之經過，爲普通病性診斷最良之法。大多數之傳染病，各具特異之症狀及經過，故其具備各種徵候者，則診斷自可無誤，但遇有不全症或併發症時，則易誤診。欲求診斷之準確。除臨診所見外，非用細菌學診斷不可，我中醫素乏科學設備，欲與西醫並駕前驅，亦應有科學設備，以資研究。

凡傳染病之發生，有五條件：1.存有病毒。2.相當之毒力及侵入量。3.相當之病毒傳搬。4.相當之侵入部位。5.個人素因。各條件如缺其一，則不能發病。準是，則無病毒存在，但毒力弱，或不傳搬，或傳搬於無個人素因之人，或不在相當之部位侵入，則盛染不能成立，然此僅爲學理上邏輯說法，實際容有不然者，如去五條之一，仍不能使傳染病完全杜絕也。故預防傳染病，不能以此爲絕對之標準，然仍當依此五條件，定預防原則，就其最易實行，而最有確要者，爲主要目標，其他輔助之。現社會盛行之預防方法，如消毒，即撲滅病毒也。如禁止患疫處之交通，即防病毒傳搬也；如戴口罩，即防口腔部位之侵入也；如種痘打防疫針，即變換個人之素因也；此皆合科學原理，我人可提倡者。

療治之法，能除去原因爲最，次則素因治療，除去病原，或用外科手術，或利用利尿通便發汗之法，以求病毒之得以排泄，我中醫治療法中汗吐下三法，當屬於此類，惟已積有數千年之經驗，其運用之妙，似爲西醫所不及者。但西醫挾科學之巧，如上述方法外，更有特殊之治療：

1.理化學的制限病原發育繁殖或使完全死滅之方法 此法之用於局部者，即防腐制腐等法，專屬於外科者。其屬於內科者，爲作用於全身血液之方法。彼細菌對於理化學作用之抵抗，較細胞爲大，一切消毒藥，決不能撲滅體內之病原菌，抑且用於體內時，細胞組織，先起中毒，遑論治病。雖然對於原生蟲屬之病原體，則略有不同之點，可用其對於一定疾病之特別有效藥品，無害於細胞，如瘧疾之用金寧，是曰特效藥。近日治藥學者，對於特效藥之研究，時有發明，可爲預人，亦人羣之幸也。

1.由人工免疫而奪去病毒或毒素之作用之法 此法之用，須視各種傳染病而異，故曰特殊免疫療法，爲原因療法之最主要者。惟現代各種傳染病，不盡能應用此方法，尙有待於學者之繼續發明也。免疫法之用於治療者，主爲被動免疫，然亦有行自動免疫者。自動免疫法，可使免疫力迅速發生，例如丹毒及結過緩慢之結核等往往用之。被動免疫之特殊是法，即貝靈氏發明之血清療法是。所用之法有二：一爲抗毒性血清，如破傷風血清，白喉血清等，除第二次注射時須注意血清過敏症外，可及的用大量，亦有利無害。二爲抗菌血清，此則非用大量爲無益，且復起不良之結果，尤以傷寒血清及霍亂血清爲然，故用時宜格外多方試驗，以明瞭其免疫體自己之性能，方可達到治療之目的。若學養不充之醫生，不可妄然妄試，遺誤病家。

素因療法中最注重營養，以增全身之抵抗力，更以對症治療，以輔原因療法之不足，我中醫温清補三法，當施於此類無疑。

藥物

磺醯胺類藥物的治療作用

趙國榮

自去春腦膜炎症流行，同道兼習西法注射，施用磺醯胺製劑者，盛極一時，惟於藥品之配製成分，或有未曾確切明瞭者，趙君是篇，作詳明之報導，特刊之以備他山之助。（編者附誌）

磺醯胺製劑種類甚多，治療範圍極廣，茲將通用的幾種簡單的分述於後，以供同道諸君參攷。

1.磺醯胺即消發滅定，是單純的磺醯胺製劑，是一切磺醯胺衍化物的母體，爲白色無臭晶狀粉末，初嘗時有苦味，後稍呈甘味，難容於水，每二百份溶一份，易溶於稀鹽酸及鹼性溶液中，此藥對鏈瑣狀球菌、腦膜炎球菌、葡萄狀球菌、淋病雙球菌、肺炎球菌、溶血性鏈球菌在生體內所引起之疾患，有很高的治療價值，其中尤以鏈瑣狀球菌腦膜炎球菌所起之疾患，更有特效，惟過量的服用本品，對於消化器則呈食慾減退嘔吐下痢便祕等副作用，全身則呈倦怠發熱手足麻痺關節痛發疹扁桃腺發赤腫脹咽喉戰慄耳鳴頭痛暈眩等副作用，若遭遇此種現象時，暫時中止服用，即可恢復常態，或於服用時兼服同量之重炭酸鈉，也可防止此種副作用的發生。

2.磺醯胺Azo色素衍化物即紅色百浪多息，本劑對於膀胱炎腎盂炎丹毒產褥熱等，有相當之治療功效，對其他疾患則次之，本品毒性較其他磺醯胺衍化物爲高，價值較單純的磺酸胺爲貴，故已漸被淘汰矣。此藥的毒性，約爲紅色百浪多息片的四分之一。

3.消發吡啶。本品治療各種細菌性疾患，效力均極佳，實爲磺醯胺類化合物中之最優良製品，對於肺炎腦膜炎赤痢等一切病症，治療效率非常高，惟一的缺點，是副作用相當大，所以有許多化學家和製藥廠，在不斷研究和他有同樣治療效力而副作用較小的藥物。

4. 醋酸磺醯胺，與新亞藥廠出品的阿爾白淨同。本品最大優點，爲毒性較其他任何磺醯胺衍化物爲低，對於嬰孩姙婦產婦和月經時應用，尤爲相宜。據一般的試驗，對淋病及大腸菌性尿路疾患，治愈率達80—90%，對腦膜炎球菌性腦膜炎，亦有特異的功效。因此藥服用後，腦脊髓液中，可達持久而較高的濃度。且它的鈉鹽，水溶性大，呈中性反應，副作用少，故可大量地應用於靜脈注射，以達治愈疾病的目的，此尤非其他磺醯胺化合物所能及。

5. 消發噻唑即消治龍劑，本品治療效力，大體與吡啶相仿，惟本品服用後，吸收與排泄均快，毒性又微，故對婦人小兒較吡啶爲適宜，且因其排泄快，在膀胱及尿道中達高濃度，故對膀胱及尿道疾患，尤著特疾的効果，這就是他在醫藥界風靡一時的主要原因。不過在治療腦膜炎球菌性腦膜炎時，効力遠不及吡啶的宏偉，這是應當深加注意的。

6. 消發地亞淨。本品對於肺炎菌璉瑣狀球菌葡萄狀球菌所引起之疾患，治療效力還較吡啶及噻唑爲高，毒性較噻唑爲低，吸收和排泄較任何磺醯胺化學合物爲遲，故對慢性疾患，尤爲適宜。本品在第二次世界大戰中發明，勝利後才能於滬上購到。

7. 磺醯胺溴素劑。本品與生化藥廠之滅速同，對於瘧疾原蟲，有相當治療效力，爲瘧疾特效劑之一。姙婦亦可服用。磺醯類衍化物，本來專門治療細菌性疾患的，轉向到治療原蟲方面的疾患，當以本品爲嚆天。說不定磺醯胺的衍化物，再發展下去，可以發現出治療梅毒黑熱病回歸熱等由於原蟲而來之疾病，與六。六錦製劑等化合物，互鬥其優劣了。

8. 消發脈尼汀。本品能溶於鹼性，不溶於酸性，且溶度很大，故內服後在胃中不溶，至腸部然後溶解，且極不易爲腸部吸收以入血中，故毒性雖大，不起副作用，且它在腸中的停留時間也特別長，所以可說是磺醯胺化合物中治療腸中細菌性疾患，痢疾腹瀉和傷寒的優良製劑。

9. 油溶性磺醯胺。本品與其他磺醯胺類化合物絕對不同，能溶於油質，毒性可說絕無，雖數月的持久內服，亦不起副作用，且它具有特有的油溶性，故能滲透肺癆菌表面的臘膜，而深入牠的內部，以達治療的功效，所以本品是肺癆病的特效良藥。

10. 消發麻拉淨。本品的治療效力，較地亞淨更高，毒性較地亞淨爲低，惟價值則爲目下磺醯胺類中之最高貴者。詳細的一切，有待其他文獻的參考。

以上各種磺醯胺類，乃最普通的幾種，完全用中文加以說明，以便同道各位臨診時的參考。（因中醫師內多數是不識英文的）以上磺醯胺類化合物均忌與金屬，砒素劑，醋柳酸，安替必林等藥品同時使用，以免不良副作用的發生。這類化合物中，能供注射用的各種，都是必和鈉給合的鹽類。磺醯胺類中尙有二個磺醯胺基疊成一種礪類，其中一種，對破傷風菌生特效。惟吾國市上，尙無此類藥品，故不論及。對於噻據劑，在吾國醫藥界中，尤爲常用。主要原因，固然由於治療功效的卓越，但另一原因，是吾國製造此一化合物的原料，無虞缺乏，所以製造的藥廠，格外衆多。地亞淨麻拉淨二藥，都是二次世界大戰中美國人發明的，目下因製法未明，吾國藥廠未能製造，這是科學落後的缺點。希望我醫藥界急走直追，將來有更進步的成就。

編後漫譚

本報前已故編輯方見吾沈治邦二君，學問文章，頗負時望。沈君所著有傷寒論修整篇傷寒論方藥篇等。編者前已投函其家屬，訪求遺稿，尙未寄來。方君則長於醫案，駢四儷六，詞藻紛披，足爲學者準繩，喆嗣堯夔兄，久未通信近況暌隔，先人著作，不知能否保存。同道中有收藏是項醫案者，如能割愛，請寄至本編輯室，當逐期付刊，俾他日彙集成書，亦足爲泉壤增光也。

醫報稿件，往往動筆即吾華醫學，肇自歧黃，相傳四千餘年云云。此類門面語，千篇一律，殊覺無裨實用，、嗣後務望多從病理藥理方面切實發揮，或關於讀書心得，臨診經驗，隨時記錄，既可供同道之切磋，於自身亦裨益不少。學問當重實際，不重虛名敢貢愚忱，幸恕狂直。

本報闢海曲友聲一欄，專載小品文字，爲讀者增添興趣，詩不拘體格，文但求簡短，會友如有同嗜者投稿亦所歡迎。雖值此國事蜩螗之秋，非吟風弄月所宜，然吾人終日應診，不能無正當娛樂，陶寫性情，文人遊戲，亦一樂也。讀者視爲診餘俱樂部可也。

回溯戰前本會每次執監會議時，諸同道聚首西門同善堂內，會後杯酒言歡，頗多雅謔，孫君立夫，尤工製謎嘗以「紅脚桶裏照鏡」射會友方見吾君，聞者粲然。今時異境遷，追懷舊雨，徒增暮雲春樹之思。而且近來生活高漲，每值理監事會，未能供膳，人數又寥落，回首前塵，桑田滄海感慨系之。惟朋友交情，文字可達，鄙意下期起擬添文虎，以補是項缺憾、不知諸同道是否贊成，如能製謎者，即請將謎面謎底同時惠稿爲荷。

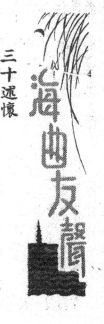

海曲友聲

三十述懷

鼎湖技術苦探求。爲訪名師負笈遊。涉世星霜逾十載。虛聲敢望出人頭。
富有經書薄有田。可耕可讀樂堯年。友于贏得天倫愛。欲製姜家大被眠。
逆旅乾坤寄此身。不教心鏡着纖塵。任他蝶亂蜂狂甚。羞逐五陵買醉人。
莫管滄桑幾變遷。朝朝垂釣到清泉。厭聞坪亂談秦漢。心在桃源物外天。
早年風木結哀思。檢點丹書手澤遺。依舊爐煙凝慘碧。不堪遐想及當時。
當前喜有耐寒萱。隻手門庭作翰藩。課畢兒曹經史業。含飴歡笑樂晨昏。

抒懷用貫一兄韻簡示

盧素公

餘生刧後復何求。橐筆江湖作漫遊。客裏虛抛閒歲月。霜花驚襲旅人頭。
冷落生涯稅硯田。海濱寄跡度年年。夜窗酒醒愁來處。一枕淒清抱月眠。
蝶夢遷遷覺後身。情慵嬾踏落花塵。壯心早化寒爐燼。濁世功名笑讓人。
遁世思從寂境遷。仰看雲影俯聽泉。靈臺掃盡閒煩惱。慧證詩禪見性天。
文字神交繫夢思。句吟紅豆遠相遺。佳音預報謀良覿。喜卜上方浴佛時。
勤學多君侍壽萱。文章越絕古籬藩。論交海內羅奇士。眸子青青炯不昏。

和貫一兄原

陳桐侯

妙境靈蘭着意求。懸壺試術廣交遊。杏林早日喧傳誦，爭道南沙顧虎頭。
筆當來鋤硯當田。安閒且自度年年。高人久斷繁華夢，不作邯鄲枕上眠。
愧我曹交食粟身。浮生碌碌困風塵。年來學圃荒蕪甚。情對吟風弄月人。
世態浮雲幻變遷。何如嘯傲臥林泉。願期覓得黃壚地。共樂優遊自在天。
神交積歲起遐思。忽覩瑤章勝餽遺。翰墨因緣原有定。而窗剪燭問何時。
忘憂健對北堂萱。玉樹庭前好護藩。想見天倫融洩樂。篝燈風雨話黃昏。

有懷步貫一兄韻

張延仁

芸窗昔日共研求。聯袂武陵憶舊遊。別後分揚南北轡。相期莫負少年頭。
碧水迴環種秫田。依稀風景記當年。小樓一角高人宅。幾度尋詩借榻眠。
困頓年來刧後身。亂離況味怯前塵。滄桑閱遍情懷冷。日夢桃源憶故人。
世事如棋局屢遷。名流競作出山泉。自由鐘報和平訊。似可抬頭一望天。
人事靡常不可思。鴒原餘恨畢生遺。焚爇慘念池魚刧。腸斷春江月落時。
春華勤讀忘憂萱。玉作欄杆錦作藩。詩禮堂前融洩樂。萊衣效舞伴晨昏。

打油詩十二首（乙酉秋日作）

海曲醯工

戰後生活，突飛猛晉，糧食尤昂，米價高於一切，時工資未漲，薪水階級最苦。初聞勝利時，白米每斤值僞幣壹萬五千元，而醫生出診費有僅及壹萬元者，因戲作打油詩十二首，幷將鄉間迷信風俗，雜拉成詠。今雖時過境遷，而檢閱舊稿，猶可想見當日情形也。爰錄登醫報，以備採風者之資料。讀者幸勿笑爲明日黃花也。　醯工識

昔年豔羡做郎中，今日郎中運不同，賺得診金難糴米，三餐只好吸西風。
有病人家苦萬分，高漲生活豈無聞，萬金診費非爲少，不夠香粳米一斤。
愚民治病請巫仙，疑鬼疑神劇可憐，錫箔幾刀輕一擲，教他服藥說無錢。
不須丸藥不須湯，別有驅魔法最良，佛馬全堂船一隻，十名野客送西方。
也因小病問香臺，道是驚魂尚未回，路引關文燒灶上，夜深篝下喚歸來。
最難臥病困窮檐，守舊還防病勢添，一紙仙方施妙藥，竈君神座乞靈籤。
從知巫祝有同謀，强說病魂入廟遊，爲領喜神求出赦，神前總要許燈油。
算來貧病最堪憐，枯竹無油强煑煎，禮斗禳星延羽士，裏修外補用銅錢。
病到淹纏辦法無，巫仙信口弄愚夫，劈棺重演莊生戲，開出僵屍骨已枯。
每教輕病漸成難，信煞女巫鐵口般，邪祟未清休服藥，憑他舌底盡翻瀾。
是誰教與病家知，石斛羚羊最入時，凡百病情涼劑好，殺人從不罵庸醫。
老練醫家諳世情，也知到處善逢迎，臨牀先辨陰陽脈，（病家口聲中之陰陽脈，大抵指鬼祟言。）總算先生脈理精。

余年弱冠即隨先君子臨診病家輒呼余爲小先生光陰荏苒忽忽年近知非鬚髮漸斑而至今病家之稱呼不改戲占一絕

學醫弱冠隨親後，二十年前夢易驚，今日鬚髯已如許，病家猶喚小先生。

南匯縣中醫師公會會員錄（續）

姓名	性別	年齡	籍貫	通信處
丁念祖	男	四一	江蘇南匯	張江柵萬福堂藥號
方堯爕			同上	四團倉大地春藥號
王之純			同上	周浦鎮東八灶王家廳
王聲揚	男	二五	同上	周浦鎮西城隍廟一四九號
王辰星	女	四二	同上	周浦城隍街
李伯英	男	六七	同上	北蔡鎮仁存堂藥號
李杏江	男	五二	同上	御界橋張天成藥號
沈國柱	男	二六	江蘇泰興	四團倉萬年堂藥號
沈水祥	男	四〇	江蘇南通	瓦雪村萬年堂藥號
沈君平	男	三五	同上	大團鎮
沈又同			同上	橫沔濟民藥局
吳玉田	男	二八	同上	彭鎮葆和堂藥號
汪漁村	男	三九	同上	萬祥鎮明德堂藥號
計上祿	男	二七	同上	御界橋張天成藥號
計志霖	男	三七	同上	同上
計國章	男		同上	周浦城隍街
計朗洲	男	六三	同上	御界橋張天成藥號
張貴彬	男		江蘇南匯	張口柵懋泰糟坊
張仲良	男	四三	江蘇南匯	周浦椿樟街
張叔梅	男		江蘇南匯	周浦鎮東八灶木行橋
陸婉芝	男	四八	同上	周浦鎮楊家弄輔化慈善會
陸東暉	男	二七	同上	北蔡鎮益齡堂
陸永江	男	三七	同上	北蔡鎮東市
陸文周	男	三七	同上	御界橋沈天德藥號
陸秋坪	男	五九	同上	張江柵萬福堂藥號
陸永生	男	二八	同上	北蔡鎮東市
康愷伯	男	五八	同上	新場南市
程德全	男	三六	同上	北蔡鎮葉祥利號
程利川	男	六一	同上	北蔡鎮大生堂藥號
喬行岐	男	二八	同上	周浦陣益生堂藥號
喬永濤	男	三四	同上	周浦鎮油車街五七號
康麗娟	女	二六	同上	六灶鎮延生堂藥號
喬炎生	男	三七	同上	周浦少雲台二八號
黃海青	男	二九	同上	張江柵天吉堂藥號
揚醉石	男	四五	同上	北蔡鎮東市五十號
楊步穿	男	五八	同上	張口柵西市
錢炎松	男	五一	江蘇南匯	新場邱家弄華盛號
瞿心石	男	三五	同上	張江柵萬福堂藥號
顧馨芝	男	四四	同上	北蔡嚴恆豐號
顧乃平	男	二六	同上	北蔡鎮仁存堂藥號
顧寶鈞	男	三四	同上	周浦鎮圈門街
顧振達	男		同上	御界橋張天成藥號
顧培鈞	女	三四	同上	張江柵天吉堂
汪文彬	男	五四	同上	同上
徐振德	男	三〇	同上	周浦西題橋鎮永源號
顧根生	男	四〇	同上	竹橋鎮渭泉茶園
唐拯百	男	三六	同上	大團北典當
范伯仁	男	四一	江蘇南匯	瓦雪村萬年堂藥號
范仁英	女	五九	同上	周浦鎮椿樟街
唐紀堯	男	三〇	同上	周浦東孫小橋天德生藥號
唐有綱	男	三九	同上	周浦衣莊街
奚楚金	男	四三	同上	張江柵鎮
徐子銘	男	五四	同上	萬祥鎮明德堂藥號
徐雅亭	男	四九	同上	周浦金龍街
徐秋琴			同上	川沙西南望樓鄉公所
倪恩圃			同上	周浦鎮張成大藥號

孫龍汀	男	三一	同上	橫沔鎭均和堂
陳楚良	男	三四	同上	御界橋張天成藥號
陳錫華	男	三九	同上	江蘇人壽堂藥號
陳仁甫	男	三八	同上	周浦鎭陶家弄四號
陳紹聞	男	三九	同上	周浦鎭衣莊街三八號
陳小榮	男	五六	同上	張江柵南陳宅
張守斌	女	三二	同上	下沙鎭王義昌號
楊依方	男	二八	江蘇南匯	周浦圈門街
楊杏初	男	三八	同上	周浦鎭張成大藥號
葛士奮	女	三三	浙江定海	下沙鎭大街
栗純甫	男	三六	江蘇南匯	張江柵鎭南街
趙月娥	女	二七	同上	張江柵西趙景淵醫室
趙一霖	男	四八	同上	橫沔鎭徐致和堂
趙景淵	男	五八	同上	張江柵鎭
趙槐亭	男	四五	同上	周浦張成大藥號
劉鳳英	女	四三	同上	周浦陶家弄育德小學
劉佩璋	男	二九	同上	北蔡鎭順昌魚行
傅慧芳	女	三八	同上	周浦東勝橋鄉湯家巷
衞忠芳	男	三五	同上	楊家鎭仁德堂藥號
錢靜荷	女	三七	同上	北蔡天生堂藥號
錢漢民	男	三八	同上	張江柵天吉堂藥號
錢貫青	男		同上	張江柵南陳推官橋知仁堂

信箱

沈治邦先生遺書（二）

民國二十六年六月二十四日

景園兄：

事情眞是抱歉得很由方君轉來手書，大約已有二個多月了。一半是爲了生活的栗六，一半也是心情的煩亂，就這樣的稽遲下來，有使你們惦記。清夜捫心，十分內疚。要想一句推託的話，實在是無從着手的。說起來你們一定要奇怪，我不做醫學的從業員已經有半年多了。自已的不能安貧是一個主因，而生活的驅迫，有使不得不走上別一條門路，去找一些人家的剩餘，只可惜學非所用，荒廢了數年來研究的一點點心得，而只貪圖着眼前的糊口。一事無成，千般愧恨。然而我的心半點都沒有冷却，我的心終究是一個朽敗的中國醫學的搖旗吶喊者，雖然我一心先要安定我的生活，可是等到時不我待時，我是決定重行獻身於醫學事業的。朋友的勸勉和敦促，我是十分感佩的。可惜我先天就有了一個英雄的主觀的心理。過了半世多壽命的人兒，老覺得自已是一個非常庸俗的可鄙的東西。什麼都經不起大雅，什麼都經不起眞正的眼光，心情的頹廢，就這樣的延續下來。到現在，連過去尚以爲敝帚自珍的東西，也不想去接續或者略加修飾。老大徒傷，一無成就，不勝喪然若失。環境煎迫，學力有限，我將終爲默默之人，與草木同腐的了。我寫到此地，不期然地去翻閱昔年所做一二冊稿本，自已看看，無一能愜合我現在心理上所認爲差強人意的。覺此人碌碌，徒然貽笑方家則有餘，以之沽名釣譽亦不足也。天實爲之，還是自已不長進，我不禁愴天尤人之感。尤其你們問我「近日有醫學著作否」的。但是我們終究是同志者，並且是久疏音問而還能惦念着我的朋友我應該以醜媳婦的態度虔誠地向你們報告一個大概。一來使你們知道窮陋如我、尚有綏步同行之意；二來呢，或者在你們下問之餘，打起我已經墮落了的心情。

一・稿名　傷寒論修正篇　此稿主旨：以修改大論中訛誤之處，攷正經方中的藥量及炮炙等。並刪其繁複，汰其蕪雜，前後移易，上下合併，修補殘缺；以及不取「陰陽」，拋廢「關尺」，撇却「刺法」等。並以少陰爲四逆之專篇，陽明則全以承氣白虎主論，厥陰則劃棄熱厥勝復諸條等。其大較約略如此而已。余於自序中說：「欲以立一已進修之本，而聊備同志攷訂之需」也。此稿初成於二十六年秋，迄二十七年蒲夏，第二次稿亦修潤完成。延擱下來，迄今偶爲翻閱，覺生蘇殊甚，頗失學者態度，只不曉得何年何月再爲潤色，略顯圓滿，以就正於有道。二稿名　傷寒論方藥篇　此稿綜合傷寒金匱中經方而成。主旨是：「仲景的醫學，本來是方劑學和診候學，光是修補了殘缺，改正了錯誤，一定還不夠應用」（自序中語）於是把經方也得弄弄清楚。內容大要：一經方的藥效和現在人認識的徵有不同；二經方的主治對於證候方面的定義；三經方的用量，其爲主治的關係。他如藥物的互相鑑別，應用之目的及禁忌，特殊量藥器之攷證等。均多有論到。編制方面：論藥效，取法於東洞藥徵；方劑歸納，用徐氏類方之法，此稿始作二十六年秋冬之交的隆隆的炮火聲中，到二十七年秋，因旅食新場，抽暇完成，再到歲除前一日，方始抄錄成冊。然而可惜那東西只就抄襲了人家的唾餘，而自爲論列的地方，恐怕十不及一吧！景園兄們！慢慢吧！這些東西，老實說一句，一些沒有可以就正的地位。請等過一個時間讓我約爲整理，並且我年事豈能云衰，不死終有一天相聚一堂，杯酒言歡，長談終夜之日，到那時再來補請指疵，一得攻錯之樂呢！

信筆至此，似已無話，惟終覺撫然不著，生活所驅，心難專一，使略有之學力。容或荒疎，致所欲貢獻的心，不勉倒退。念無可奈何花落去之句，不禁啼笑皆非。而醫人的不能求些徵生計，亦可使窮光蛋一笑也。

弟沈治邦敬覆

南匯醫報

吳敬恒

南匯縣中醫師公會主辦

發行人 王正章　編輯者 陳桐侯　張延仁　姚子讓

（本報登記證在申請中）

復刊第七號

本期目錄

社址 南匯東門外三角街北首

中華民國三十六年一月十六日出版

醫訊

檢覈消息

據最近可靠消息，考試院中醫師檢覈，原定於三十五年年底截止，嗣鑒於外省各地未辦檢覈手續者尚多，展期至本年六月截止，期滿後依照醫師法嚴格執行，又中醫師第二次考試，將於春間舉行，第一次考取者，須於二月間揭曉。本會會員前聲請考試院檢覈，一部份先辦者，已審查及格，本會會員張延仁等已於最近接到考選委員會及格通知書云。

▲人死復活

法國某醫學月刊近載稱：皇家北方醫院內有病人某，氣絕身死，心臟停止跳動，經醫生舉行胸部按摩後，竟在十二分鐘後死而復甦，現情形頗為良好。但醫生迄未將此事告知該病人，蓋深恐其神經刺戟，因而受驚也。

▲本會會員唐克敏應徵兵役

本會會員唐克敏君，在去年第三批的征兵裏被征入營受訓了。他是女科名醫唐儉侯先生的公子。素承家學，對於醫道，研究頗深，造福民衆，桑梓稱譽。此次被徵服役，比原來負有復興民族健康使命的醫學本位，更爲偉大急切。兵役法首先昭示我們「光榮」二字。不過有人說：唐君他是獨負家庭生計而無同胞兄弟者。更有人說：醫事人員對於社會國家，例如衛生行政民族健康諸問題，在在密切相關，應予緩役的機會。然而壯士行兮！願爲國珍重。

北平國醫砥柱社南匯縣分社徵求社員啓事

謹啟者，北平國醫砥柱月刊社，分設南匯縣分社。業經維峯等籌備成立。凡我同道，及有志研究醫藥學術而資深造者，請具明姓名，性別、年齡、籍貫、職業、略歷、詳細通訊處。并應繳納入社費、月刊費、郵匯費、共計法幣四千元。寄交本分社。俾便入社共同研討醫藥學術而利習修。此啓

南匯縣分社社長姚維峯啟

社址南匯中醫師公會　通訊處南匯姚維峯

小言　覺悟與改進

王正章

歐風東漸，西洋醫學則日新月異，吾中醫則默守成規，相形見絀。趨新之士，只知採用西藥，是投降而已，安可言進步。所可惜者吾數千年來之國粹，實有天演淘汰之虞，長此以往，而欲冀炎黃醫學永遠保存，雖三尺之童知其不可也。吾嘗再四思維，中醫隕落之原因厥有二端：一學殖荒落不求改進也。二團體不堅精神渙散也。夫處此二十世紀之潮流，科學進步，一日千里，而吾猶堅持陰陽五行之說，拌弄虛玄，不求澈底。論學說則依然陽明燥金太陰濕土，獲效文則循例嚴守祕密，自詡家傳。生理解剖之不明，臨床診斷之疎忽，甚至略記湯頭藥性，於願已足，先賢著述，束之高閣，不復一勞其心。能辨善佞，欺世盜名，學術之荒落無有甚於此時者也。而況人自爲學，家自爲教，各承家技，始終循舊炫能矜名，互相嫉妒競爭，私見唯利是圖，對於學術進退之問題，團體事業之進步，則智識之所不逮，思想之所不及，良可慨焉。自今以後，希望我全國中醫界一致奮起，共同團結　向建設新中醫之坦途邁進，打破守祕惡習，消弭同道意見，學術公開研究，如設立醫校醫院，培植專門人才，組織健全公會，出版醫報，發揚國粹。諸事量力而行，以與西洋醫學駢肩競進，庶幾吾中醫地位永遠保存，此不僅吾同道衣食問題，且對於國家民族之健康，共關係豈淺鮮哉。

本報徵文啓事

謹啓者韶光荏苒轉瞬國醫節（亦即本會成立一周紀念）即將降臨檢討過去展望將來爰擬擴充篇幅發行特刊徵求同仁卓見每文以五百字至一千字爲限敬希惠錫鴻篇籌策進取無任盼禱此啓

本報編緝室啓

南匯縣政府批令軍字第七八〇六號

具呈人中醫師公會

呈一件爲中醫師請求緩征服役由

呈悉查中醫師不合緩征之規定所請未便照准但若如有合于其他緩召之條例者可按申請審查手續辦理仰即知照

此令

縣長徐泉

中華民國三十五年十一月廿五日

中国近现代中医药期刊续编·第一辑

評論

新年展望

張延仁

一元復始，歲序更新，一片爆竹聲中，中華民國又長大了一歲，三十六的年齡，正値壯歲，春秋鼎盛的時代；該奮發有爲，創業圖强，但是事實告訴我們有不盡然者！烽火漫天，烟雲蔽日，一幅天朗氣淸春光明媚的圖畫，距離現實尙遠，過去留給人民的，祗是苦難的回憶。當今獻歲之始，往者不諫，來者可追，但願三十五年的戰亂苦難，譬如昨日死，而三十六年的和平民主就從今日生，化干戈爲玉帛，轉戾氣爲祥和，使人民吸些新鮮自由的空氣，享些和平安樂的生活。

言歸正傳，在醫談醫，近年來吾中醫界與國家遭着同樣的命運，學術則瀕於衰敗，精神則多見煥散，在這個新的年頭兒，也應當打起新的精神，創建新的事業，要求教部准許中醫校立案，以鞏固中醫基礎。並希望集中人才力量，從事整理，審定原有醫籍，編訂標準教材，關於建設方面，增設專門學院，培養醫藥人才，並改良治療方法，化驗國藥。凡此工作，應當羣策進行，努力幹去，

再說我們南匯中醫界吧！自去年國醫節復會到今，對於會務，可說甚少建樹，筆者忝襄會務事覺得十二萬分負疚。從今天起應當摒除空泛議論，多做實際工作。試觀我南匯地區，對於醫療設施，着實貧乏得可憐，即以城廂而論，無一所比較完善的醫院，爲民衆服務。回憶去夏虎疫猖獗事先因無相當的準備，爆發之後，竟至手足無措，沒法施救，任一般愚昧的鄉民抬着木偶遊四門，算是驅瘟逐疫，然而死亡頻仍是事實，此種責任，一方面固然由於行政經費的支絀，另一方面，我醫界人員的不作準備協助，也不能辭其咎。從今日起我們中醫公會方面，應當着手舉辦醫院或診療所遴選賢能，規摩擘劃，與當軸磋商合作，先在城廂設立醫院一所，再謀漸次普及各地，治療方面，放棄門戶之見，不妨採取中西並施，以服務社會，拯救平民爲責志。那末對於枯槁餘生，貧病交迫的同胞，健康問題，多少有一些裨益

此次本縣第一屆參議員選舉，中醫師公會方面，承諸同志推愛，謬舉鄙人，濫竽忝任之餘，惟有忠於職責，以答諸同道的盛意，現在我中醫地位的動搖，固從前未獲政府提倡，藉政治推助爲後盾，今欲求中醫地位的鞏固，一方面固當改進學術，另一方面尤須以政治力量來扶植，所以參加民意機構，實甚重要，參議會第一次會議，舉行在卽，有關我中醫與地方的興革事件，自應提付討論，惟個人思維，恐有未能周備，希望諸同仁，各抒所見，不吝賜敎，俾羣集思廣益的效果，於社會於中醫界都 有貢獻，那是衷心所祈求的。

醫藥並重說

陶蒼摩

人秉五常，具陰陽之氣，藉五穀之精微，以生以長，以養其身，偶一不愼，則六淫之外侵，七情之內鬱，或酒色過度，勞役損形，皆能爲病。病症一生，厥身之自由幸福，皆沉諸苦海之中，欲求其脫離苦海，則唯有藉醫藥之按症調治，方能恢復其自由安健之幸福。故人生壽命與醫藥，實具密切之關係，安得以泛常無感而忽之哉。

但醫者旣掌疾病生殺之權，處方用藥，不可不愼，毫厘之差，生死繫之，惟有肇參造化，學究天人，方能見病知源，庶用藥得桴鼓之應。卽彼藥肆之家，雖名爲經營，術效陶朱，然因藥物與人生疾病，利害相關，倘眞僞失檢，或炮製不能如法，分量未能準確，使進於患病者之口，則變化無窮，關係生命尤鉅，是不但道德良心問題，卽關於醫生之名譽，亦非淺鮮。是以醫師與藥商，雖似職業各殊，而實有不可分離之要，譬諸三軍，爲將者縱智勇兼全，苟兵力不濟，則何以克敵，故雖盧扁處方，未得良藥，亦難起沉疴也。晚近歐風東漸，西藥盛行，出品日新月異，惟吾中醫所用之藥，皆仰求於藥肆，病者生死之權，雖握於醫者之手，而求其有效，則全權仍在藥肆也。由此觀之，中醫之改進，固無可緩，而國藥之糾正，亦當急進，所望醫藥兩界，連袂共起，亟謀合作，勿貪目前之利，同負改進之責，則醫藥前途，庶有望乎。

學說

傷寒論之桂枝使用律

唐思義

仲景學說能垂千百年而勿衰者，以其有可傳之價值也。可傳之價值維何，曰立法不苟，用藥有律。嘗攷其居恆治病，用桂枝者十八九，驟視之每疑其濫用無憑，不足爲法，細察之則覺條例井然，大可爲訓。茲不忍聖法之淩夷，特爲之縷述如次：

按仲景用桂枝之律有二，一曰外感，一曰內傷。在外感用以達邪，故無論邪在太陽，而不可行麻黃者，皆主以桂枝。卽心下支結之少陽症，小便不利之五苓症，因經誤下之協熱利，喘息症，腹滿時痛與大實痛等症。雖因見症迥異，而用藥各不相侔，但終不棄桂枝一味者，邪雖入裏，表尚未解，欲安其內，必先攘外，此桂枝所以爲開外之師達邪之將也。若夫桂枝附子湯中用其去皮膚風濕，白虎加桂枝湯中用以宣通絡脈，亦猶達邪之義耳，

在內傷症主治衝逆，觀其桂枝加桂湯症云，氣自少腹上衝心。桂枝甘草湯症云，其人叉手冒心，心下悸欲得按。桂枝甘草附子湯症雖無上衝之文，然究其方之組織，卽桂枝甘草之加味，桂枝甘草條有上衝症，則此湯之有衝逆症亦可確定，條文不載，必有遺漏。苓桂朮甘湯症云，欲作奔豚。苓桂五味甘草湯云，氣從小腹上衝胸咽。歷究諸方，則知仲景所以迭用桂枝而不厭者，將賴以鎮逆也。若夫枳實薤白桂枝湯中用以通陽，桃核承氣湯中用以通瘀，凡此皆有定律也。更如黃芪建中小建中炙甘草等湯之用桂枝，或以因虛補益，或以強壯心臟，皆仲景獨得之祕也。

或有難曰，仲景既以桂枝治外感，何又以之治內傷，其互相抵觸處，有令人不可解者。曰桂枝辛甘而溫，若啜粥溫覆取汗，則開達肌表，以逐外邪，卽經云辛甘發散爲陽，是以辛爲主也。若加飴糖黃芪之屬，則固補中外，以治虛勞，卽經云勞者溫之，甘藥調之，是以溫甘爲主也。其互相抵觸處正是互相發明處，亦何不可解之理哉。

瘧疾論治

張四維

瘧疾一症，四時皆有，而深秋尤爲盛行，所以然者瘧疾之病原由于一種瘧蚊之媒介而傳染，而該蚊正繁殖於夏秋故也，以其盛行於深秋也，故內經曰夏傷於暑秋必　瘧，其瘧論一篇，詳述瘧狀，曰「瘧之始發也起於毫毛，伸欠乃作寒慄鼓頷腰脊俱痛，寒去則內外皆熱，渴欲冷飲」，敍述瘧病之症狀，爲比較的眞實不虛，至於論其病因病理，則曰「陰陽上下交爭，虛實更作，陰陽相移也，陽幷於陰則陰實而陽虛，……此皆得之夏傷於暑，熱氣盛，藏於皮膚之內腸胃之外，此營氣之所舍也，……水氣舍於皮膚之內，與衞氣並居，衞氣者晝行於陽，夜行於陰，此氣得陽而外出，得陰而內薄，內外相薄，是以日作，……日下一節，其作也晏，……其氣上行，九日出於缺盆之中，其氣日高，故作日益早也，……其氣深，其道遠，其行遲，不能與衞氣俱行，不得皆出，故間日乃作也，……時有間二日或至數日發，」凡此皆欲求其症狀之所以然，而不可得，不得已依據症狀而附會陰陽營衞虛實等抽象名詞以自圓其說而已，好在當時無顯微鏡試驗管化學藥品等證明其言之非是，故黃帝稱之曰善也。

金匱要略之論瘧也，但熱不寒者謂之癉瘧，溫瘧者其脈如平，身無寒但熱，是癉瘧之與溫瘧無多分別，內經則以先寒後熱者名曰寒瘧，先熱後寒者名曰溫瘧，與金匱溫瘧之但熱無寒者不同，金匱之牡瘧，及久瘧結爲癥癖之瘧母，皆爲內經之所無，而內經之寒瘧爲金匱之所不言，若夫癉瘧，則內經金匱如出一轍，以吾臨診所得，瘧儘多先寒後熱者，亦有但寒不熱者，亦有但熱不寒者，而先熱後寒之瘧，未嘗一遇，文獻中亦未見同道之報告，意者以瘧本但熱不寒者，迨汗出熱止而反覺身寒歟。

內經刺瘧一篇，詳述鍼刺而不言藥治，金匱有方凡六，鱉甲煎丸治瘧母，白虎桂枝湯治溫瘧，蜀漆散治牡瘧，外台瘧蠣湯治牡牡，柴胡去半夏加瓜蔞根湯治瘧病發渴者，亦治勞瘧，柴胡桂枝乾薑湯治瘧寒多微有熱，或但寒不熱者，其曰寒多日但寒不熱，亦牡瘧也，凡此數方，苟能按症施治，其效如響，柴胡據化驗所得，證明對於瘧原虫能阻止其發育，並有消滅之作用，蜀漆卽常山苗，常山之對於瘧疾亦已得張昌紹博士之證明，然時醫之用柴胡不過六七分，以六七分之柴胡，于血中是否能保持相當量之水準，尚屬疑問

西藥奎寧藥，其初爲印度民間單方也，後經提練純粹，號稱特效，然以吾經驗所得，凡寒熱發作有定時者，或但熱不寒者，投之則其效如響斯應，若但寒不熱者則無效也，此種瘧若改服柴胡桂枝乾薑湯，病即良已，西藥阿的平亦效藥也，惜乎製造不易爲憾耳，第二次世界大戰，由於日本之攫取世界著名奎甯產區爪哇後，經美國科學家之不斷致力，合成抗瘧藥之研究，終於能大量供應，未始非病家之福也，顧無論奎甯與阿的平二藥之對於生殖性芽胞，及惡性瘧原虫之生殖原虫，並無作用，僅能抑止分辯原虫之繁育，俾暫時不發生症狀而已，故其復發，十九皆不能免也。

其實瘧疾一症，變化多端，輕重不等，輕者即不服藥亦能自愈，重者則纏綿反復，不能速已，吾中醫之治瘧必用多味之複方，鮮有用一味單方者，然我嘗觀鄉人之患瘧者，用符咒捉瘧鬼而愈者，有將蜘蛛繫於脈窠而愈者，其理皆不可知，又有用辣茄子七粒吞服而愈者，有服水芹汁而愈者，又有煎服天竹枝而愈者，尤以水芹汁之療效爲最，我曾親見三四人，服之皆愈，但此三四人者是否屬於輕性，即吾所謂不服藥亦能自愈者乎，不然倘研究其成份，改善其服法，以增進其效能，尚有待於當世之賢者。

又首烏治瘧，不見於本草，張景岳何人飲，有首烏人參，陳修園亦盛稱其效云，邪未淨者佐以柴芩橘半，邪已淨者佐以參朮耆歸，　樵先生治瘧，無實症者小柴胡湯加鮮首烏甚效云，然首烏有得下作用，便溏者當慎用也。

麻疹之症狀及其治療

湯谷鄰

痲疹俗名痧子，與痘疹大不相侔，亦與斑疹癮疹不同。蓋痘出於臟，多數由胎毒而來，痲出於腑，乃脾胃大之腸毒邪挾時行不正之氣蘊蒸肺胃。故初期必身熱咳嗽或大便溏薄。病家每以痲疹輕而忽之，却不知症勢雖輕，但一旦毒侵肺臟，亦多與鬼爲鄰。邇來天時不正，忽冷驟熱，於是痲疹之機會成熟。敝地三林楊思兩區已流行一週之久，沿門闔境。以滿歲兒童及七八歲者居多，其死亡率之速，殊有談虎色變之概，實堪驚駭。甚者一二日間罹致死亡。其有不治而死，亦有誤治而死者。嗚呼惜哉！玆將症狀療法略述於左，一得之愚，獻諸同道，爲互相研究切磋之助。

痲疹初起，身熱咳嗽，聲微啞，眼面皆顯浮腫狀。兩腮微紅者吉，青者兇。如發出不速及不透，或紅點初見感風邪而隱沒，或時值寒天，病家不知加重衣被。又有病者過熱，毒入咽喉，此皆不可誤作傷寒治，亟宜宣解或清肺透達爲妙。方用天保采薇湯，銀翹散，防風解毒湯及竹葉柳　湯等加減治之。

一、天保采薇湯：升麻　葛根　前胡　羌獨活　半夏　陳皮　赤芍　白茯苓　川芎　枳殼　厚朴　桔梗　蒼朮　甘草　藿香　桔梗　鮮蘆根

二、銀翹散：銀花　連翹　淡豆豉　薄荷　竹葉　荊芥　牛蒡　甘草

三、繆氏防風解毒湯：防風　荊芥　薄荷　大力子　甘草　桔梗　竹葉　連翹　石膏　知母　木通　枳殼

四、竹葉柳蒡湯：竹葉　西河柳　牛蒡　葛根　石膏　蟬衣　荊芥　薄荷　玄參　甘草

痲疹已出，色紅身猶熱，肺熱不清也，宜升麻葛根湯加黃芩地骨皮或六一散主之。色赤紫乾灰燥暗大渴飲水不止，乃火盛毒熾，宜化斑湯或黃連麥門冬湯，大熱不解酌加柴胡，黃芩，玄參，石膏，山梔，犀角，生地。

一、升麻葛根湯：升麻　葛根　芍藥　甘草

二、六一散　滑石　甘草

三、化斑湯：石膏　知母　玄參　犀角　鮮生地，銀花丹皮　大青　粳米

四、黃連麥門冬湯：黃連　麥冬　石膏　甘草　人參　茯苓　赤芍

痲疹既出，已過三四日不能消落，餘熱未盡，乃營血不足，宜黃連解毒湯調四物湯治之。若遇痲疹收平而復發熱，日夜不退，煩躁譫語，狂亂失血，日多驚搐，重出痲疹，比前略少。乃心血耗散，餘毒熱甚，先治失血，急用犀角地黃及四物湯加遠志甘草。血止後仍譫語狂亂者，用五苓散調益元散服之。惟此症血實者易治，虛者難治耳。

一、黃連解毒湯：黃芩　黃連　黃柏　山梔

二、四物湯：當歸　白芍　川芎　生地

三、犀角地黃湯：犀角　生地　赤芍　丹皮

四、五苓散：白朮　澤瀉　猪苓　茯苓　官桂

五、益元散：即六一散加辰砂

痲疹退後，須謹避風寒，慎戒水溼，忌食雞魚鵝鴨，否則終身咳嗽、患風瘡傷眼目等恙。

血證論治

宋華光

內經云：陽絡傷則血外溢，血外溢則衄血，陰絡傷則血內溢，血內溢則後血。所謂陰陽是指人身之上下部而言。絡者血管也，古人以大血管爲經，中等血管爲絡，毛細血管爲孫絡。傷者破裂之謂，大血管不可破裂，毛細血管破裂無妨，惟中等血管破裂，其害可大可小。故不言經而言絡。凡出血則可稱上出血與下出血二大類。上出血如肺出血（咯血）胃出血（吐血），下出血如腸出血痔出血腎出血（溺血），婦人之子宮出血（血崩）。內經於上出血但言衄血，下出血但言後血，而不及其他者，舉一可以而三也。至於腎出血與婦人子宮出血，以血皆出自前陰，不在後血範圍之內，故從略焉。然而肺出血與胃出血由上出，腸出血與痔出血統由下出，當然有鑒別之必要，今採西說以明之。上出血爲肺出血與胃出血。肺出血之診斷，一、血因咳嗽而出。二、未出血前有肺癆質之表現。三、血色鮮紅反有泡沫。四、血中混有痰涎。五、血液反應酸性。下出血爲陽出血與痔出血二種。腸出血有傷寒症之存在其例甚少　痔出血有痔核可以探得，其例甚多。

診斷既確，可進言治療。血居體重十三分之一，假使失血全量三分之一，則其人必死。故當血如泉湧之時，當予急救。吾中醫治血症之方頗多，然以可效言之，惟金匱之柏葉湯及局方之膠艾湯，合於止血原理。柏葉含有單甯酸，能使血管收縮，血液流動緩慢。阿膠富含膠質，考人體血液中亦含有一種膠質流動於體內，如遇創傷或其他原因而出血時，易於凝固，不致儘任放流，此生化生人生理上自然之妙用也。倘其人因某種關係而血中缺乏膠質時，容易引起流血，例如血友病是也。或受其他原因而大量流血時，合理的療法，必須增加血中膠質，使易凝固不致脫血。阿膠便是增加血中膠質的最好妙品，故能治一切大量流血，如吐血鼻衄，婦女經漏、血崩（子宮出血）血友病（容易流產）等。西醫治血之法，大約可分三種。一、收縮血管。二、凝固血液。三、濃厚血質。總而言之，凡血證病者，無分中西治法，病人最宜安靜，則收效較易也。

嘔吐證治談

顧貫一

食入於胃，而有上泛越逆之勢。其出也，有聲有物謂之嘔，無聲有物謂之吐。李東垣以嘔屬陽明，爲氣血俱病，吐屬太陽，爲血病。然二者雖可分經，正不必强劃界限，反致膠柱鼓瑟，吾今一言蔽之曰嘔吐者，脾胃病也。脾胃爲一身中州，中州端賴鼓舞，若嘔吐頻仍，則中州失守，久成不治。

大抵嘔吐屬於實熱者，症見食入卽吐，不能傾刻停留，或發熱口渴，苔黃脈滑數。良以陽明蘊熱，火勢炎上，胃氣不得下降，甚致口臭氣粗，煩躁昏厥，治宜姜川連炒黃芩姜半夏姜竹茹之類，或加代赭石瀉火潛鎭。此外亦有肝胆有火，風陽上亢所致，兼見吞酸嘔惡，口苦咽乾，頭目昏眩者，宜白芍金鈴青黛烏梅竹茹及左金丸輩。更有嘔噁之屬於虛寒者，症見口鼻氣淸，吐多稀涎寒飲，口不渴脈沉細或緩滑，舌苔白。循至胃愈虛而吐愈劇，變爲乾嘔無涎唾，粒穀不能納，急當溫運脾陽，芳香化濁，輕則藿香正氣散，重則兼用附子理中湯。他若肝經虛寒厥氣犯胃而吐者，必兼見頭眩多涎沫，吐來沉細，宜吳茱萸湯，倘田胃虛宜香砂六君子湯調之。

或謂熱當消穀引食，今食而反吐者何？蓋熱盛則津液被耗，濁氣上冲，以致食物不能下嚥，故食入卽吐也。反之寒凝於中，胃不消穀，攝納無權，胃氣本下行，今不能消穀故上逆爲嘔也。惟其胃虛氣逆，故非溫不能散其寒，非辛不能降其逆，同爲嘔　，有寒熱虛實之分，此不可不辨者也。

此外更有乾嘔吐蚘兩端，凡嘔吐多有痰涎食積，乾嘔則有聲無物，或爲乾作噁心，此乃胃腑氣血兩傷，內無寒飲熱積，秖由淸濁之氣，升降失常，阻拒於胸膈之間，淸曠失司，其聲甚厲，有時亦有低微者，必令中州脾胃正氣隨嘔逆而收，不飢不納，漸正羸瘦，故必於初起時卽宜治之，但不可用消痰化積峻劑攻破，以其內無實熱，徒傷中氣無益也；用藥如藿香佩蘭陳皮蘇梗雲苓等類；若夫吐蚘者，良由傷飢過飽，喜啖生冷腥膾肥甘所致，脾胃欠運，濕熱之氣，得肝經風木之化，逢人臟腑之虛，則侵蝕於中，症見嘈雜腹痛，面色萎黃，唇口時紅時白，脈不沉弦能反洪大，此爲蛔蟲作祟，宜安蚘丸，或加蕪　雷丸檳榔，酸苦可以殺虫，切忌甘艸蜜糖之類，至若厥陰吐蚘者，蚘之長者有尺許，每至嘔吐不至，衝氣亦隨而上逆，久久不愈，必眩暈而厥，此傷寒論厥陰篇言之獨詳，不煩贅述矣！

小兒病診斷法

顧夢生

諺云：「甯醫十男子，莫治一婦人，甯醫十婦人，莫醫一小兒。」可想而知業斷爾之非易矣。然只要悉心探討，精益求精，未必不能有登堂入室之日，今就管見所及，略述一二、以爲同道之參考。

凡醫者全賴診斷以定治病用藥之鵠的，故必用望問聞切四診，深思熟慮，不然則有差之毫釐謬以千里之患。其結果不獨致病人於死地，亦足以損一巳之信譽，可不慎哉。第以小兒言語不通，有病不能言，故問診已不若成人之確切。又以小兒氣脈未充，其脈本超過常人，更不諳人情，一見生人則哭躁異常，能切脈一診又不可憑矣。是以只得於望聞二診中作一更深之研究。故古今兒醫更立望面部，察指紋，詢便溲，按胸腹，聽聲音等爲診斷之要目。若能診斷確切，則較大人爲易癒，因其無七情六慾之患，惟內傷飲食外感風寒而已。

甲望面部一，面黃如土，乾燥不華，是腸有穿生蟲或消化機能衰退之徵也。二、面色及眼白黃如涂赤，此初生兒常有之象，然一月後當去不去，而小溲反黃赤而目浮腫者胎黃也。三、面色白而青似浮腫，靜脈暴露於外者，爲先天不足之現象，易生瘰癧龜背雞胸五遲等症。四、額上及眉心緊皺，其眼運轉靈活者爲腦病。五、面青唇赤，兩目直視，角弓反張，兩手握拳而不伸者，此係腦部或脊髓病之特徵。若初生兒並見口撮臍眼腫痛不能吮乳者，又爲臍風之候也。至於嬰孩之舌苔，常退白滑而薄，以有乳汁積於其上，都不可遽認爲風寒也。

乙、察指紋普通以食指上中下三節命名爲風氣命三關，而視食指靠大指一面之筋紋，其色赤屬熱，紫者熱極，青屬驚，黑有瘀血。外感初起色淡青而浮於外，邪傳入裏，其紋亦隨之而呈中青外紅，如陽胃一有積滯，則紋色青紫矣。又紋止於第一關者病淺，入於二關者病勢較深，直上三關者必致驚厥，若過三關直射甲爪，則爲至險之候也。其紋向內斜者外感，向外斜者傷食。然體衰陽虛之，指兒紋常淡，宜忌攻伐爲要。

丙、詢溲便，溲便爲人體內之廢物而排於外者也。故視其癃閉，淋漓，瀉利，祕結以及色澤如何而定病之虛實寒熱。小兒初生大便色黑如膠，乃胎糞也，迨三四日後而變爲黃色。更因日飲乳汁，故其尿量較多，此其常也。若一旦感病，則其質色亦變矣。通常以小溲清長爲寒，黃赤短溲爲內熱，小便不利爲氣化不宜或膀胱括約肌拘急。小便不禁乃腎虛或括約肌弛緩。小便頻數者下挾虛火。至於大便則白爲內寒。紅而帶血則內熱。青爲胆汁過多。食穀不化爲消化不良。大便溏泄色淡黃白者乃痢痢等，皆常見之症。但亦有虛實寒熱相雜者，宜參酌定之。

丁、按胸腹，胸腹者乃五臟六腑之外廓，按其外而能知其內也。大抵腹軟喜按者屬虛。脹硬拒按者屬實熱。有液體波動者爲臌脹。腹高過甚如氣枕者爲臌腸。腹中凝結如筋久按他移者爲蛔病。胸廓伸縮甚微者爲肺脹。胸廓臌大者曰臌胸等等，皆宜詳細按察之。

戍、聽聲音大抵與成人相同，惟啼哭聲咳嗽聲呼吸聲三者略異耳。一、啼哭聲。哭而多淚屬痛。哭而無淚聲尖銳，忽急忽緩，將發驚癇。哭聲清澌而驟然起者腦神經病。哭聲不揚鼻煽氣急者爲肺炎。二、咳嗽聲。咳嗽重濁者乃風寒之咳。聲洪大爲風火之咳。咳而痰粘者爲燥咳。聲連續呈咳性，面赤泛吐，舌下靭帶發炎者爲百日咳。咳聲促而肋間引痛者肋膜炎或肺炎。咳如犬者爲白喉也。三、呼吸聲。小兒呼吸較成人爲速，不能遽認急促也。呼吸困難者肺中痰寒。呼吸喘急者感寒氣逆。喉關水雞聲者氣管有痰或氣支管炎等。

舍以上數端，則與成人診斷無甚差別矣。若能臨症變通，擴而充之，則小兒之病亦庶幾矣。

痧子後三大疾病

康杰生

痧毒本於肺胃，總以透齊爲佳，倘有一分餘毒，即是一分病根。本年痧子大流行，且時値冬令，氣候寒燥，以致痧子不能透發每少良好效果。猶其於痧子後變症百出，今舉其嚴重而普遍發現之症狀略述如下。

一肺炎俗名肺風。凡小兒痧子回後，熱退身涼，精神漸振，惟略有咳嗆，俗謂小兒不做病，稱愈即外出玩要。而家長不知病後正氣未復，抵抗力薄弱，任其行動自由，殊不知餘邪未楚，與外界空氣接觸，因之復感風邪，肺炎菌直入肺臟，體溫立卽升高，肺液於是蒸化爲稠厚之粘痰，呼吸爲之急促，痰隨氣升而成痰喘氣急鼻煽頭汗等危候者甚多，是則不可不防也。至於治法，以麻杏甘膏湯加川象貝，天竺黃，白芥子，蘇子，前胡，枳殼等。而麻黃份量又須於壹錢以外方見功效，用西藥配尼西林注射，亦極有奇功。又有形相似而實不同之短氣痰喘，當細審之，不可妄投發散劑。其病由於陰虛腎氣失納，當用都氣丸旋覆花代赭石海浮石等納氣歸原二白喉小兒痧子後眞陰已虛，津液耗傷命門火亢兼吸受白喉菌因之染成。喉間白點白條白塊狀腐爛，揩之不去，抹之出血，喉腫且閉，飲水不下，眼花聲啞，漸即神昏高熱，鼻道狹窄，氣喘吁吁，危險達於極點。治法當以玉女煎加石斛，花粉，銀花，連翹，人中黃，薄荷，山豆根，川貝，竺黃等清熱化毒利咽豁痰，用西藥注射白喉抗毒素，亦有相當效率。

三走馬牙疳痧疹本由熱毒透發淨盡，方能痊愈，否則餘毒內蘊，陽明火熾，以致環口黧黑，牙齦腐爛，甚則穿腮落齒，唇脫鼻壞，味臭涎毒，病勢甚暴。治宜以生地石斛，元參，麥冬，丹皮，赤芍，石膏，蘆薈，甘草，知母，黃柏，銀花，連翹，外吹赤霜散，頗見其効。

以上三症於痧子後轉變而得，其病勢危險非常，故死亡率甚高。本年不死於發疹期而死於病後者頗多，故持述之以供參攷。

藥物

談談羚羊角

黃雅鎔

羚羊角爲我國名貴藥物，產於中俄交界西比利亞等處者爲正地道，安南日本產者次之。羚羊之形態似羊而大，體長四尺餘，高二尺，類山羊，毛呈黃褐色，腹部則爲白色，角有節最堅勁，能碎金剛石與獏骨。夜宿防患，以角掛樹而棲。多兩角，一角者尠。以其性靈故名麢，其字從鹿從靈，後人簡寫爲羚，藥用其角，遂名之曰羚羊角，處方有羚羊片羚羊尖等名。功能平血壓、清頭目、熄風陽、鎮痙攣。惟年來西北出產漸少，正品不多得，市上頗多贋品，尤以南羚充斥於肆，不可不加以辨別，玆舉南北兩種羚羊特徵於下。正羚羊角基部橫剖幾成正規圓，南羚角容擴大，剖面成橢圓形。正羚角有掛痕，環節勁豎凸突，節目上球結成索結狀，南羚節目坡斜光滑。南羚亦有角基細圓者，惟產量不多，其環節亦坡斜，不能如正羚之凸突，故節目爲固定之特徵，可資鑑別者也。正羚全活者佳，有血色者稱紫羚羊，更佳。物以希爲貴，因正品日少，價值奇昂，雖有特效，無如貧病之不能問津乎。抗戰前每兩僅二百餘元，今則每兩需三百餘萬元矣。曩昔處方以一二三錢分量用者，今因價昂，減以分計，但病重者區區一二分何能奏效。余嘗治高橋鄉江姓頭痛病，前醫稿平肝熄風天麻石決之類，未見其效，余加投羚羊五分而愈。幸江姓病者家道小康，否則無能爲力矣。據說盟邦蘇聯在抗戰期間，取羚羊角提出精華，以有效成分供飛行員作興奮劑。服之頭目頓清，精神倍增，有助於戰鬥力至巨。今蘇聯醫藥界極爲重視，吾中醫界對此固有之名貴藥物，不能發揮其作用，瞻望鄰邦，殊覺慚愧也。

長篇專著

內經新解（續）

陳桐候

四時攝生（節錄素問四氣調神論）

春三月此謂發陳，天地俱生萬物以榮，夜臥早起，廣步於庭，披髮緩形，以使志生，生而勿殺，予而勿奪，賞而勿罰、此春氣之應，養生之道也。逆之則傷肝。夏爲寒變，奉長者少。夏三月此謂蕃秀，天地氣交，萬物華實，夜臥早起，無厭於日，使志無怒，使華英成秀，使氣得泄，若所愛在外，此夏氣之應，養長之道也。逆之則傷心。秋爲痎瘧，奉收者少，冬至重病。秋三月此謂容平。天氣以急，地氣以明，早臥早起，與鷄俱興，使志安寧，以緩秋刑，收斂神氣，使秋氣平，無外其志，使肺氣清，此秋氣之應，養收之道也，逆之則傷肺。冬爲飧泄，奉藏者少。冬三月此爲閉藏，水冰地坼無擾乎陽，早臥晚起必待日光，使志若伏若匿，若有私意，若已有得，去寒就溫，無泄皮膚，使氣亟奪，此冬氣之應，養藏之道也，逆之則傷腎，春爲痿厥，奉生者少。

內經一書，學者多稱爲周秦時人所作。漢興始改正朔，秦時猶奉周歷，然則所用日歷似宜以周歷爲標準矣。周歷正月斗柄建子，卽夏歷十一月是也，故孟子有十一月徒杠成，十二月輿梁成，民未病涉也云云。然循讀經文，所指四時，實皆夏正，本節尤爲顯著、所謂春三月乃夏歷正月至三月也。何以不用周歷而用夏正，鄙意成周之世，國家雖頒周歷，而民間則依舊沿用夏歷，政府亦未嘗禁止，等於民國以來，國家雖早已頒佈陽歷，而民間通用則仍以奉行陰歷者爲多也。何以知之，詩豳風篇云，七月流火，九月投衣，則明明指夏正而言，若以周歷計之，則所稱九月實乃七月，七月投衣則未免過早矣。且其下文云，四月秀葽，五月鳴蜩，八月其穫，十月隕擇，非皆以夏曆爲標準乎。孔子删詩，對於時令一仍其舊，蓋孔子亦主張行夏之時者也，又凡本經所言氣候，以北溫帶爲標準，若移至寒帶或熱帶均不適用，故近世學者頗有病內經學說不能爲世界醫者。若靈素商兌之斥東方生風爲荒謬無稽，則固別有用心。讀書當知人論世，內經之世，作者囿於見聞，尙以四海爲家，九州而外固不知更有九州，遑論其他。然此非內經之短處，經文自有精義，凡此小節，不足爲古人病也。

人之一生曰生老病死，歲有四時曰生長收藏，一歲之生長收藏猶一生之生老病死也。人非生而即老病而即死，乃由漸而來者。春之生物，至夏而長，至秋而收，至冬而藏，亦由漸而成者也。古人以爲生殺萬物之樞操諸造物之手，其生殺之方法，則賴氣候之變化，變化維何曰春溫，夏熱，秋涼，冬寒，此寒熱溫涼之變化，亦由漸而來。故脈要精微論曰，彼春之暖爲夏之暑，秋之憤爲冬之怒。易曰履霜堅冰至。堅冰之前必先見履霜，明言氣候之變化由漸而來者也。造物雖能生殺萬物，然其氣之來以漸而至，故攝生之道可先事預防，惟預防之法。當順氣候之自然，不可違反，故曰逆從陰陽。四時之氣有當逆者有當從者，所謂逆並非違反，亦順其自然而已。上篇言賢人逆從陰陽，本篇即指示如何逆從之法。例如春氣主生，故人當春令亦宜處處順從生發之氣。生而勿殺，予而勿奪，賞而勿罰，皆順從生氣之道，古人所謂方長不折是也。揆諸人之一生亦復如是，譬如人當幼時，氣血未充，腦力未健，不可使之用心過勞 即兒童讀書須滿六週歲方準入學，若在三四歲時教以識字，督責過苛，則易傷腦力。又如童子結婚至早當在弱冠左右，若未成年而早婚，則有礙身體之發育，此皆方長不折之道也。曰生殺曰予奪曰賞罰，皆可以意會之，不可望文生義，否則穿鑿附會不可通矣。上古聖人之教，以不背自然爲原則，即恬淡虛無亦須純任自然，不可勉強，若不能恬惔而強學恬惔，非徒無益抑且有害。譬如青年孀婦例當守節，然必須其人深明禮義而自甘淡泊，方能心盟金石志凛冰霜，若情慾方濃而性耽逸樂，以格於禮教，強令守節，其結果必貽害無窮，苟不貽中冓之羞，必其人抑鬱而死，是則禮教反以殺人，而不如再醮之爲愈也。生長收藏既爲四時自然之功用，是爲天道，古人以天人並稱，養生人事，當應天道，故曰春氣養生夏氣養長，所謂其知道者法於陰陽也。讀者知此，對於本篇經文其義自明，茲再就本文釋之如下。

春三月此謂發陳。發陳二字有發散敷陳之義。春風乍動草木萌芽，綠柳垂條萬花吐豔，此所謂發散敷陳也。斯時地面植物得陽和春暖之噓拂，天然雨露之灌溉，莫不有欣欣向榮之象。天地之所表現者完全是生氣，故曰天地俱生萬物以榮。衛生之道晨起宜早，以吸收新鮮之空氣而呼泄夜間之濁氣，夜眠宜遲，以日晷初長，正須及時工作也。黃老學說不同之點，老子主張清淨無爲，而黃帝則提倡出作日息，勤事生產。故一則曰法於陰陽，再則曰夜臥早起，諄諄以貪睡晏起爲戒，此不獨爲衛生常識，亦可見聖人治世之道也。廣步於庭，巢源作闊步，即今人所謂踱方步也。披髮緩形，莊子曰「老聃新沐方將披髮而乾，史記箕子披髮佯狂。」以古人皆蓄髮，今人則勿用此矣。今之講衛生者亦莫不主張早起廣步，惟不必限於戶庭。住宅四週最好多栽花木，以我人需要吸養除炭，而植物則恰相反，能供給養氣而吸收炭氣，故每晨早起散步於花木之間，最合衛生。披髮緩形，言起牀之後不必急於盤冠梳髮，隨意散步，態度毫無拘束，如此則使志生也。生而勿殺，予而勿奪，賞而勿罰，言人當此時宜常以慈惠寬和爲懷，以應春氣乃養生之要訣也。自春三月至養生之道也，文皆平淺易曉，所不可解者爲逆之則傷肝一語，慈惠寬和則不傷肝，反之則傷肝，然則慈惠寬和與肝臟究竟有何關係，我知初學者讀此必欲急於發問者也。須知古人所謂肝病並非解剖學上的肝，試將各種肝病一一研究，乃泰半指神經，古人以愉悅舒暢爲肝德，憂愁鬱怒爲肝病，憂愁鬱怒乃神經受刺激所致。以此可知逆之則傷肝之意義矣。氣候之變化既由漸而來，人體之抵抗力亦漸漸培養而成，春天所以必須保養生氣者，乃爲夏時抵抗炎暑之預備，夏令空氣溫度高於體溫，人體本寒，所資以調節抵抗氣候之炎暑者，賴有生氣，生氣足斯與天時相得，則爲長養。若春時違反衛生之道，不能保養生氣，生氣不足，夏令無以抵抗外界空氣之炎熱，則病變爲寒而無以資長養，故曰逆春之生氣則夏爲寒變奉長者少也。

夏三月此謂蕃秀。蕃茂也，時至夏令，陽旺已極，萬物俱盛，故植物開花者漸結果實，故曰蕃秀，陰陽之理勝極則復，盛極必衰，夏至一陰生正陰陽交替之時，故曰天地氣交萬物華實，人當此時仍宜夜臥早起，勿因日長而生倦怠，故曰夜臥早起無厭於日。使志無怒使華英成秀，張志聰曰，華英神氣也，使志無怒即所以保養神氣，夏令炎暑入體多汗，汗亦出於自然，不可強止，故曰使氣得泄若所愛在外。由此觀之，凡通商巨埠之大公司大銀行，夏令四壁留冷氣，以避暑熱，雖取快一時，然利用科學違反自然，反能削減人體之抵抗力，養生家無取焉。推而至於冰結蓮荷藕水各種冷飲，亦不宜過多，恣啖生冷足以阻礙腸胃之消化，是亦不可不知，凡此皆應夏氣養長之道也。逆之則傷心，心主血脈，夏暑多汗，汗與血同爲液體，故暑病脈多弦細芤遲，是傷心氣也。夏天不善攝生，至秋則身體抵抗力薄弱，無以奉收，秋涼乘虛外襲，則痎瘧成矣。冬至重病。丹波氏云，據前後文例之四字疑衍。

秋三月此謂容平。丹波氏云：「容盛也，見說文，卽盛受之義，非盛實之謂，王馬張並爲容狀之容，乃與發陳蕃秀閉藏自異旨，聖濟經註云，容而不迫平而不偏是謂容平。此說似是。」天氣以急。王冰註曰：「風聲切也，地氣以明物色變也。」歐陽永叔秋聲賦云：「夫秋之爲狀也，其色慘淡，煙霏雲斂，其容清明，天高日晶，其意蕭條，山川寂寥。其氣慄冽，砭人肌骨。」此可爲天氣以急地氣以明之註解。人當此時宜早臥早起，與鷄俱興，王冰曰「懼中寒露故早臥」。張志聰曰：「鷄鳴早而出埘晏，與鷄俱興，與春夏之早起少遲，所以養秋收之氣也。」周官之制，司寇爲秋官，職掌刑戮，秋主肅殺，故曰秋刑。使志安寧與使志無怒同有慈惠寬和之意。養生之道，宜首除煩惱，慈惠寬和則煩惱少而病自不生，故無論何時宜常戒惱怒，乃却病延年之良法。本經云，恬惔虛無眞氣從之，精神內守，病安從來，上文註解言生氣足斯與天時相得，則爲長養。此種眞氣與生氣，其實皆指人體內細胞之生殖力耳，生殖力充足，可以却病延年，乃是事實，故本文云，使志安寧以緩秋刑，收斂神氣使秋氣平，無外其志使肺氣清，皆教人掃除煩惱而保養生殖力之方法，所謂應秋氣養收之道也。秋天不善衛生最易感冒而爲傷風咳嗽，故曰逆秋氣則傷肺。冬爲飧泄，景岳云：「肺傷則腎水失其所生，故當冬令而爲腎虛飧泄。」丹波氏云：「飧本作餐，又作湌（說文餐呑也，玉篇飧水和飯也。釋名飧散也，列子說符註湌水澆飯也，蓋水穀雜下猶水和飯，故云飧泄也。」惲鐵樵先生曰：「據此飧泄乃完穀不化，就病症而論，夏多洞泄，秋多痢疾滯下，若完穀傷寒太陰症少陰症所常有，無單獨病完穀者，是又未可泥來。」

人體溫度無論冬夏常保持三十七度之平溫，天寒則體溫集於表層以抵抗外寒，所以保護脈管中之血，使能運行而不凝濇，故冬令人之體溫常高於外界之空氣。天熱則體溫低落，其低落之方法以出汗，使體溫外散而減少，使血行不致過當疾速，故夏令之體溫恆低於外界空氣，汗之功用所以調節體溫，汗之機能在末梢神經，汗從汗腺出，司汗　之啓閉者爲末梢神經，其啓閉視外界空氣冷暖與體內溫度爲衡。冬日空氣冷，因一方須抵抗外來之寒，一方須保存本體之熱，而汗腺常閉。然假使勞動過度，則血行疾體溫驟增，此時有疏泄之必要，則汗腺自開，卽飲酒房室皆然。冬三月此謂閉藏，陽氣已伏萬物潛藏，人體應之，故亦不宜出汗。劇勞飲酒房室均在禁例，蓋恐擾動陽氣則汗腺開　外寒襲之，易生疾病。故曰水冰地坼無擾乎陽也　早臥晚起所以避風寒也。然云必待日光，可知日出之後必須起牀，今人貪睡晏起，每至日上三竿，則未免太懶矣。使志若伏若匿若有私意若已有得，皆無擾乎陽之意。去寒就溫無泄皮膚，言冬令雖宜避寒就溫，然不可過暖而使汗出，汗出則皮膚開泄而體溫外散，故曰使氣亟奪也，凡此皆應冬氣養藏之道也。逆之則傷腎，春爲痿厥，奉生者少。惲鐵樵先生曰：「冬主腎主閉藏，腎主骨，傷腎則骨痿，春所資以爲發陳者卽在冬之閉藏，逆養泄之道至骨痿，則春之所資者僅矣。故曰奉生者少，是痿乃骨痿非筋痿也。痿由於傷腎，自當屬骨，骨爲腎之合也。秋季之傷肺泄，　泄當屬大腸不屬腎，大腸與肺相表裏也。由此推之，夏爲寒變無阻火也，秋爲痎瘧脈凝濇也。瘧論云：「得之夏傷於暑，熱氣盛藏於皮膚之內腸胃之外，此營氣之所舍也。此令人汗孔疎腠理開，因得秋氣汗出遇風及得之以浴，水氣舍於皮膚之內與衛氣並居，衛氣者晝日行於陽，夜行於陰，此氣得陽而外出得陰而內薄，內外相薄是以日作。」證之病症，凡新秋犯冷雨者輒患瘧，是經文之註脚也。營行脈中衛行脈外，營卽指脈管中滲出之液體，經似言因受暑病客於營分，因而腠理疎無以應秋氣之收，故曰奉收者少。因衛氣之作用是以日作，然則秋之痎瘧余因營血受病。心之合也，病源是受暑，夏曰心之應，此卽五臟應四時之理。測天以驗人，觀四時推行之功用而明人身病氣傳變之順逆，歷試不爽，然後創爲學說。四時之作用以術語顯明之，曰生長化收藏，臟腑順逆之理以術語顯明之，曰金木水火土。今註家皆不明此理，皆用五行爲說，似乎先有五行然後有病理，卽此倒因爲果，已足令自古迄今研究醫學者墮入五里霧中而有餘。」惲先生之意，以爲生長化收藏所以說明四時之功用，金木水火土所以說明臟腑順逆之理。從前諸註家不明此旨，輒以五行註內經，而愈註愈不可解，以至經義全晦，往往經文不誤而註家自誤，夫欲發皇古義，必須博採新知，五行學說，不可從也。

海曲友聲

還鄉（庚辰春日作）

張延仁

孤島流離兩載餘，飽經風露得還家，田園亂後無人管，零落一庭紅杏花。
故鄉月色認依稀，回首湖山景已非，卻喜春風無冷暖，朝朝吹送到柴扉。
疎狂只合老林泉，不為利韁名鎖牽，讀罷離騷餘感慨，情慵閒對水鷗眠。
壯心刼後已沉消，賸有琴書慰寂寥，閒處自憐詩思冷，醉邀明月臥聽潮。

寄懷張延仁郎次其韻

陳桐侯

避秦相約棲孤島，底事匆匆便返家，料得三年人面隔，春風無恙故園花。
身非化鶴歸華表，城郭也驚處處非，歷刼漸消湖海氣，索居盡日掩柴扉。
任他舉世飲貪泉，吾輩胸無名利牽。琴劍飄零歸未得，生涯權把硯為田。
我本元龍志豈消，君歸轉覺境孤寥，祇愁衣食難為繼，生活高於歇浦潮。

歲暮感懷

姚子讓

遠寺聲聲報晚鐘，何堪急景轉殘多；視田幸乏催租吏，文字無靈莫送窮。
腰帶酒寬漸力微，峭寒釀雪欲霏霏，尋梅預想騎驢客，莫向花前較瘦肥。
參透浮名學閉關，封侯壯志逐年刪；世途險惡何堪問，好具壺觴共話閒。

冬殘飲於仁齋

姚子讓

地靜市聲寂，天寒酒意加，鐙昏猶欲活，人盡瘦如花。各抱蒼生感，何
堪賦事麻，杏林春自暖，努力愛韶華。

懷感

盧素公

飄泊天涯孰與儔。萍蹤海遂幾年留。知交遇合偏成晚。羈客情懷總是秋。
千里浮雲生舊感。一天苦雨釀新愁。何時追逐煙霞侶。分劈詩箋數酒籌。
寂寞吟窗獨寡儔。每香一徑餘痕留。連朝透絲絲雨。六月涼生瑟瑟。
荒課詩書羈才頓。閒談稼穡老農愁。商量箇事消長晝，除卻酒杯沒善籌。

和盧素公寄懷原韻

陳桐侯

喜得吟朋樂與儔。行雲猶恨少勾留。相期玉趾移遊屐。預待金風報早秋。
箋劈綠窗分選韻。杯邀紅友共消愁。清河公子殷勤甚。端為陳蕃榻已籌。
相逢恨晚得良儔。悔我春江五載留。時挹雅音傾大雅。漫教秋士只悲秋。
眠琴儘可歌三樂。卓筆何須詠四愁。轉眼西山風送爽。預收佳句錦囊籌。
海濱蹤稀嘯詠儔，荒陬難得文旌留。風生塵尾談鋒健。霜染毫端韻律秋。
果屬才人能賦豔。豈眞騷客定工愁。挑燈細把瑤章讀。不覺雞聲報曉籌。
幾度行吟覓雅儔。蔣家花徑屐留。竹林境靜渾暑。梧院風清近報秋。
白雪歌難賡百和，青州酒可掃千愁。任他世局滄桑變無儘我賭杯醉數籌。

寄懷和盧素公

張延仁

名高涿郡聖賢儔。絳帳宏開教澤留。詩意清新吟未倦，筆鋒老練氣橫秋。
縱談傾倒千盃酒。渴慕時生萬斛愁。擬乞騷壇移玉趾。寒齋小集共觥籌。
憶曾拜訪約同儔。樂只齋中屐印留。指於今剛一月。離懷如已隔三秋。
江郎賦豔今毫健。杜老傷時落筆愁。我祝詩翁常矍鑠年年海屋儘添籌。

浦東竹枝詞

素公

年年鬼節逢清明。簫鼓村村鬼配親。鬼鬼番生幽國滿。魂王拓殖思移民。
暑氣炎蒸直到秋。時行疫癘怕傳流。村農自有預防法。抬個泥神作夜遊。
焰口道場鐃鼓喧。蘭盆勝會鬧中元。緣何救苦慈悲旨。不濟活人濟死魂。
颶風剽颶損禾棉。氣候失和疾病纏。珠米桂薪悽苦日。巫醫道士大豐年。
秋來涼暖不調勻，時疾流行接比鄰。阿妹傷寒小弟瘧。家家忙着請仙人。
作怪僵屍到處聞。迷男惑女佈妖氛。言來鑿鑿巫姑口。人疑成鬼魅羣。
新羅酬恩處處忙　廟門若市鬧非常。諸多菩薩交鴻運。第一還推土地堂。
在世貧窮死莫哀。只消兒子發洋財。五期百日大功德。道士僧尼演對臺。
孝養生前禮不加。偏於死後事崇奢。逞豪擺足虛場面。泉下何曾得到嘗。
農人辛苦工大忙。朝暮飽餐風與霜。入手金錢盡汗血。可憐拋擲虛無鄉。

南匯縣中醫師公會會員錄（續）

金熾陽	男	二五歲	南匯	南匯北門白虎橋北首
唐祝堯	男	二七歲	南匯	南匯第一區嚴路鄉
邱仁安	男	三二歲	浙江鄞縣	南匯下沙鎮大街
張勇奎	男	四十歲	天津	大團鎮南市大街
唐任之	男	二八歲	南匯	南匯鄔家店同順祥號
陶人逸	男	三十歲	同上	南匯城內陶家宅轉
朱品逸	男	三五歲	奉賢	奉賢城內南大街瑞芝堂棧號
徐胖生	男	二八歲	南匯	泥城橫巷天成堂藥號
姜永帆	男	二八歲	同上	同上
顧振之	男	四五歲	同上	周浦油車弄永利烟紙號內
潘錦庠	男	三九歲	同上	三墩鎮中市人壽堂藥號
朱劍剛	男	三七歲	金山	閘港鎮南首
翟新柏	男	三二歲	南匯	南滙西門

牛鼻繩致汗之實驗

衛指村

鄰人張姓，今春患溫病，延予醫。發熱而渴不惡寒，乃師雷少逸時病論，投以清涼透熱法，囑服一劑。明午又招復診，謂予曰：昨日服藥之後，至晚未見動靜，適有戚至，告以牛鼻繩能發汗，爰取而洗淨煎服，清晨服下，飯時汗澈。為恐未妥，爰請再來。入內診之，熱靜身涼，以前法加減治之。後遍查古今本草，從未有述及此物也。頗有研究之必要，爰為披露，質諸同道焉。按牛之一畜，其鼻終年汗泄，且體大力宏，原夫醫者意也，此人乃勞苦之人，取牛鼻常汗力宏之義。凡吾同道，如遇發汗不出，請再一試，如再有驗，當精綷其氣味，詳考其原理，筆諸本草可乎。

▲歡迎批評投稿訂閱介紹▼

編後漫譚

去年十二月二十九日為本會選舉參議員的一天。這次很致歉意的，在本會會員四百八十餘人中有選舉權的只有五十二人。因為當公會成立之初，縣政府曾向本會催索會員名冊，因辦事人手不齊，匆匆寫了五十二位代表名冊交付塞責，以後屢次想補呈全體名冊，因循未果。不料縣府竟根據前次所繳名單確定選舉權，所以參議員名額只限一人。此事在辦事者自不能辭咎，而對於諸位同道只好深深地抱歉了。選舉之時，承各會員踴躍參加，共到四十三人。選舉結果，本會常務理事張延仁君得三十五票當選為參議員，姚維峯君得七票，此外尚有廢票一紙，因為投票人寫錯了塗改的緣故。選舉後由會中留膳，下午開談話會。編者也是沒有投票權的一人，此次不過乘興來遊，參觀盛典，得與新知舊雨聚首一堂，無任歡忭。惟對於老友張君被選為參議員事，覺得另有一種感想，以為這並不是張君個人的榮幸，乃是整個公會的榮幸。回想從前政府要取締中醫的，現在吾中醫也有參加政治權了，至少中醫地位比從前鞏固一些。以後的事，一方面希望張君對於會務加倍努力，另一方面則希望吾全體同道一致團結，庶幾為本會前途開闢光明之坦道，俾會務蒸蒸日上，不勝馨香禱祝之至。

迷信的普遍，庸醫的產生，不僅僅是我南匯的一隅，也許充滿了全浦東，全中國。每個鄉村的角落，患病則求神問卜，拜佛燒香，還是初期必經階段。進而换諸理髮匠挑，童貞姑娘推鰫，巫女們提鬼，總算各有專長。對於真正醫藥，反認為「真病無藥不必醫」的誤解而輕視。所以這時候談中國醫學的進步，恐怕在這個沒有破除迷信惡習的距離下，還是太遠。

● 本報原擬添闢文虎一欄，以增讀者興趣。祇因一者沒有製謎的人，二則本期稿件擁擠，此類遊戲文字只得暫擱，並非編者食言而肥，希讀者原諒。

本報上期「海曲友聲」欄所載三十述懷詩作者顧貫一先生名字，為手民遺漏，特為聲明，並向作者致歉。

本期稿擠，長篇專著「時病新論」暫停。

（編者）

南匯醫報

吳敬恒

南匯縣中醫師公會主辦

發行人 王正章　編輯者 陳桐侯 張延仁 姚子讓

（本報登記證在申請中）

復刊第八號

本期目錄

社址南匯東門外三角街北首

中華民國三十六年二月十六日出版

論評

閒話中醫師考試

（張四維）

醫藥所以療病，人命至重，醫師之當甄別，自是刻不容緩，惟行醫有年，文字拋荒已久，一旦聽得考試二字，未免有知難而退，但爲一生生活所依，又不允許你萎縮不前，於是只得前去應試，也不過圖僥倖而已。

考試科目，計診斷，藥物、方劑、選科、約法、國文、共六項、前四項是關於醫藥方面的，我以爲在醫言醫，總可勉强應付，約法甚簡單，獨是國文一項，頗使吾有點不寒而慄，因爲以鄙人之資質魯鈍，讀書不成退而學醫，自然，國學無甚根柢，無庸諱飾，莫說章法修辭，甚至連題旨還不大明白哩，誰知出於吾意料之外的，此次國文試題民族健康論，不十分難，約法也還容易，但是關於醫藥方面的幾個試題，驟視之似乎十分平易，細思之在我以爲極難也，尤其是那個內科試題亢則害承迺制，無疑的，其原出自內經上的了，在當時我還記得，不知在那一部傷寒論承氣湯的方解裏有這麼六個字，不過不敢肯定罷了，雖然，內經這部書，我也曾看過幾遍，若可解，若不可解，而且這六個字，讀內經的又往往容易忽略過去，所以吾敢說，這個亢則害承迺制的試題，作來精彩的實百不得一二。

這幾日來，閒著無事，雖曰事過境遷，但對於這六個字，終未能釋然於懷，且翻翻那部內經，窮半日之力，得在六微旨大論裏找到了，不過內經這部書是否爲黃帝所作，六微旨大論是否爲內經文字姑勿論，醫藥重實際，不尙空談，我們要研究這六個字，對於醫藥上的價値，且看亢則害承迺制的上面，有「相火之下水氣承之水位之下土氣承之土位之下風氣承之風位之下金氣承之金位之下火氣承之君火之下陰精承之」，盖五行順次相生隔一則相剋，六氣配五行，多一相火，而相火之下水氣承之，不得不加陰精，以承少陰之君火，篇名所以稱六微旨歟，細玩其味，不過剋制之意，誠如王註「諸以所勝之氣乘於下者皆折其標盛」，故繼之曰「亢則害承迺制如是而已」，鄙人學淺，再不能作深一層的解釋，武陵陳氏，以此作爲承氣湯命名之意，第不知作者之本意固如何，我不得起古人而問之也。

第二個內科試題，風善行而數變，爲比較的老生常談，與風爲百病之長，同爲中醫之套語，其所以說風善行而數變，因爲風是空氣流駛的現像，古人取類比像，認疾病由於自然界氣象之變化，氣象變化莫烈於風，其滲透力，內而五臟，外而皮肉，其性慓悍，其行疾速，故曰風善行而數變也，內經風論，「風之傷人也或爲寒熱爲熱中或爲寒中或爲厲風或爲偏枯或爲風也……或內至五臟六腑……故風者百病之長也……風中五臟六腑之俞亦爲臟腑之風各入其門戶所中則爲偏風風氣循風府上則爲腦風」近今科學昌明，已明瞭各種傳染病，有病菌在人體內作祟，風只好算是誘因，並非原因也，又素問「人清靜則腠理閉拒雖有大風苛毒勿能害」太炎先生以爲依說文，苛爲小艸，毒爲害人之艸，小艸害人，非細菌云何，又引宋玉風賦，以爲庶人之雌風，動沙堁，吹死灰，駭溷濁，揚腐餘，故其風中人，敺溫致溼，中脣爲胗，得自爲蔑，是則風非能病人，由風之所挾者以病人，溷濁腐餘，是卽細菌沙堁死灰，卽細菌所依，風則爲傳播之以達人體。如此說來，由風之所挾者以病人，並非風能直接病人也明矣，太炎先生將古義新知，融會貫通，煞費苦心，然而終究不妥，試思內經遠在二千年前，細菌么小之物，肉眼不能見，古人何能知之，況且瘧之傳染不由於風，何以瘧論也說痎瘧皆生於風呢，腦充血症之猝然倒地，亦與細菌無涉，何得名爲中風，入府則生，入藏則死呢，强古人之不知以爲知，我則不敢贊同也。

凡學術愈古則愈玄虛，愈近則愈覈實，醫藥爲尤，我中醫的精粹，全在幾首經驗效方，若乎病因說理，則荒誕而不可信矣，彼西人之說病理，在昔亦與中醫同，由理想而不由實驗，不過西人敢懷疑肯研究，不若吾中醫之絕對服從聖賢，此所以西醫有一日千里之勢，中醫則歷千百年而少進步也。近年來，中醫科學化之聲浪，甚囂塵上，未始非中醫前途一綫曙光，考試當爲多數人著想，自不能刻意求新，但因了此次考試之著重內經，使後生之頭腦較新，雅不願故步自封，欲投在上者之所好，不得不暫時終止他求進的願望，轉向到硏讀內經的一條途徑　，這無形中削弱了他們的進取心　，也就是中醫學進步的一重阻力。

南汇医报

改進中醫須改良國藥

·邱少峯·

今之談改進中醫者，往往忽視國藥，以爲蒸洗炮製，藥肆之責，於醫無與焉。殊不知治病之法，醫與藥並重，二者不可偏廢也。中醫數千年來所持學說，多不合理，陰陽五行之說：未免虛玄，肝左肺右之談，尤非確切，然其治病也，一劑之投，輒使沉痾立起，雖科學之醫，無以加之，則其所恃者藥耳。孔子曰工欲善其事，必先利其器。苟大病當前，而進以朽腐之藥，雖盧扁處方，亦無能爲矣。晚近歐美醫學日新月異，所恃者，不僅解剖生理，蓋因藥品之研究精良，其進步之速，遠過於醫學故也。世所共知者如金雞納霜之治瘧疾，六〇六之治梅毒，伊米丁之治痢疾，喉症血清之治白喉，胥有特效，近十年來，西藥之發明尤多。卽同爲一藥，有針劑內服之不同，既利於病，又免苦口，使醫家病家樂於服用，其設想之周密爲何如，然而回顧國藥，其蒸洗炮製，則猶千百年前之古法也，而西人之採取國藥者，一經提煉，製成針劑，卽詡爲發明，中醫既不知研究藥物，而藥商又祗知圖利，拱手而讓他人，良可慨也。夫處此二十世紀之流，而猶襲千百年前之古法，欲免優勝劣敗，天演淘汰之公例，其可得乎。一孔之見，以爲中醫不欲改進則已，如欲改進，必須喚起同道，共同研究國藥，一方面尤須督責藥商，嚴辨藥品之眞僞優劣，庶幾治病有效，須知藥物不改良，則醫學無由改進也。

論瘍醫不可不明內症

·陶摩蒼·

夫醫之有內外科，猶官之有文武。國不可有文無武，須文充武備，纔能奠國家於磐石之安。人體之疾病，不論內外喉眼各症，倘來勢輕而易者，固非難治，若重且惡者，治療之法，不得其善，未有不慮及其壽命者也。故內外各科醫家均操有司命之權。夫內科之博覽羣書，精究方學，與文官之熟曉經史，深明事理，固同具相當學識。故范文正公有不爲良相則爲良醫之說。而外科之學雖偏重於手術，然觀於高景庭先生瘍科集中，肺癰腸癰等症，亦包羅在內，而治療之法，則非手術之所可能也。卽若癰疽疔瘡之類，亦必內有蘊毒而後外發者也。故外科之種種病症，無不發源於內者。嘗考華陀解剖之學，竊嘆其洞鑑之明及奏效之速，則知非熟悉內經，洞明臟結者，安能若是其驗也。間嘗於臨床之際，默思瘍醫之治病，苟遇複雜之症，亦豈忍坐失時機而啓諸變化，勢必運藉經旨，探本窮源而內外並治也。唯世人多坐井觀天，直以司命之外科，視爲刀圭之匠，何其識之未廣也。目睹一般不學無術之徒，囊具數紙秘方，略擅刀圭之術，自謂盡得瘍科意旨，不求於陰陽表裏，經絡臟腑，虛實之別。輒自懸壺應世，妄施剖割，不詳病症之因，徒損良好肌肉而已。甚則危及生命，誠如武官之不明兵法，徒勇無謀，輕舉其鋒，迨至兵傷地折，猶不知悔悟，乃學項羽之引天亡我，豈不謬哉。昔徐靈胎謂葉天士曰，內科不知外科得醫術之半。孟河余聽鴻先生曰：內科不能識症，外症不能刀針，一遇內癰，皆如雲中觀月，霧裏看花，挨延日久，膿成聽其自潰而死，醫者爲能諉爲無過乎。此言習內科者不可不知刀針，然則爲外科醫生而可不明經絡臟腑乎。

民間實驗效方

——外科傷瘍類——

·姚子讓·

▲流火方

雌木鼈一個，新汲水磨塗紅腫處，惟指探最痛處爲頭，切勿敷上，以留出火氣（按流火紅腫熱痛，皮不破碎，病屬純陽，甚於火丹，木鼈入藥用者皆雌形圓，雄長不可用。）

▲肺癰方

鮮白菓一斤，連殼浸菜油經久者，飯上蒸食。（按白菓浸菜油內，愈久愈妙，最佳者一二年以上，無論新久均治，若桔梗湯祗治初起小恙，倘癰已成，尤須大劑淸毒，此則經吾師秦伯未多次試療證明驗方也。）

▲消疔方

灶雞不拘只數，炒炭，用葱頭湯送下，蓋被汗出卽消。（灶雞狀如九香蟲，灶上多有之。）（按疔乃外科重症，劇則早發夕死，往往不及延醫而斃命者多矣，此方得友傳簡便消疔法，相傳多年，靈驗無比。）

▲傷筋方

紅花六分拌炒絲瓜絡三錢，連服數次卽愈，惟在手臂者，加川芎桂枝，在腰部者，加牛膝杜仲，在足膝者，加木瓜牛膝，爲之引導，收效更捷。（按損傷筋絡，最忘感寒，用藥不當，反致弄巧成拙，此方二藥拌炒，有活血舒筋之能，勿輕視之。）

（待續）

學說

麻瘄概論

姚子讓

去冬以來，天時不正，吾南匯一隅，痲瘄流行頗廣，且其傳染迅速，甚至沿門闔戶，死亡相屬，二月於茲，猖獗情形，未見稍歛，誠十餘年來罕有之驚怖，因艸是篇，願供保赤諸同道之探討焉！

——子讓附誌——

名稱

痲瘄命名，極爲繁雜，曰痲疹，以其粒粒如痲也，曰瘄子，以其忌食酸醋也，曰痧子，分其瑣細如沙也，曰麩子，以其肌膚如麥麩也，曰瘙子以其如蚤咬之迹也，我浦東輒呼痧子，實則痲瘄爲最普通，亦爲南方所最流行，故從此。

病史

痲瘄發源於秦漢，古無此名，諒無此症，清醫謝玉瓊撰痲科活人全書四卷，而瘄症方有專集，厥後錢塘董西園撰治瘄全書，分瘄前瘄後兩大篇，七十餘子目，寒熱標本，證狀方治，縷析條分，理明詞達，實治瘄之簡明佳本。

原因

痲瘄之發，雖曰胎毒，未有不由天行癘氣先爲之階，故余謂熱鬱胎毒，雖爲本病主因，而天時不正，更爲構成發病之誘因，普通每值春夏之交，流行最廣，而今歲適逢冬季天寒地凍之時，沿門闔境，相繼傳染，以其氣候不正，肺胃有熱，與胎毒內鬱，更受表邪外束，內熱欲散，因外邪束表而不得，則氤氳於內，傳入血分，由皮膚發出痧子，所以洩先天伏毒，於是爲小兒必經之過程。

證狀

其症初起，不外內有蘊熱，與外感表邪所互相造成之一般病狀，例如惡寒發熱，咳嗽痰多，胸悶納呆，目紅顴赤，眼淚汪汪，音瘖多嚏唇紅口渴，耳後微赤，煩躁吐瀉，舌白邊紅，或兩頰內旁有白腐色者，即其前驅症，亦可謂之瘄前，際此便宜慎避風寒戒食葷腥，藥物表散，使皮膚通暢，腠理開豁，蓋此時疾病尚未成熟，故瘄之病狀雖呈露顯著，但瘄子尚不在此時發現，而在病起以至瘄出見點前一時期之經過耳。

時日

瘄症及瘄前之時間，本無一定，其於天時之寒温，熱毒之輕重，以及護調醫治之當否，在在相關，惟推以正當病理之常，凡瘄前一時期有熱三日而出者，有熱四五六日而出者，但在五日由瘄前進至瘄潮見點，最爲正常，設在五日以後，猶未見點，則將逐漸流於危候，此外又有熱而涼，涼後復熱而出者，有寒熱往來數次而出者，有熱一日涼一日，復涼復熱至一週以後而出者，大抵五日前出者輕五日後出者重，毒少則熱少，毒多則熱多，熱少者早而易出，熱多者遲而難出，此其大較也。

瘄潮

瘄前四五日爲內熱蘊遏，時邪外束，以致引動先天伏毒，發爲痲瘄之前驅期，既如上述，，及五日以後肌表之風邪漸解，內蘊之熱毒漸漸發透，即爲由瘄前而轉入瘄潮，蓋由醞釀時期而漸至宣透時期，痧子正發時身熱往往過度，與未出前成反比，由頭面而軀體而四肢，呈細小紅點，狀如沙痲，李痘仙所謂『氣載之，血送之，達表則粒粒如痲，甚則疊腫，多者成片』。瘄潮者指發熱有一定之時刻，如潮之有汛，大要一日三潮，每日於早午晚三時，必熱重一次，同時每發熱一次痧點必增加若干，而粒粒腫起皮上；在平時則身熱稍緩，神志亦較安定，與瘄前之終日發熱而煩躁不甯者稍異，如是三日，所稱三日九潮方完，完則氣送毛竅而散，血流肌表，漸歸經絡，紅點緩緩而退，頭面先潮者，色先淡，身腹後起者，色後退，但此僅言其常，不能論其變，蓋一日三潮，三日九潮人盡知之，瘄屬陽，陽從陽類，故不潮於夜之陰，而潮於日之陽，此正痧也，亦正潮也，他如氣不足而血有餘，則不潮於日而潮於夜，亦有一次不能發齊，隔數日再發而始透者，更有瘄潮時遍身起雲頭斑者，此胃腑熱毒壅盛也，遍身纍纍如疙瘩狀腫者，此熱甚兼風也，至若瘄之常例，既有三日九潮之定論，今止一日二潮，有二三日總計得四五潮者，此乃瘄毒原輕，或因天行時氣和平，如小兒五液俱全，身安症和者，亦無害也，瘄之部位，既以頭面軀體四肢，漸次下延至手足心鼻尖發到者爲齊，今止發於肚腹，粒粒起綻，而頭面手足一無所見，此乃小兒氣血孱弱，不能周行遍體，瘄根既出，他處雖無，不足慮也，更有潮時見點於皮膚，潮過即沒，此緣血和而毒輕，故未潮則隱伏於皮膚之中，既潮則發現於皮膚之上，尚無惡候，亦無慮也。

診斷

瘄潮中最須注意其已否發出？發出之是否良好？及瘄回時之爲已透抑內陷？換言之，卽本病在在需要診斷瘄潮之經過，以判別其吉兇，故本文於瘄潮一節，不煩反覆敍論，蓋當此時也，正千鈞一髮，其於瘄退爲病毒盡洩之正當常軌，抑爲不自然的因某種關係而閉塞其病毒之出路，先賢丁甘仁云：『胸悶一毫未除，卽是痧毒一毫未淨』。借此以論診斷，可謂金科玉律，而治瘄之祕訣，但審症察脈，對於小兒體質之强弱，尤宜注意，蓋稟賦不同，致熱毒輕重互異；大抵痳瘄以顏色鮮紅，點粒勻淨尖聳自頭面流向肢體皆齊，三四日後漸漸而回者輕，淡白或紫或黯如雲不淨頭面少或鼻現青色喘急爲逆，出而卽沒或隨出隨隱者爲逆，凡瘄忌見乾煩熱燥，犯此四者，其症必重，而嘔吐不得平其嘔，泄瀉不宜止其瀉，氣喘不當定其喘，任其吐瀉喘不妨，蓋吐者有發表之意，使毒從上而出，瀉則有攻下之意，使毒自下而去，喘則熱從上壅，勢所必至也，又痳瘄貴乎看護得法，奈我鄉愚夫愚婦，每多視爲泛常，調護失愼，風寒不謹致令腠理閉塞，氣血阻滯而瘄毒鬱閉中道，出卽隱沒，總名悶瘄，劇則面青鼻煽，痰湧喘急而不治，其有瘄出二日，因風寒早沒者，症猶稍輕，倘有一日而早沒者，其症必重，隨出隨沒，危症也，亦令咳嗽喘急，面青鼻煽，頭搖搐搦，痰壅聲嘶，神昏迷悶，身涼肢冷，邪毒內攻，危候蜂起，縱有神丹，亦難治矣。

治療

痳瘄治法，不外淸肺熱涼心火，而參入輕宣爲原則，蓋藉藥物之作用，以促進其熱毒之發洩，而冀瘄子早日透齊也，大抵未出之先，宜用防風薄荷之類以表之，重則用麻黃以發之，已出之時，宜蟬衣桔梗之類開之，既出之後，用山梔丹皮之類以淸之，重則黃連犀角之類以泄之，若陰血虛而發熱者入當歸生地洋參之類和之，倘於欲出未出之時，藥忌辛熱，以及滲下溫補，酸澀大寒，蓋瘄屬陽毒，辛熱能助火邪，如肉桂乾薑之類，滲利能止汗止瀉，使熱毒不得竇越如猪苓澤瀉之類，溫補能壅滯助火，使陰血受其燔灼，如人參白朮之類，酸澀能引邪入裏，陷伏不出，如烏梅五味之類，大寒能剋元氣，使毒邪遏抑肌表，冰伏，如大黃芒硝之類，治瘄之法，詳明五禁，活人多矣，此外古人於痳瘄之方，升發藥中，每用升葛，曷知升葛能升動陽氣，每致邪熱上浮，而作喘逆，用之宜愼，卽桔梗初起，亦須酌用，恐引濁氣於上也，又甘草一味，人多泛視，不知味甘而溫，性和而守，甘則發熱，溫則助陽，守則粘滯，瘄之時日有限，瘄之陽毒有餘，初時有粘滯之虞，後則致瘄熱之患，亦當愼用。

附方

一、辛涼淸解法　適應於第一步寒熱咳嗽未出之前　荊芥　防風　薄荷　牛蒡　桔梗　枳殼　杏仁　浙貝　山梔　竹茹　桑葉

二、辛涼開泄法　適應於第二步痳瘄見點時　防風　蟬衣　牛蒡　山梔　桔梗　枳殼　光杏　象貝　炒丹皮　櫻桃核　西河柳　前胡

三、淸涼退熱法　適應於第三步瘄子出齊餘毒未盡　蟬衣　牛蒡　焦山梔　淨連翹　嫩白薇　京赤芍　淛丹皮　光杏仁　象貝母　梗通草　竹葉茹

成方

古方於痳瘄表透諸法，可以發表，可以發痧者，特摘錄一二，在此更可於其製劑中窺出用藥之輕重

一、輕——升麻葛根湯　升麻　葛根　防風　前胡　桔梗　枳殼　杏仁　蘇葉

二、次重——還魂湯　麻黃　獨活　杏仁　陳皮　枳殼　厚朴　前胡　甘草　蘇葉

三、重——麻黃奪命湯　麻黃　荊芥　前胡　杏仁　穿山甲

四、最重——麻黃石膏湯　麻黃　石膏　杏仁　前胡　枳殼　黃芩。

中國古代攝生學之價值

唐思義

中國古代養生之硏究，首推內經，四氣調神之說。四氣調神者，言隨四時之氣以養五臟之神，遂其生長收藏之能也。夫春主生發，其氣蓬勃，其象蔥蘢，芸芸庶物，秉此敷陳。人於寒氣既撤溫氣重生之際，是當調達其氣機，展舒其形體，心超象外，意在寰中，庶不背生而勿殺與而勿奪賞而勿罰之訓也。夏主長養，其性善泄，其用自宏，萬千華實，完其蕃秀，天既緩其陽氣而使物化，物化則華英成秀，人宜寬其意志，乃能氣泄，氣泄則膚腠宣通，而無否塞之患矣。秋爲肅殺之候，其容淸明，其意蕭條，一若翎毛之因風而下，以顯其容平之象，此時而志氣躁亂，則神氣不淸，何能使志安甯。冬日爲治極之運，閉藏之時，陽氣下治，水冰地坼，故宜周密，不欲煩勞，苟能細味去寒就溫無泄皮膚之深旨，則養藏之道得焉。嘗疑古人年皆度百歲而動作不衰者著書之欺人，至此始恍然大悟，蓋其致壽之第一要義，能養神也，能隨四時之氣而養其神也，宜乎身無奇病，常達乎心廣體胖之境也。

筆記

談談祕術公開的擒拿手

陳桐侯

丁亥舊歷新年糊裏糊塗中匆匆地過去了，列位可知道陳桐侯在這個年頭裏實在忙得不可開交。大凡做醫生的沒有一個不忙的，即使平常在家裏抱小囝的時候，有人來請敎看病，也滿口忙得不亦樂乎，老淸早來邀診，至早須到午後出診，還要兜幾個圈子，從遠遠地繞道到病家，蓋不如是，不足以顯出醫生的身份，因爲若使一請就到，恐怕被病家要笑這個醫生是無人請敎的。惟我陳桐侯的古怪脾氣，從來不肯這樣做，看見人家搭架子，心裏着實討厭，所以無論在秋症大忙的時候，讓人家說我忙，而我自已的回答總是說無人要，無人要三個字已經成了口頭禪，人家聽了沒有一個不笑的。可是今年的新春居然也忙起來了，忙的什麼呢？不是看症，只是吃酒，若論看症依然是無人要，惟有吃酒從大年初二吃起吃到二十過後還沒有吃個完畢，什麼年酒呀，喜酒呀，壽酒呀，財神酒呀，大概看見陳桐侯的吃品好，不知幾時少了我的。不過這樣一來，把醫報第八期編輯的事情拋諸腦後了。在兩三天前碰着老友張延仁君，他劈頭就問我本期醫報內經新解稿子做好了嗎？快要編輯了。我聽了這話心上一怔，一想不好了，腦筋這樣糊糊塗塗，那裏會得有稿子呢？回到家裏翻開書本一看，想着內經天癸一節，有惲先生講義上的一段註解，是人家不大看見的，我就抄上去搪塞搪塞也算敷衍了事，自已的註解等待下期再續吧！今天下午跑到江鎮人壽堂裏一彎，瞧着掛號的字牌上沒有事情，就喜洋洋地走進仁齋醫室，剛巧延仁先生已經出診了，就同他的高徒黃雅鎔老弟把一大包醫報稿件打開，思量從頭至尾拼湊攏來，看看上期賸稿不多幾篇，只有姚子讓的痧痞概論和張龔梅君的時病新論字數最多，可佔不少篇幅，其餘都是短篇，大約新年裏頭人家同我一樣忙的緣故，所以沒有人寄投稿子來了。『呀！這次要稿荒了，怎麼辦呢？』雅鎔很驚異地這樣說。我說：『不要緊，你儘管拿各篇的字數計算起來，我來劃一個樣本。』可是千算萬算總是塡不滿六頁篇幅，天色漸漸昏黑了，編稿的工程還不過做到一半，就叨擾了張府一頓夜飯，只好明天再來，匆匆地回家了。晚上內子和女兒在房外紡紗，我獨自關上房門在燈下踱來踱去，搔首躊躇，要想睡也睡不着，想想明朝用什麼方法繳差呢，驀見書堆上有川沙中醫界出版的甘露雜誌一册，大約曹仲衡和陶斗元兩先生的手筆吧！隨手翻開一看，見所載唐報親君的秘術公開的擒拿手術三種，頓時觸動靈機，哈哈！題目來了，我也來談談擒拿手吧！說起祕字，我生平所最厭惡的東西。記得惲鐵樵先生說：「祕之一字，大約淺人所爲，因其所知者只此而已，一旦說破被別人知道了，便打破自已的飯碗，所以不得不祕。」其實不見得這樣簡單吧！儘有名醫高手，所有心得也不肯輕易傳授的。內經有言「非其眞勿授非其人勿敎」，是古人珍惜學術的意思。長桑君之敎扁鵲曰「毋泄我術」，公乘陽慶之授倉公以黃帝扁鵲之脉書，亦未見傳世，可見古人所以守祕，實在是珍惜學術。逢蒙學射於羿，盡羿之道，思天下惟羿爲愈已，於是殺羿，此內經上所以有非其人勿敎之訓。降至後世，人心不古，高手少而淺人多，猜忌嫉妒之心牢不可破，於是動輒守祕，如江南醫師之祕仲景要方，今人則更不如了。回溯廿年前我天天到黃昏時候侍着祖父讀書，其時表弟張耐百君從吾的父親習醫，因此更得到了一個很好的伴侶。先祖父談鋒甚健，看看我們讀得要倦了，他便講故事給我們聽，篝燈風雨無所不談，有時說起擒拿手，便敎我們行施手術的方法，因此我也知道一些，可是我們所知的方法比較唐報親君的方法不同而功效則一。先祖父少年時先從橫沔華步雲先生學習內科，華先生德學俱優，頗能循循善誘，其後卒業懸壺鄉里，因爲過瘍科某醫之敲竹杠，與之發生口角，乃發憤兼習外科，受業於金家窰外科名醫金頌白先生，金先生之學識經驗一時無兩，求診者恆門庭若市，能擅各種擒拿手術，顧守祕心甚重，及門者不易得其術，先祖父從游三載，僅學得一種手法，即同學數十人中亦無有得窺全豹者，各同學聞父悉遵師訓不肯交換切磋，以故所得皆一鱗半爪，先祖父常深以爲憾。其後先祖先父相繼捐棄塵事，耐百隨余臨症，值某年春喉症流行，我們遇着喉腫而楞腹不能食者，試之良驗，頗覺欣然自得。但是想到擒拿方法不止一種，因此想訪問同道，完全學會牠，可是問來問去，沒有一個肯說會的。有一次看見同道某君，方箋上明明印出兼理擒拿咽喉字樣，我想問問他，終於吞吞吐吐，不肯把方法說出，我心鄙之而竊笑之，想想光火，索性把我所知的方法，對於我幾個要好的同道統統敎會他們，在我的意思，以爲他們或者能夠聞一知二，必有第二種方法來告訴我的，豈知所謂幾個要好的朋友，都是像我一樣的笨伯。況且這個方法效驗雖有，但其理由則不明白，曾經問過馬君景園，他也說不懂，馬君很碰門，他要把我施術時候的手法，用照相攝出來，登在浦東報上，他說「人家守祕，我們索性公開，豈不爽快麽？」我說「那個不興，假使這方法弄得人人都學會了，還來請教我們醫生麽？」現在這本南匯醫報，是吾們同道攻錯的園地，就是登載起來，只有給吾們的同道曉得，不像浦東報那樣的普遍。我是蓄心已久，老早要想把手術在醫報上披露出來的，可巧去秋友人陶斗元君贈我甘露雜誌一本，中有唐君的擒拿三法，心中大喜，以爲眞所謂踏破鐵鞋無覓處，得來全不費工夫，正想把連我所知的四個方法一併刊出，不知何故，那本甘露竟不翼而飛了，尋來尋去影蹤毫無，懊喪之餘，要想到仲衡先生那邊去問問看，究竟還有沒有餘本，一再因循延宕下去，去年陰歷年底，偶然與延仁先生談起，他說：「你何不早講呢」？現在這本甘露是從仁齋那裏得來的。可笑我提起筆來說了長長一大篇的廢話，對於擒拿的祕訣終竟還沒有說出來，而天氣已經夜深了，內人的紡紗機聲停了，但聽得四野裏村犬汪汪的吠聲與呼呼的朔風怒號聲相應，接着一陣陣尖銳的寒風從窗隙裏嘘嘘吹入，眞覺砭人肌骨，不是鄙人賣關子，再寫下去實在喫不消了，只好就此停筆，連忙解開衣裳擁着黃臉老婆睡了。對不起，諸位明朝會吧！欲知方法如何，且聽下回分解。

（未完）

（待續）

專著

內經新解（續）

陳桐侯

天癸（節錄素問上古天眞論）

女子七歲腎氣盛，齒更髮長；二七而天癸至，任脈通，太衝脈盛，月事以時下，故有子；三七腎氣平均，故眞牙生而長極；四七筋骨堅，髮長極，身體盛壯；五七陽明脈衰面始焦，髮始墮；六七三陽脈衰於上，面皆焦，髮始白；七七任脈虛，太衝脈衰少，天癸竭，地道不通，故形壞而無子也。丈夫八歲腎氣實，髮長齒更，二八腎氣盛，天癸至，精氣溢瀉陰陽和，故能有子；三八腎氣平均，筋骨勁强，故眞牙生而長極；四八筋骨隆盛，肌肉滿壯；五八腎氣衰，髮墮齒槁；六八陽氣衰竭於上，面焦髮鬢頒白；七八肝氣衰，筋不能動，天癸竭，精少，腎氣衰，形體皆極；八八則齒髮去。腎者主水，受五臟六腑之精而藏之，故五臟盛乃能瀉，今五臟皆衰，筋骨解墮，天癸盡矣，故髮鬢白，身體重，行步不正而無子耳。有年已老而有子者，此其天壽過度，氣脈常通，而腎氣有餘也。此雖有子，男不過盡八八，女不過盡七七，而天地之精氣皆竭矣。

天癸二字，古人以爲天一所生之水，或曰元陰，或曰精血，亦有指爲月經者，聚訟紛紜莫衷一是。陸九芝世補齋醫書亦云天癸卽月經，然此說最不可通。證之經文云，丈夫二八腎氣盛，天癸至，然則男子亦有月經耶？此眞笑話。茲節錄諸家之說，以見古人聚訟之一斑。張景岳云：「天癸者天一之氣也，諸家俱以精血爲解，然詳玩本篇，謂女子二七天癸至，月事以時下，男子二八天癸至，精氣溢瀉，是皆天癸在先，而精血繼之，分明先至後至，各有其義，焉得謂天癸卽精血，本末混淆，殊失之矣。夫癸者天之水干名也。故天癸者言天一之陰氣耳。氣化爲水，因名天癸，其在人身是爲元陰，亦曰元氣第氣之初生其陰甚微，及其旣盛精血乃旺，故女必二七男必二八而後天癸至，在女子月事以時下，在男子精氣溢瀉，蓋必陰氣足而後精血化耳」。（下略）質疑錄云：「天癸者天一所生之眞水，在人身爲元陰」。丹波氏云：「管子云：人水也，男女精氣合而水流形。家語云：男子八月而生齒，八歲而齔，二八十六歲而化。韓詩外傳云：男子八歲而齠，十六而精化小通，女子七歲而齠，十四而精化小通。通雅云：小通言人道也，亦可以互證。王註衝任流通經血漸盈，應時而下，天眞之氣降與之後事，故云天癸也。此似指天癸爲月事，馬氏因譏之，然應象大論調此二者下，王註調謂順天癸性而治身之血氣也，則其意亦與張氏略符，馬氏直謂陰精，景岳已辨其誤，隱菴士宗並云天癸天一所生之癸水，則全本於景岳。薛氏原旨云：天癸者非精非血，乃天一之眞，故男子亦稱天癸。亦復同」。惲鐵樵先生云：「經文旣云天癸至，任脈通，月事以時下，自是二物，其在男子云天癸至精氣溢瀉，精氣月事皆因天癸，天癸至而月事下，月事下而能有子，分明是兩層，若云天癸卽是月事，猶之謂月事卽是兒子，寧可通乎。顧各家皆云天一之精，又云天一所生之癸水，此精此水究是何物，費解已極，假使開環球醫學大會，中醫得分據一席地，此天一癸水之說，恐不能得諸碩彥之諒解也。鄙意此可分二層說明之

：據湯姆生科學大綱，生理學家最近發明人身之發育由於腺體，腺有兩種，有有管腺，有無管腺。有管腺主分泌可見之液體，如汗唾淚等。無管腺亦主分泌液體，却不可見，其所分泌曰合而孟，（即荷而蒙）曾用動物試驗，當發育期割去此腺，則猥瑣不長，而各無管腺各有專職，割去某腺，則某種官能萎縮。大略在新生理說腺篇，（即惲著生理新語）近頃彼邦擅返老還童術者，無他謬巧，不過割開生殖腺，以山羊腺接之，雖齒危髮禿七十老翁，經割後數月，能恢復壯歲聰强情狀。經文云：天癸至精氣溢瀉，天癸竭腎臟衰形體皆極。此天癸者，若欲指其物以實之我必以合而孟當之，此一說也。或者爲此不過比附之詞，硯時代解剖漸精，故有無管腺可以比附天癸，其實中國醫學是一貫的，不必有此等比附而確有至理，絕非糢糊影響之談，科學家言可以爲佐證而已。天元紀大論云：應天之氣動而不息，五歲而右遷，應地之氣靜而守位，六期而環會，天五地六即易經天數二十有五地數三十，天地之數五十有五之文。韓氏醫通云：男子八歲至六十四，女子七歲至四十九，即大衍自然之數。丹波氏云：陽主進，陰主退，天地之常理，大衍之數五十有五，加九之陽數則爲六十四，進之極也，減六之陰數則爲四十九，退之極也，本篇八八七七即是此義。上古聖人仰觀天象俯察人文，易經一畫爲天，二畫爲地，三畫爲人，謂之三才，故卦有三畫天地人，即易經之源，一切術數無非由此產生。易經是兩元學說，故繫辭曰一陰一陽之謂道。惟其是兩元學說所以陽之中有陰，陰之中有陽，則一數變爲二數，故曰兼三才而兩之故六，天地人初非各自爲政，不相爲謀者也，苟留心考察在在可以得其交互之關係，是天之中有人，人之中有天，地之中有天人，天地人交互爲說，則當三而三之則爲九，數奇者爲陽，偶者爲陰，六數偶故六爲陰數，九數奇故九爲陽數。內經與易經大致相同，故懂得易經即懂得內經。女子七歲毀齒，十四小通，四十九而斷緒，此非空言，乃是事實，男子之八歲毀齒，十六小通，六十四而精竭亦同。人身有如許事實，於是七與八，四十九與六十四之四數，可謂人之數。月會之五日一候，三候一氣，可謂地之數，五歲右遷，六期環會，可謂天之數，合天地人諸數參五錯綜以觀其變，而爲之說，是爲術數之學，謹候其氣毋失其時，即所謂和於術數。然則天癸者乃術數學中之術語，曰至者指人身於此時期成熟，曰竭指人身於此時期衰老，如此而已，更不必加以鑿說，而意義自明，顧雖如此，韓詩外傳家語僅言齠齔，內經獨言天癸，是古人確知有此一物，老子曰，其中有精其精至眞。近頃科學家曰，宇宙間有一種潛勢力，不可捉摸，無法可試驗，然確知其有，因名之曰以太，天癸之名詞亦猶老子之言精，科學家之言以太，又內經所謂藏德，亦復近似。（見陰陽應象大論）但藏德指天說，天癸指人身說，皆精與以太之類，此又一說也」。惲先生之說共分二層，前者以荷而蒙爲天癸，頗合於科學化，然是否眞確，尙待學者研究，後者以易經爲說，其理稍深，初學者不易瞭解，其言七至四十九八至六十四之數，乃係人體事實，至欲推求其故，則除此以外更無較詳之解釋矣。

（待續）

時病新論（二）

張贊梅

腸傷寒

本病爲專指由傷寒桿菌而發之急性傳染病，侵腸，具特有之病理變化，除腸症狀外，示固有之熱型，發神經症狀，脾腫及玫瑰疹。

本病一作泰裴士熱，昔譽日人譯名，曰腸窒扶斯，又有意譯爲肚腸熱症，小腸壞熱症癱熱症者，今科學名詞審査會，始决定爲腸傷寒，又稱腸熱症。我國醫學本有傷寒之名，惟範圍至廣，種類繁多，本病僅爲其一種耳。名醫丁福保曰：「腸窒扶斯，古名傷寒。輕症腸窒扶斯，即太陽病也，若變爲重症，其熱爲稽留狀，或往來或間歇者，即轉少陽也；病重者其熱稽留而不往來，即陽明症也；若合併胆液熱，腸胃熱者，即少陽病胸脅苦滿，或太陰病腹滿是也；遷移神經熱，即少陰病；劇發神經熱，即陰陽疑是之症也」。言之頗覺鑿鑿，然讀者每感未合，蓋六經見症，實未盡屬本病，有强合之嫌也。故我人以之作參考也可，未可深信。

難經曰：「傷寒有五：有傷寒，有中風，有温病，有熱病，有溼温」。未及病型，欲循無規、後人遂各言所見，衆說紛紜，莫衷一是。清人葉天士薛生白等，倡言温熱，其中溼温一症，詳其病型即本病之類也。惜吾中醫，無精確之診斷方法，疾病命名，每多籠統含渾。本病既有濕温之名，而副傷寒亦名溼温，即夏秋間之急性胃腸炎，亦以溼温見稱，故本病雖有溼温之名，而溼温非全屬本病也。

原因

本病病原菌爲傷寒桿菌，一八八〇年，由愛培兒朓，科和二氏發現，至一八八二年，始由葛夫開氏，精密證明，乃得純粹分離培養。本菌形如粗短之桿棒，長1 32m闊約0.5—0.8m，具鞭毛而能運動，無芽胞，難染色，以並尼林色素不易染色，美藍則易染，革蘭氏染色法則脫色。狀態與普通大腸菌極似，爲通性嫌氣性細菌，遇本病免疫血清，或患病者血清，有凝集性。

本菌喜宿於腸，然有時亦棲於腸間膜腺，並脾臟，肝臟，腎臟等處，故大小便中含有此菌甚多。本病之傳染蔓延，大半由此媒介，而媒介機會，厥例孔多，約而言之，誤飲混有大小便之污水，即坑廁附近之井水等。本病流行地之下流河水，或看護人家族，直接因浣濯病衣，誤粘大小便於手指而傳染。此外或由呼吸，或由衣着，均爲本菌侵襲之門。

本菌在宿主體外，略能發育，且得久時生活於糞便、井水、溝水、牛乳及泥土，不但得恆久生活，且對於乾燥之抵抗力頗强，故在預防上，偶一稍疏，易爲所乘。

本病之傳染以五歲至二十歲之男子居多，五十歲以上老人，殆不多見。在產褥、懷孕哺乳中，略能防禦本病之傳染。本病每侵强壯者，不問貧富，皆能感染，智識缺少者，機會尤多。多人羣集之所，接觸病人，及汚穢物之從業者，易患本病。精神感動，悲哀憂慮，身心過勞，消化障礙，足以增高傳染本病因素。第一回傳染後，多終身免疫，是故傷寒病人，均得後天性免疫，而無再染之慮。然或有二次或三次傳染者，惟均屬輕症，不足爲患。本病以八九十三個月爲盛，自十一月至翌年春末爲最少，初夏以後，又萌動矣。又夏季較熱，則秋季發生本病較多。大都市中，用水之來源去路，終難得清，環境何能衞生，以此到處蔓延，四時不絕，與霍亂等四時流行者不同。

病狀

在解剖上，可得知本病之特殊病理變化在腸部。第一星期，腸黏膜充血，勃氏板及孤腺呈髓樣浸潤。第二星期，浸潤部壞死而生腐痂。第三星期，腐痂剝脫而遺潰瘍，該潰瘍應勃氏板之形而橢圓，與腸衣軸並行，然在大腸孤腺之潰瘍則爲圓形。第四星期後，潰瘍始愈，遺留着色之瘢。病變之最盛部，爲迴盲辦上部，即迴腸下部。又各部病變不同，新舊往往混雜。此外亦見腸系膜腺腫脹，肝臟變化，脾臟肥大，腎臟等雖亦有變化，然非本病之特有者。

以一般之症狀言，潛伏期殆無定，約九至二十一日。其前趨期之症狀爲全身倦怠，食慾減退，頭痛，四肢酸痛。其發病也，惡寒發熱爲始，甚或戰慄，然病者往往猶能强起動作，不肯就牀。迨第一週，症狀漸見，每日體溫列級上升，頭痛躁渴，食慾不進，舌苔厚膩，大便多祕，脾臟腫大，及第二週，高熱稽留不退，脈搏增數，胸腹兩部，生玫瑰疹，其色類赤，大如豌豆，指壓則褪，腹部稍膨，下痢或祕結無一定，觸迴盲部，較常過敏，壓之如發雷鳴，嗜眠，昏懵，譫語有時作，食慾缺乏，舌苔乾燥生裂，且帶咳嗽，有氣管支炎症之徵，尿中常現蛋白，病人顏貌頹喪，是謂極期。第三週，則熱甚弛張，心機衰弱，危險症候，常伏此期，而最可怕者爲腸出血與腸穿孔性腹膜炎。此期苟有轉機，則熱漸下降，舌苔剝落，諸症緩解，日見平復，故本病此期，可謂生死之一大樞機。以各個症狀言，可分下列之二十二種：

（一）體溫　體溫爲本症狀中最重要者。一檢體溫升降表，可助診斷，且隨時得發見其異常。在第一週中，階級狀上升，每宵視隔宵增一度許，翌晨則下降約半度，達第四至第七日，乃抵極度。至第二週，稽留無升降，至第三週，轉爲弛張，及第四週，則漸次解散。惟熱之下降，較昇高時需時日爲多。在退熱期初，熱度頗弛張，晨夕熱差甚大，故文但魯利希氏稱之曰不明期。託老乎培氏稱之曰消耗期。在退熱期末，晚間之熱亦降，漸次渙散，故曰減退期。屆減退期而熱仍不下降者，則爲遷延性傷寒，此際非發症，即有遷延性潰瘍，或腸系膜腺之疾病。又當有熱期，如遇心力衰弱，反腸出血暨穿孔等時，則體溫降而脈沉微，極危險。屆恢復期，則體溫降至常溫以下，惟精神感動，食物不當，或運動時，易再上升。（未完）

文虎

陶泉孫

一、四郎探母　二、姬昌也學媧皇補
三、積蓄可以興家　四、黛玉思親
五、第四胎是男孩　六、上海崇尚西俗

（以上各打本會同人名一謎底下期披露）

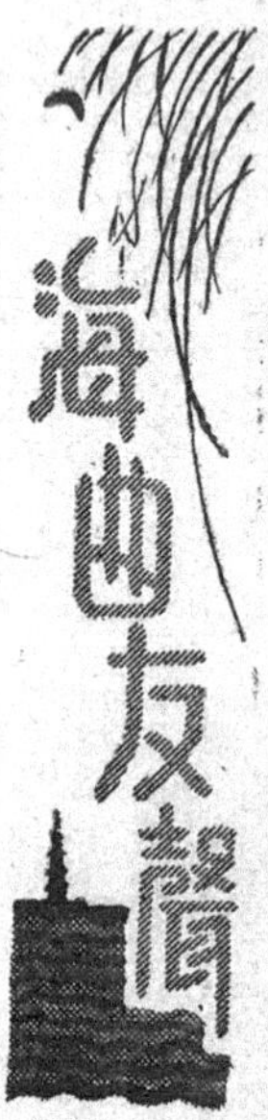

丁亥舊曆元旦試筆

陳桐侯

朝整衣冠錦色鮮。合家歡笑慶新年。屠蘇酒熱沾唇角。爆竹聲喧徹耳邊。青僴書眉仍夏正。紅梅破臘爲春妍。東風吹動吟詩興。信筆塗鴉第一箋。

答顧貫一君詩即次見寄原韻

陳桐侯

寥落天涯數舊知。黯然雲樹繫人思。青禽頻報遞消息。情意纏綿只寄詩。
良朋有約最心關。況值新春歲月閒。欲待離情傾萬斛。那知人似隔蓬山。
一語傾心記昔年。風華爭道虎頭賢。清河堂上思前夢。醉賭酒籌不讓先。
文章技術兩兼優。濟世功勳相業侔。馳騁吟壇推勁敵。教儂那得不低頭。

春雨廉纖情懷落寞得貫一來詩口占兩絕用原韻

張延仁

敍懷有約故人知。翹首春雲竟日思。惆悵臨期偏不至。空勞錦鯉遞新詩。
粗完詩債過年關。春到藥欄意興閒。小整行囊尋勝去。梅花兩訪虎邱山。

二十述懷

秦小謙

悄倚東風試短吟。常懷祖德與家箴。時艱未廢詩書讀。交淡能留道義深。花木向陽開欲遍。鄉關隔水近難尋。最憐大母頭俱白。指望成名有苦心。
大道淪亡熟起衰。欲言無語作聾癡。性違流俗依然我。學有專精便是師。們第清高心鄭重。河山破碎意憂危。五陵裘馬俱年少。莫爲今宵樂不支。

小謙二十生日索言賦此示之

伯未

喜賡商隱譽兒吟。不爲新知廢舊箴。文字有靈名足累。才華宜斂癖毋深。傳家贉得青箱在。涉世休將枉尺尋。汝正青春吾未老。後來大任總縈心。
白髮高堂氣力衰。何堪癡叔竟成癡。栽荆猶惜無兄弟。剪燈相隨作友師。心爲殷勤偏責善。身經憂患未忘危。而今倘識同甘苦，大廈還期一木支。

會務

第十三次理監事聯席會議

三十五年十二月九日

主席　倪國鑫　紀錄　陶泉孫

報告事項（略）

討論事項（一）竹橋分辦事處主任葉莪璋提議本分辦事處事務繁忙應請加聘助理人員案　決議　由該辦事處推選人員報請本會聘任之。

第十四次理監事聯席會議

十二月廿三日

主席　倪國鑫　紀錄　姚維峯

討論事項（一）本會會員證書及徽章應否製發案　決議　推張常務延仁繪樣倪理事長赴滬定製（二）中央國醫館分設南匯縣支館推派代表組織案　決議　推倪理事長國鑫張常務延仁王常務正章姚理事子讓楊理事季藩五人聯絡藥業同志籌備組織。

第一次會員代表座談會

十二月廿九日

主席　張延仁　紀錄　姚維峯

討論事項（一）製印會員證書及徽章費應如何籌墊案　決議　由會方以補助費撥墊不敷之數由倪張王三常務暫墊限於短期內製發（二）江蘇省國醫分館來函徵求本會推派編輯負責助編聯合醫報案　決議　推定楊季藩爲國醫分館聯報編輯負責人。

南匯縣中醫師公會通告第十號

案據本會第十六次理監事聯席會議議決於四月二十日下午一時召開全體會員大會除呈請縣政府縣黨部派員指導外務希各會員准時出席共抒卓見如有提議請於大會先三日送交秘書處俾便彙集審查提付討論特此通告。

中華民國三十六年二月十五日　理事長　倪國鑫　常務理事　張延仁　王正章

南匯縣中醫師公會通告第十一號

爲通告事案查考試院中醫師檢覈期限截止在卽本會會員未經聲請者尙多希備全證件妥速辦理幸勿觀望自誤前程爲要。

中華民國三十六年二月十五日理事長　倪國鑫　常務理事　張延仁　王正章

本報徵文啟事

逕啓者韶光荏苒時節如流轉瞬三一七國醫節（亦卽本會成立一週紀念）卽將屆臨檢討過去展望將來爰擬擴充篇幅出版紀念特刊徵求同仁賜稿文字不必過長敬希惠錫鴻文以光篇幅藉策進取無任盼禱此啓。

本報編輯室

張延仁啟事

逕啓者本縣參議會召開在卽有關地方與醫藥之興革事宜仰希諸同仁超見遠識多多開示賜益請書面送交敝處俾便彙集衆善提出討論是盼此啓。

張延仁謹啓

南匯縣政府訓令

社字第一〇二六七號

案准江蘇省中醫師公會籌備委員會三十五年十二月二十七日公函內開：「查本省各縣中醫師公會章程多數依照二十六年舊公會章程所擬訂理監事任期均爲一年與現行醫師法三十九條顯有不符際此衛生署管理收復區醫事人員辦法時有延長各地公會會員資格多數未曾取得法律上根據改選職員徒覺紛擾前准吳江縣中醫師公會電請轉呈修正各縣中醫師公會理監事任期延長爲三年當經轉呈去後茲奉江蘇省社會處三十五年十二月二十六日蘇社一字第七九六八號批略開「各縣中醫師公會理監事任期照醫師法規定當可改爲三年並得連選連任一次」第因奉此除分行外相應函達煩請貴縣政府將該縣中醫師公會章程中理監事任期予以修正爲三年並令飭貴縣中醫師公會遵照辦理卽希賜覆爲荷」。等由准此合行令仰遵照應將該會理監事任期延長爲三年並修正章程報核爲要。

此令

中華民國三十六年　月　日　縣長　徐泉

第十五次理監事聯席會議

三十六年二月十五日

主席　倪國鑫　紀錄　姚子讓

報告事項　接奉縣政府社字第一〇二六七號訓令內開爲本省中醫師公會籌備委員會請轉飭本省各縣中醫公會理監事任期修正爲三年案准將本縣中醫師公會理監事任期延長爲三年並修正章程奉此本會理監事任期應延長爲三年由。

討論事項（一）本會經費入不敷出差額甚巨諸端事業無從推進今後應如何調整以平衡收支案　決議　入會費增收二萬元常年費改收月捐每人每月暫定五千元三十五年度補助費有未繳者今後一律收二萬元卽日起派員徵收並咨請各分辦事處予以協助（二）縣參議會開會在卽應如何準備提議案　決議　經考試及格之中醫師須赴京受訓應提請予以緩役（三）請會計股編造三十五年度收支報告及三十六年度支出預算表案　決議　敦促該股卽日辦理造具清册公開報銷（四）確定本年度大會日期案　決議　定於四月二十日下午一時舉行由常務理事會負責召集。

我們的園地

石杏君

南匯醫報：是我們中醫界的園地。
它是塊浦左沃野，曾經人嘗試栽培，
也受到戰禍摧殘，
荒蕪了九年田園！
現在：趁着勝利的命運，
收回了耕種權；
然需要我們協力栽培。
同道們：大家來，
利用我們的新工具，
墾植自己的舊土地，
播下精選的種子，
看能栽出些什麼東西來？

錢母丁太夫人六十正壽徵詩文啓

武進錢今陽先生　令堂丁太夫人六十壽辰由焦公易堂張公之江等發起徵文爲太夫人壽希本會同仁惠賜鴻文並代廣徵是爲啓　編者附識

丙戌冬十月初七日欣逢　今陽醫師令堂　丁太夫人六十華誕　今陽醫師正謀所以家慶事聞　太夫人太夫人以世事多故物力維艱固辭稱觴　今陽醫師恪遵　慈命不敢放違同人等因思　太夫人懿德足爲鄉式謹述其概略廣徵詩文以爲　太夫人壽。

太夫人氏丁名瑾爲邑孝子定安公長女幼嫻書禮敏慧過人定安公因其有丈夫氣十齡以內常令作男子服飾鍾愛可知及笄深居閨中讀書以外勤習針繡並隨母龔太夫人理家務戚党交相稱譽年二十歸錢同增先生錢氏爲武進醫學世家十葉不替　同增先生固一代良工精顱顖術兼擅方脈名聞大江南北者也　太夫人上侍翁姑克盡婦道入門之時　同增先生尙受聘應診於西郊敦仁堂早出夕歸而諸叔姑尙未婚嫁　太夫人上承翁姑之意料理家政有條不紊親族同輩中以　太夫人爲表率焉　太夫人佐助君姑譚太夫人次第辦理叔姑婚嫁俱能周詳益叔姑妯娌皆以相待甚敬情若手足是以一家融洽毫無間言不數年　同增先生辭敦仁堂之聘懸壺府直街家中以不敷應用自建住宅於化龍巷以求診者之戶爲限爲穿出診日在一二十家歸來常在半夜家務悉由　太夫人稟承翁姑之意而自任之勤勞可以想見　今陽醫師幼就外傳每日所授課文必全篇退學歸來　太夫人必利用餘暑爲其講述聖賢故事晚餐以後復將日間所授之課翻覆講解指導誦讀書聲朗朗達於戶外必至熟讀而後已　同增先生嘗喜謂太夫人曰「余終日致力診病醫事（武進中醫有團體爲　同增先生所首創）無暇爲吾兒督敎吾兒功成名就皆受之於母敎他年　夫人遐齡稱觴吾兒必爲壽」　太夫人含笑答曰「夫子既盡心以救治民命復熱心公益此皆爲兒孫積功累德廣種善根吾兒之成長基於父德所培養督敎爲母者應盡之責又何足道稱觴祝嘏亦當先父而後母也　夫子何出此言」語畢相對默然齊盧之戰闔家避難居中　同增先生因各方聞名求治者衆多終日無片刻之暇脚氣舊症復發病歿滬上　太夫人哀痛萬分暈厥者再旋扶柩歸里越年秋　祝唐公以痛悼喪明而謝世在此兩遭大故以後家庭以內充滿沉鬱之狀　太夫人含辛忍痛上侍君姑下撫兒女並由　同高先生繼父兄以應診叔姑和好如昔又三年　譚太夫人因跌而成痛瘋太夫人侍奉湯藥日夜在側衣不解帶目不交睫若是者數月始痛定而稍能扶杖而行　太夫人以胞弟全家居中所有丁氏祭掃坟墓春秋兩季　太夫人必偕子女親往行禮其非純孝性成者烏能如此迨　今陽學醫成有診籍並爲娶婦　太夫人心境漸見愉悅女公子寶華醫師亦承家學頗具根抵　太夫人以男女平等皆當有志四方親偕有懸壺白下其道果行太夫人得覩兒女相繼成立益見靜逸丙子秋値君姑譚太夫人八秩大慶而　太夫人亦壽屆五十邑令侯公發起稱觴一時稱盛抗戰軍興　君姑譚太夫人母龔太夫人均避居鄉區　太夫人率子女轉輾皖贛湘粵港還抵滬上　同高先生亦隨侍　譚太夫人與龔太夫人遷居來此得以重慶團聚嗣以　譚龔兩太夫人年高體衰先後棄養　太夫人哀毀逾恆喪葬盡禮抗戰勝利　太夫人目擊河山光復精神倍見健康晨起誦金剛經一卷然後料理家務睡前必披閱報紙雜誌以自遣女孫小慈追隨左右益形歡娛哲嗣　今陽醫師負譽醫林著述亦富現任三十五年特種考試中醫師考試襄試委員中央國醫館理事兼編審委員江蘇省國醫分館副館長兼祕書主任武進縣中醫師公會理事長武進國醫學會常務理事武進國醫專科學校校長著有中國兒科學一書行銷中外女公子寶華適王現任中央國醫館名譽理事中國女醫學社社長媳張靜霞亦知醫現任中央國醫館名譽理事江蘇省國醫分館顧問中國女醫月刊主編一門聖手殊爲難能同人等誼屬世交或忝附姻婭爰就所知貢諸大君子之前尙乞

椽筆法揮錫以　鴻詞以增光寵焉是爲啓

發起人　馬元放　張簡齋　王碩如　陳存仁　焦易堂　謝利恆　丁仲英　丁濟萬　張之江　秦伯未

編後漫譚

本報復刊以來，屈指已第八期，所最抱歉意者，每次出版，常常脫期，其原因有二：一者因編者性情悚懶，不能如期發稿，二則印刷所方面因種種關係，不無濡滯，如第六期之鬧罷工風潮，第七期之適値陰歷年關，經手人屢次催索，幾致發生口角。以前七期醫報，曾經掉換三家印刷所，緣我們的條件，印刷要清楚，價錢要節省，豈知掉來掉去終竟沒有滿意的結果，而第七期印刷最壞，錯字特多，雖經顧桂秋先生幾次校對，仍無辦法，可知經手之難。至於編輯方面，因編者缺少經驗，故格式尙欠完善，且稿件內容亦多敷衍塞責，殊少精警之作，將前後醫報比較，自覺毫無進步可言，此編者私衷慚愧，對於讀者諸君無任抱歉者也。自今以後誓當力求改進，印刷方面自有承印者負責，編輯格式如何改良，希望讀者多多指敎，而尤望投稿諸君，精心結撰，源源賜稿，如此非但本報進步，即諸君本身亦進步無量。若顧先生之爲本報義務校對，不特盡私人友誼，且亦爲公衆造福、則惟有銘感五中耳。

南匯醫報

吳敬恒

南匯縣中醫師公會主辦

發行人 王正章　編輯者 陳桐侯 張延仁 姚子讓

三一七國醫節暨本會一週紀念特刊

復刊第九號

本期目錄

社址南匯東門外三角街北首

中華民國三十六年三月十七日出版

三一七國醫節暨本會一週紀念特刊

本會史略

·編者·

本會發動於民國二十年，由潘守廉方見吾張近鷗體漢聲葉士彬等集議發起，擬具章程，登報徵求會員，秋始成立，假本邑西門同善堂爲會址，呈准縣黨部開第一次成立大會，推選方見吾潘守廉張伯良體漢聲葉士彬等五人爲常務委員，潘君兼主財政，方君兼秘書主任桐侯爲副又倪用姜景維爲書記，專司筆札，諸事草創，共策進行，職員任期爲一年，常會地點無定，或在周浦或在新場，以經費拮据，各常委輪流作東道之主，跋涉往來不辭勞苦。翌年夏，已故會員陳鶩座楊干青方見吾徐少楠等發起編輯年鑑，嗣因他故未出版。至秋本邑縣公安局卽舉辦中醫考試，聘任上海秦伯未先生爲主試委員，方見吾君副之，及格者有會員顧漢天等百餘人。是歲之多，人民團體職員任期已滿，旋奉縣黨部通告：「案奉江蘇省執行委員會通告，修正民衆團體組織方案在核議中，在新法規未頒行前暫免改選云云」。二十二年春，縣公安局發給各會員行業執照，凡審查及格者與焉，同時各分局取締無照醫生，開我國醫學史上數千年未有之例，各地同道多抱怨讟，咸歸咎於公會當此之時，外而衆議紛紜，內而人心不一，千鈞一髮之秋，會務之不絕如縷者賴諸同志勉力維持也。是年七月，開第二次會員大會，修改會章，重選職員，任期改爲二年，擴充會務，常務委員增至七人，張近鷗楊干青孫立夫等入選。二十三年九月，孫君立夫主會於周浦，有刷新會務之議，而省署核准之批囘亦適於其時奉到，於是會之基礎確立。二十四年春，奉江蘇省民政廳舉辦中醫登記，發給醫士開業執照，會員領照者約四百餘人。二十五年六月，常委楊干青病歿，推桐侯繼任，七月開第三屆會員大會，改選執監委員，增加執委名額至二十一人，委員張延仁程利川等列爲常務，另組經濟委員會，推倪恩囿計大傑沈銀樓爲委員，倪爲主任，計司保管，沈司出納，潘守廉得以卸責。二十六年三月經本會第三屆第四次執監聯席會議決議刊行南匯醫報，張近鷗爲醫報社長，經費由會費項下開支，組織編輯委員會，推桐侯與葉士彬等爲委員，常委方見吾爲編輯主任，張延仁沈治邦副之，未幾方君病革，又推桐侯承乏主編而以馬景爾遞補爲委員，斯時團體堅固，會務方蒸蒸日上，不意陡遭日寇之禍，國軍西撤，鄉邦淪陷，公會解體，同志風流雲散，醫報僅出五期，遽爾停刊，會址燬於兵燹，祕書姜景維病歿，案卷無一存者。至三十四年秋，國軍勝利，天日重光，我同道之間關跋涉遠避寇氛者漸歸故里，然對於醫會尚無暇顧及也。三十五年春，倪君國鑫請於黨政機關，重行整理會務，以舊時案卷無可稽考，乃另組中醫師公會於本城東門外三角街，暫借利泰當爲會址，於三月十七日國醫節開成立大會，承黨政派員指導，改執監會爲理監事會，選舉倪國鑫等九人爲理事，龔漢聲等七人爲監事，復互選倪國鑫爲理事長，張延仁王正章爲常務理事，龔漢聲爲監事長，醫報於是復刊。光陰荏苒，一載於茲，世事滄桑，不勝感慨，囘溯自公會肇始，以迄國難，前後凡七載，此七年之中一切案卷由祕書處姜景維處理，無不井井有條，而前任財政科主任潘守廉君尤熱忱辦事，墊款纍纍，然而同道猶未盡愜意，可知辦事之難。夫凡事非創始之爲難，而持久之爲難，持久而有進步則尤難，七年會務雖不能謂爲持久，亦不敢言進步，然以後例前益滋愧懼，所望凡我同道，各盡心力黽勉從事，第一精神不許渙散，團體必須堅固，庶幾我風雨飄搖之醫界前途有所保障，而前輩篳路藍褸艱難締造之功務期發揚而光大之，豈以僅循故轍爲於願已足哉。

敬祝南匯中醫師公會一週紀念

·甯大椿·

浦濱之東　哲學之宗　醫報重刊　闡幽抉微
沃壤南邑　厥維醫業　淬礪道術　當今扁鵲
人文薈萃　起死回生　振聵發聾　金聲遠播
民風淳朴　人命囊籥　晨鐘木鐸　憤起後學

三一七節說團結

吳克潛

三一七節，爲我國醫藥界大團結之表現，有三一七節之大團結，始有中醫條例之頒佈，嗣後中央國醫之設立，教育部醫學教育委員會中醫教育委員會之或立，可謂皆基於此，

國醫之精髓，國藥之特効，具有民族悠久之信仰，鐵的事實之證明，迄今世界各國，均已對此作有興趣之探討，謂爲必須研究改進，儘量發掘其實藏則可，謂爲除腐而必加廢棄，此人若非全無知識者，則當屬含有作用者，宜政府不爲所惑，決予保存，勝利以後，中西醫師之地位，已列於同等，此三一七爲其萌芽，至今日自應發燦爛之花，吾人回顧努力於三一七節運動諸君子，不禁肅然欽仰其能砥柱中流，挽此狂瀾也，

惟時至今日，三一七已面臨前夕，吾人尙覺前程更須努力，有倍甚於從前者，蓋中西醫師之地位，雖列同等，而西醫學校林立，政府多加補助，中醫學校寥寥，未聞准予立案，衛生機構，充斥者皆西醫出身，罕見有延攬中醫者，此種不公之局面，明爲平等而暗則歧視，吾人不能默爾而息，吾人當此民主高唱入雲之際，應立卽發動吾人之公意，集合吾人之全力，以爭此政治上之地位，教育上之地位，經濟上之地位，此等地位有西醫卽須有中醫，如是方爲眞平等，如是方爲眞保存中醫，吾人不能任令蓄意排擠中醫者，肆其破壞中傷之伎倆，此爲目今中醫中藥界人人應有之責任，

就統計言，西醫人數，不及中醫什之一，民族健康，有賴於中醫者遠出西醫之上，至於國藥出口，爲數不貲，屬國家財源之一，則吾人以現實論，其地位力量，固皆高出於西醫，吾人對民族民生言，自問其責任不爲不重，吾人又豈能妄自菲薄哉。

謀事在人，成事不在天而亦在人，吾人有以前之三一七，不應辜負現在之三一七，有以前之大團結，更應加厚現在之團結，欲求爭取一切地位，必自團結開始，達到一切目的，亦由團結產生。記取今日之三一七，有光明燦爛之花，期待將來之三一七，必結成肥大美滿之果，毋負三一七，應毋忘團結。

督促政府從速實現中醫列入教育系統

張友琴

教育部醫學教育委員會中醫教育委員會章程，公布於民國念九年四月十六日，章程之第五條，規定任務有五，一，研究中醫教育計劃及實施方案，二，審議中醫學校課程及設備標準，三，編纂中醫學校教材，四，建議關於中醫教育一切興革事務，五，議覆教育部及醫學教育委員會交議事項，當時對於整理中醫教育，可謂已具決心，惟時至今日，已歷七載，徒有一紙課目表，關於實際方面，可謂毫無成就，其間以抗戰關係，遂至蹉跎，猶可說也，迄今勝利以後，似應按照原案，從事進行矣，然勝利至今，已歷二年，既未聞中央有設立中醫學校之舉，又未見有就原有私人之設立學校，加以培植或指導者，甚而至於取締摧殘，其理由誠百思不解，鄙意中醫藥界爲切身關係，應從速督促其實現，在此三一七節，願同人注意該委員會之章程，勿永爲一紙具文也。

紀念三一七

秦伯未

三一七之爲國醫節。同道皆知之。其爲沉痛之紀念日。而非歡忻歌舞之慶祝良辰。則恐或有未諳。蓋國醫節之產生。由於爭取勝利。其所爭取之目的。乃在反對廢止國醫。夫國醫具有悠長之歷史。擁有良好之方藥既爲民衆所信仰。亦爲同道所自負。乃政府方面。不加提倡反欲摧殘。試問恥辱孰甚。縱能收回成命而汚痕終不可滌。然則年年紀念。試問將痛哭歟。抑開顏大笑耶。

遭此一度挫折。端宜奮發有爲。在以前敵僞之下。百事均受威脅。其不能進展。猶有可說。在勝利之後。倏忽二載。國醫之地位。已經提高。國醫之成績。究竟如何。率直言之。還不是與已往一般無二。然則在今日而紀念國醫節。尤可痛心。尤覺啼笑皆非也。

余素抱樂觀。不願多寫感慨文字。但願以前種種譬如昨日死。以後種種譬如今日生。凡屬國醫之積弊。積極鏟除。須知在目前而再不能自振自拔互助互愛。永遠無翻身之日。爰擬六項原則。貢獻於同道。亦內經所謂知其要者。一言而終也。

一、以進步代保守
二、以誠意代詐術
三、以和氣代暴戾
四、以扶助代互毀
五、以合作代爭鬥
六、以建設代破壞

最後。我欲以三一七諧音爲散一切。所有從前一切不良因素。從此完全消散。

三一七之回憶

謝利恒

我中華民國，位於東亞最適宜之溫帶區域，因氣候之純和，地質之肥沃，遂得繁茂優良之植物，以供人民之需要，飢可爲食，寒可爲衣，疾病苦痛，均可治療。數千年來，迭經賢哲之發明，效用日著，我國民遂以繁滋於東亞，成爲世界最盛之民族。卽以醫藥而論，藥品數千種，藥農數百萬，醫書數千種，醫士數十萬；本國之外，東瀛三島，南洋各地，無不布達；以日本之崇尚西學，而漢醫之研究，至今不廢，蓋其對於人類之生存，自有鉅大之價值。因吾人之軀體。多由植物之原素長成，故療病亦以植物性爲適宜；非如西人之多藉動物脂肪以滋養，非礦物質之藥性不能達也。海通以還，西醫西藥，逐漸輸入，終以吾人體質不同，故效驗亦僅居一部份，且數量既少，代價亦高，主客異宜，早成事實。民國十八年間，中央衛生會議，倡議廢止中醫；迅雷直下，全國大譁。於是上海醫藥團體聯合會；上海中醫協會，暨醫界春秋社，與南京市中醫協會聯合，召集各省市醫藥團體代表蒞滬會議，如期而到者，二百四十餘單位之多，議決要議十餘條。推利恒及陳存仁，張梅庵，蔣文芳，張贊臣等赴首都請願解除；奔走多日，得達主席蔣公之聽，陳述國醫國藥，關係國計民生之極大理由，蔣公以爲然，遂手令撤銷此禁，社會人士，大爲歡愉，醫藥兩界，尤感主席之賢明，益自淬勵於改進，秉以中樞羣彥之提倡，遂有中央國醫館之設，成立於二十年三月十七日。又於各省市遍設分館，以協同整理中國醫藥爲職志，而定每年三月十七日爲國醫紀念節，欣欣然事業日隆矣。詎意東鄰肆虐，烽烟遍地，國府西遷，抗戰八載，西藥隔絕難至，人民之播越者，隨地採取藥草療疾，價廉效大，便利甚多，益增國醫國藥之優良等於布帛菽粟之重要，爲吾國民衆一日不可缺之品。勝利之後，醫會醫館，漸復舊觀，研究改良，百廢具舉，而利恒則老境日臻，不復能爲醫界服務，所望後之君子，繼武前徽，發揚光大，以增我中華民族之健康，同躋於仁壽之域，則衰年逖聽，亦預有榮焉，値茲「三一七」國醫節溯洄曩昔，略述經過，以稔同人。

述三一七之經過

陳存仁

三一七之定名國醫節者，因民國十八年二月間，中央衛生委員會提出廢止中醫藥案，中衛會議決核准發表後，上海中醫協會首先發起，（時余任執委兼祕書）聯合全滬中醫藥團體，計神州醫藥總會中醫學會醫界春秋社等四十餘團體，成立上海醫藥團體聯合會，再召集全國醫藥團體於上海，是年之三月十七日，全國醫藥團體報到者，有蘇浙皖贛鄂湘魯豫粵桂川晉閩遼河北廈門等十五省，二百四十二團體，上海佔五分之一，浙蘇占五分之二，代表二百八十一人，提案達一百九十二件之多，全國醫藥團體代表大會開幕第一天爲十八年三月十七日也。杭州中醫協會建議，謂全國中醫學團體之團結，與此次之全國代表大會，爲空前未有之盛舉，我中國醫學界同人應以今日爲紀念日，當經全場鼓掌通過，由紀錄員吳克濟張汝偉，鄭重紀錄於會議簿上，此爲三一七紀念之由來也。憶開會時之情形，先推主席團，大會主席爲陸仲安隨翰英蔡濟平陳調五張梅庵，開會以來，提案甚多，其最扼要者，組請願團赴京請願，請願代表當推謝利恒隨翰英蔣文芳陳存仁張梅庵五代表，於三月二十日晉京請願，至京後，五代表先至三全大會請願，由祕書長葉楚傖接見，經代表團陳述意見後，葉氏表示中國醫學有悠久歷史，偉大効力，全國民衆所託命，斷無廢止可能，决盡力援助云云。翌日，訪行政院長譚延闓，譚氏表示政府行政，斷不違背民衆之需要，中衛會議決案，斷無實行之可能。再訪張靜江李石曾二氏，對於中醫極表好感，自願極力援助。再訪中央黨部陳果夫，陳氏謂中醫確有提倡保存之必要。第三日向衛生部請願，薛篤弼部長適公出，由政務處長胡叔威代見，謂部長對於中衛會之議決案，斷無採取執行之意，更無廢止中醫之事云云，嗣至工商部請願，經工商部重要人員表示，中醫中藥事業，關係工商業之盛衰，當轉達部長，予以提倡獎勵。最後至國民政府請願，時 赴三全大會，由國府要員代見，謂 對於貴團請願，極爲重視云云。此請願時之經過情形也。

嗣後全國醫學團體聯合會，陸續接到衛生部內政部工商部等批文，大意均謂爲中醫決不廢止，惟請中醫藥界努力改進，以期科學化云云。最後得到國民政府文官處訓令，略謂：奉主席諭，請願撤消禁錮中國醫學之法令，摒絕消滅中國醫學之策略，以維民族而保民生一案，奉諭據呈，教育部將中醫學校改爲傳習所， 將醫院改爲醫室，又禁止中醫界用西械西藥，使中國醫學事業無由進展，殊違總理保持固有知能，發揚光大之遺訓，應交行政院分飭各該部，將前項佈告令撤銷第因。據此爲 對於中醫藥有提倡保存之決心，于此諭中可顯見也。

光陰遞嬗，忽忽又十八年矣，中醫正在檢覈攷試期間，學校立案，尚未完成，以後之甄拔優秀，鏟除腐化，凡爲中醫，俱當體十八年前三一七之艱辛奮鬥，益宜努力猛進，勿負此煊赫燦爛之國醫節，是筆者之馨香禱祝也。

「三一七」國醫節的祈望

張贊臣

有數千年歷史的中醫生命，在民十八被洋化醫以爆裂彈攻毁，幾乎壽算告終。當年幸有全國醫藥團體，貫澈一致主張，共同努力奮鬥，從瘴煙慘霧中，把千鈞一髮的危機解除，「三一七」這一天是繼往開來的紀念日，就是整個中醫的生死關頭，名之爲「國醫節」眞給我們以深刻的觀念，與重大的使命！

無敵國外患者國恆亡，我們國醫受西醫之攻擊，因而反省自覺，力謀掙扎，西醫因是我們的敵人，但反一面說，也可算是我們的功臣，我們站在學術的立場，以眞理爲依歸，只要把醫病技能，藥治成效，改良進化，與他競美，他們或許有受我們同化的一日，這是昌明國醫國藥惟一的祈望。

我們倘若不能有具體的成績專靠口號筆墨，宣傳玄虛空洞之學說，不待攻擊，無須取締，在進化的大道上，就要歸納於自然淘汰之一途。

國醫界同志們！猛省！前進！

紀念本會週歲

唐思義

本邑中醫有公會之組織不自今日始，其發揚光大卓著成績者，當自戰後復會始，在此短短復會一週年中，舊有會友之重行登記，整理工作，已占其半，而另一半之時間，能將各會員申請考試校覈手續，全部代爲辦理妥善，醫報九期，內容亦相當可觀，此不能不歸功于理事編輯諸同仁也。參議會職業代表，公會占得一席，從此中醫界爲本身亦可講話矣。思義在抗戰期中，僑寓海上，對於本邑醫事，隔閡已久，勝利歸來，復以私務栗碌，不克與諸同人時相把晤，而於會務進行，始終未盡微力，愧對同仁，愧對自已，但在直捷感覺公會方面有助於各會員，而可足道者，表而出之，既非媚詞，亦非阿私所好，實有望於各會員，聞風興起，共襄大事，有願於各主事，繼續努力，力求精進，自助助人，其共勉之。

祝本會一週年

邱少峯

民國二十年秋，吾邑醫界前輩潘守廉，方見吾，龔漢聲，葉士彬，諸先生發起組織中醫公會於邑城內西門同善堂，事雖草創，賴諸君子羣策羣力努力進行，卒能團體堅固會務蒸蒸日上，且有醫報之發刊，裨益吾儕後學者不少。惜於二十六年會務遭國難而中途停頓，會址案卷悉燬於兵燹，去春倪君國鑫等請於黨政機關，重行整理會務，以舊案無可稽考，乃另組中醫師公會於本城東門外三角街。成立以來，瞬經一載，三一七國醫節正本會成立之紀念日也。竊思凡事革故更新，後者必勝於前者，昔袁了凡先生有言。從前種種譬如昨日死，從後種種譬如今日生。此昨死今生之公會，吾因知其不以僅循故轍爲滿足者也。夫今日之醫界前途百廢待舉，醫院也醫校也在在需要，前者所以拯民疾苦，後者尤爲後學之津梁，今本會成立僅及一年，而醫報早已復刊，其他團體事業，尤希望能次第進行，俾達目的。所最要者，凡吾同道，務望團結一致，過去人自爲學家自爲教，猜忌嫉妒之心尤須根本剷除，處此二十世紀之潮流，吾中醫前途非策羣不足以圖存，此吾同道之所當知者也。鄙人末學新進，識淺才疎，自愧毫無貢獻，值茲本會週年之日，謹以兩事爲祝：一對於會中諸長者，希望努力領導團體建設勿生懈怠。二對於各同道尤望感情融洽，剷除私見，共以團體爲我，而勿斤斤於私人之小我，如此則何患醫院醫校之不能成立哉。

讀本報創刊號發刊詞感言

馬景闕

本報創刊於民國二十六年三月十七日，已故編輯方見吾君發刊詞有云：「本會之發刊醫報，猶爲小試其技耳，將來於經濟問題解決力量範圍擴充時至犖犖大者，若醫院醫校等事業再接再厲爲得以次第成功亦未可知，則今日之醫報，即爲他日之醫院醫校，造其端發其軔也。」嗟乎！自本報倡刊迄今，已十易寒暑，此十稔之中，世局之擾攘不甯，人事之變遷靡定，白衣蒼狗，滄海桑田，當方君墨瀋未乾之際，會務即中途夭折，醫報亦相繼停刊，此豈方君始料所及哉。荏苒韶華，中閱九載，不但方君之墓木已拱，即疇昔開會集議之堂，亦已變爲麥秀黍離之地，山邱華屋，重來無限淒涼，碎瓦頹垣，已往事如夢寐，倘死而有知，則長逝者魂魄私恨無窮，九泉之抱痛，當十倍於吾人也。雖然今本會已改組成立矣，醫報亦早已復刊矣，當日方君之豪語，今之理監諸公能諉爲不負責任乎？本會成立僅及一年，固不能遽責諸公實踐而言，然駒隙光陰，瞬息千里，希望一德一心貫徹此志，對於團體事業，努力進行，一息尙存，此志不容稍懈，尤望吾全體同道，合力匡扶，共捐私見，以團體爲我，務祈創辦醫院醫校等計劃能於最短期間實現，則豈僅慰方君於地下，亦我醫界前途之幸福也。跂予望之，何日忘之。

國醫節對南匯中醫界之希望

孫鏡清

接老友陳桐侯兄來函：謂南匯醫報將發刊三一七國醫節專號，並為南匯中醫師公會成立一週年紀念，囑撰一短文，以塡篇幅。展閱之下，始則懼，繼以喜，終不禁奮然執筆，自忘其譾陋，願嚮其祝賀之忱，而寄其無窮之希望焉。溯鏡在二十年前，對中醫學會發生興趣，遂從已故惲師鐵樵函授醫學，二年而函授停止，未竟所學，嗣廁身南匯教育局從事教育，行政，瑣事栗碌，對醫學遂不復研習，而所有講義書籍，亦散佚無存，忽忽二十年，卽其所得醫學皮毛亦幾盡失之矣。今桐侯兄命為醫報撰文，是直欲雷門佈鼓，其不貽譏杏林者幾希，能無懼乎。然思我國醫學之眞價値，並不亞於西醫，而竟相形見絀為世詬病，甚至有人建議取締中醫，而政府亦不予重視，揆厥原因，中醫大都狃於積習，故步自封，甚有同道嫉妒互相傾軋，卽偶有一得，必深自秘藏，視為利藪，間有好名之徒，著書立說，然究其實，無非摭拾陳言，或竟故玄其說，是以醫書雖汗牛充棟，而足為後學之楷模啓發中醫學之眞諦者，實鳳毛麟角，因之卽有好學之士無從探得其奧，馴至以誤傳誤，而中國醫學遂衰落而不可問矣。今國醫中發國之士，鑒於國醫將瀕於滅亡之境，遂大聲疾呼，警醒同道，並定三月十七日為國醫節，以喚起國人之注意而促進中醫之自勵，而我南邑中醫界耆宿如陳君桐侯張君延仁王君正章倪君國鑫等發起成立南匯中醫師公會，並發刊醫報，欲一掃中醫妒嫉散漫守秘守舊之惡習，假中醫師公會以團結力量，藉醫報以交換心得，從事研討改進，以發揚國醫之眞理，增高國醫之地位，相期至於至善，是匪特中醫師本身之幸，亦我南匯數百萬人民之福也，其能以無喜乎。玆者國醫節轉瞬卽屆，又適値南匯中醫師公會成立一週年之日。想陳張王倪諸君在此隆重之國醫節，以紀念其中醫師公會成立一週年來之艱難締造奮鬥圖存之苦心，必將發為宏文鉅著，載之專刊，以享同道，而我南邑全體中醫師亦必能共體陳張王倪諸君之苦心，相與協力改進光大而發揚之，此鏡之所以終奮然執筆自忘其譾陋而願嚮其祝賀之忱者也。然尤有進者，學無止境醫學亦然，國醫雖自有其眞價値，而前賢之著述每多晦澀難明，終不若西醫之說理明顯有具體之跡象可循，他山之石可以攻錯，故欲顯揚中醫之直理，尤宜研習生理及西醫之長，以補我之不足，兵法云知己知彼可以百勝，讀桐侯兄之內經新解以西醫學說闡明內經精義，而意義曉然，其明證也，深望我南匯中醫師急起直追，愼毋囿於一隅，必須養成科學頭腦以發掘中醫學潛在之精義，如有心得毋祕毋驕，湯之盤銘曰：「苟日新又日新日日新」，新之不已，始可與西醫爭一日之短長，而使我南邑中醫師成為全國改進國醫堅强之前鋒，此鏡之所以終奮然執筆自忘其譾陋而寄其無窮之希望者也。

一年來工作概況

倪國鑫

我邑中醫界同道，旣確認團體組織之重要，爰毅然恢復公會，循序進行，兢兢從事於玆一年矣。在此階段中，事業之成就如何？學術之進步如何？團體組織之健全如何？同道間之進德修業者又如何？當為我各地諸同仁所關切而加以注意者也。玆因本會醫報編者陳桐侯張延仁姚子讓諸先生有一週紀念及三一七特刊之建議，以記敍一年來之概況，爰就公會之進行方針和成就一加檢討。公會所推行之工作，可說基於會章兩項原則。（一）本會以保障同道職業，策勵學術進展，提倡公共衞生，增進民衆健康為宗旨。（二）本會應辦事業為出版醫報，調查藥物，贊助設立醫院醫校及醫學圖書館，關於社會防疫救濟之設計及協助。

前者在加强團體熱力以謀融洽感情，發出互相切磋互相幫助的能力，後者在改進中醫學術，培植醫界人材，並扶助社會救濟，以充實團體組織的內容。

會章上這個指示是十分準確的，國鑫正負着這個使命與諸同仁努力前進，希望各會員同心協力互相扶助，共同砥礪學術建設．團體事業，務使本會成績發揚光大，而成為一個健全的大集團，進而謀創造醫院醫校等等，這並不是太高的理想，必須堅定了這個原則沉着邁進，前進努力的結果，必能達到有志竟成的一日。

惟本會成立僅僅一年，諸事草創，一切工作的開展，當然不夠理想，在每月的二次例會中，究竟決議了些什麼？幹辦了些什麼？說起來眞覺慚愧，除了去年復刊醫報，辦理考試院中請考試檢覈和籌組省中醫聯合會中央國醫館本縣分館等等，除此以外，其他或限於時間，或限於經濟，均未克充分達到原有計劃，値此行將開始第二年工作之際，敬向全體會員說一句互相策勉的話，我們以後應保持着不自私自卑的信心，堅守各個崗位，在發揚醫學原理，改進醫藥事業兩項原則下，努力推進本會之使命，希望本邑中醫界前途，達到光明之域。

回憶三一七

吳瑞清

溯自民國十八年三月十七日，中衛會決議廢止中醫中藥，吾醫界前途如陡遭晴天霹靂，炎黃大道不絕如縷者僅千鈞一髮耳，幸各地醫學團體聯合一致，努力奮鬥，奔走呼籲，自振自拔，卒能取消議案轉危爲安。自是以後，賴當軸之明察，吾中央政府一變從前之態度，乃有民國二十五年中醫條例之修正公佈矣。國大代表選舉法，自由職業之中醫團體得推代表矣，三中全會決議通過中西醫平等待遇矣，立法院議決修改衛生署組織法添設中醫委員矣，各省市民政廳衛生局開始審查中醫資格，發給開業執照，審查及格者依法均有業務上之保障矣。在此過程中，中醫界之組織醫會，力謀團結，發刊醫報，藉資攻錯者，各地響應，如風行草偃相率影從，靡不爭先恐後，中醫之進步頗有如雨後春筍之勢，苟無三一七之警告，則至今我同道依然蒙蒙昧昧，沉酣於大夢之中，曷克自拔，而政府亦不復顧惜，醫界前途之黑暗，恐更有甚於今日者也。抗戰勝利以還，中醫之地位日益鞏固。政府既有醫師法之頒佈，去秋考試院組織中醫考選委員會，重行檢覆醫師資格，其有未領執照者得一律應試，甄拔人才，提高程度，其所以維護中醫者可謂至矣。然而返觀同道在此數年中其團結之精神如何？學術之進步如何？人材之培植又如何？則以處境漸優，不免安於暇逸，而三一七之創痕幾於磨滅，卽年年循例之文字紀念，亦幾淡然忘之矣。長此以往，風雨飄搖之中醫前途果可高枕無憂乎？試回想十八年前之情形，能不悚然以思凜然以懼哉！

紀念國醫節應繼續努力

王播芳

三一七之定爲國醫節，所以紀念全國醫藥團體總聯合會之成立，令人毋忘當時壓迫，悲憤，團結，奮鬥之情況也。今時越一十八載，總聯會既解散於先，同仁或有漠然視之矣！

溯三一七之動機，爲反對中衛會之廢止中醫案，其進行之步驟凡二：一『對外』，甲、瀝陳理由，反對中衛會之議決案，乙、請求國醫藥發展之利便，丙、擴大宣傳中醫藥之實效，喚起全國民衆嚴重表示，二『對內』，甲、請求醫校立案，並加入學校系統，乙、提高中醫藥之地位，獎勵中醫藥之發明，丙、禁止中藥出口，增加西藥進口稅，丁、廣設中醫院，及中藥陳列所，蓋前者以應付目前，後者以建設將來，實爲中醫藥界空前未有之大運動然至二十年總會結束，數項之中，所得結果外而成爲懸案者居其半，最足欣慰者，僅國醫館而已，是則我儕追念既往，對於既往之責任，猶應共同肩負，俾達完成之目的。

蓋國醫節之賜於我儕者，爲改進中醫之途徑，暨鞏固中醫爲原則，自醫師法頒佈，我儕更得充分之興奮，是則紀念國醫節而不能繼續努力，既有醫師法而不能秉先總理『保全固有智能，發揚光大』之訓，將謂中醫自此如盤石之安，豈三一七時之所冀？倘亦非政府提倡之盛意乎？

國醫節感言

楊靜芳

去年「三一七」是天日重光的第一個紀念日。我人深感高興。滿想以後中醫界的地位。也可時來運轉的提高和鞏固。何如到了現在仍是覺到。失望與沉痛。試看去年十一月四日的全國衛生行政會議。第三次大會。嚴禁中醫使用新藥案。竟會通過。用這禁錮的政策。加到我中醫界的身上。還說什麼待遇平等。象去年的中醫考試。檢查體格。仍請西醫。考中當然不必談。已有資格的中醫師。難道担不起這種工作嗎。中醫師的地位。提高在那裏。又考試的科目。眼科和喉科都沒有。致教應考的人。無所適從。後來由監考者的指示。併入外科。但是外科的試題。是五善七惡論。和癰疽之分別。據我所知眼科的病理上。沒有聞過五善七惡。喉科裏候癰雖有之。但未解如何的喉疽。這樣考非所學。無非在使人碰壁。就以上數端而論。怎能使我人滿意。今天的『三一七』。憶舊思新。頓生無限的感觸。但是我覺得痛心疾首。是沒有什麼用的。吏生是全賴于自力。我們今後要化除私見。同心協力。來改進學術。拯救貧病。服務社會。協助國家。

中醫地位衰落的癥結所在。爲着精神的渙散。學術的不進步。一方面沒有政治的力量來扶植。如果我們能對症下藥。自可不難挽救。現在實施民主政治了。只要我們好自爲之。得到社會的公認。人民的好評。都就可以請政府提倡。未來的前程自無限量。

上期文虎謎底

一、楊季濤　二、周天石
三、儲乃昌　四、林念萱
五、季乃璋　六、申慕敷

從三一七說到中醫修養問題

張延仁

光陰飄忽，屈指三一七國醫節的誕生，整整有十八個年頭了。試問這幾年來中醫學術，進步至如何程度？很感到慚愧的答案，是依然如故，推究其原因何在呢？乾脆的說一句，是素質的太差，素質的差，自然要歸咎於修養的不夠，談修養，中醫向多人自爲學，家自爲教，或則從師數年，盲讀幾卷醫宗必讀，記熟了幾條湯頭歌訣，就可懸壺行道，或則假着數世祖傳的幌子，墨守幾張成方，就可欺世撈財，以此因循敷衍，中醫那得進展！然而話得說回來，其間淬養濟修，埋首研求的也大有人在，不過不能有系統的普遍罷了。再看一般同道的表相，不是精神闌珊，便是老氣橫秋，委蛇隨俗，缺乏朝氣，實爲中醫前途的隱憂。處在這個新時代的洪流中，對於整個的修養問題，應當有一度的審察和領悟。

中醫學蘊藏着高深的文化，內經所謂：『如仰浮雲，若視深淵視深淵尚可測，仰浮雲莫知其極』，斷非淺嘗薄識者所能領略其奧義，姜白石說：『人品不高，落墨無法，』研究美術如是，學術亦何嘗不是呢？修養不僅可以提高學術標準，而且可作洗滌心靈的淨水，我們研究學術，更須口誦心維，纔能心領神會，孔子說：『依於仁，游於藝』，我們修養醫學，應當把自己的心靈深入進去，和魚在水裏一樣，悠哉游哉，纔能眞有領悟。學問的源泉，是能爲你的心靈培養新的萌芽的。

我們更要發揮出創造的力量，中醫學術傳到今日，是歷代先哲創造的智慧所積成的。我們不能繼承先哲的功績而光大之、不但暴棄了自己的人生，而且毀敗了先哲智慧積成的遺產，所以我們不但要『繼往』更加要『開來』。我們的思想不能開倒車，我們不能背着時代向後轉，我們要把握住時代的巨輪，有意識的推動，進向光輝的理想。我們要揮着慧劍，割去陳腐，廓清因循頹廢，和生命的毒菌不但要培養起新的肌肉，而是期待長成新的骨幹。

關於研究方面，要深刻瞭解古文的意旨，並且對於現代的解剖生理理化諸學，也要相當認識，作爲改進創造的基本，現在中醫與中藥的徘徊暗途，找不到新的大逵，實不去運用科學方法尋求，所以今後科學的修養，也是刻不容緩的事。

關於醫校方面，必須編訂標準敎材，改善實驗設備，使莘莘學子，收到學理與實證的效果。

關於組織方面，抱定己達達人的宏願，一改從前獨善其身的心理，要知現代的大社會裏，人與人息息相關，絕對的個人主義，度那孤獨的生活，是不可能的事？我們要堅强組織，協力團結，相信曙光就在前面，同道們！快打起精神，走上康莊之路。

中醫的開來

黃雅鎔

物必自腐然後蟲生，國必自亂才會遭侮，我們中醫界亦何獨不然呢？因爲精神的渙散，思想的頑固，自招致了外來的淩辱。三一七事體是我們的敎訓，亦是我們更生的日子，幸賴吾黨衛道之士，奮起抗爭，終在風雨飄飖之中，力挽狂瀾穩定了基礎。時輪不斷的進展，這三一七國醫節的偉大紀念，已屆第十八週，恰正是本會復會的週歲，本報願爲同道的鼓吹，重提三一七的歷史，特發行三一七專刊。我們檢討過去，自問進展如何？但事實告訴我們，還不是與從前一樣嗎？好吧！往者不諫，來者可追，趕快奮起精神，向大道邁進，創造明日的新中醫，敢貢拙見數端如左：

化驗國藥　我國藥物，出產衆多，因少研究，無法提鍊，各藥肆仍墨守成法，不思改進，以致不能盡其所用，反使歐美各國，廣收我國藥材，製成精品，收效頗宏，爲數也很多。回顧我國，雖能化鍊自製，如仙鶴草素麻黃素等的成功，數字很少，今後宜多設藥廠，製鍊國藥，俾能發揚光大，非惟造福民生，並可杜塞國家的漏巵。

多設醫校　中醫程度的水準太低，毋庸自諱，大多師無良師，學無成學讀得幾句歌訣，識得幾張成方，便可假借師承，懸壺應世，或則憑着了祖傳的幌子，自詡爲淵源家學，這樣的積習難返，當然自每況愈下了。范文正公說：「不爲良相，即爲良醫」。良醫可隨便爲的嗎？不有眞實的學問，怎窺得深邃的堂奧，不有豐富的經驗，怎獲得奇偉的效果，必須多設醫校，使學有系統，品有成材，那末中醫程度才能適合於時代的水準。

廣設醫院　中醫院的設立，現尙寥寥，鄉僻的地方，貧苦人患病，往往無法求治，今後應多創建，一方面可加惠貧病，一方面可使學者多得實驗的機會。

以上數端，我們能不畏艱鉅，不怕崎嶬，迎頭幹去，光明的坦道就在目前。努力吧！同道們！

中国近现代中医药期刊续编·第一辑

三一七與本會一週年

陳桐侯

自民國十八年三月十七日，中央衛生委員會突提廢止中醫中藥之議案。一時輿論騷然全國震動，各省市醫藥團體聯合與之掙札，奔走呼號勠力奮鬭，卒能取消提案轉危爲安。於是確定三一七爲國醫節。蓋欲凡吾同道有鑒於此生死存亡之日千鈞一髮之秋腦海中永遠留此創痕以爲紀念而誌不忘也。自是以後，中醫界風起雲湧各地響應，組織團體研究學術，如雨後春筍不可遏止。越二年秋乃有本邑中醫公會之成立，其時中醫條例尙未頒佈，醫界地位未臻鞏固，在人心未定風雨飄颻之中，同道潘君守廉方君見吾龔君漢聲葉士彬等，篳路藍褸創造艱難，經一二次之磋商，結數百人之團體，借西門同善堂爲會址。翌年有本邑公安局考試中醫之舉至三十四年，又有江蘇省民政廳登記醫士之辦法；諸同志奔波跋涉周旋於省縣之間，爲同道服務，在文風否塞之海濱，負改進醫林之重任，出版醫報竭力宣傳，方當百廢待舉略具端倪之際，何期國難臨頭，團體事業中途夭折，良可惜也。至去春喪亂既平散者復聚，倪君國鑫等請於黨政機關重整會務，以從前會址案卷燬於兵燹無可稽考，乃另組中醫師公會於本城東門外三角街，即於三一七國醫節匆匆成立。三生石上好證前因，今日之公會即舊時之團體也。光陰荏苒瞬屆一週，張君延仁姚君子讓等議輯專刊以誌鴻雪而就商於余，余維三一七不僅爲全國中醫界生死存亡之日，亦即爲本會去年重到人間呱呱墮地之日也，值此雙重之紀念日，吾人安可無詞。夫三一七不祥之日也，本會產生方屆期年，譬猶襁褓孩提牙牙學語，吾人正希望其將來崢嶸頭角出露於人前，事業千般，待其長大一肩擔荷，今茲周晬之期，歡欣鼓舞之餘忽然提起十八年前勞苦奔波之事，豈非灰同志之心而沮吾人之氣耶？此天降石麟何日不可誕生，而必誕生於三一七不祥之日耶？噫吾知之矣！夫人勞則思，思則善心生，逸則淫，淫則忘善，忘善則惡心生。昔越王勾踐不忘會稽之恥，臥薪嘗膽，復仇之念卒告成功。無他，不忘勞不淫逸耳。故曰憂勞可以興國，逸豫可以亡身，自然之理也。回溯十八年前之三一七，晴天霹靂來自當頭，中醫界之反響可謂盛極一時。曾幾何時，向之甚囂塵上者今則煙消雲散矣。環顧醫林十八年後之今日；以言團體則一盤散沙也如故，以言學術則故步自封也如故，以言人材則寥落晨星也如故，以言建設則一事無成也又如故，醫界前途依然在風雨飄颻之中而不自覺耳！有心者能不慨然。然則本會所以誕生於三一七者，正欲使吾人不忘勞不淫逸，時時憧憬於十八年前之奔波呼籲，羣策羣力奮發有爲，攻錯學術銳意改進，此一年一度初度之辰，正如暮鼓晨鐘發人猛省，不作尋常之紀念，務使此襁褓孩提，將來長大，如孫仲謀之克成大業，決不效劉景升之兒子豚犬也。況王鎭惡以午日而生，其祖猛已預知其非常兒，則不祥之日固能產生甯馨英物者也。憂勞逸豫在人自爲，於誕生之日何與焉，夫豈不祥哉！本會成立之日適在三一七，值此一週年，爰述國醫節之緣起與本會創始之艱難，以勗同道。

三一七提倡節約儲金的我見

宋華光

三一七國醫節是我們中醫界的生死關頭，也可以說沉痛的紀念日、本報的編者，因爲要使得諸同道腦海裏不忘紀這深刻的創痕，所以編輯三一七特刊來作爲紀念，但是滿我個人的意思，僅僅舞文弄墨，事過境遷，依然忘了不如拿事實來做紀念比較有益，從前越王勾踐不忘會稽之恥，臥薪嘗胆，這薪胆二字也不是空口說話的，所以鄙意自從這天起大家提倡節約儲蓄，譬如我平素喜歡吸香煙的，從今以後最好不吸，就是吸也少吸幾枝，又如我喜歡麻雀的，從這天以後，最好戒除，就是不能戒除也少叉幾回，値此生活程度高漲之下，平日凡所以節省的地方，儘量節省，拿節省下來的錢，到三一七那天獻給公會作爲創辦團體事業的基金，譬如我一個人每年省壹萬元，合五百個會員計算就有五百萬元了。現在本報印刷費究竟每期需款多少，鄙人不大明瞭，假使每期印工紙價五拾萬元的話，就拿我們集合攏來的五百萬元基金存典生息，以每月一分利息計，豈不是已經夠了麼？而且基金可以永不動搖，假使今年集合五百萬元先充實醫報基金，明年再集合幾百萬元創辦別種事業，就使爲數不夠，那末儘管存典生息，合二年或三年存款，連本帶息豈不是已經幾千萬元了嗎？如果要辦醫院醫校也非難事，在個人所費爲數區區，壹萬元的代價，不過十包香煙而已，然而聚沙所以成塔，集腋可以成裘，何樂而不爲呢？今日是三一七國醫節，就拿這個計劃來作爲貢獻，不知各同道心中以爲如何？如果可行，就照古人的一句話叫做「請自隗始」。

中国近现代中医药期刊续编·第一辑

今後的展望

楊季藩

韶光如駛。忽忽又逢『三一七』這最使我人感慨回憶的國醫節。又是本會一週歲的誕辰。

本會在去年的今日呱呱墮地的。這年稚力弱的小孩。有生以後。就負起了時代所賦予的重担。因爲八年抗戰中。一切停頓。所謂百廢待舉。一切都要從頭整理。各聲請檢覈——考試——等等。都是急切的工作。好在各位理監事的慘淡經營下。現在已獲初步的成就。

就聲請檢覈一項言。據考選委員會的規定。保證人須現任薦任官以上。尤其是無照或遺失執照的會員。須有縣市政府的執業證書。這手續是多麼麻煩。假使住居鄉僻的同道。與政界人士沒有接觸的。更要感到困難。這一層幸在倪理事長的奔走。和徐縣長的協助。現在本會會員中以第三項資格申請而最早的已獲及格批示。其餘多數在通知補繳證件中。這是因爲當時沒有縣府證明書的。依法補繳之後。諒可沒有問題了。

其他如發揚文化的刊物方面。自本會成立後。就假浦東報的一角。創刊大衆醫藥專爲宣傳衛生。介紹醫學常識。由姚理事子讓。在診務百忙中執筆。逢每月五號出版。至供同道研究學理。發揚文化的刊物。則有本報。現在我來把本報產生的經過介紹一下。在去年五月十六日。本會第三次理監聯會席上。由張常務延仁提議。同仁籌欵創辦。這一來全體同仁均踴躍認墊。於是很迅速地就在下月十六日。復刊第一號與讀者相見了。

我感覺我們中醫師的地位。至今還是在風雨飄搖狀態中。像這次的檢覈。傷。眼。喉。等科。就是有舊執照的。還是批令考試。這是太不合理。簡直是像寫檢於禁。在去冬曾經連合本省各縣中醫師公會聯名呈請後。到最近才予以檢覈。想想誠堪嘆息。今天是本會成立紀念日。就把一年的經過約略談談。本會譬若一週歲的稚兒。發育還算不差。在一年中會員已增至五百人以上。人數比較戰前已無甚軒輊。這是聊堪告慰的。不過患着很嚴重的貧血病。面如菜色。瘦得可憐。

假使事實能像理想。那就決不會這樣的，照以前預算的補助費。如果能夠各期收到。則可再加上一點生息。那經濟方面自可裕如。就可多辦一些應做的事業。但是會員中能踴躍繳付的雖然很多。不過還有一部分會員心存觀望至今還是遲遲未付。致不還談到做旁的事。就醫報的印刷費一項頗感捉襟見肘。事實常常由編輯部墊付。這是太感失望的事。

我至誠的希望諸位同道。我們要精誠團結。公會是團結的樞紐。要絕對愛護。我們應盡的義務不可猶豫觀望。我們要發揚蹈勵來振興醫學。以圖光大。以謀生存。醫報是宣揚文化的工具。精神的食糧。公會的靈魂。我們不能放他停頓。或減少。這是我常在馨香禱祝的。

我更希望本會同仁。要不懼艱難。抱犧牲精神。任勞任怨。盡更大的努力來倡導。開發未來的前程。事實告訴我們。在這大時代的波濤裏。只許前進不能後退。我現在所屬望的幾件事。就寫在下面。（一）本會已收過補助費的會員的台銜和金額。就在下期醫報刊佈。以昭徵信。未曾繳付的應速派員催收（二）聲請入會。須從嚴格。免致江湖術士渾跡。影響中醫界整個的聲譽（三）凡本會會員。每人給一刻有號碼的印章。專作蓋戳方箋上之用。以滋識別。一方面並函請國藥業公會。通告全縣藥舖。非本會會員處方不准配藥（四）挑痧的理髮匠。推簽的童貞姑。往往渾稱中醫。妄用藥石。應請當局取締。以免貽害病家（六）藥品是我們的武器。應同藥業公會合組一審查機構。以防止藥商使用偽品（七）本會須集中人才。先創一函授學校。俾同道有進修的機會（八）參議會第一次會議時。應即提議請准縣府設立中醫醫院一所。以濟貧病。（九）保障醫師身體自由。應援用上海市參議會決議案爲先例。俟本縣參議會開會時。提請通過。以上數點。希望於本年度均見諸實現。

本會一週年工作檢討

姚維峯

光陰很像箭一般的過去，本會自去年的三一七成立以來，已有一週年了，在這個短短的過程中，我們究竟在幹的是怎樣工作呢？很慚愧，除了產生理監委員名義和通過會章復刊醫報之外，別的可以說毫無建樹了，很多的事件都是決而不行行而不切實的拖延時日，回顧這一年的工作，應該從兩個部份來檢討。

一、關於經濟　本會經濟的收入，祇有入會和常年二費，當本會籌備期間，兩項納費共收四百元，自從大會成立以後才增加爲四千元，後來因爲物價不停的上漲，祇靠新會員的納費，仍不能確定支出的預算，於是就在去年的理監事會上，議決了徵收補助費，希望來彌補這不足的開支，但是事實上會員能體諒公會困難，踴躍捐輸的仍然很少，而公會的出版醫報（按每期約四拾萬元以上）書記勤工的薪水，（每月白米三石許）和日常開支交際等，反在日日逐漸增加，像這樣一直下去，時感捉襟見肘，一切事業，無從推動。

二、關於人力　當本會成立的時候，經濟力量，就感不足，所以書記文書等暫不僱用，都由會員義務負責，故呈報手續的會員名册，祇報得代表名册，弄得這次的縣參議員名額，不能依照會員人數產生員額，雖經屢次請求縣府准予增額和全體會員的選舉權，豈知結果答復爲電報既發，不能更改。交涉無效，還是照着他們既配的數額一名而產生，更以呈報的代表人數五十二人爲本會會員人數，諸如這樣人力不夠的事件很多，這是最大的遺憾。

綜合上面這兩個原因，本會過去的癥結，我們就該明白了。今後運用我們的技術，來針對這個剖明的病症去療治。第一經濟方面積極的籌措，請每一個會員自動拿各人應出的各項捐款迅速的繳納會裏，不要拖延觀望，要抱着多捐爲榮的精神，或會裏組織一個經濟委員會，開發各種經濟來源。消極的方法，使緊縮開支，減少不重要的浪費。第二人力方面要羣策羣力，共負艱苦，每一個理監事，或分辦事處主任與會員幹事，都要備有爲團體服務爲公衆謀福利的宗旨，先有團體才有個人的觀念，來替本會做事，假使發現任何人有不合的地方，應該馬上無情的指出，或罷免複決，決不要感情用事，有意包瞞，一定要拿團體利益的得失像自已利益的得失才對哩！

以上經濟和人力的兩大部份，能夠做到充裕的話，今後的本會一定有蓬勃活潑的氣象，堅强健全的前途，希望大家共勉之。

三一七應徵收醫報基金之建議

饒立成

本會成立以來，忽忽已一週年矣，此一年之中時間甚促，對於團體事業之進展，尚無成績可言，每次例會，類多議而不決，決而不行，所差强人意者，惟醫報尚能按月刊行耳。竊思凡事以經濟爲成功之母，苟無米爲炊，雖有巧婦亦當束手也。當醫報復刊之初，毫無準備，故一開始即捉襟見肘，去秋嘗一度作將伯之呼矣，賴諸同道踴躍捐輸補助金，得以苟延殘喘，惟公會開支浩繁，補助金之收入，並非完全供給醫報刊費之用，僅由會中撥給若干以資挹注，似此殊非久長之計，本年三一七後將開大會，各會員本年度應徵之常費數量增高，似乎可以無慮矣，然會費雖增加，而會中開支能不增加乎？若仍由會費項下陸續撥給，恐終蹈去年之覆轍，此可斷言也。鄙意本屆大會繁費之際，每人帶徵醫報基金一萬元，以全體會員五百人計算，則可得基金五百萬元，以此數存典生息，至少以一分利息計算，則每月可得息金五拾萬元，據醫報第八期刊費共需四十五萬元，此後物價工價如果平衡，則醫報基金可以永不動搖，以每月息金抵付報費，沛然有餘而無窮，在現時生活程度高漲之下，爲一勞永逸之計，每人預交萬元之數，似非難事，而醫報基金於焉確定，何慮中途停頓乎。惟須聲明者，此項基金須一次收齊，斷不可動用絲毫，祇可以息金供給醫報之費，亦不能移作別項用途，須組醫報基金委員會，負責代存殷實可靠之商家，勿貪厚利，但求永久，如有意外失損，當由保管諸公負賠償之責，至其詳細辦法，祈理監諸公妥爲斟酌，務以無弊有利爲目的，茲值三一七國醫節，醫報發行特刊，承編輯諸君徵稿於余，余不文，未能作稿，然心所欲言，覺不傾吐不快，爰盡野人獻曝之忱，聊貢芻蕘之見，尚希採納爲幸。

三一七有三個紀念

張四維

三一七共有三個紀念，第一個是在民國十八年的時候，中央衛生委員會，忽然提議取消中醫中藥，因此引起軒然大波，賴各地醫界同道聯合，各團體竭力爭扎，始克免於難，第二個在二十六年本報創刊的第一號是在那天出版的，第三個在去年的今日，爲本會成立的一天，這三個紀念日，第一個最嚴重，因爲關係中醫的生死存亡，所以全國醫界沒有一個不曉得的，我們要紀念這個日期，並不是隨隨便便做幾篇文章，發行特刊就算了事，一定要喚起我們的全體會員，共同聯合起來，對於團體事業，努力建設，團體結得堅固，外侮就不再來了，第二個爲本報創造的紀念，這是關於學術問題，我們並不是投篇稿子，在醫報上留個姓名，出出風頭就算了，須知學無止境，若非埋頭案卷，刻苦用功，安能進步，一人進步，人人進步，那醫報纔有光輝，欲求團體著作的進步，決不單靠編輯者少數人的力量，詩經上說「如切如磋如琢如磨」同道之間能夠互相切磋，互相琢磨，那長進的程度，較之閉戶讀書，自然不同了，第三個爲本會一週年紀念，是應該慶祝的，但回溯一週年來所做的成績在那裏，有什麼事體可供慶祝呢。這因爲時間太促也不能單怪理監諸公，從第二年起，我們應該努力改進，努力創造，尤望吾全體會員感情融洽。精神團結，庶幾前途有望，到了明年的今天，總多少有點成績，那是我維一的希望和祝頌。

本會一週紀念為各會員進一言

王正章

本會成立於抗戰之前，會務進展，不遺餘力，如民國廿六年三一七國醫節，發行醫報等舉，凡有利於會員之事業，莫不次第籾辦，嗣以抗戰軍興，政府西遷，會員星散，會務無形停頓，而本會創辦之醫報，亦遂中輟，三十四年秋，河山恢復，日月重光，本會奉令改組，及去年三一七國醫節，重復成立，屈指流光，轉瞬經年，在此一年中，諸凡措施，雖未盡如人意，而醫報之復刊，會員之普遍，以及指導會員辦理登記，及甄審資格，請領執照等手續，莫不著有成效，他如會員間，精神團結，組織日健，平日又能互相切磋，交換心得，闡揚國醫之學術，頗具朝氣，亦堪差慰，此皆一年來本會全體會員羣策羣力，熱心愛護之收獲，亦本會之榮也，値茲本會改組一週紀念，又爲本報創刊十年之期，檢討過去，瞻仰未來，不佞對於今後敢獻芻見，以陳本會會員之前，願與諸同仁共勉焉。

一、本會宗旨，純爲增進國醫界同仁之學識經驗，以謀適應時代而圖事業進展，果欲適應時代之需要，而謀進展，必須消滅嫉妒陋習，破除閉錮頑見，跟蹤世界潮流，迎頭趕上，對於醫學之理論與技術，更不分畛域，截長補短，互相研究，獲取新知，今後願吾全體會員，共本斯旨，向前邁進，本會乃謀整個國醫界，獲得眞正權利，與保障業務之機構，同仁若有所不逮，而要求於本會者，本會當惟力是視，同時亦望諸同仁勉力協助，以謀本會之健全。

二、本會之任務爲溝通情誼，交換心得，報導新醫學，故今後務望各會員，放遠視綫，蠲除成見，各就本會以求學術之進取研究，若有心得，則公開討論，臨診遇有疑難，不妨互相問質，合力建設新中醫之基礎，並以增强本會之組織。

三、本會經費向無的欵，當此物價高漲之際，諸凡事業之舉辦，會務之發展，醫報之刊行，在在需費，前所賴以挹注之會員會費，及補助費，業已不敷甚鉅，長此以往，决難持久，甚望各會員，共體本會經費之支絀，合力維護，以謀事業之推進，而圖永遠，正章不學，備員本會理事，謬任醫報發行之職，一年以來，自知難免尸位之譏，惟愛本會深，不覺言之切，幸本會全體會員，及醫界先進指示焉。

一週紀念的話

姚子讓

我們接到許多朋友們的來信，中間領受到可貴的熱忱，使我們感到極大的慰藉：有些對我們的團體寄予厚望，有些對我們的事業給予鼓勵，更有些提出了關係中醫界的種種改進方策，自然在我們南匯中醫界的行列，不可說不是一個蓬勃的現象，充滿着改進理想。

本會是中醫界的一個小集團，也是本縣五百餘同仁的結合，從去年國醫節成立到現在，已經是整整一年了。但經過了八年抗戰，雖在勝利大轟下度過了若干時間，放眼看，陰霾的天氣鬱悶的世界。交織在凌亂與危機中間的局面，物價波動，生活高漲，因此，在團體的進步效率上，受到了極大打擊，所以做的不能說不多，趕的不能說不夠，可是具體表現出來的成績，却未免還少，同時不夠理想中的一切。

中醫界處於這個似振興非振興的當兒，還是陷於杌陧不安的狀態，國府雖有醫師法的公佈，醫事人員考試檢覈的措施，然而對於實際事業甚少成就，因此，我中醫所處的環境，未許樂觀，或且摧殘更甚於前！倘若稍加注意觀察，定不以我人之言爲非當。

顯然地，中醫界正在過渡着新舊交替下的雙重厄運，他們憎惡陳腐，怎樣取消現實的朽毒？怎樣使社會作進一層的信仰？凡稍具理智的都有著殷切的期待，大家急切的要求改進，要求著一種大衆眞實需要的醫藥，不再慳吝於自己的力量，不再故步自封，而急切期待着實現希望的迅速到來。

就因爲如此，團體的組織，感到無上的重視和需要，只有鞏固結合，大家打起精神，創造，前進，趁環境正展開着優勝劣敗的形勢裏迎頭趕去！

本報發行特輯，一方面紀念三一七國醫節，一方面檢討過去一年，並所以爲我諸同志策勵於來茲，我們要在被破壞的路上建立起新的基礎，在我們的工作狀態之下，那本的方面，埋頭苦幹，振興醫學醫德醫育諸問題，那標的方面，聯繫陣綫，助長本的建設，此外將現代中醫偉大的能力和價値，普遍而深刻地宜示到民間去。

我們既覺得這二部工作的重要，爲着中醫的自身與國家民族着想，奮然把南匯醫報復刊於先，在各個業餘的一些時間內，毫不計及同人等的力量，怎樣的簡陋與綿薄，憑着勇敢，來負起先治其標，而後治其本的一部份工作。不僅如此，從公會各地分辦事處的熱心協助，啓發了我們對於團體事業的進一步的快感，工作推廣，又獲得了若干新的會員，來加强團結的力量，這些同舟共濟的佚佯們，値得我們感慰；因此我們的行程上，並不覺寂寞，雖然它傾吐的是一點不很成熟的含葩蓿蕾，但却有一顆無比熱烈的心，負着中醫界報導的使命，希望着吐出燦爛之花，永遠耀在浦江之邊！

末來，伸出友誼的手，等待着千千萬萬全浦東全中國國醫界份子，和我們緊握起來！

紀念三一七我們應展開基層工作

朱福宜

一年一度的三一七國醫節，隨着時代的演進，降臨到我們的眼前，回溯我們南匯中醫師公會，在去年三一七成立到現在，已有一年多光景了，在這短短的時間中，我們全縣中醫師，在理監事先生們領導之下，大多數的新老會員都已踴躍地加入了，可是我們是否能眞誠的團結，學術是否能切實的進展，目前我們要感謝醫報編輯先生們，不斷地給予我們精神食糧，同時我們要檢討過去，抓住現實，進取將來。

一個團體事業的成就，少數人的力量是不能夠的，必定要羣策羣力的去幹，才能成功。尤其是健全基層的組織，更爲重要，（從分辦事處擴充爲分會）會員素質的提高，更不可忽視，我們檢討公會一年來明顯的中心工作，是一、奠立公會基礎。二、復刊南匯醫報。三、辦理資歷檢覈。除上述幾點工作外，因於人力經濟時間，會內其他一切應辦的事務，是不能充分地進展了。

從每個會員內心現實要求來推測，百分之百是不外保障中醫業務，鞏固中醫地位爲唯一目標，因爲要滿足會員內心現實的期望，公會正在協助辦理中醫師檢覈，在當局證明之下積極進行，可是我們一方面雖然在申請檢覈，不是將來領到了一張檢覈證書，可以自高自大的翺翔於天地間了，一方面我們學術上必須要集體的繼續研究，那末將來中醫業務，得能永遠底保障，中醫地位日益鞏固，從現實到將來，是公會會務發展過程的另一階段，我們公會第二屆大會快於本年四月中旬要召開了，我們要負起與自身業務的密切相關而更重要的工作，來負起公會應盡的天責，要將自身業務的工作，和團體的工作，溶和爲一體，我們要抽出活動性的業餘時間，去服務我們的公會和分辦事處，要知道閉門造車，是不能合轍的，我們要服務團體。

凡事預則立，不預則廢，我們要從今年三一七起，要預定團體確切的中心工作目標，來健全我們團體的基層組織，在公會領導範疇之內，要健全各地分辦事處等的組織，（進而爲擴充分會）最切要而易舉的，是分區學術研究會的組織，可利用星期假日，在各地分辦事處附近，商借學校教室，來集會研討一須聘請學術精深，經驗豐富的會員担任，視環境需要，可聘請外埠醫學耑家担任，在公會內設立特別講座，上述二個學術組織，如可能提交大會議決通過的話，可在理監事聯席會議席上，推員起草組織綱要，分區着手組織，其研究範圍效能如左。

範圍	效能
講解醫報著述	提高智識水準
集體錄述心得	增加臨床經驗
公開示範手術	增進同仁情誼
交換祕傳驗方	充實醫報內容

以上約略伸述我們公會預期的中心工作目標，將易舉的先行組織，用以提高中醫素質，加强公會團結，鞏固中醫永遠的地位。

同仁們！起來吧！大家來負起我們團體的預期中心工作，那末不愧紀念今年三一七國醫節深長的意義啊！

三一七是中醫界的曙光

陶摩蒼

吾國醫學，向襲封建之制，各承家技，默守舊方，積月累年，毫無進步。自歐風東漸，趨新之士崇尙西學，爰啓政府之輕視，致有民國十八年三一七，中衛會廢止中醫中藥之提議，幸我醫界同仁，團結一致，據理力爭，方得轉危爲安，自是各地公會林立，聯絡同道感情，發行醫藥刊物，中醫前途始有一線曙光，苟無三一七之敎訓，則迄今吾中醫界依然在睡夢之中，甯有進步之望哉！吾邑僻處海濱，醫界素乏團體組織，公會之產生在民國二十年秋，賴同仁之努力，會務方見蒸蒸日上，不幸經戰後停頓，至去年今日，乃重復組織成立，今則會員人數已達五百餘人矣。蓋當時亦受三一七之刺激，故能奮起團結，得以發刊醫報，使同道有切磋學術之機會。今歲國醫節，正値本會一週年紀念之期，願我同道，回想三一七之情形，益加奮勉，俾吾醫界進步，日新月異，庶幾毋負此一線曙光，導吾儕至大明出地之境也。

國醫節解

唐儉侯

節者時節也，期有固定，如左傳疏之八節，時憲書之二十四節。又人君之壽誕曰節，如唐代之萬壽節，天中節，日本之天長節均是也。今日之植樹節，婦女節，兒童節之類，亦一日期耳！左傳註以人之志操曰節，則國醫之紀念『三一七』以示永矢勿諼抗爭之志，而稱之曰節，何嘗非志操耶？卽以舍淺近時節之節，而以迂遠之節操解之，亦無不可，蓋節者剛强不屈之義也。況端陽競渡，弔屈原之溺水，重九登高，效桓景之避災，二者均凶日矣，然後人偏稱端陽佳節，重九佳節，唐王維詩云：「獨在異鄉爲異客，每逢佳節倍思親」之句，可以證之。三一七雖爲國醫生死存亡之日其實亦卽復興之時，殷憂啓聖，多難興邦，國醫正因多難而復興，惟有志操者始克復興耳。故三一七亦可名爲國醫界之復興節，豈端陽重九之可比哉。

三一七紀念

康杰生

「三一七」是我們國醫界鐵血拚出來的結晶！是偉大精神奮鬥的成功！

他的背景是可怕的！他的成功是艱苦的！

當我們紀念「三一七」的時候，應該想到當前敵人的使略，創造的艱難。今後應該怎樣去繼續奮鬥？鞏固國醫團體，改進醫藥事業，看準對像，認清目標，本着「三一七」固有精神，抱百折不撓的態度，爲整箇國醫界謀生存！爭地位！

醫訊　移心奇術

醫學界最新奇的一種手術，當推心臟之移植，在前年冬天[illegible]家尼古拉薛尼齊在高爾基地方曾將一隻青蛙的心臟取出，另置一[illegible]臟，結果此蛙仍能繼續活着。數月後，莫斯科的叟其安德烈某[illegible]死一百小時的屍體中取出心臟，更使其繼續跳動達半天之久。

生理學家進行這種大胆的試驗，已經有數年：他們曾使狗的心[illegible]後仍能跳動。也曾把冷血動物或熱血動物的血管聯通至體外的心臟[illegible]的科學家曾做了許多驚人的試驗，也曾有過許多的發現，但是他們並沒有承認人類心臟的移植法已經成功，因爲目前在手術上還有許多以前未經解決的困難問題，由於這些動物試驗的成功，正透露出解決人類心臟移植法的一些曙光呢。

三一七國醫節貢詞

顧貫一

軒岐學術。不尚侈談。深思潛索。宜再宜三。
繼往開來。毋意毋必。道無古今。理求眞一。
風雨飄搖。驚心追述。倒挽狂瀾。記三一七。
旣奠吾基。推展須力。闡發精微。輝揚邦國。
執炬前導。著鞭休遲。光明照處。碩儒堪醫。
願祝同儕。精誠團結。歲歲相逢。莫忘此節。

醫林趣話

谷鄉

本報編輯陳桐侯先生，此次到上海吃喜酒，順便想訪問滬上幾個知名同道，爲本報出版三一七特刊拉稿，誰知到了上海，除到酒館子裏吃酒以外又在親戚家亭子間裏孵了兩天荳芽，外面一點也不跑，稿子一張都拉不到，不出去的原因是怕與吉普卡香鼻頭。

★　★　★

爲了出版三一七特刊，我們開了一個三人小組會議，姚君子讓不辭路[illegible]來到江鎮，座上陳桐侯談鋒最健，有人讚美他精神眞好，的確，他老人[illegible]已半百，出診尚健步如飛，飯可以吃六大碗，因爲自小跟隨他的父親[illegible]個臨症的緣故，所以到現在雖然鬍鬚簇簇，鄉下病家還叫他小先生哩！

★　★　★

倪理事長是個阿彌陀佛的人，他曾經一口長齋，想修成正果，近來不知怎的，看見大魚大肉濫吃，竟開起葷來了。肉的滋味畢竟比豆腐好，倪理事長的六根還未清淨哩！

★　★　★

姚子讓先生行動恉悃若處子，發言亢爽若漢子，做文章蠻像才子，弄絲竹會彈弦子，看毛病能開方子，也有五子登科之資格。

★　★　★

本會逢到開理監事會，有幾位先生正襟危坐，不發一言，好像參禪坐道，另有一種修行工夫。

★　★　★

同道馬景園先生的公子一民君攻西醫，現在東南醫學院肄業。記得前年他結婚的時候，盧素公先生演詞中說：「目前中國醫學需要一個新的結合，就以中醫做夫西醫做婦，夫唱婦隨，配合起來，孕育出一個學術的結晶」。好人好語，頗堪玩味。

★　★　★

黃雅鎔小弟弟，平時蠻用力，醫報稿件，都是他一人抄寫的。他說替人寫稿雖然辛苦，但是自己也覺得益不少。近來因爲幫忙謄稿，晚上宿於仁齋，聽說歸家的時候，常常受他夫人的埋怨。

醫報收支報告

三十五年六月十六日收公會念萬零四百七十五元

六月十五日付第一期醫報鋅版等 念萬〇四百七十五元

七月十六日收公會九萬元

七月十五日付防疫專刊三千份印刷紙張 九萬元

八月十六日收公會念九萬四千元

八月十二日付第二期醫報八百份印刷費 念五萬元

付白報紙 二萬四千元

付川旅 二萬元

九月十六日收公會三十四萬四千元

九月十二日付第三期醫報印刷紙張費（加二頁）三十二萬元

付鋅版 四千元

付川旅 二萬元

十月二日收公會十萬元

十月十一日收公會十三萬

十月十六日付第四期醫報印刷紙張 三十二萬元

付川旅 二萬元

十一月十一日收公會三十萬元

十一月十六日收公會念一萬元

十一月十六日付第五期醫報印刷紙張 念五萬元

付川旅 二萬元

付寄報郵付 一萬五千元

付封報用紙 二千元

十二月十二日付第六期醫報印刷紙張 念五萬元

付川旅 二萬元

付寄報郵票 一萬五千元

付封報用紙 二千元

付海曲友聲鋅版 四千五百元

三十六年一月十一日收公會十萬元

一月十二日付第七期醫報印刷紙張 三十萬元

付川旅 二萬元

以上共收國幣壹百七十八萬八千四百七十五元

共支出國幣貳百十六萬六千九百七十五元

收支兩抵尚欠三十七萬八千五百元（此款由張延仁墊付）

二月十六日收公會三十七萬八千五百元（還延仁墊款）

二月十六日收公會十萬元

二月廿日付第八期醫報印刷紙張 四十五萬元

付校對車資 二萬元

結欠國幣三十七萬元（仍由張延仁墊付）

編輯股 張延仁抄

會務

第十六次理監聯席會議

三月二日

主席 倪國鑫 紀錄 朱福宜

討論事項（一）本會理監事原定任職一年現奉縣政府訓令略稱因江蘇省中醫師聯合籌備會呈請社會處轉各縣中醫公會延長任期至三年事關修改會章應否請大會公決再請復決案。 決議 理監事任期前經大會決定訂入會章茲事體大雖有省聯會建議延期經縣府核准恐難以服衆應再呈縣府核示並付大會公決（二）本會大會日期原定三一七國醫節舉行現因時間偪促未克充分預備應否改期召集再請復決案 決議 爲從容籌備起見改四月二十日舉行（三）本會主辦之南匯醫報出版瞬將一載而經費拮据時覺捉襟見肘原有補助費不敷維持爲今後繼續發刊起見應否另組醫報基金籌募委員會以資永久出版案 決議 南匯醫報爲本會傳遞消息研究學術之唯一刊物當繼續發行不容中止關於經費一項自應組織基金籌募委員會以利出版推各地分辦事處主任爲籌募委員負責籌募並於大會時當衆徵收（四）本屆大會應另組籌備委員會並推定人選案 決議 照案通過並推定倪國鑫姚維岑張秉陶陶泉孫王播芳楊季藩王正章金炎章徐德庚朱福宜徐克勤張延仁等十二人爲籌備委員（五）大會應否留膳或酌收餐費案 決議 由本會備膳每人酌收餐費五千元（路近自膳者免收）（六）本屆大會應呈請黨政機關派員指導並函請鄰縣公會派員參加案 決議 呈請縣政府縣黨部派員蒞臨指導並函請川沙奉賢兩中醫師公會派代表列席。

衛生署爲舉辦醫事人員及成藥從新登記換發新證通告

查醫事職業證書之核發及成藥登記審核給證事項，自十八年辦理以來，先後核發證照達三萬餘張，其中有爲內政部或前衛生部所發者，有爲前內政部衛生署及本署核發者，因機構迭次變遷，所製證照式樣至爲龐雜，字號尤不一致，加以歷年既久，中經抗戰，一般醫事人員遷徙死亡或因故不能執行業務者，所在多有，亟應加以整理，以免發生弊端，經呈奉行政院核准舉辦從新登記，換發新證書，玆即日起開始換發，凡三十六年以前所領之醫事職業證書及成藥許可證，統限於本年八月底以前換領新證，合行通告周知

醫事人員重新總登記請領證書應繳費件說明

類別	應繳費件：證件	證書費	印花稅	相片	聲請書
醫師 牙醫師 藥劑師	原領中央頒發之醫師或牙醫師或藥劑師證書或考試院考試及格證書	二千元	五千元	最近脫帽正面半身大二寸相片三張	依式填寫聲請登記書一份
護士 助產士 藥劑生 鑲牙生	原領中央頒發之護士或助產士或鑲牙生或藥劑生執照或考試院考試及格證書	一千元	五千元	仝右	仝右
成藥許可證	原領中央頒發之成藥許可證藥商執照負責調製人開業執照	四千元	二百元		依式填寫成藥查驗請求書一份

備考

一、領證請附回件掛號郵票一千元（有餘退還）如須航寄請附郵票一千九百元

二、以上各件還寄南京黃浦路衛生署無須附呈文

三、需用空白聲請登記書或成藥查驗請求書可逕向衛生署醫政處索取函索須附足回件郵票

南匯縣中醫師公會通告 第十三號

逕啓者本會證書證章業已製就凡屬會員卽希來會領取爲要

理事長倪國鑫

中華民國三十六年三十五日

編後漫譚

本報爲紀念三一七暨本會一周年，出版特刊，徵稿以來，收到各地同道寄來的稿件很多，惟因篇幅有限稿件擁擠，未克如數登載，賸餘之稿，俟下期續登，其餘長篇專著均暫停。此次承上海名醫謝利恒陳存仁吳克濟秦伯未張贊臣張友琴諸先生，暨本縣教育界前輩孫鏡清先生等惠賜鴻文，使本刊增色不少，特此誌謝。

同道饒立成宋華光二君來文提議徵收醫報基金，熱忱擁護醫報，不勝銘感，此事諒讀者諸君定多贊同，决能見諸實現。

我國醫學，向來人自爲學家自爲教，或世傳或師承，一家之言囿於見聞，至考試時往往一題到手，莫名其妙，玆有上海名醫章巨膺先生編著之中醫學修習題解，前承惠贈一册，披閱內容，學理新穎，材料豐富，凡吾同道之欲謀應試者，不可不人手一編，爰綴數語，代爲介紹。

同仁投稿，往往吝惜紙張，以數百言之文字寫在豆腐乾大之洋紙上，甚至橫寫如蟹形或字跡潦草，至編輯時殊感不便，嗣後來稿務祈繕寫清楚，切勿橫寫爲荷。

南匯醫報

吳敬恒

南匯縣中醫師公會主辦

發行人 王正章　編輯者 陳桐侯 張延仁 姚子讓

（本報登記證在申請中）

復刊第十號

本期目錄

社址南匯東門外三角街北首

中華民國三十六年四月十六日出版

醫訊

南匯縣參議會決議通過！

中醫師徵服兵役 應另開技術訓練班
盼全國中醫團體 一致請求中央實行

南匯縣參議會通過「醫療技術人員不應列入普通兵役應請轉呈 中央另開訓練班造就軍醫人材而利救護事業」一案

理由：民國二十六年。省府有訓練外科中醫之舉。迨抗戰爆發。國軍西移。未能見諸實施。致我全國中醫。不克直接參與戰役。引爲遺憾。今河山光復。政府實行徵兵制。查中醫對於外科創傷之治療。向有特長。倘能加以適當之訓練。不特可以利用國藥。杜塞舶來西藥之漏巵。且中醫人材有十餘萬人之衆。一旦訓練成熟。協助救護。有利於國防者匪鮮。今政府不從前議舉辦。一律列入普通兵役。未免使醫療人員有用非其學之感。况中醫師之應三十五年度特種考試者。依據考試院章則。考試及格後。須赴京受訓。此則與普通兵役顯然不同者也。以此爲例。則中醫應受軍訓。尤當着重於救護方面。與普通兵役自應有別。

辦法：由參議會專電中央。擬具規程。於各省市開辦訓練班。抽調各地中醫師應召受訓訓練完成。派赴軍營服務。

南匯縣中醫師公會通告第十三號

爲通告事案查本會第十五次理監事聯席會議議決會中經費入不敷出常年費改收月捐每人每月暫定五千元即日起派員徵收等語紀錄在卷除令飭徵收員傅關昌持據分赴收取外凡我會員務希遵章繳納用資發展會務無任盼切特此通告

中華民國三十六年三月十六日

理事長 倪國鑫
會計主任 王播芳

小言 三一七賸話

張四維

三一七，是我們中醫藥幾瀕於滅亡的一個日子，無論醫藥界都表示憤激，但是我則以爲，不然，木必自腐而後蟲生之，中醫藥自身的習於晏安，不自振拔，遂致給予讒人們一個可乘之機，我們應當善自檢討，我們歷千百年而得的經驗效方，治病的成績，彰彰在人耳目，我們一部分理論的粗疏與荒謬，也不必否認，雖然，這種理論的粗疏與荒謬，實在不能使我滿意，但是我們敢自信，這種不滿意的理論，絕不影響到治療的成績，譬如掉眩牽掣的神經病，中醫一向認作肝病，不知所用的疏肝藥，也就是緩和神經的藥，神經病而治以神經藥，醫療的實際仍是不誤，惟其治療不誤，在這閉關時代科學不甚發達的中國，這種錯悞是無法覺察的，國人又富於服從性，以爲古人之言無不是，是以內經一類的書，一向爲中醫們所重視而至於今，何如歐風美雨澎湃東來，科學家們已經將人身上的部位形態生理病理，研究得可謂登峯造極，我那粗疏荒謬的理論，因而給予西醫們一個攻擊的目標，說什麼靈素殺人四千年，關心著人民身體健康的政府，對於醫藥是門外，他們祇能辨別表面上的美，無法透視到內在的美，他們看了眞確的理論，精巧的儀器，中醫呢，眞如陸淵雷先生說的，中醫是在說假方賣眞藥，因其方之假也就疑及藥之非眞，二者相形之下，遂造成了這個三一七的紀念。

於此我要忠告一部分西醫們的，中醫是你們的盟友，同你們站在一條戰綫上，爲人類健康而奮鬥，請你們多多致力於新式武器的發明，來殺滅我們共同的敵人，細菌，這種吹毛求疵，惡意攻擊，豈是你們分內的事，是卑鄙的行爲，不是學者的態度。

此外，我還得要喚醒我們做中醫的，我們應當各自的撫躬自問，我們經過了多少次的三一七？在此長長的日子裏，我們得到了幾許進步？看人家是在突飛猛進，我們呢，慚愧得很，眞如一個式微的世家，單守着一點祖遺良產，認爲滿足，苟且因循，什麼都不思奮發有爲，我不是故意危言聳聽，我們雖然暫時的爭得了一席地位，墨守舊常，故步自步，終於要遭天演淘汰的，換句話說，我們的興亡存廢之權，是操在我們自已的，我們當然不願眼見着中醫藥的常此一蹶不振，我們還要永遠保持着這一席地位，我們要發奮圖强，我們必須要團結一致，貢獻出祖遺祕方，經驗新得，供大家的研究，並且必須配合着新的科學的理論，然後能產生出復興的萌芽，我們還要培植他到枝榮葉茂，方不辜負這三一七的啓示。

[redacted]

[redacted]

中醫考試命題之商榷

章巨膺

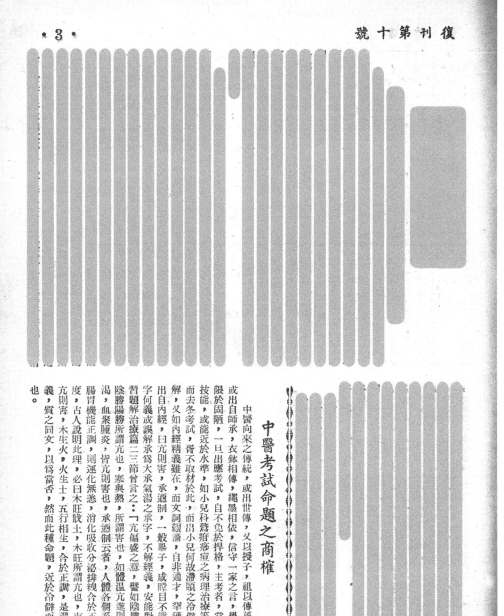

中醫向來之傳統，或出世傳，又以授子，祖以傳孫，歷數代世其業，或出自師承，衣鉢相傳，繩墨相依，信守一家之言，學術囿於偏私，方技限於固陋，一旦出應考試，自不免於捍格，主考者，當試以普通之智識與技能，或能近於水準，如小兒科爲痘瘀痘之病理治療等，爲應有之命題，而去冬考試，胥不取材於此，而出小兒何故滯頤之冷僻題司，令人大惑不解，又如內經精義雖在，而文詞艱澁，自非通才，罕獲奧旨，偏有命題，出自內經，曰亢則害，承迺制，一般舉子，咸瞠目不能舉筆，甚至不識迺字何義或誤解承爲大承氣湯之承字，不解經義，安能對答，拙作中醫學修習題解治療篇二三節曾言之：「亢偏盛之意，譬如陰勝則寒，陽勝則熱，陰勝陽勝所謂亢也，寒與熱，所謂害也，如體溫亢進則發熱，胃中燥則消渴，血聚腫炎，皆亢則害也，承迺制云者，人體各個系統合於正常，譬如腸胃機能正調，則運化無恙，消化吸收分泌排洩合於正軌，生理自然於制度，古人說明此理，必曰木旺尅土，木旺所謂亢也，克土所謂害也，是謂亢則害，木生火，火生土，五行相生，合於正調，是謂承迺制，」如此釋義，質之同文，以爲當否，然而此種命題，近於冷僻而不切要，總不宜出也。

學說

肺風論治

張延仁

肺風一症，民間咸知，獨方書鮮專頁，大抵附載於温病篇中。肺風之原因，顧名思義，爲肺受風邪也，清代名醫葉桂謂：「温邪上受，首先犯肺，逆傳心胞」，又謂：「春月受風，其氣已温，……肺位最高，邪必先傷，……失治則入手厥陰心胞絡」，此與今日西醫之所言急性肺炎病灶着重在心肺二臟，不謀而合。西說以肺炎雙球菌，占本病絕對多數，其餘肺炎桿菌，卡那菌，流行感冒，均屬少數。王孟英謂：「時邪引動伏氣，病乃以成，有伏氣無時邪，或有時邪無伏氣，皆不能成病。此卽西醫所謂：「康健人之口腔咽喉氣管以及肺臟，莫不有肺炎雙球菌，必受感冒爲之誘因，其病乃生」之說，此病原上中西醫學相同之點。本病多見於痳疹，百日咳，天花，猩紅熱，流行感冒，以小兒爲多。病勢兎起鶻落，善行速變，其主要徵象，爲氣急鼻煽，高熱咳嗽等等。夫肺胞質屬空虛，吸進空氣，使其中氧氣和血液内炭酸氣互相交換，此爲呼吸作用，及至釀成肺風，肺胞中有許多分泌物停着，空氣不能進去，呼吸面積縮小，血中氧氣減少，且當發熱之時，需要多量氧氣，所以加速呼吸次數，藉以補救，同時鼻孔開大，以便空氣進去，於是有氣急鼻煽，此爲本病之特徵。熱度多在攝氏三十九度至四十度以上，病象之輕重，恆視熱度之高低爲轉移，熱度高者，其病重，熱度低者其病輕，但在抵抗力不足之虛弱小兒，病狀雖見沉重，而熱度仍然不高，此爲危險之象，病至熱盛之時，往往發生痙攣，陷於人事不省狀態。甚因血中氧氣減少之故，指甲口唇鼻尖耳殼等處呈紫藍色，身體雖熱，手足反見逆冷，哭聲低而不揚，同時吸氣時，胸骨上面和人字骨底下凹陷，胸部反高，病狀至此，危險甚矣。肺風之死因，都因心臟衰弱，若在心臟已呈衰弱之後，施行治療，卽使扁鵲復生，亦難挽救矣。是以病家應慎於初起之時，急速延醫診治，醫者尤宜出斷然手段以處置，茲將各種治法，分述於後：

（一）解表化痰法　適應於傷風初起，惡寒發熱，欬嗆泛噁，口乾舌膩，脈浮滑數，風邪犯肺，肺合皮毛，使邪從汗出。香豉　薄荷　前胡　象貝　杏仁　桔梗　冬瓜子　橘紅　枳殼　竹茹

（二）疎風温化法　適應於暴寒外束，痰濁內踞，支塞於肺，肅降失司，氣急痰喘，鼻掀胸挺，苔白膩，脈絃滑，宜疎解温化。

麻黃　桂枝　細辛　茯苓　半夏　乾薑　杏仁　附子　五味子　甘草

（三）開肺消痰法　適應於發熱咳嗽，痰鳴氣急，舌苔黃膩，脈滑數，由於風温痰熱互阻肺胃，亟宜宣肺清熱。

麻黃　杏仁　石膏　甘草　象貝　竺黃　鬱金　竹瀝

（四）瀉肺袪痰法　適應於喘息抬肩，肺脹胸滿，風邪雖解，痰飲停積，當瀉其積飲。

桑白皮　葶藶　黑白丑　射干　茯苓　杏仁　瓜蔞

（五）强心利竅法　適應於身熱神昏，呼吸短促，手足瘈瘲，脈息虛數，循環器由極度興奮而變爲衰弱，卽天士所謂逆傳心胞之候，此爲嚴重關頭，急宜芳香開竅。

牛黃丸　至寶丹

（六）簡便方

肺風散：黨參　川軍　黑牽牛　白牽牛　花椃榔　共研細末，白蜜調服。按此方驟視之黨參性補，殊不合理。考黨參有强心作用，合川軍等味，補瀉兼施，增加抵抗力，消其積痰，却能奏效。

保赤散：巴霜　胆星　純麵　六麯　硃砂

按小兒有痰每多下嚥，痰內蘊而病愈熾，此方峻瀉其痰，急則治標之法。

哮喘丸：麻黃　牛蒡　細辛　射干　石膏　青黛　山梔　棗仁　花粉　鸕鶿涎

按此方治風哮，蘁咳，鸕鶿咳，氣管支炎，頗有效驗。

自最近化學療法磺醯胺製劑，配尼西靈，發見之後，對於本症之治療，確有特效。究新藥之作用，厥惟殺菌力偉，吾中醫對於細菌之學，素少研究，而於本症之治療，輒能迎刃而解，所恃者其惟撥亂反正，恢復體温，正常調節之功能，不滅菌而人之抵抗力自能滅之也。此爲醫法之上乘，吾人誠能本固有之經驗，借助科學，努力改進，則中醫學術必能發揚光大，願同志共起圖之。

讀傷寒論百三六及百三七兩節之疑義

陳錫華

傷寒論第百三十六節。問曰何謂藏結。答曰如結胸狀，飲食如故，時時下利。按結胸症，因病發於陽而反下之。表熱內攻。膈氣全拒。更挾食積。因而實鞕拒痛。故曰，結胸之狀按之痛。藏結症，汪氏以爲其始亦因誤下。風寒之邪，乘虛而入。內結於藏。是結胸與藏結，不過症有陰陽之辨，虛實之分耳。其爲誤下一也。藏結症以不當下而下之故。藏氣格拒。胸中淸曠之地，無端受攻。體工起而救濟，失其故常。以致腸胃啓閉失職。故時時下利。藏氣爲藥所傷。病之重心在內，而不在外。營衛之行亂。故胸脘按之亦痛。故曰如結胸狀也。夫太陽病未下之先，均與腸胃無干。若誤下之後，病卽集於腸胃。故結胸症可也。所不解者結胸不能食，而藏結症飲食如故。藏結雖胃中本無食積。然已藏氣受傷。體工失其常度。腸胃啓閉失職。尙能飲食如故乎。且尋常外感風寒之症。影響及於胃神經。猶覩消化不良，飲食減少。乃受藥物猛攻之後藏氣傷，而反不傷脘府乎。經文此處，頗多疑竇。各註家不肯闕疑。又作模糊影響之談。如汪氏之註，尤足令人墮入五里霧中。彼所謂誤下而傷上焦之陽。與中焦之陰。明明說陽氣陰血。其意蓋謂胃中挾食者。下之太早，則傷氣分。胃中無食者，下之太過，則傷血分。畢竟何以傷及血分。此理殊欠明瞭。古人拘泥營衛之分。處處穿鑿。不能爲澈底之解釋。使後學開卷瞭然。又云。藏結症。其人胃中本無食。下之太過。則藏虛邪入冷積於腸。所以狀如結胸，按之不痛，能飲食，時下利。據此則冷積於腸，與胃無干。然則仲景何以不曰結腸。而曰藏結。胸部既按之不痛。是與結胸症逈異。所謂如結胸狀者，必二症有相同之點。汪氏於此，並未說明。殊不可解。

本論第百三十七節。藏結無陽症，不往來寒熱。其人反靜。舌上苔滑者，不可攻也。按藏結而有陽症，其在中陰溜府之後乎。本節文義，似謂藏結治之得法亦可變爲陽症。傷寒少陰症，踡臥但欲寐者。用溫藥之後，可以一變而爲腹痛譫語舌黃矢氣之陽症。攻之得燥糞而愈。藏結症與少陰相濫。卽可以治少陰之法治之。玩舌上胎滑者不可攻一語。可知中陰溜府之後，舌苔滑矣。第因首句藏結無陽症，文義太簡。故註家多模糊影響。若汪氏潘氏之註，殊未明斯旨歟。

陸淵雷先生曰。結之胸病灶，在淋巴總管。誤下傷腸胃之液。胃卽吸收近傍液汁以自救。淋巴總管近胃脘。而被吸淋巴卽不能回入靜脈，而成結胸。以其所結是水。故下之以甘遂等逐水藥。藏結與結胸同理。惟二者俱係兼見症，而非傷寒本症。故陽症陰症値得有之。在陽症者名結胸，可攻。在陰症者名藏結。既不可攻，且以救本症爲急。故藏結不出方也。

談談消化系疾患

黃雅鎔

古人曰：「飲食男女人之大欲存焉」。可見飲食實爲營養生命之源泉。夫飲食端賴乎消化機能之運用，分淸氣爲精液，散佈全身，化濁氣爲糟粕，排泄體外，倘消化器管發生障礙，卽爲疾病，如胃反、胃脘痛、胃癌、胃疘、腸癆、腸癰、癃閉等是。茲將胃反及腸癰之症狀及治法述於下：

胃反（胃擴張）金匱要略云：「朝食暮吐，暮食朝吐，宿穀不化者名胃反」。其病因爲幽門之狹窄與食物過大之充盈，或由於神經作由之胃筋纖維之衰弱等多種，其症狀爲得食腹滿作脹，卽作嘔吐，呼吸迫促，噯氣，腹中雷鳴。吐後腹滿消，呼吸平靜。治法宜和胃暢中，用化食養脾湯，香砂六君子湯，加味平胃散，其有不納而微渴，用茯苓澤瀉湯，五苓散，小半夏加茯苓湯。此外對於飲食方面亦宜注意，不易消化及油膩之物尤在所忌，倘能注意，亦能助藥力之不足，以促早日痊癒。

腸癰（盲腸炎）其原因爲飲食之不節或宿瘀凝結而成，西說則爲盲腸發炎。見症爲少腹疼痛，痞滿，嘔吐，噯氣，嘈雜，大便閉結等象，熱度往往在三十九度至四十度。其治法金匱要略云：「脈遲緊膿未成可下之」。此時宜投大黃牡丹皮湯破瘀下血，病勢陷於虛者，應用薏苡附子敗醬散，此外大柴胡湯，桃核承氣湯，桂枝茯苓丸，大承氣湯，厚朴七物湯，亦可從症施用。大黃牡丹皮湯施於初起，却可收意外之效果，而可免手術之痛苦，此卽中醫藥高於西醫者也。

藥謎

張汝偉

一幅花牋祖上遺。相煩轉與我兒知。囑他自立謀生計，須念高堂白髮稀。

六月將臨五月餘。檽檽窗格紙先糊。懸思織女心中侶，遞到素牋一字無。

天好太陽出。雨後階沿溼。風吹樹頭動。月小無三十。

曾子年廿一。討個崔家婢。摟抱到天明。不脫奶兒氣。（以上每句射國藥名一）。

小人不可用也。射國藥名一　大承氣湯　射千字文一句。

筆記

談談祕術公開的擒拿手（續）

陳桐侯

方法越是祕密，內容越是簡單，所以要守祕密，就是因爲簡單的緣故。內容太簡單了，公開起來是個個人學得會的，但是西洋鏡拆穿了還値什麼錢呢？恐怕這方法弄得不値錢，自已的飯碗便被別人奪去了，所以不得不祕。這是淺人的見解，世界上儘有人守住一個祕方，傳到後代，子子孫孫都靠他吃飯的。在莊子上有一段文字可以引證，他說：「宋人有善爲不龜手之藥者，世世以洴澼絖爲事。」怎麼叫做不龜手之藥呢？就是在冬天嚴寒的時候，人手着了冷水，容易生凍瘃，或者手皮拘坼，拿這種藥塗在上面，可以不生凍瘃，手皮也不致拘坼的。宋人因爲得到這個祕方，所以子子孫孫都靠洴澼絖生涯吃飯。現在科學昌明，這種蜜糖膠凍瘡膏之類，隨處可以買得到，可惜當時的宋人不會變化，假使拿這個祕方細細硏究，合成藥品，賣到市上，豈不賺錢更多麼？爲何死守着一個方法不肯公開，只許自用，僅僅做洴澼絖事，傳到子孫手裏，也沒有一個翻身出頭之日，豈不可笑啊！據說這個方子，後來被客人買去，幫助吳王，冬天和越國打仗，越人大敗，吳王就封這客人做侯爵。同是一個方子，到了會用的手裏，就有裂地封侯的機會，而不會用的人，至多不過賺他百金，可見得有了祕方而不會使用，也是徒然。講到我們做醫生的，論起理來不會像宋人樣的拙笨，然而所有祕方不肯公開傳授，其結果反不如宋人。自已雖然享盡名利，身死之後，嶄爲遂絕。不見古人華陀麼？當三國時候，我們醫界裏元化仲景兩人齊名，元化精於外科，仲景專究方脉，論二人的本領，似乎元化高出仲景。因爲元化所有的都是祕方，然而仲景肯將所有心得着成傷寒金匱二書，對於醫界的貢獻着實不少，所以直到現在個個稱他醫聖。而元化剳腸滌胃之術，因爲守祕的緣故，一死之後，其方遂絕。至今只好讓碧眼紫髯的西洋人出風頭哩！是元化一生不但有負於醫界，並且其本身的子孫從此絕嗣，豈不可惜麼？大凡吾人的子孫可分二種：一種是骨肉的子孫，一種是學術的子孫。普通人都重視骨肉的子孫，儘管克勤克儉置田造屋，其實他的目光眞不出晶片之外。祇有大學問的人，和世界上創立宗敎的人，都不是這樣想的。所以釋迦牟尼佛的大弟子阿難等拚命寫成經書，無非想傳播他們學術的子孫罷了。孔子設敎杏壇，得其傳授的七十二人，而對於自已親生的兒子伯魚，不過敎他學詩學禮，並無異聞傳授，可見聖人也不以骨肉的子孫爲重，而重視學術的子孫哩！從前我們貴縣裏有一位經學大家張嘯山先生，他的學問眞了不得，當時曾經受過曾國藩節相的賞識，門下弟子，滿佈大江南北，不過死後沒有兒子，他的門生周浦于醴尊先生，也是一位很有名的經學家，他自撰一副輓老師的對聯云：「從早歲東西奔走，垂老歸來，却又撇故鄉子弟。合大江南北菁英，一齊俯首，也算得滿眼兒孫。」這位老先生雖然沒有骨肉的子孫，而學術的子孫一時甚盛，可以想見當時的情形了。近

三一七的教訓

李宗信

三一七是中醫界沉痛的紀念日，也是慶幸的紀念日。沉痛與慶幸是絕對相反的兩件事，豈非矛盾麼？其實並不矛盾，物理學上有原動力然後有反動力，原動力强者反動力亦强；譬如河裏的水，用棒打下去，那水一定會跳起來；打得厲害，跳起來的勢也格外厲害，假使不用壓迫，那水就不會上升了。中醫因爲受三一七的刺戟，所以會得復興，外界越是排擠，內部越是團結。試回想民國十八年的三一七以前，吾中醫界好像一隻睡獅，在做夢的一樣，對於團體的建設與學術的改進都不在心上。自從那天中衛會提議要廢止中醫中藥了，於是一般同道纔覺如夢始醒，羣策羣力的奔波呼籲，結果中衛會就不敢下手，吾中醫前途，得有復興之機會。吾故說沉痛的日子就是慶幸的日子，並非矛盾，希望吾們的同道，永遠不要忘記這沉痛的紀念，繼續邁進，切忽懈怠，那纔能夠眞正復興啊！

海鷗

昔人有詩鐘一聯云：

舉世咸推和事老（李鴻章）

大家都是過來人（屍）

偶於友人案頭翻閱產科三百詠一書，見某君序文中錄此，讀之妙趣橫生，頗堪解頤。友人瞿了翁，專門研究詩謎，任人猜測，猜中者得獎，雖工於詩文者亦未必猜中也。余嘗與之相謔，亦作詩鐘一聯，以博了翁一笑。

五字謎藏推聖手（瞿了翁）

三更隨便逞君心（夜壺）

代醫界泰斗惲鐵樵先生，他拚命辦中醫函授學校，當軸者以爲醫學非函授可能學得會的，因此不許，但是他的心還不死，就改稱醫學事務所，照樣招收遙從弟子，著書立說，至老不衰，他所爲什麼？並不是爲利，實在是爲名，他自已詩裏有幾句說：「生年不滿百，光陰堪痛惜，墓木易成圍，修名苦不立。」讀之何等沉痛。由此可見他創辦函授校的意思，豈不是要培植學術的子孫嗎？我們漢人種大家曉得是從西北方新疆省一帶移植到這裏來的，據說當時跟黃帝同來的人不少，他看見中原地方氣候溫和草木繁植，於是打退了土酋蚩尤，佔據到現在。我們四萬萬同胞大家都認黃帝做老祖宗，其實是否個個都是黃帝的嫡系呢？那無從查考了。然而這同來的一羣是誰呢？爲什麼沒有一個人肯認他做祖宗呢？因爲只有黃帝是有作有爲的人，其他都是碌碌無名之輩，自已碌碌無名，傳到後代，就是親生傳下來的子孫也不認他做祖宗了。這樣看來，一個沒有學問和不做事業的人，就是有了親生的兒孫，有什麼用場呢？我所以說華陀絕嗣這句話，當時華陀被曹操收入獄中，死後究竟骨肉的兒子有沒有，我不會考究過，但是他學術的子孫的確從此斬絕了。那眞可惜啊！我因爲要說出擒拿手的方法，提起筆桿，不知不覺地又說了許多嚕哩嚕囌的閒話，看看似乎文不對題，不過我要證明死守祕方是沒有用的，所以又拖長了許多，我寫到這裏，曉得背地裏一定有人要罵我了，說：「陳桐侯這老滑頭，儘管吊我們的胃口，其實所說擒拿手方法，不過騙騙吾們罷了，何嘗有眞正祕訣呢？」不，不，諸位不要性急，我決不騙人的，聽我慢慢道來，不過閒話太多了，本期稿件擁擠，篇幅有限，一直寫下去實在容納不了，只好下期再寫，暫且擱筆，再會吧！

★　★　★　★

麻疹之變症與逆候

饒應陽

去冬以來，痲疹盛行，蔓延四鄉，凡小兒之曾染患者，約佔百分之七十，而變劇不治者，更不可勝數。本報投稿諸同道，於痲疹之病史原因證狀及治法，均已詳盡披載，讀者可知其梗概，茲更略述其變症死侯，以供同道之互相切礎。

凡痲疹方透未楚或已透而肺氣傷時，感受風寒，必變肺炎。疹欲外透邪熱困之，陰虛肝旺者，必變痙厥，毒邪蘊心脾者變走馬疳，流關節者惡疽橫生。疹發後脾弱腸滑，而兼傷食者，變惡性痢疾，傷脾肺者成百日咳或疳癆，以稟賦氣體之不一，故變症各殊。證之臨床經驗，凡痲疹變病而致夭殤者，以肺炎最多，其餘則僅少數。肺炎始起，疹必迅收，或色轉青紫，繼以呼吸喘急，胸部起伏，然無痰鳴聲，故徒事消痰亦無效，當用疏解，惟此時肺液枯竭，心火助燃，更宜佐以養陰生津之品，得微汗或透白痦則愈，古方麻杏石甘湯可用，鐵皮蘆根之類亦可用也。若肺炎面青白，目上視，聲嘶舌破，汗出如油，脈浮肢冷，或不哭淚出，或哭而無淚者，禍迫眉睫矣。當疹方盛發，而鼻準無疹者，謂之白面痧子，終必變生他症，且鮮有鼻面無疹而始終均安者，故白鼻可爲變症之兆。時當春際，寒暖不常，痲疹之勢，方興未艾，吾人將如何殫精竭慮，而求治法之十全耶。

第二屆大會籌備會會議錄

四月十日

主席　倪國鑫　紀錄　朱福宜

提案　（一）大會主席團應如何推定案　決議　推定陳桐侯孫立夫倪國鑫張延仁王正章龔漢聲倪恩圃葉峨嶂張秉陶姚子讓楊季藩爲大會主席團　（二）大會職員應如何推派案　決議　推定姚維峯爲總務各地分辦事處主任爲招待張延仁姚子讓陳桐侯爲大會祕書陶泉孫朱福宜爲紀錄倪恩圃計大傑金炎章王播芳沈銀樓爲會計黃雅鎔徐德庚錢漢民湯谷薌嚴佐漢饒應陽宋華光爲幹事　（三）大會提案審查委員應如何推定案　決議　推定倪國鑫張延仁王正章姚子讓陳桐侯徐克勤楊季藩姚維峯朱福宜龔漢聲陶泉孫爲審查委員。

本會三十六年度支出預算表

各項用途	金額
醫報印刷費	六〇〇〇〇〇
文具	五〇〇〇〇
印刷	一〇〇〇〇〇
郵電	四〇〇〇〇
書記薪給	五〇〇〇〇〇
施診膳食	四〇〇〇〇〇
理監會膳食	二〇〇〇〇〇
交際費	一〇〇〇〇〇
川旅	一二〇〇〇〇
購置器具	二〇〇〇〇〇
雜費	二〇〇〇〇〇

合計每月需費二百五十一萬元
全年十二個月共計三千〇十二萬元

雜組　醫壇速寫

醉霞

王正章先生人頗幹練，在大團郎字當中一句閒話，是本會的台柱，聽說他的內助非常賢良，且是調羹妙手，會友到他家裏，廚下烹煮，味美可口，筆者也曾一過其廬，飽嘗鼎鼐。

★　★　★

楊季藩先生，家學淵源，兄也醫生，弟也醫生，姊也醫生，妹也醫生，一門四傑，有人稱他們爲楊家將。

★　★　★

張延仁先生，是個中醫界的怪傑，爲人瀟洒能詩，每於診餘，與二三勝侶，唱和自得，最近出席參議會，爲同道謀權利，爲中醫界爭前途，確能代表咱們說話。

★　★　★

張秉陶先生，性情和藹，學識超人，在城廂中生涯鼎盛的一個，他不多說話，有人說在這個年頭，還是多喫飯，少開口，倒有至理。

★　★　★

姚維峯先生，看小兒科很忙，去冬以來，痧子流行，權有苗頭，而且姚先生很討人歡喜，黨政機關裏變兜得轉。

★　★　★

陶泉孫先生，性情磊落，剛正不阿，發言亢爽，不避親疏，此種大公無私的態常，求之於現代集團中，眞如鳳毛麟角。

★　★　★

龔漢聲先生，論筆桿才調，確是南匯中醫界僅存的碩果，二十年前，曾編輯新浦東報，道德文章，久已膾炙人口，過去又在政治舞台上担任大團鎮長，因爲忙於公務，對於本會，似乎生疏了一點。

★　★　★

九世祖傳女科專家張佐臣先生，以擅長調理著稱，一般求診的娘娘們趨之若鶩，可是佐臣討了三個老婆，還是養不出兒子，最近以無後爲大，要想再來一個太太，他的三太太急得沒有辦法，拜佛燒香，巴望熊羆入夢。

★　★　★

橫沔徐克勤先生，藏書甚富，家藏醫學圖書有三千餘種，如果本會建設醫學圖書館的話，他是很願意貢獻的，這位先生性情很爽直，好讀書，腹笥便便，肚子裏好比一部百庫全書。

醫報收支報告（續）

上月結欠法幣三十七萬元		
三月十二日	收公會廿萬元	
三月十五日	付第期醫報印刷紙張	六十萬
	又付鋅版	一萬二千元
三月廿一日	付封報用紙	六千元
	又付郵票	一萬元
三月廿九日	收公會三十萬元	
四月一日	付第十期醫報印刷紙張	四十五萬元
	又付校對車資	二萬元
收支兩抵尚欠法幣二萬元		

編後漫譚

本會成立，瞬經一載，一切收支賬目，在大會前例當作一結束，即去秋以來，所收各委員補助，亦當如數發表，以徵信實，因此本期佔去不少篇幅，同仁所賜稿件，限於篇幅，未能一一刊出，殊覺抱歉，賸餘之稿，候下期續登，仍希源源賜稿爲荷。長篇專著及海曲友聲均暫停一期。

前接周浦火琴山君來信，並附喉科擒拿手方法兩則，不惜祕術公開，殊深欽佩。火君爲朱醴泉先生之高足，朱先生字振聲，擅長外料，係出自本邑前輩醫界泰斗金頌白先生之門下，與編者有通家之誼，所述擒拿手兩則，其方法與鄙人所知者不同、因當時金先生之同門悉遵師訓，不許公開授受，即同學間亦不肯互相切磋，故所得皆一鱗半爪，現鄙人所知者連火君所告，共得六個方法，其中有兩法相同，容在本報一一披露，以供同道之研究，惟當時金府門牆桃李甚盛，所傳擒拿手方法亦不止三種，各同道倘有間接出自金門，或另有家傳祕法者，均希函告，所示方法，雖或雷同，亦當將台銜登出，决不掠美。

本期承上海名醫章巨膺張汝偉兩先生惠賜鴻文，以光篇幅，不勝榮幸。巨膺先生係武進惲師鐵樵之得意門生，曾爲惲師襄辦函授校主編鐵樵醫學月刊，生平著作有溫熱辯惑中醫修習題解等，均爲後學之津梁，有功醫林不少。張先生之著作，十年前曾見陸淵雷先生主編之醫報上所載治痢經驗談一篇，讀之語語精警，私衷欽佩，然雖懷慕蘭，無緣識荆，此次忽賜大作，足見文字因緣，三生前定，嗣後尙希時時指教，亦本報前途之幸福也。

會務

本會收支報告民國三十五年

會計主任王播芳

二月份

收入之部

計法幣七萬一千元

一、入會費　三萬二千八百元

二、常年費　三萬二千八百元

三、資歷證明書費　五千四百元

支出之部

計法幣五萬三千三百七十元

一、印刷費　一萬五千二百元

二、文具　二萬七千〇廿元

三、刻印　二千二百元

四、郵費　一千一百八十元

五、僕費　一千一百八十元

六、廣告　八百八十元

七、雜費　五千七百十元

收支兩抵結存一萬七千六百三十元

三月份

收入之部

計法幣五萬七千一百三十元

一、上月結存　一萬七千六百三十元

二、入會費　一萬七千八百元

三、常年費　一萬七千八百元

四、資歷證明書費　三千九百元

支出之部

計法幣三萬四千九百四十元

一、文具　三千五百七十元

二、餐費　一萬一千八百元

三、雜費　八千〇七十元

四、僕費　一萬一千五百元

收支兩抵結存二萬二千一百九十元

四月份

收入之部

計法幣十二萬二千八百九十元

一、上月結存　二萬一千一百九十元

二、入會費　四萬六千八百元

三、常年費　四萬六千八百元

四、資歷證明書費　七千一百元

支出之部

計法幣五萬七千八百四十元

一、文具　一萬七千五百六十元

二、郵費　二千四百八十元

三、刻印　四千六百元

四、施種牛痘　六千元

五、川旅　八千二百元

六、房金　八千元

七、雜費　一萬一千元

收支兩抵結存六萬五千〇五十元

五月份

收入之部

計法幣十三萬九千八百五十元

一、上月結存　六萬五千〇五十元

二、入會費　三萬六千元

三、常年費　三萬六千元

四、資歷證明書費　二千八百元

支出之部

計法幣二萬六千七百八十元

一、文具　七千〇廿元

二、郵費　一千三百元

三、薪津　一萬元

四、雜費　三千二百六十元

五、購置　二千七百元

六、僕費　二千五百元

收支兩抵結存十一萬三千〇七十元

六月份

收入之部

計法幣十三萬七千〇七十元

一、上月結存　十一萬三千〇七十元

二、入會費　一萬二千元

三、常年費　一萬二千元

支出之部

計法幣五萬三千〇九十元

一、文具　四千四百五十元

二、郵費　二千五百元

三、薪津　一萬元

四、房金　一萬元

五、牌子　一萬五千元

六、購置　三千五百元

七、雜費　七千六百四十元

收支兩抵結存八萬三千九百八十元

七月份

收入之部

計法幣廿二萬九千五百八十元

一、上月結存　八萬三千九百八十元

二、入會費　七萬二千元

三、常年費　七萬二千元

四、資歷證明書費　一千元

五、金季芳暫存　六百元

支出支部

計法幣十八萬〇七百五十元

一、文具　一萬九千四百五十元
二、郵費　三千一百元
三、薪津　一萬元
四、交際招待來賓餃餐　十四萬七千元
五、雜費　一千二百元
收支兩抵結存四萬八千八百三十元

八月份
收入之部
一、上月結存四萬八千八百三十元
二、理監事墊款　八十五萬六千元
計法幣九十萬〇四千八百三十元
支出之部
一、印刷費　六萬一千二百元
二、一二期醫報（補六七月份）四十九萬二千四百元
三、防疫專刊　九萬元
四、救災捐　一萬五千元
五、郵費　五百元
六、薪津　二萬元
七、文具　六千七百元
八、房金　五萬元
九、川旅　二萬元
十、還墊款　十三萬六千元
十一、雜費　七千二百八十元
計法幣八十萬九千〇八十元
收支兩抵結存五千七百五十元

九月份
收入之部
一、上月結存　五千七百五十元
二、入會費　七萬四千元
三常年費　七萬四千元
四、資歷證明書費　一千元
五、補助費　三十八萬元
六、利息　六萬六千四百元
計法幣六十萬〇一千一百五十元
支出之部
一、印刷費　一萬二千七百元
二、三期醫報　三十二萬元
三、文具　一萬三千五百七十元
四、郵費　三千五百元
五、薪津　二萬元
六、川旅四萬　四千二百元
七、雜費　一萬九千七百五十元
八、餐費　五千元
計法幣四十三萬八千七百廿元
收支兩抵結存十六萬二千四百三十元

十月份
收入之部
一、上月結存　十六萬二千四百三十元
二、入會費　十萬〇八千元
三、常年費　十萬〇八千元
四、資歷證明書費　八千元
五、補助費　一百〇三萬元
六、提存　十三萬八千元
計法幣一百五十五萬四千四百三十元
支出之部
一、印刷費　十九萬八千九百元
二、文具　三萬一十七百四十元
三、郵費　五千三百五十元
四、還墊款　五十三萬元
五、川旅　十萬〇六千三百元
六、雜費　一萬一千二百五十元
計法幣一百四十七萬〇五百四十元
收支兩抵結存八萬三千八百九十元

十一月份
收入之部
一、上月結存　八萬三千八百九十元
二、入會費　二萬四千元
三、常年費　二萬四千元
四、資歷證明書費　一萬二千元
五、補助費　二十六萬元
六、提存款　二十萬元
七、墊款　十九萬元
計法幣七十九萬三千八百九十元
支出之部
一、四五期醫報（補九十月份）五十七萬元
二、文具　三萬二千元
三、薪津　五萬五千元
四、川旅　四萬元
五、郵費　一萬五千元
六、雜費　三千一百元
七、存款　六萬三千元
八、膳食　三萬二千元
九、薪津　五萬元
十、存利泰當　四十五萬五千元
計法幣七十七萬八千一百元
收支兩抵結存一萬五千七百九十元

十二月份
收入之部
一、上月結存　一萬五千七百九十元
二、入會費　二萬八千元
三、常年費　二萬八千元
計法幣一百三十萬〇〇九百九十元

四、補助費　三十六萬五千元

五、提存　四十萬〇七千元

六、利息　五萬八千七百元

七、倪國鑫墊款　十七萬元

八、張延仁墊款　二十二萬八千五百元

支出之部

計法幣一百二十六萬二千〇五十元

一、印刷費　三千元

二、六期醫報　二十五萬元

三、文具　一萬九千元

四、書報　八千四百元

五、薪津　五萬五千元

六、省聯會醫報墊款　五萬元

七、會員代表留膳二十七萬三千一百五十元

八、郵費　二萬五千九百元

九、簡易師範捐款　二萬元

十、還倪國鑫　二十七萬七千元

十一、存款　二十三萬二千元

十二、川旅　三萬五千八百元

十三、鋅版　四千五百元

十四、雜費　八千三百元

收支兩抵結存三萬八千九百四十元

三十六年一月份

收入之部

計法幣五十八萬〇九百四十元

一、上年底結存　三萬八千九百四十元

二、入會費　二千元

三、常年費　二千元

四、補助費　十七萬五千元

五、國醫館獻金　六萬三千元

六、張延仁墊款　十五萬元

七、倪國鑫墊款　十五萬元

八、提存　五千元

支出之部

計法幣五十萬〇一千六百元

一、七期醫報　三十萬元

二、文具　二千九百元

三、薪津　十五萬元

四、郵費　一萬六千元

五、雜費　一萬二千七百元

六、川旅　二萬元

收支兩抵結存七萬九千三百四十元

二月份

收入之部

計法幣二百〇四萬〇三百四十元

一、上月結存　七萬九千三百四十元

二、補助費　一百六十六萬一千元

三、王正章墊款　三十萬元

支出之部

計法幣一百三十九萬一千五百元

一、印刷費　二十三萬二千元

二、徽章證書定洋　四十萬元

三、郵費　二萬元

四、還姚子讓張炳陶墊款　七萬元

五、還張延仁墊款　三十七萬八千元

六、八期醫報定洋　十萬元

七、川旅　一萬七千元

八、薪津　十六萬五千元

九、雜費　九千五百元

收支兩抵結存六十四萬八千八百四十元

三月份

收入之部

計法幣三百三十五萬九千三百四十元

一、上月結存　六十四萬八千八百四十元

二、入會費　十六萬元

三、月捐　一百二十七萬元

四、補助費　八十七萬元

五、證書徽章費　三十六萬元

六、售醫報　五百元

七、倪國鑫墊款　五萬元

支出之部

計法幣二百八十六萬三千九百元

一、印刷費　二十二萬九千五百元

二、八九期醫報　九十五萬元

三、證書證章費　七十五萬元

四、文具　九萬七千四百元

五、郵費　四萬二千元

六、薪津　十六萬元

七、購置　八千元

八、鋅版　一萬二千元

九、川旅　十三萬四千五百元

十、雜費　一萬〇五百元

十一、還王播芳墊款　二萬元

十二、十期醫報　四十五萬元

收支兩抵結存四十九萬五千四百四十元

補助費徵信錄

張延仁　王正章　楊季藩　倪國鑫　以上各五萬元　顧德宏四萬九千元
李逸民三萬五千元　顧貫一三萬元　翁超圜二萬六千元　吳玉田二
萬五千元　周鳳岐二萬四千元　張國楨　厲漢賓　董家鈺　顧麟根
姜永帆　沈君平　張一鵬　金應庚　屠明中　金熾陽　唐任之　周彥達
康麗娟　徐岷樑　朱可彬　沈水祥　計一飛　徐祥生　王佐才　盧鎮夷
顧振之　顧振達　計上祿　張正卿　張宏明　陳立言　瞿心石　趙月娥
張勇奎　胡宗鈺　潘守誠　馮更新　王振方　張福康　丁浩春　陳秉帆
張介良　陶斗文　饒四明　嚴仲夔　喬克文　顧海平　孫春江　徐克勤
喬行岐　龔鶴鳴　莊妙清　鄭賡蓀　林念萱　孫龍汀　趙一霖　李杏江
陸培榮　陸永生　陳一飛　沈麗閎　周　鶴　姚子讓　鄔光飛　陸伯祥
唐　蝶　顧立芳　劉漢軒　鄔湘洲　顧明東　董岐術　丁步階　凌步青
嚴亞平　鍾秋心　景維賢　王才德　宣楚琴　楊治安　倪繼仲　吳金保
汪　正　祝志根　王菊平　金韻莊　孫慶雲　方宗俊　張幼南　陳壽康
嚴子光　沈日白　朱少岐　朱琴才　楊靜芳　陳伯禽　張守斌　徐長庚
錢可人　高若溪　奚華章　陳士迪　俞祥初　唐忠俊　曹桂根　衛秉文
吳有斐　唐桂芳　談伯餘　阮永伯　王月亭　陸永江　王播芳　周印石
宋鶴州　夏守成　嚴佑舒　張月才　陸笠江　姚力田　喬永濤　金依文
張吉甫　吳鶴村　顧賓鈞　楊琴舟　沈鑑堂　吳文衛　張岷才　倪利龍
顧新度　顧維一　龔國銓　張企禹　張貴彬　葉純甫　以上各二萬元
胡海昌　傅謹言　楊靜斐　沈福根　徐榮康　吳振南　潘治平　王新昌
劉品娟　談佳餘　奚家章　傅瑞眉　陳蓮馨　以上各一萬五千元
姚智君　朱里仁　趙秾蓀　以上各一萬二千元　徐雪珍　火琴山
顧夢生　陸畹芝　唐有綱　丁盛良　秦光華　汪文彬　陸秋坪　汪亮臣
顧培鈞　丁念祖　黃海清　趙景淵　錢貫青　潘金庠　胡東杰　唐文漢
徐錫鏞　張榮伯　朱光明　徐文卿　陸文周　程德全　顧乃平　陸永江
顧馨芝　楊醉石　衛忠芳　錢靜荷　程利川　李伯英　朱立生　朱福宜
張秉陶　俞挺初　陳南行　吳尙飛　楊伯藩　李湘賓　顧玉青　龔漢聲
沈應祥　康杰生　饒立成　陳桐候　宋華光　楊馥良　張耐百　張澄清

金濟羣　杜惠人　湯谷蘅　邱少峯　吳永林　蔣保安　嚴友佾　沈才明
沈仲甫　吳炳江　衛指村　周大經　朱士傑　唐再人　蔣友雲　秦熾雲
施志達　朱會田　朱迪人　陳錫華　瞿介祥　嚴煥純　嚴佐江　楊福良
楊惠邦　張滌初　顧夢生　吳文衡　吳金根　朱榮昌　張貴賡　郭純椒
葉貞傑　馬圭如　陸仲衡　奚楚生　陳少榮　顧培鈞　錢漢民　潘水心
以上各一萬元　火見良六千元　陳蓮馨　嚴治安　皇甫佩芳　顧吉甫
陳濟川　喬士昌　林玉如　徐守之　劉亦貞　鄭少涵　王仁堪　唐健候
王喈賡　朱翠翹　金子穀　金秋江　徐秉文　周其昌　陶摩蒼　楊潤卿
張四維　馬孝光　朱毓麟　張福仁　蔡賢芳　唐煥麟　中和堂藥號
黃獨夫　潘治平　顧天白　唐健候　宋可耐　葉湘帆　沈國柱　陳國祥
汪漁村　嚴治安　沈瑞伯　張星閎　顧鏡清　以上各五千元　瞿葵君
范杏村　方家裕　唐敬忠　蔡仲賓　以上各三千元

補白

林石人

注意補骨脂

補骨脂，一名破故紙，屬芳草類豆科植物，莖高三尺，葉似胡麻，夏秋間開淡紫色花，入藥部份係其花所結之子，形橢圓而扁，性味辛苦大溫，人心包命門諸經，功能補相火，暖丹田，壯元陽，縮小便，主治五勞七傷，腰膝冷痛，腎冷精流，腎虛泄瀉，婦人血氣，測其治途，大都用於調補方面，惟自去冬以來，頗有因服調補方後，而發生特殊之反應，如頭目眩暈，咽舌燥渴等疑點，輕症服之，尙無大害，重病服之，爲害匪鮮，屢經試驗，始知有不少藥肆，進有一種代貨補骨脂，其顆粒呈長圓而扁，表面現凹凸狀，較眞貨補骨脂小而癟，間亦有於代貨中摻入眞貨，此等代貨，（錯誤在於藥行家，進貨失察所致，而藥肆亦有疏忽之嫌），辨僞之法，請各藥行藥肆，速將貴店內之補骨脂，審視一番，並可秤一二錢，加水煎服，倘服後有頭暈口乾等象者，即是代貨無疑，切不可售與病家，以生他變，而我醫界同仁，請向各熟識之藥店內調查之，利已利人，功德無量。

南匯醫報

吳敬恒

南匯縣中醫師公會主辦

發行人 王正章　編輯者 陳桐侯 張延仁 姚子讓

（本報登記證在申請中）

復刊第十一號

本期目錄

社址南匯城內北門大街

中華民國三十六年五月十六日出版

論評

良醫與良相

楊伯藩

昔范文正公云：不爲良相願爲良醫。稽古帝王之世，必有相以輔佐元首，如商之伊尹相湯及太甲，周之周公相武王及成王，均良相也。相曰冢宰，百官咸聽命而行，以治理天下，良相燮理陰陽，調和鼎鼐，拯萬民於水火之中，而登諸袵蓆之上，其責任何等重大。若良醫拯疾扶危，爲病人生命所託，濟世之功，侔於相業，故非深通儒典崇道德識化幾達常變者，不足以當之，然則醫之道豈易言哉。大賢云：雖小道，必有可觀。又曰人而無恆不可作巫醫。苟習焉而不勤，舉一而不能反三，不明陰陽造化之機，不辨寒暑飲食之宜，不審是非進退，不能智圓行方，不懷胆大心細，知其然而不究其所以然者，是皆不足以爲醫，若是之醫業，又豈易行哉。古之太醫，稟天賦之才能，有淵博之學問，聆音察理，知遠知近，鑒貌辨色，知微知顯，而且仁慈惻隱，愛護病人，如保赤子，所謂仁心仁術，兼而有之，彼匹夫以天下爲已任者，得志澤加於民，不得志修身見於世，窮則獨善其身，達則兼善天下，其良醫良相之謂歟。昔晉子華子，辭聘而著醫道，漢張仲景棄官而成醫聖，若此舍富貴，甘淡泊，隱於醫道以酬其濟世之宏願，其功不亞於良相，而其胸襟與懷抱，豈尋常淺見者流所能推測之哉。若夫不學無術，欺世盜名，喜新厭故，言不顧行，斤斤於一已之利祿，而不惜以人命爲犧牲者，是則殺人之庸醫，當鳴鼓而攻諸醫林之外，烏可與言相業哉。

大會花絮

雅鎔

△朝曦初上，紅霞滿天，早晨晴朗的天空，興奮了南匯中醫界各個人的心頭，這天城廂中平添了三百多個掛紅中徽章的大夫，街上人來人往，熙熙攘攘的，都是郎字當中人，替蕭條的南城，點綴一天熱鬧，三家飯館擠滿人，生意頓時興隆。

△大會會場，假座南門惠南中心校舉行，自大門步入會場，灣灣曲曲，好像穿九曲弄，抵達會場處，有一洞門忽然開朗，大有柳暗花明又一村之概。

△七團名醫饒四明先生，手面闊綽，一到會場，就掏出鈔票買香煙請客，陶泉孫先生臨時担任發香煙員，手朝大英牌，兜來兜去，好像戲院中的拖孩。

△吃罷飯後，天空忽然陰雲密佈，下了一場驟雨，同道們都耽心不能回去，尤其幾位女同道，唧唧噥噥，低喚哥哥行不得也，少頃總算老天幫忙，雨過天青，大家安心入座。

△大會開幕，一致表决通過改選理監事，事前總幹事大意了一點，沒有預備票匭，大家都異口同聲的喊着，票子投到那裏去呢？幸虧姚維峯先生福至心靈，向學校方面，借得一隻鋼精面盆，加上一個鍋蓋，望去儼像一隻聚寶盆。這年頭兒物價跳得嚇人，做醫生診金所入，難以維持生活，希望檯上聚寶盆，朝生金來夜生銀，給會員們一點幸福。

△選舉票寫好之後，大家忙着奔到操場上攝影，人頭濟濟，前後排端正，搖頭鏡從西到東，有幾位貪便宜的朋友西邊拍了不算數，還要跑到東邊去拍雙料頭，做化身博士，又臨時加入了兩個小寶寶，爲全體照插曲，生色不少。

△攝影畢接下去修改會章，討論會章第一條，葉會員士彬的意見，必須有執照者，方得爲會員，馬會員景闓起立發言，抗戰期間，同道遺失執照者，不在少數，而新進同道又很多，假定只准元老上台，不許新進者插足，未免近於封建，祇須審查合格，均可認爲會員，馬會員的意見，比較民主，後來仍照原文通過。

△北蔡楊醉石先生，突梯滑稽，是個淳于髡之流，自稱爲外國水晶，其實我們需要的不是外國水晶，而是肚皮水晶，肚皮水晶，豈不可以洞見肺腑嗎？又何必傷腦筋研究生理解剖，更不需要愛克司光檢視，看毛病可以一目了然，世界上的一切，更可絲毫沒有秘密而公開，那末何紛爭之有，豈不有趣哉！

△被選舉人中有孟尙賢者，唱票員唱到時，大家以爲誰發生盲腸炎，都伸長了頸子凝視，有人問唱票員肚子痛不痛，一經解釋，纔明白孟尙賢攪錯爲盲腸炎之誤，在夜闌人倦中，相與哄堂一笑。

醫訊

三十五年度中醫考試本會會員及格名單

閔子謙　馬孝光　林石人　王天浩　楊季藩
朱里仁　楊依方

勘正：上期本報第十號文字遺誤甚多，今擇要正誤如次：第七版預算表，川旅項下「一二〇〇〇」誤刊一二〇〇〇〇」第八版醫報收支報告漏刊「四月一日收公會七十九萬八千元」

學說

黑死病之檢討

姚子讓

前過南城遇張秉陶宋可衡二先生於東門內天壽堂國藥號，二先生均負大方家時譽，見余至，欣然以最近臨牀所遇奇病一則相告，據述病者北門外人，患憎寒發熱嘔𠿝泄瀉，初延秉陶先生診治，進清化方一劑，夜半得微汗，而脅間猝起紅腫，狀若覆杯，（既非癖塊亦非癰腫）翌晨，忽流竄頭面肢體，渾身紫黑，遂改請可衡先生往診，處方未及煎服而歿，余以好奇心叩問宋先生診斷屬於何病？蓋脅間發出紫腫一片，雖見於張先生診治之後，非始料所及，今宋先生處方未及下咽，但於前後病情轉變之中，或能得知梗概，宋先生祇以斑疹對，乏具體認識，及歸偶憶及熱帶地方早在民國紀元以前發現之黑死病頗有吻合，爰草是篇，以供研究。

致黑死病，又名鼠疫，感染後三日至七日（潛伏期）先有頭痛眩暈，食慾不振全身倦怠，吐瀉等症，或亦不發前驅症，而即戰慄發熱，熱度達三十九至四十度以上，以稽留或弛張，而漸次下降，淋巴腺發生腫脹，在發熱前或發熱後一二日內，突發腫塊，有時一側同發兩個，如左股腺與左腋窩腺並發是也，特該腫塊或化膿或消散，殊不一定耳！

本症約分腺腫性，敗血性，以及肺結核性三種，輕症三四日以體溫下降而愈，重症二日至八日由心臟麻痺而死，茲將大要分述於後：（一）腺腫性黑死病，此症占最多數，一處或多處之淋巴腺，與周圍組織，俱發炎症，其中鼠蹊腺，及大腿上三角部之淋巴腺，尤易罹之，腋窩腺及頭部腺次之，又間侵後膕腺，肘腺，前後耳腺，舌骨腺，腺膕腺等，腫處初不自痛，按之則殊痛。（二）敗血性即膿疱黑死病，此症發大如小豆之斑，疼痛頗甚，且即變爲膿疱，或更進而變壞疽性潰瘍，又有誘發淋巴管炎者。（三）肺結核性黑死病，此症劇烈殊甚，一切加答兒性肺炎，或格魯布性肺炎，咯出血，痰中含黑死病菌，乃最猛烈惡毒。其他尚有電擊性黑死病，眼黑死病，腸黑死病，血液黑死病，逍遙黑死病，小黑死病等名稱，但不常見，診斷極難，故不贅述，且豫後大多不良，死亡數爲百分之六十以上。

此症治療殊鮮良法，臨證用藥，有千里毫厘之謬，苟非對症下藥重用大劑，甚難挽救危機，用藥，不出乎解血毒，清血熱，去瘀通絡，殺菌瀉火，加減解毒活血湯爲主，明辨表裏虛實，血分氣分，或伏於五臟，或傳之六腑，審症施治，可收桴鼓之效。

方藥：荊芥三錢 桃仁八錢 紅花五錢 生地五錢 銀花三錢 紫草皮二錢 浙貝三錢 板蘭根二錢 連翹三錢 甘草錢半 雄黃一錢 梅片八分 赤芍三錢 按此方脫胎於解毒活血湯原方有活血散瘀之能，而無通絡殺菌之力，除柴葛歸朴之辛散，加入荊芥祛解熱毒，雄黃梅片，通脈絡壅閉，佐以桃仁紅花散瘀血，生地銀花，清肌解熱，紫草板藍根貝母，解毒散結，連翹甘草和中退熱。

綜上以觀，張宋二先生所述症狀頗似電擊性黑死病此種危險之傳染病實有研究之必要爰略抒管見，深望同道，共同檢討，並質之張宋二先生以爲然否？

又「黑熱病」與「黑死病」（鼠疫）截然不同，因字面近似，恐有誤會，附此說明。

古方與時方對峙釋

張汝偉

客有造余廬而質詢曰。爾業中醫。毫無系統。藉哲學之虛名。違科學之定律。雖有治效之方。並無實據之示。即中醫界自身。亦派別各異。如時方與古方對峙。互相詆毀。中醫之不如新醫處。即此一端。已可概見。有何說可以自圓。余曰。唯唯否否。請諸君甯靜心神。一味余言可乎。孟子曰。離婁之明。公輸子之巧。不以規矩。不能成方圓。又曰。規矩者。能示人以法。不能使人巧。孔子曰。徒法不能以自存。又曰。人存政舉。人亡政廢。 國父亦云。知難行易。此先聖後賢之語。當無駁覆之可言。夫吾中醫之古方。如傷寒論之一百十三方。漢代張仲景氏。憑畢生之精力經驗。而成此有効之方。所謂示人之規與矩也。當仲景先生診病之時。恐亦未必固守此一百十三方。一成不變。而爲人治病也。不過不越此一百十三方之範圍而已。迨後吾國之疆土日拓。吾民之蕃衍益衆。經治亂興亡之沿革。察風土習俗之異宜。稟飲食氣候之各殊。求因得果。由規矩而運巧思。雖萬變而不離其宗。君祇知古方與時方之不同。所謂察其表而不審其裏。刻舟求劍。膠柱鼓瑟之談也。吾中醫之用藥處方。如麻黃湯之發表。盡人皆知。後之人。同一發表。不同麻黃湯。如風寒之用荊防。風熱之用桑菊。挾食之用梔豉。風重用豆卷。夏用蘇薄。冬用麻桂。春用牛蒡。秋用蘇子等。其處方雖不同。本融會規律皆從麻黃湯而來。況吾中醫之學理。一貫之旨。無論彙症夾症。盡在一方中見效。非同新醫之特效藥。專治一症之可比。故後人之時方。並不是與古方對峙。乃吾學術改進之結晶也。如果病情簡單。悉符合古方之症。何嘗不用古方。以管中窺豹。坐井觀天之見。一知半解之人。藉以爲口舌。是猶以機器來執法。而毋須乎人材。以人體視機件。而忽異乎氣運。通乎不通。據君之說。孔孟國父之言。均當廢棄爲不合科學也。客聞之。頻頻稱是。客去後。泚筆記之。以供一般譏中醫者之一反省也。

病菌不足畏

陳壽康

我們中醫舊書上說起疾病的原因共有三種，叫做內因外因不內外因。所謂外因就是六氣，風寒暑濕燥火，從來不會看見過細菌兩字，自從西洋醫界發明了細菌學說以後，一般中國人之業西醫者，格外張大其詞，說細菌傳染如何厲害，頭腦較新的人，因此覺得害怕起來，以爲細菌的病人好像同戰禍一樣的可怕，尤其是當此陽和春暖之際，更覺適宜於病菌之繁殖。朋友告訴我說：「諸菌的繁殖以春季爲最盛，例如前年的腦膜炎症流行，恰在陰歷二三月之交，我們不可不防哩！」言時有談虎色變之概。這種無稽之談，我聽了好笑起來。去年讀秦師伯未的醫學講義中，有八大傳染病，這八種病症並不是統統發於春季的，那末足見病菌四時皆有，不見得單單發於春天吧！陸淵雷先生的陸氏論醫集裏，有一篇文章，叫做細菌原蟲非絕對的病原，他老人家學貫中西，對於細菌學很有研究，但是他說細菌非絕對的病原，可見得西說未必件件鐵案如山，而中醫舊說都是半文不值哩！就算細菌是惟一的病人的東西，其間也要看氣候的適宜，也要看人體抵抗力的强弱，因爲氣候不適宜於病菌的繁殖時，雖有病菌也不發病，人體的抵抗力充足時，雖有病菌也不發病，必須病菌與其餘兩個原因全備時，這病纔害得成功。所以西洋醫界有三因鼎立之說，吾們中醫只談六氣七情，六氣便是氣候的變化，其實便是氣候適宜於某種病原菌的繁殖。七情也能減殺人體對於病毒的抵抗力，中醫雖然不懂細菌，也認識到三分之二，需要我們用心研究上去，醫學自會進步，何況細菌並非絕對的病原，外國學說並非件件鐵案如山哩！記得德國醫界有個吉甫爾氏，他曾經自已吞下一大杯培養的霍亂菌，結果只微微的腹瀉，並不曾大發霍亂病，從這些事實上看，吃了細菌，尚且不曾就發大病，那末，耳邊僅僅聽到細菌兩字就嚇得戰戰兢兢的，豈不是杞人憂天嗎？

帶下論

俞贊文

婦科中最普遍而最纏綿難愈者爲帶下病，昔扁鵲至齊爲帶下醫，名於時，可見古人對於帶下症，早已重視。原因旣繁，症象又雜，而其病之普遍，實不可勝計，婦女幾無一不爲所苦，不特已嫁之婦女多患是症，即未婚之室女亦有患之者，諺云「十女九帶」，信不虛也。帶下之症候爲陰內流出粘液，似水而稠，大多數爲白色，故稱白帶，然亦有或黃或赤者。通常帶下屬溼熱與虛寒三種，其病原多由肝鬱而成，溼熱盛者屬肝與脾，虛寒甚者屬肝與腎。徵諸現代學說乃由子宮分泌稠黏之液體兼雜粘膜上皮脫落之細胞淋漓而下，所以有此，因子宮卵巢輸卵管及陰道等部之內膜外膜實質發炎，蓋炎性滲出物也，故有由子宮壁來者其質多液體，有由子宮頸來者其質多粘而稠，有由陰道來者其質粘稠略黃，發炎而腫甚者，血管破裂，雜血而下，則成爲赤白帶下，血多者爲赤帶，若炎腫部位廣大，侵壞其他組織，釀成腫瘍腐潰，或見其他色彩者。調治之法，凡症屬肝鬱者治宜疏達，屬脾溼者治宜升燥，溼熱盛者宜清熱化溼，腎虛者治宜補濇，此其大略也。所謂虛者乃體質虛弱，陰陽俱虧，營氣不升，經脉凝滯，衛氣下陷，濕滯下焦而成，蓋精神愈不支而帶下亦愈甚矣。婦女在經行期中或生產時，子宮扯裂後，化濃病得深入傷口，或產辱期中因身體疲弱，每易感冒寒冷，致成帶症，或勞傷過度，或因病後失調，身體愈虧，帶下愈多，以致遺患無窮。而尤以產婦或難產，不愼而傷其產道，化濃菌侵入，變成此症，經年不癒。帶見赤白，夾以腥臭，其痛苦不可勝言。所謂實症濕熱成帶者，其人因體肥濕重，淋漓黃色，爲溼熱之氣滲於帶脈，下注使然，甚則穢臭難聞。近時通商巨埠，花柳叢中不潔之性交最易傳染淋濁，往往因丈夫之染毒而貽害及其妻子者，因病菌侵入於陰戶子宮內，腐及尿道陰道子宮等部之組織，破壞生理之機能，致分泌如膿之液呈黃綠色者，亦有淋瀝不淨如經行者，古稱曰淫，亦淋病之類也。

藥謎揭曉

（一）破故紙　附子　獨活　知母
（二）半夏　防風
（三）甘草　滑石　桔梗　芡實
（四）　參三七　紅娘子　夜合花　乳香
（五）使君子
第三首第一句顧乃平先生射（紅升）尤爲佳妙

長篇專著

內經新解（續第八期）

桐•侯•陳•錫•周•

女子二七而天癸至，任脈通，太衝脈盛，月事以時下，由天癸至而任脈通而月事下，文氣一貫。茲先當研究天癸與任衝之關係；考人體內有所謂盾形腺者（又稱甲狀腺）位於喉頭當天突之分。（任脈經穴）。（任脈起於會陰迄於承漿共二十四穴）。性腺（又稱生殖腺）居於下，男爲睪丸女爲卵巢，合諸古說同爲衝任部位。靈樞五音五味篇曰「衝脈任脈皆起於胞中會於咽喉」是也。盾形腺與性腺皆與生殖有關，副性徵亦主之。副性徵者男女之別而次於生殖器官者也；如男之鬚髯女之月經，男聲洪大女音清脆，男之結喉突出女之乳房膨大等皆是。去性腺者不能生殖副性徵亦消失，卽五音五味篇所謂，「宦者去其宗筋傷其衝脈，脣口不榮故鬚不生。天宦雖未被傷，然先天不足任衝不盛宗筋不成，有氣無血脣口不榮，故鬚亦不生」。傷衝任者無鬚，無鬚是舉一以概其餘，其他副性徵亦同消失也；如宦者無鬚而又聲雌，狀貌非男非女，西說所謂中性動物者是，去盾形腺者亦復如是。普通女子年齡在十四歲左右則性腺之內分泌成熟，故曰天癸至，性腺成熟則任脈通月事下矣。然人體內無管腺不止二種，有連帶關係者亦不止盾形，與性腺，大約各種腺體皆有交互關係。茲約舉之：在頭部者有松果腺主肥，有腦垂體主長，二者一有偏勝，則其人卽呈過肥或過長形狀，凡此等皆不慧。在喉頭者有扁桃腺，此腺主健康，凡肺腎不健全者則此腺輒腫，腫卽成喉蛾。在頸部結喉兩旁者有甲狀腺「卽盾形腺」，其旁又有副甲狀腺左右各二，此腺亦主健康，凡患瘰癧者卽係此腺腫大。在胸膜內有太摩腺，能限制生殖器之發育，迨生殖腺發育後則此腺自萎，是此腺與生殖腺相瓜代，故惟童稚有之，凡早熟之人卽因此腺早萎之故。散布於生殖器及其附近者有生殖腺「卽性腺」，生殖腺又分腎冠腺攝護腺前庭腺大歷腺等名，此等腺關係於人身者尤大。所謂女子二七天癸至任脈通，卽指生殖腺之發育成熟也。以上所舉爲無管腺之大略。從形能上觀察全身腺體似均屬一個系統，皆有其交互之關係：例如男子當發育期喉音輒寬，是不特與狀腺有關，卽喉頭扁桃腺隨生殖腺發育之故。被宮刑而聲雌乃喉頭扁桃腺隨生殖腺萎縮故也。惟各腺皆有內分泌，卽所謂合而孟。天癸至而月事下，此天癸二字似僅指生殖腺發育成熟後所分泌之物，生殖腺成熟雖與各腺有關，然當其尚未成熟之前，其他各腺固亦能分泌液體者也。據西醫用動物試驗，將幼犬之甲狀腺摘出以與健康之幼犬相對照，則見其內體與精神之發育均甚障礙，身體羸瘦食慾不振消化亦弱，終成甲狀腺性惡流質之症象：所言幼犬乃生殖腺尚未成熟之犬也，此可爲性腺未成熟之前甲狀腺亦能分泌液體之證。惲先生以天癸爲合而孟其說似乎太覺籠統，鄙意尚待研究者卽此也。吾人旣知天癸與任衝之關係，繼當研究月經之生理。

人體生殖腺至發育成熟時期開始分泌，男子則精，女子則有月事，月事卽月經，乃子宮定期之出血也。考現代生理學說，女子到相當年齡，在他下腹內左右各有一卵巢長大成熟，開始製造卵子，起初在卵巢表面先生出一含有液體的水泡，醫學上名之曰濾泡，濾泡內每月生一卵子，左右兩卵巢輪流生長，迨卵子長成，濾泡內水量加多，以致濾泡脹破，卵子與濾泡液一同脫離卵巢而流出，是爲排卵，卵巢附近有一輸卵管，一端接近卵巢，他端直達子宮內，卵子卽從輸卵管一直到子宮內部，輸卵管雖甚細小，但管內有纖維甚多如同毛刷狀，能向同一方向運動，故能將卵子推送前進而達子宮之內，卵子自入子宮，卽附着子宮內膜之上，等待受孕之機會，斯時如與男子之精蟲遇合卽能受孕，受孕之後至哺乳之期，則卵巢停止排卵工作，故無月經，然有授乳時間卵巢仍有排卵工作而月經亦見者，凡在月經將行之前，卵巢輸卵管子宮陰道等生殖器官都充滿許多血液，以血行循環在生殖器血管中，因紫血迴流較遲於赤血輸送之故，每多贏餘，故至一定時期使血管充血，至經行之期則子宮黏膜變厚而軟，此時血管中紫血之迴流愈遲，致子宮黏膜表面毛細血管充血亦愈盛，赤血球乃從管壁滲漏而出，子宮腺同時亦分泌多量粘液，兩者混合是爲月經，卵巢所產生之卵，其未交孕者隨經行而排泄於外，其新產生者俾易附着於子宮膜之表層以便交孕，此乃生殖新陳代謝之機能，故婦人受孕在經行淨盡之後爲多，若四十至五十歲時不因懷孕不因哺乳亦不因疾病而月經停止者爲經絕，其原因卽任脈虛太衝脈衰少天癸竭地道不通故形壞而無子也。女子月經開始年齡本無一定，大約與體質環境氣候等均有關，較早者約在十一二歲，普通十四五歲，亦有十七八歲尚未行經者，但就大多數女子行經之年齡計算，則以十四週歲者爲最多，就大多數言故曰女子二七而天癸至。又月經之於內分泌腺，除與卵巢有直接關係外，他若大腦垂體甲狀腺腎上腺乳腺等均有相當關係，大腦垂體有二葉，其前葉之分泌能促或生殖器之早熟促進卵巢之分泌，其後葉之分泌則能催促乳腺之分泌增加乳細胞之興奮，至甲狀腺之分泌有制止月經過多之功能，故婦女行經時甲狀腺必增大，假如將甲狀腺以手術除去之必有經來過多之慮，治以甲狀腺劑便能有效，患經閉者甲狀腺多腫大，分泌失職故也，在懷孕期間亦然。又卵巢萎縮之人腎上腺起代償性作用肥大，行經腎上腺內外質組織皆變肥厚，亦促進卵巢之分泌以行經也。乳腺與月經連帶之關係更爲顯著，如室女月經初臨乳房即增大，妊娠期間乳房肥大而乳頭呈黑色，四月以後且有乳汁，至年老經絕之時則乳房萎縮是也。當生殖腺發育未成熟之前各腺內分泌之功效無甚顯著，至生殖腺成熟而經行以後，則在可見腺體與月經之關係，即男子之有鬚髭與男女成年後聲音之轉變，胥於是時見之，故曰天癸至任脈通。古人從生理之形能上觀察，知天癸未至之前任脈未通衝血未盛，任衝月事由天癸而來，故曰天癸至任脈通太衝脈盛月事以時下。平常女子經行之日數約三五日至六七日，經行每次相距二十八日爲準期，此云月事以時下，言按時而下也。

丈夫二八腎氣盛天癸至精氣溢瀉，五八腎氣衰髮墮齒槁，六八面焦髮鬢頒白，七八天癸竭形體皆極，腎氣盛而天癸至精氣溢瀉，腎氣衰而髮墮齒槁，然則腎氣爲何物耶？丹波元堅云：「張同志曰腎爲生氣之原，男子衰於氣故根氣先衰而髮墮齒槁也」。觀下文云「天癸盡矣故髮鬢白」，髮鬢白由天癸盡所致，天癸盡由腎氣衰也。以意測之，腎氣二字似指腎腺，凡人無論男女，青年則肌膚潤澤神采煥然，年老則膚色枯槁生氣蕭索，女子自十四五至二十七八歲如好花初放最爲美觀，日本人謂之處女美，處女美之時期，即腎氣極盛之時也，蓋青年時代腺體發旺，年老則腺體萎縮，發旺則分泌之合而孟多，萎縮則分泌之合而孟少，此種能使肌膚之渥然丹者，鬢髮之黟然黑者，古人則歸功於天癸。天癸爲合而孟各腺皆能分泌，惟性腺發育成熟之後其功效始覺顯著，故曰腎氣盛而天癸至，至猶顯也。所謂腎氣盛者指人體腎之功能至此時而顯著也。於何見之？見之於精氣溢瀉（即生殖力强壯）與髮膚之潤美。曰腎氣衰者指人體至此時期生殖力衰減，肌膚之潤澤者漸見枯槁，鬢髮之光黑者漸成頒白，目視茫茫齒牙搖動，衰老之態畢露而已。人身諸腺中以腎腺爲主體，腎腺充盛其他腺體無不發旺，故昔人謂腎爲生氣之原也。惲鐵樵先生曰：『腎藏主排泄，若就形能言之，凡色欲過度者面色不華則血病，陰虛而欬則肺病，消化不良則脾胃亦病，此與五臟六腑有關者乃生殖腺之作用，非內腎之工能也。內經所言即指腺之工能，若就現在所發明之合而孟言之，是飲食入胃消化之後由胃壁腸壁吸收精華輸之血管徧行於全身，由微絲血管分泌液體輸與各臟器，各臟器受之分工製造而爲各種液體，無管腺即所謂各臟器之一，而合而孟即所製各種液體之一，今云腎受五臟六腑之精而藏之，與西說不同。又合而孟是各種無管腺之內分泌，不僅指生殖腺，內經似專指生殖腺，是亦不同。吾疑全身腺體皆一個系統，喉症之喉頭扁桃腺發炎腫汗腺則閉，汗腺開則扁桃腺腫消，梅毒之皮脂腺汗腺均與常人不同，原因在生殖腺之受病。又患頸癧者甲狀腺腫硬腋下腺亦隨之而腫，其人必不能耐勞，食慾性慾亦猛銳減退，似此種種均各腺體有交互關係之顯著者。鄙人不知西醫，不知西國於此亦有說否？姑直書所見以待能者之詮釋。內經從生理病理之形能立說，所謂腎者主水受五臟六腑之精而藏之，皆是生理之形能。其云五臟盛乃能瀉，不云腎臟盛乃能瀉，亦有顛撲不破者在。假使僅腎臟盛便無餘事，則僅割換生殖腺便能長生不死矣。今割換生殖腺仍不能長生不死，可知一臟獨盛之無益。然則五臟盛乃能瀉豈非甚確。總之人體祕密探討不盡，現雖知有合而孟，其眞相若何，各腺交互關係若何，各腺體與各臟器交互又若何，畢竟有不明瞭者在。吾人綜合中西學說觀之則比較能得要領，是則讀書之方法也』。年老有子王註謂『雖老而生子，子壽亦不能過天癸之數』。則指所生子女言，馬註以爲非是。尋繹經文此雖有子句屬上文，蓋謂雖腎氣有餘者能老而有子，然嘗通一般男不過盡八八，女不過盡七七，八八七七天地之精氣已竭，在腎氣有餘者屬例外者也。今人以酒爲漿以妄爲常以慾竭其精以耗散其眞，如此斲喪，其甚者雖青年可病瘵而死。青年色慾過度，能病瘵而喪其天癸，可知老年恬愉自得，亦能保有其天癸矣。嗜欲不能勞其目淫邪不能惑其心，即保守天癸之方法，是故平素恬淡寡欲之人精神至老不衰，身年雖壽亦能有子也。然而時至晚近，人慾橫流，如蛾撲火，能保守天癸者眞如鳳毛麟角，不可多得矣。

筆記

談談祕術公開的擒拿手（續）

陳桐侯

說起祕術兩字，其中也有不少滑頭的；走江湖的野郎中，他們慣會說眞方賣假藥，眞方是祕術，假藥也是祕術。記得二十年前，我曾碰着兩個走方郎中眞是滑頭透了：那時我正在年輕的時候，因爲好奇心起故意與他周旋，想不到他們的祕術完全被我揭破了，我現在把這件事記在下面，以助讀者們酒後茶餘談笑的資料：有一天下午，有兩個外來的中年人，一個滿面鬍子比較老些，年齡約在四十開外，身上都穿長衫馬褂，手裏各拿一只皮包，一前一後的走進我的鄰舍人家。他們一搭一檔地向人告訴說：『我們是上海某大慈善會的董事某老太太派出來代人家看病做做好事修修善功的，我們到了月底向老太太那邊領取月俸和川資伙食金等，是不會短少的，所以出來看病完全分文不取，連藥本奉送，孫子忘八蛋要錢的，如有不信，請來試試看吧』！這樣不要錢的便宜貨，聽在鄉下人耳朵裏，除却自已沒有毛病的外，那個不想揚揚巧貨呢？剛巧鄰舍有一個少年婦人走出來，面色黃黃的，她常常有白帶毛病，因爲丈夫在外鄉做生意，好久沒有銅錢寄回來，所以不會請過郎中吃過藥，這時就乘便請他診脈了。列位看官想都知道，大凡婦人患帶下病而纏綿不愈的，總是面色萎黃精神疲憊，一望而知是個病軀。稍有經驗的醫生不用診脈也可以猜他病情到十之八九：什麼頭眩呀，眼花呀，腰酸背痛呀，那都是患帶下病者必具的症候。換句話說凡是患頭眩眼花腰酸背痛的女人必定有白帶無疑。何況他們老於走江湖的，自然猜起病情來十包九中了。婦人的脾氣往往諱疾忌醫，有了病絕對不肯告訴醫生的，現在沒有告訴他，居然被他把種種病情猜得不差，以爲眞是遇着仙人了！那得不向他求治呢？他們纔把皮包打開，掏出十幾粒紅色的小丸藥，叫病人倒杯開水來當場吞服。據說這丸藥價値很貴，如果不是當場吞服，他不肯輕易送給人家的，因爲恐怕糟塌的緣故。當這婦人將要把丸藥入口的時候，他忽然說一句『且慢』！她心上一怔，忙把杯子放下說，怎麼呢』？他說『你吃了丸藥之後必須繼續買珠粉吃，纔有功效哩！但是珠粉要你自已去買，我們不賣的，假使我賣給你，人家要疑心我敲竹槓的，我們有言在先是分文不取的，你知道麼』！婦人聽了這話，心上似乎懂似乎不懂的樣子，以爲他不要錢，總是不會欺人的。因此把十幾粒丸藥一骨碌嚥下肚了。不料丸藥下肚以後他們便用恐嚇手段了；說『如果不吃珠粉，那已吃下去丸藥會得在肚子裏作祟，要變成什麼什麼毛病，比不會吃藥還要厲害十倍哩！惟有吃了珠粉可以沒事。但珠粉吃得越早越好，等到毛病發作後吃，已經來不及了』！『那末我就到藥店裏去買好嗎』？婦人這樣地問他：他說『不興，藥店裏只有濂珠，毫無功效，就是做首飾的珍珠還是沒用，必須用外國來路貨刮刮叫的夜光珠粉纔有效哩』！『那末叫我到什麼地方去買呢』？她再問一句。『請你不要性急，我把買珠粉的地方寫給你看』。他一邊回答一邊隨手拿出一條白紙提起鉛筆寫了一行歪裏歪扯的字：大約寫的是上海某某路某某衖某某藥店。她不識字，叫我代她唸一遍，我看了這地名很陌生的，也不認得哩！她問『這樣的珠粉，你們皮包裏有沒有呢』？『有是有的，我們聲明在先是不賣的』！他又冷冷地回答。『你們旣經出來做好事的，爲何不賣呢』？『我已經告訴你了，人家要說我敲竹槓的』！他們又這樣的問答『那末你給我看一看好嗎』？『好好』！就向皮包裏掏出一包東西來，橫一重豎一重紙頭包得很嚴密的，拆開來是雪白的粉，叫她取一杯清水來，拿起一只小銅匙抄了照滿的一匙，放在水裏掉來掉去，水面上不曾散開一點。掉了一回，倒在白紙上依然乾粉。『你們看見麼？要這樣纔是眞正好貨啦』！她看得眼紅心熱，央求他要買一些。他起初不肯賣，講來講去只限制賣給二分，每分價銀幣兩圓，共付四塊大洋成交。他們提着皮包，得意揚揚地去了！我呆呆地看了大半天，覺得丈二長和尚摸不着頭腦，他們千不要錢萬不要錢，結果拿了四塊大洋就走。這包雪白的究竟是不是眞正珠粉呀？我心裏很疑惑地猜想着。過了幾天，我到江鎭，剛剛跨進一家藥店門口，裏面正坐着一個穿長衫馬褂的鬍子，見了我馬上立起來打招呼：說『先生你也來了』！恭恭敬敬地給我兩枝香烟。我的眼光素來近視，記憶力又不好，這位面熟陌生的人是誰？一時却想不起來。見他這樣客氣，只好糊裏糊塗地虛與周旋一下，想了一回，猛然想着了，是了！是那天碰着的走方郎中。於是我又仔細留心他來做什麼事情：他向藥店櫃檯上先買五個銅板寒水石，借一隻磨藥用的鐵船，揩洗乾淨了，把寒水石放入鐵船內，坐在凳子上光鐺光鐺地雙脚磨起來了，磨得很細，拿綳篩篩過，棄去粗屑，加入少許白蠟，又磨了一回磨好了。拿隻玻璃杯子盛滿清水，隨取小銅匙照樣鈔了滿滿的一匙，放在水裏掉來掉去，如法泡製地試驗了一回，纔欣欣然用紙包好。我對他微微一笑！他也笑了。輕輕地對我說：『我們走江湖的，全靠當地的幾位先生，幫幫忙，關切關切，弄口飯吃，這叫做在家靠父母出門靠朋友，講到本領是騙人的，不過這粉磨起來也不大容易，白占加得太多不好，太少又不好，要恰到好處，纔能夠放在水裏不散，包在紙裏不黏，這個也是秘訣哩』！他臨走的時候，又買了一些些硃砂和三十文保和丸。這時我恍然大悟，他買丸藥又買硃砂，派什麼用場呀？我不用講破，想讀者自能明瞭。過了明天就不見他們的影蹤，想是開碼頭了！以上為江湖郎中騙錢的祕術。我恨他沒有道德心，所以特地揭破他的祕密。我們的同道千萬不可學他。至於我的擒拿手絕對不是騙錢的方法。鄙意醫生之於病人，猶如家人父子痛癢相關，臨症時尤當開誠佈公，不可存欺騙之心。這是道德問題，否則不能稱為良醫。惟有對於治病手術如擒拿手之類，則切勿公開傳授病家。此與江湖郎中守祕者不同。他們僅僅是為利的私心，我們則大公無私地為珍惜學術而守祕。此中實有毫釐千里之辨，聞前輩某公，教授門下弟子擒拿手，每人另外收費五十元，吝財者不授，以是得其傳者甚少。這樣器量太狹隘了。鄙人現擬將自己所知者盡量披露，於讀者諸君分文不取。並非不愛惜學術。因為本報讀者都是醫林同道。向自家人說話自當開誠佈公不可滑頭。不過現在閒話太多，篇幅太長了。只好休息一個月，等待下期再談吧！

煎藥須知

金熾陽

湯藥之功效對於煎煑頗有關係，若煎法失當，直接能影響藥物之功效，間接則有損於醫者之信譽，故煎藥雖為病家之事，而醫者不可不盡指導之責任也。茲略舉數例如下：

我國藥物大別之可分三類，一為植物質，如甘草黃連等。二為鑛物質，如石膏代赭等。三為動物質，如羚羊龜版鼈甲等。三類之中，鑛物質最堅，動植物質有堅有軟。中醫處方，往往一方之中動植鑛物並用者，若不加區別，隨便混煎，則收效有等於零，故臨診處方時必須在藥方上注明，何者應先煎，何者應後入。大約鑛物之類，藥性最難煎出，如靈滋石、代赭石、紫石英、寒水石之類，非先煎則其功不見，動物質之鱗介類中如石決明、牡蠣、鼈甲、蛤殼、珍珠母、瓦楞子、穿山甲、及獸類之羚羊犀角等，其質料之堅不亞於礦物，自亦非先煎不可，他如楓斗石斛之類，雖為植物，而藥性亦不易煎出，是皆當先煎者也。又有含毒質之藥，宜先煎若干時，俾能消殺其毒力，如附子之類是也。應後入之藥，例如含有揮發性之芳香藥物暨興奮痲醉諸劑，以其質易出而善揮散也，如植物質之薄荷、霍佩、桂枝、肉桂、鈎籐、砂仁、蔻仁等，及動物中蟬衣之類是也。凡上藥煑兩三沸，即可飲服，若煎之過久，則其藥性隨蒸氣逸失殆盡，僅剩渣滓耳。又如生軍芒硝之屬，取其攻下峻烈，亦當後入沖煎。至於補益滋膩之藥，宜於久煎，以取其熟而能停蓄俾生滋補之功，如黨參黃茂當歸熟地之類是也。又阿膠之類宜另外烊化，庶不致着罐底而起焦耳。此外如犀羚沉香之類，則宜碓磨細末沖服。應袋包者為細毛之藥物，如旋覆花枇杷葉之類，其細毛散佈藥汁中，入喉令咳增劇，當裝入消毒小布袋中煎之，若細粒之種子，石類之粉末，亦當包煎。

其他如煎藥器之選擇，通常所用者為瓦罐砂罐兩種，惜此類煎藥器具，均係乾燥性之陶土白堊製成，富有微吸孔，藥物之成份，有被沉澱附着吸收之可能，且煎後不能洗淨，下次再用時上次藥物之成份有遺留混和之弊，故宜用金屬者為佳。燃料之採擇，宜取無烟及火力耐久者，如電氣及半燃燒之白炭等為最合用。以上僅舉犖犖數端，未能詳盡，若夫舉一反三，是在臨診處方時細心研究焉。

釋小兒無患歌

王播芳

余讀推拿廣意，小兒無患歌云：「孩兒常體貌，清朗善安然，鼻內無清涕，喉中絕痰涎，頭如青黛染，唇似丹硃鮮，臉波花映竹，頰泛水浮蓮，喜引方纔笑，非時口不宣，縱哭無多哭，雖眠不久眠，意同波浪靜，情若鏡中天，此相多安吉，何愁疾病纏。」夫小兒先天無恙安生，後天調護得宜，則易育易長，體貌清朗，外感不侵，鼻無清涕，體溫適度，喉中無涎，心中無火，口腔清潔，肺氣呼吸暢達，脾胃運化正常，頭如青黛，肝胆潛靜無沖，唇臉如硃如桃，面底如翠如頰，若芳花之映竹，若綠水之浮蓮，喜引方纔笑，非時口不宣，應心花之開合，縱哭無多哭，雖眠不久眠，君主在位，心神安泰，寐醒有時，無波浪靜，情若鏡中之天，曠達朗照，何愁疾病纏綿，長慶迪吉。

海曲友聲

賀陳存仁學兄新廈落成（庚辰年作）

張贊臣

重堂高閣聳雲霄。書各僞齋足自豪。千萬買鄰百萬宅。翰林金紫耀今朝。
唐時藏器三原尹。漢代元龍百尺樓。君竟一身兼二美。春申江上是名流。

祝錢（令陽）母丁太夫人六十壽辰

前人

海屋添籌緜鶴筭。蘭陵望族化龍蟠。千年桃熟華封獻。五福梅呈庾嶺端。
延壽多從慈幼積。長生不用駐顏丹。庭前綠舞金萱茂。況又施恩廣庇寒。

和秦小謙冠年述懷原韻

盧素公

公子翩翩愛詠吟。詩書門第有良箴。風流才調蜚聲早。旖旎年華勵志深。
屈宋憂時終莫補。顏曾樂處自堪尋。詞章倒峽尤清絕。識面無由已醉心。
吾道而今幸未衰。謾云癡叔幾曾癡。聯吟紅句兒如友。課讀青燈父作師。
投筆懷存紓國難。著書志在濟人危。狂流日下春潮急。特兀雲峯海上支。

再疊小謙韻寫懷四律

前人

斗室咿嚶擁鼻吟。無爲默誦古賢箴。殘編埋首難蘇困。短墨磨人不覺深。
羈旅多愁閒裏過。舊游留影夢中尋。年來百念如灰冷。花事三春漫繫心。
鎮日無聊事苦吟。自憐根性鈍難箴。鬢毛鏡裏絲絲短。詩草窗前疊疊深。
俗慮還從書卷遣。良儔輒向酒盃尋。春風索笑茅檐下。獨有梅花得我心。
朱顏惜酒未曾衰。況惜春光意轉癡。學道最難超絕境。行文何敢用偏師。
功名原比浮雲薄。家國無如累卵危。悔種想思千萬樹。詠來紅豆不勝支。
時艱漸使壯心衰。嬾買聰明喜買癡。閒勞花牋酬素侶。常翻蠹簡當良師。
胸餘塊磊難諧俗。行歛鋒芒僅避危。無限幽思芳草遠。斜陽影裏短笻支。

謙齋橋梓聯吟

欲浸薔薇漱口吟。（謙）片言隻字盡良箴。每因異地神先往。（小）得引同情感更深。詩酒今生甘落寞。（謙）棘荆前路待披尋。浮名一哭非吾願。（小）金石相期證素心。（謙）

和謙齋橋梓聯吟原韻

盧素公

幾翻聽到郢中吟。頑骨輕如得石箴。句擷瓊英紅雪豔。情縈芳草綠雲深。
神交默與詩魂契。韻事欣從客夢尋。酒滿金尊春深院。儘教醉墨寫靈心。
舊日狂懷膽未衰。於今顛倒爲君癡。琴絃餘響存知己。翰墨留香擬訪師。
畫角喑嗚頻欲悸。詩筒還往幸無危。吟心覰透參三味。高聳雙肩强自支。

和秦小謙二十述懷原韻（甲申仲春作）

張延仁

瑤章遞到幾番吟。麗句珍如座右箴。錦繡才華延譽早。淵源家學着功深。
書香裔胄鄉邦重。詩夢婆娑海島尋。壇坫東南添健將。縱橫筆氣破人心。
弄墨拈毫興未衰。書生習氣轉成癡。自慚修學依然我。敢道當仁不讓師。
獨借深杯澆塊磊。誰提短劍赴艱危。河山半壁搖殘影。還望英年隻臂支。

家嚴慈六秩稱觴賦此誌慶

張延仁

庭前獻頌九如章。效舞萊衣喜氣揚。丹鼎霞明凝瑞色。芝畦露渥溢清芳。
耽心禪悅勤參證。着意善功樂贊襄。但願精神常矍鑠。長春酒晉壽無疆。
萱閣風規仔細思。春暉煦照總相宜。垂青眼底諸鄰睦。保赤心頭一片慈。
旨蓄園蔬躬灌溉。謀貽家政善操持。年來贏得開懷處。繞膝孫行娛弄時。

立夏偶成

陳桐侯

褪盡殘紅綠漸肥。春光彈指已全非。可憐蜂蝶愁癡甚。猶戀餘香不忍飛。

立夏和桐侯先生

張延仁

雨餘芳草綠初肥。春去園林景色非。惟有多情雙燕子。呢喃猶抱落花飛。

途中

陳桐侯

途中此日苦奔馳。觸目江山動我思。萬頃秧田春水足。千畦麥浪晚風吹。
眼前景物添詩料。刼後滄桑慨黍離。自愧鯫生常碌碌。未能危局起扶時。

白燕

殘壘猶依半掩扉。舊時烏巷境全非。襟飄柳絮穿煙去。翦拂梨花帶雪歸。
虢國承恩嫌粉飾。趙家妒色著緋衣。風侵庭院移雙玉。簾角差池曉月微。

會務

南匯縣中醫師公會第二屆會員大會記

朱福宜

日期：四月二十日下午一時　地點：假南匯南門惠南中心國民學校

主席團：倪國鑫　張延仁　王正章　楊季藩　姚子讓　葉峨璋　倪恩圃　龔漢聲　張秉陶　饒四明　紀錄：陶泉孫　朱福宜　司儀　姚維峯　列席：縣政府指導員邱慮白　縣黨部指導員周賓生　出席會員：三百三十七人，行禮如儀，主席團推龔漢聲主席致開會詞，（詞長另錄）次由周邱兩指導致詞，（詞長另錄）繼由倪國鑫報告會務略述一年來工作概況討論提案因時間侷促交理監事會討論全體攝影後旋討論會章通過理監事會任期改爲二年會員納費入會費改二萬元經常費每月每人徵收五千元當卽選擧理監事開票結果倪國鑫（二五四票）王正章（二一九票）張延仁（二〇四票）楊季藩（二〇一票）程利川（一六〇票）劉賓悌（一二〇票）王播芳（一一五票）葉峨章（一一四票）姚維峯（九二票）等九人當選理事。姚子讓（八一票）葉士彬（七九票）衛指村（六六票）龔漢聲（六三票）錢漢民（五五票）等五人爲候補理事。倪恩圃（一二二票）楊靜芳（一一四票）俞贊文（八七票）蔡仲賓（七九票）陳桐侯（七六票）等五人當選監事徐鶴松（七三票）陶泉孫（三七票）二人爲候補監事，散會時已深夜，鐘鳴十二下矣。

主席致開會詞

今天本會勝利以來開第二屆大會，承縣政府縣黨部派員列席指導，非常感謝，還有同道們不辭路途遙遠，拋去診務出席，是一件非常愉快的事。檢討過去本會成立一年以來的工作，對於會務，無成績可言，從今以後希望有一個新的發展，要於社會有貢獻，要於學術有進取，對外要發展社會事業，如各地設立診療所等，過去中醫雖然得社會人士的信仰，現在我們還要加强社會的基礎，對內要於學術方面求發揚，如設立醫學校圖書館等，不過這是計劃，限於經濟，最短期內，難期實現。在精神方面我們要抱定已達達人的宏願，一掃過去各人自掃門前雪，莫管他家瓦上霜的風氣，要有合羣心，使團體堅固，現在已不是閉關自守的時代，絕對的個人主義是行不通的，孤獨生活，更不能存在於今日，比如一個地方發生瘟疫，鄰家已經傳染到了，你如果袖手旁觀，結果就不免傳染，尤其在現代的大社會裏，人與人息息相關，所以吾們需要合作，人家譏我們一盤散沙，不能團聚，又像一根朽木，不可雕琢，但是事有不盡然，試看我們今日中醫界中，無人不存上進之心，無時不在開展之中，以全中國中醫界之建設事業及文化事業，假定合而爲一，則在醫校未嘗非一最大之學府，在醫院未嘗非一極大之場所，在雜誌未嘗非一至大之刊物，力量之偉，恐超越一切，那末所謂散沙乎？朽木乎？病在無堅强之團體，於是人有所謂不足稱道，人有所長不能表現，我們惟有團結一致，埋頭苦幹，假使人人能埋頭，人人能苦幹，中醫前途的光明相信近在目前，願與諸同道共勉之。

縣政府邱指導致詞

今天是南匯縣中醫師公會第二屆會員大會，集三百多位中醫師，濟濟一堂，互相討論學術進取，確是盛事。諸位都是民衆的保姆，拯救疾苦，造福人羣，本人謹爲本縣保健事業慶幸。記得去年貴會成立之日，本人忝列末座，那時會員人數祗二百餘人，今會員已增至五百餘人，足見諸位對於會務推進之努力，纔有此蓬勃氣象，又有醫報及大衆醫藥的出版，發揚醫藥原理，灌輸衛生常識，斐然可觀。南匯人民團體固多，而能健全開展，當推中醫師公會首屆一指，况且諸位都是優秀的智識份子，品行高尙，不但是醫療民病，還具改造民族的使命，范文正公說不爲良相願爲良醫，諸位當之無愧。中醫的治療效能，無可否認，惟於學說方面，在今日似應革新，深望諸位共同努力，他如衛生行政，更希望作切實的協助，那末在下屆大會之日，一定有更良好的成績表演出來。

縣黨部周指導致詞

中醫師公會成立迄今，將及一載有餘，今日看到在會諸君好比一朵朵祥雲，在這戰亂日亟的當兒，却願廣灑時雨被澤人羣，實令人敬佩。今天我所要說的有幾點：中醫是抱濟世慈心，救人宏願，可是不比宗敎家慈善家是只具一個志願不生出一種顯著救人的力量，而各位有救人救世的心，更抱有救人，救世的力，所以各位是慈善的實際的力行者。時代與潮流在不斷的前進，我們要把世界新的學術研究起來，拿固有的國醫精粹發揚出來，推陳出新，以配合現實的需要，不可故步自封，要取人之長來補自己之短，造成一種嶄新的醫學。

南滙中醫師公會不論過去與現在是很團結的，這是一個好現象，要知會員是公會組織機構中的細胞份子，團體的健全與發展，端視各份子的能否發揮力量充實精神以爲斷，現在我們團體是很夠滿足了，然而我們爲了要求更進一步的健全與發展，要把目前的滿足透一層，我們須要重新檢討，要把一切應興應革的具體擬就逐步的興辦起來，同時要全體會員將全腔熱愛灌輸出來，如此中醫公會的前途定是非常光輝的。

第二屆第一次理監事聯席會議錄

日期：五月六日　地點：本會　列席者：周之冕　周賓生　出席者：倪國鑫　葉峨璋　陶泉孫　王正章　倪恩圃　王播芳　張延仁　俞贊文　姚維峯　楊季藩　程利川　楊靜芳　劉賓悌　葉士彬　蔡仲賓　主席：倪國鑫　紀錄陶泉孫　指導員致詞（略）報告事項（略）討論事項

（一）設立義務診療所救濟貧病案　決議：由本會暨各分辦事處會同各鄉鎮公所辦理並推定倪國鑫沈雲屏會同衛生院辦理城區（二）請議訂診例案　決議：由會印製診例分發各會員遵守實行以資一律（三）請致函國藥業採用道地國藥案　決議：照案通過（四）請嚴格審查會員資格案　決議：由審查股嚴格審查已入會會員徵求檢舉新會員經審查後登載醫報公告一月內無人檢舉方准爲會員（五）請尅日成立國醫支館促進醫藥合作案決議：照案通過（六）請呈請考選委員會設立分署俾得加速檢覈案　決議：由會備文呈請　（以上大會交議）（七）推定常務理監事暨理事長案決議：推定倪國鑫王正章張延仁爲常務理事倪國鑫爲理事長倪恩圃爲常務監事（八）推定各股主任暨股員案決議：推定陶泉孫爲總務股主任金炎章爲股員倪恩圃爲會計股主任王播芳姚維峯爲股員張延仁爲編輯股主任陳桐侯姚子讓爲股員朱福宜爲文書股主任徐德庚沈雲屏爲股員姚維峯爲庶務股主任金炎章爲股員王正章爲審查股主任俞賓文楊靜芳爲股員楊季藩爲宣傳股主任楊醉石劉賓悌爲股員（九）總務股主任必須每日到會負責辦理日常會務應否酌致津貼案決議：酌致津貼米每月二石（十）推定兵役協會委員案決議：推倪國鑫爲委員（十一）傳徵收員成扣應否調整案決議：自五月份起增加五厘合計成半（十二）確定下次理監事會日期地點案決議：定于六月一日在周浦舉行

四月份收支報告

收入之部

計法幣六百〇六萬四百四十元

一、收上月結存四十九萬五千四百四十元
二、收入會費二十二萬元
三、收一二月份經常費二百四十七萬元
四、收三四月份經常費一百十三萬元
五、收會證費一百四十八萬五千元
六、收暫記二萬五千元（忘姓名收據未掣）
七、收補助費二十四萬元

支出之部

計法幣三百九十五萬九千六百元

一、付書記收款薪津及臨時工資等九十三萬五千元
二、付購置會具五十三萬二千元
三、付文具印刷二十六萬四千四百元
四、付照相費五十七萬元
五、膳點十九萬一千元
六、付郵資三萬二千四百元
七、付房金九萬元
八、付雜費五十一萬一千八百元
九、付倪國鑫王正章墊款八十三萬三千元

往來行莊

十一日存縣銀行一百八十四萬元
十九日提縣銀行一百八十萬元
廿二日存縣銀行二百〇五萬七千二百元
四月份結存縣銀行二百〇九萬七千二百元
存會八千六百四十元

南滙縣中醫師公會通告　第十四號

爲通告事查民意機構組織法中「從事自由職業三年以上者」有甲種公職候選人資格本會會員倘欲代請檢覈該項資格者可向本會索取表格依式填就送會彙辦特此通告

中華民國三十六年五月六日

理事長　倪國鑫
常務理事　王正章
張延仁

補助費徵信錄（續）

董舜華 李菊圃 奚守亞 李宗信 顧天白 金秋江 黃林森 郁文正
唐正心 陸剛 沈幼賓 姚新規 以上各二萬元
張福仁 趙湘濤 以上各一萬五千元
俞贊文 錢葆如 火有神 陳南行 徐左一 徐山舟 陸潤德 徐子陽
徐永熙 石杏君 喬慶南 徐鶴松 徐燮楨 徐福田 章灶貴 顧小石
范伯仁 傅瑤璋 沈國柱 唐秉章 陳少良 倪繼仲 計國章 范仁英
徐瑞清 石雲鳳 顧天祥 顧根生 張佐仁 葉峨璋 倪錫贊以上一萬元
朱里仁 姚智君 趙程蓀 以上各八千元 胡海昌 王佐才以上各六千元
劉鳳英 王辰星 喬炎生 奚家章 張炳英 喬庚長 火琴山 趙槐亭
吳雅亭 沈作章 楊依方 顧寶鈞 喬永濤 楊杏初 丁榮川以上五千元
陶泉孫 金炎章 以上各一萬元
國藥商業同業公會 宋一飛 宋可衡 朱仲凡 唐克敏 呂升庸 曹琴舟
計大傑 沈雲幷 徐德庚 徐維慶 鞠振平 倪安民 以上各五千元

以上係陶泉孫經手於三十五年十月二日繳會共計拾萬元因存根轉至他地遺失以致上期漏登尚餘一萬五千元會員台銜無從記憶請來會聲明以便補刊

會計股啓

編後湯譚

前月大會席上某君提議將醫報併刊，改爲二月一期，其理由一爲節省經濟，二爲本報徒替人家宣傳，不如專載會務云云。當經多數人起立反對，此案未能成立。鄙意關於第一點理由，本會各會員經常費已定每月每人徵收五千元，合計月收二百餘萬元，而本報印刷紙張等費，雖近來工料飛漲，亦不過每期需款數十萬元之譜，偌大一個公會，會員人數達五百餘人，區區一份醫報，尚須併刊，則所收會費，作何用途，不思於他項開支力求節省，而反吝惜印刷醫報費，寧非奇怪。至於第二個理由，則更笑話了，他說替人家宣傳，人家兩字究竟指誰呢？若說替編輯者宣傳，則現時發行之醫林刊物甚多，如國醫砥柱月刊及國醫與國藥等刊物，我們會做稿子，何處不可投登，豈必自任編輯，方可宣傳耶！還是替發行人宣傳乎？那末可問王正章先生，他担任本報發行名義，得了多少好處？或者替投稿人宣傳乎？則投稿者多數係本會會員，都是自家人，不能算替人家宣傳，就是偶有一二個會外人投稿的，那眞慚愧，本報只有借光篇幅，沒有代他宣傳的力量。所以代人家宣傳這句話，想想不懂。若說專載會務，則三個月出一期還嫌太多，簡直可以停刊了。但是話又說回來，我們過去的事已經算數了，以後不必再提，對於差誤的見解，大家應當互相糾正，同道之間，不可因纖微小故而發生意見。老實說：本報爲南匯縣中醫師公會主辦的，當然替公會宣傳，沒有代人家宣傳的閒工夫，譬如一個人，既有軀體，必須要說話，公會是軀殼，醫報是喉舌，沒有喉舌不能說話，便成啞子了。我們一週年的公會，猶如繈褓孩提，此十一期之醫報，尚在牙牙學語時代，我們的公會將來還想出露於人前，若非能說能話，何以與社會周旋。所以我們決不希望做一個啞吧。總之我們應當盡忠於公會，尤當盡忠於同道，凡事屬於公會，而爲我們同道所共同需要的，應當繼續努力，不畏難，不憚勞，勇往直前的幹下去。

本報第九期所載醫林趣話，第十期之醫壇速寫，以及本期之會場花絮，均係遊戲之作，投稿者以詼諧之筆墨，博讀者之解頤，原無其他用意，至其描寫各會員之日常生活狀態亦未必即爲事實，例如說編者吃飯六大碗，其眞蘇州人討價，簡直有一半多虛頭哩！對於這點，本無聲明之必要，諒讀者多聽明人，定能心照不宣，所以如此勞勞叨叨者，因爲前日遇着同道張佐臣君，以爲有一次提着他老人家的事，未免謔而近虐，要求更正，所以我索性說穿了，以不用更正之法而更正之，請讀者幸勿誤會。

南匯醫報

吳敬恒

南匯縣中醫師公會主辦

發行人 王正章　編輯者 陳桐侯 張延仁 姚子讓

（本報登記證在申請中）

復刊第十二號

本期目錄

社址南匯城內南門大街

中華民國三十六年六月十六日出版

論評

道無術不行術無道不久

陳錫華

從前做醫生的有兩句古話：叫做『道無術不行，術無道不久』。所謂道，就是指生理病理解剖藥物方劑內科外科婦科兒科等等。欲明瞭以上種種學識，必須將古本醫書用心揣摩，焚膏繼晷，兀兀窮年，功夫到了爐火純青之候，自然會得醫道成名。所謂術，就是手術，治病之法有必須動手術的；如外科之開刀拔管，喉科之擒拿手，幼科之推拿，傷科之接骨入骱，針科之針刺艾灸等皆是。卽診斷學之望聞問切，亦何嘗不是術呢？道可以閉戶研求，術必須從師傳授。假使學醫的僅僅把幾部醫書讀得爛熟而不會診斷，仍舊不能治病。至於外科不會開刀傷科不會上骱更是笑話了！所以叫做道無術不行。到了近代人心不古，幷且誤解手術的術當做應酬之術，反將道字放在一邊，拚命從術上用功夫；稍微懂得幾味藥性，牢記幾首湯頭歌訣，讀過一部醫宗必讀就可懸壺問世，胸中像茅草一般，而應酬之術却門檻全精。他們的術大約不外風馬牛三字，怎麼叫做風馬牛呢？說穿了不過出風頭拍馬屁吹牛皮罷了！看他一出門口行頭畢挺功架十足，外貌好像眞是頭號名醫，他們對於世故人情精明剔透，講起話來滔滔不絕圓滑異常，到了病家刻意逢迎人家心理，又好誇張自已本領，某人病勢如何如何沈重別人看不好我去一帖藥，叫病家不能不信，這樣就是風馬牛。最下桌的索性串通巫祝硬拉生意，那更不足道了。但越是這樣的醫生越有苗頭，時運亨通的往往門庭若市戶限爲穿，倒是平日用功看書的幾位朋友因爲不屑用手段的緣故反而門可羅雀。因此常常聽見人家說：『做醫生只要醫運好，本領兩字是無所謂的』。俗語說：『心肝脾肺腎到老無人問，心肝脾肺腎到處賺銅錢』。記得梁任公先生新大陸遊記裏有一段記載：『余前在澳洲，見有所謂安利醫生者本不識一字以挑菜爲生，貧不能自存，年三十餘始以醫誑西人，後竟致富三百餘萬（美金）。及至美洲其類此者數見不鮮』。又曰：『西人有喜用華醫者，故業此常足以致富，有所謂王老吉涼茶者在廣東每帖銅錢二文，售諸西人或五元十元美金不等，他可類推。然業此之人其不解醫者十八九，解者往往不能行其業云』。鄉村裏如是，通商巨埠也是如此，甚至歐美也不能例外。照這樣看起來，術無道不久這句話恐怕靠不住吧！

醫訊

中醫師聯合會向[illegible]請願

全國中醫師公會聯合會請願團，前向政府要求准設中醫藥管理委員會，及國立中醫藥學校一事，[illegible]已派[illegible]，該團復於五日上午十時，往[illegible]示，由浦薛鳳副秘書長接見，洽談歷一小時，未獲結果，該代表等當請副秘書長轉陳張院長，訂期接見，務祈獲得完滿結果。

中樞名流提議中醫藥獨立管理

黨國元老居正、茅祖權、于右任、梅公任、余井塘、李宗黃、李敬齋、張繼、陳立夫、姚大海、朱壽青、田昆山、彭昭賢、梁寒操、諸先生，鑒於中醫中藥，有關國計民生者，實至重大，亟應加强其工作，以期善美，特聯名簽署，向國防最高委員會，提出議案一件，揆情度理，福國利民，理由充足，辦法週詳，讀之令人感奮，茲摘錄原提案如下。

加强中醫藥之工作，擬請於行政院置直轄管理中醫藥委員，專司管理及研究中醫中藥事宜，以保民命，而宏學術云。

教育部令中醫學校能符合標準准許設立

上海市中醫師公會等，前爲力爭培植中醫師後代人才，請願最高當局，請免取締中醫專科學校，茲奉教育部批答復電如次：

上海市中醫師公會：本年三月廿一日呈悉，查醫與藥原則上均係一種科學，無中西之分，或國界之別，現國內已有醫藥院校約四十餘所，除一小部份爲外人創辦之私立學校外，餘均國人自辦，對醫藥之理論與應用，凡有值得研究與發揚者，不論中西古今，均作更進一步之研究與發揚，無特設中醫專科學校之必要，至私立……學校，前經派員查明師資設備，均不合規定，故飭令停辦，未使再准試辦，如有基金師資設備等設校條件均能符合最低限度標準者，本部自可准其設立私立學校，據呈前情，合行電仰知照。

教育部印

學說

中風預防及治療

馬問我

導言

天下有足寒英雄之膽，斷壯士之魂者，中風是也，晴天霹靂，平地風波，倏爲血體凝結之百萬富翁，氣魄絕滅之一代偉人，遽爾猝倒於地，不省人事，不能發一言遺囑，竟與世以長辭，聞者觀者，莫不喟然歎人生之無常，例如黨國名人故譚延闓先生，當風和日麗之時，與二三同志，遨遊於金陵明宮故墟，觀其公子馳馬郊原，正其樂陶陶之際，忽然中風，不能發一言卒逝是也。

原因及症狀

內經素問云，血之與氣（血壓），并走於上（腦血管），則爲大厥（腦充血或腦溢血）厥則暴死，氣復反則生，不反則死。

朱丹溪曰，凡人初覺食指次指麻木不仁或不用者，三年內必中風之候也，聖人治未病之病，知未來之疾，此其良也，其中風者必有先兆之證，覺大拇指及次指麻木不仁或手足少力或肌肉微掣者，此先兆也，三年內必有大風（腦溢血），宜調其營衛（血管及血壓），可以預防。（參看丹溪心法）

醫學正傳云，凡人手足漸覺不隨，或臂膊及髀股指節，麻痺不仁，或口眼喎斜，言語蹇澀，或胸膈迷悶，吐痰相續，或六脈浮滑，而虛軟無力，雖未致於倒仆，其爲中風暈厥（腦溢血）之後，可指日而定，當早調治之。

古今醫鑑云，風中於人（腦溢血），曰卒中，曰暴仆，曰暴瘖，曰矇昧，曰口眼喎斜，曰手足癱瘓，曰不省人事，曰言語蹇澀，曰痰涎壅盛。

劉河間曰，風病多因熱甚（即血壓亢進）。李東垣曰，中風非外來風邪，乃本氣病也，風有中血脈、中腑、中臟之異，中血脈，則口眼喎斜，中腑，則肢節廢，中臟，則性命危。

千金方云，中風大法有四，一曰偏枯，半身不遂，二曰風痱，身無痛，四肢不舉，三曰風懿，奄忽不知人，四曰風痺，類風狀。

醫學綱目云，中風之名，各有不同，其卒然仆倒者，經稱爲擊仆，世稱爲卒中，乃初中之證也，其口眼喎斜，半身不遂，經稱爲偏枯，世稱爲癱瘓及腰腿風，乃中倒後之證也，其舌強不言，脣吻不收，經稱爲痱病，世稱爲風懿，風氣，亦中倒後之證也，凡病偏枯，必先倒仆，故內經連名稱爲擊仆偏枯也。

醫聖張仲景曰，偏枯者半身不遂，肌肉偏不用而痛，言不變智不亂，病在分腠之間，又曰，風痱之爲病，身無痛，四肢不收，志亂不甚，其言微知，可治，甚則不能言，不可治。

總而言之，中風云者，現代醫學上謂之「腦溢血」，蓋因腦血管之破裂，血液外溢，壓迫其附近之腦部神經，而發生之症狀也，此症多由於突發，故又稱「猝倒」或「猝中」，其溢出血管外之血液，如壓迫其關係生命之重要部份（即血管運動中樞神經及呼吸中樞神經等）則引起麻痺，而停止心臟之運動及肺部之呼吸，竟爲致死之原因，或出血較少，其被壓迫部份，與生命無大關係者，則被壓迫腦部所轄之神經系，受其影響，而至麻痺，以之成口眼喎斜或半身不遂，其腦血管破裂之原因有二，即「血管硬化」與「血壓亢進」是也。（未完）

癰疽漫談

陶摩蒼

治外科者須知有陽症陰症之別，凡瘡瘍紅腫灼熱疼痛，穿潰易收口亦易，而膿液濃厚，屬急性者爲陽症，如疔癰之類是。若不紅不腫不痛，不易穿潰，即潰後膿液清稀，收口不易，屬慢性者爲陰症，如瘰癧等是。外科諸疾以疔癰疽爲最多見，其實皆內醫所稱化膿症也。疔爲急性炎症，病毒進行頗速者也。癰爲範圍大之炎症，膿液特多者也。惟疽之症狀不一，性質亦殊，如腦疽之屬，乃類於癰之炎症，附骨疽之類，則又屬慢性之化膿炎症矣。經云：「營氣不從，逆於肉裏，乃生癰腫。」故營氣爲受病之源，癰腫乃病灶所在，癰者壅也，氣血壅滯，脈絡不實，邪著不化，稽留於肌肉之中，榮遏而不行，故作熱，熱勝則腐肉爲膿，然不深陷，故色澤而五肉不傷。（生於內臟者例外）疽者阻也，乃肉體弱之人，腠理不密，或外受寒邪乘虛侵襲，或膏粱厚味鬱熱之火，深伏於筋骨之間，以致經脈流行失利，瘀滯不通，日久亦爲癰膿，病雖似癰，而症勢較甚於癰，以其初起多屬陰症之類，往往纏綿難愈也。治斯症者，當辨其陰陽，明其虛實，庶可按法施治，而不致夭折人命也夫。

小兒病

湯谷薌

兒科一門，一般的都認爲極難治療，診斷更不易着手，因小兒體質嬌柔臟腑脆弱，易感易受，變化莫測，在診病時欲按其脉博則動搖難以捉摸，欲察其形色則啼笑不常，即使能說，也倘恍不可以爲準的，種種隱奥，實較成人爲難醫，所以有啞科之稱。通常兒科中最重要的病症厥痙驚風，尤其驚風一症，證狀至爲危急。嘗考驚風的命名不見載於典籍，但自古迄今相傳數千百年，不知起源於何時，也不知根據從何而來。一般業兒科者，偶然發見四肢搐搦角弓反張撮口弄舌的症狀，並不辨其爲外感內傷，亦不審其爲寒熱虛實，都以驚風二字混統名之，而對於病理渾渾噩噩不甚了解，於是妄投藥石，誤小兒於非命，實屬大謬不然。以驚風二字意義分晰，驚者感受驚恐也，症屬七情內傷，或於母體時娠婦忿怒驚恐調攝乖常所致。風字有二義，在外感爲風寒，在內傷爲肝風，併合而言不外內傷外感。爰不揣淺陋，略予申釋。所謂急驚者，即金匱書中之剛痙，見證爲壯熱，牙關緊閉，面赤唇紅、角弓反張。原因並非驚嚇，實因外感風邪，當解不解，應汗不汗，以致表邪傳入陽明經絡，乘勢化熱。或因乳食，積滯生痰，痰盛生火，痰火相搏於內，閉塞清竅，而手太陰肺臟，主行氣藏魄，受痰火上壅，閉其肺竅，血脈停滯，經絡拘束，而發爲抽搐掣顫，昏悶氣喘，兩目竄視。醫者當審其病在經在腑，認證既確，自無差忒，譬如在經者，金匱主以葛根湯汗之，以解其表，如在腑者，金匱主以承氣湯下之，以攻其實熱，如下後餘熱未清，人參白虎湯，或竹葉石膏湯等，亦可酌用，辛散燥熱之品，在所禁忌，而針灸等法，切勿輕用，倘以之誤投，則禍即旋踵。慢驚風者，即金匱之柔痙，其症爲四肢拘急，難以屈伸，面色痿白帶青，口噤弄舌，項强唇白，口中氣冷，喉中痰鳴，角弓反張，兩目無神，腹中鳴響，瀉痢冷汗，完穀不化，脈見沉遲，虎口指紋紫淡，神情痿疲不振。此症實因外感風寒，初起邪在肌腠，營衛不固，而內傷乳食，久則脾土虛弱，孤陽外越，元氣渙散，陰霾內佈，肝風乃起。此症若與驚風治，不惟治驚無驚可治，而治風亦不可得，實因脾土虛弱，陰寒之極，風之所由生。治之先宜溫補脾土，治本即所以治標，當以桂枝附子湯，及附子理中湯，倘醫者不察，誤認爲熱爲食，爲驚爲風，妄用寒涼疎散，消導滋陰諸品，並成藥回春丹，鷓鴣菜等，稍一服之，則險象立見，生死關頭，在此一舉，可不愼歟！總之治病大法，必須辨別外感內傷，寒熱虛實，陰陽表裏，處方用藥，亦有汗和下消，吐清溫補之法，從治反治，各得其宜，治大人病如是，治小兒病無獨不然。倘差之毫厘即謬以千里。鄙意如此，然乎否乎，請同道諸君，共同檢討。

喉痧與白喉之區別

施正平

喉痧即猩紅熱，原因觸受時厲溫毒，白喉雖同屬急性傳染病，而治法則爲陰虛燥熱，判若天淵，設或誤治，爲害非淺，茲略爲分述之，喉痧初起，惡寒發熱面赤頭痛，咽喉焮紅腫痛，胸悶鼻塞，泛嘔頻頻，頸項腫脹，項間及胸背有痧點隱約，熱毒內蘊，來勢極驟，一擁直上，咽喉頓形腐爛，初起先宜解表，普濟消毒飲麻杏石甘湯等，務爲透達使邪從外泄，白喉初起發熱頭痛，骨節疼痛，咽腫難嚥，扁桃腺上有白點，頷下淋巴腺腫脹，精神疲憊，且併發也，症如枝氣管炎等，治法宜滋陰泄熱，生地玄參石斛知母麥冬川連中黃銀翹板藍根甘寒養陰，清血解毒，總之喉痧屬於實症，白喉屬於虛症，喉痧紅腫而腐，白喉白點微痛，喉痧腫而不硬，白喉硬而不腫，喉痧口有臭氣，白喉口無臭氣，喉痧身發丹痧，白喉身無斑點，喉痧以解表泄熱爲主，白喉宜以養正扶陰爲先，喉痧切忌辛溫，白喉切忌辛表，喉痧有三忌，一忌泄瀉，二忌鼻塞，三忌音啞，白喉有三禁，一禁刮破，二禁近火，三禁多睡，喉痧白喉之區別若斯，臨診之時，可不明辨哉。

喉證摘要

孫慶雲

咽喉之症若何醫？噤口先針四穴宜，鼻中吹入（通關散），喉內風痰探吐之，次用溫水噙漱淨，（追風）（本藥）合將吹。用針刺腫處，深淺要隨機。舌上白胎黃刺，薄荷末擦拭休遲。厥逆不知人事，吳茱萸敷貼湧泉。此乃治標之則，療本因症而施。發熱惡寒，須用荆防解表。口乾便閉，可將（涼膈）下之。二症並見，兩法兼施。上焦積熱，（清咽利膈）偏有效。喉腫不消，（瀛洲學士）獨爲奇。抑實火，須用（三黃涼膈散）。化風痰，必尋加減（二陳湯）。五日不消，宜服（千金內託）。膿成潰破，頻吹（祕藥）（生肌）。戒服寒涼剋伐。忌飧醇酒油煎。喉間脹處，不消不潰，頻將（均藥）吹上。頦下顋頷，又焮又腫，調合（金箍）敷之。虛火咽痛，不紅不腫不壅塞。病非實例，忌寒忌刺忌攻風。上午痛兮中氣弱，（補中益氣）最合理。午後痛兮血不足，（四物）滋陰也相宜。少陰咽痛（桔梗湯」。臟寒咽閉蜜附子。喉科大要竭於斯。管窺俚言略指迷。公諸報端，就正有道。深慚獻曝，倖勿見嗤。

上例所用湯頭，方書都有記載，毋庸贅述。內有一二種吹藥，乃係抄本，諒讀者或有膈膜，容後奉告，以供公開研討。　筆者附識

小兒盤腸內吊治療法

唐蝶

小兒一科，俗稱啞科，最爲難醫，醫者，必須審愼體察，方能領悟，用藥務須對症下藥，不然藥不中肯，難收效果，小兒內吊一症，醫者每易疏忽，往往認爲普通之夜啼，不知內吊之夜啼異乎平常之夜啼，如腰曲如弓，額汗口張足冷，上唇烏黑無淚乾啼，其原因乃由於小腸冷氣所搏，或生下洗浴時，冷風襲臍，以致腹中疼痛啼哭不休，小兒不能言語，痛則惟哭，治法先以葱白煎湯熨其臍腹，良久候尿解於湯內，或以葱白搗爛，熨其臍旁，其痛自止， 內服當用木香散主治。

治病分合論

朱曾田

一病而當分治者，如痢疾腹痛脹滿，或先治脹滿，或先治腹痛。卽脹滿之中亦不同，或因食，或因氣，或先治食，或先治氣。腹痛之中亦不同，或因積，或因寒，或先去積，或先散寒，種種不同，皆當視其輕重而審察之。以此類推，則分治之法可知矣。有當合治者，如寒熱腹痛頭疼泄瀉厥冒胸滿，內外上下，無一不病，則當求其因何而起，先于諸症中擇最甚者爲主，而其餘症，每症加專治之藥一二味以成方，則一劑而諸症皆備，以此類推，則合治之法可知矣。藥亦有分合，有一病而合數藥以治之者，閱古人製方之法自知，有數病而一藥治之者閱本草之主治可知。爲醫者無一病不窮究其因，無一方不洞悉其理，無一藥不精通其情，庶幾可以自信，而不枉殺人矣。

筆記

文蛤與五倍子

黃雅鎔

傷寒論太陽篇云：「病在陽應以汗解之，反以冷水噀之，其熱被却不得去，彌更益煩，肉上粟起，意欲飲水反渴者服文蛤散」。醫宗金鑑註：「以文蛤內疎膚熱，文蛤卽五倍子也」。或分文蛤五倍子爲二種，醫者以此方不常用，故皆以訛傳訛，不加考正，然一藥之差，攸關生命，豈可不深加檢討而盲從哉。茲將一得之見，分述如下：考文蛤係水中介蟲，產海沙中，大者長二三寸，其殼略似心臟，形微白帶褐色，有細狀之帶紋，內層色白，水管甚長，足有强力，能掘沙土，埋體其中，味鹹平無毒，主治咳逆、胸痺、腰痛、脅急、鼠瘻、大孔出血，女人崩中漏下等疾。五倍子係蚜蟲寄生鹽膚木上，刺傷其葉，成囊狀之蟲瘤，中藏蚜蟲之卵，味酸平無毒，含有大量之單甯酸，故歛性極强，用以止血止咳，消渴盜汗，虛痢脫肛，及子腸墜下等症，今人於煎方中鮮有用者，多用於丸散方中。綜上所述，文蛤係水族類，五倍子係木類，一性鹹平，一性酸平，大相逕庭。李時珍曰：「五倍子形似文蛤，故同名」。未嘗認文蛤卽五倍子也。由此文蛤可證與五倍子各不相侔也。傷寒論中之文蛤散，用以疎肌膚之熱，當是文蛤無疑，而非五倍子從可知矣。

診餘隨筆

衛指村

偶閱本草姙娠忌用歌中有一句曰：「茅根地胆孕婦亦在不相容」。讀之沉思良久，茅根地胆孕婦亦在所忌，第不知地胆爲何物，遍閱藥性，質之鄰近藥店與同道，未得確切之瞭解，爰投本報，質疑於諸道長之前，祈垂敎也。

關於切脈之大體部位有寸關尺，候法有浮中沉，然浮中沉者，指端之輕重，旁觀者難辨其錯誤，每有着指部位按錯者，數見不尠，此中醫之基本診斷，未能確切認識，遑論高深學理，今將我之所知，略述於后，蓋人手腕後高骨隆起者卽是關部脈也，覆手取之，先將中指取定關部，方下二指於寸尺之上，因中部界乎尺寸之間，故名關，或先以食指尋得魚際下按之爲寸位，次按中指爲關位，次按無名指爲尺位，凡病人臂長者三指略疏，臂短者三指略密，自已指粗者，三指須密，指細者三指略疏，寸尺之意義，從高骨上至魚際長一寸，故命名曰寸，從高骨下至尺澤長一尺，故名曰尺，寸部候上故爲陽，尺部候下故爲陰，此取脈之常法也。每見以關作寸，以尺作關，殊不爲然，故云：「法不遠人，人自遠法。」信不誣也。

前記牛鼻繩致汗之實驗，本報刊登後，曾於下沙楊季藩兄處得聆師伯王愈疚先生之敎云：「牛鼻繩大都以干戈製成，具解散發汗之作用。」於此益明此物致汗之理由，因附帶述之。

按地胆係節肢動物昆蟲類，體細長寸餘，色黑藍有光澤，頭大尾赤，其翅尖細不能飛，棲石隙草叢中，其性辛寒有毒，主治疝瘕墮胎，功同斑蝥，故孕婦忌用，因屬冷門藥，藥肆中鮮有備者。　編者附誌

談談祕術公開的擒拿手（續）

海曲蠡工

我這篇談談祕術公開的擒拿手的稿子，開始動筆是在本年陰歷正月裏恰好碰着本報第八期稿荒時候，臨到上轎穿耳朵，隨手寫來充充篇幅，原想一二期就完的，剛巧第九期三一七特刊稿件非常擁擠，不免偷懶了一回，第十十一兩期當握管的時候，因爲興之所至拉在籃裏就是菜說了許多不相干的廢話，眞正擒拿秘訣還不曾公開宣佈，累得讀者們望穿秋水了，眞是抱歉得很。前幾天盧素公先生對我說：『你這篇擒拿手稿子做得很好，一般讀者的心理都被你擒拿住了，沒有一個不是伸長了頸子望你繼續下去的』。盧先生的話，妙語雙關，初聽似乎替我捧場，仔細想想覺得話中有刺；他的意思以爲擒拿兩字不過弄筆頭的一種技巧，擒拿讀者們的心裏罷了，那有眞正的祕訣呢？因此我想到二十年前的我，剛剛初出茅廬，心裏很羨慕鮑芳洲馬化影一般人物，也想學習催眠術，以爲做醫生的學會了這個方法，以後遇着精神病也不致束手了。但其時我的父親尙健在，他老人家很節儉，不肯隨便給錢供我亂花，我又自已不知道學得會學不會，所以不敢向父親討錢，個人的理想終成泡影。有一次偶然看見報紙上登着一段廣告，某書局發售特別萬能催眠術全書，每部兩大厚册定價三元六角，眞是欣喜欲狂，把自已平時節省下來的零用錢，連忙跑到川沙託郵局匯款去買，不多幾天綠衣郵差送來兩本很薄的洋裝書，一到手就窮日夜之力一口氣看完，豈知全書內容都是催眠的理論，方法兩字絲毫沒有提到，看完後將書一擲，倒抽了一口冷氣，唉上當了！幸虧損失不大，然而心上甚覺懊惱，以爲催眠學術非從師傳授是學不會的。明年肄業上海石皮弄中醫專門學校時，又見報上登載某某催眠術函授校招收遙從弟子，索閱章程取費極廉，只消繳講義費二十元，其他各費免收，而且保證成功，以爲機會難得不敢失之交臂，剛要寄款報名而同學某君告訴我說：『你也要上當了』！我仔細問他，方知他已經先上過當了，總計化去一百多塊大洋還沒有學會哩！內容是這樣的：報名時先繳講義費二十元，寄來幾本薄薄的講義，書中專談理論，說到方法用括弧註明參看某書，於是又購某書閱之仍是一派老調，看甲書時要參考乙書，買到乙書又要參看丙書，丙書中又說非再看丁書不可，弄尲尬索性繼續下去，這樣戊已庚辛一直連鎖般的看到壬癸爲止，依舊是空空洞洞，不曾學得半個方法。憑着幾行廣告推銷這許多講義，你們想想看，方法好不好呢？怪不得費去一百多塊錢還沒有學會哩！這個就是盧先生所說的擒拿方法了。列位看官，鄙人老早聲明，對於讀者分文不取，而本報的銷路各會員處都是奉送的，所印不多，除分派本會會員外，雖尙有幾本餘頭可以出售，但很有限，還用得着這樣發極麼？閒話少說言歸正傳，現在要談擒拿手的方法了。開口之前我先要同諸位講三個條件：第一就是要珍惜學術，這方法學會了後，除我們正式同道可以互相切磋外，絕不可向各界人士隨便公開，而對於走江湖的野郎中尤當緘守秘密，絕對遵守內經上非其人勿敎之訓。此中原因有二：一則防法太普遍，個個人學會了還會來請敎我們醫生嗎？所謂西洋鏡拆穿了不値銅錢。二則恐防流入匪人手中助長他們敲竹槓的機會。就是我這幾篇亂七八糟的文字，雖然夠不上版權所有不准翻印的資格，也不可抄登在隨便什麼報紙上。馬景園君說的用照相機攝取行使手術的姿勢登在浦東報上，這個辦法斷斷使不得，請各位注意。第二個條件要交換智識：擒拿手方法甚多，鄙人所知者起初只有一個，從甘露雜誌上看見唐報親君的方法三個，一個月前又接着周浦火琴山君來信並附述擒拿手方法兩則，據火君信上說其師朱醴泉先生字振聲擅長外科，曩與先祖同出金頌白先生門下，與鄙人有通家之誼，而所述擒拿方法與先祖所授者不同，因當時金府同門悉遵師訓不許公開授受，卽同學之間亦不肯互相切磋，故所得皆一鱗半爪。現鄙人所知者連火君所告共得六個方法，其中僅二法相同。惟金先生之門牆桃李甚盛，所傳擒拿方法不止三種，讀者諸君倘有間接出自金門，（頌白先生之族弟金雨亭先生亦擅此術後傳其壻陳雪生先生橫沔徐克勤君卽雪生先生之高足徐君熱心人也家中藏書甚多腹笥便便無術不曉見我此篇當有以語我），或另得名師傳授，或家傳祕法，均希函告，當繼續披露本報。此雖鄙人抛磚引玉之計，但學術固應公開，守祕的壞處鄙人已在第十期本報上說過。孟子上說：『獨樂樂不若與人樂樂，與少樂樂不若與衆樂樂』。諸君何必吝惜呢？以後如蒙賜示，方法雖或雷同，亦當將台銜登出，不敢掠美亦決不辜負盛情。第三個條件要公開切磋：擒拿的方法確實有效，擒拿的原理委實不明。我國醫學向坐此弊，所以不學進步，往往沈疴當前投劑立愈，而問其所以愈病之理，則瞠目不能答。鄙意古代（藥始於民間單方，而擒拿手的發明當歸功於理髮匠；大約古人喜歡按摩，有病時或者請剃頭司務挑痧敲背，恰好遇着患喉嚨腫閉的病人，無意中捏着一筋而喉管忽開亟思進食，因此互相授受遂爲秘訣。此雖想當然之說，或與事實相去不遠。因私人授受素不公開，爲士大夫所不能知者，故無人研究其原理。讀者諸君於所載各法經實驗施治而證明有效後，更當明瞭其所以有效之故而推求其原理。如此不但聞一知二，且可聞一知十。所得理論希投函本報公開示衆，以供同道之切磋。依此方法研究醫藥，決不至長此故步自封毫無進步，願與諸君共勉之！條件既經講妥，那末要牢牢實實宣佈行使手術的方法了。倒用得着陸淵雷先生用藥標準裏的兩句話：叫做『小人不貯財，三個零錢獻出來』！

（未完）

長篇專著

內經新解（續）

桐侯·陳錫周·

十二官（節錄素問靈蘭祕典論）

心者君主之官也。神明出焉。肺者相傅之官。治節出焉。肝者將軍之官。謀慮出焉。膽者中正之官。決斷出焉。膻中者臣使之官。喜樂出焉。脾胃者倉廩之官。五味出焉。大腸者傳道之官。變化出焉。小腸者受盛之官。化物出焉。腎者作强之官。伎巧出焉。三焦者決瀆之官。水道出焉。膀胱者州都之官。津液藏焉。氣化則能出矣。凡此十二官者不得相失也。

中國醫學之發明遠在數千年前。流傳迄今。雖代有盛衰。其間頗不乏見垣一方之國手。生死肉骨成績斐然。考醫書之最古者莫如內經。仲景傷寒論自序亦曰撰用素問。則素問爲醫家必讀之書可知矣。學醫基礎當先明生理解剖。然後可以進而研究病理。生理不明治病何從着手。此盡人皆知者也。顧生理之學求之內經頗難索解。靈樞腸胃篇及平人絕穀篇。所載腸胃之廣長咽舌之重量。粗劣荒謬不可爲訓。即素問本篇。揆諸現代解剖生理亦多不合。以醫學最重要之書。而說理如是模糊影響。其他尚可問乎。吾知讀者至此。對於中國醫學之信仰心必根本動搖矣。雖然。以吾觀之。古人非能知解剖者也。即中醫學之基礎亦不從解剖入手。解剖雖精。僅能知死體之形狀。不足以知疾病之變化。若是於治療上仍無多裨益。古人不諳解剖而能愈危症者。亦自有故。素問五藏生成篇曰。夫脈之小大滑濇浮沈可以指別。五藏之象可以類推。五藏相音可以意識。五色微診可以目察。能合脈色可以萬全。推古人之意。以爲治病重在脈色。脈色爲病狀之著於外者。是爲病形。病狀時有變化。是爲病能。就疾病之形變化可以測知其內藏組織之變化。是爲疾病之形能。曰類推曰意識。皆推測之詞。而不用解剖明矣。從形能之學入手。雖不諳藏府之形狀位置。亦可以明藏府之功用。則本篇所述者是也。

古人言心之功用。恆包括大腦之功用在內。例如心者君主之官也神明出焉。則一切知覺運動諸機能皆屬之焉。以今日新生理證之。凡知覺轉運皆出於腦。由腦出神經。以配四體百骸。有觸於外。神經傳而至腦。腦受之。積而爲智慧。出而爲思慮。發而爲憂樂。泄而爲聲音。形而爲見聞。運而爲動作。腦與神經一有疾。顚狂癡愚痰癱瘋木諸病生焉。而智慧思慮言語動作諸司。又各有部位區域。分別劃然。斤斤不亂。動物試驗之所得。病理解剖之所見。鑿鑿可據。於君主之官無與焉。靈素商兌即據此以駁內經之錯誤。其實不盡然。古人固非能知解剖者。若根據解剖之學以攻擊內經。可以體無完膚。然而古人之意不如此也。古人從疾病之形能推測藏府之組織。知心與腦不能分離。腦爲神經之主宰。而神經藉血液營養。血液受病。神經即不能健全。內經屢言心生血。又云目得血而能視。足得血而能步。掌得血而能握。凡目視足步掌握皆神經爲之主宰。神經所到之處血液隨之。心爲循環器總滙之區。亦爲發血迴血之總機關。其功用實不亞於腦。譬如一所電燈廠。其設備有蓄電池有引擎等。腦爲髓海。知識所居之窟宅。則猶蓄電池也。而心則似引擎。電力出於蓄電池。其原動力則出於引擎。今人但知智慧出於腦。運動亦出於腦。猶言電力出於蓄電池耳。古人以神明爲出於心。猶言電力出於引擎。揆之實際。電力雖出於蓄電池。而其原動力則出於引擎也。從形能上推測藏府之組織。知各藏器皆有連帶關係。故以十一官爲喻。君主者全體之領袖也。人體以知識運動爲最要。故以心爲全體之領袖。既有君主當然有相傅。肺之地位最高。呼吸空氣。掌氣體出入之職。而又能調節血液之流行。使營衛之運行不失常度。故曰治節出焉。古人以愉悅舒暢爲肝德。以憂愁鬱怒爲肝病。是所言肝之功用泰半指神經。愉悅則神經舒緩。憂怒則神經刺激。肝病多怒。將軍爲武夫。故以比將軍之官。肝不病則神經健全。故曰謀慮出焉。決斷由於勇氣。膽怯則遇事躊躇不易決斷。此亦僅指功用而言。非關膽汁。膽汁之功用流入小腸而助消化。與人之勇怯無關。若謂膽汁豐足則勇。膽汁缺乏則怯。是亦想當然耳。膻中爲心包。舊說心君不能受邪。包絡代之。如代君主之行令。故曰臣使之官。心藏神。神志安定而喜樂生故曰喜樂出焉。脾胃主消化水穀。故曰倉廩之官。五味出焉。此乃包括消化器官之全部而混稱之。脾爲藏胃爲府。然功用相同。故同居一官也。大腸主傳導。小腸主受盛。皆言其功用。不煩解釋。獨腎者作强之官伎巧出焉句。頗滋疑竇。伎巧出以腦。與腎何關。經云腎藏精。若以解剖實驗。則白色黏液貯於睪丸而不在腎也。然嘗見作勞好色之人。往往腰脊酸痛。又童子早婚。最易荒棄學業。此就形能言之。則與腎有關矣。三焦爲何物。唐容川中西匯通云。『三焦連腸胃及膀胱。食入於胃。由腸而下。飲水入胃。則胃之四面均有微管。將水吸出。散走膜膈。此膜卽三焦也。水由上焦歷肝膈透腎系。入下焦油膜。以達膀胱。故三焦者中瀆之府水道出焉。』陸君淵雷云。『信如所言則三焦乃胸膜肋膜腹膜矣。按諸膜所以襯貼軀殼藏府。免除摩擦損傷。絕無決瀆行水之用。其爲病不過發炎。亦與古書所言三焦病不合。可知三焦決非油網。章太炎先生以爲卽淋巴管。殆得其眞。蓋淋巴液自血漿中滲出。浸潤於各組織之罅隙中。淋巴管吸收之。以迴入靜脈。此與決瀆行水之義正合。』愚按古人既不諳解剖。又安知所謂油網與夫淋巴管哉。但就形能方面觀察之。懸想人體之內必有此一種藏器。能任決瀆之職以通水道耳。膀胱在軀體之下部。離君主地位最遠。故曰州都之官也。水雖聚於膀胱。其出也有賴於氣化。蓋腎主二便。腎氣健全則小便通暢。腎氣衰弱則非癃閉卽爲遺溺。故曰氣化則能出焉。綜上所述。十二官雖功用不同。然須知生理此呼彼應。有一處病而他處隨之而呈變異者。有先一藏發病而後病及他藏者。銅山西崩。洛鐘東應。彼專事解剖者。烏足以知之故曰不得相失也。

時病新論（三）

張羨梅

腸傷寒

（二）脈搏　脈搏之增加，較體溫之上升爲少，爲本病之特徵。通常體溫高至三九至四十度，而脈搏不過八十至一百至。若病人爲壯男而脈搏達一百二十至以上者，爲危險之徵。又往往由動脈壁弛緩而起重脈，脈雖正常，但易由運動而數加增。如心力衰弱，則脈搏頻數。（三）心臟　發退行變性外，往往起實質炎。又心臟痲痺，爲本病死因之最多者。此種障礙，除高熱及營養不良外，皆由毒素爲厲。（四）血管　有時發生傷寒性動脈炎，或血栓起手足壞死。因血行非常緩慢，故心臟及靜脈起衰癈性血栓。（五）血液　赤血球及色素減少，白血球亦然，普通一立方公釐中，有五千至一萬者，減少至四千至二千。此白血球減少症，却與他種傳染病相反。血中及致瑰疹中得檢出本菌。（六）口脣　乾燥皸裂，每覆有污痂，所謂烟煤者是也。（七）舌　初則覆有白厚膩苔，後乾燥皸裂，被有污褐苔，挺出之，則起震顫。至第二週，其苔自舌尖漸向後方剝脫，於舌尖剝脫面，呈三角形，所謂傷寒症舌三角。於是舌清潔，乾燥潮紅，乳頭腫脹，故舌面粗糙，所謂陰虛舌苔者是也。（八）口腔及咽　少數有咽炎，有時起扁桃體炎，舌者口腔及咽，生鵝口瘡，卽俗稱口糜者。在極期後，又有見腮腺炎者，多數化膿，爲危險之併發症。（九）胃　無甚變化，惟食慾缺乏，胃痛及嘔吐，亦不若天花及斑疹傷寒等各病。（一〇）肝　腫脹而發黃疸者有之。（一一）腸　其解剖變化最顯，爲本病主徵。（甲）在大腸則起鼓腸，但通常不甚顯著，如鼓腸症狀强著，則爲腸痲痺之惡徵。（乙）壓迫迴盲部則發疼痛，起迴盲部雷鳴，此症狀昔亦視爲特徵，但亦未必。（丙）大便在本病初期，恆爲閉結，以後則以人種而殊。在歐美各國病人，大率泄瀉，一日二次至數次，爲稀薄之豌豆汁狀，有磠精臭，因存有炭酸錏也。反應鹼性，靜置之，則分爲上下二層，上層爲溷濁液，下層爲黃褐色不透明之絮片。便之比重，一、一五〇含因形物僅百分之四，缺蛋白質及黏液。排便時，無腹痛及裏急後重，鏡檢時，可見食物殘渣，圓形細胞，赤血球，多數之細菌及燐酸錏美晶。休拉思氏雖謂此晶，有診斷之價值，然他病亦有見之者。至發病第七日後，便中可檢出本菌，惟腸黏膜表層未破潰者，本菌不能混入糞中，故早期不能檢出，逮發生潰瘍後，以時日之經過，混入雜菌，故又難將本菌證明矣。在我國及日本，發本病者，便閉爲多，凡泄瀉者，俗稱漏底傷寒，視爲危候，蓋便閉者，腸較靜止，不易誘起腸出血，泄瀉者則腸動亢進，因有出血之虞也。

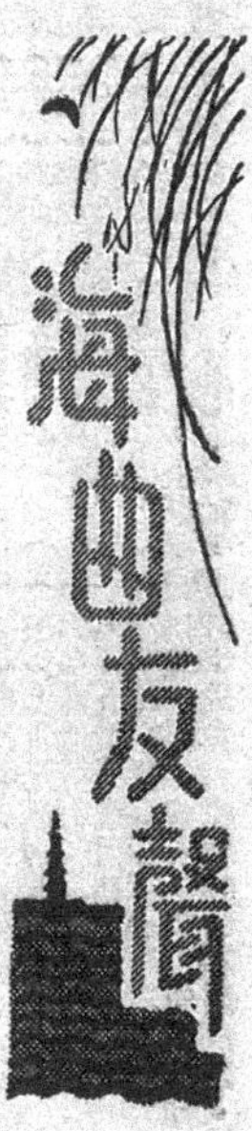

海曲友聲

小人有母年越古稀國難家貧未能介壽讀仁齋賢弟爲親六十稱觴詩感而有作即用原韻

秦伯未

老予有母亦縈思。頗欲相娛未得宜。靜爇爐香親即佛。新栽庭竹孝兼慈。（庭有慈孝竹爲吾母手植）身閒差喜家常返。腰健還欣杖不持。寄語同門多美意。從今惟待太平時。

有懷素公桐侯兼寄仁齋再用前韻

謙齋

漫從海曲寄相思。捫腹誰憐不合宜。酒價漸高難斷癖。人情垂老轉多慈。青梅聞共櫻桃摘。（桐侯仁齋有立夏詩相唱和）白髮空將筆墨持。大亂終教容易別。年年辜負看花時。

春光雲莫苑事闌珊雨窗寄素公江鎮

謙齋

風雨砭春瘦。餘寒蘊袷衣。故人期不至。終日思依依。虛室靜生白。滿園花欲飛。未忘芳草意。江岸野烟肥。

和南滙張鑑千先生詠中山公園詩即次原韻

陳桐侯

林園屐跡久荒疎。刼後重勞剔莽蕪。嫩柳破愁眉展翠。夭桃含笑靨添朱。香留曲徑迷蝴蝶。春暖晴畦喚鵓鴣。離亂十年驚夢穩。衆芳無恙倍歡娛。

前度劉郎再到時。風光依舊貢裁詩。綠雲襭綮披三徑。紅雨繽紛點一池。騷士爭留題壁句。蠻箋愛護出牆枝。閒鷗野鷺曾相識。觴詠蘭亭好訂期。

春雨

仁齋

萬家垂柳綰輕烟。細雨江南二月天。淺碧新沾村釀熟。小紅試插苑花研。燕知避濕梁間語。蝶倦尋芳葉底眠。魂斷春隄泥滑滑。踏青人少過溪邊。

春寒

仁齋

連朝苦雨兩眉攢。剪剪東風砭骨寒。曉幕低垂耽室靜。夜窗深坐怯衣單。呵毫墨暈書多拙。倚枕人孤夢不安。寂寞閒庭春過半。飛紅墜入碧闌杆。

春郊

仁齋

吟鞭小駐畫橋西。柳暗溪頭路易迷。着樹夭桃紅欲綻。黏天芳草碧初齊。長林清曉聽鶯語。繡陌輕塵試馬蹄。偶自杏花村畔過。新詩又向酒家題。

行年六十戲成毛韻六首聊以自嘲

盧素公

六十年華不算高，無須祝嘏擾朋曹。酒酣餘勇還思賈，捉住頭顱伐二毛。

個性凡庸敢騖高，慣因疎懶惱同曹。生平願欲利天下，只恨身贏沒一毛。

不知地闊與天高，羈寄生涯燕雀曹。一自試飛終鎩羽，端由修養未豐毛。

贏得身輕福亦高，累無家室與兒曹。乾坤逆旅任來去，管甚霜花剪鬢毛。

孤弦獨調自鳴高，拍手漁樵引作曹。偶向情天留色相，休從塵溷問皮毛。

哦成自壽獨標高，寫示山猿水鶴曹。褱筆拈來堪一笑，等閒似我禿顛毛。

疊韻六首和素公自壽

陳桐侯

矍鑠詩翁舉步高，精神強勝少年曹。海濱學圃需屯墾，犂雨鋤雲闢不毛。

時代文章侈論高，鴛鴦蝴蝶任伊曹。狂瀾隻手偏思挽，詩學還宗大小毛。

寡和應憐作曲高，陽春豈合郢都曹。牙琴自有知音在，珍重騷壇一鳳毛。

風月秋江爽氣高，鷗爲伴侶鷺爲曹。水鄉添個忘機客，閒立灘頭刷羽毛。

吟成格調具清高，逸響流傳播士曹。我是無鹽羞見客，敢輕顰笑學施毛。

騷人風骨自孤高，懶整衣冠謁吏曹。獨爲尋詩來不速，推敲一字析毫毛。

贈南滙中醫師公會

尹成章

吾國醫藥
仲景因之
後起名賢
歐風東漸
不圖倭冠
漫漫長夜
更建醫會
前途進展

肇自炎黃
傷寒立方
劉李朱張
吾道摧戕
侵吾邊疆
八載蜩塘
復刊報章
莫可限量

本經靈素
六經標本
闡明經旨
嗟吾絕學
飄飄風雨
賴我壯士
宏文鉅著
還祈同志

垂訓煌煌
辨析陰陽
吾道日昌
孰與勗勵
牛壁淪亡
喋血戰場
滿幅琳琅
努力相將

越人難經
提綱挈領
時至今日
卓哉醫會
大會中止
掃除賊虜
灌輸學術
自強不息

補其未詳
藥案相當
西學瘋狂
力振襟綱
醫報急荒
天日重光
切磋權商
萬載輝揚

會務

南匯縣中醫師公會第二屆第二次理監事聯席會議錄

日期 六月六日下午九時 地點 假周浦鎭孫立夫宅

主席 倪國鑫 紀錄 陶泉孫

報告事項

主席報告（一）處理第一次理監會議各項議決案情形

（二）一個月來會務進行狀況

（三）經濟收支狀況

討論事項

（一）組織十人請願團向政府請願准許中醫學校立案案

決議 推定倪國鑫王正章張延仁葉峨璋張秉陶姚維峯楊季藩倪恩圃王播芳陶泉孫爲十人請願團赴縣府請願轉呈上峯

（二）本會經費不敷應如何籌措案

決議 一、增加經常費自七月份起按月調整爲一萬元 二、入會費即日起調整爲六萬元證書證章費一萬元

（三）省中醫師公會將于六月十一日召開籌備會議應如何提議案

決議 請求教部准許中醫藥學校立案及設立編審會[illegible]下增設中醫署或中醫藥管理委員會醫療人員應另開技術訓練班以資造就軍醫人材而利救獲事業

（四）接奉縣府轉下內政部訓令醫報名稱與類別不符應改爲醫學雜誌或醫學月刊案

決議 改名爲南匯醫學月刊

（五）確定下屆會議日期地點案

決議 定于七月六日在本會舉行

藥謎

瘦鴻

（一）南朝首創宋家天

（二）啓讀緘封一字無

（三）君命召毋俟駕

（四）上古之治病祝由而已

（五）車轍馬跡遍天下

（六）慈悲接引

（七）拾舊剛逢螺負子

（八）九纚壓鬢困初笄

（九）海上牧羊遺骨肉

（十）經水從來不愆期

以上十句各射藥名一，上期藥謎揭曉，第二首第三第四句，漏刊牽牛白芷，末一句爲用軍，最精，萬祥尹成章君所射均中特附誌之。

民間實驗效方（二）

姚子讓

——外科傷瘍類——

▲湯火傷

生大黃研極細末，用雞子白調敷。又地榆滑石等分研末，香油浸敷。又老黃瓜裝罎內，埋土中數月，即化爲水，愈陳愈佳，有湯火傷者，取水塗搽，或用南瓜亦可。

按燒傷者遍體受灼，須預防火毒攻心，急以童便或蘿蔔汁一二杯灌入，然後用藥敷之，以免毒氣內逼，有爛入筋骨之虞。如潰爛不斂者，取伏龍肝入炭火燒紅，水飛晒乾，研末，人乳調敷。

▲刀傷方

明天麻一兩，羌活一兩，防風一兩，白芷一兩，生南星一兩，生白附子十二兩，上藥六味，和勻研末，滿蓋傷口。如出血不止者，用龍骨末少許滲之。

按歸田瑣記載一人壓傷，而腎子俱出，以爲無救，用上方就破處敷上獲愈，若皮不破而青者，燒酒調敷，傷重者黃酒沖服二三錢，腫者清水調塗，此方止痛止血，一切跌打損傷均效。

▲乳癰方

採生蒲公英搗汁，沖酒服，並取渣敷乳上，數次即消。

按錢塘陸典三，有本草詩五十四首，曾記其詠蒲公英前四句云：『性味甘寒乃認公，醫人醫毒奏奇功，偕同補劑療鬚白，單獨通靈治乳紅。』蓋乳房屬胃，蒲公英化熱解毒，功消腫核，故佳。

▲痰癧方

海蟄荸薺，每晨共蒸食之，一月即愈。又夏枯草煎湯代飲。又芋艿去皮切片，晒乾研末，水糊丸菉豆大，早晚酒下二三錢，並治新舊結核。

按瘰癧酸痛不紅，著名方劑有芋艿丸，此外用山慈茹三錢，製半夏夏枯艸各二錢，淡昆布海藻青陳皮各錢半，牡蠣八分，白芥子七分，煎服數劑，對於本症初起，當可相輔成功。

▲流注方

大活絡丹一顆含化，其但用二烏乳末胆星地龍六味者，名小活絡丹，毒烈異常，愼勿誤用。

按流注乃寒痰爲風邪所引，竄入經絡爲毒，其發也多生骨骱轉曲處，流走不一，初起皮色不變，惟腫起酸痛，體雖發熱，內未成膿，余治多人，悉以上方愈之。

南匯縣中醫師公會五月份收支報告

收入之部：

一、收上月結存二百零九萬七千二百元
二、收補助費九萬六千元
三、收入會費十二萬元
四、收證書及證章費六萬元
五、收經常費一百十九萬四千元
六、收借款五十萬元
七、收定閱醫報費（良利堂藥號）一萬二千元
　計收國幣四百零七萬九千二百元

支出之部：

一、付雙人寫字檯一只四十萬元
二、付徵收員薪給三十七萬三千五百元
三、付開第一屆理監事會午膳費十四萬三千五百元
四、付十一期醫報印刷紙張及校對費六十萬另九千元
五、付漆生財費四十二萬六千元
六、付沈書記薪給（本月份）六十萬另八千元（合白米一石六斗）
七、付房屋裝修費六十萬八千四百元
八、付郵票四萬九千元
九、付總務股津貼費四十二萬七千元（合白米一石一斗）
十、付印刷品三十二萬二千元
十一、付雜費五十九萬三千六百元
十二、付借款五十萬元
十三、付借息三萬五千元
　計付國幣五百零九萬五千元
收支兩抵結欠國幣一百另一萬五千八百元

（由倪恩圃國鑫暫墊）

補助費徵信錄（續）

沈才明　六千元　金月泉　良利堂　丁榮川　以上各一萬元　丁濟人　季乃璋　陳應祿　郁應六　徐子默　張文昌　周梅貞　中介山　郁學林　以上各二萬元

編後湯譚

此次本會理監事聯席會議，在周浦舉行，此種流動式的集會，原在聯絡各地同道感情，使會員與公會間打成一片，用意甚善。周浦市面繁榮，爲本縣商業中心，人才濟濟，醫林稱盛，是日由劉賓悌同志召集當地會員，參加聚餐，人數頗見踴躍，並有前本會常務孫立夫潘守廉兩先生從上海特地趕回，還有龔漢聲先生不辭路遠蒞臨，席間觥籌交錯，狀極歡娛，編者與孫潘兩先生已十年不相見，孫先生依然春風滿面，妙語如珠，風韻不減當年，潘先生久作海上寓公，西裝革履，風度翩翩，已脫却郎中派頭矣！互談抗戰前與編者等赴首都，出席焦先生所召集之會議一幕相與莞爾，龔漢聲老人家之言曰：中醫學校必須抗爭到教部准許立案，不然後起之中醫學生無從產生，勢將成爲無母之孤兒，甚致有斷種之虞，語重心長，足資警惕。並承諸同仁對醫報編輯方面，多所指示，編者衷心感謝之餘，自當盡量採納。

本會自各股人員改選以來，對於會務，積極推進，會所已效孟母之三遷，搬在南門大街辦公，倪理事長與陶主任每日到會，處理日常事務，井井有條，陶主任並有會務日記之作，頗有價值，他日可在本報刊載。

張羹梅先生之時病新論，因篇幅關係，擱置多時，應向作者致歉的，今後當陸續刊出。

南滙縣中醫師公會爲南匯醫報改稱南匯醫學月刊通告

案奉南匯縣政府社字第一五七二一號通知內開「奉江蘇省政府民四字第二五九四三號訓令略開「案准內政部三十六年四月十七日安字第五一七號函略開「准貴省政府函送南匯醫報登記聲請書查名稱與類別不符應飭變更聲請再核」等因准此查該縣南匯醫報既係月刊與報名不符應稱爲醫學雜誌或醫學月刊仰即轉飭遵照更正重行登記報核」等因奉此查本案前據該社呈送登記聲請書前來當經層轉登記并批示在卷茲奉前因仰即遵照更正重行登記報憑核轉爲要等情據此經本會第二屆第二次理監聯席會議決議本報自下期起改稱「南匯醫學月刊」交第二卷第一期以符功令並由原任編輯人繼續負責辦理特此通告

中華民國三十六年六月十日

理事長　倪國鑫
常務理事　王正章　張延仁

南滙縣中醫師公會會員錄（續）

姓名	性別	年齡	籍貫	通訊處
楊蕎馥	男	三六	南匯	瓦雪村種福堂藥號
徐道揆	男	三一	同上	周浦楊家弄五號
王志濟	男	二六	同上	周浦城隍街一四九號
劉保田	男	四〇	同上	周浦北街天主堂
陸乃安	男	三〇	同上	浦東北蔡東市
陸永芳	男	二九	同上	浦東塘橋盛家街
李菊圃	男	四三	海門	浦東大團北市
陸希濂	男	三一	同上	北蔡東市本宅
諸朗亭	男	三三	同上	魯匯三德堂
吳正流	男	三九	奉賢	新場中市大街
徐子貽	男	四六	南匯	魯匯西新宅
陸笠江	男	五二	同上	坦直橋
王善先	男	四七	同上	新場
吳越	男	二九	同上	新場
倪國望	男	五四	同上	魯家匯
朱成均	男	四二	同上	萬祥
張志明	男	二六	同上	南匯東門外朱家路
張鳳翔	男	三二	同上	御橋張天成堂
陳尋均	男	三〇	同上	坦直橋西磚屑堰
吳正方	男	三〇	同上	陳水關橋知仁堂
孫臓	男	三三	上海	東門外天竺堂
瞿琴祥	男	五〇	南匯	打鐵橋
陸行雷	男	四五	同上	六灶
陳憲章	男	三七	同上	三墩
孫道清	男		同上	鄧鎮同德堂
黃學岐	男	三五	川沙	東門外天竺堂
徐聲揚	男	三〇	南匯	北蔡益齡堂
翁尋若	男	四三	同上	杜行長春堂
傅金粟	男	四一	南匯	坦直橋天吉堂
楊劍雪	女	二八	同上	北蔡益齡堂
楊延齡	男	四一	同上	北蔡益齡堂
趙明初	男		同上	北蔡益齡堂
傅興伯	男	四五	同上	坦直橋
談頌斐	女	三三	同上	召樓大成堂
葉士鈞	男	三二	同上	周浦小云台申泰米莊
方守儒	男			大團
張雲龍	男			瓦雪村
嚴柳飛	男			陳家店延鶴堂
康則安	男	三二	南匯	新場南市周聚豐
丁濟人	男		同上	張江柵萬福堂

以下新入會（五月六日第二屆第一次理監會議之後入會）

姓名	性別	年齡	籍貫	通訊處
陳應祿	男	三〇	南匯	談家店陳益生堂
朱學淵	男	三一	同上	周浦龔家弄
蔡新安	男	三〇	同上	周浦衣莊街瑞和祥煤行
李君舒	女	三一	同上	周浦金龍街廿號
郁應六	男		同上	三灶天和堂
劉中明	男	三四	同上	孫小橋天生堂
徐忠賢	男	三五	川沙	橫沔濟民藥局
劉德英	女	四一	南匯	周浦
徐子獸	男	三〇	同上	南門三知堂
中介山	男	四二	同上	六灶西市
金保康	男	六六	餘姚	周浦良利堂
孫電人	男	三九	南匯	周浦南八竈
張德銓	男	二八	同上	北蔡鎮西街三三三號
張德銓	男	二八	同上	東門外天竺堂轉
周秀生	男	四三	同上	大團中和堂轉
俞貽穀	男	二八	同上	召樓鎮
于九如	男	二八	奉賢	杜行長春堂轉

南滙醫學月刊

第二卷第一號

發行人 王正章　編輯者 陳桐侯 張延仁 姚子讓

論評

國大代表與中醫界

張延仁

今天的世界，是民主的世界，我國也走上了民主的路線，現在距離行憲的時期已近，國大代表，又要選舉，我們素以服務社會保障民族健康爲職業的中醫界，代表人數僅佔五席，我們不可忽略了這個最高的民意機構，我們應當統一步驟，集中力量，鄭重選擇，以鞏固我中醫的壁壘，倘然付託非人，那就辱沒了中醫，並且難望有所建樹。更希望一般競選的中醫代表們，切勿徒爭虛名，而不務實際，要澈底了解中醫界，要認清中醫今後應走的途徑，以學術至上，建設第一的信心，力謀中醫界地位的鞏固，學術的復興，目前中醫所患，患在缺乏領袖人物，假使有茂才實學者出而領導，推動政治力量，統率全中醫，努力建設，相信中醫前途必能光明，中醫學術必能復興。竊意上海陳存仁先生，學識高超，聲望夙著，蹟其已往成績，如編纂藥物學大辭典，主持上海市中醫師公會，膺選上海市參議，精明練達，辦事勤懇，其服務精神，尤堪嘉佩，足爲中醫界表率，爰敢昭告會友，一致擁護，我們南匯中醫公會會員有五百六十餘人，最要緊的希望會友切勿放棄選舉權，倘有一人放棄，即中醫界少一分力量，對於中醫前途，極有關係，深冀同道明察是幸。

關於中醫學校問題

姚子讓

讀中醫藥情報所載上海市中醫師公會等，前爲力爭培植中醫師後起人才，請願最高當局，撤回取締中醫學校的成命，今已接奉教部復電，中醫學校能符合標準仍可設立的消息，不禁使吾發生了幾點感想：中醫學校爲數之少，本已寥若晨星，以偌大的中華民族，而於本國的醫學學府，除了上海方面有三個學校外，其他地方，實非容易找得到幾所，所以中醫教育不能普遍發展，但是中醫藥治效的卓著，昭昭在人耳目，今政府不加提倡，而反勒令取締，這不啻消滅固有的文化學術，任情勃理，無過於此，深感遺憾。中醫學校的不合規定，當然在基金師資設備等條件不夠，吾想在這戰亂時期，辦任何學校，要籌數億元龐大的基金，是一件困難的事，尤其經過八年抗戰，多半遭受破壞，更談不到什麼完善設備，過去中醫學校的因陋就簡，無庸否認，確實需要改進。準備基金數額，那是任何事業必須的條件，但目前任何公私立學校的經費，都感困難，我們於最近的學風學潮中，可以看到，何況中醫藥校，得不到教部資助的呢？要是國家財政百分之八十的錢，不用在戰爭，而用在教育，尤其醫藥，如設立規模宏大設備完善的醫藥研究所，撥發專款建設中醫學校，把中國醫學上獨得之見，確有價值的用理化加以證明徵集中醫的特效方劑，多設中醫院等，吾想不出二十年，中醫藥必有優良的成就，顯著的進展。今教部能以最低標準，准許設立中醫專科學校，似有了繼續開辦的餘地，也算給予中醫界一劑續命湯，我們應當奮起精神，努力革新，從事建設，務使中醫藥重新發皇光大起來。

中華民國卅六年七月十六日　南滙縣中醫師公會出版　社址：南滙南門

南匯縣中醫師公會爲南匯醫報改稱南匯醫學月刊通告

案奉　內政部令本刊原名醫報名稱與類別不符又奉省政府令應改爲月刊自本期起改名爲『南匯醫學月刊』以符功令並由原任編輯人繼續負責辦理特此通告

中華民國三十六年七月十二日　理事長 倪國鑫　常務理事 王正章　張延仁

南匯縣中醫師公會通告第　號

爲通告事查邇來物價波動本會開支激增經濟入不敷出業經第二次理監事聯席會議議决自七月份起徵收經常費每月調整爲一萬元紀錄在卷又經第三次理監事聯席會議議决爲節省開支今後經常費請各分辦事處主任徵收刻會中需用孔急務希各會員將五六七月份經常費繳至　貴地分辦事處轉送到會用資發展會務無任盼切　再本會徵收員傅關昌未遵本會規定手續服務經第三次理監事聯席會議議决解職在卷幷此通告周知右通告

本會全體會員

中華民國三十六年七月六日　理事長 倪國鑫　常務理事 王正章　張延仁

南匯縣中醫師公會通告第　號

逕啓者本會現已遷至南門大街新會址辦公今後各界函件投遞會員訪問請逕至該處爲要恐未周知特此通告

中華民國三十六年五月廿二日　理事長 倪國鑫　常務理事 王正章　張延仁

補助費徵信錄（續）

曹守榮	貳萬元	吳桐聲	貳萬元	吳仲仁	貳萬元
朱霖	壹萬元	張增發	貳萬元	淩長庚	貳萬元
姚電人	貳萬元	顧書明	貳萬元	張達仁	貳萬元
俞貽穀	肆萬元	楊伯藩	叁萬元	張羹梅	貳萬元

醫訊

美國醫藥協會確認「中國針灸治法」效果

（中央社紐約專電）代表美全體醫藥協會，今天在大西洋城開會，出席醫生共一萬五千餘人，堪稱全世界此類會議中之第一盛會，今日會議之主要節目，爲講述原始之療病法，一部份醫生稱，此種治療，爲鍼治法，據此等醫學研究家稱，中國人歷久以來，曾創造甚多紀錄，記明應以鍼治法治療某一種疾病，據稱：甚多慢性延續之疼痛，主要係因肌膚之過敏感，小點之長成，以針刺此種小點，卽可結束疼痛，該派醫生爲支持此種發現，將提出過去六七年中彼等所研究及治療之病情紀錄七百宗，其中有一宗爲病人扭傷足踝，該足踝之扭折醫愈後，仍覺疼痛，將該足踝詳細檢查後，得知其上有獨立之小點，被壓觸時，仍起疼痛，倘以針刺此等小點，其敏感度消失，全部足踝之疼痛，亦因之消失。

政府首長參觀特效國藥研究所

（南京通訊）中國特效醫研究所十六日上午於該所招待政府首長與醫藥界人士參觀，到于右仁，李文範，周詒春，朱家驊，谷正倫，余井塘，彭學沛，邵力子，桂永清，蕭同玆，金寶善等百餘人，由理事長兼所長陳果夫副所長程佩箴，專家張伯鏞，姜達衢親自招待，並參觀各實驗室及常山（C）對白兎致死量之實驗，于院長對是項研究，極爲重視，特題贈「中醫科學化之開始」以爲紀念，又據該所負責人稱，目下研究之重心，可分三部，（甲）傳染最廣爲害最烈諸病之藥物瘧痢，傷寒，肺結核，砂眼等。（乙）西洋醫藥尙難確實治療諸病之藥物，如狂犬病，痲瘋，癌腫，精神病等。（丙）西藥中價格太貴，不能爲一般人民能力所能購置者，應取中國土產最賤之藥物，加以硏究，以替代價貴之西藥，適應平民之用，刻已有相當成果者，則爲常山治瘧，該所院實驗室動物飼養室等藥物外，均種植毛地黃，曼陀羅等藥用植物。

中醫檢覈第三款資格並無截止說

關於中醫師聲請考試院檢覈，第三款行醫五年以上之資格考選會有於六月底截止收受檢覈之傳說，查此種傳說，似無根據，不足取信，不過衛署生所訂「管理收復區醫事人員辦法，」有在六月底爲止之明文規定，但據可靠方面消息，因事實之需要，已延長一年云。

學說

中風預防及治療（續）

馬問我

血管硬化與血壓亢進

「血管硬化症」云者，血管因種種原因，失其生理的彈力及潤澤性，而致硬化脆弱之謂，凡人之血管，譬如橡皮管，常久使用，則其彈力必自減少，且人之血液，常循環流通於血管，故血液中新陳代謝之殘存物，自然沈着於血管內部，使減少其潤澤性而變硬，例如多年使用之自來水管內，必有渣滓附着於管壁然。

血氣旺盛之人，自有完全吸收與排泄新陳代謝之機能，故能保全血管之健全與潤澤性，及到老衰，則新陳代謝之機能，日見衰弱，代謝之殘存物，復隨時增加，沈着於血管內部終變爲硬質，蓋四十歲以上之人，其身體之各部機能漸次衰弱，則血管自然硬化，察其原因，則或有因腎臟病及糖尿症，以障礙排泄之作用，增加代謝之殘滓而起者，或有嗜好飲酒以致脂肪質過多，或因鈣質代謝機能之障礙，鈣質沈着於血管壁以起血管硬化症，按酒之爲物，一入體內，旨與別種脂肪酸結合，變成脂肪質，自然沈着，硬化血管，飲酒者之易於中風，職是故也，此外潛伏性梅毒菌，棲息於腦血管，侵蝕其一部份，以誘致腦溢血而成中風。

血壓亢進　腦血管雖有上述諸病的變化，但如破裂之動機，則決不起腦溢血，其破裂之動機，則爲血壓之亢進，蓋血壓者因血液之循環力與血管互相磨擦以發生之力也，健康人之血壓，以「水銀血壓計」檢查之，則最小爲八十「米里米達」，最大至一百二十「米里米達」所謂「最小血壓」者，因心臟擴張，而血液流入於心臟之壓力也，所云「最大血壓」者，即由心臟收縮，而血液自心臟流向血管之壓力之，測定「血壓」，概以「最大血壓」爲標標，且血管由種種原因，收縮之時，其橫斷面狹小，其通過血液，則不得不與血管壁而互相磨擦，故血壓力亦隨亢進，且血壓進，概因部份的或全身的血管狹小而起，其原因有三，（一）由心理的作用，如驚愕、恐怖、忿怒、喜悅等突發，則皮膚血管忽然縮小，而血壓乃爲亢進，故腦溢血多起於突然興奮，如震驚、奮怒、以及意外狂悅、濫用暴力等時惹起中風者也，（二）外部的刺激，如冷水浴、電氣刺戟等物理學的刺戟與服用痲痹管血運動神經之藥物等，皆爲緊縮血管而亢進血壓之原因，（三）病理的作用，如因血管變硬、彈力缺乏，血管狹窄等、而起磨擦，遂爲亢進血壓又或因全身病，而血液循環有障礙者，或患慢性腎炎、萎縮炎、慢性便泌、以及發汗、排尿排便機關有所障礙者，均爲血壓亢進之原因。

中風之先兆

血管硬化與血壓亢進，爲中風「腦溢血」之重要原因，既如上述，凡具此兩種病原者，勿論男女，皆爲腦溢血險症之候補人，李東垣曰，「凡人年逾五旬氣衰之際，多患中風」，蓋年由四十歲以至六七十歲，其血管硬化乃爲自然之傾向，近人因物質文明之故，其生存競爭之劇烈，亦以之日甚一日，多受外部之刺戟，致使神經衰弱，而

第二卷第一號目錄

血壓益亢進，此現代文明人，所以多罹此症也，凡有血管硬化症者，必血壓亢進，而血液循環乂有障礙，故引起各種神經障礙症狀，如頭痛、頭暈、頭重、耳鳴、眼睛無神、視力衰弱、失眠、記憶力減退、胸下心臟部時有壓迫的感覺、手足冰冷、心悸怔忡、感情銳敏易於興奮（如暴怒、易悲、善泣等）手指顫動、足背浮腫等症狀，皆爲預告中風病發之先兆，凡上述諸證狀，皆以血壓亢進之自覺證狀，人若具此等證狀中之一二者，宜速就專門醫師診視，詳細檢查血壓及血液狀態，服藥預防，俾免臨危噬臍不及也，如能照下列七條實行，永保健康。

（一）惟有少食一切肉類，多食菜蔬，如能常素則更妙若多食肉類必致血壓高，血管變硬就要中風，尤易患慢性腎臟炎、糖尿病、胃病、肝癌等，故肉類對於肥人，大不相宜，如能不吃，定保康健長壽矣。

（二）不可飲酒，按酒有小毒，能助肝火，增進血溢上冲一入腦髓，便於溢血，生命堪虞。

（三）每日宜多吃水果，生蘿蔔，生黃瓜，生番茄等各種青色蔬菜，龍井茶葉，能可排除血中一切熱毒敗類。

（四）宜早起午睡早眠，多作郊外行走自由運動，多吸空氣。

（五）戒憤怒，戒煩腦，戒思慮過度、戒色慾，一切均抱樂觀主義，戒殺放生，多做慈善事業，多刻善書勸人，一切人類動物一律平等，不生分別心，有德者必壽。

（六）每日用菉豆芽二兩，洗去頭根只用中段，海藻三錢二味用水二大碗煎一碗，當茶飲，持久常服，可免中風。

（七）生錦紋三兩，研細末，磁藏勿令泄氣，隔三天空腹時吞服三分，持續照法常服，能降低血壓，以上七條實行三月，定可見效，如能永久實行，非但可免中風，而體力增强，健康長壽矣，余十年來經驗所得，用敢公開問世，願我同人展轉流通，咸獲壽康，是所馨禱。

七方十劑概要

唐思義

內經論方劑之制度，首定奇偶大小急緩複，以概其要，奇者之制，藥力專一，單刀直入之謂也，如麻黃湯之應用于傷寒表實症，專以辛溫之麻黃一味爲君，其用在迅升，其意在達邪，雖得桂枝之監制，更有杏仁之輔佐，甘草調和諸藥，不須啜粥而藉汗于穀，其專于發汗，別無作用，已可概見，偶者之制，兩面兼顧，雙管齊下者是也，如桂枝湯之使用於表虛中風症，既以辛溫之桂枝調衛爲君，復取酸寒之芍藥和營爲臣，生薑佐桂以解表，大棗助芍而和中，而甘平之甘草以遂其安內攘外之能，則調衛和營，雙方兼顧，亦復昭然若揭，後人不解此義，以藥味品數之單骿，用釋奇偶之制者，使人可笑，實堪噴飯，大方者品數多而藥量重，如大青龍之兩解風寒，大承氣之蕩滌胃腸，以救陽明燥實結者是也，內經有急則治標，緩則治本之說，何則爲急，如太陽之亡陽，少陰之燥實，所謂急溫之，宜四逆湯，急下之，宜承氣湯，此四逆承氣，即是急方之屬，何則爲緩，如小建中之用于虛癆，不圖取效于一時，旨在補益臟腑機能，陸續增加其營養也，所謂複方者病來雜合，方亦繁複，如金匱腎氣之附桂同用，黃龍湯之補瀉兼施者是也。

七方而外，更有徐子才之十劑，十劑者宣通補瀉輕重滑濇燥濕是也，病有壅塞，宣而通之，瓜蒂散之湧吐，通關散之取嚏是也，便而閉結，通而泄之，五苓散之利水承氣湯之導便屬之，形不足者，溫之以氣，精不足者補之以味，所以有四君子之補氣，四物湯之養血也，瀉爲去病之義非專指通下之謂，此于內經中習見之，故不論汗吐下和諸方，概係瀉法輕乃輕揚之意，病在于上，必須輕而揚之，吳鞠通之桑菊飲，即其一例怯則氣浮，重以鎮之，故內經之狂症方，主以生鐵落飲也，凡病有留着于內，非攻逐通泄所能袪除者，則滑劑尚焉，竹瀝之滑痰，五仁湯之滑便是也，病有所散失，非收濇不足以圖功，濇汗之劑，如牡蠣散，濇利之方，如桃花湯，水溼過剩，燥而去之，津液枯竭溼而濡之，平胃二陳，燥溼健中，韭汁牛乳潤燥安內，求因審症，對症立法，循法下藥，病斯平矣。

總觀七十劑組織，互相對待，互爲發明，內經有正治從治之說，逆則正也，若順從也，藥病相逆，而適合治療原則，故爲之正治，藥病相從，以病有眞假，論其貌合乎從治，究其跡，亦不離乎正治，故正治者十之八，從治者十之二，七方十劑，靡不從正治方面設想，所謂奇之不去則偶之，偶之不去，則求其屬以衰之，求屬之法，即從治之法，此所以有複方之制度，中醫方劑之學，浩如烟海，七方十劑，猶衣之領，網之綱，欲振其衣，必挈其領，欲理其網必振其綱，故研究方劑，而不從七方十劑着手，吾未見其能有成者也。

談談暑病

汪漁村

陰暑屬寒，治宜溫裏，陽暑屬熱，治宜涼解，陰陽對持，治不容紊，已爲定論矣。至于暑風一症，考古書多謂暑熱內陷，陰液劫奪，引動內風，治宜救陰清熱，平肝利竅之法，若指南醫案所稱暑風之症，而用輕清宣肺之方，乃暑月感受之風溫也。脈證不同，治法自異，古人已先吾言之，今余之所謂暑風症者，有類乎桂枝之證也，因在暑月，故名暑風也。長夏發泄之令，腠理既疎，營氣亦餒，人或恣意貪涼，當風而臥，或露天夜寢，風寒乘虛侵入，逗留不解，且於今日大熱，明日大風，氣候變化倏忽之際，人正畏熱之不暇，遏有避風之預防，故感病尤易，而其病亦烈，風馳電掣，竟有朝發而夕死夕發而旦死者，死亡枕籍，殊感浩歎。其症初起，凜寒烘熱頭疼惡風，遍體拘急不遂，脘宇痞悶，若有物阻，欲吐不吐，氣升似呃，舌苔佈白，質潤不燥，口不渴亦不便溏，脈像象浮緩或浮緊，此風寒鬱遏表分，干及肺胃之明證也。或經刮痧，陽氣振動，邪欲外趨，則自汗淋漓，四肢厥冷，戰慄不禁，膚間如粟米狀者時起時退，身痛加劇，懊惱不寐，斯時而解表疎中之劑，遷移延不進，邪仍欲達不達，肺胃益形窒塞，氣化不克暢達，勢必增氣喘聲嘶之變，甚則喉間如米帶狀，湯藥不得下咽，強飲之引項伸頸，汩汩作聲，因苦萬狀，病勢至此，亦難爲力。（此症始終神情清晰如常，即至末路，亦毫不糢糊，程國彭所謂寒症未有不神清者信然）此症初起即以桂枝湯去甘草白芍大棗，（甘酸滋膩適足增悶故去之）（編者按本症如有汗者白芍亦可用）加半夏陳皮川朴枳實鬱金，內寒甚而舌轉白胖欠榮，加乾姜附子，挾食加山查神麯，若舌增厚膩挾溼甚者加白豆蔻吳茱萸滑石赤苓，或嘔甚代赭石旋覆花亦可參用，審症發藥，靡不獲效。夫桂枝味辛甘性溫，和營而不留邪，解表而不亡陽，且有能升能降，搜逐寒飲之力，較之香薷，尤屬純粹周切，故以之爲君，生薑辛熱散痞有特效，佐以半夏川朴陳皮鬱金枳實之辛溫降泄芳香辟惡，則外解裏和，邪自無所容矣。若內寒猖獗，陽不用事，不用薑附，何以回陽救逆，如伏溼外趨，胃腸被遏，尤宜宣理分消，故豆蔻吳萸之辛香，滑石赤苓之淡滲，代赭旋覆之重鎮鹹潤，參於疏表劑中，相濟成功，絕無流弊。時醫不察，一遇此症，祇投藿香正氣散保和丸等治暑套方，徒事疎中辟暑，循至正不勝邪，內閉外脫而死。更有病人口不乾渴，但覺腹中鳴響烘熱，不知此因刮痧後，寒邪得陽氣鼓動之故，誤認化熱，妄投白虎，令飲雪水瓜汁等，邪益錮蔽，致成不救余目覩於此，爰抒一得之見，作風×之研究。

傷濕辨

錢漢民

溼乃重濁之邪，傷人最廣，考難經金匱有傷溼中溼溼溫之名，雨霧之溼先傷肌表營衛，水泥之溼先傷肌肉四肢筋骨脈絡，飲食之溼則傷脾胃，傷表爲寒熱，溼溫之類是也，傷筋骨脈絡，則肢節必痛，傷脾胃，則脘腹必悶，溼與風搏而周身浮腫，溼與熱合而煩悶熱蒸都盛於夏秋，蓋江南地卑氣溼沿江瀕海霧露風潮較別處尤甚，故凡外感寒熱，傷寒少而溼溫多，溼之爲病，不獨夏秋，四時兼有，其溼盛者，猶有微熱惡寒身痛舌白胸痞溺赤等證可憑，溼微者依然外無痛楚，內不煩擾，但覺倦怠嗜臥，脈證緩弱，一如虛損，斯時也，誤補則溼遏化熱而病反增劇，誤消則溼留正損而更覺難堪。治法要分別寒熱陰陽，陽溼者，胃熱恒多，即爲溼熱，陰溼者脾陽必衰，即爲寒溼。更當審其內外，傷內者，脾土必虛，內經所謂卑隘之土，易於聚溼，胸腹必滿，氣必滯，傷外者，陽氣必虧，河間所謂表虛之體，易於着溼，肢必重，關節必痛，傷內者，理脾爲主，傷外者，宣氣爲先，陽溼者，主以苦辛，陰溼者，主以苦溫，俱當以淡滲佐之，明其陰陽，分其內外，臨機應變，神而明之，存乎其人。

熱型之鑑別

朱曾田

外感病無不發熱，而熱型則各有不同，於臨牀時鑑別症候，亦屬切要。普通熱型，大概可分爲四種，（一）稽留熱型，凡病之發熱，無弛張性或間歇性者，日夜不退者謂之稽留熱型，如風溫發熱，痺瘧發熱，溫病發熱，中暑發熱，腦膜炎發熱等是也。（二）弛張熱型，凡病之發熱有弛張性者，如上午發熱輕微，下午熱增高者謂之弛張熱型。如溼溫發熱，霍勞發熱等是也。（三）間歇熱型，凡病之發熱有間歇性者，如今日發熱，明日停止，後日再發熱者，或早晨熱全退，至下午復發者謂之間歇熱型。如瘧病發熱，陰瘧癆瘧等是也。（四）迴歸熱型，凡病之發熱有輪迴性者，如熱發數日即停止數日後復發熱者謂之迴歸熱型。如傷寒厥陰病及時令病，溼溫病均有此熱型。西醫可以檢驗得迴歸熱型症。吾人在臨牀時須先認定發熱屬於何種熱型，然後可以對症處方也。

筆記

談談祕術公開的擒拿手（續）

海曲鷗工

戲法人人會做，各人巧妙不同：我現在先將廿露雜誌上所載唐報親君的三個擒拿手方法，依樣畫葫蘆地照鈔在下面。至於靈不靈，請讀者自已去試驗吧！這位廿露的編輯先生是很乖的，他對於讀者們如有詢問，却不肯負責，完全推在唐君身上，看他開場的幾句話就可知了。他說：『擒拿爲喉科急救祕法，失傳已久，雖有志學習，亦每感無師傳授，今商得名醫前輩唐報親先生同意，願將祕術公開，以實本刊而廣流傳，所錄手術雖詳，而能當面實驗則更爲明瞭，閱者如有此志，可向本會報名，當即介紹面授也』。其實下面三種手法已說得很詳細，一看便懂，介紹面授這句話，就是編輯先生的乖處。又說：『凡喉腫枵腹欲食不能，雖不死於喉症，勢將因飢而斃，此時石藥不下，針刺無方，用此手法立使進食。手法三種，功效則一』。以下卽三種擒拿手方法，請閱者注意：（一）命病者正坐，兩手十指交叉，按於頭頂上，術者立病人背後，雙手插入病者兩腋下，手指向上，拿緊其腋下中間之筋（卽手少陰經脈），用力向下拉緊，一方面一足踏橙上，用膝蓋抵緊病者背部，其咽卽開。第三者速以茶淘飯或薄粥灌下，以飽爲度。（二）病者兩手平伸，術者立於後，用左手擒病者之一手，右手四指緊拿其項肩大筋（少陽經脈），用力急提，咽閉卽開。灌食如前。（三）病者正坐橙上，術者用膝緊抵其背心（如第一法），兩手重拿病者背脊兩面肩胛骨下之直形肌筋（足太陽經脈），向外用力拉提，咽喉卽開，灌食如前』。我寫到此處，正想繼續下去把還有三個方法一併寫出來，看看日將午了，硯池裏墨乾了，加一點水磨了一回，拿起筆桿輕輕蘸着，剛要動筆再寫，忽然老妻喚我喫飯了，就此停筆。下午有事到江鎮，遇延仁老兄，當面給我一張信箋，說是張羨梅君寄我的，附在他的信封內的。說起張君的名字，讀者不致陌生吧！他所作長篇專著『時病新論』早已在本刊上陸續發表，以後還繼續不停哩！他原來是我們的貴同鄉，因戰後避亂至上海的。他也是前輩名醫陳雪生先生的高足，和橫沔徐克勤君同學，在上期本文裏我說過幾句話：『金頌白先生之族弟雨亭先生亦擅此術，後傳其壻陳雪生先生，徐君克勤得其心傳，見我此篇，當有以語我』。健忘的我，對於羨梅老兄竟一時想不着了，出於意外的徐君還沒有信來而張君的信先來，眞使我欣喜極了。他信上說：『大作祕術公開，我很愛讀，但公而不開，扭捏作態，竟拖長到半年工夫，在開場的第一篇裏，你剛剛動筆寫了起勁的時候，忽然說要和你太太睡覺了，眞肉麻煞人，擒拿手而如此引人入勝，不愧文章作手。現在科學昌明，古舊的方法已失價值，但寫出來供大家研究研究，還不失爲一種學問。我師陳雪生先生有此活兒，我蒙老師厚愛，也曾傳得此手。老兄這樣篤油油慢吞吞的脾氣，實在不敢領敎，我本欲追前向大家宣佈我的方法，怕你惱羞成怒，癡癡的說：『老張你連睡覺也不要嗎』！哈哈！閒話少說，你快公開了，讓我也來說說。各有巧妙，不知有幾許相似幾許不同，給大家商量研究』。照張君的意思，要我先把所有方法一齊說出來，然後等他再說，然而我當眞完全說出了，倘使方法和他所知的相同，他還肯重說一遍嗎，從前朱竹坨先生和一個做道士的朋友交好，道士擅長種果樹祕訣，能培植無核的枇杷。他觀裏有兩顆枇杷樹，所產果實蕃茂而甜，每年成熟時候，揀上好的送給竹坨先生，先生見枇杷無核很覺奇怪，幾次請敎他培植的方法總是不肯講。有一次竹坨先生預先買豚蹄煑爛了然後請道士喫飯，當道士在座時，又故意命僕人入市肩一豚蹄而歸。道士暗想，日將午了豚蹄剛纔買來，豈不要喫生肉嗎！隔了不多一歇辰光就入席午飯，盤中蹄肉已煑得稀爛。因此道士請敎煑肉的方法，竹坨先生請他把培植無核枇杷的祕訣作爲交換條件。道士啞然曰：『我無他謬巧，不過當枇杷開花時，預先摘去花鬚罷了』。竹坨先生曰：『那末我不過多買一隻豚蹄預先煑爛罷了』。兩人相對大笑。今天我半瞼半現，三個方法已經照書說法的一字不遺了，還有呢？只好暫時賣一賣關子，讓老張先說。上面三個方法，不知和你的是否相同，但就是雷同，也要寫出來下期宣佈的。老張！我提起筆桿等着你哩！

容齋隨筆

黃雅谿

△論五臟藏精氣而不瀉六腑傳化物而不藏

五臟所藏。心藏神，肝藏魂，脾藏意，肺藏魄，腎藏志。素問五臟別論曰：「五藏者藏精氣而不瀉」。夫五臟吸收水穀之精而藏之，營養四肢百骸，精氣充足則不可瀉，瀉則精氣不攝，各種病態現矣。五臟別論又曰：「六腑者傳化物而不藏」。六腑卽胃大腸小腸三焦膀胱胆是也。夫水穀入胃，由胆汁之幫助化爲液汁，腐熱之物傳入小腸，泌別清濁，再由大腸將糟粕送至肛門，而排泄體外，三焦通利水道，由膀胱將水之濁者排泄於外是爲溺。統而言之，六腑傳化有直接間接助理之分，如大腸膀胱爲直接之輸瀉，小腸三焦爲間接之輸瀉，胆爲助理之傳化，故一旦傳道不通，糟粕無從排泄，則食積水腫等病態現焉。

長篇專著

內經新解（續）

桐·侯·陳·錫·周·

藏府相合

（節錄靈樞本輸篇）

肺合大腸，大腸者傳道之府。心合小腸，小腸者受盛之府。肝合胆，胆者中精之府。脾合胃，胃者五穀之府。腎合膀胱，膀胱者津液之府也。少陽屬腎，腎上連肺，故將兩藏。三焦者中瀆之府也，水道出焉，屬膀胱，是孤之府也。是六府之所與合者。

肺合大腸心合小腸云云，均指經絡而言。靈樞經脈篇有十二經絡之說，詳見下文。經脈行於人體之上，各有部位。而部位有表裏之分。例如同在軀體之上，則行於背部者爲表，行於胸腹者爲裏。又如同在手臂之上，則行於手背者爲表，下入手掌者爲裏，是也。凡兩種經絡，其所行之部位大旨相同，惟一走表分，一走裏分者，是爲一表一裏。故經云太陰與陽明爲表裏，少陰與太陽爲表裏，少陽與厥陰爲表裏。五藏經絡皆走裏分，六府經絡皆走表分，故一藏一府相合。今考肺手太陰之脈，起於中焦，從肺系橫出腋下，循臑下肘行臂，內入寸口，循魚際，出大指及次指之端。大腸手陽明之脈，起於大指次指之端，循指上廉出合谷，循臂入肘上肩，其支者從缺盆上挾鼻孔。手太陰脈終處，即手陽明經脈起處。二經同行手臂，大腸過走上廉，肺經即傍大腸經之下廉，是二經相聯絡，故曰太陰與陽明爲表裏。是爲肺合大腸。心手少陰之脈，起於心中，下膈絡小腸，其支者從心系却上肺，下出腋下，下循臑內後廉下肘循臂內後廉，入掌循小指之內出其端。小腸手太陽之脈，起於小指之端，循手外側上腕，直上循臂上循臑外後廉，出肩入缺盆，其支者從缺盆循頸上頰，至目銳眥，入耳中，復至目內眥，斜絡於顴。心經之脈行手臂，小腸經之脈亦行於手臂，心經行於手臂之內側，小腸經行於手臂之外側，手少陰脈終處，即手陽明脈起處，二經相聯絡，故曰少陰與太陽爲表裏。是爲心合小腸。胆足少陽之脈，起於目銳眥，其支者行耳前後，至目銳眥後，復別銳眦下頰車，循頸從缺盆下胸脅，出氣街，繞毛際，橫入髀厭中，循髀陽出膝外廉，行輔骨之後，直下抵絕骨，出外踝之前，循足跗，入小指次指之間，其支者別跗上，入大指間出其端，貫爪甲，出三毛。肝足厥陰之脈，起於大指叢毛之際，循足跗上踝，上膕內廉，循股陰入毛中，過陰器，抵小腹，上布脅肋，足少陽脈終處，即足厥陰脈起處，肝胆二經同行足部，一走前一走後，故曰少陽與厥陰爲表裏。是爲肝合胆。胃足陽明之脈，起於鼻之交頞中，下循鼻外，入上齒，環脣，下交承漿，其支者下人迎，入缺盆，下乳挾臍，入氣街，下髀關，抵伏兎，下膝臏，循脛，下足跗，入中指內間，其支者入大指間出其端。脾足太陰之脈，起於大指之端，循指內側白肉際，過核骨後，上內踝，上踹內，循脛骨，上膝股，內入腹，上膈挾咽連舌本散舌下。足陽明之脈終於大指間，而足太陰脈起於大指之端，故曰陽明與太陰爲表裏。是爲脾合胃。膀胱足太陽之脈，起於目內眦，上額交巔入絡腦，還出別下項，循肩髆內挾脊抵腰中，下貫臀，入膕中，下貫踹內，出外踝之後，循京骨至小指外側。腎足少陰之脈，起於小指之下，邪走足心，循內踝，上踹內，出膕內廉，上股內貫脊，上貫膈，循喉嚨，挾舌本。足太陽之經脈以足小指爲終點，而足少陰之脈即起小指之下。二經相聯，故曰太陽與少陰爲表裏。是爲腎合膀胱。少陽屬腎，少陽者三焦也。三焦爲何物，即前賢亦未能確定。唐容川以爲油膜，今人有以爲淋巴管者。按經云三焦者，決瀆之官，水道出焉。是三焦乃流通水液之器，遍身無所不到者。是即指淋巴也。所謂上焦者蓋指淋巴管之胸導管，以胸導管正在食管之後，經橫膈膜而上入胸中也。所謂中焦者殆指小腸之諸靜脈，成爲門脉，經由肝臟，由肝靜脉以入於大靜脉者也。所謂下焦者，殆指輸尿管。腎主二便排泄小便者腎之功也。而經又云脾氣散精，上輸於肺，通調水道，下輸膀胱。是肺爲水之上源，腎承水之下流。而三焦介乎肺腎之間，與二藏聯屬，是一府而獨率二藏也。故曰將兩藏。以上一藏一府經絡連繫，故曰相合。然經絡爲何物？求之解剖，既非脉管，亦無與此類似之物。即人體之內，斷無如此起迄相連，井井有條，整齊不亂之十二條徑路者也。以吾觀之，古人既根據疾病之形態，推測藏府之組織。則所謂經絡云者，亦不過就病體之形能方面，推測各藏府經氣所行之徑路而已。人體內各組織，皆互相連繫，固不僅一藏一府相合也。惟此相合之藏府，其間關係尤爲密切耳。例如肺癆病末期，往往變成腸癆，是肺與大腸有連帶關係也。肝能分泌胆汁。脾與胃同爲消化器官。腎與膀胱同司泌尿之職。雖心與小腸無顯著之相連。然經文有心移熱於小腸云云。是皆一藏一府之合而成功也。上文言肺合大腸，心合小腸，肝合胆，脾合胃，腎合膀胱，獨不言心胞合三焦者。以三焦經脈雖與心胞聯屬，而功用逈不相侔。三焦爲中瀆之府，水道出焉。反與膀胱相屬。不若其餘各藏器之一藏一府相合者。故曰孤之府也。或曰孤，君主自稱之詞。以三焦而稱孤府，言其功效獨大，無可與匹，是又一說也。

時病新論（四）

張羹梅

腸傷寒

（丁）腸出血由於潰瘍面痂皮剝脫而起，多見第二至第三週。出血之重量，少則僅有些微之痕跡，多則至一公升以上。其次數爲一至數次。小兒發腸出血者甚少。腸出血之頻度，據苛而希孟氏謂百分之四至六云。出血多量時，因蠕動亢進，故排出之血爲凝固之暗赤色血塊。但於緩慢之出血中，則爲暗色爹兒狀物。其出血最初僅爲少量，如愈出愈多，尋至不可收拾。大出血時，病人突現蒼白色，次厥逆虛脫，脈搏頻數難觸，體溫急降，失神，非常危險，因而死者，約百分之二十至三十。雖然，亦有因出血後，病人精神爽快，體溫下降，而趨於治愈之途者。故葛拉維氏及脫老沙氏等若干學者，反視出血爲佳兆云。

（戊）腸穿孔，極爲危險，由潰瘍深蝕而起，發於第二周之末及第三周之後，其部位爲迴腸下部，盲腸及蚓突等處，此症狀較前者爲少，不超過百分之三，多見於成人，尤以貧者爲多。

（巳）腸管破裂，則起腹部疼痛而虛脫，腸內容物與氣體等侵入腹膜腔內，乃致肚腹膨滿，肝濁音部消失，其次發生腹膜炎性滲出液，乃現濁音，屢有嘔吐，體溫大多下降，然亦有上升者，此際預後極兇，不出一至四日即死，殆無獲救者。其能用外科手術而治愈者，僅限於恢復期之腹膜炎。又傷寒併發局限性或瀰漫性腹膜炎者，亦有之。

（庚）腸系膜腺腫脹，爲本病症理特徵。本病之存續性發熱，如無他因，要可歸咎於此。（十二）脾　第一周後，即可證明脾腫，至第二周，則腫脹達極度，幾大於通常二倍，亦有三倍至六倍大者。病勢減退，則脾腫漸消，一般經驗，本病百分之七十，有此症狀。但病者，年事如高，則脾腫不著。脾脹甚時，則因脾膜緊張而劇痛，少數發生脾之出血性梗塞，脾出血，脾包膜炎，穿刺脾臟，可證明存有本菌。（十三）甲狀腺　少數有甲狀腺腫脹，曰傷寒性甲狀腺炎。（十四）鼻　鼻黏膜充血，然伴有鼻炎者少。在潛伏期及初期，約千分之六五至七五，起衄血，少數有因此喪生者。（十五）喉　喉後壁往往生潰瘍，爲無徵候性經過，偶有深蝕喉頭軟骨，而起骨膜炎時，則發聲門水腫。（十六）氣管及支氣管　在第一周末，發生氣管及支氣管炎，進而起支氣管肺炎，每局限於肺下葉。（十七）肺　每因仰臥而肺下部不暢，及因心力衰弱，血流不足，含氣量減少，血液鬱滯，結果致墜積性肺炎，諸致急性肺水腫。又因病人嚥下黏膜，或食物誤入深部氣管，而致吸入性肺炎者有之。有時異性格魯布性肺炎與傷寒併發，或傷寒桿菌侵入肺中，乃發傷寒性肺炎。此際發病，雖同格魯布性肺炎，然不如其急劇，且無固有之痰，但有頭痛、肺腫，泄瀉，玫瑰疹，渙散退熱等情形，證明其爲傷寒性，故又有肺傷寒之名，少數發生肺膿腫，肺壞死，氣胸及肺梗塞等。又病人如本患肺癆，則由本病而增惡之，亦有本爲結核症，而一時呈傷寒型症狀者，曰結核性假傷寒。（十八）肋膜　本病有時併發肋膜炎，曰肋膜傷寒。此際肋膜滲出液中得證明本菌。（十九）神經系　神經系之症狀，關係於本病者，在歐洲則稱神經熱，我國所謂神志不清者是也。（甲）頭痛爲初期症狀，較薦骨痛爲多見。至有熱期，則因昏曚而不覺焉。若昏曚而又訴頭痛者，有併發腦膜炎之疑矣。（乙）不眠亦見於初期，至後則昏迷。（丙）極期時病人，呈傷寒顏貌，神識昏曚，無感覺，嗜眠，發譫語。其不省人事者曰鈍性神經熱。反之暴躁如狂，欲起坐奔走者，曰銳性神經熱。內經謂：陽明之爲病，登高而歌，棄衣而走者是也。病人運動不確實，而起震顫，撮空，挾被，搦如摘羊毛之狀，所謂摸索者是也。其時手指，往往有不隨意之動作手背腱之跳躍，曰腱跳動，即俗稱熱極風生是也。（丁）此外有神經重聽，大小便失禁等。此等神經症狀，雖由於熱，然與本菌之毒素，亦大有關係也。嗜酒者，神經質者，更易發生。（戊）本病經過中或恢復期，發生精神病者不少，多爲憂鬱性，少數發生失語症，强硬症，知覺過敏及運動麻痺等，但轉歸佳良。（已）最少數發劇型頭痛，項部强直及知覺過敏等症狀，酷似腦脊髓膜炎，但有脾腫及玫瑰疹等傷寒徵候，所謂腦膜傷寒是也。此際穿刺腰椎而採取腦脊髓液時，可發見本菌。

讀者信箱

一個參加考試及格中醫聯誼會的來函

延仁兄：

弟忝列中醫隊里，學慚窺豹，去年參加中醫考試，叨幸榜上有名，此次上海方面及格諸同道，爲聯絡感情起見，有聯誼會之發起，日期五月二十六日下午四時，假上海新生活俱樂部舉行，是日天朗氣清，余渡浦到滬參與盛會，抵會場門首見朱綢金字之横額高懸，車水馬龍，絡繹而至，登堂已羣賢滿坐矣，發起人分任招待登記各職，頗形忙碌，余偶檢簽名冊，知出席者共百餘人，有遠自蘇錫來者，同年中雖多素未相識者，然一見如故，笑語融融，誠吾中醫界盛事也。

來賓有金哲明先生等數人，俄而丁福保老先生手持鳩丈飄然至，丁翁童顏鶴髮道貌岸然，携有小冊子一束，乃其所著之積極奮鬬之康健生活白頭揮淚話當年合訂本，以分贈者，丁翁所著中西醫藥等書甚夥，有功於醫藥甚大，其精神足爲吾輩楷模，參與是會者俱年青之士，女同年計到十三人，及格名單中有二位同姓名者，即朱兄南孫，暨朱小姐南孫是也，一爲鶴皋先生之公子，一乃小南先生之令媛，堂兄妹而同名字，亦醫林趣事也。攝影後，即入席開會，首有南孫兄致開會詞，繼由陸清源兄宣讀中醫師考試及格人員聯誼會組織章程草案，嗣由王伯先兄致詞，略謂此次考試全國共十三處，參加人數共逾五千人，而及格只三百六十二名，總計及格人數，比例不滿百分之零七三，我中醫界受此淘汰，前途殊覺暗淡，學理不能統一，實爲大原因，吾輩出身，大都師授，或承家學，就學校言，則教材亦未臻一致，此點影響殊大，故目今創設學校，編定統一教材，實爲當務之急，凡吾同仁亟起圖之云，後請丁翁演講，詞畢即有男女同年相繼致詞，時周兄愚山，陳兄志超等，慫恿余發表意見，余以愧無貢獻爲辭，事先曾預擬就一建議書，主張歸聯誼會徵集刊印，同年文集一冊，辦法由諸同年就原試題範圍內各撰論文一篇，題下並注明作者姓名年藉通訊處等以留紀念，得多數同年之贊同而通過，七時散會，盡興而散。略述情況，以實本刊。專此順頌

撰祺

弟楊季藩謹上

周浦敍餐席上的感想

陸曉芝

初夏的天氣，和風拂拂，吹面涼爽，使人怪舒適的南匯中醫同人爲了探討學術，聯絡感情於六月六日，舉行流動聚餐會於周浦鎮，到會人數，極爲踴躍，有六十餘人之多，先時假座育德校開座談會，後赴丁家飯館舉行聚餐，濟濟一堂，頗極一時之盛，本人亦列席其間，開會時有倪理事國鑫，及潘守廉張延仁龔漢聲諸前輩，相繼演說，縱談中醫界最近動態，語多勗勉，聆德之下，眞使吾啼笑皆非，中醫學校的不準立案並勒令停辦，眞使我大惑不解，處此時代，中醫宛如老學究，而西醫宛如現代的學校教師，講到學識，憑你老學究會做詩詞歌賦風花雪月，總不及現代教師識得「愛皮西徳」來得時髦，因爲老學究的風花雪月只會形容，而講形貌的教師可以繪的影給你一個標本，就這一點上老學究只好退避三舍，不能混飯。上面是一個比喻，本人也是教師出身，大狗叫小貓跳跑跑跳跳，也教了好多年，本人覺得中醫學術，有研究的價值，於是跑跑跳跳跑到中醫界裏去了，請當教師們的不要動氣。至於兵役，當然人民應盡之職，但是中醫界，大多文弱，現在要把保健的學識，做保衛的工作，未免用非其學，於防衛上未必能奏功，吾意中醫師是醫療人員，政府何不施以技術訓練，授以現代救護智識，那末於國防上不是很有幫助嗎？這是應該聯合全國中醫界，向中央籲請的，我的話就在此地告一段落。

南匯中醫界動態

各地開辦施診所

（大團訊）本鎮中醫師龔漢聲王正竟等，以時屆夏令，疾病易於發生，農村經濟枯涸，貧民患病，多無力就醫，乃發起中醫師聯合施診，茲定於本月十日（即陰歷五月廿二日）起，每逢二、五、八、在馬氏家祠，義務施診云。

（南匯訊）城廂救濟院同善堂中醫師公會等數團體，聯合開辦義務施診所，救濟貧病，由倪國鑫，姚維峯等担任主任醫師，各科專家，業經聘定，即日開始，一六爲期云。

（江鎮訊）江鎮施醫局，每逢夏季開辦，由於當地各醫師之熱心服務，並得地方人士之贊助，已有四十餘年攸久歷史，今定於八月四日（即陰歷六月十八日）起，三八爲期，主任醫師爲陳桐侯張延仁，專家十餘人，分任各科，當地紳商供膳，赤貧者給藥云。

（御橋訊）中醫師吳桐聲，顧乃平，陳楚良，吳仲仁，曹守榮等，聯合組織大衆診療所，已於六月二十九日成立，施診給藥，爲平民服務。

（維峯）

會務

南匯縣中醫師公會第二屆第三次理監事聯席會議錄

日期：七月六日 地點：本會辦公室

主席：張延仁 紀錄：朱福宜

報告事項（略）

討論事項（一）傳徵收員久不到會辦事，應如何處置案。決議，由會計股追查賬目，應予解職。（二）會中經費入不敷出，應撙節開支案。決議，裁減征收員，經常費請各分辦事處主任，負責徵收送會，視路程遠近，酌給川費。（三）上次執監事聯席會議議決增加入會費經常費，有一部分會員表示異議，請複議案。決議，核實開支，維持原議。（四）助理倪國楨職薪每月一石，請追認案。決議，准予追認。（五）二灶泓分辦事處副主任周印石，因事難以兼顧，請另委丁會員步階担任案，決議，照案通過。（六）城廂聯合施診所，開辦在卽，由本會聘請會員義務担任診療，川資藥資應如何辦理案。決議，會中經費支絀，由參加各會員自行負担。（七）請推定江蘇省中醫師聯合會，出席代表案，。決議，推倪國鑫楊季濤爲本會出席代表。（八）獻贈徐縣長旌旗，計國幣十九萬二千六百元，請追認案。決議，應予追認。（九）確定下次開會日期地點案。決議，定于八月二日，在大團王正章醫室舉行。

南滙縣中醫師公會六月份收支報告

倪恩圃

收入之部

一、收補助費二十萬元
二、收入會費四十四萬元
三、收證書及證章費十二萬元
四、收經常費一百七十四萬元
五、收王正章墊款二十萬元
六、收張延仁墊款四十萬元

計收國幣三百十萬元

支出之部

一、付上月欠款一百〇一萬五千八百元
二、付復校捐款二萬五千元
三、付第二屆理監事會膳費八萬元
四、付郵票三萬一千元
五、付總務股津貼六十一萬五千元（合白米一石五斗）
六、付房租二萬八千元（合米六升連同上月所付之數合共米一石六斗）
七、付中央周刊四萬一千三百元
八、付倪理事長出席省醫師會川旅二十萬六千四百元
九、付新聞報費三萬五千元
十、付裝修配玻璃八萬三千二百元
十一、付第十二期醫報費六十萬元
十二、付印刷費四十九萬元
十三、付贈別徐縣長旗旌十四萬二千六百元
十四、付什費二十五萬六千一百元
十五、付士林布三尺二萬五千元

計付國幣三百六十七萬四千四百元

收支兩抵結欠國幣五十七萬四千四百元

（註：王正章張延仁墊六十萬元外上面結欠之數由姚維峯倪恩圃倪國鑫暫墊）

另欠津貼米一石五斗

南匯縣中醫師公會會員錄（續）

姓名	性別	年齡	籍貫	通訊處
唐思義	男		南匯	大團鎮北市匯隆當
曹守榮	男	三〇	上海	御橋大衆診療所
吳桐聲	男	三〇	南匯	御橋大衆診療所
吳仲仁	男	四三	南匯	御橋大衆診療所
閔文君	男	三八	南匯	新場泰山堂
周夢齋	男	四六	南匯	泥城慶和堂
朱霖	男	六九	南匯	沈莊中心國民學校
凌長庚	男	三六	南匯	北蔡大生堂
姚電人	男	三一	南匯	楊思橋益生堂
顧書明	女	四二	南匯	小七灶天主堂
張羨梅	男		南匯	上海泰興路榮陽里十二號
顧祖岐	男	二八	南匯	周浦南八灶協泰油蔴號
陸正明	男	二六	南匯	周浦刷布場街十號

藥謎揭曉

（一）劉寄奴 （二）白信

（三）王不留行 （四）沒藥

（五）路路通 （六）佛手

（七）桑寄生 （八）金釵

（九）蘇子 （十）月月紅

轉載

如何「聲請檢覈」及「領取證書」

過去中醫師開業，對於領證請照手續較爲簡易，即使舉辦考試，亦不過由地方衛生當局指定幾位中醫師主持，考試項目，除短論處方及口試外，亦無其他重要問題之測驗，凡應考者多數可以錄取，但今則不然，政府當局對於全國中醫，提高地位，予以高等考試，切實管理，因之自勝利以來，醫師法之推行，更普遍而趨積極，舉凡欲業中醫者，須先取得中醫資格，然後可以執行醫務，其中醫資格取得之辦法及手續，今分述於後：

一、以前有老執照者須聲請「檢覈」依照醫師法第三條原文「中醫具有左列資格之一者，亦得應醫師檢覈：

一、曾向中央主管官署，或省市政府領有合格證書，或行醫執照者。

二、在中醫學校修習醫學並經實習，成績優良，得有畢業證書者。

三、曾執行中醫業務五年以上，卓著聲望者。

上項檢覈資格，計分三項辦法，其各項手續不同，分述如下：

（一）第一項資格聲請檢覈辦法

凡在戰前曾領有省市（院轄市）政府之中醫證書，或開業執照者，或小執照，或租界執照，或縣政府執照，均可聲請檢覈，其手續如次：

一、將中醫證書或開業執照，送至中醫師公會查驗，並辦理入會手續。

二、填具聲請檢覈履歷書二份，保證書一份，連同中醫證書，或開業執照一件，最近二寸正面脫帽半身照片四張，（照片背面須注明姓名籍貫）及證書費印花稅費共計國幣一萬元，用雙掛號寄呈南京試院路考試院考選委員會，上項各件寄京審核，需時約四五月，如審核及格，先由考選委員會發下及格批示一件，（油印的）再約需一月，由考試院頒下「醫師考試及格證書」一件，該項證件得到後，第一步檢覈手續暫時完畢。

三、聲請檢覈時應有的注意：

A、中醫證書或開業執照，如紙張破碎而姓名不清，以及所粘照片模糊或脫落遺失者，須由合於第一項檢覈資格之中醫師五人聯名出具保證書請求中醫師公會予以證明。

B、中醫證書或開業執照如已遺失，其檢覈資格亦隨之喪失，照片縮影無效。

（二）第二項資格聲請檢覈辦法

中醫學校須政府立案，方可免除考試，現經中醫師公會及中醫學校之請求，當局酌予變通，凡廿六年前在中醫學校畢業而畢業證書上蓋有中央國醫館關防者，可以聲請檢覈，其手續除與第一項內之一二兩種相同外，還須要卓著聲望的證件。（詳第三項內）

（三）第三項資格聲請檢覈辦法

凡有縣政府開業證明書，或前法公董局衛生處開業執照以及曾於民國二十六年參加上海市衛生局中醫考試而得有及格通知書者，均可聲請檢覈，其手續如次：

一二兩種手續，與第一項內之一二兩種相同。

三、聲請檢覈時應有之注意：

A、凡所領中醫證書，開業執照開業證明書等之年限，在抗戰區須在三十三年四月以前，在收復區須在三十四年九月以前，均須有五年以上者，註明幾年幾月。

B、除年資證件外，還須要卓著聲望之證件，如曾在行醫所在地之機關團體學校醫院等担任過醫師而有證件者，（委令、聘書、聘函等、倘無上項證件時，可由當地中醫師公會出具證明。）

C、凡持有考試及格通知書者，須先請求中醫師公會出具證明，方能有效。（證明書附粘照片）

乙、中醫考試　依照醫師法第五條之規定參加考試。（考試條例從略）

附醫師法第五條原文：

「經醫師考試及格者，得請領醫師證書。」

凡不合醫師法第三條之規定者，均須參加中醫考試，全國第一屆中醫考試業於去年十一月間舉行之。

丙、請領證書　依照醫師第六條之規定，請領中醫師證書。

附醫師法第六條全文：

「請領醫師證書，應具聲請書及證明資格文件呈請衛生署核明後發給之。」

凡已聲請檢覈或參加考試業經及格而有醫師及格證書者，得依照醫師法第六條之規定，請領中醫師證書其手續較檢覈爲易，茲特分述如次：

一、登記手續

（一）醫師考試及格證書領得後，先行送去中醫師公會登記。

（二）填具中醫師登記聲請書一份，證明書一份，連同醫師考試及格證書一件，最近二寸正面脫帽半身照片三張，證書費印花稅及回件寄費共計國幣三千〇五十元，用雙掛號，寄呈南京黃埔路衛生署。

一候中醫師證書領到後，先行至中醫師公會登記，然後再向所在地主管機關請領開業執照，而開業執照領得後，仍須向中醫師公會登記，以便領取會員證書。

△此稿敍述已畢，仍恐未明，特再備述手續如次：

（第一步）向南京試院路考選委員會第三處函索『中醫聲請檢覈書表』一全份，並附貼郵票寫明回信地址之信封一個，以作寄發回件之用。

（第二步）依照發來書表，用墨筆正楷詳細填寫，連同證件費款，照片四張一併雙掛號寄呈。按有廿六年前地方政執照者，即是檢覈辦法第一款所載之執照是也，寄上後審查屬實，即可及格。約五六月後發及格證書。執有第二款所載中醫學校畢業證書者，限在廿六年前畢業而於證書上蓋有當時中央國醫館關防者，附繳卓著聲望證件，亦可聲請檢覈，廿六年後學校畢業者證書無效，等候考試。若依據第三款辦法聲請者，須由行醫所在地之縣政府出具行醫五年以上之年資證明書，（後方開業者，以卅三年四月底以前算起，收復區以卅四年九月三日以前倒縮算起，算足五年）並註明開業年月（無月份者不合）及診所地址，執業情形，再附呈當地中醫師公會所出立之著有聲望字樣之保證書，一併寄呈檢覈，考試院收到後隔二月三月或四月向該地縣政府咨文查詢，由縣政府詳覆開業年月，兩相符合，始能免考，准予檢覈，作爲及格。呈送考試院後當有批示通知，及格者及格證書約隔一月左右卽可發下。

（第三步）檢覈及格證書領到後，照第一條辦法附回信信封，向南京黃埔路衛生部中醫委員會函索『中醫師登記表』二份用墨筆正楷填就後，附呈及格證書原件，照片三張，證書費三千零五十元，掛號寄呈衛生部中醫委員會，靜候頒發中醫師證書。

（第四步）約三四月後，中醫師證書領到，再向所在地縣市政府呈驗證書，請領開業執照，並加入當地公會，一切手續，乃告完備。（中醫藥情報）

編後漫譚

本刊自去年六月復刊以來，倏忽已經一個年頭，檢討內容，對於學論，雖說不上什麼貢獻，但在中醫刊物寥若晨星的今日，同人能據守崗位，搖旗吶喊，藉以策勵學術進展，差可引以自慰。本刊旨在發揚固有，啓廸新知對於同樣負保障民族使命的學術，我們情願虛心學習，誠意尊重，不願遽加批評，本來誠懇的互相探討，可以使學術逐漸改進，否則自已不反省，吹毛求疵，以標謗爲能事，那就失却了學者的風度，免不了做大時代的落伍者，反是我們的恥辱，淺陋如編者，每以此自勵，更希望海內大方家的指教，以匡不逮。

我們僻處海隅，與滬上祇隔一衣帶水，滬上人文彙集，承滬地諸同道不斷予我們以鼓勵，並不吝珠玉，時錫鴻文，增光篇幅，這是值得深深感謝的。

去年的中醫師考試，政府的用意，原在甄別中醫師資格，提高程度，但在這個舊的需要改進，新的尚未奠定的環境中，中醫學術猶未釐訂標準的前夕，使一般學者感到徬徨，更使應試者茫無適從，本刊唧切磋學術的任務，遂不揣譾陋，有各科概要的編述，致於內容如何，不自深察，讓讀者去批評吧！

時局的不安定，影響到學術的開展，反對脈指責中醫抱殘守缺不合標準，但是放眼看烽煙遍地，這個動盪的局面裏，一切文化學術如何建設起來？卽以敎部主辦的全國敎育而論，恐怕年來亦很少成就吧？何況中醫受人摧殘，其行程相當艱難，我們應當不畏風浪，循着航線，望着前面燈塔的光明，堅毅奮發，鼓着時代的巨輪前進，終於能到達彼岸的。

本刊剛逢周歲，恰如襁抱孩提，在牙牙學語時代，其所表現是不足道，怎樣的成長發育，是需要同道們的協力和讀者的鞭策，使營養佳良，纔能嶄嶸頭角。

今後的方針，擬提出若干中心問題，作明確的討論，希望用清新生動的筆調，寫出學識經驗的結晶，力避陳言套語，祈同道們各本心得，多多賜稿，以冀學術有一個綜合的商榷。

中国近现代中医药期刊续编·第一辑

南匯醫學月刊

第二卷第二號
發行人 王正章 編輯者 陸桐侯 張延仁 孫令謹

論評

團結！努力！爭光榮

張延仁

在今日的社會裏，任何運動，任何事業，都需要堅强的團體和良好的組織，纔能夠運用羣衆的力量，發動推進。不然，一盤散沙，精神散漫，事業就顯得薄弱而易趨衰落了。歷史告訴吾們：時代的巨輪是不斷的向前轉動的，一切都應該展開新的局面，配合着時代前進才是。過去中醫界精神的渙散，不能團結一致，是無庸諱言，以致受到人家的侮蔑，現在雖蒙政府平等相視，但是尚未得到實際的保護和提倡，最近中醫學校的勒令取締，就是削弱中醫後起人才的先聲，中醫界的遭際，依然是風雨如晦，那裏允許樂觀，假如我們不能和衷共濟，互助合作，那祇有歸於自滅之途。比如此次的立委與國大代表選舉，我們步驟必須一致，力量才能集中，應當充分準備，鄭重選擇，推出若干學問高超，才識幹練的賢能，負起此項使命，那末中醫界前途纔有曙光。反之各自爲謀而不能合作，徒爭虛名而不務實際，那就要遭到失敗的命運，競選白熱化本來是好現象，惟此項任務，關係重大，我們應該表示一個決心，放棄成見，手與手拉起來，共同向前邁進。

待到代表產生之後，尤應領導羣倫，實踐初衷，兌現諸言，努力於建設事業的開展，發動復興學術的方案，這是人人心裏所希望的。這里且不談中醫光輝的歷史，和高深的學理，就以中醫治療的效能來講，自有不可磨滅的償值，今後我們倘能作有系統的研究和實驗，不但學術充實，相信成就必多，定能重視先榮的一頁，但願全國同志，團結一致，共同努力，來完成我們中醫建設，開出新中醫燦爛之花。

中醫革新運動

金熾陽

四千年來負保障民族使命的中醫學，最近受歐風美雨的鼓盪，上了不科學的惡名，一度四面楚歌，大有岌岌可危朝不保暮之勢。夫學術競爭，優勝劣敗，此天演公例，中醫既然不科學，當然俯首帖耳靜待宰割，廢棄也可，改業也可，偏是我們幾個同人，不幸神差鬼使擠在中醫隊裏，既不肯棄行，又不甘服帖，趁着抗戰勝利，政治有一線曙光之秋，跟着大衆搖旗納喊，於是有南匯中醫師公會之成立，於是有醫學月刊之發行，雖然，軒岐之學其眞不科學乎，凡是一種學術，其理可以喻人，其術可以治病，成績斐然，傳之子孫而弗替者，如是尚不得謂之科學，吾不信也。是故今日中醫之弊，非學術本身之咎，乃因同道多不學無術迷信五行，故步自封不求改進之故，而改進的方法，尤當從研究學術開始，若僅僅表面上採用體温表，注射針劑，代西藥房推銷各種藥品，那不是進步，簡直是自殺，譬如西方科學日新月異，吾們如欲仿效，必須進學校用心攻讀，絕不是買些洋裝衣服着在身上，就算科學化，自古醫藉浩繁，汗牛充棟，吾儕既未研讀，安知其完全無用，必如懸樑刺股，寢饋以之，含英咀華，學有心得，然後博採旁搜，尋求中西藉溝通之道，如此學術前途，眞能放一異彩，方可箝攻擊者之口，而樹永久不滅之基礎，此卽不佞所謂中醫革新運動，願吾同道共勉之。

中華民國卅六年八月十六日 南匯縣中醫師公會出版 社址：南匯南門

醫訊

珍重中醫界選舉權 必須人人到場投票

（本刊特訊）國大代表選舉，日期已近，各地公會均須呈報會員名册，爭取選舉權，各個會員，人人要協助公會辦理選舉，人人要投一票。中醫師代表名額共六名（內女一）關於立法委員，係由西醫師、中醫師、牙醫師、助產士、護士、藥劑師混合選舉，共爲四人，內中包括女性一人，中醫師界若不努力集中選票，恐全部爲西醫所得，此次全國各地中醫師公會約四百處，候選中醫頗見熱烈，各地公會無論是否本地人參加候選，均須『爲中醫界全體着想』，能多一票，卽係中醫界多一分實力，國大代表及立法委員之候選人，須預期由該地公會會員五百人簽署聯名造册呈報，然後公告爲候選人，凡此經五百人之聯署，不能爲被選人。全國將有百位以上參加競選工作，但此項消息尚未證實，現時消息沉悶，名單尙待詳細採訪。

焦館長鼓勵 全國中醫界 必須投票選賢任能

（上海通訊）中央國醫館館長焦易堂先生在滬湖社招待會席上演說：中醫界爭取地位，今時必須由競爭選舉入手，今年有幾個選舉，凡爲中醫師公會必須辦理選舉，（卽呈報會員名册，參加投票）凡爲中醫師公會會員，必須參加投票，中醫被當選者不過六人，但投票者，必須人人爭此一票投票權，如果人人以爲一票無關大局，卽爲重大錯誤，中醫界不欲爭取政治地步則已，如欲爭取平等地位，必須以龐大投票數目爲實力之表現，故人人要參加投票選舉，要知蔣主席亦不過一票選舉權云云。

補助費徵信錄

陸峻德 貳萬元	閔文君 貳萬元	張 樞 貳萬元	
宣文龍 貳萬元	姚麟祥 貳萬元	趙雲霞 貳萬元	

（續）

復興中醫學校 舉行校董成立會

（上海通訊）上海市原有之新中國及中醫學院等校，自被教育部取締之後，本年暑期後，不再招生，卽擬停辦，現有國藥業同業公會，國藥業藥材公會，參燕業同業公會，上海市中醫師公會等籌募基金。遵照教育部所頒章則，設立一正式中醫專科學校，定名，「復興中醫專門學校」，請潘公展爲董事長，醫界中，推丁仲英等爲董事。由陳存仁等爲建設設計委員，校址暫設於上海城內石皮弄，大約明年秋季，可以正式成立一規模宏大之中醫學校云。

（又訊）新創立之復興中醫專科學校於七月十四日舉行校董會成立會，在八仙橋青年會九樓大廳舉行，到潘公展，吳開先等近百人，並聯合攝影盛況空前云。

南滙醫界服務熱 義診所普遍設立

（下沙訊）中醫楊季藩張福仁二君發起施診事宜，定名爲古鶴鄉公所南匯縣中醫師公會聯合主辦鶴沙鎭施醫局，內設內、婦、外、幼、眼、喉、傷、針、瘋各科，統由本會會員義務担任，業於古曆七月初五日開始，以五十爲期，號金藥費分文不取，並不向外界籌募經費云。

（杜行訊）本鎭同善堂以時屆夏令，貧病堪憐，乃開辦義務診所，敦請中醫師衛指村屠明中等各科專家十八人，並聘請西醫師杜象逵先生担任防疫注射，逢四、九爲期，每期求診者多至五六百餘號云。

（江鎭訊）江鎭義務診療所開辦匝月，逢單日爲期，病家稱便，求診者摩肩接踵，戶限爲穿。由陳桐侯張澄清陳秉飄王天浩任內科，張延仁宋華光黃雅鎔瞿介祥任外科，饒立成饒應陽任兒科，包昌忠連振民任眼科，杜惠人任傷科，楊福良任針科，輪流值日，時間下午一時至五時，雖遇大熱天氣，各醫師揮汗應診，具見熱心服務，地方病胞，受惠不淺云。

（祝橋訊）本鎭施鎭所業已開辦，主任醫師葉峨璋嚴煥臣張滌初吳瑞清張吉甫張佐臣馬圭如等均屬名家，逢一、六爲期，每期求診者有八百餘人之多云。

（六團）六團鄉中醫師馬景園康杰生等，鑒於農村醫藥衛生之重要，特聯合鄉公所舉辦義務診療所，逢四、九爲期，業已開辦多期，往診者頗見擁擠云。

學說

暑病輯要

姚子讓

六淫皆足以致病，暑僅六淫之一，而暑之爲病最繁，昔李笠翁言使天祇有三時而無夏，則人之病也必稀，此說洵非虛語。內經云：相火之化，暑主於夏。又曰：因於暑汗，煩則喘渴靜則多言。又曰：先夏至爲病溫，後夏至爲病暑。又曰：暑當與汗皆出勿止。又曰：脈虛身熱，得之傷暑。總此數端，可知暑爲時令之邪，而傳變之繁，及其趨避之道，固無餘蘊矣！

或謂頭痛口渴，面垢自汗，嘔逆泄瀉，少氣怠倦，此暑證之大要也，特病有暑熱暑溼暑穢暑風之源，即症有暑厥暑瘵暑欬暑瘍，以及中暑冒暑伏暑之別，吳鞠通師承葉天士，應於暑病，確有把握，乃竟云暑亦溫之類，含糊病溫與病暑，未能條分縷析，而蒙混後人眼目者頗多。

前人論暑，有謂伏陰在內，謂外熱而裏無熱也，此拘守夏至一陰生，冬至一陽生，又如夏日井泉寒，冬日井泉溫之種種臆斷，而不審陰陽交錯之理，天人相應之道者也。或謂長夏善病洞泄寒中，經有明訓，不知夏令多熱症，固病之常，亦多寒症，爲病之變，前者因時氣使然，後者以人事釀成故耳！蓋謂處炎氛之內，求適體之法，納涼深夜，廁身冷氣，被襟電風，取快冷飲，寒邪外束，溼濁內蘊，衛氣不宣，脾陽被鬱，而寒症雜起，皆人事爲之，非自內生，故曰長夏之善病，非正病也。至若暑方中有三物香薷飲（香薷厚朴扁豆）大順散（肉桂乾薑杏仁甘草）冷香飲子（附子陳皮草菓炙草生薑）來復丹（琉黃硝石玄精石五靈脂青皮陳皮）原爲傷暑而感寒溼，內傷飲冷者設，原非暑症門中之方，亦非時令之正病也，否則不問因寒因熱，動以伏陰在內之謬說，橫於胸中，但持上方爲治暑不二法門，則未有不誤盡蒼生者。

抑有進者，冬令有溫病，夏令豈無寒症，昔羅謙甫治商參政與完顏小將軍二案，俱用熱藥，而俱不名曰暑病，又吳球治遠行人一案，雖在暑月，而直曰中寒，一則恐後世誤以熱藥治暑，一則使後人知盛暑非盡病熱也。至於張潔古創中暑中熱之說，中暑者陰症，中熱者陽症，張景岳李東垣立陰暑陽暑之名，以動靜分寒熱，雖命名未當，而分證確有獨到處，其於夏月之知有寒症，未嘗誤也，凡醫家以辨症爲第一要義，蓋貧富異境，勞逸異形，節序有定，歲氣不齊，況人事多變，惟在辨症能明，自然不惑，而夏令之攝養，從可知矣！

此外長夏溼旺，溽暑蒸之，最易兼感，故治暑又當知其挾溼爲多，而挾溼之中，何者爲重，暑甚者白虎湯，溼甚者天水散，暑溼沈混者蒼朮白虎湯，設一不慎，則暑熱從陽上蒸而津液耗傷，溼邪從陰下沈而氣不施化，馴至神昏耳聾，嘔噁煩渴，舌乾肢冷，妄言多汗之危候，甘涼清上，宜中開下，竹葉銀翹荷葉蔞皮生地石斛花粉玄參，及紫雪丹甘露飲，務使熱散溼去，方可出險入夷。

又暑本屬火，而能兼溼，固無論矣，至其傳變，則爲瘧爲痢爲霍亂，而條其淺深同異變證，歷稽古今方籍，他如劉河間朱丹溪陳無擇方古菴王節齋陶節菴虞花溪李文清王宇泰輩，各有發明，厥後雷少逸時病論，既分類彙編，復自訂諸法，示人以規矩準繩，洵治暑之金針。

嘗攷仲景論中暍，即是暑病，暍字包含暑溼之義，故治暍三法鼎峙，第一節發明脈證禁忌，而未出方，以暑病不宜發汗，不宜溫鍼也，第二節立白虎加人參湯，以暑病熱熾者貴清熱養陰也，第三節立一物瓜蒂湯，以暑病溼重熱輕者貴去四肢水氣，水去則溼無所依附也，倘能於此三者觸類引伸，治暑之法，盡在斯矣！

第二卷第二號目錄

釋素問食氣入胃濁氣歸心淫精於脈

張汝偉

素向有食氣入胃。濁氣歸心。淫精於脈一節。前賢沈思劬（見吳醫彙講中）疑濁氣歸心之心字。謂濁氣入脾之誤。其意謂心主神明。如果濁氣歸心。必至蒙昧不明。引受穀者濁。受氣者清。及諸陰皆清。足太陰獨受其濁等條文。以證實之。讀書得間。可稱隻眼。愚謂其義。尙有未盡處也。如果濁氣歸脾。則淫精於脈四字。無着落矣。况心主生血。脾主統血。血者濁也。凡人飲食入胃。其清氣歸之於肺。肺主氣而爲衛也。濁氣歸之於心。心主營而爲血也。况所謂濁者。非穢濁之濁也。蓋游溢精氣之中。其清者。清中之清陽也。其濁者。此清中之濁陰也。其水穀之精華。入心而生血。用以調和五藏。灑陳六腑而已。故曰淫精於脈。淫者輸也。合西說心有左右心室。更有左右心房。心之作用。主血液之循環。心之一收一放。能鼓動血脈。而爲波瀾。謂之脈搏。卽合我中醫之所謂一呼一吸。合爲一息。脈來四至。平和之則。此心肺相合。氣血相互作用之明證。若爲入脾。是指濁字爲渣滓之能。是輸入大腸小腸之糞便矣。則濁字下不得加一氣字。故愚謂人之飲食。其精氣之無形者。（西說卽物質中之營養物質）。輸于肺而爲氣。氣代水而下輸膀胱。精氣之有形者。（如鈣質葡萄精質等）。歸于心而爲血。血化精而下達兩腎精氣合而生神。此清濁二字。當作陰陽解可也。作營衛解亦可也。作氣血解。亦無不可也。質之明哲。以爲然否。

溼温治療漫談

翟介祥

溼温之病在夏秋二季爲多，其致病之因，良由平時飲食不愼，溼熱內鬱脾土，或氣候變化，乍雨乍晴，烈日下逼，地面溼氣上蒸醞釀而成，人在氣交之中，吸受時温，與內溼相搏而觸發，初起之時覺惡寒，後但熱不寒，汗出胸悶作嘔，或欬或不欬，苔白膩，口渴不多飲，體重肌肉關節疼痛，不寐煩懊，甚則耳聾，此溼温病特有之見證，始惡寒者，陽爲溼遏而惡寒，非如傷寒之表有寒邪而惡寒也其後但熱不寒者，因溼與熱合薫蒸不化，故汗出熱不解，治法，初則宜芳香化濁法，三仁湯等宣化淡滲，溼爲粘膩之邪，一時不易清澈，每見病家焦急萬狀，欲求速愈而不能，若至化熱傷津，脈形滑數，舌苔黃糙，壯熱汗出口渴溺赤，此屬熱重於溼，治以清熱滲溼，鮮金釵鮮生地、豆卷、山梔、銀花、連翹、川連、黃芩，六一散、之類，然寒涼過用則溼遏於中，有起呃忒神昏之變。亦不可不知也，溼重於熱者，治法宜先燥溼爲主，川樸、蔻仁、半夏、藿佩、之類，若溼化燥，温化熱，大煩大渴，身壯熱苔黃糙起刺，脈洪數，急用人參白虎湯，竹葉石羔湯，石斛增液湯，清熱存津，腹中如有燥屎者，宜增液承氣湯加減治之，女子壯熱，熱不解，適逢經臨，熱入血室，少腹隱痛拒按，脈象沉數，初用小柴胡湯，如舌降神昏譫語熱刧營分，宜犀角地黃湯，有蓄血者，宜桃仁承氣湯，有蓄水者，宜五苓散，二候以外熱不退心煩不寐，必發白痦或紅疹，其欲發未發之際，治以涼解清透，銀翹散蘆根湯甘露消毒丹等亦可加入，其壯熱身重自汗口渴，脈洪大而長，舌尖紅根黃膩，兼有胸痞，此太陰之溼與陽明之熱相合不化、宜蒼苓白虎湯，化溼清熱，若身熱不揚，神昏譫語，手足抽搐，口渴煩躁，舌紅降脈沉弦數，此邪已內陷，蒙閉心竅，肝風欲動，陽明熱極，勢入危候，急以大劑犀角羚羊鮮地石斛三石等清熱平肝，佐以紫雪丹等開竅搜邪，再以陳金汁牛黃丸清心滋陰，或可挽救，西說稱溼温爲腸傷寒，腸窒扶斯，又謂腸熱病，是證宜禁穀食渣滓之物入腹，因恐熱度繼長增高，變成腸穿孔，每見病家不謹飲食，熱度驟增，變成腸出血腸穿孔，危險實甚，治以犀角地黃湯加黃連阿膠黃芩白芍乳香沒藥涼血清熱，和營止痛，收斂腸壁，輕者有效，重者危殆，故患溼温之病，首當審愼飲食，宜飲水果，蘆根代茶，以藕粉充腸清養胃腸，不使熱度增加，凡病在變化之際，醫者務要細心審愼用藥，不可孟浪，庶不致毫釐之失，謬以千里矣。

談談小兒病暑

朱福宜

火傘高張，溽暑薫人，夏天是一個多病的季節，由于人在氣交之中，感受者暑熱的緣故，我們大都知空氣流動便是風，在這暑天的風便是暑風，暑熱的肆虐，不祗限於販夫走卒的，凡身處高樓大廈僻靜涼爽的地方，也能感襲。先哲雷少逸先生，曾有陰暑陽暑的區別，他說：「動而得之者爲陽暑，靜而得之者爲陰暑。」又說：「在酷熱中得之者爲陽暑，在陰涼處得之者爲陰暑」。所謂霍亂病，大約也是暑病的一種吧！根據雷先生的學說，是引用吾國醫學典籍與他經驗所得的綜合理論。根據新醫所說，由於病菌的傳染，從原因理論達到原因治療爲目的。大概一般暑症，屬於溼霍亂者，由於飽食之後，暑溼侵襲腸胃所致，屬於乾霍亂者，由于感受陽暑，窒息氣管，汗洩脫力所致，這裏就以發育未全，體質柔弱的小兒病症來說，關於暑溼挾食的見症，有下列幾點：一、霍亂吐瀉：霍亂普遍性疫症，與成年人無異，同樣是上吐下瀉，先後天不足者，驟然冷厥，驚搐立斃，如體質較健者，病勢延續，轉筋吊脚，肢冷噓氣，十居八九不治，延時厥脫，是症由于暑疫從口鼻吸入，飲食不潔，生冷瓜菓水汁停滯胃中所致，屬陽明太陰二經傳入少陰經爲病。二、慢脾食厥：初起身熱嘔噁，泄瀉口渴，煩躁不甯，此時對症用藥，或能轉危爲安，如在深夜不及延醫診治，致脾元瀉虧，胃陽不振，食物運化停頓，面青肢冷，洞泄乾嘔，壯熱而轉慢脾驚，是症由于暑風感襲肺系毫竅，既有身熱，不避外風，飽食當風所致，症屬太陰經傳入陽明厥陰二經爲病。三、食厥驚搐：小兒體質素健，飽食之後，驟然驚搐，不吐不瀉，胸口肋脅高于腹部，身體壯熱，名之曰夾食驚（食厥），如延不醫治，窒息而死，必須疎風消滯，是症由於恣食無度，暑風壅遏胃部，飽關停運所致，屬陽明厥陰同痛。以上所述病狀，均屬暑風外襲，內傷飲食的見症，至于病久延爲脾疳虛勞等症，茲不贅述。

急慢驚風之原因及療法

汪漁村

驚風有急驚慢驚之辨，治療有溫涼補瀉之法，醫者宜審察周詳，分別施治，而不容或忽者也。蓋二驚之症，一虛一實，懸如霄壤，使指鹿爲馬，冠履倒置，鮮有不誤小兒性命者也。急驚之狀，兩手搐搦，或握拳，兩足痙厥或拘攣，牙關拘急，兩目直視，神識昏迷，痰涎上潮，甚者角弓反張，不能平臥，推厥原委，有因耳聞異聲，目覩異物，心肝震動驚佈所致，心藏神，肝藏魂，神魂徒受劇烈刺激，惕然不安，而見斯症，或由風寒風溫之侵犯，或由寒溼暑熱之擾攘，或爲痰濁所蒸騰，或爲食積所引動，小兒賦稟未堅，氣陰未充，不勝病邪之橫行，輒多心火煽動，肝風鴟張，心屬火主驚，肝屬木主風，木火相煽，驚風立至，自然之理也。其辨別之法，驚佈則倏然而來截然而去，去則如故，餘則不以時作，反覆靡定且多全身壯熱，蒸蒸不解，脈象或浮或弦或滑或數，舌苔或黃或絳或厚膩或黑燥，症狀變化，不一而定，要在臨時之細心體認。而治療之大要，驚佈宜鎮心安神平肝利竅爲主，如硃砂金箔茯神石決龍齒鬱金等品。風寒宜辛溫疏散爲主，如蘇葉荊芥葛根，卽桂枝羌活，亦可酌用。風溫宜辛涼淸泄爲主，如薄荷桑葉菊花蟬衣勾籐連翹之類，寒溼宜平胃散化寒燥溼，暑熱宜白虎湯淸暑滌熱，痰濁以化痰爲主，寒痰當用豆蔻半夏胆星，甚者須佐姜附，熱痰當用竺黃川貝竹瀝之品，食積須以山查神麯麥芽雞內金等消導之，甚者小承氣及調胃承氣湯微下之、隨症用藥，自可迎刃而解。至於慢驚之症，大半得於吐瀉之後或痧後，或痘後，如誤進寒涼攻伐，及誤認急驚而用重墜之劑，亦足以釀成斯候者，其狀手足，厥冷如冰，兩目無神，睡則露睛，鼻煽氣促，而汗出如洗，身反大熱，舌多淡白，面少光華，脈象沉細，形狀狼狽，良以小兒脾胃薄弱，腎眞式微，一經病毒之剝奪，誤藥之摧殘，則脾胃消極，腎眞渙散，虛陽外越，木來乘土，而四末搖動之症作矣。陽不行於四肢則厥冷，脾氣下陷則顖陷而目無神，土不生金，木火刑金則鼻煽而氣促，脾胃爲營衛之本，脾胃不振，營衛不和，則自汗而身熱，脾陽衰極，陰寒內盛，自舌苔淡白而少華面無實光而晄白矣。脾腎既虧，氣血不能鼓行脈道，脈自沉細無神矣。明乎此，則可知慢驚之屬陽衰陰盛，有虛有實而治宜溫補者矣。如四逆湯逐寒，蕩驚湯通脈，四逆湯之溫經通陽，在所必須，然尤當相機進藥，如陰寒不盛而虛者，祇須參苓白朮散或理中湯，調理脾胃，如陽損及陰，氣血大虧者，則宜胃關煎理中地黃湯等助陽補陰益氣養血矣。更有溫病或熱瀉之後而爲慢驚者，舌則光紅少液，脈則弦細而數，神煩口渴，或渴不多飲，此屬陰虛陽亢，與陽虛陰盛者迥異，其閒厥冷狀態，乃係陰虛陽鬱，熱深厥深之故，法當壯水之主以制陽光，如西洋參麥冬白芍龜版阿膠蓮子黃生地元參生牡蠣之甘涼滋水，鹹寒潛陽，庶幾入彀，經云：風淫於內，治以甘寒，熱淫於內，治以鹹寒是也。總之急驚有寒實熱實之分，而慢驚亦有陽虛陰虛之別，脈症不同治法自異，故於急驚而專以實熱治，未免有遏邪內陷助溼釀痰之變，慢驚而概作陽虛治，難免召燒爍營陰陽亢陰竭之禍，臨診時烏可食古不化，顢頇施治，而致毫厘千里之失哉。

南匯縣中醫師公會通告 第 號

爲通告事案查本會會員經考試院檢覈及格或於去年考試及格已領到及格證書者請將號碼報會登記俾便辦領衛生部證書希勿延誤爲要特此通告

中華民國卅六年八月二日

理事長 倪國鑫

常務理事 王正章

張延仁

筆記　談談祕術公開的擒拿手（續）

海曲醫工

大熱天氣，火傘高張，額角上汗珠滾滾，衣襟溼透，幾次要想執筆寫稿，想想眞覺懶惰，因此一直擱了下來，今天在江鎭施醫局裏，碰着黃雅谿老弟，嬉皮笑臉向我道：『老陳先生，你忘記了嗎？你的擒拏手稿子做好了沒有？我們的張老師等得很厭煩了，醫刊第二卷第二號，再不編輯將要脫期，你還不知道總務主任陶先生在本會大事記上把本刊每次脫期的日子，總是寫得清清楚楚的，這回記載起來，恐怕更加不好看吧』！哦！是的！眞熱昏了，陶主任董狐直筆，我很敬佩，可是我這懶惰的性情不能改變。從前有一位門館先生，他喜歡午睡，東家只怕荒廢兒童的功課，很想規勸他，有一天向他問道：『論語上宰予晝寢是什麼意義』？他却寫寫意意的回答道：『照字義來講，宰是殺，予是我，就是殺我我還是要晝寢哩』！東家也弄得沒奈何，這樣江山易改本性難移，十足爲我寫照哩！說起鄙人這篇亂雜無章的談談擒拿手的稿子，從陰曆正月裏執筆寫起一直到現在還沒有完篇，其間雖博得不少嗜痂的朋友，寫信來謬讚，然而因爲篇幅太長，引起本會幾位經濟家的不滿，他們認爲茲值會費拮据的時候，既稱稿荒，何不減少一頁，何用許多閒文來補白，使醫刊變成小說，言外之音，頗嫌浪費，這些看人挑擔不喫力的風涼話，聽在我耳朵兩，弄得寫又不好，不寫又不好。寫下去呢？人家既不歡迎，我還是嚕嚕囌囌，眞是不通世故。說來通俗一些，就叫不識相。就此停筆吧！但是擒拿手的秘訣尙未完全宣佈，人家豈不要罵我滑頭騙人嗎！編輯醫刊本來不是一件容易的事，要使得人人滿意，個個歡迎，實在沒有這副本領。本刊前因稿荒，添闢海曲友聲一欄，專載詩文小品，反對者卽大有人在。詩又不好，小說又不好，那末以後只好老老實實登載幾篇陽明燥金太陰溼土的文字，這樣就能夠博得讀者們衆口一詞的叫好嗎？鄙人自幼讀書只讀得之乎者也，對於白話文從未研究過，所以這文章做得不好是眞的。至於浪費紙張而減少一頁却不敢贊同，會中經費拮据，要節省的方法很多，何必在醫刊上着想呢？我是心直口快的，說起來怕要動氣人家，彼此共同替公會辦事，應該團結一至，不要爲閒言閒語小小事情，至生意見，擴大起來，使整個團體從此拆樻，更是犯不着。想來想去，傳來之言還是不聽爲妙。浪費是已經浪費了，只當無介事，依舊搖我筆桿，繼續寫來。

我做這篇稿子的動機，老實說並不是眞正爲稿荒，實在被好奇心的驅使。記得弱冠時候，常常聽到先祖說起擒拿手的方法本來很多。只因先生守祕，不肯教授，自己千方百計費盡心思，只學得一個最粗最易的方法。似乎生平以未窺全豹爲遺憾。他著過一部醫書，題名宣祕錄，就是因痛恨醫家守祕，有爲而作的。因此之故，我從懸壺以後，便隨時隨地留心訪問幾位業喉科的同道，可是訪來訪去，老實朋友都不會，會的又多奸滑。數十年來竟沒有一個肯把方法教我的。去秋得讀甘露雜誌，眞是欣喜欲狂，但並不因此滿足，以爲我個人曉得，不如使同道大家曉得，蓄心要打破這個祕字，要想在本刊上發表徵求，只怕人家不來理睬。想起來請將不如激將，所以一篇二篇不憚煩的裝些花頭寫下去。終算成績還好，不多幾時，就有一位最老實的朋友周浦火琴山先生，首先寫信來告訴我兩個方法：第二個我想對準徐克勤老兄開礮，想不到還礮的竟是他的同學張羨梅老兄，不過他很調皮，開場就講條件，要把我所知的先行發表，現在我個人目的已經達到了，這篇文字就可在本期上告一段落。不管浪費不浪費，姑將諸位朋友寄我的信全部公佈，同時把我所知道最粗的方法，也毫不遮瞞地寫出。不敢掠美，亦不敢辜負人家的盛情。本會中幾個誤會的朋友，也可明白我的同意了！以下節錄火琴山君的來信：所述擒拿方法二則，請讀者注意：

走馬喉風喉痺殺人最速，因喉忽然腫脹，飲食難進，甚至牙關緊閉痰涎上壅，初起卽用喉風草三錢煎服，立吐痰涎，稍停用奪命散連吹數管，吹藥之後，能飲些薄粥最妙，然後服用之劑，但引吐之藥不可擇用，如體虛之人宜用錢許，若體實脈實可以連投數服，倘前法治之，腫脹不減，水穀不通，速用擒拿法極妙，先敎病人坐正，手臂直出，男左女右，然後醫者用右手大姆指及中指，前去指甲，將指頭拿任病人天柱二穴，穴在大筋外廉項髮陷中各開一寸五分，用力拿緊，咽喉自然開張，將溫和薄粥灌下，內服應病之劑則愈。凡咽喉腫脹，統在君相二火，喉主天氣，屬肺金，變動爲燥，燥則塞而爲閉，咽主地氣，屬脾土，變動爲溼，溼則腫而脹，皆痰涎鬱於上焦，致痰涎氣血結聚咽喉，故會厭食管不靈而飲食不進也。又法敎病者坐正，醫者將膝墊其當背，用兩手扳病者兩缺盆穴，則胸前突起，咽喉亦可開張矣。

以上爲火君原文，不敢妄加改竄，惟施術之人平時須有一翻練習指力之工夫，否則無效。練指之法，廿靈雜誌上未曾言及；僅云『所錄手術雖詳，而能當面實驗，則更爲明瞭』。顯見此中尚有必須面授之祕訣。茲接橫沔徐克勤君來信：所述練習指力之法甚詳，足補以上諸法之不逮。節錄如下：（上略）『練指力之法，須用彈花衣之弦線，紐緊於凳之兩端，用大指食指牽提弦線，久而久之，指力足矣。如此臨診時可得左右逢源之樂，而免有法無能施技之苦。擒拿之法，據日本彥可氏有數十法，惟多施諸傷科，用於喉科者，先師陳雪生先生所傳祇三法，常用者僅拉腋間大筋之法最驗』。讀克勤先生之信，知他亦會三個擒拿方法，所以不曾把方法說明的緣故，並非守祕，實因有待於張羨梅先生的補述。因爲他倆原是同學，徐先生會的張先生也會。假使搶先說明了，恐怕羨梅先生要動氣，他一定要扮着臉孔說：『乖乖！你搶起我們的生意來了』！

羨梅老兄最近致函張延仁兄的信，茲亦節錄一段：（上略）『讀最近醫刊，得知桐兄必欲弟先行獻醜，如弟守殘抱拙，默爾而息，未免掃人清興。欲略陳鄙陋，既未窺桐兄之眞正祕術一斑，又苦在此長夏，酷暑薰蒸，不得安生，將行又罷，終於至今未能動筆。煩轉告桐兄一聲，秋涼後，不問窺豹與否，當獻醜一二』。（下略） 羨梅兄的祕術，他說要待秋涼後公佈。區區的方法只好先行獻醜如下。

命病者正坐凳上，一手向後彎曲，（如病人喉腫在右面則用右手，喉腫偏左則用左手），術者立病人背後，用手擒住病者彎曲之手，拿緊臂上之筋，（靠手臂內側之肌肉），須三指重按至骨，（卽食指中指無名指，指甲必須剪去）用力向後扳，其咽卽開，令第三者速以薄稀粥灌食，以飽爲度，斯時如術者手指一鬆，病人卽不下咽，屢試屢驗，然此法惟咽喉腫閉而腸胃無病者可用，若胸悶不能食者則無效，有寒熱者當先清寒熱。鄙人這個方法，最爲簡便而容易實行。施行時因三指同時用力之故，平時不須練指。讀者如遇斯症，一試便知。

綜上所述，方法共有六個，鄙人所知者，已盡在於此。知之爲知之，不知爲不知，其不知者不敢揑造。擒拿手術，本不止此六個。讀者諸君倘有得自家傳，或名師秘接者，統希見告。吾文已告結束，以後張羨梅兄來文，當另外發表。現時科學昌明，古舊方法雖失價值，但首創公開之例，打破守祕陋習，本文似不爲無功。較之空談五行生剋，亦差勝一籌。本拋磚引玉之心，獲禍褱災梨之咎，尚乞本會經濟家原諒爲荷？

創傷治療談

錢漢民

中醫師治療外傷手術與藥物，並重其手術，熟練技巧，不假機械能力使神經舒適血液流鬯，局部之病象可減，若非重傷骨膜僅骨骼關節失其常位者，一次施術卽可恢復常態，此中國正骨術所有祕傳，視爲神術，惟施術之先後輕重，極有步驟，公開說明，不難按圖索驥，至於方藥製成丸散，皆有組織，幾經實驗不能妄行增減，治傷主要藥方之內容，無論內服外敷，概含有止痛消腫養筋活血破瘀通絡等功効，近世外科學家所謂殺菌防腐，斤斤於嚴密之消毒法，而結果仍多轉成潰瘍，比比然也，國醫之消腫活血劑，雖非專門殺菌防腐，而含有殺菌防腐之効力，且製有養筋藥屬强壯劑，使體力增加，自然抵抗之機能破瘀通絡，是間接促進細胞之生殖力能使外傷治療期減短，鮮有治療外而轉成潰瘍職是故也。治療一切外傷，除先行各種診斷法以知病原，與過去症外尚須詳辨部位細察現象，以爲治療之標準，辨部位者卽辨其傷於內，抑傷於外，傷於外者，抑傷於皮膚或神經肌腱韌帶筋膜等處，傷於內者驗其胸腹各部是胃腸抑係循環呼吸，更於辨別部位之外須旁推痛腫發熱現象，然後施術投藥，按法治療，至於手術之輕重疾徐，用藥之先後。多寡臨床變通活法，在人亦不能膠柱鼓瑟固執不化也。

（待續）

臨床筆記

唐蝶

夫傷寒一症，形似惡性瘧疾，然細察之則截然不同，傷寒太陽病必頭痛發熱惡寒，惡性瘧疾則寒熱有起落，而頭不痛，茲將臨床實驗所得，以供同道者參考。

大團中典當 宋姓 男 學生 二十一歲

病初起，足脛穿破，繼則寒熱，其發也，每日有定時，熱度最高時曾至四十三度〇三，奄纏一月，曾延某醫診治無效，始來商治於蝶。見在主狀足脛已愈，惟寒熱未定，面色黃瘁，精神疲倦，胃納銳減，脈滯數，苔黃厚。診斷：惡性瘧疾，前醫以爲傷寒，然蝶於各方考察之下，絕非傷寒，一無頭痛畏令，二苔黃厚而非白膩，脈滯數而非浮數，可見其溼邪壅盛也，故余決定爲溼溫瘧疾。治療及經過：先以辛宣燥溼法加蔻仁豆卷厚朴猪苓等，夫蔻仁者燥其溼也，厚朴者開其滯也，豆卷者溼溫非此不化也，服後藥尚中肯，胃納似覺有味，舌苔邊黃已漸化，惟寒熱仍來，不脫時間，仍以前方加減之，第三次覆診，病者告訴寒熱時間已亂，且來勢亦輕，視舌苔黃厚已化，遂去前方加常山草果蜀漆等，病者慮有變化，余意決無意外，結果調治半月而愈。

長篇專著

內經新解（續）

陳桐侯

五藏所屬（節錄素問陰陽應象大論）

東方生風，風生木，木生酸，酸生肝，肝生筋，其在天爲風，在地爲木，在體爲筋，在藏爲肝，在色爲蒼，在聲爲呼，在變動爲握，在竅爲目，在味爲酸。南方生熱，熱生火，火生苦，苦生心，心生血。其在天爲熱，在地爲火，在體爲脈，在藏爲心，在色爲赤，在聲爲笑，在變動爲憂，在竅爲舌，在味爲苦。中央生溼，溼生土，土生甘，甘生脾，脾生肉。其在天爲溼，在地爲土，在體爲肉，在藏爲脾，在色爲黃，在聲爲歌，在變動爲噦，在竅爲口，在味爲甘。西方生燥，燥生金，金生辛，辛生肺，肺生皮毛。其在天爲燥，在地爲金，在體爲皮毛，在藏爲肺，在色爲白，在聲爲哭，在變動爲欬，在竅爲鼻，在味爲辛。北方生寒，寒生水，水生鹹，鹹生腎，腎生骨髓。其在天爲寒，在地爲水，在體爲骨，在藏爲腎，在色爲黑，在聲爲呻，在變動爲慄，在竅爲耳，在味爲鹹。

東方生風一語，驟視之似荒誕不經。蓋東方非風發源之地，亦非風製造之所。凡稍具常識者，皆能知之。若望文生義，以爲風之出於東方，古人雖愚，必不至此。靈素商兌，乃據此以爲內經荒謬之巢穴，其掊擊不遺餘力，是眞不思之甚矣。嘗謂內經最難索解者，爲五行生尅。必明五行生尅之理，然後全書可以破竹而下。商兌引用印度歐西四行學說，以反證五行說之不成立。以商兌作者，志在掊擊古人故也。凡醫書所載五行生尅，絕非陰陽家之言。與帶術數迷信氣味者不同。學者當但求明瞭其理，愼毋惑於似是而非之說，而作商兌之應聲蟲也。丙寅秋，余入鐵樵中醫函授學校，得讀惲鐵樵先生所著講義。茲將羣經見智錄中關於五行生尅之說，節錄如下。『內經言五行，配以五藏，其來源本於天之四時。藏有五。而時僅四。故以六月爲長夏，以配脾。何以言之，五行木生火，非謂楡柳棗杏可以鑽燧取火也。如謂木生火是鑽燧取火之意，則石亦能生火，是不僅木生火矣。金生水，亦非金能生水也。金類手觸之而潤，乃空氣凝結，古人不至認此爲金生水。火生土，亦非灰燼。土生金，亦非鑛質。水生木，亦非木得水而榮之謂。蓋如此解釋，均屬牽强。內經認定人類生老病死，皆受四時寒暑之支配。故以四時爲全書之總骨幹。四時有風寒暑溼之變化，則立六氣之說以屬之于天。四時有生長收藏之變化，則立五行之說以屬之于地。五行六氣皆所以說明四時者也。今姑置六氣而言五行。春爲發陳，乃萬物向榮之候。此時植物之生意最著。則用木字以代表春季。夏日溽暑，驕陽若火。則以火字代表夏季。秋時萬木黃落，有肅殺氣，之比之兵革。則以金字代表秋季。金兵也。冬令沍寒，惟水亦寒，冬爲夏之對，水爲火之對，故以水字代表冬季。夏至一陰生，其時爲一歲之中央，其氣候多溼故以土字代表長夏』又曰『木生火者、謂春既盡夏當來，夏從春生也。火生土者，謂夏之季月爲長夏，長夏從夏生也。土生金者，謂長夏盡爲秋、秋從長夏來也。金生水者，秋盡爲冬日也。冬盡則爲春也。春主生，所以能成生之功者，實拜冬日祕藏之賜。夏主長，所以能成長之功者，拜春日發陳之賜秋主收，所以能成收之功，拜夏日長養之賜。冬主藏，所以能成藏之功，拜秋日成實之賜。故曰相生也』。又曰『春行秋令，勾萌乍達，肅殺之氣加之，春之功用敗矣。夏行冬令，嚴寒折盛熱，閉不得發，長養之功隳矣。秋行夏令，收束不得，發泄無餘，秀不實矣。冬見長夏鬱蒸之氣，寒水不冰，當收反泄，蓋藏竭矣。長夏爲夏至陰生之候，行春令則陽亢不和矣。故曰尅也。其春行冬令，爲至而未至，謂春氣當至而不至也。春行夏令，爲未至而至，謂夏氣未當至而先至也。夏秋冬三時同。未至而至爲有餘。至而不至爲不足。雖能病人，猶賢于尅賊。不爲尅也』。由此觀之。金木水火可以代表四時。則東西南北未嘗不可以代表四時也。舊說以木位配東方。火位配南方。土位配中央。金位配西方。水位配北方。然則此處東方主風云云，其義所以想見矣。風之意義與動字相近。凡病中手指痙攣而搐搦者，俗稱肝風。小兒病角弓反張頭搖手顫者，謂之驚風。此皆非外感之風，就其病狀而定名爲風者也。則以動爲風，相沿已久。生字疑卽主字傳寫之譌。東方生風，簡言之卽春令主動。天地固無時不動，而言春令主動。以天地之動。人多不覺。獨春爲發陳，草木萌芽，眼前景物爲之一新。雖不見春之動，驗之草木，固自動矣。故曰風生木。猶言動則見諸草木也。其下文在天爲風，在地爲木，猶言在天時則春令多風。在地面則春天最著生意者爲草木也。其餘以五味五色五聲分配五藏。雖以類比附，無甚深意。然爲學醫者必具之常識。其曰在體爲筋，在竅爲目，於解剖學上求之，肝與筋固絕不相關，卽肝與目亦無聯絡之痕跡。惟內經言肝藏血而筋則藉血液營養者也。又肝脈交巓入絡腦，由腦而通于目。如肝陽上擾，則頭暈目暗。就生理病理言之，可見其互有連帶關係者也。讀書當舉一反三。既知東方生風之義。則以下南方生熱，便是夏令主熱，中央生溼，便是長夏主溼。西方生燥，便是秋令主燥。北方生寒，便是冬令主寒。以意會之，皆可不煩解釋矣。

會友來翰

編輯先生大鑒：

敬啓者茲閱本期醫報（十二期）見先生將拙作增删而刊登，不覺文釆斐然，足徵斲輪老手，無慚點鐵成金，殊深欽佩，惜印刷所校對未精，不免有亥豕魯魚之誤耳。晚所謂六經氣化之理，乃自慨吾生不辰，處此學殖荒落之時，凡吾同仁，固不乏高賢，顧茫然不知其所以者，恐爲數亦復不少，鄙意擬藉本刊而光大之，不知能有效力否。憶民國十一年春，上海中醫學會出版第二期雜誌，有徵文題曰治病以六經爲主，不明六經氣化之理，不足以治病，六經有本有標有中氣，太陽少陰或從本化或從標化，少陽太陰則從本化，陽明厥陰不從標本從中氣化，試以仲師傷寒論之論病用藥，證明其理。其後第五期中露佈應徵合格之文有吳玉純等三名，其文尚在足供考證。查六經標本所從之理，乃出自內經至眞要大論中，其旨極爲深妙難測，歷代註家惟張景岳之說最爲詳明而切當，近賢唐容川亦欽慕之，諒先生亦必稔知，祇以爲空洞而删之耳，余故不贅，嘗考古者有熊氏之有天下也，其坐於明堂之上，慮夫人之生也，既負陰而抱陽，復食味而被色，外有寒暑之相盪，內有喜怒之交攻，夭札之患，君民代有、乃與歧伯鬼臾區等上推五運之勝，復以察太過不及之理，下究五方之高下而明同病異治之能，以地上之五行，配人身之五臟，洞於性命之理，紀於陰陽之道，輾轉問難而作內經，其旨廣其詞奧，具有大易顯微闡幽之妙，當名辨物之功，苟能神而明之，其於病機之變化，治法之準繩，取之不竭，用之無窮，誠吾醫家萬有之實藏也。苟非深明天人之理具參贊化育之功者，安能語此，厥後越人補其未備而作難經，則營衛之度數，尺寸之部位，陰陽衰旺之機，臟腑虛實之證，莫不歷歷敘之，以發內經之未發者也，東漢之世，張仲景即採取內難之精華，而作外感猝病之傷寒論，以六經之見病爲綱領，而以其標本之所從爲條目，乃竟三百九十七法一百十三方，自是治病之方法大備，而吾道得粲然光大於宇宙之間矣。晚細玩其全書奧旨，覺昔人所謂不引古經一語，自出心裁，而其立法之妙，證諸內難，若合符節，洵不誣也。吾國醫學，發明以來，已具四千年之歷史，而其中玄妙之學說，如六經之氣化，七曜之盈虛，五行之生尅，氣運之衰旺等等，莫不彰彰可稽，即後起之名賢，亦不以其渺茫而譏之，現雖值此科學昌明之時，而去冬上海中醫考試選科之題有亢則害承乃制二語，究其旨趣，亦無非五行生尅制化之原理，是知試院亦不以爲空洞而棄之也，蓋當今之世，泰西各國以科學之研究，解剖之明瞭，器械之精良，探討人體之結構及其病灶之所在，而施以治法，自矜爲較勝於吾國，而又反詆吾中醫之陋，殊不知西國醫學，自由希臘發明以來，雖亦具二千餘年之歷史，仗其機器解剖等試驗，祇能詳其形跡，而不能明吾古怪，所謂六經氣化之妙理，故其治病也，於外證確有見長之處，而內證則安能與我爭頡頏哉。斯其弊在得粗而遺精，故未克登峯而造極，其反詆吾道之非者，猶叔孫氏之毁仲尼，祇見其不知量也。綜上論之，以愚見中西之治法既各有所長，本刊所謂斯後應各屏除門戶之見，共治一爐最爲上策，由是吾儕亦知生理解剖等科學化，取他人之長，補吾儕之不足，俾得切磋之益，豈不快哉，豈不快哉，芻蕘之見，未審堪爲愚者之一得否？倘蒙不以謬妄而來函照登，則吾數千年相傳之醫學，行免湮沒不彰，而更能參以科學之化，則吾道反得大光於環宇也。則本刊提倡之功，豈不偉哉，斯即吾道前途無量之進步，乃晚之所馨香禱祝者也。　此請

撰安

弟尹成章謹上

逕啓者贊臣昔感各地醫界之隔膜國內醫學之衰頹時代變遷外侮日亟因而糾集同志組織醫界春秋社印行月刊藉以互通聲氣檢討學術十載綿延未嘗中斷謬承醫界之推愛而深引以自慰也抗戰軍興滬埠淪陷敵僞統制之下爲晦迹計各項事業俱行停頓復員以來仍當貫澈初衷更自淬勵醫界春秋月刊亦擬繼續印行惟以物價波動無常一切預算難確物力人力兩感困難尚需稍假時日或可實現屢承各方函詢未能一一作答深以爲歉現本社對於學術之研究奉市社會局指令設會研究以資發揚尚希同仁時予協助共策進行則是所厚望也

張贊臣謹啓　七月十二日

研究醫藥新收獲

（上海通訊）上海藥界春秋社編輯委員朱沛然醫師，昔任中國醫學院教授，對於醫學著作及民間特效藥之研究，嘗依據科學方法，多所發現，抗戰後，退居後方，仍繼續研究，著作已完成者，有中國傳染病學，傷科及針灸學等書，聞於民間藥天召山之特產黃藥，提製慢性胃病藥，獲有標本及著作多種，朱君已於日前抵滬，寓上海鳳陽路西祥康里七七號中醫師學術研究會，將與滬上名醫張氏贊臣作更進步之研究云。

會務

南匯縣中醫師公會第二屆第四次理監事聯席會議錄

日期　八月二日
地點　假大團王正章醫室
出席者　葉峨璋　楊季濤　倪國鑫　倪恩圃　陶泉孫　姚子讓　王正章　徐鶴松　姚維峯　楊靜芳　王播芳　葉士彬　程利川　錢漢民
列席者　唐文藻　唐桂芳　唐煥麟　衛秉文　沈應祥
主席　王正章　　記錄　陶泉孫
報告事項：
主席報告（略）
會計股倪主任報告（另載七月份收支報告）
總務股陶主任報告（因事務繁瑣從略詳載會務日記備查）
討論事項：
（一）本會會員担任各鄉鎮義務診療所醫務完全義務性質應否呈請縣府頒發奬狀案。决議，由會呈請個別頒給奬狀。（二）請會計股編造按月預算表刊登月刊，俾使會員明瞭會中經濟狀况案。决議，照案通過。（三）各鄉鎮施療所相繼開辦，應否請本會理事長出席指導案。决議，照案通過。（四）本會聯絡施診所車馬費應否追認案。决議，應予追認。（五）應否確定本會交際費用案。决議，以每月二十萬元爲度。（六）確定下次會議日期地點案。决議，定于九月二日在本會辦公室舉行。

第二屆第一次各分辦事處主任會議錄

日期　七月三十日
地點　本會辦公室
出席者　馬孝先六灶　朱曾由鹽倉　郁學林三灶　宋雨甘坦直　吳桐聲御橋　尹成章萬祥　丁步階二灶泓　姚維峯惠南
列席者　倪國鑫　陶泉孫　倪國楨　倪恩圃
主席　倪國鑫　　記錄　姚維峯
報告事項：
主席報告　爲改善會中徵收經費起見依照上次理監事會議决採用各分辦事處分別徵收繳會俾利會務進行
討論事項：
（一）各分辦事處主任徵收經常費來會繳納其酬勞應如何撥貼案。决議，由本會預先通知定期繳納會中備膳所需川資或扣成等由各分事處自認。（二）如分辦事處所收經常費應如何規定日期繳納案。决議，八月份以前所收經常費定期八月十五日集中繳會以後與理監事會同時召集繳會。

南匯縣中醫師公會會員錄（續）

姓名	性別	年齡	籍貫	通訊處
陸峻德	男	二六	太倉	城內南門大街八六號
張樞	男	三四	奉賢	新場周家衖
宣文龍	男	二八	南匯	打鐵橋宜協懋號
姚麟祥	男	二九	南匯	召樓中市診療所
陳志公	男	三二	南匯	萬祥沈慶餘堂
趙雲霞	女	三四	上海	浦東其昌棧松鶴堂

驗方選粹

楊治安

疔瘡膏

疔瘡一症，在外科中最凶險，變幻之速，恍同閃電，其勢之猛獨如烈火，一經發作，幾難遏止，毒散入血（俗爲走黃）每致不及挽救，在初起時用此藥膏貼之，漫腫即能消散，一切無名腫毒亦有奇效，方用寒水石研極細末，糠青葱製嫩松香大方八磨末，乳香没藥硃血竭人指甲磨粉，以上各取細末三錢，再以貝麻子四兩，去殼打爛，加麻油熬膏貼之。

青梅霜治喉風

喉風腫痕，痰聲嚇嚇，此痰涎壅塞，危險殊甚，用青梅霜吹上，痰卽化水吐出頗有奇效，製法採未熟青梅子去核，入明礬如豆大，置於瓦上用炭火煆成炭狀，以烟盡爲度，放地上退火性，研細末，每一兩中加上梅片一錢，盛於磁瓶中勿令洩氣，（編者按用猪牙皂研末吹之，以鵝翎探吐亦有奇效但分量須多）

火燙靈

水火燙傷，每致脫皮赤腫腐爛，治頗不易，過去予嘗用滑石七錢，輕粉一錢，共研極細末，用麻油調塗，又用鋅養粉三分甘油七分，渾和敷患處，以紗布包之，雖頗有效，然只施於輕症，若用於重症，而糞炎消腫退，痛定肌生，則尙感未能合乎理想也，最近採用養眞樓發行，下沙鎮大公堂代銷之火燙靈藥粉一種，亦以麻油調和，予已試用二十餘例，均獲奇效，惜該樓主人未肯將原方公開，以供研究，殊爲遺憾耳。

本會大事記（自第二屆會員大會始）　陶泉孫錄

四月二十日　今日假惠南鎮中心國民學校舉行第二屆會員大會各職員清晨到場佈置一切出席會員三百三十七人盛況空前下午一時大會開始（詳細情形載會議錄）並攝影留念散會時夜過半矣

第一屆理監事捐製方桌三隻長凳八條半桃三隻靠背一隻獻贈本會藉留紀念

五月廿一日　今日午後本會遷至南門大街八十六號

五月廿六日　南匯醫報第十一期出版（因印刷延誤脫期十日）

六月六日　下午六時本會假周浦鎭孫立夫宅召開第二次理監事聯席會議三時前各理監事相繼簽到周浦方面會員發起假天主堂舉行聯誼談話會會畢餐聚歡計五桌席散後理監事聯席會議開始散會時已逾午夜（詳情載會議錄暨會務日記）

六月二十日　南匯醫報第十二期出版（本期脫期四日）

六月廿五日　下午三時在本會辦公室舉行常務理監事談話會卽席訂立租房（會所）契約

七月六日　下午一時在本會辦公室舉行第三次理監事聯席會議

七月九日　本會與鎭公所慈善會同善堂合辦之聯合施診所開始施診

七月十五日　理事長往謁縣長對會員聲請年資證明書事有所陳請並蒙准予發給

七月廿三日　南匯醫學月刊第二卷第一期出版（脫期一星期）

七月三十日　下午三時在本會辦公室舉行各分辦事處主任會議（詳情載會議錄暨會務日記）

中醫士條例草案要點

（一）凡中醫僅研習左列各科之一者爲「中醫士」。

一、傷科　二、針灸科　三、按摩科　四、眼科　五、喉科　六、痔漏科　七、痲瘋科　八、其他經衛生部指定科

（二）具有左列資格之一者在本條例公佈後五年內得應中醫士檢覈。

一、曾領有中央或地方主管署所發之各該科合格證書或行醫執照者。

二、在中醫學校修習各該科二年以上得有畢業證書者。

三、曾執行各該科業務三年以上有證明文件者。

（三）經「中醫士」考試及格者得請領中醫士證書。

（四）請領「中醫士」證書應具聲請書及證明文件，呈請衛生部核明發給之，並由衛生部在證明書上註明科別。「中醫士」不得執行前項證書上註明科別以外之他科業務。

（五）「中醫士」之開業業務處及組設公會，準用醫師法之規定。

南匯縣中醫師公會七月份收支報告

收入之部

一、收入會費三十八萬元

二、收補助費十七萬元

三、收證書證章費十六萬五千元

四、收經常費六十六萬元

五、收出讓磁碗一萬七千五百元

六、會計股息借二百萬元

七、收傳徵收員三十六萬五千元

共收三百七十五萬七千五百元

支出之部

一、付上月墊款一百十七萬四千四百元

二、付天良印刷所四十六萬元

三、付郵票費九萬五千元

四、付聯合施診所五期舟金六萬六千元

五、付新聞報四萬八千四百元

六、付浦東報七千五百元

七、付浦聯報五千元

八、付倪助理上月津薪四十八萬元（合米一石）

九、付陶總務津貼一百〇七萬五千元（上月五斗本月二石共二石五斗）

十、付面盆一只三萬五千元

十一、付文具九萬一千元

十二、付什項二十六萬一千九百元

十三、付傳徵收員提成二十萬〇一千五百元

十四、付傳徵收員宕欠十六萬三千五百元

十五、付理監事開會膳食十五萬五千元

十六、付二卷一期醫刊印刷費八十萬元

十七、付鋅版四塊十六萬二千元

十八、付校對川資二萬元

十九、付醫刊送來車資八千元

二十、付賀徐榮康立軸二萬五千元

二十一、臺玻璃一塊九萬九千元（卽代理監事膳費）

二十二、付分辦事主任開會膳食十九萬四千元

共付五百六十二萬七千二百元

收支相抵結欠一百八十六萬九千七百元

所欠款項張延仁墊九十九萬元倪國鑫五十七萬元倪恩爾二十萬〇九千七百元王正章十萬元另欠津薪米一石

會計股主任倪恩爾抄

告全國同胞努力醫學公有書

季愛人

竊思國以民立。民以國存。醫藥衛之。有關國家興亡。民族盛衰。其重要性。實出於軍政之上。而現代之醫藥。不論中西藥。已具商品之尖銳化。中西醫。幾達商人之具體化。且中西醫師。冰炭不融。致將活人濟世之醫藥。早爲少數有產階級所專有。而成不可諱飾之事實。是以民衆之死於無醫藥者。固不可勝數。而犧牲於針藥者。爲數亦堪驚人。抗戰期中。暴露警示。甚至求舶來品而不可得。則欲望將來之國興民强。非醫藥公有。猶緣木而求魚也。

愛人致力醫藥革命。已廿餘年。提倡醫藥公有。亦十有餘年。惜人微言輕。上不得政府採納。下未得民衆信仰。徒具爲國爲民之旨。竟成畫餅而已。今者。抗戰勝利。百廢待舉。欣河山之再造。慶日月之重光。滿目瘡痍。早爲世界人士所不忍。醫藥公有。尤爲目前急切之要圖。故政府已俱保民之心。衛民之意。特派蘇省衛生處陳處長。蒞吳召開衛生座談。愛人代表醫團列席。藉悉當局。力謀各縣民衆健康。有大量公醫院之設施。利國福民，莫此爲甚。夫院以公爲名。當屬公民所共有，公民所共享。絕對不如以前之縣立省立者可比。並聞明達之陳處長云。醫學博士。切莫忘自己是黑髮。語意深長。令人欽佩。賢良之吳縣逘縣長云。公醫院須中西並重。有胆有識。實符　總理發揚光大之遺訓。不特保護一縣民衆健康。益且建設一縣醫藥本位。各縣如此。各省如此。則民强國富。計日可待。欣忭之餘。作一初步公醫院之建議。願全國同胞。共起而圖之。茲述公醫院組織大綱於下。

（一）公醫院。各地至少先設兩所。然後逐漸增加。達到醫藥公有爲止。一用中醫藥治療。一用西醫藥治療。設中醫師認爲不可治療之病症。可送西醫藥治療之醫院。西醫師認爲不可治療之病症。可送中醫藥治療之醫院。能如此。則國民之死亡率。定可因之而減低。

（一）公醫院。應設立理監事會。免受任何方面牽制。以各機關官長各團體領袖爲監事。監視一切。以區鄉鎮保長爲理事。地方大慈善家爲名譽理事。擔任開辦經常費用。

（一）公醫院之院長。應由地方醫團公選。地方政府加委。則不受政體而更調。

（一）公醫院之中西醫藥師。應由地方政府考取之。待遇豐厚。絕對不許在外執行醫藥業務。其家屬亦須由地方供給。

（一）公醫院。應不收任何費用。病房亦不分等級。

（一）公醫院。在地方未將醫藥全面收爲公有時。絕對不宜設門診出診部。以免妨礙現有中西醫藥人員之生存。病人之入院。須經中西醫師之簽字。及鎮保長之保證。

（一）公醫院。應有接送病人之設備。

（一）公醫院。應附設中西醫藥學院。盡量錄收中西醫藥人員。加以訓練。以便推行全面醫藥公有。

（一）公醫院。應附設中西醫藥圖書館。以便醫藥人員之參考。

（一）公醫院。應設立民衆衛生網。每甲設衛生員一人。以便推進各項之民衆衛生事宜。以上各點。是否有當。尚望修正施行。

編後譚

本期刊行，適値長夏酷暑之時，幾次要想揮汗執筆，終因懶惰而一再延擱，又因會中諸同事意見參商，尤覺掃興，出版日期特別稽遲，對於讀者諸君，深深抱歉。本刊編稿問題，會中同人頗多異議；一爲海曲友聲，晚近國學衰落，讀書人幾不辨平仄，遑論押韻，陽春白雪，雖和難賡，贊成者少，亦固其所。然試參閱其他醫藥刊物，都有文藝附載，以助餘興，固非本刊獨創也。又吾中醫向來人自爲學，家自爲敎，喉科一門，各稟師承，始終循舊，嚴守祕方，牢不可破，本刊首創公開之例，打破守祕之心，爰有喉科擒拿手之發表，爲使讀者增加興趣起見，有時不無說幾句俏皮話，嬉笑怒駡，亂雜無章，固知貽笑大方，禍棗炎梨，咎有應得，然既屬善意批評，自應接受，現在所有擒拿手祕術已完全宣佈，本文可告一段落，下期當另找題材，藉換讀者口味，惟讀者諸君，如有得自師承，或家傳祕方，仍乞賜示，本刊當儘先發表，所有望於本會同人者，此後對於本刊編稿方面，如有寶貴意見，希當面指政，或馳函賜敎，均所歡迎，萬勿熱嘲冷諷，背後譏評，飛短流長，人前挑撥，俾全友誼而重道德，是爲至禱。

海曲友聲現已改爲讀者信箱，以供多數會員之訊問而通聲氣，信箱範圍極廣，不限問訊疑難，即有小發明小報告小研究以及各地醫林消息等均屬之，平平仄仄固爲調情養性所需要，但識者皆大歡喜，不識者無不痛駡，以爲徒佔篇幅，有誰要看，中醫能詩者既少，祇得別開生面以配讀者胃口，惟本欄之設，原因救濟稿荒，此後務希各同道努力投稿，作建設性之貢獻，庶本刊材料豐富，無虞匱乏，若自己不能撰稿，幸勿徒事譏評。

屢次理監事會議中最感困難者，爲經費問題，本刊印刷費不過佔每月支出之一小部份，而於付印之時，往往不能如期領到，不但使編者絞腦汁，還要墊款子，長此以往，實力有所不逮，至希各會員將按月經常費，卽日繳各分辦事處彙轉，以資挹注。

南滙醫學月刊

論評

拯救自然淘汰的醫學

倪國鑫

中國民族的體格，本來是雄健優美的，回溯我們的遠祖，「穴居野處，茹毛飲血，」戰勝自然環境，開闢錦繡河山，都靠着堅強的體格，降及後代，文化日興而體格日衰。晚近以來，雖然科學發達，醫藥日新，而吾人的體格，遠不如前誠値得懷疑。大自然的化生萬物，參差不等，不就使個個完善，遇有不適當的，他有奪取而消滅之權，旣生之而復滅之，此卽老氏所謂天地不仁，以萬物爲芻狗之說。從古以來，適者生存，已成爲物競天擇的公例，這也可以說是種族的淨化，但是阻止自然行使此項權力的，世界上還有醫學；例如梅毒病人，賴洒爾佛散的效力，可以治愈，結核病人，藉司脫來多滿新的療治，可以得救，然而並不能澈底淸除，於是脆弱退化的子孫，遂至遺傳於後世，這般爲醫學所救濟的虛弱人們，如果與康健者結合，豈非容易使種族全體均行退化麼？所以醫學愈進步，種族退化的範圍愈大，此非筆者過甚其辭，實人工所致，不及自然的來得天眞，這是誰都不能否認的吧？」

近代醫學的任務，想把人體的疾病，卽行撲滅，換句說話，疾病完全不得接近人體，因之外科學，不論對於怎樣小的創傷，總在防止外來的感染，這在病體的立場上講，確是適當的處置，但由人類全體上看去，無非使本來具有抵抗外來傳染的人體，完全失却抵杭的習慣就是了。野蠻人一旦受了創傷，無需治療，自然可以恢復，但在歐羅巴人，便是深加注意，也難於治療，這是許多研究者所異口同聲的。

新醫學告訴吾們，微生物能分泌毒質於人體，故欲保護人體，非待一般的抗毒素發見不可，抗毒素發見後，每日可用抗毒單位的一定量，注射於人體，俾使微生物達於體內之毒物的有害影響，發生痲痺，其實醫學達到這地步的時候，是十足使人厭煩，在每朝起床的時候，非注射一定量的抗毒素於皮下不可，稍一疎忽，便有性命之虞，因爲失掉自立性的人體，就遇到最弱的細菌，也易遭侵襲。

衛生學又教人在冬季的冷氣中，不宜勞動，因爲在冷氣中勞動，則非深呼吸不可，深呼吸則肺受風寒而易於感冒，那末在秋風多厲之下的睡鳥，爲什麼不致傷風呢？在攝氏零點下三十度的曠野走動的遊鹿，爲什麼不冒寒呢？大槪容易冒寒的遊鹿，與容易傷風的睡鳥，早因爲不能順應環境而死去了，其所存在的，都是强健的東西，然而我們人類則不然，决不讓懦弱者，供自然淘汰的犧牲，而所謂醫學的職務，祇在使懦弱者成爲强健，反之醫學正是使强健者懦弱，而叫人類變爲慘慘的生物。

過去我們固有的醫學則反是先哲的講攝生，着重於精氣的保養，虛邪賊風，避之有時，恬淡虛無，精神內守，故能形與神俱，年度百歲而動作不衰。治療方面，着重撥亂反正，調節人體正常作用，使人體發揮自力抵抗，卽人工免疫的上乘法較之機械式的治療似屬高明倘能發揚光大，對於人類的前途，必有更大的貢獻。

中華民國卅六年九月十六日　南滙縣中醫師公會出版　社址：南滙南門

（醫訊）

江蘇省中醫師公會成立

倪國鑫當選理事楊季藩當選監事

籌備經年之江蘇中醫師公會。已於八月廿二日成立。本會推派倪理事長國鑫。楊理事季藩爲出席代表。於廿一日早車晉省報到。下午參加預備會。倪代表被推任大會主席團。楊代表被推爲提案審查委員。報到名額計四十三縣單位。七十六名代表。提案共八十餘件。及散會已鐘鳴七下。晚膳後審查委員即開始工作。頗形緊張。翌日九時大會開幕省政府派陸科長。省黨部派顧指導員到場指導。行禮如儀。由主席團主席褚潤庭致開會詞。黨政機關代表致詞（詞長從略）繼即通過會章。開始選舉。票選結果。喜仰之褚潤庭錢今陽倪國鑫季愛人林芝庭王紹和陸愼其等廿五人當選理事。吳子周夏富春楊季藩方完白簡伯龍戴祖憑等九人當選監事。張友琴干祖望程愼之等十一人爲候補理事。袁炳文等五人爲候補監事。開票完畢。時已旁晚。所有提案不及討論。乃臨時動議決定移付理事會討論。繼即攝影散會。明晨九時。即續開第一屆理監事聯席會議。出席全體理監事。及候補理監事。暨黨政機關代表等數十人。公推馬益吾臨時主席。行禮畢。即開始討論提案。相同之提案即併案討論。本會提出之三件提案。即（一）分向各部院。及兵役委員會。請求中醫師免除兵役案。「理由」醫藥雖有中西之分。而法律待遇則一。現在西醫既可免除兵役。改任後方救護工作。吾人應援用西醫。及僧侶之先列。據理力爭。免除兵役。並請照民國廿四年辦法。加以訓練。後方救護隊。俾可所學適其所用。「辦法」呼籲各省市中醫團體。一致向行政院國防部。兵役委員會。請願修正兵役法。規定中醫師免役辦法。並設訓練班。分期訓練後方救護隊。「第二件」函請中醫委員會。從速實施編審工作。及成立醫藥研究院。「理由」（一）中醫有攸久之歷史。卓著之治效。因學說不統一。爲人所詬病。且所有學理。全以陰陽五行等代名詞詮釋。已不合於時代。致不能使一般人了解。亟應遵斟古裁今。編纂課本及叢書。（二）中藥種類何止數千。（包括鑛植動物）治病各具特效。而用法仍照千百年前的古法泡製。未有改進。較之歐美各國實有遜色。即有一二經科學改製後。即被目爲西藥。照三十五年全國衛生會議之決議。中醫師已無使用之權。此點實堪注意。應速由中醫委員會。成立藥物研究機構。將國內藥物提製精品。注射劑等。專供中醫師使用。俾發揚國粹。而社漏巵。「辦法」由本會呈請衛生部中醫委員會。加强編審機構。以增工作效率。並設研究院聘醫藥化學人才。共同研究。製定中國藥典。並設廠製造新中藥。（第三件）敦促上海三醫校合辦。從速招生開學案。「理由」教部對中醫學校立案辦法。已有規定。而上海三校因各種困難未能照辦。應函請合作。以滋集中力量。猶可節省經費。實爲一舉數得之良法。「辦法」由本會具函該校當局。緒述利害。促其實現。上開提案三件。有一部分人士。對第一件認爲違反國家法令礙難辦理。應以保留云云。楊代表即起立辯論。詳加解釋。略謂本席以代表敝縣六百會員發言。應請照辦。而照本人見解亦似無保留之理由。現在政府即將行憲。一切須以民意爲依歸。現行法令或有未合。亦可依法申請修改。本會爲江蘇全省中醫界惟一之最高職團。似應念付託之重。爲會員之喉舌。爭地位。凡利害攸關者。應全力以赴。不宜多所顧慮。至於本席所提議案。應請主席將理由辦法等詳爲宣讀。俾各位都能了解。詞畢掌聲如雷。嗣即宣讀理由及辦法後。乃告通過。繼即票選常務。結果褚潤庭章壽芝錢今陽季愛人林芝庭陸愼其馬益吾當選常務理事。夏富春吳子周方完白當選常務監事。理事長一席由褚潤庭當選。褚氏爲鎮江縣中醫師公會理事長。老誠碩望。德學俱優。堪爲本省中醫界之領袖。但各項議案之實施。及當局之能否竭誠接受。實爲吾人所屬望者也。

選舉消息

（本刊消息）此次國大代表選舉日期，規定全國一律於陽曆十月廿一日、廿二日、廿三日，舉行投票，各會會員任擇一天投票，投票地點由中醫師公會通告，凡我會員，應不畏路遠！不辭辛勞！爲中醫前途，萬勿放棄「發揚中醫」之投票權。

本會倪事理長放棄國大競選

擁護上海陳存仁君

上海陳存仁君，才華蓋世，辦事努力，足爲中醫界表率，我南匯與上海間祇盈盈一水之隔，誼屬毗隣，近水樓台，將來倚重陳君之處正多，此次選舉，關係中醫前途甚大，盼我會友，認定目標，一致擁護陳存仁君。

來論

爲國大選舉問題敬告全國醫界書

張贊臣

全國醫界同仁：

民主國家，一切政治的措施，既然取決於人民的意見，那末國民代表大會的權力和責任，對於整個國家民族的生存，關係何等密切呢！

此次國家選舉，已在緊急進行中，對於中醫界代表名額的規定，爲數不多，中醫界當選的代表，對於中醫界權利的檢討，和全民保健的籌劃，又發生極大關係，這代表的產生，就是我們命脈所繫，大足以領導羣倫，共造中醫福利，小足以和緝內部，同建本位基礎，我全國醫界同仁，又應怎樣重視呢！

我們的前途，荆棘很多，最近上海幾個中醫學校教育部勒令停閉，中醫師檢覈和考試，往往遭多方困難，唉！我們豈可高枕無憂嗎？

好！好！國大不久就要開會，醫界有什麼意見都可儘量發表，我們瞻前顧後，深寄無窮之望於國大代表，謹以至誠的肺腑略貢數言如左：

一、對競選諸公的貢獻

（爲什麼要競選）國大代表，可說是國醫界所託命的重心，競選人先要認清責任問題，和關係所在，倘若以政客的態度，恃此項職位，爲個人造身價，爲個人謀活動，那就錯了目標，假定眞的如此，就是他人不來指罵，自已總是捫心有愧，現在類此的很多，願競選諸公，事前加以三省。

（當選後應做的事）國大代表當選後當以蘇張之舌，賁育之勇，負起使命，達到下列的目標：

一、中醫學校列入學系，以國家的經濟來造就中醫中藥人才。

二、要建議爭到以國家的經濟來建設中醫院。

三、要培植中醫藥衛生行政人員來管理中醫中藥事業。

四、要爭衛生部中之平等地位，以中醫機構，管理中醫自已，不須西醫越俎代庖。

二、對有選舉權者之貢獻

甲、認清競選者的人格，參加競選者用種種方式來活動的，當然很多，有選舉權人，要以透視眼光，分析競選人的人格，是否道德高尙，品性優秀，然後以主觀的意志，下一判斷。

乙、認識競選人的學識，世界科學的眼光，中醫中學的造詣，精密的思想和計劃，以及精湛的言論，包括在學識之內，我們要一一認淸，作一自我的決定。

丙、認清過去的歷史，過去的歷史，可以預測將來的成就，競選人過去對中醫藥事業有什麼建樹？有什麼成績？都是事實，可作被選的條件。

總而言之，中醫的事業，在政治遺棄之下，中醫的前途，罩著白濛濛的白霧，國大代表的肩上將要架上千斤的重担，他的能力和行運，都要影響到整個中醫的命運，我們爲自身的福利，爲整個學術，都要盡力的策動，和愼重的選舉呀。

貢獻於選舉國大代表的中醫界

姚子讓

光明燦爛，還政於民的憲政快要開始，在這樣一個多事之秋，我們急切的囑望着行憲後政治的趨向正軌，現在距離國選的日期已近，參加候選的先生們，大家當仁不讓，熱烈競選，這是走上民主階段的好現象，有選舉權的我們應當堅定信心以自覺自動的精神認清目標，不爲利誘，抱

第二卷第三號目錄

維賢維能的宗旨，秉大公至誠的精神，愼重推選，本會會員六百人，據吾推測，大部分的票數是選舉上海陳存仁先生的，力量集中，不輕易放棄一票，可顯示了我們實力的表現，陳先生的道德學問各界早有定評，無庸筆者鼓吹。回想中醫界數十年來，遭受政治經濟教育的種種不平等，以致徘徊暗途，很少進展，但是上次的國民大會中醫代表，在大會席上，竟如噤口寒蟬，毫無活動表顯，沒有把中醫界的建議和要求，放在肩上，發揮其使命，這種啞吧式諱疾忌醫的代表，吾們實在不能表示滿意，現在過去的，我們且一筆鉤銷，未來的如何，有待於我們努力爭取，趁國大代表改選的今天，人人放出明銳目光，向理想中人投一票。深信各省縣先進，想必早有抉擇，（本刊二卷一期已有專文發表）這裏固無須筆者贅述與介紹。

醫道與治道

薛正清

醫有道乎，曰有，何謂道，道者軌道而已，凡宇宙間一切事物，無論宏纖巨細，皆各有其自然之軌道，相與循持，莫能或渝，在自然界，則如日月之運，江河之流，寒暑之嬗遞，生物之榮枯，莫不各有其一定之程序與途徑，在人事則舉凡個人以及社會與國家之間，交皆有其經常之道，推之各種學科，無不皆有其共循之理，是則所謂道也，醫學既爲一種重要學科，自應有所謂醫道者在　舉例言之，中醫對於內科，比較爲優，而關於內科各種疾病，大都由於感受風寒溼燥火熱六氣之侵襲，以至失其生理之正常狀態，故現病痛，所以其治之之法，并無若何神奇，不過如內經所謂「寒者熱之，熱者寒之，」又如所謂溼可潤燥，燥可去溼，滑可去著，澀可固脫，通可行滯，洩可去閉，宣可去壅，補可扶弱，莫非補偏救弊，去其客邪，使之恢復正常而已，此義人人可知，然能鑑別不爽，投藥應機，則非老於此道者，不能勝任愉快。

我國向來有「治道」之說，其意義比較治法道術爲重要，乃施政之最高原理　醫界有良醫相及醫人醫國說法，良以醫道每與治道息息相通，況執自由職業者，不能自外於國民一份子，自不能漠視政治，茲就臆想所及，拉雜敍述醫道與治道之比較觀，

病理學家常謂病家複雜，而病源每常簡單，得其肯綮，則把握要點，應手奏效，否則頭痛治頭，腳痛治腳，終難有效，例如患者往來寒熱，心脅痞滿，心煩喜嘔，默不欲食，腹病脅痛，或渴或咳，或利或悸或癃，口苦耳聾目眩，乃至汗後餘熱不解，善診者必可悉其爲少陽症，亦名柴胡症，因當以小柴胡湯主治之也，又如身熱心煩，頭痛惡寒，懶言少食，或喘或渴或自汗，甚至不能攝血以至妄行，善診者可知爲清陽下陷，中氣不足，應爲補中益氣湯主治之症，論及政治則尤貴洞察病源方可把握要點樹立中心工作，嘗謂治理之要素極爲簡單不過精神與物質兩端，　國父揭櫫心理建設及物質建設，而總裁則啓示心理倫理經濟等五大建設，良以宇宙間一切一切，不過精神與物質之配合，人事當然自難例外，凡一國家，倘其人民多爲貧乏愚劣份子，則其國家必不景氣，反之自必富强康樂，雄視世界，吾國之運蹭蹬，困難環生，但診察其受病之原因，殆不外經濟之衰落，與夫人心風氣之不振，以病理比之，中氣虛弱者，最易感受外邪，彼外患之潰陵以及內亂之迭起，皆由於國力之未充有之以致，知其病源所在，則醫治時必多把握，可斷言也。

醫家治病，向有治本與治標之說，其言曰，緩則治其本，急則治其標，蓋外邪方熾，苦痛不堪，倘醫者於此時，不知先去其邪，而徒高談滋補，則必爲殺人之庸醫，又如疔瘡瘰癧，業已成患，自當動用手術，去其腐肉，施行消毒，然後使之生肌，養癰貽患，自古爲戒，比之治道，何獨不然，忍一時之痛楚，而圖生命之延續，自爲智者所樂爲，雖然，動用手術以及投用峻厲之劑，皆爲不得已之舉，在此時期，均不可不同時注意及於培元休養問題，譬之盲腸炎化膿時若仍動作，則膿腸有穿裂之虞，破入腹腔，勢必發生急病腹膜炎，以故患此症者，必以保持安靜爲前提，又如肺病，除服藥外，尤重休養，蓋凡一種疾病之所以得痊者，多由其自身抵抗力强，各細胞之新陳代謝，相當盛旺，不能專恃藥物之力，反之亟亟服藥，而中氣萎敗，飲食不進，鮮有可痊復者，準斯以觀，則治標之際，仍不能忽略治本問題，就政治言，何嘗能外此理，國父揭櫫三民主義，蓋一般人民之向心力，乃政府生命線所在，任何時期，均應密切注意，無敢或忽也。

醫家座右銘

陳存仁撰

醫乃仁術，良相同功，立志當堅，宅心宜厚，縱有內外婦幼之別，各盡神聖工巧之能，學無常師，擇善以事，卷開有益，博覽爲佳，必讀昔賢之書，俾免離經而叛道，參考近人之說，亦使溫故而知新，及其成功，尤貴經驗，再加修養，方享令名，臨證非難，難於變化，處方應愼，愼則周詳，認清寒熱陰陽，分辨表裏虛實，診察務求精到，舉止切戒輕浮，毋炫己之長，勿攻人之短，心欲細而胆欲大，志欲圓而行欲方，逢危急不可因循，竭智挽回，以盡天職，遇貧賤不可傲慢，量力施助，以減愁懷，聆病者之呻吟，常如已飢已溺，操大權於掌握，時凜我殺我生，三指回春，十全稱上，倘能守此，庶幾近焉。

醫話

創傷治療談（續）

錢漢民

挫傷由鈍性之外力壓迫，而成例如打擊衝突，跌倒重物墮落車輪下轢過或磚石銃彈等。挫傷症狀皮膚發赤，皮下出血，疼痛腫脹皮下壞死。

挫傷療法（一）傷輕不必內服藥。（二）傷處紅腫痛甚者，外用挫傷軟膏敷貼。（三）傷處青腫疼痛者，外用散瘀軟膏敷貼。（四）挫傷已歷三五日，僅現青腫微疼者以傷科萬應膏蓋貼。（五）受傷吐血者用內服止血散。（六）身體多處受傷或傷後呼吸不舒者給服七賫散，以定紫金酒或溫開水送下。（七）腦部受傷昏暈人事不醒者，急以開竅散吹鼻使其蘇醒。並以按摩法（查後）舒其神經經絡，內服奪命丹以定痛紫金酒送服。（八）傷在頭部或鎖骨處或四肢某部分，形狀異常時宜細察其是否骨折，如壓迫腫傷處感覺劇烈疼痛或持其傷處兩端略摩動卽起摩擦音者，可斷定骨折，當急爲固定，並照骨折療法處理之。（九）傷在頭頸或四肢之關節有異常時，如不能行使整復術者，切不可將傷處輕易搖動，須按脫臼療法處理之。

創傷大概於頭部及上肢居多，蓋前敵士兵除衝鋒肉搏外，平時靜伏戰壕或沙壘內，故下肢受傷較少，創傷種類繁多，不勝枚舉，但其治療方法大致相同。茲就軍中常遇之創略述如下：（一）槍傷由各種槍彈射擊而起，分射入口射道與射出口三部，普通射入口小射出口大，亦有無射出口者稱盲管槍創。（二）彈片創係受炸彈或榴彈之彈片所致。（三）刺創乃兩軍肉搏時兵火已失效用，卽用尖銳之刀猛刺而起，口小平滑創道深當有損及內臟或胸腹者。（四）切創由刀刃鐵片等物而致創底淺創口常成直線。（五）轢傷被機輪之轢軋，如汽車坦克車撞倒或轢過大都其重或致血肉糢糊。創傷症狀因致傷武器不同，輕重互異疼痛爲必然症狀，除疼痛外流血，血則切創較多而槍創刺創較少，創口則切創廣槍創刺創窄，症重者如臟流血神志昏迷等。（一）止血法，流血爲戰地最常見之症，創傷必有流血過多於生命極爲危險，故創傷以止血爲先務，止血法分暫時永久兩種：

甲暫時止血法	指壓法	以手指遏壓動靜脈幹部以阻凝血液流出
	壓迫法	以紗布或毛巾疊覆創面然後用繃布緊扎之
	緊縛法	以象皮帶等緊縛或緊絞動靜脈幹部
乙永久止血法	縫合法	以線結扎血管或縫合創口外以接骨軟膏蓋貼縫線針勻須煮過
	外用法	以軍門丹摻用裹以綳帶
	內服法	以內服止血散補血湯

按暫時止血法，本爲前敵士兵自行急救或看護兵施用之手法，但醫生治療時於未敷藥物之前先施暫時止法，再敷軍門丹裹以綳帶，更須穩妥，有時因血出過多發現昏厥等狀者，須參照創傷重症治療法處理之。（二）急救創傷內服藥，在前線陣地急救創傷患者止血後如抬赴病院時先給服玉眞散一錢，以開水灌服，既得止痛安神，亦可防免途中風寒感冒，且得殺滅創口細菌之功効，而得免除破傷風之危險，但抬送時須全身覆蓋被毯，或棉被之類。（三）創管深者須注意彈丸或留駐，創傷流血者可以明白檢視有無彈片彈丸或不潔之物，從容除去，若血出甚多，須先止其血，俟再次交換綳帶時仔細察看，如槍傷有射入口而無射出口，卽稱盲管創傷者尤須注意彈丸之有否留駐，宜先將彈丸或彈片鉛子鉗出，而不易鉗出者給服麻沸散，用刀割取。（四）骨絡異常注意，骨折創傷流血症而發見骨骼異常時，急辨其創內有無碎骨，如果骨折者，在非正式醫生或確有經驗者，最好弗作詳細診察，以免動搖，除謹愼處用止血外，宜參照第三節開放性骨折治療法處理之。（五）普通創傷內服藥（七厘散）。（六）普通創傷外用藥（玉紅膏）。（七）創傷劇烈疼痛者，創傷已服玉眞散或七厘散後仍形劇烈疼痛者，加服止痛散以定痛紫金酒送下。（八）創傷日久腐爛者。創傷初起失治不如法，致創口腐爛者先以甘硼水拭淨創面，摻以五寶丹攤蓋玉紅膏或接骨軟膏蓋貼。（九）創傷去腐豎法。創傷收口時因體力衰弱或有胬肉凸出者，用平胬丹摻布外貼玉紅膏。（十）創傷重症處置法。出血過多發現面如死色，四肢厥冷，煩渴不安之狀，甚或腦部出血昏迷譫語者，急以奪命丹灌服，如內傷過重致心肺間動靜脈破裂，有上項症狀外，更加呼吸短促，頭昏吐血，甚至瞳孔散大，脈搏細促者，另以七賫散用定痛紫金酒送服，如血吐不止者，加服止血散，嗣後每日午前給服七賫散，臨睡化服回生丹，並每天以補血湯代茶。（十一）破傷風治法。創傷如沾染破傷風菌，發現身熱角弓反張痙攣等症者，給服玉眞散或用蟬衣末三錢酒服，如有頭痛者用此更効。

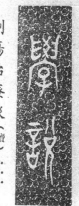

筆記　與徐顧之先生談天哮嗽

·海·曲·竈·工·

天哮嗽，又稱百日咳，小兒患者甚多，且纏綿難愈，其病似與普通傷風咳者不同，咳必連聲，其勢甚劇，甚或嗆血。本年六七月間，余外孫喬潤芝，年甫週歲，即患此症，今雖已愈，有時不免復發，前月曾延馬君景園診治一次，馬君所處方藥，余已不復記憶，僅記於煉肺藥中加御米殼二錢以止咳，又另用西藥無味奎甯一分，溫開水冲服，謂是藥鎮咳頗有效驗云，連服四劑，咳果大減，然尚未全愈也。本月三日，余送小兒伯民赴江陰南菁中學肄業，道經滬上，晤老友徐顧之君，因徐君爲痧痘兒科專家，遂詢以對於天哮嗽有無辦法，承渠告余方藥數則，爰隨筆記錄，以供同道諸君臨診時之參考。

徐君之言曰：余初臨診時，治小兒天哮咳，概用葉天士方，其方甚簡，僅天將殼三錢，生西瓜子一兩，煎後加冰糖冲服，然有效有不效，其後讀醫藥心悟，又得一方，用玉桔梗二兩炙紫苑二兩，炙百部二兩，生甘草七錢五分，荊芥穗二兩，焙白前二兩，化橘紅一兩，研末吞服，此方經數次試驗，亦未能盡效，且吞服尤難，一日遇名醫章次公先生，偶然談及此症，據述中藥治百日咳惟南天燭子最有特效，迥非西藥所及云。某歲，徐君之公子嘉賓世兄，其時年齡尚幼，適有鄰家子入室遊玩，遂奪嘉賓之喇叭吹之，把玩不止，意甚自得，不意鄰家子固患百日咳者，去後嘉賓亦取喇叭吹玩，自是竟患同病，足見此症頗易傳染，嗣乃百計調治，病轉加劇，淹纏多日，忽憶章次公先生語，欲逕用南天燭子煎湯，然未敢深信，最後決定將葉天士及醫學心悟方一併錄出，加入南天燭子一味，連服數劑，厥病遂瘳，不敢自祕，其方如下：玉桔梗一兩，荊芥穗一兩，炙紫苑一兩焙白前一兩，炙百部一兩新會紅五錢，生甘草四錢，南天燭子一兩，天將殼一兩，濃煎三次，去渣存汁，再用冰糖二兩，淨糖一兩，白蜜一兩，徐徐收膏，開水冲服，數日竟愈云。愚按陳存仁君所著藥物學大辭典，南天燭子條下有云，治小兒天哮，方用經霜天燭子臘梅花三錢，水蜒蝣一條，俱預收，臨用水煎服，一劑即愈。天燭子能治百日咳，當非虛語也。

我對於擊拿手的一點意見

·張羨美·

知之爲知之，不知爲不知，吾讀了桐侯兄談談祕術公開的擒拿手一文，他磊落光明，對研究學問的態度，使我非常感佩。我對擊拿手一道無甚研究，不知而強以爲知，原想吹吹牛皮，虛聲恫嚇，希望他早宣祕密，讓我們分嘗一臠，那知他老人家筆下不肯超生，曲曲逼來，團團進攻，非把我出怪露醜不可，我弄巧成拙，自搬磚自壓脚，形勢所迫，不得不作木瓜之報了。金風送爽時難再延，只好閉了眼睛，姑妄言之。說得好，博個大家一笑，說得不好，只當我在放極屁。桐兄說：『擊拿手的發明，大概是理髮匠。』這點我不能同意。考理髮之有匠，起是明末，行於滿清，到今日方至不可一世。擊拿手的歷史，雖無明文記載，但決不致這樣近促。況擊拿手的見效，在病篤時方顯著，理髮匠即或捻到是筋，也難注意及之。鄙意，擊拿手的發明，拳術師較爲可能。練指勁，固爲拳術師分內事，即擊拿手一門，在拳術中佔相當位置，也由來已久了。然理髮匠，今已一變而爲理髮師，師道無邊，想老兄學問淵博，或另有高見罷。

中醫師的最高價値，所謂醫者意也，當求之在跡象之外。如論脈：浮沉遲數，此跡象也，任人皆知，若意思欣欣，悠悠揚揚，不可名狀，似爲跡象，而非能在跡象外另有所神悟，便不可知了。論擊拿手，似均係跡象，可最要關頭，亦非從跡象外另有所神悟，實不能稱會。桐兄所述祕法，會者不難，不會者也想隨意拿臂肌向內一拉，便望見效，那無異癡人說夢。就是再說得詳盡些，不會的，怕還是不會。只有在實習中有所神悟，方能得心應手，水得渠成。

行手術的時候，不問拉頸肌，腋肌、臂肌、或韌帶，最應注意者，頭必欲其仰，仰則咽腔自然擴張，胸必欲其挺，挺則口腔和食道，便成一直線。否則，任何拉法，食物必難灌下。

各家的方法，並不二致，何以各能見效？那須明白項肌和肩、腋、臂、背各肌，和各韌帶的關係了。項肌，和肩腋臂背各肌，及附屬之韌帶等，既爲近鄰，又多互相接連，此牽彼動，情理之衆，並無電紐那樣，一觸之下，馬上會有異樣的反應。

末來，桐兄必定要問：『老張，你囉嗦了好久，究竟會了些什麼？拆穿了，不值識者一笑。原來和大家無甚分別。所喜用的，可借克勤老弟的話：『師謂拉腋下的大筋較易』我從易而已。

不寫了，怕也要遭人家說閒話。

長篇專著

內經新解（續）

陳桐侯

臟腑受氣（節錄素問經脈別論）

食氣入胃，散精於肝，淫氣於筋。食氣入胃，濁氣歸心，淫精於脈，脈氣流經，經氣歸於肺，肺朝百脈，輸精於皮毛，毛脈合精，行氣於府，府精神明，留於四藏，氣歸於權衡。飲入於胃，遊溢精氣，上輸於脾，脾氣散精，上歸於肺，通調水道，下輸膀胱。水精四布，五經並行。

此章論食氣入胃，與飲入於胃，共分二節。第一節又分二小段。食氣入胃，散精於肝，淫氣於筋，爲一小段。自食氣入胃，濁氣歸心，至氣歸於權衡，又爲一段。此二段意思似一貫，而文法則倒裝。照理應先濁氣歸心，而後散精於肝。食氣入胃，如何能直接到肝藏，是必須研究食物消化後供給各藏器之途徑。茲以新生理證之。食物入胃，其工作程序，一曰消化。二曰吸收。三曰循環。四曰同化作用。使食物改變食糜，以及吸收。此作用名曰消化。自腸中吸取一定之質，入血及淋巴。此法名曰吸收。將血與他質，帶至身體各部。此法名曰循環。身體組織之成分，包括四類化學質。吾人食物，係混合性質。其中成分，亦包括四類。一曰蛋白質。二曰炭水化物。即糖與澱粉。三曰脂肪。以上爲有機的。四曰鑛鹽類，即包括水在內。是爲無機的。攝取食物中之化學材料，以補充身體之組織。是爲同化作用。飲食之目的，在補充身體各組織的消耗。在兒童并能供給全身發育生長的用途。食物入胃，經過消化作用，變成溶解物後經胃腸中毛細血管與淋巴管等吸收，而入血液。毛細血管吸收物，直接達於靜脈管中。淋巴管吸收物，經過淋巴總管，亦至大靜脈中。在小腸內之淋巴管，因吸收許多富有脂肪的液體，顏色白如乳糜，與別處淋巴不同，故名乳糜管。本文所言濁氣歸心，與散精於肝，究竟何謂濁氣，何謂散精，靈樞陰陽清濁篇曰，受穀者濁，受氣者清。然則濁氣云者，言食氣之厚者也。鄙意凡食物溶解後，變成液體，混入血液中，是爲濁氣。再經過肺藏循環工作，吸養除炭，濾成純粹清血，然後供給各藏器，各組織之需要。是爲散精。毛細血管與淋巴管等，所吸收之食物溶解液，均先入靜脈管中。由靜脈還流心房。是靜脈還流之血液，其中乃混雜食物之溶解液在內。故曰濁氣歸心。此雖濁氣，其實仍是水穀之粗華。血液在脈管中行，其精華自當浸潤脈管。故曰淫精於脈。脈氣流經，經者徑也，言脈管所到之處。大靜脈中之血液，入心之右上房，而出於左心室之大動脈。其間必須經過肺藏循環工作，而後由動脈管分佈週身。故曰氣歸於肺。百脈之血，無不經過肺藏。血不能獨行，必有氣爲之主宰。而肺主諸氣，故曰肺朝百脈，輸精於皮毛。毛脈合精，行氣於府。張景岳以府爲氣聚之府，即是膻中。丹波元簡曰：『志云，血獨盛則淡滲皮膚生毫毛。夫皮膚主氣，經脈主血，毛脈合精者，血氣相合也。六府爲陽故先受氣。高云，皮毛百脈合肺輸之精，而行氣於六府也。簡按以膻中爲府，經無明文。况下文云，留於四藏，志高之義似是。』府精神明，留於四藏，謂六府之精，合心藏之神明，留於肺肝脾腎四藏也。五藏六府，受氣平均，則身體健康。故曰氣歸於權衡。謂如權衡秤物，而得其平也。於此所當注意者。五藏六府受氣平均，何故獨言散精於肝。食氣入胃，經靜脈還流心房，如何得達肝藏。考動脈血，由總動脈底腹腔部，經過腹動脈，和腸間動脈，以達於門脈器管。使集合而入門脈。然後引血入肝。門脈逐漸分支，在肝裏分成爲微血管。血液由門脈入肝後，須經過這許多微血管，然後再出肝。食氣入胃，以至入肝，其間必須經過許多曲折。心與肺爲血液滙集之總機關。脾爲消化器管，乃營養液之來源。腎爲藏精之藏。故皆不言散精，而獨言散精於肝也。徵之生理，食物中之化學成分，水與鑛鹽化於水內，則入毛細管後，入靜脈，再入門靜脈而帶至肝。糖類所經過之路，與水及鑛鹽相同。即入毛細血管與靜脈，由腸至肝。已消化之蛋白質，錏基酸亦然，由腸至門靜脈與肝。故錏基酸，糖類，水及鹽類，皆由肝經過。此與毛細血管，及淋巴管等，所吸收之食物溶解液，先入靜脈，還流心房者不同。是初入心房者猶爲濁氣。迨經過門靜脈而入於肝藏者，則爲精氣矣。故曰散精於肝也。古人言肝之功用，泰半指神經。神經附於筋絡。肝血充足，則筋絡受其浸灌。故曰淫氣於筋。以下則言飲食於胃。古人恆以脾胃代表消化器管。而此章以食入歸諸胃，飲入歸諸脾。是脾與胃，略有分別。陸淵雷先生曰：『內經以消化作用歸之胃。吸收作用歸之脾。因太陰陽明論，及厥論，皆云脾王爲胃行其津液。津液是已經消化溶解的食物。行津液是將已溶解的食物，吸收到全身組織內。而內經以爲脾之成績云。』觀於此章其說良信。飲入於胃，其吸收之途徑與食物溶解後同。遊溢精氣上輸於脾，此脾字即指胃腸中毛細血管，及淋巴管等吸收組織而言。無論毛細血管，淋巴管等，所吸收之物，都入靜脈。靜脈血經右心房右心室噴射入肺，再經左心房左心室噴射於動脈，分布全身。故曰脾氣散精，上歸於肺。膀胱排溺，全恃氣化。胃腸之吸收作用健全，則血液充足，而肺腎健全。肺腎健全，則排泄小便有力。故曰通調水道，下輸膀胱。水精四布，五經並行二句，爲本文全篇總結束。蓋謂循環不受障礙，則水穀之精液四布，而五藏經絡皆受其灌溉矣。以上所述雖言藏府受氣之原委。而發明脾之功用，至爲詳盡。卽生理循環，亦已言其大略。古人不諳解剖，而生理之推測，絲毫不爽。蓽路藍縷之學，彌覺難能可貴也。

時病新論（五）

張羨梅

腸傷寒

（二十）皮膚症狀　傷寒玫瑰疹爲本病特徵。係針頭大至扁豆大之淡紅斑，而略有隆起，以其爲充血性，故以指壓之卽易褪色，與出血點區別，概在第一周之末至第二周之初發生，現於胸腹及背面及四肢，末端則無之，其數五至三十，越三至七日而褪消，但少數亦有再行發生者。在經驗上，傷寒不發玫瑰疹者亦多，玫瑰疹，由於本菌自淋巴道遠達皮膚血管而生血栓而起，故疹中得證明本菌。（乙）白痱卽汗疹，又稱晶性粟粒疹，卽北人所稱之羊毛疹，我滬人所稱之白瘔者是也。白痱多發於熱度弛張而發汗之時，較他病爲多，好發於下腹部，蔓延至胸部頸部及大腿等處。內容無色澄明之液，呈用夏性或中性反應。編按白瘔中醫多作一獨立症治，實則非也，蓋熱性病人之皮膚，久時乾燥，一朝發汗，每起水疱疹，不獨傷寒常有之，如急性僂痲質斯，產褥熱，及其他急性發疹病，亦往往有之。又患肺結核病者，發汗過多，亦有此類發疹，且此類發疹，僅表示反覆發汗之徵，中醫每作爲預後之標準，實不足信。（丙）口唇疱疹，發生者極少，如有此症狀時，多半非傷寒也。故可爲診斷之參考。（丁）癤及膿腫，則續發性化膿菌侵入而起。（戊）褥瘡，因看護法之不合而起，每多見於臀部。身脫皮及禿髮，於恢復期見之。

（廿一）泌尿器　在第一周及第二周，約有百分之十五至二十，現熱性蛋白尿。亦有發生急性腎臟炎或腎盂炎，所謂傷寒性腎臟炎，恆缺浮腫及尿毒性症狀，少數則本病以腎臟炎之徵候而起，現因有之熱經過，腸症狀及玫瑰疹等，所謂腎臟傷寒者是也。本病極期，尿呈尿蘊毌反應及雙氧反應。當傷寒趨於治愈之途時，不問其見症之如何盛衰，雙氧反應，必不減弱，但在再發之際，則反應已消失者，重復現出，故在診斷及預防上，極有價值。惟此雙氧反應，在粟粒結核，斑疹傷寒及肺炎，亦示陽性。

（廿二）性器　男子發睪丸炎，在恢復期，屢發遺精，女子在本病之初期，有多量之經血，恢復後數月間，月經停止，如妊婦，則有流產之慮。

上述種種，尙爲通常症狀，今再以本病之變型症而一述之：（甲）電擊性傷寒，體溫急升，達第八至九日而死，俗謂七日頭傷寒者是也。（乙）遷移性傷寒，經過長久，往往衰弱而死。（丙）出血性傷寒，在鼻腸腎膀胱及皮膚等處出血兇。（丁）頓挫性傷寒或不傷寒，病狀雖篤，但經過速而逕趨治愈。（戊）輕症傷寒，熱中等度弛張，存續一至數周，較他症微弱。（已）消遙性傷寒，初期自覺症狀輕，不須臥床，但忽然轉重，或起危險之併發症。（庚）無熱性傷寒，傷寒有取低熱或無熱經過者是也。（辛）小兒所患之傷寒，較成人輕，示弛張熱，一切危險症狀，較成人爲少。（壬）年高者所患之傷寒，熱不高，玫瑰疹及脾腫雖不發，然腦症，呼吸器及循環器却強，故多惡果。（癸）嗜酒者所患之傷寒，因心力較易頹弱，故預後多兇。

小言　中醫宜自勗

楊伯藩

方今人心不古，百度維新，物品競尙舶來，醫藥自難獨異，是以西藥之地位，日漸提高，而中醫中藥之觀感，遭人鄙薄，倘再不自求進步，吾祖國數千年遺傳之國粹，將爲時代之落伍，而日就淪亡。以故有識之士，早於二十年前，徵集同志，互相研究，初則結社集團，使同道有敍晤切磋之機會，繼則編輯刊物，俾後進得參考討論之興趣，在此二十年中，幾經波折，端賴諸道長諸同仁之努力維護，我中醫尙留立足之地，否則今日我中醫中藥，恐已無噍類矣。然目下仍難樂觀，何則，蓋政治之不平等處之輕中重西，實難諱言，各機關各公司，皆用西而遺中，一也，斥我中醫爲不合科學，上海私立各醫校，不准立案，甚至勒令停課，不許誦習，二也，試問此後之中醫，何自而生，祖傳師授之無資，學校出身之不合，若此則中醫無繼續產生之希望矣。慨吾中醫現在之地位，尙在風雨飄搖之中，故對內一致團結，互相砥礪，求學術上之改進深造，對於診治，尤宜全神貫注，輸誠竭智，以期收效神速，駕乎科學而上之，使知我哲學之玄妙，國術之偉大，斷非一二淺見薄識者，所得而藐視之也。

讀者信箱

復尹成章先生論六經氣化之理

（上略）素問至眞要大論云：少陽太陰從本，少陰太陽從本從標，陽明厥陰不從標本而從乎中也。張景岳云，「少陽爲相火，從火而化，故火爲本，少陽爲標，太陰爲溼土，從溼而化，故溼爲本太陰爲標，二氣之標本同，故經病之化皆從乎本。少陰爲君火，從熱而化，故熱爲本少陰爲標，是陰從乎陽也。太陽爲寒水，從寒而化，故寒爲本太陽爲標，是陽從乎陰也，標本不同氣，故經病之化或從標或從本，陽明爲燥金，從燥而化，故燥爲本陽明爲標，厥陰爲風木，從風而化，故風爲本厥陰爲標，但陽明與太陰爲表裏，故以太陰爲中氣，而金從溼土之化，厥陰與少陽爲表裏，故以少陽爲中氣，而木從相火之化，是皆從乎中也。」以上皆以六氣爲本，經氣爲標，而一臟一腑互相聯絡者爲中氣，標本中氣之說，殆爲舊醫學說之最虛玄者，閣下奉爲金科玉律，殆別有心得，茲就鄙意申述如下：

六氣標本之說，當從天運來，內經全書皆言天，天有四時陰陽，而四時氣候，寒暑遞嬗，刻無停息，因氣候之變遷，而萬物遂有生長收藏之循環往復，卽人生生老病死之變化亦從溫涼寒暑之變化而來，例如南北極終年冰雪動植不生，故天時苟無變化，則地面不復有人類矣。夫人之一生，由少而壯，由壯而老而病死，此一生之少壯老病死，等於一生之生長化收藏，內經爲研究天之書，故處處言四時，而五行六氣之說由是生產。陰陽應象大論云在天爲風在地爲木，此說明六氣屬天五行屬地，皆代表四時者也。東方生風，應解作春令主動，此風字與下文在天爲風不同，說見拙著內經新解。時屆春令，氣候溫和，惠風和暢，以時令多風，故曰在天爲風，春爲發陳，乃萬物向榮之候，斯時環顧宇內，植物之生意最著，故曰在地爲木，由此觀之，風與木皆春之代名詞也。以此類推，則在天爲熱在地爲火等皆不煩解釋。

何謂同氣，則對客氣言也，人身眞氣調和，外感風寒暑溼燥火之氣謂之客氣，客氣爲本，三陰三陽眞氣爲標，例如病傷寒而發熱，所以發熱則因寒邪侵襲人體而體溫起抵抗所致，是寒邪爲生病之本，發熱乃經氣之變化，故曰客氣爲本眞氣爲標也。各同氣者人身厥陰之氣同於風，少陰之氣同於熱，太陰之氣同於溼，少陽之氣同於火，陽明之氣同於燥，太陽之氣同於寒。何謂厥陰之氣同於風，以厥陰爲肝木，時主春令，而春令多風，故曰厥陰之氣同於風也，少陰爲心火，時主夏令，天時最熱，故曰少陰之氣同於熱也，太陰爲脾土，時主長夏，長夏多溼，故曰太陰之氣同於溼也；少陽屬胆，與厥陰爲表裏，肝主春，胆亦主春，木與火相値，則木能生火，故曰少陽之氣同於火也；陽明爲大腸，與太陰肺爲表裏，肺主秋，大腸亦主秋，秋令燥金，故曰陽明之氣同於燥也；太陽爲膀胱，與少陰腎爲表裏，腎主冬，膀胱亦主冬，冬爲寒水之令，故曰太陽之氣同於寒也。於是可知少陽標陽本火之說，少陽胆居六腑，腑爲陽與肝配則木生火，故曰標陽本火；太陰爲脾居五臟，臟爲陰，長夏多溼，故曰標陰本溼，此所謂標本同氣則從本也；少陰屬心爲臟，是標陰，而時主夏熱，故曰本熱而標寒，太陽爲膀胱屬腑，是標陽，與腎配則時主冬，故曰本寒而標熱，此所謂標本不同氣，故或從標或從本也。陽明與太陰爲表裏，秋令燥金，與太陰溼土相配，則燥從溼化，厥陰風木與少陽相火爲配，則木從火化，故曰不從標本而從中也。

標本中氣之說，不過如此，對於治病，初無裨益，仲景傷寒論，自言撰用素問，然讀其全書義無一語引用內經者，眞如九方皋相馬，在牝牡驪黃之外，蓋其所採取於素問者，純係素問之精義，而非其表面也。傷寒論中其治法有正治有從治，例如太陽病發熱惡寒，治法則用麻桂，陽明病但熱不寒，治以膏黃，以熱治寒，以寒治熱，皆正治法也。若治少陰症則用附子，以熱治熱，此從治法也。至眞要大論云寒者熱之，熱者寒之，微者逆之，甚者從之，又曰逆者正治，從者反治，從少從多，觀其事也。仲景書雖不用內經文字，而其治病之法，則完全出自內經，千古善用內經者，莫仲景若矣。

晚近科學昌明，五行生剋之說，早爲世人所詬病，西醫卽據此以攻擊中醫，謂抨弄虛去，而不合科學化也。吾輩研究醫學之責任，不獨發皇古義，尤當博採新知，諒亦閣下所同情者也，草此布復，卽請

近安

弟陳桐侯謹上

會務

南匯縣中醫師公會第二屆第五次理監事聯席會議錄

地點　本會辦公室

日期　九月二日下午一時

出席者　倪國鑫　程利川　楊季藩　楊靜芳　倪恩圃　葉士彬　王播芳　姚維峯　姚子讓　陶泉孫　錢漢民　張延仁　（黃雅鎔代）

主席　倪國鑫　　記錄　姚子讓

報告事項（略）

討論事項：（一）國選期近本會應如何鄭重舉擇對象俾光大中醫前途案。決議：上海陳存仁君精明練達，學識高超，才堪膺選，昭告會員，一致擁護。（二）總務股主任陶泉孫請辭每日到會處理日常會務責任暨助理員倪國楨辭職案決議：照案通過總務一職仍由陶泉孫義務担任不受津貼（三）任田書記吳菊人並確定薪給案決議：每月支薪六十萬元並由會中供給膳宿倘遇物價漲落時再由理監事會調整之（四）本會會員經攷試院檢覈及格領到及格證書者已不在者少數應迅予辦理領取衛生部中醫師證書案決議：由本會仿印聲請書證明書及信封由領得及格證書之會員親自到會登記及格證書字號後領取並依法自行塡寫個別遞寄（五）本會經費支絀今後新會員補助費應否調整案決議暫定十萬元有執照者不在此例（六）確定下次會議日期地點案決議：十月三日在北蔡分辦事處舉行。

第二屆第三次各分辦事處主任會議錄

日期　九月十五日下午一時

地點　本會辦公室

出席者　陸伯祥三灶　姚維峯惠南　徐克勤橫沔　朱會田鹽倉　喬慶南魯匯　張延仁江鎭　張榮伯新塲　嚴亟平三墩　程利川北蔡　顧馨芝代御橋王月亭馬廠　朱立生老港　宋雨甘坦直　王正章大團　錢漢民張江　葉峨璋祝橋　沈銀樓黃鎭　倪國鑫本會

列席者　倪思圃　沈應祥　陶泉孫　吳菊人

主席　倪國鑫

會議（從簡）

報告事項：

主席報告（節）　成立分辦事處的意義，是利用各主任距離會員就近的便利，來解除本會鞭長莫及的困難，加强會與會員間的連繫，達到事半功倍的效能，各主任現既負了這種使命，那末希望各自負起責任，務使達到上述的目的，現在將各主任的職責再來補充一下，（一）聯絡所屬區域內各會員的情感，消弭會員間纖存在的糾紛，交換各會員將業上務收進的意見，達到互助團結的目的，（二）籌劃經費定閱各種有關醫學的刊物，以供各會員的閱讀及參考，（三）轉達會與會員間的函件，及經常費的收解事宜等，希望各主任都能瞭解上述責任的重大，及各負起全責，來督促本會推進會務的效能，達到我們唯一的團體的永榮與永存。

討論事項：

一件提議：本會經常費徵收日期應如何規定，及欠繳會員應如何催收案。

理由：本會經費，因被會員之積欠，支付時每感不濟，更因物價波動無定，無形中受到損害頗鉅，如能假定會員繳收日期及分辦事處彙解日期後，方能免除上項困難而對會員所盡義務亦可無分先後及參差之別。

決議：定月之二十日前爲會員繳款於分辦事處之期，二十五日爲分辦事處彙付至會內之期，遠道可用郵匯，遇有會員欠繳情事，則由分辦事處將會員欠繳原因註明於繳款單上交會，再由會內直接催告之。

一件提議：所得稅應如何繳納案

事由：本會接到松江直接稅分局南匯查徵所函知「本會轉飭本縣各會員，及非會員迅即申報三十五年全年所得，彙編號級，淸册，及格數表號送所以使辦理」，之函件後卽由倪理事長至周浦與該主任洽商，結果三十五年上半年度默許免收，惟本會尙無依據及具體辦法。

決議：提付第六次理監事會議決議之，在會議未開前，再請倪理事長向該主任要求豁免及申說辦理困難理由，並分函鄰縣公會互相交換意見，及辦理情形，藉資借鏡。

本會大事記

陶泉孫錄

七月三十日　下午三時，在本會辦公室舉行第一次各分辦事處主任會議。

八月二日　下午六時，假大團中醫師聯合施診所舉行會員聯誼會，到大團方面會員卅七人，九時假王正章醫室舉行第四次理監事聯席會議。

八月十五日　下午二時在本會辦公室舉行各辦事處主任談話會。

八月二十二日 倪國鑫楊季藩二代表今日出席江蘇省中醫師公會成立大會。

九月二日 南匯醫學月刊二卷二期出版。（脫期十七日） 下午一時在本會辦公室舉行第五次理監事聯席會議。

南匯縣中醫師公會會員錄（續）

姓名	性別	年齡	籍貫	通訊處
張義勇	男	二八	南匯	祝橋大戎裕
邱邦元	男	二九	南匯	龍王廟大生堂
蘇華	男	三五	南匯	上海長寧路四九六號
陳孟賢	男	二九	南匯	新場南市李同生堂
畢沛鵬	女	二八	南匯	新場南大街
黃石欽	男	三二	南匯	南匯西門顧永昌煙號
盛仲伯	男	四一	奉賢	新場包家橋北首陳衛生桂記國藥號
季守常	男	四八	南匯	新場南市包家橋東下塘街周瑞記隔壁
朱志勤	男	四三	南匯	楊家鎮仁德堂
姚石山	男	三五	南匯	楊家鎮仁德堂
韓民康	男	三一	南匯	洋涇萬春堂

八月份收支報告

倪恩圃

收入之部

一、收經常、入會、證書、補助等費二百九十九萬八千元

二、收藥業公會房租金四萬二千元

三、收倪理事長墊款（八月份）四十萬元

四、收倪會計主任墊款（八月份）一百七十七萬四千四四百元

共收五百二十一萬四千四百元

支出之部

一、付陶總務薪津八十四萬元（合米二石）

二、付倪助（還前欠）三十五萬元

三、付新聞浦聯等報費六萬三千四百元

四、付郵票十二萬八千元

五、付理監事會餐費二十五萬七千一百元

六、付分辨事處收費扣成川資二十萬〇四千元

七、付出席省會川資倪國鑫楊季藩九十萬〇四千元

八、付贈四五四團綢旗四萬元

九、付什項二十萬八千五百元

十、付醫學月刊（二卷二期）八十萬元

十一、付月刊圖章一萬元

十二、付息借利息五十四萬元

十三、付印刷費（還七月份）六十萬

十四、付還倪恩圃上月墊款二十萬〇九千四百元

共支五百二十一萬四千四百元

負債部份

欠王正章七月份墊款十萬元

欠倪理事長八月份墊款四十萬元

欠倪會計主任八月份墊款一百七七萬四千四百元

欠息借二百萬元

欠倪助理薪津五十一萬五千元（七八月份）

欠吳書記薪津三十一萬五千元（八月份）

欠倪理事長交際費十二萬六千六百元（八月份）

以上共欠五百二十三萬一千元

補助費徵信錄（續）

陶福康 貳萬元　徐顧之 叁萬元

蘇華 拾萬元

民間實驗效方（三）

姚子讓

外科傷瘍類

▲狐臭方

大田螺一個，巴豆仁一粒，膽礬一豆許，麝香少許，先將螺以水養三日，吐去泥上，揭起靨入藥於內，用綫扎住，放瓷碗內，次日化成水，凡用須五更時，將藥水不住抹其兩腋下，直待腹中欲瀉，便下黑糞極臭，是其驗也，如不盡，再抹之，又去大便為度。次用樟腦一錢，枯礬一兩，蛤粉五錢，研細擦之，以去病根。

按狐臭為肺氣所洩，積濁成搔，古名擅瓶，又曰肋腥臭，患者終生難愈，上方雖覺繁複，但極開闔排泄之能事，並為杜絕病源之療法，故佳。

▲瘡藥方

硫黃，鐵屑，白信（少許），三味各須研細，用嫩葱老薑各打取汁，製入上列細末內，陰乾，臨用再研細，攪入麻油擦瘡處，二三次即愈。

按此方係先祖文彬公從金家灣外科名醫金頌白時所得，數十年來，對於本病治療，可謂百不失一，特錄之，以廣其傳。

▲乳癬方

製甘石一錢，川連一分，兩味和勻研細，用茶葉煎水調塗。

按乳癬每患於初生小兒之後，脫皮流脂，痛癢交加，且因哺兒吮乳之故，不易痊愈，本方治效頗著，願患者試之。

▲皮膚破裂方

白芨研末，麻油調搽。

按白芨苦辛濇，能斂皮膚破口，又能化瘀生新，麻油生肌止痛，較之市售潤膚專劑為尤勝。

南滙醫學月刊

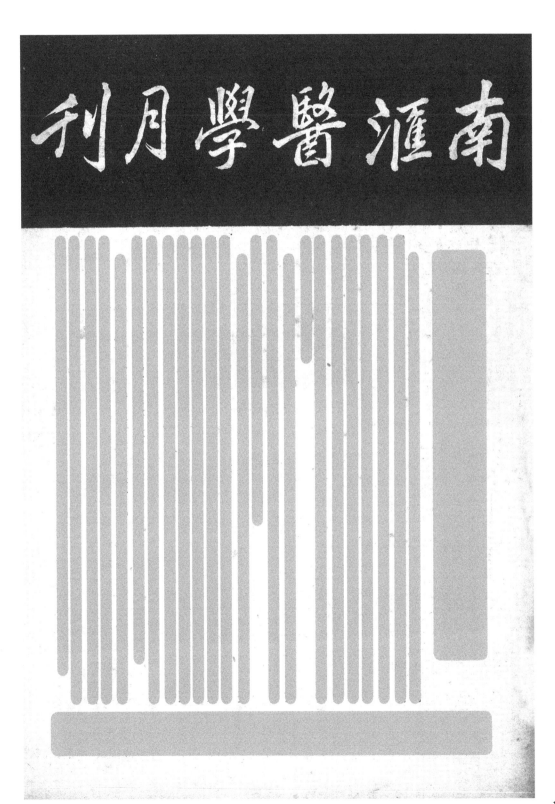

醫訊

誰能爲中醫界爭政治地位

倪國鑫

中國醫學。垂數千年之攸久歷史。治効宏奇。學理精奧。大衆之信仰堅切。毋待贅言。而所怪者。獨在政治上與西醫待遇未能平等。詳推其故。因素固多。簡言之。無非因過去：（一）團結不堅（二）政治力量薄弱（三）政府未加提倡。蓋無團結。則意志不能集中。無政治力量。則執政人士遂對中醫缺少認識。政府不加提倡。則自難發揚光大。而今世界民主矣。中國行憲矣。政府今後之行政。當以憲章爲準則。民意爲依歸。故深慶吾中醫界之曙光啓矣。抬頭之日至矣。吾人已有參政之機會。而選擇人才。必須鄭重考慮。國民大會爲最高民意機構。推選代表。非賢能者不能勝任。上海陳存仁先生。學識超羣。才能出衆。能言善辯。有作敢爲。已貢獻於中醫界者甚巨。其偉大精神。殊堪欽佩。國大代表。若推陳氏任之。當能爲中醫界爭地位。謀建樹。求學術之改進。促政府以提倡。中醫前途。誠攸賴焉。吾南匯五百八十餘同志。全體擁護陳君候選。並望海內同仁。一致主張。參加投票。中醫界幸甚。

國大代表候選人

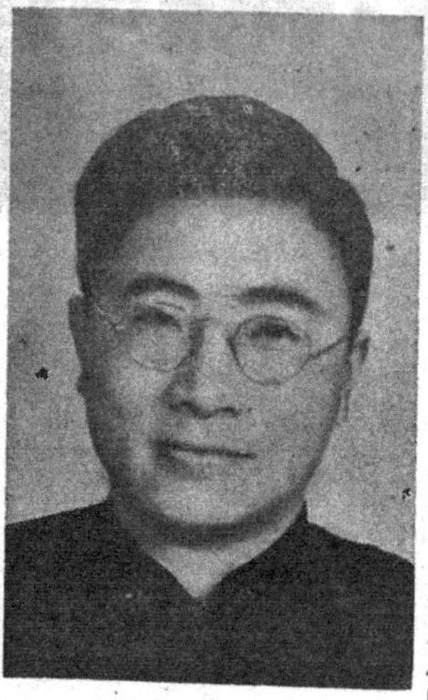

陳存仁先生近影

『鄭重攷慮竭誠擁護』！

謹告中醫界同仁

（明令改期）選舉國大代表原定十月廿一日起舉行三天，今因政府籌備不及，改期至陽歷十一月『廿一日、廿二日、廿三日』三天舉行，卽陰歷十月初九、初十、十一日，全國各縣一律卽在各縣如期舉行不再改期。

（人人自主）投票日期請閣下攜帶圖章，先到中醫師公會來取『選舉權證』一張，再到就地鄉鎮公所選舉箱投票，投票時人人應有自主精神。如閣下決意投『陳存仁君』，則寫『陳存仁』三字卽可，半途如有別人在旁鼓吹改選他人，可以嚴詞拒絕，以免被人利用，必須發揮自已意志，人人能夠自主投票，卽爲『眞正民主』！

（簽署無關）每一張選舉票只寫一人，凡以前如曾爲張姓李姓簽署者，投票時『可以自由改選陳存仁君』絕無限制，簽署並不是投票，各縣來問已簽他人後，是否可以改選陳存仁君，今答可以改選，特此說明。

（謝絕請託）投票期是三天，每天上午八時至下午六時爲規定時間，各人任擇一天，只要到場投票一次卽可畢事，投票時如有人請託關照或卑詞運動，甚或威脅利誘，此等人或在別處預先接受『不光明的請託』，可以不理不睬，因投票時係不記名投票，卽使至親好友亦不致妨礙面情。

（樹立風氣）『競選風氣』完全採取光明磊落之態度！以服務中醫界之歷史及實在能力爲競選宣傳基礎！吾人因此擁護陳存仁君，尤其贊成陳君絕對不向各縣設筵請客卑詞厚顏苦求請託，不派一人一卒向人作乞憐運動，此爲中醫界樹立良好風氣，各縣理監事亦以光明公正之立場，心心相印，來函贊助，無條件爲中醫界謀福利，此種良好風氣眞中醫界最大光榮之事實也！

——中醫界導師——

秦伯未氏蒞南

上海名醫秦伯未氏，應乃甥徐德庚先生之邀，於十月十二日晚到達南匯，十三日下午，由門人姚子讓歡宴於東門正潔菜館，並邀張秉陶姚維峯徐德庚唐儉侯等作陪，在觥等交錯之餘，對於本縣中醫師公會前途，極多贊勉，並謂南匯醫報應聯合全浦東各縣公會，合併發行，以資永久光大，且蒙允協助進行，至晚十時許，始歡盡而散，十四日晨又應北蔡電邀，由本縣公會負責人歡送至南門車站云。

醫訊

肺病療養淺說

黃雅鎔

世界上肺病患者，最盛之邦，莫我中國若，據調查統計，去年一年內因癆病而致死亡者有四百五十萬人，此種驚人之死亡率，不僅是國家之羞恥，實爲民族之大敵，歐美各國，對於此病均作有計劃之預防，以圖絕跡，回顧我國，動盪不安，民窮財竭，對於民族健康，無暇顧及，坐使肺癆日形猖獗，損失國家元氣，至堪憂慮。肺癆病治療之難，自古已然，我國古代醫家，早有論及，黃帝素問謂之虛癆，仲景金匱要略有肺痿之條，華陀中藏經稱爲傳尸癆，歷代名家，頗多論述，然於處治，殊鮮確效，近代泰西各國，雖不乏研究之士，但特效藥品，尚付缺如，吾人面對此嚴重問題，實有檢討之必要，爰不揣譾陋，臚述於後，俾供一般參考。

病因

傳染病與遺傳病是二事，甲有肺癆，因接觸而傳給乙者，是爲「傳染」。父母有病，從血內傳給胎兒者，是爲「遺傳」。肺癆爲傳染病，一人有病可影響全家；一職員有病，可危及團體，於是防癆之舉，由此而興。肺癆桿菌侵入人體之路，可分三處，卽呼吸道、消化道、及皮膚，後者最爲稀見，他如營養不良，貧困過勞，環境污濁，空氣不鮮，日光不充，睡眠不足，和患大病之後，身體虛弱，抵抗力減低，此爲遠因，亦有初起感冒，不善調攝，日久釀成此病，所謂傷風不愈則成癆，亦不可不愼也。

症狀

肺癆病有急性與慢性，初起症狀，極不一致，最普通者爲體重減輕，倦怠乏力，意志消沉，消化不良，面色蒼白及貧血；婦女患之者月經呈失常現像，初不規則，繼爲經血減少，甚或月經閉止，數週或數月後，午後發熱，咳嗽痰多，黎明盜汗，失眠，大便秘結或腹瀉等，正規症狀，相繼而起。有時初起情形似流行感冒，患者有發熱四肢無力周身酸痛等症狀，一兩週後，症狀消失，數週後復發矣。有時患者自覺症狀爲痰中帶血或咯血，有時肋膜炎爲肺癆之初起病狀，其，狀爲胸部疼痛，深呼吸及運動，可使疼痛加劇，發熱及呼吸困難等。亦有患者因聲嘎，肛門瘻肛門膿腫，及頸部淋巴腺腫大之故，而引起患肺癆病者。

治療

肺癆病至今無特效藥，其治療原則，祇視其症狀而定，所謂對症療法，不外宣肺清肺瀉肺補肺祛痰止血培養元氣諸法，玆將應用方劑，摘錄於后：

（一）宣肺化痰法：適應於傷風感冒，欬嗽痰多，憎寒發熱頭痛鼻塞等症。

荊芥穗 薄荷葉 嫩前胡 象貝母 光杏仁 苦桔梗 炙款冬 冬瓜子 薄橘紅 赤茯苓 枇杷葉

（二）肅肺清咽法：適應咳嗽痰多，胸膺作痛，午後發熱，神疲乏力，食慾不振，音嗄不朗等症。

天麥冬 川貝母 光杏仁 福橘絡 炙款冬 炙紫苑 海浮石 炙兜鈴 鳳凰衣 玉蝴蝶 炙百部

（三）瀉肺化痰法：適應痰濁支塞於肺，苔膩脉滑者。桑白皮 光杏仁 竹瀝半夏 江枳殼 全瓜蔞

第二卷第四號目錄

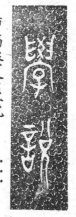

生米仁　雲茯苓　淨射干　葶藶子

（四）養陰補肺法：適應於朝熱盜汗，咳嗽痰粘，形瘦神疲，口乾失眠等症。

原金斛　北沙參　大生地　大麥冬　地骨皮　炙鼈甲　煅牡蠣　冬蟲夏草　青蒿梗　嫩白薇　糯稻根

（五）培脾益肺法：適應於潮熱咳嗽，形瘦便溏等症。

炒於朮　炒懷藥　雲茯苓　廣橘白　御米殼　扁豆衣　銀柴胡　川貝母　潼蒺藜　熟女貞　益智仁

（六）止血寧絡法：適應于咳嗽咯血，胸膺作痛等症。

大生地　阿膠珠　側柏葉　川雅連　炒黃芩　茜草根　粉丹皮　懷牛膝　黛蛤散　仙鶴草　藕節　參三七　白茆花

上列諸法，爲一般通用方劑，聊供同道諸君之商確，他若西法之氣胸療法，以及注射葡萄糖酸鈣維生素丙等，亦爲良好之輔助劑，倘能善爲處治，可以加速愈期。最近美國發明之新藥鏈黴素，據說對結核病有效，但在臨牀上，尙乏良好效果，希望不久之將來，續有特效藥問世，俾爲病家造福。

食養

肺病固可用藥物來醫治，但自然療法尤較藥物爲重要，茲略述食養于下，若能遵守實行，可補藥物之不足而臻痊愈。當注意營養豐富的食物，如蔬菜、元麥、蠶豆、黃豆、茄子、番茄、肉類如豬牛雞等，多食脂肪，施行肥胖療法，以防其消瘦，其他如牛乳雞蛋豆乳等，滋養豐富，消化亦易，食之大有裨益；飯後可食適量之水果，如蘋果香蕉生梨橘子池藕等，能隨時服西洋參，燕窠，白木耳等，淸潤補品更佳，魚肝油在不發熱，不妨害食慾之原則下，可以服用。但煙酒刺激品，及薰炙醬漬食品，能引起咳嗽，均宜屛除之。心境要寬暢，因身心關係非常密切，肺病患者，多半神經過敏，易怒、易悲、多愁、多鬱、憂思幻想，紛至沓來，或極其恐怖，中心惴惴，日坐愁城，不能解脫，因而消失其堅强之意志，生氣消沉，或是心中躁煩，急求近功，醫藥雜投者，心理之不正常，能影響及抵抗力，易遭受病菌侵襲與滋繁之機會，宜抱樂觀態度，對於環境順逆，處之泰然，念不如意事，十常八九譬之已身已死，一了百了，靜心調理，自然心曠體胖，毫無顧慮，最好信仰一種宗敎，使身心有所寄託，而於一切逆意事情，自能泰然處置，不爲所動，則效勝藥物，對於病機之轉變，可發生絕大好影響。宜常常散步於草地，受日光洛，但在夏日則忌日光之直射，因淸新空氣，能灰復生機，增加抵抗力，殺滅病菌也，凡空氣汚濁，日光不足，或溫度與溼度不相宜處，均須避之。尤當節勞節慾，必須常常休息，下午能得假寐，尤爲有益，並禁止多談話讀書作業等勞動，使肺部安寧，則易於復原，房事尤所切戒，以精爲人生之本，精充則抵抗力强，去其精，則無異搖其本，自削其抵抗力也。要知肺癆爲纏綿之病，甚難就痊，必須充分休養，使各器管之機能强盛，增進其抵抗力，庶能消滅頑固之癆菌。

預防

肺癆既無特效之療法而其爲害有如是之大，最重要者，莫如預防，西人有諺曰：「一兩之預防，勝過一磅之治療。」亦屬至理，對於已患肺病者之處置，當早行診斷而予以隔離，病者之痰及其所用之手巾衣物，皆當隨時消毒，我國敎育落後，民衆缺乏醫學常識，隨地吐痰之惡習，仍到處可見，提倡公共衛生，灌輸醫藥智識，尤屬目前急務，近來都市中有防癆運動，衛生展覽等，惜尙未普及於農村僻壤，此乃國家當局與社會人士須負責推進者。特殊預防BCG菌漿接種，對於預防結核，已有相當成效，能減少結核之患病率，凡家庭中有傳染之可能性者，不妨使用之。

結論

普通人皆認爲肺癆病爲少年人與在青春時期者所最易招致之疾病，過了三十歲，就認爲不會再被肺癆病所傳染了，卽其不幸，而在三十歲以後所得之肺癆病，其病情定較少年時所得之一般病情爲緩和，實際上此乃一錯誤觀念，須知肺癆之傳佈，是不擇年齡的，三十歲以後而始得進行性肺癆之病例，實不勝枚舉，此等病者之病情，雖有較在青春時期爲緩和，惟若不在發現後卽加以注意及醫療，其病情亦日趨惡化，蔓延之速，與少年人所得之肺癆，並無二致。美國一九四〇年肺癆病死亡率統計，百分之四十三，肺癆病者之死亡乃在四十五歲以後之病者，由此更可證明，吾人認爲肺癆病在三十歲以後之患者亦不足以致命之談解。肺癆病治療之要着，便是絕對的靜養，但是許多人對休息沒有深切了解，往往身體雖在牀上休息，頭腦仍在不停地計劃事業，想他的愛人，焦慮自已的病況，思慮萬端，此起彼伏，使神經不能安定，實屬肺結核患者共同的通病，亦爲治療上一個嚴重障礙；更常見許多患者發生咯血之現像，便驚惶失措，如被判死刑一般，其實咯血是肺病的警鐘，並不一定是病人膏盲的預示，假使徒起恐懼與憂慮，不啻使病菌有乘機擴大侵入的機會，因此無形斷送可能治愈的良機，不知有多少輕微的肺病，患者就有此種精神因素，使易於治療的初起肺病，迅速的轉入嚴重階段，這是何等的愚蠢，總之，樂觀靜養是患肺病者之精神保壘，抱此態度，纔有更生的曙光。

脚氣概論

林石人

古無脚氣之名，後以其病自脚上起，初發時腫滿，故名脚氣也，晉宋以前，名爲緩風，又以其壅滿爲痛，亦稱壅疾，江南卑溼之區，易患是症，尤以滬地爲甚，工廠是校，患者最夥，其來也漸，忽略失治，因致斃命者，亦數見不鮮，我邑患者較少，道中人易于疏忽，敢以一得之愚，不揣譾陋，列之於后，尙祈不吝教言是幸。

病原

經曰：傷於溼者，下先受之，又曰：諸溼腫滿，皆屬脾土，蓋脾主四肢，足位于下，易受水溼，尤以常居水門汀地及潮溼之地者爲甚，他或天時霉溼，或因山川瘴氣，或因溼熱鬱蒸，或因負重遠行，冲雪冒雨，或因飲食不節，多食水果，頻嘗醇酒溼熱之物，皆易致患此病。致於西醫之論脚氣，分傳染與中毒二說：傳染云者，以本病爲一種瘴氣性傳染病；中毒云者，謂白米飯能誘發脚氣，若易以糙米飯，非特可以預防，即已發，亦可因之輕減，以其米之外皮，含有維生素乙，一經碾去，成爲上白米，卽無此素，日常食之，致新陳代謝之機能混亂，易成自家中毒，而患脚氣也。

症狀

本病有乾溼之分，乾脚氣者，筋脈痞澀踡縮，皮膚痒痺，脛細不腫而酸痛，（亦有腫者）食減體衰，臟腑秘滯，上冲煩悶，此乃熱勝也，溼脚氣者，筋脈弛而脚浮腫，或下注而生臁瘡之類，浸淫滋水，此屬溼勝也，初起現足脛軟或微腫，膝臏痲痺，平復之後，或一旬，或半月，復作如故，若不急治，致成上冲危症。上攻胸膈，嘔吐喘急，面浮自汗，乍寒乍熱，脈短促者必死，入心則兼恍惚謬妄，睡臥不安，小腹痺痕，左寸乍大乍小，乍有乍無者必死，入腎則腰脚皆腫，小便不通，呻吟額黑，氣衝胸滿，左尺絕者必死，或見爪甲青黑，四肢厥冷過肘膝，口鼻氣冷，氣喘上逆，心胸高硬，不能仰臥，不時叫喊，大脈沈伏，或浮亂無根者，早發午死，午發夜死，夜發早死。

脈象

浮弦爲風勝，必見自汗，遲濇爲寒勝，無汗攣急，濡弱爲溼勝，重著腫滿，洪數爲暑勝，煩渴便赤，沈而有力，膏粱之火乘下，空虛無力，肝腎之陰不充。

治法

檳榔一物，有降氣行滯之功，除溼消食之效，古人脚氣方中，率多用之，嶺南之人，嗜食檳榔，竟少脚氣，而米糖富含維生素乙，多食糙米，可絕斯犯，若以米糖略炒加糖頻服，亦是治本之療法，湯藥方面，效方累累，權衡變通，活法在人，脚氣壅疾，治貴宣通，雞鳴散（檳榔橘紅木瓜吳萸蘇葉桔梗生姜）實爲治脚氣之第一良方也，他如木瓜湯檳榔散除溼湯等方，皆可效法，更宜注意其體質及兼症，初起有表邪者，宜疏散之，小青龍湯加檳榔，或蘇葉桑葉前胡杏仁生姜等，若已經散洩分利，不得眠及上氣喘促者，屬虛，八味湯冷服，攻胃嘔逆，平胃散加木瓜，小便不通，五苓散加木瓜等。

禁忌

本病爲壅疾，故當愼補忌滯，蓋補滯適足以增病也，如參芪之純補，麪食羊豬之黏滯，均作忌論，宜時走動，不使血壅滯，愼不生嗔，免引心煩疾發，忌搭車乘輪，以免激盪顚波，而防猝變也。

痢疾論治

王輝萍

痢疾一症，夏秋居多，尤以秋令爲最，蓋新秋天氣，日中之炎暑未退，早晚則金風送涼，外受暑溼之感，內傷生冷之積，偶不注意，恒易罹患，其中傳染病菌而致痢疾者，三因相併，遂爲法定九大傳染病之一矣。

本症之發生，大都由乎起居不時，飲食不節，因熱貪涼，恣啖瓜果生冷等等，以致溼熱食滯，互阻胃腸，消化引起障礙，排泄失於正軌，糟粕停留，腸壁發炎，薰蒸醞釀，於是西說之細菌，適應繁殖，而痢成矣。

本症在西醫，祇分細菌性痢疾，及阿米巴痢疾二種；中醫則分三十餘型，其素見者，有赤痢、白痢、五色痢、休息痢、襟口痢等等。

潛伏期內，雖無特殊不快之證候，然因暑溼內伏之故，間有發生飲食無味，腹痕脘滿，大便不利等狀，潛伏至病發，大都爲二三日至七八日之間，本證前驅期：急性者，先發寒熱，非急性者，卽爲大便溏薄而後發現痢疾，遂覺腹痛雷鳴，裏急後重，肛門墜痛，利下或赤或白之粘液或膿汁，大便回數，每晝夜數次至數十次，甚者百餘次不等，兼見頭疼體楚，胸悶煩躁，口渴或泛嘔納呆諸狀。

治痢大法：有表解表，初步當攻，所謂痢無止法者是，然攻法不可徒恃硝黃，見裏急後重，當以枳實導滯丸，木香檳榔丸之屬，協厚朴以化溼，芩連以消炎，檳榔攻積，木香定痛，白頭翁調正腸之蠕動，油當歸滑利腸之粘膜，此皆重要主藥；其副佐藥，枳實查炭以消積，青皮陳皮以氣利，如兼有表熱者，葛根芩連湯，表裏雙解，其他從證，不重要者，暫置勿論，主證解，兼證自除也；病初起，見陽證而實者，大法如此。其後步爲陰證，見肢冷多汗，下痢滑脫無度，所下粘質、淸而帶膿、則當以附子理中輩爲宜，如下痢誤治，而見脈沉伏，肌膚厥潤、迷睡聲低、舌苔厚而鬆浮，此由腸病而將胃敗，攻之必死，當以人參爲主要藥，扶助元氣。

痢疾患者之飲食，須絕對摒除渣滓食物，以減少腸壁之磨擦，宜飲以富有營養之流質，維持體力，冀其早日恢復，須知體工本有之抗毒効用，往往因濫食而折損，不可不愼。

本症之預防，亦須日常極端注意飲食物，如不合體溫，及不合消化之固體食物，尤須避忌，對於清潔衛生，更宜力行，病從口入，防患未然始爲曲突徙薪之妙法也。

釋燥氣

姚子讓

燥爲者秋金之淫氣也，其氣淒清而勁切，似火非火，似溼非溼，似寒非寒，而其勝復傳變，又能爲風爲火爲溼爲寒，大抵初秋多火。中秋多溼，三秋多寒，然雖兼有火溼寒三義。而實非正火正溼正寒可比，蓋正火者溫氣也，熱氣也，少陽少陰君相二氣主之，正溼者長夏之氣也，太陰土氣主之，正寒者冬之氣也，太陽水氣主之，故燥症治法，其未化爲火爲溼爲寒者，當兼三者之義而治之，其已化爲火爲溼爲寒者，亦於三者專氣之義，大有逕庭，不可以治火治溼治寒之正法，而不知其爲燥也，此卽燥氣之眞義，其於靈樞素問言之已詳，學者當自知其旨歸矣。

夫燥義旣明，再言其發病之理，推致燥之由有因於天時人事之不同，陽明燥金司天，或久旱無雨，燥化大行，傷及肺金，此因於天者也，七情不節，氣結神傷精損，及病時汗吐下太過，或久勞風日之中，頻近爐火之旁，或食味辛熱太過，以及虛勞誤投溫燥，皆能燥傷津液，此因於人者也，然究其源，皆血液不足所致，蓋陰血虛則不能營運乎百體，津液耗則不能滋養乎三焦，由是邪熱怫鬱，燥變多端，或燥於外而皮膚皺裂。或燥於內而津血枯涸，燥於上則咽鼻乾疼，燥於下則便溺閉結，兼熱則手足痿，化風則瘛瘲作，實而燥熱必發顚狂，虛而燥熱必致勞咳，燥傷肺金不能敷布水精，則又蓄痰停飲，燥中挾溼而爲噎膈，因燥致病，何可勝言？要之燥症有外因，六淫之一也，有內因，血水之枯也，若不辨脈之虛實，症之新久，體之強弱，概以燥症爲外邪爲火熱，而藥投苦寒剝削，是無異操刃殺人耳！

此外散見內經而著燥氣發病之目者，更難以枚舉，自仲景傷寒雜病論，不著燥之一字，後世遂無從窺測，謬陋者反倡燥火不爲病之說，噫！聾瞶塞途，聖道於是不彰。喻嘉言曰：病機一十九條，獨遺燥氣，夫六氣配四時，風於時爲春，暑於時爲夏，燥於時爲秋，寒於時爲冬，溼生於土，土寄旺於四時，而季夏十八日爲尤旺，竊謂內經原文，當是春傷於風，夏傷於暑，長夏傷於溼，秋傷於燥，冬傷於寒，特傳寫者誤於暑字下溼字上脫略數字耳！蓋秋傷於燥，理之決然而無可疑也。經又謂咳不止，而出白血者死，白血謂色淺紅似肉似肺，乃肺臟消削之驗，然則病機云：諸氣憤鬱皆屬於肺，諸痿喘嘔皆屬於上，二條指燥病言明甚，至左胠脅痛不能轉側，嗌乾面塵身無膏澤，足外反熱，腰痛驚駭，筋攣，丈夫㿗疝，婦人少腹痛，目眛眦瘡，則又燥病之本於肝而散見不一者也，要皆秋傷於燥之徵耳！奈何解者不知病機篇之偶有脫誤，竟指燥病爲溼病，顯與經旨背道而馳矣。

柯韻伯論痙溼異同曰：病機一十九條獨缺燥病，若諸痙項強皆屬於濕，愚竊疑之，卽本論亦自有痙濕之分，且曰太陽病發汗太過因致痙，則痙之屬燥無疑矣，彼諸痙屬溼之說，其傳寫之誤乎？抑溼化爲燥乎？夫痙乃血虛筋急之狀按六氣皆足以致痙又六經亦各有病痙，所因雖不同，所化雖各異，要皆歸於燥之一候而已。

大抵燥之初傷，太陰受邪，肺主皮毛，外邪內束，必惡寒無汗而煩躁，病在氣分者宜通燥達表，輕則麻杏石甘湯，重則大青龍湯，此二方爲治燥不二法門，蓋內經治燥不外二義，一曰燥化於天，熱反勝之，治以辛寒，佐以苦甘，卽麻杏石甘之意也，一曰溼淫所勝，治以苦溫，佐以酸辛，卽大青龍之意也，大要在表在氣者疏之散之，其於初起而輕者，偏於熱如桑杏湯桑菊飲之類，偏於寒溼如杏蘇散蔥豉湯之屬，此皆因症權宜，臨時酌用可也，若日久內連血分者達之潤之，偏於熱麻杏石甘加桑梌梔豉，偏於寒溼大小青龍加歸芎丹皮，惟燥火偏勝表裏俱熱者，則淸之滋之，如淸燥救肺湯加參地石膏之品，知經知權，知常知變，乃不愧爲司命焉！

上述乃就燥之外因所治，第內傷之燥，本於腎水之虧，眞陰之涸，在肺則淸肅之令不行，咳逆口渴，皮焦毛落矣，在肝則將軍之性不歛，脅痛眩暈，筋急拘攣矣，在脾則生血之源不運，蓄瘀便結，肌膚不澤矣，是之欲治其燥必貴乎潤，欲治其本先貴乎腎，蓋腎主水而藏五臟六腑之精，若腎陰足而及於肺，水道可以通調，及於肝木氣可以向榮，及於脾諸臟得以灌漑，由此以推，然則水日虧而火日熾，亦決非清潤所能勝任，必須重用六味歸芍湯合生脈散爲主治，肺燥加沙參二冬梨汁，肝燥加丹參丹皮赤芍乳汁，脾燥加柏子仁松子仁甘蔗汁，此燥病之正治也，至若久病而氣因精虛，參耆河車及八味輩亦宜急投，陽生陰長，氣化血潤，此又燥病之反治也，燥之治，大率類是，明乎此，方可謂得心應手。

長篇專著

內經新解（續）

陳桐侯

奇恒之府（節錄素問五藏別論）

腦髓骨脈胆女子胞，六者地氣之所生也，皆藏於陰而象於地，故藏而不瀉，名曰奇恒之府。胃大腸小腸三焦膀胱，五者天氣之所生也，其氣象天，故瀉而不藏，此受五藏濁氣，名曰傳化之府。此不能久留輸瀉者也。魄門亦爲五藏使，水穀不得久藏，所謂五藏者藏精氣而不瀉也，故滿而不能實，六府者傳化物而不藏，故實而不能滿也。所以然者，水穀入口則胃實而腸虛，食下則腸實而胃虛，故曰實而不滿，滿而不實也。

本經以心肝脾肺腎爲五臟，胆胃大腸小腸三焦膀胱爲六腑，此章則又以腦髓骨脈胆女子胞爲奇恒之府，所謂女子胞即子宮也，原古人所以區別臟腑之界說，與其命名之意，大抵以藏而不瀉者爲臟，瀉而不藏者爲腑，腦髓骨脈等亦藏而不瀉者也，似可以臟名之矣，然而臟祗有五，此六者雖亦藏於陰而象於地，其功用究與五臟不同，故不得名爲藏，因其藏而不瀉，亦不得稱爲腑，非臟非腑，故名曰奇恒之府，奇異也，恆常也，言異於常府也。古人以爲天氣瀉而不藏，地氣藏而不瀉，凡物從上而下者謂之瀉，雨露霜雪自天而降，從上而下者也。胃大腸小腸三焦膀胱，五者傳導水穀變化而出，亦自上而下，故曰天氣之所生，其氣象天，瀉而不藏也，水穀入胃經過消化吸收等工作後，其精華則散佈各臟器，供給各組織之需要，所餘糟粕濁物，則由大小腸等排洩體外，故曰受五臟濁氣，名曰傳化之府，而不能久留輸瀉者也。肛門又稱鬼門，魄與粕通，莊子天道篇：「古人之糟魄已夫」音義，司馬云：「爛食曰魄，一云糟爛爲魄，本又作粕。」魄門之義，蓋謂傳送糟粕者也。惟五臟藏而不瀉之義，證之解剖生理，則其說大謬，故靈素商兌駁之曰：『肝者胆汁尿酸糖質之製造所也，其結構有胆汁細管，發自肝細胞而開口於胆管，所以輸送胆汁於胆囊也，是則肝也者，攝取腸管而來之諸材料，製成胆汁，瀉之於胆囊，更由是而泄之於腸也。……心之右房與大靜脈相連，左室與大動脈相接，自靜脈還流之血液，挾種種培養物質，注之右房，右房受之輸之右室，右室輸之肺，又與外界之空氣相結合而攝其養氣輸之左房，經左室而入於大動脈，周浹全身，授培養物質與養氣於四體百骸，而血液乃復經毛細管歸於靜脈，循環不息，周而復始，是心居動靜二脈之中間，而爲血液流動灌輸之樞機，雖似藏而實瀉。……脾爲消化器官，亦非藏而不瀉。……肺者呼吸空氣，掌氣體出入之職，取外界養氣授之於血，取血中炭酸氣泄之於外界，其出入之路爲氣管支氣管鼻喉，而肺又受右心之血液注之左心，其瀉而不藏明矣。……腎中有腔，謂之腎盂，腎之實質中有細尿管，蜿蜒紆行，凡身內他部之廢物，疏泄之於腎，腎受之而成尿，由細尿管瀉之於腎盂，然後入於輸尿管，泄諸膀胱，由膀胱經尿道而外溺者也。』以上皆根據解剖生理之說，與經文所謂五藏藏而不瀉，實南轅北轍。商兌又曰：『彼以爲肝心脾肺腎者，剖之肥厚多實質，或不見空洞，不覩他物，又不得其出入之路，於是以爲但有精氣流行充滿其間，而無傳化疏泄之用，藏而不瀉，故名之爲臟。』古時科學未明，內經所言臟腑，往往不合解剖，靈素商兌根據解剖以駁古人，此商兌得意之筆也。然而揆之實際，並不如是，讀者須知作內經者生於古代，不諳解剖，雖靈樞經水篇云：『夫八尺之士，皮肉在此，外可度量切循而得之，其死可解剖而視之。』乃後人僞託之詞，不足爲據，古人不諳解剖，所謂五臟剖之肥厚不見空洞而稱爲藏云，全憑臆斷，古人所根據者爲疾病之形能，從形能之變化，推測生理組織之變化，故凡經文所云藏府，皆指功用而言，與形狀無干，商兌駁之，未免隔靴搔癢矣。六府傳化物而不藏之說，中西因無異言，然則五藏藏而不瀉，究何所指耶？是當闡明古之所謂五藏，在今生理學上究竟各具何種作用，今考靈蘭秘典論云：『心者君主之官神明出焉』分明指心之循環，兼腦神經之作用而言，又古人愉悅舒暢爲肝德，憂愁鬱怒爲肝病，是所謂肝者，泰半指神經之作用，肝雖爲消化器管，而太陰陽明論及厥陰論皆云：『脾主爲胃行其津液。』津液是已經消化溶解的食物，行津是將已溶解的食物吸收到全身組織內，並非直接排泄體外，肺指呼吸器之作用，腎指各種內分泌。由以上之推闡，知所謂五臟者乃包括心之循環，肺之呼吸，腦神經之作用，胃腸之消化吸收以及各種內分泌等。凡此種種，皆爲吾人生命之泉源，必須充實健旺，故曰藏而不瀉。精氣充滿外無形跡，故又曰滿而不能實也，非若六腑所司者爲胃腸中之糟粕，爲血液中之老廢成分，每日必須由大小便排泄體外，宜暢通而不可滯留，此中苟有障礙，卽疾病隨之，故曰傳化物而不藏，實而不能滿也，平人胃實腸虛，腸實胃虛，亦是事實，以胃與腸不能同時皆實，若胃腸皆實，則爲病矣。傷寒陽明府證，用大承氣湯攻下，既用枳朴，復用硝黃，卽腸胃皆實故也。

時病新論（六）

張羮梅

腸傷寒

併症

本病之併發症爲氣管支炎，（在第二周之初）就下性（在第二周或第三周）及纖維性肺炎，喉頭潰瘍，聲門水腫，鼻卡他，衄血；有時發心囊炎，心內膜炎，安魏那，口渴，嘔吐。第二周或第三周，則患耳下腺炎，及腸出血，（體溫下降，脈搏頻數，腹部膨滿，現虛脫症狀。）腸穿孔，而患穿孔性腹膜炎，（劇烈疼痛，腹部膨滿，脈搏頻數而細小，呼吸促迫，四肢厥冷，嘔吐呃逆。）脾臟破裂，膀胱炎，腎盂炎，褥瘡，骨膜炎，肺結核等。其後發病，爲衰弱之血拴，神經衰弱，比斯的里，精神病等。

鑑別

本病須與鑑別之病爲數頗多，宜互相參考，方得確斷，故特標原則數行，以資參考：（一）發病之狀況。（二）現症之比較。（三）熱型及脈。（四）腸症狀。（五）最要者爲病菌之檢出，及疑集反應之確證。前四項，學養較富之中醫，亦能究及，末一項，因乏科學知識及科學器械之應用，均未計及，故診斷之精，西醫實勝中醫一籌，此無可諱言者，願我習中醫之欲求上進者，亦研究之設備之，學術無界限，毋爲西醫專美也。本病與他病相似者，爲粟粒結核，患此病時，呼吸促迫，脈搏頻數，併可檢視其眼底，肺臟，咯痰等。潛伏性敗血膿毒症，此病起戰慄，且其熱型及脈之性質與本病異，又有關節炎，心內炎等。中心性肺炎，此病起戰慄，胸痛口脣發水疱等，此外又可檢其咯痰。腦膜炎，此病腹部陷沒，知覺過敏，限局性痙攣，項部強直，無脾腫。其他如副傷寒，斑疹傷寒，流行性感冒，胃炎等。

經過

本病有熱期間，平常二旬至五周，有併發症者，則更長。全病程少則四旬，多至三月以外。體溫未降至常溫以下而再升高者，謂之再燃，其時再現玫瑰疹及脾腫，存續無定，大抵較初發病爲短，惟病者因衰弱而致死者亦不少。體溫已降至常溫以下，而重予升高者，曰再發，原因不明。苛爾希孟氏謂「多數退熱後囘至十七日間，其百份之七十五，見於中等度以下之傷寒」。再發頻度，爲百分之六至十二，呈與原病同一症狀，存續約一二星期，延至三星期以上者甚少，預後較再傳爲佳，因而死者僅佔千分之二十五至四十。凡雙氣反應不消失，熱退而脾腫依然，體溫不降至常溫以下而脈頻數者，再發之前徵也。其誘因爲飲食失愼，起牀太早，精神感動等，但亦有無誘因可尋者。

恢復期，病人仍極衰弱，貧血羸瘦，體溫易升，脈頻數，但食慾激增，在看護上須特別注意。恢復期究須若干日，難於肯定，大概在一月以上。

在病程中結果何如，實難預言，蓋本病之經過中，每有因意外之併發症而致劇變者，其死亡率，平均約百分之十五，但由流行時之不同，及公共衛生，醫療設備，而有差異，男女無甚關係，小兒死亡者少，年高者多危險，肥者、飲酒者、慢性心臟病者、肺及腎病者、貧血者、虛弱者、凶。其危險所在，如毒素之侵及神經心臟，暨腸出血腸穿孔。

治療

本×雖亦爲法定傳染病，然與鼠疫霍亂等不同，非由外國輸入，爲我國固有之病也，故自古頗有研究者國。

本病預防之法，應勿使污物入口，凡曾患本病者，若體內之病菌尙未盡除，其大小便决不可再作肥料，以防傳染。其次愼飲食，蓋此種傷寒桿菌，除口道外，鮮有能侵入者，故卽須注意飲食卽可。所有自來水井水以及天泉水等，均須煑沸，方可飲下，食物亦須煑熟，以防細菌侵入。致於最佳之預防法，則莫如注射免疫藥，每星期一次，三次後，卽可抵抗傷寒桿菌之侵入。藥量：成人第一次〇·三至〇·五公撮，第二次〇·五至一公撮，第三次〇·七至一·五公撮，小兒視年齡酌減，或可不必注射，蓋本病於小兒無生命危險。預防注射之遺感爲注射後之反應及局部紅腫劇痛，須二至三日而消除，全身發熱，雖有時高至三十九度以上然至多越二日而退降。有熱者，心臟及腎臟病人，孕婦，十分虛弱者，均宜忌之。既罹本病之病人，最好隔離之，其一切排泄物，用臭藥水，石炭酸水，石灰乳等消毒，病人使用之衣服什具，尤須嚴密消毒。病人恢復期，每星期三次，檢查人小便，如已無細菌，方允其自由與人接觸，藥物治療，嚴格言之，西醫對於本病無特殊之有效良藥，惟有取其自然經過，努力使之勿生變故，以待其自然治癒。中醫積數千年之治療經驗，每有能起沉疴者，惜無科學之法證明之，未堪永垂爲法也。謹節錄各家治法於後，以佐我人之參考。

醫林小景（讓）

一個醫生，取出聽診器，就病人胸際聽取肺部情況：病人說「醫生你聽錯了，這是我的錢袋呢！」醫生說：「沒錯！我得先爲自己聽聽你的錢袋啊」！

讀者信箱

秦伯未先生致姚子讓君函

子讓賢弟大鑒：南來小住，藉避塵囂乃承　招飲，感謝無旣。中醫前途，極堪憂慮，吾弟有意扶持，還以共同奮鬥爲是，能與各縣聯絡，力量可厚，進展自易，否則頂臼做戲，徒然喫力耳！未豪情已減，但必要時尚可充跑龍套，望與延仁弟熟商，好自爲之，離南後過北蔡，飲於溪南小築，疊石成山，引水爲渠，頗得林泉之趣，亦一樂也。顧姓病人曾邀覆診否？倘能到手，二三日內當熟退進食矣，維峯先生寫件當書後，直接寄去，草此。卽問

診祺！

小兄謙頓首　十月十八日晨

大家參加投票

張汝偉

此次國大選舉，爲憲法完成後第一次舉行，旣是國家民主先聲，亦屬中醫界興衰關頭，溯吾中醫界，在昔素抱潔身自好，不問外事之心，自民十八取締中醫以來，基礎依然未固，仍在風雨飄搖之境，今幸憲法完成，吾中醫人數衆多，亦職業團體之一，全國名額，已得六人，但此六人之名額，不容放棄，發揚中醫公民權，凡爲中醫師者，卽不可放棄投票權利，投票之時，不爲利誘，不爲勢迫，不受他人指使，如信仰其人可爲吾中醫界代表者，卽投其人一票，各縣會員及散居鄉間會員，必於十一月廿一日廿二日廿三日三天，隨擇一天，勿辭辛勞，勿畏路遠，抱定宗旨，親自出馬，爲人作嫁，專爲投票奔波，將來中醫界之力量，卽在廣大之票數以顯示之，譬之爲山，每功虧於一簣，愼勿因一票之無足輕重，而放棄之，方是吾中醫前途之幸也，汝偉不揣譾陋，作此呼聲，全國中醫明達者，必不河漢余言。

行政院邀考‧教‧衛三部份開審查改進中醫藥會議

（南京訊）全國中醫藥界代表請願團，各省市中醫藥界代表，前曾赴國府請願，滬上醫團響應，行政院乃於八月九日上午九時，邀集考選委員會，衛生部教育部等有關機關，在行政院第一審查室，召開改進中醫中藥案審查會，玆探悉審查意見如后：

一政府對於中醫藥事業，素不漠視，在前衛生署時代，本訂有改進中醫計劃，其內容大致爲（一）設立中醫治療實驗機構，採用日本研究漢醫方式，以西法診斷，用中醫治療，使中醫逐步入科學範疇，重慶陪都中醫院，卽爲謀實現此目的而成立。（二）設立中醫訓練班，使中醫人員，均能明瞭現代醫學常識，及公共衛生事業等，以期溝通中西醫學之主張，總以限於經費及人才，迄未能達預期之效果，關於中醫藥之理論與應用，凡有研究價值者，與出畛域，胥作研討，惟中醫藥學，卷帙浩繁，宜先由中醫藥專家，作精湛系統之研究，獲得結果，始可編制教材，採作課本，職是之故，發展中醫藥事業，應由衛生部擬具分期實施計劃，包括中醫師訓練，藥物研究等，會商教育部專案呈請行政院核辦。

至中醫藥界請願團陳請願案（一）請增設中醫藥管理機構一節「一但徒增中西醫學界之摩擦，且欲謀改進中醫藥事業，應在中央主管衛生機關主持之下，較有實效，故無增設必要。（二）請考試院委託各省市政府辦理中醫師檢覈一節，已由考選委員會通令各省考銓處辦理。又該會正會同衛生部擬訂「對於專長一科之中醫師考試檢覈辦法」一種以獎進中醫專才。（三）明定中醫製藥人員爲藥劑師一節，正由衛生部依據藥劑師法第三十六條之規定擬訂辦法實施。（四）將「收復區」醫事人員管理辦法」，延展兩年一節。查該辦法已明令延展一年，至三十七年六月底始截止。（五）衛生行政權由中西醫分任一節，查現行衛生法令中，絕無限制中醫師主持衛生行政之規定，原請願案所以有此請求，全出誤會，應毋庸議。」云云。

炭藥能止血之原理

唐思義

嘗聞反對用藥炭者云：事有出於情理之外，而偏爲習俗相尙者，莫如止血之用藥炭，蓋藥旣成炭，等於死灰無用之物，决不能起任何作用，或且留着於內，變生他患者多矣。　又嘗聞主張用炭藥者云：血有離經背道以行，而無法使其卽止者，非得血分藥炒炭不可，蓋血色赤屬火，炭色黑屬水，血見黑卽止，是水尅火也。

余於此兩種論調，均不能信而置之無疑，蓋前者雖能遵古訓而不妄炮製，但於物類之化學作用，則絕不知也，後者但知陰陽五行之玄理空談，而强以水火相制爲解，而確定炭藥止血之說，以此供諸現代，則第覺其陳腐敗臭耳！夫炭藥止血之功能，其眞實原理，恐非一般人所能了解，蓋藥物一經火之燃燒，則組織必較平時疏鬆，而增加其毛細管現象，毛細管愈多，則吸收作用愈强，吸收作用旣强，則血管之凝結，自屬易易，故凡止血藥之功效較捷者，必含有炭質與毛細管兩種特具性質，如伏龍肝百艸霜松煙墨之所以能止血如神者，以其富有上項兩種原質故也。

會務

南匯縣中醫師公會第二屆第六次理監事聯席會議錄

時間 三十六年十月三日下午六時
地點 北蔡分辦事處
主席 倪國鑫 紀錄 吳菊人

報告事項：
主席報告：九月份工作報告（略）
倪會計主任報告：本會經濟概況 九月份收支計算 十月份支出預算

討論事項：（一）所得稅應如何辦理案 決議：推定委員倪國鑫張延仁王正章姚維峯楊醉石倪恩園楊季藩徐鶴松劉實悌葉峨璋嚴亞平等十一人共同協議處理之（二）省中醫師公會經常費自九月份起按月應納六萬元應如何確認案 決議：應予按月繳納（三）本會經濟盈虧時應否向縣銀行開戶往來以便出納案 決議：准存透支往來領取支票簿印鑑憑會章及理事長會計主任私章舖保等手續由理事長負責辦理之（四）歸還前月息借貳百萬元及銀行開戶之存款應如何籌措案 決議：常務理事及常務監事每人各籌墊四十萬元其餘理監事各籌墊二十萬元規定十月十五日前一次繳會由本會出具收據待本會經費支餘時視情形而定一次或分期歸還之（五）職員薪給受物價波動應如何調整確定方式務使安定生活增進辦事效率並便每月造具預算案 決議：除津貼膳食外每月以白粳一石五斗爲標準價格以造具預算日市價之整數計算之（例如市價四十一至四十九萬元而不滿五十萬元者概以五十萬元計算餘類推）（六）會員破壞公議診例應如何規勸遵守案 決議：通告各會員遵守之（七）江湖術士游方藥姑以及毫無醫學常識之流每以藥石妄投貽誤病家應否呈請當局取締而重民命案 決議：由會員用書面檢舉來會以便轉請當地治安機關取締之（八）倪理事長國鑫楊理事長季藩出席省中醫師公會川旅費七十五萬四千元及補繳入會費十五萬元請追認案（八月份支出賬） 決議：應予追認（九）倪理事長國鑫爲請求豁免本縣中醫師三十五年度所得稅事支出交際費二十七萬元核與預算越出七萬元請追認案 決議：應予追認（十）確定下次會議日期地點案 決議：定於十一月二日在本會辦公室舉行

第七次理監事聯席會議錄

日期：十一月二日 地點：本會會議室
主席：倪國鑫 紀錄 陶泉孫

報告事項（略）

討論事項：（一）擬定所利得稅繳納辦法案。決議：暫分甲乙丙丁戊五級繳納，由各辦事處主任，召集會員認定之。（二）物價飛漲，原訂診例，應否調整案。 決議：照原訂診例加倍，通知各會員遵守。（三）奉令禁用罌粟花，應否通知各會員免用案。 決議：登南匯醫學月刊，通告各會員免用。（四）確定下次會議日期地點案。 決議：定于十二月六日下午六時在江鎮張延仁醫室舉行。

臨時常務會議錄

日期：十一月九日 地點：本會會議室
主席 張延仁 紀錄姚維峯

討論事項：（一）國大選舉期近，選舉權證已由縣府頒發到會，應如何通知各會員領票選舉案。決議：將選舉權證送交各辦事處，轉發各會員，向指定地點持證領取選舉票，由各會員就地向各鄉鎮公所投票。（二）推定指導人員，負責送發選舉權證，並向各辦事處闡明選舉方式案。 決議：推定陶總務泉孫，吳書記菊人分赴各地，指導選舉事宜。

國大代表職業團體選舉人注意事項

（一）選舉日期 民國三十六年十一月 二十一日 二十二日 二十三日。

（二）選舉地點由本會指定各會員所在地距離票箱最近之地點，希各會員屆時至指定地點投票。

（三）選舉權證上須捺蓋選舉人右姆指箕斗，或黏貼一寸半身照片一張。

（四）選舉時須隨帶選舉權證，憑證向指完地點領取選舉票，當由發票人加蓋「領票訖」圖章後，仍由選舉人將此權證妥爲保存以備選舉立法委員時應用。

（五）職團投票票箱，利用區域票箱。

（六）選舉時須親至指定地點，用正楷墨筆書寫，及注意被選人姓名，切勿悞筆而被作廢票。

（七）選舉票用單記名，書寫完畢後須親自妥投票箱。

茲將各分辦事處所屬會員投票地點列下

惠南（一）「惠南鎮」（二）「城東鄉」黃鎮「二團鄉」打鐵橋「萬安鄉」老港「城東鄉」談店「二團鄉」鄔店「二團鄉」大團「大團鎮」三墩「萬安鄉」鬒鎮「馬廠鄉」馬廠「馬廠鄉」萬祥「萬安鄉」泥城「泥城鄉」鹽倉「四團鄉」二灶

泓「四團鄉」竹橋「五團鄉」江鎮「七團鄉」六灶「六灶鄉」橫沔「橫沔鄉」三灶「三灶鄉」坦直「坦直鄉」沈莊「坦直鄉」瓦屑「瓦屑鄉」新場「新場鎮」李家橋「宣橋鄉」航頭「古鶴鄉」鶴沙「古鶴鄉」魯匯「魯匯鄉」召樓「召樓鄉」杜行「濱浦鄉」三林塘「澧西鄉」蘇家橋「澧西鄉」周浦「周浦鎮」御橋「北蔡鄉」北蔡「北蔡鄉」張江「遠北鄉」

南匯縣中醫師公會

會員錄（續）

姓名	性別	年齡	籍貫	通訊處
葉萍蔓	女	三二	吳縣	上海北京西路長壽里七號
葉惟濤	男	三三	吳縣	上海北京西路長壽里七號
吳其仁	男	四九	南匯	南匯西門同涵春藥號
湯正德	男	五八	南匯	祝橋大成裕藥號
顧頌賢	男	三十	南匯	陳家橋存心堂藥號
王臨池	男	二八	南匯	上海漕河涇西新橋

九月份歸還前欠各款計數表

摘要	金額	單據號數
還理事長交際費（八月份）	一二六六〇〇元	一
還倪國楨薪金（七八月份）	五一五〇〇〇元	一…二
還吳菊人薪金（八月份）	三四五〇〇〇元（內三萬元米價差額）	一
還倪理事長墊款（八月份）	四〇〇〇〇〇元	一
還倪會計主任墊款（八月份）	一七七四四〇〇元	一
還王常務理事墊款（七月份）	一〇〇〇〇〇元	一

合計	三二六一〇〇〇元
以上共支付國幣	七九三四二〇〇元
收支兩抵透支	七八三二〇〇元

九月份經臨費支出計數報告表

摘要	金額	單據號數
職員薪津	九五〇〇〇元	一…二
理事長交際費	二七〇〇〇元	一
文具筆墨	三八八〇〇元	一…五
紙張	六〇五〇〇元	一…四
印刷簿籍	二六五〇〇〇元	一…二
購置	一一〇〇〇〇元	一…三
郵票	三〇〇〇〇元	一
報費	七六一〇〇元	一…三
川膳	二九八八〇〇元	一…四
理監事會膳	二四九一〇〇元	一
分辦事處主任會膳	二九五〇〇〇元	一
繳款川資	一一七〇〇〇元	一…四
消耗	一四六四〇〇元	一…八
雜支	七八五〇〇元	一…四
醫報	一二四八〇〇〇元	一…四
利息	五四〇〇〇元	一
合計	四六七三二〇〇元	

補助費徵信錄

姓名	金額	姓名	金額
倪學莊	貳萬元	姚石山	拾萬元
朱志勤	拾萬元	韓民康	拾萬元
黃石欽	拾萬元	吳其仁	拾萬元
湯正德	拾萬元		

九月份經臨費收入計數報告表

科目	摘要	金額
經常費	惠南分辦事處	三一〇〇〇〇元
經常費	老港分辦事處	一〇〇〇〇〇元
經常費	談郞分辦事處	一三〇〇〇〇元
經常費	三墩分辦事處	二四〇〇〇〇元
經常費	大團分辦事處	七五〇〇〇〇元
經常費	蠆鎮分辦事處	一九〇〇〇〇元
經常費	泥城分辦事處	二二〇〇〇〇元
經常費	鹽倉分辦事處	七〇〇〇〇元
經常費	二灶泓分辦事處	二〇〇〇〇元
經常費	祝橋分辦事處	六〇〇〇〇元
經常費	江鎮分辦事處	六四〇〇〇〇元
經常費	六灶分辦事處	一二〇〇〇〇元
經常費	橫沔分辦事處	二一〇〇〇〇元
經常費	新場分辦事處	六〇〇〇〇〇元
經常費	航頭分辦事處	一二〇〇〇〇元
經常費	李家橋分辦事處	三〇〇〇〇元
經常費	下沙分辦事處	二二〇〇〇〇元
經常費	魯匯分辦事處	一九〇〇〇〇元
經常費	召樓分辦事處	二一〇〇〇〇元
經常費	蘇家橋分辦事處	九〇〇〇〇元
經常費	三林塘分辦事處	一五〇〇〇〇元
經常費	御橋分辦事處	三三〇〇〇〇元
經常費	北蔡分辦事處	二六〇〇〇〇元
經常費	張江分辦事處	五三〇〇〇〇元
臨事費	入會費	四八〇〇〇〇元
臨事費	補助費	七七〇〇〇〇元
臨事費	證書證章費	一一〇〇〇〇元
合計		七一五〇〇〇〇元

第二卷 第五號
發行人 王正章 編輯者 陳桐侯 張延仁 姚子讓

論評

今日中醫的路綫

張延仁

民主的第一課已經開始，光明燦爛的憲法，卽將付諸實施，今後的政治，該有一個劃時代的開展，入於民有民治民享的階段了。站在人民的立場，應當負起責任來，匡救時艱，共同建設，使中華成爲一個富强康樂的國家。我們素以保障民族健康爲任務的中醫界，也應當努力本位，協助復興，纔不愧醫國醫民壽人壽世的使命。更希望這次榮膺國選的中醫代表諸公，領導全國中醫發展建設，開闢一條康莊的道路，不要尸位素餐，徒懸虛名，那是我們所殷切矚望的。關於中醫問題，過去議會中，曾數度引起熱烈的辨論，幸而擁護者多於摧殘者，卒能克服非議，屹然自存，此次中醫代表們出席大會，請建議當軸，撤銷禁錮中醫的法令，提倡復興中醫的建設，想定能獲至多數的同情。我們追溯歷史，默察已往，黃炎遺胄得有今日的繁榮，苟非賴有醫藥爲之保障，人口那裏會有這樣的繁衍，是以中醫學術實爲我中華的民族醫藥，應當發揚光大之不暇，何得任其衰頹，若教部的取締上海三中醫校，實爲遺憾。幸我焦館長奮起倡導于先，上海同仁熱心推進於後，而有復興中醫學院的籌備，計劃相當宏大，預定明年可告厥成，行見中醫學府的揭幕，使中醫學術，研究有所，得放一異彩，衷心不禁爲之慶幸；惟依照敎部規定，學課中生理解剖必須採取西說，工具儀器又須設備西式，此種舍已耘人的辦法，不啻使中醫西醫化，殊失發揚固有學術的本旨，不佞認爲實有商榷的必要，平心而論，中醫學術確有許多獨到之見，而且有好多特效方藥，蘊藏之富，可稱甲於天下，需要培植專門人才，聚精會神，窮年不斷的致力研究，把中醫奧義，一章一章用理化加以證明，把國產藥物，一件一件精密提煉，務使理論確實，功效迅速，而成爲現代醫藥，到那時不但國人樂於接受，不再有月亮外國好的謬見，甚且可推行全世界，發揚我大漢固有學術，成世界醫藥之雄，隨國運而隆昌，那是全在我們自已努力爭取的啊！

其次應當從事社會事業，必須通力合作，爲民衆服務，近來社會經濟日益窘迫，民生日形凋敝，平民患病，多無力就醫，我中醫界向抱濟世熱忱，在此困難時期，更應積極發揮服務精神，以期發揚中醫藥效能，一則救濟貧病人士，一則爭取病家信仰；關於此點，不佞曾在本縣參議會中提出，通過施行，一時本縣各地義務診療所，風起設立，而於救濟病胞，頗收相當效果。最近焦館長到滬，消息傳來，特別矚望全國中醫界爲民衆服務，其方法應每日規定一個時間，專辦施診業務，可見焦館長關懷平民疾苦之深，留心中醫前途之切，我中醫界自應聞風景從，並聯絡藥業領袖，予以平價配藥，如是可使中醫藥的社會信譽，益趨堅定，處此民主時代，實以爭取民心爲第一，得到民衆信仰的力量，就是中醫復興的基礎，利人卽所以利已，何樂不爲，盼同仁共起實行。

中華民國卅六年十二月十六日 南匯縣中醫師公會出版 社址：南匯南門

醫訊

上海市中醫師學術研究會 會員大會暨理監事會宣誓記詳

▲醫界元老謝利恆·陳无咎當選爲理監事

▲互選張贊臣爲理事長陳存仁秦伯未爲常務理事

（滬訊）上海市中醫師學術研究會，係由醫界春秋社改組而成，於十月二十六日該會假座北京西路國藥業公會召開會員大會，除全體會員參加外，社會局派盧海珊市黨部派朱善榮出席指導，主席謝利恆，司儀朱沛然，紀錄錢今陽，行禮如儀。（甲）報告事項：（一）主席報告開會宗旨。（二）張贊臣報告過去社務與歷史更名復會經過情形。（三）社會局專員盧海珊致訓詞，希望「一」不斷研究，不斷發明。「二」集中力量，從事工作「三」溫故知新，光大中醫。（四）市黨部代表朱善榮致訓詞，大意希望中醫能減低病家負担，並願當選理事，努力於職責，盡心於保障民族健康，（五）陳存仁、蔣文芳先後致詞，讚揚本會過去之成績，與張贊臣先生奮鬥之精神。（乙）討論：「一」修改章程案。（决議）逐條修正通過。「二」謝利恆提議按月舉行研究講演會，推定人員若干，輪流講演案。（决議）通過交理事會擬具辦法，從速實行。「三」張贊臣、朱沛然提擬復刊醫界春秋，以資宣傳案。（决議）通過交理事會籌募相當基金，擬具復刊計劃後進行。「四」陳存仁提附設圖書閱覽室，以供同仁參考，並擬具辦法四項，提請討論案。（决議）通過照原辦法辦理。「五」張汝偉提爲改進國醫學術，適應需要，急宜集合會中同志，成立編纂委員會，編纂各科教材，呈准教衛兩部，並請中央國醫館頒發各地醫校實施教授，以資統一案。（决議）通過由理事會延聘專家，組織編纂委員會，着手編纂「六」秦伯未，錢今陽提請照會章規定，積極成立各種專門委員會，從事學術工作案。（决議）事屬切要，早日聘請專家担任。「七」蔣文芳提議本會會費，應請全體會員自行送會案。（决議）自復員成立後加入者，收入會費六萬元，常年費六萬元。（丙）選舉結果，謝利恆、張贊臣、陳存仁、秦伯未、盛心如、蔣文芳、尤學周、錢今陽、程廸仁、嚴蒼山、丁濟華、當選爲理事，朱沛然、曹錫萬、虞舜臣、江海峯、錢寶華、當選爲候補理事、陳无咎、葉熙春、郭柏良、當選爲監事，黃寶忠爲候補監事，嗣於十一月八日理監事在該會會所，計出席理事謝利恆等十一人，候補理事江海峯等五人，監事陳无咎等三人，由謝利恆領導宣誓，繼由社會局市黨部指導員盧海珊、朱善榮先後致詞，理事互選秦伯未、張贊臣、陳存仁爲常務理事，並由常務理事互推張贊臣爲理事長，監事互選葉熙春爲常務監事，繼推定各股主任。「一」總務股主任錢今陽，組織股主任嚴蒼山，研究股主任朱沛然，宣傳股主任程廸仁，推行股主任虞舜臣，該會會員，俱係海內第一流名家，研究學術立場，從事醫藥服務，似此機構，在國內尚不多見，想自後對國家社會改進中國醫藥學術，當有無窮之貢獻，該會（會址）設上海鳳陽路西祥康里七十七號云。

本縣中醫選舉國大代表揭曉

（本報訊）本縣中醫界此次選舉國大代表，於十一月廿一廿二廿三三日在各鄉鎮同時舉行，本會會員均認眞到場投票，情況至爲熱烈，誠中醫界之良好現狀，開票結果陳存仁四二四票，丁濟萬一〇二票，陳君得票之多，佔本會全體投票總數十分之八强，可見同道擁戴熱忱之一般云。

南滙縣中醫師公會會員錄（續）

姓名	性別	年齡	籍貫	通訊處
陳旭升	男	三一	南匯	泥城公大藥號
楊惠乾	男	三二	南匯	高行北鎮西弄孫曦轉
張惠民	男	五〇	上海市	北蔡大生堂藥號轉
徐福利	男	四一	浙江寗波	三林塘太和堂藥號轉
包仲英	男	二八	江蘇海門	召樓大成堂藥號轉
汪子儀	男	四一	江蘇沭陽	上海楊樹浦通北路公餘里二三二號
黃龍根	男	二九	南匯	沈莊鎮南市
姚祖福	男	四七	南匯	四團倉天德堂國藥號轉
李治康	男	三五	南匯	洋涇東二五八號王輝中醫室轉
王輝萍	男	三二	南匯	上海（十二）普安路五一弄一號王震詒醫室
施品高	男	四七	江蘇南匯	上海湖北路一〇八號大新旅店
曹濟時	男	三〇	南匯	祝橋大成裕藥號轉
朱妙根	男	三七	南匯	裏三灶鎮介福堂轉
董祥君	男	三六	南匯	裏三灶鎮介福堂轉

來論

讀范守淵氏人民健康權篇後之感想幷忠告中醫國大當選者

張汝偉

十二月六日。申報新醫與新藥欄。醫師范守淵君。爲全國民衆健康着想。對於憲法原文中。「擬添列人民健康權一條。及施行公醫制度文。所舉事實。所列理由。非常詳盡。范君身爲西醫師。對於所提條文。犖犖大方。並無中西畛域之見。尤爲欽佩。其末幷附及對於醫師之久有經驗。成績優良者。亦當奬勵扶植等。更覺面面周到。偉思吾儕站中醫師地位。雖與西醫師學術之形式。與用藥。有不同之點。然對於民衆之健康權。一樣是不容歧視的。今者國大職選。吾中醫師亦有八人。包括女性二人。將來當選人。於開會時。即當發展一點爲人民健康上有益之途徑。亦即爲中醫藥學術之基礎辦法。當一秉大公無私之宏見。闡揚出來。使國家之立法上。得到光明。人民之健康上。得到實權。吾中醫藥之推進上。得到保障。方不負各個熱心擁護之選舉人。方不負自已得到榮膺國大之職責。在各個選舉人。或參預競選。而暫時落選諸公。應當捨棄小我。提出精警之意見。來供獻于當選諸公。要靜候當選諸公。踏入國會會場時。有何種態度去應付。有何種毅力來實行。方不爲西醫師一方所竊笑。末了偉對於公醫制度。亦絕對贊成。因吾中醫學說。在統一之前。往往各持門戶之見。彼此互詬。甲醫治愈了乙醫先診之人。即祇乙醫。乙醫治愈了丙醫先診之人。又毀丙醫。此無他。爲營業上競爭。以炫已長耳。豈眞站在學術上之糾正哉。如公醫制度實行。則不必誇張已功。不必詆毀他人。幷且可以相切相磋。相得益彰。且也民衆之思想簡單。辨別醫學之程度。尤其膚淺。祇注意某醫之氣派如何大。某醫之診務。爲何發達而已。殊不知蓬門蓽戶。儘有芳草。朱門高第。豈盡美玉。反之芳草雖香。祇因處于幽谷。無人重視。而湮沒良材。美玉有瑕。祇因在于顯要。被人歆羨。而門庭若市。對于眞正人民之健康權。亦漠不關心。如公醫制度實行後。則良材可展其長。而美玉有瑕。亦可加琢。如是。則民乇精神。乃得眞締。要亦國大職代之所當力爭者也。但西醫醫院普遍。其行醫公醫制度也易。中醫醫院甚少。非從請求普設中醫院殆不可。此則須待于全國中醫師。各抒偉見。以討論之。偉感想及此。拉雜書之。以作芻蕘之供。明眼者。諒不河漢余言。

介紹立法委員候選人陸淵雷先生小史

楊天行

陸先生淵雷，江蘇川沙人，幼從樸學大師姚孟勳遊，治經學小學，深入東漢八堂奧，諸子百家，靡不徧覽，而於天算醫術，用力倍勤，蓋欲學以致用，非欲作讀書人也。嗣後雖執教於國立暨大等學校，未嘗一日廢誦讀，五四運動以還，先生覺教育界乃如政界，樹黨立派，爲人擇地，不復爲地擇人，厭苦之，乃復披覽醫藉，冀執自由獨立之業，不寄他人籬下，是時惲鐵樵先生，方辦醫學函授，以新說號召，先生讀舊說甚感捍隔，乃執贄焉，初次通函，惲先生即遣門徒持親筆函退還束修，謂才不侔不相師云，既復聘爲西席，乘襄助函授事。先生尊翁亦尙方術，淵爲家學

第二卷第五號目錄

，不僅詩禮，加以惲氏心傳，又復請益於餘杭章太炎先生，研索獨勤，宜其深造也。民十六年，與徐衡之章巨膺章次公等諸先生倡辦國醫學院，先生長教務，課程規例，皆其擘劃，創中醫學校之典型，一時英才負笈纂趨；先生以傷寒金匱爲習醫所必讀，而讀之能通者尠甚，實因金元以來，解是書者雖夥，或依據古經不能通仲景之意，或才辯自用，顚倒舊編，時亦能解前人之執而過或甚矣，或假借運氣附會歲露，以實效之書變爲玄談，痛國醫之爲世詬病，實坐斯弊，考仲景之法，確合科學之理，如持科學以尋大論之旨，往往砉若解牛，動中肯綮，爰將古人之法，釋以今日之理，並證東鄰遠西諸說，成傷寒今釋與金匱今釋，講授學子，是書付梓，一時並世，業醫無論中西遠近，皆目爲異端怪物，甚則抵排造蜚，而四方學子後進類多推崇交譽，謂如暗室之獲明燈，航海之得磁針，於是千載疑竇，一旦冰釋。書中以新釋舊，發明甚多，論者謂與惲著傷寒論輯義按並垂不朽云。先生常致力於掃除玄說，崇尙實際，對於中西術語之解釋，致力尤多凡西醫之不通中說者，或中醫之不通西說者，得先生之說，如伐木者之得斧斤，耕耨者之得犂鋤，可以發掘無盡寶藏，收穫無量佳果，蓋西醫學理爲平面的，中醫學理爲立體的，溝通疏證，極爲不易，先生乃融會而貫通之，成爲中西易解之說，於新舊過渡時期，可謂盡莫大之力，成莫大之功矣。先生性耿介，不諳逢迎，以爲道德學問可以勉而致之，富貴利祿，則有命存焉，然苟德淳而學博，富貴亦不招自至，所謂學也，祿在其中矣。當中央國醫館籌辦時，國內醫家，羣集首都，逆旅爲滿，皆欲得一職以自榮，而先生教學如故，未嘗投一刺馳一書也。及國醫館開成立會，以籌委特聘，始往與會，即被舉爲常務理事，旣又受聘爲學術整理委員會專任委員，諸名醫以先生素寡交遊，何以遽膺要職，羣相妒詫，旣而知爲施今墨先生所賞識舉荐，於是相與暱媚於先生，冀因而得交施氏焉。先生雖膺館職，一則不諳官場上下相孚之術，再則論醫意見多與時賢不合，殊感牽掣，適値淞滬戰起，遂默然避，自謂深負施先生之期望也。因施氏讀其文而慕其人，往訪三返而後遇，施氏愛才若渴，可見一般，而先生不克展其所學，豈學術之顯晦有時，未可以人力强耶。先生於利祿退讓，於學術是非則力爭不讓，嘗爲文辯難，則詆訶擢拉，絕無婉轉，使持是說者大有面赤毛聳之恨，以是難以樂從，自學佛以來，改從溫婉，且敝衣素食，或讀經論，或作觀想，身心泰然，故貌反加豐，不知者每詢其服何補品而致也。平素待人接物，和藹可親，惟不善世故語，與人三數寒暄後，客苟不善談者，輒相對詞竭，先生又甚惜分陰，不善與人作無聊語，其座右嘗黏一紙云，來賓閑談，敬陪五分鐘，然如質疑問難，則又娓娓不倦也。筆者日前晉謁，備荷款洽，絳誨重渥，啓廸良多，別後抵寓，已夜闌人靜矣。先生談吐溫訥，而其爲文則風發踔厲，絕不相類其人，先生診病極爲細微，除中醫固有診斷外，亦參以東人之腹診，西人之聽診，先生嘗曰，吾所不及人者，闕於財力耳，不然顯微鏡，「龍根」光，吾未嘗不能玩也。先生對病者態度誠摯，無名醫習氣，而貧病格外矜憐，尤爲難能可貴者也。先生於聲色狗馬，一無所好，幼喜學書，以爲消遣，三十餘年不廢臨池，尤工分隸，東晉諸碑無不臨，臨之無不得其神髓，以爲古契雖始於古篆，然波磔筆意，書法實始於八分，故學當從八分入手，先生由分隸上溯石鼓金文甲骨，下及六朝碑版，沙簡史書，無不深入，自謂問世不當居乙。嘗作佳書與人，人不知實愛，或出以遊戲，人反稱譽，以爲合作，先生憤世人之無目，每作書得意，輒張壁自欣賞，累日旋燬去之，曰誰復識得，所書或爲人所求索，寧別市紙作雅俗共賞之書與之，其自矜惜又如此。先生自十年來皈依釋氏，修密宗法，茹素持菩薩戒，感人生若朝露，自古同慨，中年以後，無論賢愚，往往傾向於宗教之途者，良有以也。世間哲學不出唯心唯物二者，而取捨異途者，各人之歷史相異故也，惟先生之於佛，與一般信佛者不同，乃深究其理，以出世心作入世法者也，然則信佛亦不足爲先生病矣。先生著作自傷寒金匱二種今釋外，已印者有陸氏論醫集，未印者有流行病須知，傷寒概要，其餘尙有授徒講義，如細菌生理病理等補證諸類，尙未殺青，曾編中醫新生命月刊，行銷宇內，頗爲學者稱許，桃李成蔭，遍及海內，一時英俊多出門下，今先生年已五十有三，此次由醫林彥碩簽署，代爲提名，呈准爲立法委員候選人，先生爲曲順輿情，雖拂衆意，勉爲慨諾，凡吾同仁，皆應一致擁戴，務使中醫地位漸趨鞏固，得有發皇光大之一日也，爰述事略，用告同仁。

啓：茲承　楊伯藩先生慨助本會經費十萬元，楊先生非本會會員而能熱心資助，曷勝公感，特此致謝。

本期稿擠，長篇專著，內經新解，時病新論，暫停。

學說

痰飲病之研究

姚子讓

痰飲之名，始自仲景，詳載金匱，考內經不言痰而言飲，卽傷寒論亦無痰字，但曰寒，曰水氣，至金匱定四飲之名，痰飲居其一，而治法於焉大備。

按痰飲二字，本自有別，水穀之化，不爲津液，而爲水氣，得陽熱煎熬則稠而成痰，得陰寒凝聚則稀而成飲，是稠粘爲痰，清稀爲飲，痰因於火，飲因於溼，痰爲腸胃之液，自內而生，飲爲蓄水之名，由外而入，斯痰飲雖混合一言，究其因實二致，但今人所謂痰飲者，則皆指寒飲而言，蓋積飲不散，固能變痰，聚痰不化，亦能成飲，是飲爲痰之本源，痰爲飲之所化，分之雖異，合之則一，亦何須好高立異，强爲分辨哉？

夫痰卽水液，其標在脾，其本在腎，水穀入胃，化生津液，全賴脾之吸收，上輸於肺，肺氣四布，精液灌張，痰何由而生？內經曰：『脾主爲胃藏其津液，』是故脾弱則吸收機能失職，致水液凝滯，釀結成痰，故曰：『脾爲生痰之源，』又曰：『治痰先治脾，』洵不虛言。他由腎虛者，腎水臟也，水不歸原，上泛爲痰爲飲，於是流於腸間，瀝瀝有聲之痰飲作矣，內經論飲，皆因溼土，而其爲物，則流動不測，故其爲害，上至巔頂，下至湧泉，隨氣升降，周身內外皆達，五藏六府俱有，正如雲霧之在天壤，無根底，無歸宿，來去無端，聚散靡常火動則生，氣滯則盛，風鼓則湧，變怪百出，故痰爲諸病之源，而怪病皆由於痰之說也。

然天之雲霧，一見陽光卽消散無蹤，人身之痰，若元陽壯旺，亦陰溼不凝而變滅無迹，其理固同，所謂病痰飲者，當以溫藥和之，實治本病之綱領耳！夫逐水蠲飲，是治其標，運脾宜肺溫腎疏利膀胱是治其本，尤在涇所定痰飲七法，堪補前人之未備，玆不辭抄襲之咎，詳爲申述於后，以俾學者得此捷徑。

（一）曰攻逐　書云治痰先補脾，脾復健運之常而痰自化，然停積既甚，譬如溝壑壅滯，久則倒流逆上，汚濁臭穢，無所不有，若不决而去之，而欲已壅之水而使之清，無是理也，故須攻逐之劑，控涎丹，神仙墜痰丸，十棗湯主之。

（二）曰消導　凡病痰飲未盛，或雖盛而未至堅頑者，愼不可攻，但宜消導而已，消者損而盡之，導者引而去之也，半夏丸，青礞石丸，竹瀝丸主之。

（三）曰和　病起始因虛而生痰，繼因痰而成實，補之則痰益固，攻之則正不支，惟寓攻於補，庶正復而痰不滋，或寓補於攻，斯痰去而正無損，是在辨其虛實多寡而施，六君子湯主之。

（四）曰補　夫痰卽水也，其本在腎，痰卽液也，其本在脾，在腎者氣象水泛，在脾者土應不化，攻之則彌甚，補之則瀰淆，非明者不能知也，濟生腎氣丸，苓桂朮甘湯主之。

（五）曰溫　凡痰凝胸膈上下，或痞或喘或利，久而不去，或雖去復在者，法當溫之蓋肺本於脾，溫則能健之，肺生於脾，溫則能行之，本事神砞丸，沉香茯苓丸，小青龍湯主之。

（六）曰清　或因熱而生燥，或因燥而生熱，交結不解，相助爲虐，昔人有言曰：『脾因火而逆上者，治火爲先也，其證咽喉乾燥，或痛或壅，頭目昏重，或咳吐稠粘，面頰紅赤，二陳湯加玄參連翹山梔桔梗薄荷。

（七）曰潤　肺虛陰涸枯燥日至氣不化而成火，津液結而成痰，以是不可施辛散，亦不可以燥奪，清之則氣自化，潤之則痰自消，五節齋化痰丸主之。

綜上諸法，痰之治療，大要已備，然細玩金匱痰飲篇，其治法頗側重於肺脾腎三者，庶知肺爲水之上源，腎與膀胱爲水之淵藪，脾爲水之堤防也。溫化逐水，健脾益腎，實全局之綱要，能知乎此，則痰飲之治，自不難應付裕如而多中肯也

筆記

腸癰治驗記

湯谷蓀

腸癰一症，西說稱謂盲腸炎，初起證象，食慾減退，少腹右角，局部發熱劇痛，右腿不能伸直，體溫高至卅八及四十度左右，面色顯恍白，大便有通有不通者，其後右少腹呈腫狀，痛益甚，是爲成癰之象，近世一般喜新之士，多存「腸癰不割則死的觀念，於是一患此症，大多送入醫院，剖腹斷腸以治療，然而依據實驗統計，經手術而死者，佔有十分之三，而經中醫治療者，其死亡率未必有若是之多，誠値得研究者也。最近余診治六里橋及白蓮涇，患者兩人，一病人體溫達三十九度，呻吟牀褥，右少腹隆起腫痛，數日未更衣，余施治外用三黃消炎膏塗患處，內服大黃牡丹皮湯，通利腸道，復配合赤芍、柴胡、黃芩、銀花、連翹、枳實、消瘀退熱，進藥後，腹中鳴響得矢氣，及覆診，腹痛已差，右角局部發

熱高腫漸退，再用前方，以大黃加倍，去柴胡，黃芩，加紅花，敗醬艸，後經調理半月，而愈。一患者，先經西醫診治，用消治龍及嗎啡針注射，翌日腹痛更甚，某醫謂送醫院開肚，否則無藥救矣，由其親友之推薦延予往診，診察病狀腸癰已成，病頗棘手，處方以金匱薏苡仁湯，合桃仁承氣湯進之，外用三福膏，阻止局部發炎，明日覆診，據述昨夜下黑色汚穢者，半便桶餘，病勢已轉機，去大黃、硝石、再進、漸能納食，經月餘而癒，可謂幸矣。夫國醫有獨到之見，國藥向有特效用適其當，如應桴鼓，全在吾人發揚光大耳。

癭瘤病理及治療

沈伯超

（病因）癭瘤這一個病症，古人已知用海藻治療，又那裏知道海藻只可用為預防，病成則毫無效果可言。本病的患者，大多數為貧民，吃飯缺少鹽及菜，為最大原因。因為鹽及菜，有導下作用，吃飯的時候，如果無有鹽和菜類，則導下作用弛緩，血行因之失暢，故可造成本病。如吾國甘省秦安一帶，及陝省留壩一帶，皆為貧脊之區，居民終年少進鹽食，或為上述的有力證據。另有血行弛緩素質者，在其他的地方，不患此病，一至上述地區，每易患此。可知水質也可成為本病的很大原因！我國患是病者，約千萬人以上，為健康上最嚴重的威脅，並將醫案報告如下：

病者：魏福田先生，於八月二日，以項發癭瘤，八月二日就診，證狀及經過：因為學校在漢南三年，距癭區較近，受到水土的影響。自去年十月，兩項及兩肩，即有發灼發麻感覺。同時微覺發冷、頭暈、鼻塞、體困、嗽吐黃痰、繼吐白痰、各證漸退，惟肩及脖項灼麻，反見增劇，項漸腫大，有頭重腳輕感覺。曾吃海帶半年無效，至今已厭惡海帶矣。

（病理）：依上述證狀，完全為血行障礙，及散熱功能失效所致，單純海帶決無此力量。

（診斷）：脈浮而弦，浮為血滯不泄，弦為血行障礙，舌苔絳微有暗色，這些證狀，處處表獻血鬱現象。尤為血行弛緩素質。如果純為食鹽缺乏碘質，則西大數千同學，未聞另有此證發現，可知為血行弛緩素質使然。至於癭區，則因飲水缺碘，食飯少鹽，漸次演變為血行弛緩素質也無疑（治療）：宜導滯舒絡湯「結核救星方」：淩霄花三錢、赤芍、枳實、蒲公英、馬鞭草、各四錢，甘草、苦參各二錢、歸尾、通草、各八分。

四劑後復診：脈濡而滯，濡而血行漸暢，滯為血行仍有阻力。項腫自上向下漸消，痰減，氣利。在服藥前並不感覺氣滯，但服藥後，頓覺呼吸暢快，苔暗亦減，與舒絡滌核湯「結核救星方」：忍冬藤三錢、赤芍、芫慰子、馬鞭草、茅根、瞿麥、公英、各四錢、連殼、甘草、各三錢、大黃、木通、各一錢。

服上藥十日再診：脈濡而緩，濡為血行漸暢，緩為阻力已輕。兩項腫瘤消去大半，灼疼消退，精神亦佳，惟仍有頭重腳輕感覺。去赤芍加杭芍四錢，大黃、木通減半，再服四劑可勿藥矣。按：癭病證，散佈陝、甘及河北北部。東北九省山區，雲、貴、四川、廣西亦有之。惟陝、甘患者體質較弱，十數歲女子，儼如中年婦人。牙齒早脫，自幼即白髮過半，且多不壽。其餘各省除有礙外觀，並無體弱，白髮、脫齒等衰老現象。可見陝甘二省的患者，較別省為重，也可以說他們是血行弛緩素質：吾國患者，幾近千萬的同胞，請將上邊的方子不妨試試，大概二三週內，就可收到很大的效果。

藥物

桂枝之研究

陳桐侯

桂枝湯為傷寒羣方之冠，桂枝為治傷寒最重要之藥，仲景傷寒論中凡用桂枝之方甚多，茲彙錄如下：

桂枝湯　桂枝加葛根湯　桂枝加附子湯　枝去芍藥湯　桂枝去芍藥加附子湯　枝桂加厚朴杏子湯　桂枝加芍藥生薑人參新加湯　桂枝甘草湯　茯苓桂枝甘草大棗湯　茯苓桂枝白朮甘草湯　桂枝去芍加蜀漆龍骨牡蠣救逆湯　桂枝加桂湯　桂枝甘草龍骨牡蠣湯　桂枝人參湯　桂枝加芍藥湯　此外如桂枝麻黃各半湯桂枝二麻黃一湯桂枝二越婢一湯等，則方中有麻黃，柴胡桂枝湯柴胡桂枝乾薑湯等則有柴胡，桂枝均非主藥，當麻黃柴胡之研究，非本篇範圍內事，即甘草附子湯炙甘草湯等，方中雖用桂枝為不以桂枝名者，亦以桂枝非主藥故也，又如枝枝去桂加茯苓白朮湯，而方中仍用桂枝，蓋既云去桂，則本方不當復以桂枝名，此方名之必有差誤無疑。

再將論中各方應用之法，節錄如上

本論第十三條云：太陽中風，陽浮而陰弱，陽浮者熱自發，陰弱者汗自出，嗇嗇惡寒，淅淅惡風，翕翕發熱，鼻鳴乾嘔者，桂枝湯主之。十五條云：太陽病，項背強几几，反汗出惡風者，桂枝加葛根湯主之。十六條云：太陽病，下之後，其氣上衝者，可與桂枝湯，若不上衝者，不得與之。十七條云：太陽病三日，已發汗，若吐若下若溫鍼仍不解者，此為壞病，桂枝不中與也。十八條云：桂枝本為解肌，若其人脈浮緊發熱汗不出者，不可與之也。十九條云若酒客病，不可與桂枝湯。二十條云：喘家作桂枝湯加厚朴杏子佳。廿一條云：凡服桂枝湯吐者，其後必吐膿血也。廿二條云：太陽病發汗，遂漏不止，其人惡風，小便難，四肢微急，難以屈伸者，桂枝加附子湯主之。（此條功作似以附子為主）廿三條云：太陽病下之後，脈促胸滿者，桂枝去芍藥湯主之。廿四條云：若微惡寒者，桂枝去芍藥加附子湯主之。廿七條云：服桂枝湯，大汗出脈洪大者，與桂枝湯如前法。四十五條云太陽病外證未解，脈浮弱者，當以汗解，宜桂枝湯。四十六條云太陽病下之，微喘者，表未解故也，桂枝加厚朴杏仁湯主之。四十七條云太陽病外證未解，不可下也，下之爲逆，欲解外者，宜桂枝湯。四十八條云：太陽病先發汗不解，而復下之，脈浮者不愈，浮爲在外而反下之，故令不愈，今脈浮，故在外，當須解外則愈，宜桂枝湯。五十六條云：病常自汗出者，此爲榮氣和，榮氣和者，外不諧，以衛氣不共榮氣和諧故耳，以榮行脈中衛行脈外，復發其汗，榮衛和則愈，宜桂枝湯。五十七條云：病人藏無他病，時發熱自汗出而不愈者，此衛氣不和也，先其時發汗則愈，宜桂枝湯。五十四條云：傷寒不大便六七日，頭痛有熱，小便清者，知不在裏，仍在表也，當須發汗，宜桂枝湯。六十條云：傷寒發汗已解，半日許，復煩脈浮數者，可更發汗，宜桂枝湯。六十五條云：發汗後，身疼痛，脈沉遲者，桂枝加芍藥生薑人參新加湯主之。六十七條云：發汗過多，其人叉手自冒心，心下悸欲得按者，桂枝甘草湯主之。六十八條云：發汗後，其人臍下悸者，欲作奔豚，茯苓桂枝甘草大棗湯主之。七十條云：傷寒若吐若下後，心下逆滿，氣上衝胸，起則頭眩，脈浮緊，發汗則動經，身爲振振搖者，茯苓桂枝白朮甘草湯主之。一百條云，太陽病發熱汗出者，此爲榮弱衛强，故使汗出，欲救邪風者，宜桂枝湯。一百十九條云：傷寒脈浮，醫以火迫，刼之亡陽，必驚狂臥起不安者，桂枝去芍藥加蜀漆牡蠣龍骨救逆湯主之。一百廿五條云：燒針令其汗，針處被寒，核起而赤者，必發奔豚，氣從少腹上衝心者，灸其核上各一壯，與桂枝加桂湯，更加桂二兩也。一百七十二條云：太陽病外症未除而數下之，遂協熱而利，利下不止，心下痞鞕，表裏不解者，桂枝人參湯主之。一百八十三條云：傷寒八九日，風溼相搏，身體疼痛，不能自轉側，不嘔不渴，脈浮虛而濇者，桂枝附子湯主之。二百四十一條云：陽明病脈遲汗出多微惡寒者，表未解也，可發汗，宜桂枝湯。二百四十七條云病人煩發熱出則解，又如瘧狀，日晡所發熱者，屬陽明也，脈實者宜下之，脈浮虛者宜發汗，下之與大承氣湯，發汗宜桂枝湯。二百八十一條云：太陰病脈浮者，可發汗，宜桂枝湯。二百八十四條云：本太陽，醫反下之，因爾腹滿時痛者，屬太陰也，桂枝加芍藥湯主之，大實痛者，桂枝加大黃湯主之。以上共三十三條，爲傷寒論正文，此外金匱要略有桂枝芍藥知母湯桂枝生薑枳實湯桂枝加黃芪湯諸條，以限於篇幅，不克備載，綜合以上各條，對於桂枝所治之證候，已可得其要點數種：

（脈浮） 桂枝治脈浮之功用，方中證據甚多，例如十三條桂枝湯治陽浮而陰弱，廿七條脈洪大，（按洪大與浮近似）四十五條脈浮弱者當以汗解，四十五條今脈浮故知在外，六十條脈浮數者可更發汗，二百四十七條脈浮虛者宜發汗，二百八十一條脈浮者可發汗，一百八十三條桂枝附子湯治脈浮虛而濇。傷寒論第一條云：太陽之爲病，脈浮頭項强痛而惡寒是也。

（二）惡風 桂枝湯治惡風之證據如十三條云嗇嗇惡寒，淅淅惡風，十四條云發熱汗出惡風，四十五條云太陽病外證未解，（按外證未解，卽惡風未除也。）二百四十一條云微惡寒者表未解也，十五條桂枝加葛根湯治汗出惡風，廿二條桂枝加附子湯治惡風小便難，廿四條桂枝去芍藥加附子湯治微惡寒，一百七十二條桂枝人參湯治表裏不解。惡風爲邪襲表份所致，桂枝爲解表之主劑，故治惡風無疑。

（三）發熱 桂枝湯治發熱之證據如十三條云陽浮者熱自發，十四條云頭痛發熱，五十七條云病人藏無他病，時發熱，一百條云太陽病發熱汗出。

（四）汗出 桂枝湯治汗出之證據如十四條云發汗出，十五條桂枝加葛根湯治反汗出，十八條云桂枝本爲解肌，若其人脈浮緊，發熱汗不出者，不可與之，二十七條桂枝湯治大汗出，五十六條云病常自汗出者，此爲榮氣和，復發汗則愈，宜桂枝湯，五十七條云時發熱自汗出而不愈者，用桂枝湯先其時發汗則愈，六十五條云發汗後身疼痛者桂枝加芍藥生薑人參湯主之，六十七條云發汗過多，其人叉手自冒心者桂枝甘草湯，六十八條發汗後其人欲作奔豚茯苓桂枝甘草大棗湯，一百條云太陽病發汗出者宜桂枝湯，二百四十一條云陽易病脈遲汗出多者宜桂枝湯。

（五）頭痛 傷寒論第一條云太陽之爲病脈浮頭項强痛而惡寒，十四條云太陽病頭痛發熱，爲桂枝治頭痛之證據。

（六）上衝 氣從少腹上衝者爲奔豚症，桂枝能治上衝，六十八條云發汗後其人臍下悸者，欲作奔豚，茯苓桂枝甘草大棗湯主之，七十條茯苓桂枝白朮甘草湯治氣上衝胸，一百二十五條桂枝加桂湯治氣從少痛上衝。皆爲桂枝治上衝之證據。

以上桂枝所治五個證候，內中第一個脈浮與第三個發熱，有連帶關係，脈何故浮，就是因爲發熱的緣故，人體內之熱氣名曰體溫，體溫有抵抗力，又稱反射作用，無病人之體溫，常以華氏九十八度爲衡，人體無論冬夏，常保持此九十八度之平温，若至九十九度以上卽爲發熱，冬日感受風寒，體温卽起反射作用以爲抵抗，然而風寒已侵襲皮膚之內，不易卽去，在裏的體温繼續奔集表層，幫助驅邪工作，斯時全身卽呈壯熱狀態，動脈自與氣血相應，故脈見浮象，內經所謂寒勝則浮是也。故凡症狀言脈浮者，卽包括發熱二字在內，蓋不發熱則脈不浮也。傷寒論第一條云，太陽之爲病，脈浮頭項强痛而惡寒。脈浮之上實省却發熱二字，古人作文，每用省筆，言簡意賅，非文字有差誤也。桂枝爲芳香性植物，內含揮發油與鞣酸，其性辛温香竄，屬於亢奮藥，仲景用以治脈浮發熱，可知其功能解表發汗無疑。第二個作用治惡風，仲景論中每稱無汗惡寒，有汗惡寒，後人遂分有風始怕者爲惡風，無風亦冷者爲惡寒，其實風與寒有何分別，且病人多處密室之內，那得有風，大約仲景所謂惡風惡寒之別，就是指有汗無汗而言，有汗而怕冷者爲惡風，無汗而怕冷者則爲惡寒，觀桂枝湯能治惡風，可知桂枝有袪寒作用。第四個證候是汗出，桂枝旣能解表發汗，何以反治汗出，此理必須明白，傷寒所以全身壯熱不退者，因爲無汗之故，蓋風寒旣經侵襲皮膚之內，玄府卽閉，玄府卽汗腺，所以閉，爲防止風寒繼續侵入也，殊不知已經入內之風寒，不肯自動退出，末稍神經無理可喻，所以裏面愈熱，肌表愈冷，勢非出汗不可，遂成麻黃湯症，但中風之症候本來有汗，大約因時令關係，外界空氣温暖之故，此雖有汗，爲自然汗出，此汗無袪病之可能性，卽與表閉者同，因爲有汗，故不可復用麻黃，因爲自然汗出無袪病之能，故必須復汗，觀於桂枝湯服法下有云：「若一服汗出病差，停後服，不必盡劑，若不汗更服依前法，又不汗後服小促其間，半日許令三服盡，若病重者，一日一夜服，用時觀之，服一劑盡，病證獨在者，更作服，若汗不出乃服至二三劑」云云。可知服桂枝湯必以汗出爲度，然則桂枝雖能發汗，必遇有汗而惡風者始可服。第五個證候治頭痛，太陽病者機能亢盛於肌表及上部之謂，頭部充血，三叉神經受壓迫，故頭痛，桂枝解表發汗，能使熱退身涼，熱退則痛止，是桂枝間接有止痛作用。第六個證候爲上衝，氣從少腹上衝至心胸，其人困苦欲死者，謂之奔豚，仲景用桂枝加桂湯治之，可知桂枝又有降衝之功用，東洞翁藥徵云：桂枝主治衝逆。亦卽從仲師之方而悟得者也。綜上所說，桂枝之功用，均從仲景方中研究得來，自較金元以後憑空結撰，屬金屬木入肝入肺者，可靠得多，所謂勤求古訓，博采衆方，仲景早已昭示吾人，學者苟能從此入手，可以洞見古人用藥之眞諦，而不被五行生剋之說迷惑矣。

此外桂枝有一禁忌，學者不可不知，傷寒論第二十一條云：「凡服桂枝湯吐者，其後必吐膿血也。」仲景未言何故吐膿血，注家妄自揣測，聚訟而已，其實凡熱病舌乾者不可用桂枝，熱病舌乾，津液乾涸，如何能作汗，桂枝爲辛熱之藥，服之益增其熱，血液沸騰，吐衄必矣。憶民國二十七年春，余避難在滬，偶至同鄉江君福生處，値其長公子病已數日，初延老友張延仁君，斷爲風温，嗣請朱某處方，開端卽用桂枝厚朴，余診其脈象弦數，病熱甚，舌絳而乾，因告江君，病熱如斯而方用桂枝，恐有吐衄之虞，奈何？江君答曰，朱某係滬上鼎鼎大名之醫生，處方諒不致誤，且湯藥已服，未見動靜，余無言而退，詎至夜半，病者果吐衄俱至，不幸余言中矣，倉猝以電話召余，而余以時在深夜，無通行證不克往，乃改請西醫診視，此病愈後，渠家專信西醫而大罵朱某庸醫云。由此觀之熱病舌乾者不可妄用桂枝，仲景所謂服桂枝湯必吐膿血者，殆卽此症也。

話橘

黃雅鎔

時交冬令，黃澄澄的橘子充滿市上，在水果中列爲上品。考橘之命義，據李時珍稱：「橘從矞，凡雲五色爲慶，二色爲矞，矞雲外赤內黃，非煙非霧，郁郁紛紛之象，橘實外赤內黃，剖之香霧紛郁，有似乎矞雲，橘之從矞，蓋取此意。」遠在夏禹時代，橘已著名；書經禹貢載稱：「楊州厥包橘柚貢錫」。漢武帝時交趾已有橘官長一人，秩二百石，主貢御橘，可知橘之爲物，早爲朝野所賞識。橘之種類甚多，有黃巖橘福橘蜜橘塌橘綿橘凍橘數種！還有一種重慶產之廣柑，味極甘美，據說今之花旗橘子，卽爲此種移植，而我國農業不事改良生產，致舶來品奪吾市場，利權外溢，殊爲可怖。橘在營養上，富含維他命C，功能生津養液，潤肺解渴，能治熱病舌乾口苦等症，飲後食之，有助消化；有以福橘入蜜糖釀製而爲橘餅，能下氣寬中，消痰止咳。此外橘皮橘紅橘白橘核橘絡橘葉等，在醫學上均著特效，茲略述其功用于后；橘皮以產廣東新會者爲佳，宜陳久無辛辣之氣，故曰廣陳皮，又稱新會皮，味苦辛温，功能理氣化痰，燥溼行滯，爲芳香健胃藥，佐白朮健脾，和甘草益肺，同半夏滲溼，合青皮去滯，參竹茹治呃，惟辛香耗氣，如目痛脅痕盛怒動氣俱忌用之；去白則曰橘紅，專作宣肺用，取其氣勝；橘白能降氣化痰，然較爲平淡；橘核味苦温而下氣，入腎與膀胱，能治膀胱氣痛，疝痛，濟生方橘核丸，專治四種癩疝，卵核腫痕，偏有大小，或堅硬如石痛引臍腹等；橘絡能宣通經絡滯氣，驅皮裏膜外之積痰；橘葉能疏泄肝氣，治乳巖乳癰脅痛，且能行經。功效甚多，實不失爲果類中之珍品也。

讀者信箱

丁步階先生來函

編輯先生偉鑒：敬啓者，鄙人現年三十餘，平居多濁痰，厚涕，或膠粘結塊，微有乾欬或咽痛，易受外感，遇煩勞則肢膝酸楚，腰背疼痛，甚至有頭暈昏迷，知覺頓失之象，但片時即蘇，相安無事，在十七八歲時，夢泄頗勤，邇來每月或有一二次，今秋以來，呼氣或作噯氣，小便雖不頻數，而次數較前略多，且龜頭覺冷，口中時有異臭，經上海第二醫院X光檢驗，肺臟無病，認爲胃器關係，服甘味藥水後，臭氣即愈，但不數日復發，脈來細軟而遲，間有七八至十餘至輒現歇止，自來夏令頭汗甚多，入冬畏寒肢冷、素體羸瘦，納食欠旺，屢以自擬方劑進治，未見動靜，自愧才識疏愚，井蛙之見，難翊中肯應手，素仰諸先生醫界碩彥，望重杏林，且學識超羣，誠吾道楷模，故敢不揣冒味，將平居病狀，縷述如上，務乞詳爲診斷，並懇賜擬良方，俾有所遵治，他日還我健康，感德寧有涯哉？臨穎神馳，竚候指敎，專此即請

撰安！

會員丁步階頓首十一月廿日

答問

步階先生台鑒：謹覆者，大函已悉，尊恙系似腎虛所致，腳酸腰痛頭眩小便頻數，均與夢遺有關，至於口臭濁痰，似另一種病，通常吸紙煙者，晨起時多膠痰，不知閣下是否嗜此，果爾解除即愈。凡腎虛之人，身體抵抗力薄弱，故易受外感，往往精神疲憊，食慾不振，作事畏難，心中常鬱鬱寡歡，古書以愉悅舒暢爲肝德，憂愁鬱怒爲肺病，因腎病而致鬱鬱寡歡，此爲恆有之事所以古人有乙癸同源之說，就是患腎病者必連帶及肝也；古人所稱肝病，其實即指神經衰弱、神經衰弱者每影響胃神經，而起消化不良之症，就是舊醫理所謂肝木侮土；五行生剋之說，在今日雖已陳腐，然古人說理錯誤而治病恆有奇效者，吾人可以心其知故矣。大凡脈之起落繫於心房之弛張，心房一弛一張脈即一起落，脈管中之血，其前進有一定之程序，全賴脈管壁之神經爲之調節，全體神經有一個系統，因心懷憂鬱之故脈管壁神經調節失常，致心房瓣膜閉鎖不全，而脈氣之來時有歇止；歇止之脈有多種，脈經有促結代之名種，閣下自言脈遲而時有歇止，其次數亦無一定，則非促非代而爲結脈矣，然無論其爲促爲結爲代，屬於脈管壁神經調節失常則一也；西醫不知肝腎之病，謹言神經衰弱，言神經衰弱固不差，若因神經衰弱而服刺戟藥品，則絕對有害而無益，閣下雖自言入冬畏寒肢冷，惟鄙意不可服壯陽藥品，服之恐增夢遺，近日滬上各報極多遺精早洩之廣告，其實皆欺人斂錢而已，苦誤服之，適足以自戕其軀耳。尊恙病源屬於腎虛無疑，第腎虛之病，而謹欲恃藥物爲挽救，奏效殊難，必須從養生方面十分留意，第一須淸心寡慾，事事抱樂觀，內經所謂「恬淡虛无，視欲不能勞其目，淫邪不能惑其心」，此法最妙；佛經上說眼耳鼻舌身意爲六根，色聲香味觸法爲六塵，六根淸靜，六塵不染，即恬淡虛无之義，鄙意謂閣下最好學佛，因吾人最感痛苦而最難屏除者則爲妄想，欲除妄想，惟有念佛，能守五戒，（殺盜淫妄酒）而行十善，身三業即殺盜淫，口四業，即不倚語，不妄語，不惡口，不二舌，意三業即貪嗔癡。）則諸恙自除矣。若必欲處方，則値茲冬令，可服補劑，補腎之藥，因爲閣下所已知者，毋庸鄙人之喋喋也。此覆，即頌

壺安！

陳桐侯謹泐十二月十日

編後譚

此次本會理監事聯席會議，流動到江鎭舉行，由編者作東道，大團，周浦，北蔡，鶴沙，橫沔方面諸同仁，都不辭路遠，聯袂蒞臨，有趣的孫立夫先生特從上海趕來參加，談笑風生，使座上生色不少。川沙曹仲衡先生、趁火車脫班遲到，喫殘肴，非常過意不去，並有南匯國藥業公會理事長陳鑫初先生，與川沙國藥界領袖瞿效枚先生列席，南川醫藥二界，聚首聯歡，甚屬難得，會議後時已深夜，當晚留宿仁齋，有幾位同道踡臥一榻作長夜之談，一到天明，大家各自分道揚鑣，回去操三指生涯了，這次開會，很有興趣。南匯的中醫界在蓬勃中成長起來。

國大選舉，中醫界競選的心理，可分二大部份，一種是拖出風頭主義，一種是想爲團體出一點力，但此事何等重大，有才能者，不許你退讓，無才能者不許你妄想，大家量力而行，顧到大局，同心同德，屏除嫉妒，才是民主聲中的好風氣

會務

南匯縣中醫師公會第二屆第八次理監事聯席會議錄

日期 十二月六日下午六時 地點：江鎮辦事處

主席 張延仁 紀錄 陶泉孫

報告事項：（略）

討論事項：

（一）奉令禁用罌粟殼，鑒於方劑中不可或缺，應呈請上峯，予以通融，提請複決案。決議：具理由呈文縣府，並函請省中醫師公會，轉請上峯通融辦理。（二）本會調整診例，病家不明瞭者尚多，應否登載各報，俾使各界明瞭案。決議：登載浦東浦聯大匯三報各一期。（三）保障醫師身體自由，應否提請參議會討論案。決議：由張參議員延仁提請縣參議會函縣府辦理。（四）本會會員聲請考選委員會檢覈，多數接到面詢通知，因業務未便，應否呈請該會通融辦理案。決議：函請全國中醫師聯合會及省中醫師公會轉請該會，予以通融。（五）接奉縣府准參議會函令本會提醒民衆瞭解醫學常案，應如何辦理。決議：由宣傳股繪製圖案標語，張貼各鄉鎮，並由編輯股在浦東報大衆醫學欄，宣傳醫學常識。（六）本會在浦東報每月發刊大衆醫學欄，該報經理入請檢載同道廣告應如何辦理案。決議：由本會每月津貼十五萬元。（七）本會會所應否遷至西門慈善會案。決議：由倪理事長向慈善會商定辦法，擇日遷進。（八）確定下次會議日期地點案。決議：定於三十七年一月二日在本會辦公室舉行。

十月份收支報告

收入之部

經臨費	六五二〇〇〇〇元
國藥業公會九十月份房租金	一一四〇〇〇元
理監事墊款	三〇〇〇〇〇〇元
合計	九六三四〇〇〇元

支出之部

經臨費	六〇八九六〇〇元
九月份透支	七八四二〇〇元
歸還息借本	二〇〇〇〇〇〇元
合計	八八七三八〇〇元
收支兩抵結存	七六〇二〇〇元

十月份理監事墊款表

摘要	金額
倪國鑫	四〇〇〇〇〇元
王正章	四〇〇〇〇〇元
張延仁	四〇〇〇〇〇元
倪恩圃	四〇〇〇〇〇元
楊季藩	二〇〇〇〇〇元
程利川	二〇〇〇〇〇元
王播芳	二〇〇〇〇〇元
葉莪璋	二〇〇〇〇〇元
姚維峯	二〇〇〇〇〇元
楊靜芳	二〇〇〇〇〇元
俞贊文	二〇〇〇〇〇元
合計	三〇〇〇〇〇〇元

十月份經臨費收入計算表

科目	摘要	金額
經常費	惠南分辦事處	五三〇〇〇〇元
經常費	黃鎮分辦事處	六〇〇〇〇元
經常費	談郞分辦事處	一一〇〇〇〇元
經常費	大團分辦事處	五一〇〇〇〇元
經常費	蘣鎮分辦事處	八〇〇〇〇元
經常費	馬廠分辦事處	一一〇〇〇〇元
經常費	萬祥分辦事處	一四〇〇〇〇元
經常費	泥城分辦事處	一〇〇〇〇〇元
經常費	鹽倉分辦事處	一九〇〇〇〇元
經常費	二灶泓分辦事處	一七〇〇〇〇元
經常費	祝橋分辦事處	三〇〇〇〇〇元
經常費	江鎮分辦事處	一二〇〇〇〇元
經常費	六灶分辦事處	三一〇〇〇〇元
經常費	坦直聯合分辦事處	一一五〇〇〇〇元
經常費	李家橋分辦事處	三〇〇〇〇元
經常費	下沙分辦事處	二六〇〇〇〇元
經常費	魯匯分辦事處	六〇〇〇〇元
經常費	召樓分辦事處	三一〇〇〇〇元
經常費	濱浦分辦事處	二二〇〇〇〇元
經常費	三林塘分辦事處	五〇〇〇〇元
經常費	御橋分辦事處	九〇〇〇〇元
經常費	北蔡分辦事處	二七〇〇〇〇元
經常費	張江分辦事處	二三〇〇〇〇元
臨時費	入會費	三六〇〇〇〇元
	補助費	六〇〇〇〇〇元
	證書章費	六〇〇〇〇元
	楊伯藩先生特助	一〇〇〇〇〇元
合計		六五二〇〇〇〇元

十月份經臨費支出計算表

摘要	金額	單據號數
職員薪水	七五〇〇〇〇元	二
職員津貼	四二〇〇〇〇元	二
文具筆墨	三七五〇〇元	六…九
紙張	八〇〇〇〇元	五…十
印刷簿籍	七五〇〇元	三…四
購置	八九二〇〇〇元	四…六
郵票	五〇〇〇〇元	二…三
報費	一〇二〇〇〇元	四…六
川膳	二〇二〇〇〇元	五…六
理監事會膳	一五〇〇〇〇元	二
分辦事處主任會膳	七一一〇〇〇元	二
繳款川資	三五〇〇〇〇元	五…七
消耗	一八六一〇〇元	九…十五
雜支	五一五〇〇元	五…八
省中醫師公會按月經費（九十月）	一二〇〇〇〇元	一…二
醫報	一四四〇〇〇〇元	五…六
利息	五四〇〇〇〇元	二
合計	六〇八九六〇〇元	

十一月份收支報告

收入之部

經臨費	六九九五〇〇〇元
國藥業公會十一月份房租金	七〇〇〇〇元
十月份結存	七六〇二〇〇元
合計	七八二五二〇〇元

支出之部

經臨費	三八五一三〇〇元
歸還十月份理監事墊收	三〇〇〇〇〇〇元
合計	六八五一三〇〇元
收支兩抵結存	九七三九〇〇元

十一月份經臨費收入計算表

科目	摘要	金額
經常費	橫沔分辦事處	三四〇〇〇〇元
經常費	坦直聯合分辦事處	一四〇〇〇〇元
經常費	魯匯分辦事處	三五〇〇〇〇元
經常費	三墩分辦事處	二三〇〇〇〇元
經常費	三林塘分辦事處	一二〇〇〇〇元
經常費	江鎮分辦事處	四三〇〇〇〇元
經常費	李家橋分辦事處	一一〇〇〇〇元
經常費	萬祥分辦事處	四三〇〇〇〇元
經常費	二灶泓分辦事處	一二〇〇〇〇元
經常費	新場分辦事處	三三〇〇〇〇元
經常費	惠南分辦事處	四四〇〇〇〇元
經常費	打鐵橋分辦事處	三八〇〇〇〇元
經常費	六灶分辦事處	一六〇〇〇〇元
經常費	鹽倉分辦事處	一四〇〇〇〇元
經常費	召樓分辦事處	一八〇〇〇〇元
經常費	大團分辦事處	六〇〇〇〇〇元
經常費	祝橋分辦事處	九〇〇〇〇元
經常費	老港分辦事處	三〇〇〇〇元
經常費	濱浦分辦事處	九〇〇〇〇元
經常費	周浦分辦事處	九〇〇〇〇元
臨時費	入會費	七八〇〇〇〇元
臨時費	證書證章費	一四五〇〇〇元
臨時費	補助費	一二七〇〇〇〇元
合計		六九九五〇〇〇元

十一月份經臨費支出計算表

摘要	金額	單據號數
職員薪水	七五〇〇〇〇元	三
職員津貼	四九〇〇〇〇元	三
文具筆墨	五六〇〇〇元	十…十二
紙張	六八五〇〇元	十一…十三
印刷簿籍	一九〇〇〇元	五
購置	四五〇〇〇元	七…八
郵票	一二〇〇〇〇元	四…八
報費	一二九五〇〇元	七…十
川膳	七八一七〇〇元	七…九
理監事會膳	四六五〇〇〇元	三
辦事處主任會膳	四五〇〇〇〇元	三
繳款川資	一八三〇〇〇元	八…十
消耗	二二八六〇〇元	十六…廿三
雜支	五〇〇〇元	九
省中醫師公會十一月份經常費	六〇〇〇〇元	三
合計	三八五一三〇〇元	

補助費徵信錄

顧頌賢	拾萬元	王輝萍	拾萬元
陳旭升	拾萬元	王震詒	叁萬元
楊惠乾	拾萬元	施品高	拾萬元
張惠民	拾萬元	曹濟時	拾萬元
徐福利	拾萬元	朱妙根	拾萬元
包仲英	拾萬元	董祥君	拾萬元
汪子儀	拾萬元	沈四箴	拾萬元
黃龍根	肆萬元	王光甫	拾萬元
姚祖福	拾萬元	王學文	拾萬元
揚伯藩	拾萬元	顧濟民	拾萬元
李治康	拾萬元		

南滙醫學月刊

第二卷第六號

發行人 王正章 編輯者 陳桐侯 張延仁 姚子讓

論評

愛人主義爲國醫的天職

張延仁

民國二十一年，上海開國醫藥界聯合大會，不佞也參與其盛，當時中央國醫館焦館長演詞中有「愛人主義爲國醫天職」的一段話，含蓄的意義，至爲深遠，事隔十餘年，全詞已不復記憶，但撮其要旨，至今猶銘佩不忘，爰草是篇，與同道商榷之。

作者附識

在這偉大的時代，任何人不能離開他和別人間的相互關係而孤立獨存，我們是社會的一員，人類的一支，便須與羣衆密切的配合着，斷乎不能離棄大我專爲小我着想，須了解我之與人，已之與羣，乃是一體的，彼此之間，有着休戚相關，禍福與共的天性，所以應當抱着博愛的精神爲人羣服務；尤其在這動盪的時代，正是我們道德人格的試金石，我們要掬出至誠的愛，博取廣大的同情。檢討我們過去的工作，有沒有盡到愛國家愛人類的責任？眼看有些同道在學術方面則不求精進，而惟利是圖，不顧民命的掛羊頭賣狗肉者流，大有人在，爲醫而不重醫德，實爲醫界之羞，我們要革除此種卑劣行爲，發揮愛護人羣的良知良能。

這裏吾提出一個値得效法的人物來，吾曾經在一個鄉村裏，遇到一位傳敎的牧師，態度的慈祥，性情的和藹是不必說，他在吾看病那個人家，同情撫慰，很虔誠的爲病人祈禱，其仁愛的表顯，深堪佩服，後來在另一個時期，另一個地方又碰見了他，他正在村子裏分給孩子們以糖果，同時和孩子們嬉戲着，孩子們對他很是親熱，經過仔細考察，村裏的人，對他都有好感，吾於是感想到我們醫生，日日周旋於病人之間，假如不具慈祥愷惻的情意，佛手婆心的救護，那眞慚愧不如牧師了，倘然痌瘝在抱，誠誠懇懇的爲病家服務，像牧師般的傳道精神，我想病人受到慈愛的感應，治療的效果，必然更爲宏大。

的確，醫者的職業是神聖的是崇高的，因爲神聖的，所以每一位醫者都應該認識他責任的重大，戰戰兢兢地如臨深淵，如履薄冰，担負起這偉大的使命，因爲崇高的，所以應當不務榮利，竭誠專心的完成保建人羣的任務，不論霜晨和星夜，雨天和雪地，如有人請求出診，只有欣然的跟着走，切莫應着急驚風碰着慢郎中的咒詛，而致耽誤病人，更須推已度人，處處要有同情心，對老年病者，要視同自己的父母，對中年病者，要視同自己的兄弟姊妹，對幼年病者，要視同自己的子女，要拿他人的病苦，當做自己的病苦，要不分貴賤，不計財利，不殫勞苦，不畏險難，一視同仁的盡吾天責，能夠做到這樣，才算問心無愧。

孟子曰：「愛人者人恆愛之。」惟有愛人，才能得愛已的實益，獲致中醫的發展，願我中醫界同仁，爲這艱苦的人羣，負起神聖的使命，要强調愛人主義，來堅定中醫的信譽，給社會人士以良好的印象。

然而話又說回來，光是抱着一片天眞的愛，不有學識爲骨幹，也不能達到目的，好比建金字塔於沙漠之上，安能望其屹然永存？必須要有精湛的學問，豐富的知識，才能運用裕如，完成任務，所以我們的目標，應當爲人生，爲人民，爲人類而淬勵學術，端向着世界大同的道路前進。

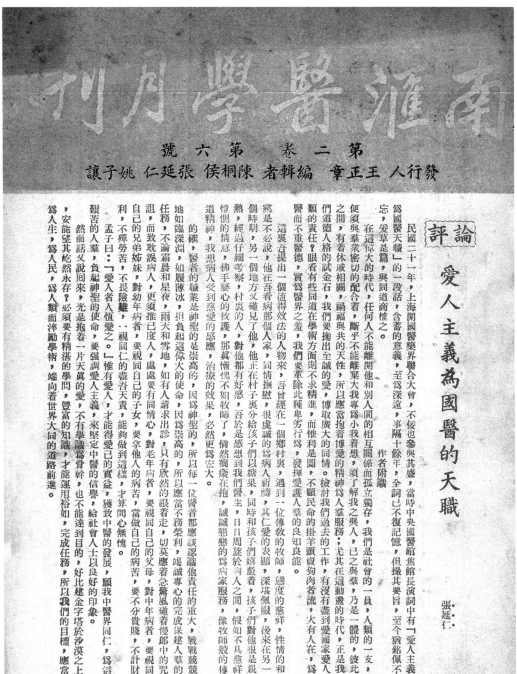

中華民國卅七年一月十六日 南滙縣中醫師公會出版 社址：南滙西門

南匯縣中醫師公會通告 第 號

查邇來物價飛漲，漫無止境，凡吾會員業務之酬報所入，誠已不足維持生活。爰經本會第二屆第九次理監事聯席會議議決，自本年一月三日起重將診例調整如后，希各會員知照辦理爲荷，特此通告。

門診國幣五萬元　出診國幣拾萬元　三里外每里加國幣二萬元

右通告各會員

中華民國三十七年一月十六日

理事長 倪國鑫

常務理事 王正章

張延仁

南匯縣中醫師公會通告 第 號

查本會經常費，各會員能按月繳納者固屬多數，而頑不繳付積欠經年者，亦有其人，值茲經濟動盪之秋，殊屬影響會務查會章第九條第五項「不納會費一年以上者不得爲會員」爲特通告欠繳會費之各會員，希將欠繳費，卽行繳解來會，萬勿再延，特此通告。

中華民國三十七年一月十六日

會計主任 倪恩圃

本會緊要啟事

逕啟者：本會自本年一月八日起，遷至西門桐橋北首慈善會會址辦公，如蒙賜敎，請至新地址爲荷

醫訊

南匯縣參議會決議
『保障醫療人員身體自由案』

南匯縣參議會於三月八日開第四次大會，參議員張延仁提出本案，有張秉陶徐秋琴連署，三參議員皆爲中醫師，故對於醫藥事宜，儘多商討之機會，本案已獲一致通過，茲錄提案如次。

案由：請縣政府轉飭警察局所屬保障醫療人員身體自由案。

理由：醫生對於病家，莫不竭智盡忠，悉心診治，以求病人之痊愈，遇有因病情嚴重，治療失效，而致死亡者，在所難免，然病人之家屬，每有因感情之衝動，向警察局所屬各機關貿然控訴，甚至遭受羈押，查醫師對於病家之死亡，如係過失致死，自有其個人對於法律上之責任，在責任未明之前，驟加拘押，結果造成醫生對於一切重病及將死病人，雖明明尚有治療之機會，亦將概不負責受理，影響人民生命至鉅，應否請縣府轉飭注意保障醫師個人自由，謹請公決。

辦法 (一)函請縣府轉飭辦理類似此種案件之警察機關，應注意事實經過，切勿以病家一面之辭，加以拘押，如醫生有因過失致死之嫌，應飭原告人正式向司法機關提起控訴。

(二)函請縣府轉飭衛生院，聘請中西醫師阻織醫事糾紛鑑定委員會。

(三)函請縣府轉飭記者公會，通告會員，對於醫師在法院未確定業務過失之前，不得妄以殺人之字樣任意登載。 決議：照案通過。

第二卷第六號目錄

中国近现代中医药期刊续编·第一辑

來論

論中醫今日之實際工作

商討教材編訂為負責諸公進一言

譚次仲

中醫今日實際工作，重要誠莫過於教材之編訂，有識者所同認也，然竊有疑問存焉：中醫旣有四千餘年之歷史，先聖昔賢之遺著，已極鉅製鴻篇，琳瑯滿目，曷爲不足以當教材之用？若曰此非近代科學之物也，則逕取西醫解剖生理病理藥理以輔之可也，此固儼然科學矣，又所謂日月麗空，天經地義也，亦曷爲不足以當教材之用，而遑遑汲汲於編訂者，果奚以爲也？吾請一言以蔽之曰：二者皆未盡合於中醫實際之用故也，何也，蓋用中藥者爲中醫，故教材之編訂，務使中藥應用得宜，足以盡中醫療治疾病之能事者，乃爲及格，然欲中醫用藥得宜，不構成乖謬，且要然昭其成績，則必也，一方面能運用科學之診斷，一方面敎之能薈集中醫各派方藥之長，誠如是焉，方足以當中醫今日之教材，而無遺憾。故負斯任者，不唯需要獨具眼光，裁化有度，尤需要匯通中西，又能融貫中醫各家各派，冶古今新舊於一爐，庶幾有濟；然則僅因襲古來聖哲之遺著，或徒持近代科學所發明，則迥不相侔，終成僵局而已，豈足以當敎材之用哉！誠以前者不免於遺棄科學，後者不免於遺棄中醫，科學自科學，中醫自中醫，風馬牛不相及，若此豈成爲醫學統系徒然累牘連篇，彙收並蓄，窮老盡氣而不能卒業者矣，不能卒業猶可言也，中醫玄說，與科學實驗，首尾衝突，背道而馳，學者何所適從，不至終身迷惑不止，遑論運用科學診斷，遑論折衷中醫家派，以盡中藥療病之長，簡直不足以稱敎材，不足以言敎育，以僕之愚，故期期以爲不可者也。謹陳其義如左：

曷以言中藥者爲中醫乎，蓋人類胥同，理無二致，醫學本無所謂中西也，唯藥有中西，種類旣殊，有無互異，斯固然矣；且同是一種或一味之藥，同以治病，中西每劃然不同，益以歷時旣遠，增益繁多，舉凡解熱、瀉下、湧吐、利尿、鎮靜、興奮、健胃、斂濇、排痰、祛蟲之劑，靡不用效宏著，無遠勿屆，歷久彌新，西醫雖挾世界藥物之長，且日新月異，我猶屹然足以站定其永久堅固之地者，以此亦足以自豪矣，故曰用中藥者爲中醫也。又曷以言必運用科學之診斷乎，則前已言之，醫學旣無所謂中西也，特古略而今詳，古疏而今密，唯此而已，診斷亦然，古人診察疾病，僅恃人類自然之本能，今則幾於完全建築於科學生數理化之基礎上，必當取法者也。請就犖犖大端言之：例如古人未嘗不知體溫變化之重要，故仲景太陽篇所紀無死症，以其翕翕發熱也，（四字出太陽篇第十二節）夫翕翕發熱，即是低熱，陽明篇所紀多死症，以其蒸蒸發熱也，蒸蒸發熱，即是高熱豈非與西醫別生死於溫度之間者無二致，然不能利用科學之溫度計，即不能列出數字，不能列出數字，則診察終屬模糊，診脈亦然，中醫於脈博雖能列出數字矣，且所云四五至爲和平，六七果甚數，八九十至則有虛脫之虞，十一十二至必死。（說出脈訣及內難）尤與西醫心臟過度緊張則陷於痲痺之理無二致。然不能利用科學之時計，則數字之表示，終難週密。以上猶不過通候的診察言之，若個性的診察，尤有然者，例如腸癰卽盲腸炎，金匱腸癰篇，稱小腸（臍旁也）按之卽痛如淋，時時發熱，與西醫發熱腫脹疼痛壓痛四者爲診斷盲腸炎之主要證狀，莫不相同，至膿已成，不可下句，尤有絕大價值，但於化膿的診斷，則云以手掩腫上，熱者爲有膿，不熱者無膿，較之現在科學檢視白血球增加爲盲腸炎化膿之徵，其法疏密詳略，不可同日語，欲求確診，舍此末由，類此者，不過略舉一二，此外莫不皆然。夫認識疾病，處置得宜，醫者之金科玉律也。唯其能認識疾病，然後能處置得宜，故曰欲中醫用藥得宜，不構成乖謬，則必敎之能運用科學的診斷者也。又曷以薈集中醫各派用藥之長乎，蓋中醫自神農嘗百草，黃帝作內經，伊尹製湯液，至仲景乃集此大成，下逮千金外臺，中國醫學，未嘗不統一也。論者謂中國醫學之分派，始自金元，其實不然，誠以守眞主寒涼，而仲景之白虎葛根芩連等湯，何嘗不寒涼，子和主攻下，仲景之三承氣十棗抵當等湯，何嘗不攻下，至於東垣重脾胃，恐未必能出南陽建中理中眞武四逆等方之範圍也，丹溪專補陰，恐未能逾長沙復脈麥門冬黃連阿膠等法之矩矱也，故各家雖云分道揚鑣，於仲聖實則具體而微，所異者藥耳；例如發汗用麻桂，而羌獨荊防之屬何嘗不可用，（金匱亦有防風）瀉下用硝黃，而黑丑白丑秦艽之類何嘗不當投，餘若甘寒以石膏，有羚羊犀角蘆根等品亦時可收效，救急用姜附，黑黑錫丹麝香等類，亦各有所長，至若本草備要之金雞納阿片等劑，尤有採用之必要，又不待言者。推而至於中醫全部藥物，莫不皆然，徐靈胎有云：「後世藥物，或出深山窮谷，或出殊方異域，乃偏方異氣所鍾，能治古方所不能治之病，博物君子，亦宜識之」。其言可謂深切者矣。故曰欲中醫斐然昭其成績，必教之使能薈集古來家派藥物之長者此也。然有進者，夫藥出於方，方出於法，故方法者中藥應用之準繩，中醫經驗之結晶也。例如傷寒論，藥僅八十三，方則一百十三，法則三百九十七，（全書三百九十七節，即三百九十七法，此說出陳修園。）可見方法實爲中藥性效之源泉。以此論之，編訂中藥，不能不以中醫經驗爲重心者也，雖藥之與醫，同爲不能出科學生數理化之範圍則一，惟中藥未經科學啓發者尚多一也；或雖經身期的科學試驗，作用尚未大明者有之二也；習用之中藥，大概和平，動物試驗困難三也；且藥物有化學統系同而作用未必同者，故間有將試驗結果宣佈，每不能與中醫界向所認識之藥效相符四也，提取主要成份之後，功效已非原始藥物時之廣泛，或改爲酒類，或爲注射，愈變本來面目五也。基於四五二點所招致之困難，足令使用中藥之吾輩，時有知之維艱，行之尤艱之嘆六也。反而觀之中醫既有四千餘千之歷史，應用之地域，廣被二萬方里，應用之人數，更不知其恆河沙數，於藥效之是非得失，苟爲中醫界人人所同認爲事實者，其去眞理亦必不遠矣，是故編訂中藥，必求之中醫，此無可致疑，猶獵者操鷹犬而必入山林，漁者攜罟網而必臨淵藪也。中醫載藉之有價値者首推傷寒金匱，二者皆古來名醫實地觀察所得。（見傷寒論序）仲景集而成書，紀曉嵐編纂四庫，稱爲歧黃嫡裔，盧扁眞傳，洵不愧爲中醫承前啓後之作。自今日科學之眼光觀之，前者泛論病證，雖不合個性，惟六七可用科學之理解說明之，後者理致難於尋索，而分類述症，頗多合於個性，故曰在中醫爲較有價値之書也。余嘗著傷寒評註，與金匱削繁，非爲顯揚古人張皇幽渺計，實欲整理方法，尋求藥性計耳。又著中藥性類概說，繁徵博引，顧取材說理仍根據傷寒金匱爲多。他如本草各載藉，雖專紀載藥物，較少示人以可循之途徑，然與晉唐以來各家亦足供教材編訂之參考焉。要之搜羅中醫種種典籍者，其手段，勘定中藥性類之大略者其目的，故舉凡中藥以爲或富有必要的古籍編訂，當盡納於用藥之方法範圍中，無關方法者刪之，更廢去其向所錯認爲獨立一科之內經傷寒金匱等無意義的名稱，毋使與近世基礎醫學應用醫學各科有巧立名目界限不清之弊，且對於每一方法之推論，及每一味藥或每一類藥之說明，一方面固必切合中醫獲得事實上文獻上之確實證據，絕對不容虛搆；一方面尤須準對科學，不容脫出生數理化之藩籬，存有玄學之絲毫色彩，其有爲科學所未明者，則存其法以留傳來者，務使中醫觀之謂之中醫，科學醫觀之謂之科學，謂非確匯通中西者，其孰能語於斯也。不寧唯是，中醫舊說內部亦至紛歧，如寒熱之辦，寒溫之爭，陰陽血氣表裏虛實之解釋，無不各持己見，用藥隨之，余嘗推其究竟，與科學未始非名異而實同也，（詳證拙著中醫學科學）又不寧唯是，科學中之解剖生理病理等科，欲其適合中醫，亦有略事改編或補充事實之必要。例如中醫之脾，根據內經之部位作用，與脾虛則泄瀉腹支滿等說，則明明爲分泌有力消化液之臟，與科學造血臟器之脾，又實異而名同也。（亦詳拙著中醫與科學）凡此必加解證，庶幾中醫健脾之藥，得應用於健胃之，而無扞格鑿柄之虞。凡茲種種，皆可以科學理解，辨其名實，正其紛歧，根本而調整之，又謂非融合中醫，確洽古今新舊於一爐者，其孰能語於斯也。大抵新籍修選，遠不如舊藉編訂之難，先後緩急亦稍有別，且就全部教材言，所當一一舉出編訂之義例至多，而義例中當加以解釋引證者，繁賾尤爲倍蓰，非區區短篇所能罄其百一，故爲拙著所已詳者，茲編不復贅述，免屑見疊出，徒勞剞劂。拙著中除上舉中醫與科學，傷寒評誌，金匱削繁，中藥既說外，尚有內科擇要，醫理淺釋限中醫適用之診斷及譚次仲醫學革命論集各種，雖未盡合於教材之用，不無足供參考之末焉。抑茲事體大，非一手一足之力所克竟其成，拙著不過如大廈之先有礎柱，大輅之先具椎輪，茲篇又如航針射鵠，耿耿此心與拳拳之意，唯此而已。須知今日編訂教材爲學術問題，而教材編成後，能適合實際與否，則進入於政治問題，國醫存亡，在此一舉，我負責諸公，所當殫精竭慮以求其是者也。僕盱衡大局，默察前進，（八字有無限隱憂）知而不敢不言，言而不敢不盡，若我以爲實際，彼以爲非實際，則筆墨之地，森列戈矛，又非僕所敢出也。嗟乎！吾聞貞於行者，不以世會而易操，明於道者，不隨俗靡而變志，凌霜勁節寒木之心不凋，列雨迅風晨禽之察不謬，唯編訂諸公鑒焉。

最新療法

芳

有位醫師診務很發達，門庭若市，一天要赴女友的約會，對候診室內坐着的病人說：「各位中間患頭痛的請起立」自抽屜內取出預先印就的藥方，每人一張，醫師又喚道：「那幾位患咳嗽的請起立！」又有數人站起來，也照樣給他們一張印好的方子，其餘雖患着不同的病症，也很快的診察好了。

醫論

論膏滋藥

秦伯未

冬令補品中，求其適合體質，性質王道，效力持久者，膏滋藥實爲最合理想最奏功能之補劑，但醫生之處方，不可不明組織，一般人士之服餌，不可不有深切之認識，僕愧負內外調理之譽，經歷既多，深知得失，爰草此文，聊供參考。

▲膏滋藥之意義

何謂膏，澤也，何謂滋，液也，膏滋藥者，蓋煎熬藥汁成脂液，而所以潤澤五臟六腑之枯燥虛弱者也。簡稱曰膏，與丸散等同爲一種製煉後賦形不同之名詞，市上所售之兩儀膏瓊玉膏枇杷葉膏等，不外滋補之用，可明其義，在實驗方面，發散不用膏，攻下不用膏，通利不用膏，涌吐不用膏，以此數者，非潤澤補養所宜，則膏滋爲義，少可明瞭矣。雖然，膏方並非單純之補劑，乃包含救偏却病之旨，故膏滋藥之配合，須視各個之體質，施以平補溫補清補濇補，亦必各個之病根，施以生津益氣固精養血，萬不可認膏滋藥爲惟一補品，隨便購服，在醫生更萬不可不分皂白，將補藥盡入方內，須知補失其當，亦多流弊也。

▲膏滋藥之效力

內經有言，形不足者溫之以氣，精不足者補之以味，良由一切衰弱怯損之病，全賴補益之品，收其全效，然而人參阿膠二者，人盡知其能補，何以有服之功效不彰，而必欲乞靈於膏滋藥，則以人參阿膠滋補之點，僅限局部，如人參但補氣，阿膠只補血，不若膏方之集合多種藥物，面面俱顧，一齊着力，故補品中惟混合物最富營養，國人徒以銀耳燕窩爲補，西人又只知雞蛋牛乳爲補，皆未能達補之絕頂者也。惟補益之劑施之於虛損則可，若邪氣內蘊，當以除邪爲先，譬諸淤積流涸，必去其淤而流自通，否則犯實實之戒，其罪焉逭，就余經驗，開外感方易，開內傷方難，而補虛方尤難，若膏滋藥方則大劑補益，服餌必一二月，若非深思細慮，必使僨事，尤爲難之又難，世人有自餒身體之不足，醫者又不察隱情，聽信片言，浪投滋補者，愼之審之。

▲膏滋藥之性質

性質云者，推求滋補之重心所在以盡其用也，大抵可析爲四類，一爲溫補類，宜於陽虛之症，如用附子仙茅黃芪黨參白朮等是，一爲清補類，宜於陰虛之症，如用地黃鱉甲首烏女貞白芍等是，一爲濇補類，宜於咯血遺精盜汗等滑脫之症，如用蓮鬚牡蠣龍骨訶子五味等是，一爲平補類，宜於脾胃等弱或不耐滋補之症，如用山藥扁豆芡實茯苓甘草等是，而總挈之爲二綱，一補氣，以肺脾爲主，四君子湯爲其主劑，一補血，以肝腎爲主，四物湯爲其主劑，其他痰多者佐以化痰，氣鬱者佐以理氣，溼盛者佐以滲溼，熱熾者佐以滌熱，隨機應變，因症施用，大法不外乎是。（待續）

論遺精

徐德庚

遺精者，人在睡寐中，不自覺而有精液排出於外，乃一般青年極普遍之病，體質强壯，精力豐盛之人，數月遺洩一二次，反覺身心有無限之輕爽愉快，此屬人體精囊內，新生津液儲藏過多，生理上新陳代謝之作用，猶之器滿則傾，內經所謂，精氣溢瀉之候，不足爲病，亦無就醫之必要。。若判斷本病之是否原於病理者，以一次遺洩，相隔之時間長短，與精神之反應如何爲定，如罹此者，一月中夢遺次數頻繁，或竟無夢而遺，則能使其腦力衰退，頭暈、耳鳴、心悸、腰酸膝軟，食慾減少，神經衰弱，甚至阻礙發育，爲害匪淺，此當歸之於病態，而不容漠視也，遺精之病原，除由先天不足，病後失調之外，最重要厥爲後天斲傷，及自瀆關係，凡未婚之男女，發育至適當年齡，性慾之需要，不能遂其目的，復因外界聲色之誘惑，內心思想之棼亂，精神被其刺激，相火易動，火動則精離宮而外出矣，蓋性育基於天賦，既不能禁，又不能絕，唯意淫於外所求不得，於是日有所思，夜有所夢，以心理有幻感作用時，必思想中樞以傳達於腦，留一深刻之影象，睡中矇矓，一切意境幻象畢現，恍惚若與女子相交，成爲遺精，初則有夢而遺，精神毫無痛苦，久則無夢亦遺，每日平旦之舉陽，或天寒中夜之忍尿，性器管澎脹，則精竅以開，復加衣服被褥之壓迫，均足爲其誘因，另有一種，非僅由於上述之原因，亦能發生，如一部份年青之人，讀書工作，過於疲勞，或環境惡劣耗損腦力，造成貧血之現象，性神經間接受其影響，致失精關約束之權，有時反成虛性興奮，而遺精亦復不少，遺精最烈時，滑利無禁，白日間亦見色流精，或溺後有精遺出，日久必面色不華，失眠、盜汗、潮熱、各種虛狀，均能接踵而來，患者雖明知無故遺精，有損腦力與發育機能，然本病起於慢性，致人每漫不注意，甚有悍然不顧，瘋狂自瀆，製造本症，自絕生機，不知精液爲人體中功能補姜並諧和各部機態之主要養體，於腦及神經有重大關係，倘久遺不止，放縱不治，生殖力從而減退，譬如農作物之失其雨露灌溉，而至夭萎也，故青年人有早衰現象者，後憂尙堪設想耶，本病之治療，宜選擇有效，如有夢用大補陰丸，三才封髓丹，無夢金鎖固精丸等類，舍此以求，尤須注意精神調養，在日間應屛除妄念，行適度之運動，睡前更禁食烟酒咖啡等刺激物品，常用溫水濯足，被褥不可過暖過軟，睡時屈膝向右側臥，如能依上法着手，亦可逐步告痊。

月經過多和不止的研究

姚子讓

婦女行經時的持續日數，雖因各人體質强弱的不同，但普通自一日至八日，其中尤以三日至五日爲最多，至於出血的全量，大凡九十至二百克，平均爲百克，不過要正確計算經血，頗非易事，故此量確否，亦難遽信，大致月經持續日數長者則量多，又行經期中激烈運動時，亦變爲量多，反此者卽爲過多，或由營養障礙，以及局部的變化，每至月經期竟延長十天以上，二者均爲病徵，而非生理上所有的現象。

在現代學說，月經過多和不止，以局部的原因，最要者爲內膜肥厚充血，而子宮黏液息肉，尤足致出血過多，倘素有子宮實質炎的婦人因手淫或其他不正之交接，都有致發本病的可能性，若無其他局部原因，往往有大出血者，大多因於感冒，或精神及身體激動後所致，其次脂肪過多症亦爲本病原因之一。

關係本病的原因既然很多，治療的方法，就也很複雜，在我們中醫書籍上說，婦女經水過多，大抵責之血熱妄行，其經水續斷不止，大抵責之氣虛不攝，倘依生理上的解剖，簡單些說，大概月經過多症，乃屬於血液從內膜滲漏太旺盛，月經斷續不止，由於子宮內膜不易脫掉，而且脫掉後新的內膜，不易生長，蓋月經未來之先，卵巢輸卵管子宮陰道等生殖器官，都充滿着許多血液，因此子宮內膜成爲腫脹而加厚，粗壯而柔輭，使血液從內膜滲漏，同時子宮的內膜，也就脫掉下來，因爲子宮既沒有內膜，所以出血不止，成爲月經的來潮，但過了幾天後，出血已完，血液也減少，子宮內新的內膜，也生長起來，恢復原狀，則成爲月經停止，從這點上看來，那就可以明白的了解。

至於治療方面，中西醫確有相同和合理的地方，按西醫治月經過多症，用白膠使血液凝固，或施鈣劑，使血管壁緻密不得滲漏，或用子宮收縮劑，使血液止流等法，而中醫治療，每用涼血止血劑，如丹皮白芍阿膠棕櫚地榆之類，這是根據血熱則妄行，和增加血液凝固性，或加以牡龍止血，因其含有鈣質，所以有緻密血管壁的科學醫理的效用。

倘於月經斷續延久不止，我們擅長有用黃耆以補氣攝血，按黃耆應用於外科，因其長於外託排膿生肌的力量，今用於月經症，使子宮內膜迅速脫掉，生長新的內膜，使經血停止，此國藥所以神秘，中醫所以特長，就在治療上處處能夠合於科學的原則，至於近代發明以局部治療之有用陰道塡塞法，或行陰道硬栓塞，及冷罨法等，這種異想天開的止血，吾覺得非但頭痛治頭腳痛治腳的一時處置，而且流弊甚多，可說無甚研究的價值。

藥物

藥物述要

姚智君

近百年來，歐風東漸，促使我國文化及思想家掀起劃時代之大變化，卽以吾醫藥界而言，自西說東漸後，亦形成中西醫藥界對立之姿態，國醫界認爲國醫已具數千年歷史，自神農迄今，名家輩出，學術藥理，均登峯造極，而對舶來品之西洋醫藥，不加重視，然西醫方面，認爲彼等崇尙科學，精于化驗，因而反對中醫之不科學化，雙方各執一詞，互相攻擊，勢若水火，其實無論國醫西醫，其目的皆爲濟世救人，解除病痛，且兩者之間，其醫理藥物，亦有不少滙通之點，茲得中西醫師通用藥物，述其要者，以供同仁參考，並深盼素抱門戶主義者，應卽放棄成見，拾短取長，共謀改進，造福人羣，斯爲幸矣。

（一）麻黃

中醫學說：麻黃辛溫微苦，功專發汗祛寒，仲景麻黃湯一方，爲治寒傷營血脈緊無汗之聖藥，又治咳逆上氣，痰哮氣喘，麻杏石甘湯方中，本品爲治肺實痰喘之的劑，數千年來，國醫視爲要藥，晚近四五十年，纔爲西醫採用。

西醫學說：四五十年前，日人長井長義博士，發現麻黃中有麻黃素之存在，歷經學者研究，而確定麻黃素之生理作用，再經實驗證明，見其功用與腎上腺素相同，具其毒素僅及腎上腺素之四分之一，因而視麻黃素爲治喘之良藥矣。

編者按：本文語氣未完，尙希作者繼續投稿爲荷。

長篇專著

內經新解（續）

陳桐侯

脈位（節錄素問脈要精微論）

尺內兩傍則季脅也，尺外以候腎，尺裏以候腹，中附上左外以候肝，內以候鬲，右外以候脾，上附上右外以候肺，內以候胸中，左外以候心，內以候膻中，前以候前，後以候後，上竟上者胸喉中事也，下竟下者少腹腰股膝脛足中事也。

脈之部位曰寸關尺，掌後高骨是名曰關，關前爲寸，關後爲尺，其意義因爲從高骨上至魚際長一寸，故命曰寸，從高骨下至尺澤長一尺，故命曰尺，中部界乎尺寸之間，故命曰關也，凡診人之脈，今仰其掌，視掌後有高骨隆起，即是關部脈也，醫者覆手取之先將中指取定關部，方下前後二指於尺寸之上，或先以食指尋得魚際下按之爲寸位，次按中指爲關位，次按無名之指爲尺位，凡病人臂長者，三指略疏，臂短者，三指略密，自已指粗者三指須密，指細者三指略疏，寸部候上故爲陽，尺部候下故爲陰，此取脈之常法也，其有越乎常例之外者，凡人之稟賦特殊者，其脈或亦因之而異，當次第尋之，下至尺上必高出魚際，此爲脈之高者，上不至寸尺下循於臂得之，是爲脈之低者，又尋於腕後得之者曰反關脈，於腕之橫處得之者曰斜飛脈，又脈終年沈小者其人陰藏，脈終年浮洪者其人陽藏，憶余於弱冠學醫時，診一老嫗，年七旬餘，兩手無脈，尋至腕後橫處俱無，詢之自言年當花信時大病幾死，延醫服藥復蘇，然嗣後兩手即無脈，迄今五十年矣，余思傷寒陽明府症有脈伏者，服承氣湯下燥矢後脈則復見，此嫗當日雖未悉所患何症，然以意度之，殆即傷寒陽明府症歟，其初因病重脈伏，迨服藥復蘇時，而橈骨側之動脈管或已瘀塞，血液乃改就他途前進，不能回復原處，故不見於掌後耳，以上雖屬例外，然醫者取脈，不可不留意者也。

古人就疾病之形能，推測臟府之組織，藏府病機之現於外，可得而辨認者，除病狀之外，惟色與脈，色之現於顏面，辨認甚難，而脈之憑證較爲易得，故切脈遂最合時尚，十二經氣之運行，雖與血脈不同其徑，而實息息相關，故十二經氣之情況，常得外見於脈息，內藏有病，脈則先見，故以六脈分配藏府，病在下脈則應於下，病在上脈亦應於上，尺上寸上，故曰尺內兩傍則季脅也，五藏惟腎之地位最下，故歷來醫家多以兩尺屬之腎，或謂右尺屬命門，命門亦在腎中也，上言尺內兩旁則季脅乃概其部位，此又言尺外以候腎，則以季脅近腎，復分別就其所主而言之也，尺外尺裏，李士材謂即前半部後半部，揆之實際，區區一指之間，地位極狹，欲分別前後兩部，安能界若鴻溝耶，惟內經以人身背爲陽，腎附於背，故以候尺外，腹爲陰，而主裏，故以候尺內也，中附上，謂附尺之上而居乎中，即關脈也，左關以候肝鬲，右關以候脾胃也，上附上謂上而又上，即寸脈也，肺之地位最高，與心同居鬲上，而寸脈亦最上，故右寸以候肺與胸中，左寸以候心與膻中也，前以候前後以候後二句，乃總結上文，前謂關前即寸脈，以候心肺之病，心肺居上部，是在形身之前，故曰以候前也，後謂關後即尺脈，尺脈候腎，腎居下部，是在形身之後，故曰以候後也，因爲上以候上，故上竟上，心肺之上，胸喉中事也，因爲下以候下，故下竟下，腎之下，少腹腰股膝脛足中事也，以上爲唐宋以後醫家普通之診脈法，無論叔和脈經瀕湖脈學，以及諸家汗牛充棟之脈書，論脈部位，總不離寸口，寸口脈法始於越人，盛於叔和，明以前多依脈經，明以後多附會素問本篇之說，然以今日新生理證之，則寸口動脈初無異於全身動脈也，蓋動脈發源於左心室之大動脈管，隨地隨處分發椏枝，網絡全身，其質中空，滿貯血液，其功用爲灌輸動脈血，分佈全身組織，供給各藏器各組織之需要，心房一次弛張，左心室之血液即噴射至動脈管內，血液一次前進，脈即一次跳動，心房弛張不已，脈亦跳動不已，橈骨動脈即千百椏枝中之一枝，與他處動脈毫無分別，惟經過寸口地方比較和皮下接近，按指容易觸覺而已，脈之跳動隨着心藏之跳動，脈之遲數即心藏弛張之遲速，寸口脈數，全身動脈未嘗不數，寸口脈遲，全身動脈未嘗不遲，而諸家以寸口爲手太陰肺經脈，乃百脈之所朝宗，可以分候五藏，處理百病，其言殆未免過誇，論脈以素問爲宗，然而尋繹經旨，亦不能無疑也。

古人診脈並非單診寸口，素問三部九候論曰。『上部天兩額之動脈，上部地兩頰之動脈，上部人耳前之動脈』『中部天手太陰也』。王註謂即肺脈，在掌後寸口中，是寸口專指肺脈也。『中部地手陽明也』。大腸脈在大指次指岐骨間合谷之分。『中部人手少陰也』。少陰心脈在掌後銳骨之端。『下部天足厥陰也』。肝脈部位在毛際附近，女子取太衝，在足大指本節後。『下部地少陰也』。腎脈在足內踝後跟，骨上陷中。『下部人足太陰也』。脾脈在魚腹上越筋間。『故下部之天以候肝，地以候腎，人以候脾胃之氣，中部天以候肺，地以候胸中之氣，人以候心，上部天以候頭角之氣，地以候口齒之氣，人以候耳目之氣』。以此對勘，則本節所謂尺內尺外，決非單指手腕橈骨之動脈也，單診寸口之法始於扁鵲難經，考史記扁鵲傳曰。『越人之爲方也不待切脈』。又曰『特以脈爲名耳』。然則扁鵲治病，另有診察疾病之方法，絲毫不用診脈，顧至今天下言脈者皆宗扁鵲，秘其眞而傳其僞，與素問所謂非其人勿教非其眞勿授之旨，大相刺謬，則扁鵲之爲人可知矣，仲景傷寒論自序云。『觀今之醫，按寸不及尺，握手不及足，人迎趺陽三部不參』。則是仲景乃極力反對單診寸口動脈者，後世男女禮節界限愈嚴，握手握足殊嫌不雅，江湖醫生爲迎合社會人士心理起見，以爲難經只診寸口之法，簡便易行，於是因陋就簡，苟且變通，相率效尤，漸成風氣，而古來相傳三部九候之正法，無復有人敢輕於嘗試矣，本節『尺內兩旁則季脅也，尺外以候腎，尺裏以候腹』。就表面觀之似與寸口診法相近，惟既云尺內兩旁，又云尺裏尺外，此內外二字究作何解，前人註釋都未能清楚，王啓玄楊上善馬玄臺張隱庵等均以爲脈之兩側，汪心穀李士材張景岳薛生白等則以爲脈之上半部下半部，醫宗金鑑駁之曰。『脈象渾一，並不兩條，亦不兩截』。然金鑑以內外卽是浮沈，亦未必卽爲定論，四川廖平以本節文字頗難索解，乃改尺字爲足字，以爲是全身的三部九候，不是寸口脈法的三部九候，廖說是否素問本意，雖不可知，然證之三部九候論，與仲景自序所謂『按寸不及尺，握手不及足』。則尺字之意義，似非專指兩手寸口之尺部明矣。

時病新論（七）

張羨梅

腸傷寒治療

雷少逸時病論曰：是病之脈，脈無定體，或洪或緩，或伏或細，故難以一定之脈，印定眼目也。其證，始惡寒，後但熱不寒，汗出胸痞，舌苔白或黃，口渴不引飲，宜用清宣溫化法去連翹加厚朴豆卷治之。倘頭痛無汗，惡寒身重，有邪在表，宜用宣疏表溼法加葛羌神麯治之。倘口渴自利，是溼流下焦，宜本法內加米仁澤瀉治之。如果寒熱如瘧，舌苔白滑，是爲邪遏膜原，宜用宜透膜原法治之，如或失治，變爲神昏譫語，或笑或痙，是爲邪逼心包，營分被擾，宜用祛熱宣竅法加羚羊鈎籐元參生地治之。如撮空理線，苔黃起刺，或轉黑色，大便不通，此溼熱化燥，閉結胃腑，宜用承下救津法，以生軍易熟軍，更加枳殼，庶幾攻下有力耳。倘苔不起刺，不焦黃，此治不可亂投。溼溫之病，變症最多，殊難縷述，宜於診時活法可也。

薛生白溼溫病篇曰：溼溫證，始惡寒，後但熱不寒，出汗胸痞舌白，口渴不引飲。溼溫證，惡寒無汗，身重頭痛，溼在表分，宜藿香、香薷、羌活、蒼朮、腹皮、薄荷牛蒡子等味。頭不痛者去羌活。溼溫證，惡寒發熱，身重關節疼痛，溼在肌肉，不爲汗解，宜滑石大豆黃卷茯苓皮蒼朮皮藿香葉薄荷葉白通草桔梗等味，不惡寒者去蒼朮皮。溼溫證，三四日卽口噤，四肢牽引拘急，甚則角弓反張，此溼熱侵入經絡脈隧中，宜鮮地龍秦艽威靈仙滑石蒼耳子絲瓜籐海風籐酒炒黃連等味。溼溫證，壯熱口渴，舌黃或焦紅，發痙，神昏譫語或笑，邪灼心包，營血已乾，宜犀角羚羊角連翹生地元參鈎籐銀花露鮮菖蒲至寶丹等味。溼溫證，發痙神昏笑妄，脈洪數有力，開泄不効者，溼熱蘊結胸膈，宜做涼膈散，若大便數日不通者，熱邪閉結腸胃，宜做承氣微下之例。溼溫證，壯熱煩渴，舌焦紅或縮，斑疹胸痞，自利神昏，痙厥，熱邪充斥表裏三焦，宜大劑犀角羚羊角生地元參銀花露紫草方諸水金汁鮮菖蒲等味。溼溫證寒熱如瘧，溼熱阻遏膜原，宜柴胡厚朴檳榔草果藿香蒼朮半夏乾菖蒲六一散等味。溼溫證數日後，脘中溼悶，知飢不食，溼邪蒙繞三焦，宜藿香汁薄荷葉鮮荷葉枇杷葉佩蘭葉蘆尖冬瓜仁等味。溼溫證，初起發熱汗出，胸痞口渴，舌白，溼伏中焦，宜藿香蔻仁杏仁枳殼桔梗鬱金厚朮厚朴草果半夏乾菖蒲佩蘭葉六一散等味。溼溫證，數日後，自利溺赤口渴，溼流下焦，宜滑石豬苓茯苓澤瀉萆薢通草等味。溼溫證，舌徧體白，口渴，溼滯陽明，宜用辛開如原朴草果半夏乾菖蒲等味。溼溫證，舌根白，舌尖紅，溼漸化熱，餘溼猶滯，宜辛泄佐清熱，如蔻仁半夏乾菖蒲大豆黃卷連翹綠豆衣六一散等味。溼溫證初起，卽胸悶不知人，瞀亂大叫痛，溼阻閉中上二焦，宜草菓檳榔鮮菖蒲芫荽六一散各重用，或加皂角，地漿水煎。溼溫證或嘔吐清水，或痰多，溼熱內留，木火上逆，宜溫胆湯，加括蔞碧玉散等味。溼溫證，四五日，口大渴，胸悶欲絕，乾嘔不止，脈細數，舌光如鏡，胃液受刼，胆火上衝，宜鮮瓜汁金汁鮮生地汁甘蔗汁磨服鬱金木香附烏藥等味。

讀者信箱

憶師記

張汝偉

師者，所以傳道釋疑解惑也，自昌黎著師說，而師道乃尊，蓋師不必賢於弟子，而弟子之事先生，當始終尊敬莊嚴，愈盡禮，而其人格乃益高，孔子曰，三人行，必有我師也，偉邇年來，屢夢先業師之訪，醒來，每欲記述，俗冗碌碌，未果，日前又夢得與師談論醫事，雖不甚清楚，此次不得不將已往之事，作一簡短記述，以闡揚吾師學說，以盡弟子之天職，」 吾先業師姓唐，諱瑞，字均良，常熟人，清優貢生也，擅詩賦文詞學，尤精於醫，從馬培之門人周企棠先生遊，盡得其傳，先生擅辯才，而於醫學著作，無成就，因四五十年前，鴉片流行，吾師亦染其好，因之秪生懶散，無暇振筆成章，先生博覽羣書，手不釋卷，煙燈一榻，擁書而臥，憶偉前往受業時，遠在清光緒三十年至三十四年，此五年中，除臨診時所談論外，內難傷寒金匱，講能頗詳，先說對於喻氏嘉言，張氏路玉，尤爲欽佩，時西醫學說，尚未盛行，果所談者，不免五運六氣之論，辦症立方，能脫其窠臼，每謂運氣之說，非積數十年之經驗與推求，不能明確其效驗，然循環往復之理，亦有如地球之公轉，絲毫不爽者也，觀乎歷代作家，孰偏於涼，孰偏於溫，皆有精義皆宜考求，此非作者之偏見，實因時因地而制宜後之人，不察其所以然，默守一說，不知變通，而弊害乃生，反謂某說之不可恃，甚可痛也，當時細菌學說，尚未普徧，先生謂凡病之由，必生於蟲，而蟲之種類不一，治病者，亦不必拘之于殺蟲，蓋六淫之邪，以風爲首，風字從几從蟲，空氣中，惟風爲傳播病蟲，此與西說之專主細菌立說，不謀而合，諸如此類，名言讜論，縈迴腦際，偉之得能略有成就者，孰非先生薰陶之功，先生之記憶力尤强，每日診病之後，至夜間，則將一日所診之方案，一一錄出，反覆推敲以求實驗，雖寒暑無間，故方案之留存，爲一生之結晶耳，偉曩年爲先生編一晉陽醫案，分門別類，加以按語，得十二卷碌碌未及付印，國難發生，付諸一炬，至今思之，彌覺痛恨，先生僅受業二人，一爲姚君紹芬，遲余進數年，一即偉也，先生歿于民國二十年，享壽六十有二，時偉寓滬，未及送別，有子二，長曰瘦紅，承醫業，聞於戰事緊張時逝世，子瘦青，出嗣三房，精繪事，溯偉自受業至今，已四十年矣，前塵如夢，今始略述梗概，緬憶先生之訓，并將先生之所蓄者，表而出之，以告當世賢達，蓋偉不負天下之望，莫能盛傳先生之德，但不敢背本絕源，以自誇誇人，爰作憶師記，聊存雪泥鴻爪而已，時民國三十七年一月，張汝偉記于滬上寄廬，

著者按，自檢覈以後，業醫者，非從學校畢業，不能成立，而教授之與從前業師，其尊嚴已失，桃李固屬盈門，而能將師道之憶及者，亦等於鳳毛麟角，汝佛此作，如荷編審者，能插入近代國醫史中，雖與醫學無所增益，而與醫德之良風，或可稍見一般。（汝偉附誌）

臨牀偶記

陳壽康

顧姓婦，年逾三旬，據述初病惟覺左頭角痛，而止作有時，胃納向佳，求診於某針科，某即曰，斯病已屬不治，既來求診，不過刺刺而已，病者聞之大驚，明天往某西醫處，注射靜脈針，亦未見效，病者問此究屬何病，西醫答稱，是病乃惱膜炎之初期證象，不可勿視也，病者更焦急，合家惶恐，以爲注射治療乃近代新治法，然猶不見效，當世難覓和緩矣，其後不知何故，決意邀余往診，診得脈象，沈弦帶數，舌色底紅膩薄，頭痛如劈，叫號不絕，眼胞下陷，心煩而悸，寒熱往來，納穀不思，面赤時起，但乃發作有時耳，足見此證殊非外感，似由陰虧過勞，肝陽化火，循經上擾，清空不空，火盛則發痛極，以致筋膜液涸而收縮，故有眼胞下陷之勢，且肝與心包同屬厥陰，所以肝火盛，則心房因之不寧，而少陽與厥陰爲表裏，如止作有時，往來寒熱，左頭角痛，均屬少陽見證，姑擬和解樞機以驅寒熱，平肝降火以安清空，與柴胡羚羊鈎藤石決桑葉菊花硃茯神等諸恙漸退，繼後調治一旬而愈，因思此證雖不足謂奇險，前後共診四次，即收全功，常言煎方力微效緩，今則反見意外神速，而一般厭舊喜新之輩，輒以膜腦炎三字嚇人，至乞靈於注射而不效，孰謂中藥不如西藥矣哉。

更正：上期本刊載謝楊伯藩先生資助啓事一則，因楊先生懸壺滬上，誤爲非會員，查楊先生早經加入本會，熱心資助本會，所盡義務很多，今復勞楊先生來函聲明，深表歉意，除照章維護一切應享之權益外，持此更正。（編者）

會務

南滙縣中醫師公會第二屆 第九次理監事聯席會議錄

日期：三十七年一月二日　地點：本會辦事處

主　席：倪國鑫　記　錄：陶泉孫

報告事項（略）

討論事項（一）物價飛漲，入會費等應否調整案。　決議：入會費調整爲二十萬元，補助費有照十萬元無照二十萬元，證書證章費五萬元。（二）診例應否調整案。　決議：門診五萬元，出診拾萬元，三里外每里加貳萬元。（三）確定下屆會議日期地點案。　決議：定于二月十六日中午十二時在鶴沙辦事處舉行。

南滙縣中醫師公會會員錄

姓名	性別	年齡	籍貫	通訊處
瞿錦明	男	三二	南匯	祝橋大成裕國藥號
王少春	男	四三	南匯	下沙大公堂國藥號
孫時敏	男	五〇	南匯	御橋張天成國藥號
楊民振	女	三三	南匯	川沙南華家路口彈花衣場蔡宅
沈四箴	男	五一	南匯	召樓鎮
王光甫	男	三〇	鎮江	江蘇上海方斜路方斜里十一號
王學文	男	二八	江蘇南匯	打鐵橋濟南堂
顧濟民	男	二九	江蘇上海	仝上
胡筍初	男	三八	江蘇南匯	李家橋北首
瞿仁傑	男	四三	江蘇南匯	六團灣
唐國琦	男	三五	江蘇南匯	周浦鎮年家浜十三號
丁立功	男	三〇	江蘇南匯	六灶鎮長春堂
周闐生	男	四九	江蘇南匯	李家橋

十二月份收支報告

倪恩圃

收入之部

經臨費	五三九〇〇〇〇元
國藥業公會十二月份房租金	一〇〇〇〇〇元
十一月份結存	九七三九〇〇元
合計	六四六三九〇〇元

支出之部

經臨費	五〇〇七三〇〇元
合計	五〇〇七三〇〇元

收支兩抵結存一四五六六〇〇元

十二月份經臨費收入計算表

科目	摘要	金額
經常費	周浦分辦事處	一九〇萬元
經常費	鶴沙分辦事處	五五萬元
經常費	北蔡分辦事處	四五萬元
經常費	祝橋分辦事處	五〇萬元
經常費	御橋分辦事處	三九萬元
經常費	黃鎮分辦事處	一八萬元
經常費	惠南分辦事處	二〇萬元
經常費	坦直聯合分辦事處	一八萬元
經常費	江鎮分辦事處	九萬元
經常費	二灶泓分辦事處	四萬元

十二月份支出計算表

摘要	金額
職員薪水	一〇五〇〇〇〇元
職員津貼	七〇〇〇〇〇元
紙張	四〇〇〇〇元
印刷簿籍	六〇〇〇〇元
郵票	八〇〇〇〇元
報費	一八三〇〇〇元
川膳	一四〇八〇〇元
理監事會膳	二〇〇〇〇〇元
分處主任會膳	一五九五〇〇元
繳收川扣	三六〇〇〇元
消耗	一六八〇〇〇元
雜支	五〇〇〇〇元
省中醫師公會十二月經費	六〇〇〇〇元
醫學月刊	二〇八〇〇〇〇元
合計	五〇〇七三〇〇元

補助費徵信錄

瞿錦明	十萬元	瞿仁傑	十萬元
王少春	十萬元	周闐生	十萬元
孫時敏	十萬元	胡筍初	十萬元
楊民振	十萬元	丁立功	十萬元
金保康	二萬元	孫電人	二萬元
朱學淵	二萬元	葉仕鈞	二萬元
顧祖歧	二萬元	李君舒	二萬元
張錦華	二萬元	蔡新安	二萬元
陸正明	二萬元	劉寳悌	二萬元
王之純	五千元	李玲楊	五千元
顧壎伯	五千元	喬炎生	五千元

編後漫譚

本會會址已四度喬遷，今與慈善會爲隣，是與善人交如入芝蘭之室，醫道本來誠心濟世，慈悲爲懷，希望遷入新址之後，本會事業止於至善。

醫生責任，在解除民衆疾苦，若無已飢已溺之心，便不配做醫生，或者以爲做醫生最自由最享福，此是錯誤觀念，値此國家多事動亂不安之秋，醫生應當負起爲大衆服務的責任，替醫界爭一分氣，爲國家盡一分力。

辦公會首須蠲除私見，一致團結努力於學術的發明，共謀民族健全，經濟方面，各會員應盡納費責任，發揮團體力量，使中醫事業，蒸蒸日上，否則，一盤散沙，何由進步。

冬令多以膏滋樂進補，力量雄厚而簡便，確非尋常單純補品所可比擬，須知膏方之性質，不光是補，亦可却病，亦可預防，三者俱備，才算面面俱到，組織完密。

醫生一忙，便無讀書時間，對於經驗上雖或進步，而學問上必無形荒疏，倘臨診時再不細心體察，草率敷衍，則并經驗而亦無進步，人頌之曰名醫，請名醫自問如何？蓋做醫生不是容易事，學醫生尤不是容易事，乾脆地說，危險極多，責任極重，乃今之爲父兄者，往往子弟不能上進而改爲習醫，試問當醫學是什麼一回事？

返來醫界遭受物價狂漲，亦蒙不景氣影響，或問如何辦法？余笑答之曰：昔有一廟，拱養財帛司與天醫星，夫已氏題聯其柱云：『縱使有錢難買命，須知無藥可醫貧』，請三復其言何如？ 病有易治者，有可治者，有難治者，有不治者，有不必治者，亦有不及治者，浦東地方，缺乏醫學常識，一概責之於醫，更或奉醫若神明，膜拜以乞援手，醫者遇此，眞喚奈何不得。

留學之目的，在吸收各國之新知，以求本國之進步，乃國人之留學歸者，未見有所貢獻於國家，而先於本國固有文化，排斥無微不至，是留學愈衆，國粹危亡愈速，寗獨醫學一端而已，此則世界無偶，而中國獨具之怪現象。

僕業中醫，不敢袒護中醫學術，絕對沒有指摘，但經歷代先賢之發明，其中確多令人驚奇，而合於科學之處，端在我儕之整理發揮，使步入更好境界，若自尊自滿，便是自暴自棄，勢必一蟹不如一蟹，而爲螻蛄養出螞蟻來，則糟之至矣！

葉天士臨症指南，吾浦東醫者，幾乎人手一編，然開卷中風一門，既少愜意，而十三條俞氏方案，明屬血虧陽虛之症，且自稱攻風劫痰之非，乃所用之藥，桂枝羌活薑黃等，不知顧忌，殊屬可駭，因知讀書貴有卓識，讀醫書尤須有灼見，否則一味盲從，貽禍豈堪設想？（讓齋）

南匯醫學月刊

第二卷 第七號

發行人 王正章 編輯者 陳桐侯 張延仁 姚子讓

論評

『國醫節』獻詞

張延仁

陽春時節，草綠如茵，杏紅似錦，顯示着大自然蓬勃生氣。在這景色宜人的天氣，『三一七』國醫節又悄然地降臨，我們年年紀念『三一七』，寫幾句應景文章，總算不虛追溯過去，策勵來茲；可是回顧中醫界的進步滯澀，未免感到惶恐慚愧，其他茲姑勿論，卽以本會來檢討，過去的工作，成績確乎渺小，出版醫刊，雖然負起了一部份發揚學術的使命，終嫌紙上談兵，無裨實際，我們決不以此引爲滿足，今後應當屏除理論，加強行動，來表顯實際的力量，我們身爲醫師，最大的任務是爲民衆服務，那末需要建立起一個爲民衆服務的營壘。考查本縣醫藥設備，極爲簡陋，人民缺乏療病的良好處所，首先要在城廂創辦一個醫院，一方面可以把中醫師公會聯繫在一起，另一方面可以增多集體研討的機會，所謂集思廣益，收效自然宏偉，並且還可附設醫藥圖書館，與藥物標本室，以備同道平時參考，一變空談爲實驗。假如眞能具此規模，豈非爲他處先驅而爲吾邑前進的中醫隊嗎？並可爲各地醫團的示範，此時此地，同道中或許疑吾在說夢話，其實事在人爲，本會現有會員六百餘人之多，祇要每一會員稍解仁囊，理想無患不能實現。或先覓定基地，徐圖進行，再莫抱各人自掃門前雪不管他家瓦上霜的故態，應知時代的輪子在轆動着，不允許你猶豫徬徨，大家合力推動，纔有進化，我們的口號是人人爲吾，吾爲人人，祇有互助合作，纔能夠共存共榮，事業有了進展，國醫地位自趨鞏固，那末纔不負此一年一度的國醫節。同道們！請大家同心同德，努力前進！

今年三一七展望

黃雅鎔

『三一七』國醫節的歷史與與涵義，大概大家都已知道，是吾們中醫界奮鬥圖存的一天，也可說是一個沉痛的紀念日。回溯十九年前的「三一七」，驚惕了吾們，啓示了吾們，於是中醫纔覺醒過來，知道精誠團結的重要，尤幸領袖的提倡而有中央國醫館的創設，並且各地公會加强組織起來，同時發揚學術的中醫刊物如雨後春筍，一反以前故步自封墨守成規的態度，而有着蓬勃的朝氣，那的確是中醫的好現象，吾深深地爲中醫界的前途慶幸。

吾們南匯，地處海曲，爲大中國的一角，也有着數百個同道，在民國二十年間成立了公會，八一三事起，因抗戰而停頓，勝利來臨，於三十五年的『三一七』重行復會。韶光易逝，忽忽又經二年，由於各道長的不斷努力，任勞任怨，於此短短二年之中，辦得成績斐然，實值得欽佩，但因限於經費問題，許多事業，不能達到預期的進展，諺云：「巧婦難爲無米之炊」，這也不能苛責理監事諸公，尤其値此物價動蕩之秋，收支不能平衡，事業就發生了窒礙。此次大會中，希望討論出一個持久的辦法，來推進會務。吾們要享受權利，必須先盡義務，繳納會費是吾人應盡的義務，不能存觀望心，須知公會是吾們的保姆，要公會辦得好，務必要愛護公會，個人主義現在已行不通，祇有團體纔能發揮宏大的力量，學術的改進，必須團結合作，同心同德，共策進行，團體機構堅强，好比築起了一道堅固的長城；就可抵禦外侮的侵襲，他如醫刊，爲本會的喉舌，沒有喉舌，就不能說話，豈不成了啞吧嗎？有時因爲經費的不夠，每致脫期，間或併刊，今後爲准期出版計，鄙人建議徵收醫刊基金，以基金購存白報紙，那末方不致有停刊之虞。總之，現在的公會，還在萌芽時代，一切需要我們盡力愛護，使含葩的蓓蕾，欣欣向榮，巍峨的事業，都待我們去造就，大家一齊出力吧！

中華民國卅七年三月十六日 南匯縣中醫師公會出版 社址：南匯西門

本會復興史

編者

民國三十五年春，倪君國鑫等慨本邑中醫公會經喪亂之餘，團體渙散，乃呈請黨政機關，重行整理會務，卒於三月十七日國醫節成立大會，假東門外三角街利泰當爲會址，承黨政機關派員指導，當衆選舉倪國鑫等二十一人爲執行委員，又監察委員十一人；越十日，舉行宣誓就職典禮，出席委員二十八人，時列席之邱沈二指導，忽奉縣政府社會科指令，以大會中所選之執監委員、名稱員額，兩俱不符，依照行政院現行頒令，當改理監事會，理事名額，不得逾九人，監事不得逾五人，着卽改組等，因卽付諸討論，一致決議，名稱方面，自應遵照改爲理監事，減任員額一項，由出席會員復選，當經邱沈兩指導認爲合法，開票結果，倪國鑫王正章張延仁楊季藩葉峨璋張秉陶姚子讓陶泉孫王播芳等九人當選理事，龔海聲楊靜芳倪恩圃王愈疚金炎章等五人爲監事，並公推倪國鑫爲理事長，王正章張延仁爲常務理事，覆選時有一部分落選諸君頗表不滿，主張根據第一次會員大會選出之執監委員，依照票數多寡，依次確定理監事合法人數，一度糾紛，旋卽平息。至五月十六日，第三次理監事聯席會議，常務理事張延仁提議，本會戰前本有會刊南匯醫報之發行，抗戰軍興，乃告停頓，今本會既已恢復成立，爲發揚學術原理互通會員聲氣起見，自應及早復刊，藉以充實本會精神，決議於最短期間復刊，經費由理監事會籌墊，公推王正章爲發行人，張延仁爲編輯主任，桐侯與姚君子讓爲副主任，倪國鑫楊季藩馬景園等爲編輯，至六月十六日，本報始得復與讀者相見；同時張常務又提議，本會地域遼闊，會員散處各地，對於會務推行傳遞消息，每多阻滯，爲便利會務計，應於各市鎮設立分辦事處，委派委員一人，担任主任，負責襄理會務，亦一致通過。十一月十一日，考試院舉行全國性中醫考試，上海區應試者約計千餘人，本邑同道參加者不甚踴躍，僅錄取楊季藩朱里仁閔志謙林石人馬孝光楊依方王天浩等七人而已；此次中醫師考試，命題頗近於冷僻而不切要，內科試題爲亢則害承迺制，作者多爲之擱筆，是年考試院中醫考選委員會同時辦理檢覈手續，一般畏避考試而逕請檢覈者，類多倖取，獨有先應考試，迨名落孫山而再請檢覈者，輒奉召面詢，迄今年餘，本邑同道之已領及格證書者尚居少數。回憶二十四年春，江蘇省民政廳舉辦全省中醫登記，則迅速多矣。十二月二十九日，本邑全縣各地同時舉辦競選參議員事，本會以職業團體名額，只限一人，常務理事張延仁君當選，疇昔政府欲取締中醫，今則亦有參政之權，不可謂非中醫界之榮幸也。三十六年四月二十日，開第二屆會員大會，時職員任期已滿，改選倪國鑫王正章張延仁楊季藩程利川劉寶悌王播芳葉峨璋姚維峯等九人爲理事，倪恩圃楊靜芳俞贊文蔡仲賓桐侯等五人爲監事，其餘悉仍舊貫。六月六日，第二屆第三次理監事聯席會議時，接奉縣政府轉下內政部訓令，醫報名稱與類別不符，應卽更改等因，決議自第十三期起改名南匯醫學月刊。本會初借東門外利泰當爲會址，翌年四月遷居北門大街，六月又遷至南門大街，至十七年一月遷至西門桐橋北首。溯自本會成立以來，屈指二週，而一年之間會址之遷，東南西北，渾如不繫之舟，依人門戶，豈能久長，所望吾全體同道，將來必自建會所，方圖永久，聚沙成塔，衆志成城，不勝馨香禱祝者也。

本期目錄

來論

答某君中醫科學化問題

陸淵雷

不作醫學文字，不問醫界公事，十餘年矣。某君者主持一施診所，出醫刊，挾鄉世誼強迫撰稿。然鄙人主張中醫科學化，某君則反對科學化者。今爲其醫刊撰稿，欲求不抵觸此君宗旨，不阿曲自已主張，則覓題不易，下筆甚難。某君因言，『頃與二三同道談及，老兄用西醫病名而附註中醫病名於下，則我與中醫同道無不反對；若用中醫病名而附註西醫病名，尙無不可。』蓋十餘年前鄙人爲中央國醫館草統一病名之稿，主張逕用西醫病名；彼時館當局授意各地函電謾罵，鄙人遂袖手謝不敏；其後該館整理學術，屢易人選，迄無成就；不圖某君至今猶持反對也。越日某君又馳書囑將科學化之理由與方法老實寫出，渠研究之後將亦作一篇，同時刊登，以聽讀者公決：不得已寫一稿與之。三數日後，某君又持示其駁難之稿；鄙人告以兩稿不妨俱登，第恐讀者月日，未必左袒老兄耳；某君乃笑言不登了不登了，袖稿而去。此不過五六日前事，不意本刊張延仁君情報迅捷，悉知其詳，來函指索此稿；惟原稿鍼對某君立言，移登本刊，則爲無的放矢，因述其緣起而節錄原稿大意如下：

鄙人醫學上之主張，中醫學界蓋知之久矣；某君同里世交，反熟視若無覩，充耳若不聞，猶欲責令老實寫出，斯可異已；抑理由與方法，亦非短篇幅所能盡，不得已，略道大綱原則，『歡迎指正』。

討論學術，第一須先破門戶之見；此卽佛家所謂『我見』，又名『我執』。禮記大學『人莫知其子之惡』，俗傳『蠟黎頭兒子自己的好』，皆由我見閉塞其理智，致好惡不得其正。佛家破除我見之功夫最徹底，層層推勘，直至明瞭根本無有『我』之存在而後已；既無有我，則一切自私自利之心無由而生，頭腦安有不冷靜，理智安有不準確者哉？不但佛家，卽儒家亦破我見；論語記孔子『毋意毋必毋固毋我』，毋我卽不固執自已意見，亦卽破我見之一端也。某君欲大書中醫病名，附註西醫病名；但持此種主張，初未比較中西病名而得其優劣；是卽蠟黎頭兒子自己的好，是卽我見，卽門戶之見；持門戶之見以討論學術，然終無是處。

其次，鄙人以爲物質科學西方勝於東方，哲學論理東方勝於西方；西方指歐美，東方指中國及印度。此種見地，不知某君持異議否？如有異議，亦請老實寫出；如無異議，則中醫之宜乎科學化，殆無駁難之餘地矣，何以言之：某君與鄙人所治之中醫，皆是所爲大方脈，用草根樹皮之藥物以治病者；草根樹皮物質也；所治之病不離血肉皮骨，血肉皮骨亦物質也，以物質之藥治物質之病，而其說理乃不許用物質科學，必欲用哲學空談，此何理也？鄙人，佛教徒也，深信色身（肉體）之生存，必賴識神（靈魂）之執持；苟識神離去，其色身卽死且腐爛。識神固屬靈學哲學之範圍，然醫學所治，不過色身中『四大不調』之病，殊不能攀留識神使不捨離，此卽俗諺『醫家醫病不醫命』之理。醫藥既與哲學不相涉，捨物質科學將何從哉！

固知中國多不可思議之奇蹟：客死之屍，可令徒步行數千里以返家園；祝由科藉符咒之力，可移疾痛癥瘍於木石，而使病人立愈；太素脈法憑三指所切，不但能知有無疾病，又能知其人壽夭窮通，舉過去諸事歷歷不爽，鄙人且親遇其人。凡此諸術，皆不離陰陽五行，皆在可解不可解之間；若是者宜屬哲學，不可以科學化，化之其術或不靈。然其教學皆不可以公開，須有緣者始可傳授、故弟子覓可從之師，師亦覓可傳之弟子，從師學習者又不能必成；學成矣，又不可論功取酬以爲職業，但可方便救助，以爲修道之功德而已。故符咒治病之祝由誠有之，然登報寶醫者，則江湖罔利而已。神醫奇術，立起沈疴，或僅憑切脈僅憑望色能洞見所病者誠有之，然有執照之職業中醫無此本領。鄙人平日著書立說以主張科學化者，初非上述之奇術神醫；乃普通醫術，可以公開教學，人人可學，人人可以學成者；乃可以計號取酬，可以領照懸牌，作爲職業，以養家活口者。若是者宜從物質科學，腳踏實地，以取易見易知；不宜糾纏陰陽五行，捨確證而取玄想也。

某君喜道家言，因舉道家之醫書證吾前說。孫思邈得龍宮禁方三十首，因撰千金方三十卷，雜廁禁方其間，每卷一首，事見酉陽雜俎。千金方，公開教學之書也；龍宮方，不可公開傳授之禁方也：孫公慮禁方失傳，而不敢公開犯禁，故出此調停之法。可公開與不可公開，卽科學醫與哲學醫之分野。鄙人固自慚不解神醫奇術，卑之無甚高論，寗居科學。不敢自居哲學。某君力主中醫出於哲學，豈曾得不可公開之禁方，如孫眞人者乎？如其未也，請勿談哲學爲是。

醫論

温熱病之八大時期

秦伯未

世人之病温熱者，多矣，症情之變化，療治之複雜，不亞於傷寒，就吾所學，積吾之經驗頗思有以整理之者，亦久矣。昔葉香岩謂衛之後，方言氣，營之後，方言血，吳鞠通仿仲景書演爲三焦篇，漸具眉目，未盡愜意，蓋不能融會貫通，殊覺支離蕪雜也。夫温病之原因，有外感伏氣，温病之種類，有風温暑温溼温冬温，要知外感而起，固屬新邪，伏氣之發，率由新邪引動，外感之傳變緩，伏氣之轉變捷，其治非盡異也，温病之來，無不屬熱，挾風挾溼者，稱風温溼温，發於夏發於冬者，稱暑温冬温，風而化火，溼而化燥，夏而不涉暑，冬而不涉寒，其治亦非盡異也，故吾以爲可以分，分之則詞多複，可以合，合之則理易明，明於條辨縷析，而昧於提綱挈領，此昔人之失而後學之障也，今就大處着眼，亦從大處着筆，劃爲八大時期，曰惡寒期，曰化熱期，曰順傳期，曰逆傳期，曰傷陰期，曰發疹期，曰痙厥期，曰死亡期。

一．惡寒期　凡初起惡寒者均屬之

温邪上受，首先犯肺，外主皮毛，內司清肅，凡見微惡風寒，身熱午後較熾，頭痛咳嗽，自汗或未汗出，口乾或未渴飲，舌苔薄白，脈浮滑動數者，即屬温病初期，宜辛涼平劑，銀翹散主之，其宣肺疏表清温退熱之功，而無大汗傷陽辛温助火之弊，胸膈滿悶者，加鬱金枳殼，痰溼阻滯者，加貝母藿香，咳甚者加杏仁，渴甚者加蔞皮，有一劑而解者，有數劑而始解者，此時須認定惡寒一症，有一分惡寒，即有一分表症，治以輕清宣散爲要。暑温初起，惡寒發熱，右脈洪大左脈反小，面赤口渴，不汗出者，新加香薷飲主之，亦以疏解爲先。

二．化熱期　凡惡寒罷而熱不退者均屬之

惡寒已罷，身熱不解，頭痛咳嗽，自汗口渴，脈象滑數，苔色轉黃，或小溲短赤，或大便閉結，温邪鬱肺，已露化熱之機，疏表之藥，即宜減少，而宣透之法，仍在必用，蓋仍在上焦氣分，惟有輕而揚之也，桑菊飲主之，薄荷湯亦主之，二方同爲辛涼輕劑，服後邪不解，熱勢反增者，酌加黃芩花粉山梔青蒿之屬以清之，凡温病至此，率在六七日之間，變化最多，或入營分，或傳陽明，但仍望其從表透達，故沉寒滋陰之品，切忌浪施，其挾溼者，兼呈胸悶泛嘔等症，則加藿香朴花之芳化，鬱金橘紅之舒散，兼入赤苓通草之淡滲佐之，暑温化熱而但欬無痰者，清絡飲加桔梗杏仁麥冬知母，口渴汗多者，銀翹散去牛蒡元參荊芥加杏仁石膏黃芩。

三．順傳期　凡邪傳中焦而成胃熱胃實者均屬之

惡寒化熱二期，俱屬上焦，上焦不解，順傳中焦，中焦者胃，即傷寒之陽明病也，傷寒於陽明病之惡熱面赤，口渴汗出，脈洪大，熱而不實者，用白虎湯，潮熱譫語，腹堅便閉，舌苔老黃，甚則黑，有芒刺，熱而實滿者，用大承氣湯，温病亦然，惟傷寒初傳陽明之經，有葛根湯法，以自表而裏，仍擬從表而解，温病直傳陽明之腑，另立減味竹葉石膏湯以及三石湯法，以自上而下，注意清上爲要，傷寒於津涸者，有蜜煎導法，温病於陰虛者，出增液湯法，增益湯以補藥之體，作瀉藥之用，既可攻實，又可防虛，爲後人開闢一大法門，殊多價值，其他如下後數日，熱不退，或退不盡，口燥咽乾，舌苔焦黑，脈沉有力者，可與護胃承氣湯，應下失下，正虛不能運藥，可與新加黃龍湯，喘促不寧，痰粘壅滯，右寸實大，肺氣不降，可與宣白承氣湯，左尺牢堅，小便赤痛，時煩渴甚，可與導赤承氣湯，津液不足，無水舟停，間服增液，仍不下泄，可與增液承氣湯，隨其變化適應而用之可也。夫温邪之傳中焦，一團火氣，勢成燎原，清滌攻下，所以去實，即所以存陰，特必有可下之症而下之，有可下之症而必無可下之禁而下之，庶不僨事，昔人謂温病下不嫌早，未許深信耳。至若溼温之蟠踞，午後熱加，胸悶不飢，耳聾面晦，小溲短赤，大便或溏或結，蒼朮白虎湯三仁湯甘露消毒丹選用之，發黃者，梔子柏皮湯茵陳蒿湯選用之，胃爲温熱之藪，脾屬溼濁之鄉，故溼温巢穴，多在中焦，糾纏膠結，最難清解，務須斟酌溼熱二氣之孰輕孰重而善調之。

四．逆傳期　凡邪傳心包而神昏譫語者均屬之

邪熱蘊肺，不傳陽明，而竄心包，乃由氣入營也，命曰逆傳，初見寸脈大，舌絳而乾，法當渴，今反不渴，即宜清營湯之鹹寒苦甘，失治，則神昏譫語，甚則舌蹇肢厥，急與牛黃丸紫雪丹之芳香清泄，當此時期，心腦受熱，凶危可畏，與傷寒之因胃熱燔灼者不同，故彼用攻下以斧底抽薪，此必有賴開竅清神以撥亂反正，即有胃實見症，亦宜牛黃承氣湯治之也，若濕温具此，必時明時昧，乃溼熱濁邪薰蒸，使清曠之鄉，成雲霧之地，就清化方中，參入菖蒲鬱金之屬，熱重者酌用至寶丹神犀丹，無取乎沈寒鎮靜。

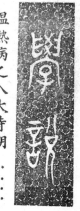

五．傷陰期　凡津傷陰涸者均屬之

留得一分津液，便有一分生機，此治温病者之眞言也，但温熱之邪，有傷津傷陰之分，決不容混，傷津者，主重在胃，傷陰者主重在腎，在胃則口乾舌燥，五汁飲益胃湯，或肺胃俱燥，沙參麥冬湯，味取甘寒，其正治也，在腎則咽乾齒黑，唇裂舌光，復脈湯，或心腎同損，連梅湯，雜取甘潤酸苦，亦正治也，倘不識此，一遇温病口乾，即與生地元參麥冬石斛輩，既未辨其所傷之部分，更不辨其所傷之程度，因此而遏邪，纏綿不解，因此而助溼，變化百出，溼温症之神糊發疹，更往往由此釀成，彌足戒也，要之口渴而須生津養陰，必在化熱之後，症見引飲舌乾，其渴不欲飲者，渴欲熱飲者，決非津傷陰涸之候，多有痰飲溼濁相雜，惟審屬損耗，不與清養，在胃即有燥實之患，在腎即有痙厥之險，治療之際，其細辨之。

六．發疹期　凡見痦疹發斑者均屬之

痦疹斑毒，每見於温病，或以爲温病必有之階段，而不知其爲壞病也，邪鬱於營，發汗而汗不出者多見之，點點如硃者爲疹，片片如雲者爲斑，疹初起，清心湯，甚則清宮湯，痦初起，化斑湯，甚則犀角地黃湯，若至神昏譫語，牛黃紫雪之屬，均可酌用，所應辨者，斑爲肌肉之病，疹係血絡中病，其在肌肉，則宜清陽明之勝熱，佐鹹寒以救腎水而濟心火，其在血絡，則宜清營分之鬱熱，佐辛涼以透絡而解肌，所應戒者，忌用升散，升散則衄欬痙厥，亦忌纏補，纏補則昏煩霧亂也，更有白痦，多見於溼温症中，晶瑩飽綻，先佈兩頸，漸及胸腹，再遍四肢，胸膈必悶，嘔噁頻作，劇者亦神糊煩躁，但宜辛涼淡法，蓋以竹葉散，自製氤氳湯主之，若見枯燥不澤，即屬氣陰耗甚，亟佐生津扶元，助其透泄，洋參石斛參鬚天粉之屬，勢在必用，十中可救七八，又有紅疹白痦，同時並發者，乃氣營兩燔，須入丹皮赤芍銀花等清血泄毒，亦有一發再發，至七八次而始熱退身涼者，乃邪鬱極深，一時不能畢宣，正如剝繭抽蕉，層出不窮，審察正氣未衰，不足畏也。

七．痙厥期　凡動風痙厥者均屬之

温病之動風，腎臟之眞陰必傷，水虧則木强，浸假而累及厥陰也，故熱邪深入下焦，脈沉數，舌乾齒黑，手指但覺蠕動，急防痙厥，三甲復脈湯主之，若熱深厥甚，脈細促，心中憺憺大動，三甲復脈湯主之，若既厥且噦，脈細而勁，小定風珠主之，若神倦瘛瘲，脈氣虛衰，舌絳苔少，時時欲脫者，大定風珠主之，大法以滋潤育陰，介類潛陽，與傷寒厥逆之用薑附回陽，大相逕庭，雖然，痙厥神昏，舌短煩燥，若見寸脈大，口氣重，顴赤，目睛赤，壯熱等，手少陰症未罷者，先宜牛黃紫雪等，開竅搜邪，再與復脈三甲，存陽潛陰，蓋厥陰證有手經足經之分，在上焦以清邪爲主，在下焦以存陰爲先也，而一切熱厥之治更可約之爲三，邪犯心包而陽明症少者，當芳香開竅，邪在陽明上衝心包者，當攻下瀉實，邪傳下焦而肝腎陰涸者，始用育陰潛陽，當須識此，勿令倒亂。

八．死亡期　凡温熱病至絕望時者均屬之

內經曰，熱病七八日，脈微小，溲血，口中乾，一日半而死，脈代者一日死，又熱病已得汗出而脈尚躁，喘且復熱，喘甚者死，又熱病不知所痛，耳聾不能自收，口乾，陽熱甚，陰頗有寒者，熱在骨髓，死不可治，又熱病已得汗而脈尚躁盛，此陰脈之極也死，又熱病脈躁盛而不得汗者，現陽脈之極也死，又熱病汗不出，大顴發赤，噦者死，又熱病泄而腹滿甚者死，又熱病目不明，熱不已者死，又老人嬰兒，熱而腹滿者死，又熱病汗大出，嘔下血者死，又熱病舌本爛，熱不已者死，又熱病欬而衄，汗不出，出不至足者死，又熱而痙，腰折瘛瘲，齒噤齘者死，又病温者，汗出輒復熱，而脈燥疾，不爲汗衰，狂言不能食，病名陰陽交，交者死也，此皆温熱病之死亡期也，夫温病死狀百端，大綱不越四條，一曰肺之化源絕者死、二曰心神內閉，內閉外脫者死，三曰陽明大實，腎水不濟者死，四曰肝腎陰涸，厥陽升逆者死，故温病之治，亦不越四法，一曰清熱，二曰瀉實，三曰養陰，四曰潛陽，危矣哉，微矣哉，神明運用，存乎其人。

三一七感言

張手陶

三一七是國醫節，就是吾們中醫界生死存亡的一天，所以紀念這一天，可以說慶祝我們中醫界的復活，我們豈能無緣系的感想呢？過去幾年的『三一七』，我們多隨隨便便，不知不覺的度過了，非但一點進展沒有，連個人的環境，受敵寇的壓迫，也未必能夠有相當的舒適，我想誰多承認這句話的，今年是勝利後第三個『三一七』，況且我南匯中醫師公會的二週年紀念，會員人數衆多，這就是我們精誠團結的表現，但是我們應當崇尚實際，切勿虛僞，今後大家負起責任來，趁此百廢待舉，萬事從新的現在，互相研討，有所發明，把自己所得的蘊量的披露出來，以供同好，勿守一家之秘，眩或欺人，適應社會需要，有所貢獻，發揚數千年國粹，永久保存現有地位，這才能免除廢止中醫的夢語啦！

療法舉要

陳雪生遺著

我師陳雪生先生，儒而醫者也。學貫造化，術通天人。性嗜阿美蓉，當吞雲吐霧，意興悠揚時，爲文則黃絹幼婦，治病能起死囘生，門人六十餘人，雖多鳴於時者，莫能窺及萬一也，本篇係摭拾前哲之說，未足顯先生之學，然偶因門人之間，不斟一書，立即成篇，其博聞强記，非因時乘運，欺驅成習者，可望其項背也。今先生墓木已拱，特錄是篇，投諸醫報，一以申私心之念忱，一爲我儕後學勉也。　門人張羹梅附誌。

疏解法：寒在表，風傷衛，宜疏解，麻桂湯。

解肌法：熱在表而無汗，宜解肌，葛根湯。

透表法：汗不出，宜透表，否則熱邪必傳裏。

雙解法：食與邪凝滯於腸胃之中，攻之，食去而邪未去，表之，邪去而食未消，應攻表雙下，以冀雙解。

和解法：寒熱纏綿於少陽陽明之界，半表半裏之間，只宜和解，用小柴胡湯。

辛涼淡滲法：白痦、水珠，發於肺胃，此必久鬱之溼熱薰蒸而發，應用辛涼淡滲之品，蔻全、竹葉、黃芩、米仁、茯苓、半夏、陳皮。

普濟消毒法：熱結三陽，頭面紅腫，且有白疱，眼目有眦，按所腫之處，軟而不硬者，此係風溫襲於頭面，用普濟消毒飲，一二劑自安。荆芥、黃芩、馬勃、丹皮、板蘭根。

化斑解毒湯：溫熱之毒，低於陽明，發於肌肉而成斑，應解斑化毒，大青葉、丹皮、犀角、金汁、金花。

芳香開竅法：熱邪內陷心包絡，神志糢糊，或起痙厥，或循衣摸牀，靈竅閉塞，非芳香開竅不爲功。紫雪丹、至寶丹、細石菖蒲、牛黃清心丸

淡滲法：溫邪在腑，不可發汗，當利小便，淡滲者，用清淡之品以滲溼也。

急下存陰法：邪食凝滯於腑，熱傷津液，若用生津之法，則熱邪不退，而津液愈耗，下則滯去而熱退，陰得存矣。大黃性寒逐食，能消一切陳腐之氣，枳實、厚樸、消食極效。

釜底抽薪法：熱勢狂熾，則津亡而發譫語，大黃能瀉大熱，亦急下存陰之義也。大黃、元明粉、黃連、厚朴。

通幽導滯法：熱結大腸，大便數日不解。欲攻則傷陰，不解則熱熾，乃用通幽門而潤大腸。郁李仁、麻仁、豬胆汁，探肛門附近之宿糞，而大便自通矣。

溫中法：寒溼在中，宜溫中散寒。

醒中法：溼爲重濁之陰邪非芳香不能化也。

理中法：慢脾風：久痢手足寒者，宜理中湯。

扶脾止瀉法：久痢久瀉，必傷脾胃，當扶脾以止瀉。

萆薢分清法：泄瀉不止，小水不多，非用萆薢分清不效。萆薢、黃芩、赤苓、澤瀉、藿梗、車前、六一散。分清者，分清濁之界限也。小便利，則瀉自止，而又加以和中芳香化濁之品，瀉無患不止矣，故本法治瀉極效。

培脾卑監法：土不及，曰卑監。瀉痢久虛，脾不運化，必爲水邪傷脾，當用培脾卑監。

補火崇土法：食停中腕，或久痢脾傷，脾不運化，補脾不效，非補火崇土不爲功。附子、安桂、生薑、干薑、甘草、或加人參。

逆流挽舟法：假如泄瀉不已，遺精久作，則津液易耗，眞陰易竭，非用固濇之品，則瀉不止，精難固。方用山藥、訶子、肉菓、蓮鬚、龍骨、牡蠣、金櫻子之屬。

升陽益胃法：胃氣宜降，熱氣薰蒸于胃，寒邪客膜原，則胃不思食，當用柴胡、升麻、金斂斛、香砂六君子湯。

苦辛寒法：胸悶身熱嘔吐，當用厚朴、半夏、陳皮、藿香、黃連。

苦辛溫法：胸悶身熱不嘔吐，當用荳蔻、厚朴、澤瀉。

扶陽救陰法：手足逆冷，自汗淋漓，氣促不已，非用附子、安桂、則不能回陽起陰。

濟陽法：陽氣發越於上，陰氣旋竭於下，非用濟陽，則陽氣化熱。介類屬陰，能濟陽氣，使不上行。

培土生金法：肺爲嬌臟，久咳陰傷，非用培土，則金何以生？白朮、山藥、炙草、雲苓、米仁、爲培土生金妙品。

清金救肺法：肺貯痰，鬱久傷肺，非清肅肺金不可。

葶藶瀉肺法：痰塞肺部，聲如曳鋸，非葶藶不能平。

阿膠救肺法：吐血傷肺，肺陰大虧，非阿膠不能治愈。

益氣養營法：氣爲血之帥，榮虛則氣必先傷，假如吐血症、血崩症，血無氣管束，則血不止，當用人參以益氣。

金鎖固精法：遺滑不止，腎陰大傷，非用金鎖固精，則精不止。山藥、五味、龍骨、牡蠣、蓮鬚、芡實、重著、加金櫻子。

乙癸同源法：肝腎兩虧、陰液枯涸、舌乾紅、胸次煩躁、口渴引飲、即用此法。元參、萸肉、生地、枸杞、白芍、天冬、巴戟天、肉蓯蓉。

睫毛長者多壽

琳

英國生物學者，格里雷特爵士，曾著有機械人生論，榮獲諾貝爾獎金，在一九四二年遊歷我國，回國以後埋頭研究，著有不少關於睫毛與壽命之論述，據他說「睫毛之長短可以決定一個人壽命之久長」胎兒初生時，若果幾乎看不見睫毛者，必定夭折，成年人睫毛在七分之一寸以上者，壽命最少在七十歲以上。

長篇專著

內經新解（續）

陳桐侯

脈搏至數（節錄素問平人氣象論）

人一呼脈再動，一吸脈亦再動，呼吸定息脈五動，閏以太息，命曰平人，平人者不病之人也，常以不病調病人，醫不病，故爲病人平息以調之爲法，人一呼脈一動，一吸脈一動，曰少氣。人一呼脈三動，一吸脈三動而躁尺熱曰病溫，尺不熱脈滑曰病風，脈濇曰痺，人一呼脈四動以上曰死，脈絕不至曰死，乍疏乍數曰死。

西醫診脈用手表，記每分鐘脈搏之次數，大約無病之人脈搏每分鐘七十二次，八十次以上爲數，不滿七十次者爲遲，吾國古時，並無鐘表，欲知脈搏之遲數，惟有驗之於呼吸，仰診脈僅記脈搏之次數不過知遲數而已，於測度病情實無多用處，故雖有鐘表，不用亦可也。中醫脈學於遲數之外尚有浮沉滑濇等等，第初學診脈第一部當先知遲數可候之於呼吸，呼吸以平人爲標準，病人之呼吸不可靠也，平人一呼脈二至，一吸脈亦二至，是呼吸之間，脈僅四至，而第三句則曰呼吸定息，脈五動何也，曰閏以太息故也，何謂閏以太息，蓋呼吸調換之際脈又一至，如歲餘之有閏也，如此者命曰平人，平人者不病之人也，凡學診脈當先知無病人之脈若何，然後考察病人之脈知與平人不同，故曰常以不病調病人，不病之人呼吸勻，病者其息亂，息亂則不能復診他人之脈，醫者不直，故能平心靜氣以診病人脈，吾人既知診脈之法，進一步當研究脈之原理，內經嘗言諸脈皆出於心，此與新生理血液循環之說吻合，循環系之發明在十八世紀，三百年前無有能言此者，而吾國古醫籍言脈者幾無一處不與循環系理論相合，則不得不佩服古人之聰明矣。茲請言循環系之大略：循環器最重要之物爲心，心腔有膈，分爲左右二部，兩部復各分爲二房，上曰心房，下曰心室，血液循環分爲二部，一爲大循環，卽全身循環，二爲小循環，卽肺臟循環，左心室通大動脈，左心房通大靜脈，心的四壁肌肉能自動伸縮，當收縮時能產生壓力迫使血液噴射至動脈管中，而當伸漲時能使外邊血液由靜脈管流入心房，如此弛張不已，血液乃流動不息，因爲心臟各部皆有活蓋，所以血液不致倒流，此活蓋名下流入，右心房通於右心室之口有三尖瓣，容血曰瓣膜心室而阻其回流，左心房通左心室之口有僧帽瓣，亦容血下流至心室而不使回流，右心室通肺動脈處有三半月瓣名曰肺動脈瓣，左心室通於大動處亦有三個半月瓣名曰主動脈瓣，半月瓣之作用使血祇向一方面行，卽由心向外流也，大動脈管形如樹幹，縣下有枝，枝復分枝至於極細，最細者爲微血管，非用顯微鏡看不見的微血管徧佈四肢百體無乎不達，聚集多數微血管結成小靜脈管更匯合而成靜脈管，最後集合而成上下兩大靜脈管，而入右心房，血液由大動脈管輸送及其分枝之小動脈，達於全身之微血管，以養氣供給各部分之需要，同時卽攝取各部分中之炭酸入於血中復由靜脈管導全身之濁血總匯於靜脈管，還流心之右上房，血液達於此部乃入右心室之內復出而入於肺動脈，經肺中之毛細管達肺靜脈，終入於左上房，最後達於左心室之大動脈管，往復循環，迴流不息，皆心臟自動弛張之力也，不但心臟之門各處皆有活蓋，卽動脈管中亦節節皆有栓塞以阻血液之倒行，動脈管壁有彈力，管中所容之血恆略逾於管所能受之量，故血行勢若噴射有進無退，前者旣去後者續來，心臟一次弛張，血行一次噴射，脈則一次跳動，是脈之跳動次數與遲數，卽心之弛張次數與遲速，而心跳動直接爲血之關係，間接因動脈微血管無乎不達，則爲四肢百體關係，無病之人心臟平均弛張每分鐘約七十二次，若以呼吸計之，則一呼一吸心之弛張爲五次也，心之弛張因血液關係，故血行疾速則脈數，血行緩慢則脈遲，血行緩慢至於一呼一動，一吸一動，則心臟血液不充，其輸入管之量不足以供四肢百體之需要可知，如此者實乃少血，而古人不謂之少血，却命曰少氣，以古人認定氣爲血帥，氣行則血行，凡遇血虛之症服補氣藥而有效故也，血行疾則脈數，人一呼脈三動，一吸脈三動，則一呼一吸合爲脈七至，血行疾速可知矣。血行所以疾速其原因有二，其一爲身體高熱凡病至化熱往往脈數，故云尺熱曰溫病，景岳云『尺熱言尺中近臂之處有熱者必其通身皆熱也。』脈數躁而身有熱，其爲溫病無疑矣，其次爲神經興奮，觀於飲酒及吸鴉片後脈則增數，因烟酒能刺激神經，而心臟本體之肌肉與動脈管皆有纖維神經密佈之故，神經興奮則血行增速也，身不熱而見脈數者，當辨其往來流利與否，脈往來流利者爲滑，不流利者爲濇，濇與滑適相對待，而症則大有分別，以脈管中血液充盈則脈必往來流利，若血液衰少則不流利矣，故濇脈爲氣滯血少，於症爲虛，滑脈爲血實氣壅，於症爲實。脈滑曰風脉濇曰痺，文亦對待，痺者閉也，風者動也，古人以動爲陽靜爲陰，虛症爲陰實症爲陽，其意若曰脉滑而數者身雖不熱猶是陽症，若脉數而濇者則爲陰症，景岳以爲風症痺症，似乎太泥，凡治病當以症候爲主，不當僅憑脈之滑濇而斷其爲風爲痺也，若一呼脈四動以上，則神經與奮過度，心房弛張奇速弛張之速度過於一定之程限，膜瓣不及啓開，遂致弛張之程序爲亂，此在劇烈運動時或飲過量之酒以致大醉後乃有此現象，然不過一時卽能恢復，若病中弛至一呼四動以上，則數近於亂矣，故曰死也，心爲君主之官，又爲循環器總匯之區，乃人體最重要之處，其工作不可停頓，脈絕不至是心臟工作停頓也，脈象乍疎乍數者，因藏氣已亂失其調節也，藏氣大亂至於神經不能調節，乃心藏工作將寂之預兆，是亦必死之徵也，凡診脈最須注意者爲死症，醫生最重要之事爲能辨生死。論語孔子曰『未知生焉知死，但學醫適相反，必先知死症而後能治不死之症，可謂未知死焉知生耶，本節開場論脈卽連書三個死症，學者當所注意矣。

時病新論（八）

張羨梅

腸傷寒　（治療）

溼溫證，嘔嘔不止，晝夜不差欲死者，肺胃不和，胃熱移肺，肺不受邪也，宜用川連三四分，蘇葉二三分，二味煎湯，呷下卽止。溼溫證，咳嗽，晝夜不安，甚至喘不得眠，暑邪入於肺絡，宜葶藶枇杷葉六一散等味。溼溫證，十餘日，大勢已退，惟口渴汗出，骨節痛，餘邪留滯經絡，宜元米湯泡於朮，隔一宿去朮煎飲。溼溫證數日後，汗出熱不除，或痙，忽頭痛不止者，營液大虧，厥陽風火上升，宜羚羊角蔓荊子鉤籐元參生地女貞子等味。溼溫證，胸痞發熱，肌肉微痛，始終無汗者，腠理暑邪內閉，宜六一散一兩，薄荷葉三四分，泡湯調下卽汗解。溼溫證，按法治之，數日後忽吐下一時並止者，中氣虧損，升降悖逆，宜生穀芽蓮心扁豆米仁半夏甘草茯苓等味，甚者用理中法。溼溫證，十餘日後，左關弦數，時腹痛，時圊血，肛門熱痛，血液內燥，熱邪傳入厥陰之證，宜做白頭翁法。溼溫證，十餘日後，尺脈數，下痢或咽痛，口喝心煩，下泉不足，熱邪直犯少陰之陰，宜做豬膚湯涼潤法。溼溫證，身涼脈細，汗泄胸痞，口渴舌白，脈中少陰之陽，宜人參白朮附子茯苓益智等味。暑月病初起，但惡寒，面黃口不渴，神倦四肢懶，脈沉弱，腹痛下痢，邪困太陰之陽，宜做縮脾飲，甚則大順散來復丹等法。溼溫證，按法治之，諸證皆退，惟目瞑則驚悸夢惕，餘邪內留，胆氣未舒，宜酒浸郁李仁薑汁炒棗仁豬胆皮等味。溼溫證曾開泄下奪，惡候皆平，獨神思不清，倦語不思食，溺數，唇齒乾，胃氣不輸，肺氣不佈，元神大虧，宜人參麥門冬石斛木瓜生甘草生穀芽蓮子等味。溼溫證，四五日，忽大汗出，手足冷，脈細如絲或絕，口渴莖痛，而起坐自如，神清語亮，乃汗出過多，衛外之陽暫亡，溼熱之邪仍結，一時表裏不通，脈故伏，非眞陽外脫也，宜五苓散去朮，加滑石酒炒川連生地芪皮等味。溼溫證，發痙神昏，足冷陰縮，下體外受客寒，仍宜從溼熱治，只用辛溫之品，煎湯熏洗。溼溫證，初起壯熱口渴，脘悶懊憹，眼欲閉，時譫語，濁邪蒙閉上焦，宜涌泄，用枳穀桔梗淡豆豉生山梔，無汗者加葛根。溼溫證，經水適來，壯熱口渴，譫語神昏，胸腹痛，或舌無苔，脈滑數，邪陷營分，宜大犀角紫草茜草根貫衆連翹鮮菖蒲銀花露等味。

藥物談　紫河車　脫力草之效能

徐德庚

紫河車：卽婦女生產隨胎而下之胞衣，在醫學上名爲紫河車，古方有極多成藥滋補強壯劑，用紫河車爲主藥，如河車丸，紫河車丸，河車大造丸等。

紫河車無胎毒者方可應用，尤其在世風日下，性病叢生之今日，以致遺毒於胎兒，胎衣當然不能避免，故而焙炙時候，將銀器同時插入，不現黑色者可用，如現黑色者卽證明有毒，不宜妄用。總之以初胎健康婦人爲佳，色紫爲良，紫河車性味甘鹹而溫，無毒，大補氣血，安心益精，治男女一切虛勞損極，血氣羸瘦，神志恍惚等症，極見效驗。

紫河車係血糊狀，使用前必須以米水洗淨去其筋膜，酒蒸焙乾研末，或炙爛搗碎，再隨各病而加入所宜藥物，另有一種服法，洗淨後，調和五味，當作菜肴吃，最好不使食服之人知道胞胎衣，以免疑心而損功效。

脫力草：許多地方農家有栽種者，收割以後，把與紅棗同煑服，以嘗一年之辛勞，功用是對於勞倦壯健筋骨有效。

此草在中醫書籍上卽是仙鶴草，吾人用作血症良藥，其所以作爲補品的原由，考之醫書經驗，其中含蛋白質學膠質爲其作用之主因，故於黏胞之鬆懈，細胞之繁殖，血管上受損，能使收縮凝固血液，如此看來，對於血症之外確有補養能力，莫怪鄉間認爲經濟補品矣。

醫學研究

小兒直腸痙攣的病理和治療

沈伯超

現在醫藥人員，有着一個共同的缺點，就是大家不知道利用血行的運輸作用以增强自然抗能，以致許多的病症不能解決。推其原因，除了病菌以外，實以血行障礙的病證，佔着最大的數字。病理學上，對於這一個問題，只有名詞的記載，還沒有應用到病類上去；因此纔有許多病證不能解決，這不是技術的優劣，而是病理的缺點，故此離着病理的實施距離尚遠哩。要知因爲這血行生凝，可以產生三個問題：第一血行生凝則內分泌滯濇，亦可謂之發育機能失效。第二因此造成運輸作用廢弛可致血變質。第三病菌乘機繁殖，以致病勢變惡。現在我們報告關於第一個問題，所造成的直腸失效，不能大便的病證？

病者：東一道巷一號，江姓男孩，因不能大便，於七月廿一日就診。病狀及經過：病兒不能大便，已十八月餘，肚子儼然如臨盆孕婦時兒母已孕六月，兒腹比母腹仍大一倍。氣喘口張，痰鳴如鋸，面慘白消瘦，毫無血色。腹上青筋暴出如綱，臂腿細瘦如柴。兒自生後，從未自已大便，某西醫謂兒小不會大便，每六七天灌腸一次一直維持了這一年半的時光。

病理：這一個病證，可以說它完全是血行生凝的病證；人的血行和大小便，有着極密切的關係。腸液的分泌調勻，然後可使大便依時排泄，如果腸液分泌滯濇，灌腸的結果，反可造成血液的內向性衝動「這一個名詞，並不見於病理學，乃筆者依實地的經驗而立名，至於此名詞的否成能立，請學者繼續研討指正」，這一個內向性的結果，久病者可致虛脫。此乳兒遂因暫時的便秘，造成年餘的不便證。如病兒的腹大，青筋暴露氣喘，痰鳴，無處不表示出，這是血行生凝而影響內分泌使然。

診斷：脉弦大苔色青，並有紫斑，弦爲血行失暢，大爲鬱血不泄。以及苔青有斑，也是血行生凝的表現，尤以灌腸誘致血液的內向性，以致腸壁的分泌作用休止。醫生破壞了天賦功能，幾置人於死而不知悟，前聞本省某廳長少君，即因此病而死！

治療：宜清絡增液加大黃湯「兒科更新方」：凌霄花錢半、杭芍、楮實、茺蔚子各三錢，橘絡、大黃各一錢、通草八分、生黃芪二分。

二十二日復診：張夫人告以早三四時，兒哭約半小時，繼出恭連續三五分鐘，兒即睡去，現兒腹微軟，仍不見小，呼吸較勻。脈微弦，苔絳膩，微爲血行障礙減低，弦爲血行仍欠通暢，與舒絡調中湯：忍冬藤二錢、杭芍、茺蔚子、車前草、小薊、茅根、各三錢、甘草錢半、橘葉一錢、大黃、木通各四分、生分黃芪二分。

二十四日再診：脈濡緩，苔絳兒腹已減三分之二，大便黑臭異常，惟兩肋仍張，較腹高出二三寸，加絲瓜絡，牛膝各錢半再服之。

二十六日再診：脈濡弱，苔絳爲血行已暢之象，病兒胸腹已如常兒，大便仍現深黃，面部及腹部青筋盡退，面色紅潤，痰鳴盡止，與清絡增液湯「即第一方去大黃加麥冬三錢」，再二劑可勿藥矣。

「三一七」貢詞

褚潤庭

一年一度國醫節，與奮紀念「三一七」，試問從何而產生，具詳經過爲君述，奸邪混入炎黃儔，用夷變夏將醫黜，建國紀元一八春，腥風羶雨昏天日，幸周攘夷揭義旗，傳檄九州響應疾，霎時波撼春江潮，全國代表羣團結，民意沸騰爭生存，中醫基礎始復定，倏爾光陰十九年，回憶情緒洶壯烈，豈知倭寇突侵華，文化摧殘幾滅跡，幸賴元首著奇勳，山河光復民主立，職團競選推賢能，發揚光大甚愉悅，設非「三一七」於先，榮膺參政從安出，莫謂有恃足無恐，更須科學求精益，莫謂待遇已平等，若干機構中醫缺，民族復興在爭持，一心一德促實現，衆志成城力量宏，親愛精誠互團結，盡力鞏固職業團，庶幾不負國醫節。

編後譚

本期醫刊，受到物價波動的影響，紙張印刷費激增，超出預算之外，公會方面收支不能平衡，于是不得不將二三月份醫刊，合併出版，又因爲子讓兒的拖恙，桐侯先生的診務繁忙，加之本人的懶惰，因此遲遲發稿，趕不上大會之前與讀者相見，十二萬分的抱歉，尚希原諒。

去年本會十份之八的會員，投票擁護的國大代表陳存仁先生，最近已金榜掛名，以陳先生的學識才能，當選國大，實在是再好沒有的了！還有中醫先進丁濟萬先生同時當選，上海一地產生二位中醫代表，值得慶幸，本會在祝賀之餘，需要他們出力幫助的地方很多，記得本會去年大會中決議辦一醫學圖書室，因限於經濟，至今未成，陳丁二先生藏書甚富，不妨請他們協助，賜予本會同道精神的食糧，是我們衷心企求的。

本刊的登記證，最近已有內政部頒到，屈指前年夏間聲請登記日起，時間經過一年有餘，手續表格一換再換，今日能夠登記合格，已是很幸運的事，現在有了這道護身符，希望同道諸公，合力栽培，多下種子，使這塊園地，開出燦爛之花，生命垂諸久遠，那是編者所切望的。

上期所載「論膏滋藥」因續稿未到，暫停一期。

南汇医报

會務

南匯縣中醫師公會第二屆第十次理監事聯席會議錄

日期：卅七年二月十六日　地點：鶴沙分辦事處
主　席：倪國鑫　紀　錄：吳菊人
報告事項（略）　討論事項（一）本年度會員大會應否召開請公决案。决議：應予召開，先行籌備，定二月二十五日召開籌備會。（二）籌備會員應如何推定案。决議：推定本屆理監事及各辦事處主任爲第二屆第二次會員大會籌備會員。（三）會所房租自三十七年一月份起增爲每月租米三斗請追認案。决議：國藥業會負半數外月遞租金米五升，應予追認。

南匯縣中醫師公會第二屆第二次會員大會籌備會會議紀錄

日　期：卅七年二月廿五日　地點：本會會議室
出席者：龔漢聲等十四人
主　席：倪國鑫　紀　錄：陶泉孫
報告事項：（略）　討論事項：
（一）確定大會日期地點案　决議：定于三月十七日上午九時假南門中山堂舉行
（二）推定大會各股職員案　决議：推定陶泉孫爲總務股主任　倪恩圃爲會計股主任　姚維峯爲座務股主任　顧貫一爲文書股主任　楊季藩爲招待股主任　各辦事處主任爲股員葉峨璋爲審查股主任
（三）確定會員膳食案　决議：每會員以一客客飯價格爲標準

三十七年一月份收支報告

收入之部

經臨費	八八一〇〇〇〇元
月刊廣告費	五〇〇〇〇〇元
卅六年十二月份結存	一四五六六〇〇元
合　計	一〇七六六六〇〇元

支出之部

經臨費	九四六〇六〇〇元
合　計	九四六〇六〇〇元
收支兩低結存	一三〇六〇〇〇元

三十七年一月份支出計算表

摘　要	金　額
職員薪水	一五〇〇〇〇〇元
職員津貼	九〇〇〇〇〇元
文具筆墨	九八〇〇〇元
紙張	一四五〇〇〇元
印刷簿籍	一二二二五〇〇元
購置	二六〇〇〇〇元
郵票	二二〇〇〇〇元
報費	二一三〇〇〇元
川膳	九四〇〇〇元
理監事會膳	三五九〇〇〇元
辦事處主任會膳	五八〇〇〇〇元
繳款川扣	二四九〇〇〇元
消耗	四四〇五〇〇元
雜支	三〇〇〇〇〇元
省中醫師公會一月份經費	六〇〇〇〇元
醫學月刊	二六四〇〇〇〇元
浦東報廣告費	一七九六〇〇元
合　計	九四六〇六〇〇元

三十七年一月份經臨費收入計算表

科　目	摘　要	金　額
經常費	魯匯辦事處	四一萬元
經常費	張江辦事處	二二萬元
經常費	北蔡辦事處	二二萬元
經常費	御橋辦事處	六萬元
經常費	江鎮辦事處	七六萬元
經常費	大團辦事處	五四萬元
經常費	馬廠辦事處	六萬元
經常費	周浦辦事處	一五六萬元
經常費	萬祥辦事處	二二萬元
經常費	惠南辦事處	九四萬元
經常費	六灶辦事處	三〇萬元
經常費	泥城辦事處	一五萬元
經常費	三墩辦事處	一八萬元
經常費	下沙辦事處	一四萬元
經常費	新場辦事處	一五萬元
經常費	坦直辦事處	三萬元
經常費	召樓辦事處	一五萬元
經常費	祝橋辦事處	一八萬元
經常費	二灶泓辦事處	八萬元
經常費	李家橋辦事處	十八萬元
臨時費	入會費	九六萬元
臨時費	補助費	一二〇萬元
臨時費	證書章費	二二萬元
臨時費	月刊廣告費	五〇萬元
合計		九三一萬元

補助費徵信錄

朱鏞	念萬元
郁階平	念萬元
徐文達	念萬元
楊季藩	卅五萬元
唐思義	念萬元

三十七年二月份收支報告

收入之部

經常費	七五〇〇〇〇〇元
特別補助費	五五〇〇〇〇元
月刊廣告費	二〇〇〇〇〇元
一月份結存	一三〇六〇〇〇元
合計	九五五六〇〇〇元

支出之部

經臨費	八九一三一〇〇元
合計	八九一三一〇〇元
收支兩低結存	六四二九〇〇元

三十七年二月份經臨費收入計算表

科目	摘要	金額
經常費	惠南辦事處	一四萬元
經常費	黃鎮辦事處	八萬元
經常費	談鄔辦事處	二三萬元
經常費	大團辦事處	六〇萬元
經常費	彭鎮辦事處	八萬元
經常費	鹽倉辦事處	二一萬元
經常費	祝橋辦事處	一〇七萬元
經常費	橫沔辦事處	三六萬元
經常費	坦直辦事處	二九七萬元
經常費	新場辦事處	三三萬元
經常費	下沙辦事處	四四萬元
經常費	召樓辦事處	二三萬元
經常費	濱浦辦事處	二二萬元
經常費	蘇橋辦事處	一五萬元
經常費	周浦辦事處	六萬元
經常費	御橋辦事處	四萬元
經常費	張江辦事處	二九萬元
臨時費	特別補助費	五五萬元
臨時費	月刊廣告費	二〇萬元
合計		八二五〇〇〇〇元

三十七年二月份支出計算表

摘要	金額
職員薪水	二四五〇〇〇〇元
職員津貼	一九九五〇〇〇元
文具筆墨	九四〇〇〇元
紙張	二二〇〇〇〇元
印刷簿籍	六六〇〇〇元
購置	七五〇〇〇元
郵票	二九〇〇〇〇元
報費	三五三〇〇〇元
川膳	八〇〇〇〇元
理監事會膳	三五〇〇〇〇元
籌備會膳	一二七〇〇〇〇元
繳款川扣	六二二〇〇〇元
消耗	二五〇〇〇〇元
雜支	四一二〇〇〇元
電燈費（一月份）	一一六一〇〇元
省中醫師公會二月份經常費	六〇〇〇〇元
浦聯報廣告費（一月份）	六〇〇〇〇元
贈龔縣長立軸	一五〇〇〇〇元
合計	八九一三一〇〇元

南匯縣中醫師公會會員錄

姓名	性別	年齡	籍貫	通訊處
朱鏞	男	四三	江蘇南匯	大團南市戴春和國藥號
郁階平	男	二九	江蘇海門	周浦張成大國藥號
徐文達	男	二九	江蘇奉賢	南四團天知堂泉記國藥號

三十六年十二月份經臨費收入計算表

科目	摘要	金額
經常費	周浦分辦事處	一九〇〇〇〇元
經常費	鶴沙分辦事處	五五〇〇〇〇元
經常費	北蔡分辦事處	四五〇〇〇〇元
經常費	祝橋分辦事處	五〇〇〇〇〇元
經常費	御橋分辦事處	三九〇〇〇〇元
經常費	黃鎮分辦事處	一八〇〇〇〇元
經常費	惠南分辦事處	二〇〇〇〇〇元
經常費	坦直聯合辦事處	一八〇〇〇〇元
經常費	江鎮分辦事處	九〇〇〇〇元
經常費	二灶泓分辦事處	四〇〇〇〇元
臨時費	入會費	二四〇〇〇〇元
	補助費	六二〇〇〇〇元
	證書證章費	五〇〇〇〇元
合計		五三九〇〇〇〇元

（此表曾刊上期後段數項爲手民遺漏用特補刊）

民間實驗效方（四）

姚子讓

——內科雜病類——

▲鼻衄方▲

陳年尿壺火上烘熱，向鼻薰之。或用亂髮灰研末吹鼻孔，韮菜汁一杯飲之均愈。

按經言春夏善病鼽衄，治法不離清降，陶節菴曰：若衄成流者不須服藥，少刻自解。然亦有不自解者，必採有效方法而方有不能速愈者，厥爲浴酒奇治法，凡遇鼻血盈盆者，用酒一二斤盛諸盆，扶病者足浴之，復以毛巾浸溼蒙自膝脛，逾時未五分鐘血出可少，再浸片時即止，特錄之，未敢秘也。

醫訊

中醫師服兵役　省會電請國防部緩召

（本刊訊）本會理事長倪國鑫，理事楊季藩，去年出席江蘇省中醫師公會成立大會，提出「醫療技術人員，不應列入普通兵役，請轉呈中央另開訓練班，造就軍醫人材而利救護事業」一案。經省會通過，電請國防部施行，茲採錄原文如下：

國防部部長白鈞鑒：屬會依據第一次理監事聯席會議討論，南匯縣中醫師公會提議，中醫師應請求緩召兵役一案，議決通過，經紀錄在卷，臚陳情由有三：（一）中醫師爲專門技術人員，業經考試院檢覈，並依據專門職業及技術人員考試法第十二條之規定，頒給中醫師考試及格證書。（二）中醫師在後方執行醫師業務，可負民衆疾病治療之職責，在戰時如略施訓練，可爲軍隊救護之工作，於國於民咸關至要。（三）兵役法第廿六條第一款，「現任有關國防工務之專門技術員工，經審查核定者，」預備役及國民兵役得延緩召集。／綜上三點，用特電請鈞長審核，對中醫師預備役及國民兵役，准予緩召，不勝感幸之至，江蘇省中醫師公會理事長褚潤庭叩　卅七　廿　東

●考試院檢覈時一部份要「面詢」

『本刊訊』考試院關於中醫檢覈，在三十六年八月重訂『中醫師考試聲請檢覈須知『內載明『……前項考試之檢覈，必要時得舉行面試，面試辦法另訂之』聞考試院對於各省聲請中醫認爲有疑問時均着本人來京參加『面詢』，限定時日，隨帶筆墨硯持該院通知信到京面詢，不到者檢覈事件即行中止辦理，據上海方面赴京面詢者歸來談話，據云：面詢者實係筆試，題目隨時不同，上次題目內科爲『傷寒六經綱要』外科爲『綠豆痘屬於何種經絡』談者題目不甚記憶清楚，大致即如上面二題，筆試者筆答三五百字亦可，稍長亦可，比較『三十五年度中醫考試』簡易多多也。本報因各地醫生接獲面詢通知者甚多，想係三十六年八月以後之新訂辦法，檢覈者非全部面詢，大概縣政府證明後認爲有疑問者抽取一份面詢之。

南匯醫學月刊

第二卷第八號

發行人 王正章　編輯者 陳桐侯 張延仁 姚子讓

評論

論開業術

陳桐侯

十年前之某日，與老友馬子景圓聚談於南城，偶然論及開業之術。景圓啞然曰：依我之方法，祇有風馬牛三字訣耳！景圓善滑稽，然味其言含譏帶諷，不勝憤世嫉邪之感！其意今之號稱時醫者，不必深明醫理，但對於人情世故剔透玲瓏，衣服麗都，舉止濶綽，口佞善辯，應對如流，兼能迎合病家之心理，而具拍馬吹牛之本領。故能得社會羣衆之信仰，而求診者門庭若市。噫！誠如此則中醫界尚可問乎？然而環顧同道，果盡能免風馬牛之譏哉？此有心人之所以感喟無窮也。語云道無術不行，當今社會人士，有識者少。縱有生死肉骨之能，而不見信於人，亦屬徒然。是故初出茅廬之同道，對於開業之術，有不容不討論者。爰就鄙見申述如下：

鄙意開業之要訣有四字：曰勤樸誠敬。今姑捨道言術，勤之一字：非指雞窗燈火，乃對於病家求診，不懈怠不傲慢之謂也。凡病人之望拯於醫生，急於星火。苟非診務忙碌時，無論如何不可故延時刻。回憶某歲鄙人臥病滬寓，每日倩友人徐惠方診治。時敝寓在普恩濟世路，徐君寓勞勃生路。徐君飯後即來，鄙人猶心嫌其濡滯。若以此推己及人，則今日病人之待吾診治者，其性情之急，不言可知。彼既望穿秋水，而吾何忍姍姍其遲耶？

樸字不僅指衣服樸素：凡臨診時舉動言語，要謹愼周詳，切忌鹵莽，庶幾易得病家之信仰。吾輩平日與朋友交談，儘可不拘禮節。但一至病家，穿房入戶，週旋於婦人女子之間，豈可任意諧謔。若舉動佻闥，語涉輕浮，則人將鄙視之矣。是不可不愼也。

誠字最爲重要：嘗謂醫生之於病人，猶如家人父子，痛癢相關，當處處開誠佈公。盡吾心力，拯救疾苦，絕不可稍存欺騙之心。蓋醫之業務，並非肥差美缺。要能任勞任怨。當以治病爲責任，不當視爲營業。以營業之目的爲利，若以利爲目的，則不用欺騙，何由賺錢。診金雖爲應得之酬報，亦當原諒病家之環境。論寡爭多形同市井，殊屬不取。至有臨危症而索重金，則其罪甚於落阱下石矣。

敬字對同道而言：凡同業最易嫉妒，須知嫉妒乃婦人之行，非丈夫之所當爲。我國古時盛行一夫多妻制。富貴之家，往往金釵羅列。爲爭寵計，不得不互相嫉妒。吾輩爲醫，既無事爭寵。治病而愈自能聲名鵲起，攻訐他人奚爲？而況爲學貴在虛心，同道切磋，獲益非淺，所謂他山之石可以攻玉也。尤忌自滿，如欹器置物，滿則傾覆，尚何進步之足云。夫邱陵以外，高山正多。潭水之外，江河徧地。烏可恃其襪線之才，而遼豕自尊，夜郎自大哉！

以上四字，爲鄙人之開業術。三十年來，服務鄉里，診務雖未及時醫之忙碌。然尚能得中下級社會之同情。鄙人惟自咎學術未精，治病無優異之成績，決不歸咎於用術之不當。諸君苟以吾言爲法，較諸徒恃風馬牛者，自有天壤之別。至於享大名爲大醫，門庭若市戶限爲穿者，則彼輩自有其前因後果。吾非惡此而逃之，是有命焉，不可倖而致也。

本刊四五月併爲一期，其原因不僅經濟拮据，且稿件亦不敷殊甚。張子延仁編輯既竟，以封面論文尚付缺如，特遣高足來舍索余撰稿。適有同道某君，在師門修業期滿，行將懸壺問世，承詢開業之術於余。不辭譾陋，作此文以貽之。並錄付張君，爲本刊補白。

中華民國卅七年五月十六日　南匯縣中醫師公會出版　社址：南匯西門

醫訊

全國中醫師公會聯合會代電

（本刊訊）國民大會已於五月一日圓滿閉幕，有關醫藥重要提案，業經通過多件，至於成效如何端賴同仁協力推進，茲接獲全國中醫聯合會來電，除報告提案內容外，廣徵意見，同仁如有超見遠識，請逕寄太平路建福里六號，原文如下：

「爲電知本屆國民大會通過有關中醫藥提案檢寄當前我中醫藥界急應繼續解決之十大事項廣爲徵集意見卽希查照迅予見復由」國民大會三十七年四月二十一日舉行第十四次大會下午沈慧蓮主席於四時四十分已正式將中醫師公會代表賴少魂陳存仁林季祜柳贈春丁濟萬鄭邦達丁友竹吳承菌邱熙平馮子鈞等十人提出及谷正綱岳持齋程濬等代表所連署共五二九人之發揚我國固有醫藥以保民族健康並塞漏卮而固國本案暨西醫師公會代表胡定安范守淵徐梓楠華叔君趙伯鈞屢鏡澄等六人所提出及郭卿五趙鼎三等代表所連署共三十三人之請速修訂醫師法以明職業系統而正視聽案通過送政府辦理並將西醫師公會代表胡定安范守淵徐梓楠華叔君謝能陳璞第六人及陳慧謨陳繼烈等代表所連署共二十六人之請政府加緊大量培植醫事人員以應衛生建設需要案依照審查意見增添中西二字通過擬送政府迅辦查本會代表提案內之辦法爲一、撤銷衛生部下之中醫委員會另在行政院下設立中醫藥委員會管理全國中醫藥行政事宜二、依據憲法國民教育機會均等之原則由教育部在本省市設立中醫藥研究院及專科學校並獎勵私立中醫藥專科之設立及自由發展三、各省市縣一律由國家依中央與地方之性質普設中醫院中藥廠對於中藥製藥人員並應明定爲藥劑師西醫師公會代表提案內之辦法爲一、從速修訂醫師法二、現有醫藥學院校應充實師資設備逐漸擴增學生名額三、醫藥學院校學生應依師範學校學生一律享受公費代遇畢業後担任公醫職務四、選拔優秀醫藥學人員出國進修以培養醫藥師資五、各省設置衛生人員訓練所訓練從業衛生工作人員根據以上八項辦法之原則本會因是產生當前急應解決之十大主要事項茲爲達成本會第二步要求在立法委員會議之完全勝利起見相應檢同「本會急應解決之十大主要事項」一份廣爲徵集意見事關吾人切身利益卽希查照迅予見復爲荷中華民國全國中醫師公會聯合會（卅七）卯養京全秘卽附表一份

本會急應解決之十大主要事項

一、如何組織中醫藥委員會？及如何使中醫藥委員會能眞正達成管理全國中醫藥行政事宜之任務？

二、如何由教育部在各省市設立中醫藥研究院及專科學校？

三、如何獎勵私立中醫藥專校之設立及自由發展？

四、如何使各省市縣一律由國家依中央與地方之性質普設中醫藥中藥廠？

五、如何明定中醫製藥人員爲藥劑師？或藥師？（本屆大會陳代表璞等二十六人提請政府授醫劑師名稱仍恢復爲藥師案已通過擬送政府從速辦理）

六、如何修訂醫師法？

七、如何使現有中醫藥學院校充實師資設備及逐漸擴增學生名額？

八、如何使中醫藥學院校生生依師範學生例一律享受公費待遇畢業後担任公醫職務？

九、如何選拔優秀中醫藥學人員出國進修以培養醫藥師資？

十、如何使中醫藥界參加各省將設置之衛生人員訓練所從業衛生工作人員？

衛生部加強中醫中藥設施

（本刊訊）衛生部部長周詒春氏出任以來，對於中醫中藥頗有深切認識，而有扶植中醫中藥之決心，將來可望其指導中醫藥，入於科學境地。衛生部三十七年度工作計劃中，對於充實中醫中藥設施，列爲重要工作，茲探錄原文如下：

（一）訓練開業中醫

中醫師應加訓練，前送經中央全會及國民參議會決議有案，亟應積極進行，本年度卽由部製訂（訓練方案），分發各省市衛生行政機關遵照舉辦，並擬由部先在首都創設中醫師訓練所，藉立楷模，分期招收開業中醫師，授以現代基礎醫藥及傳染病預防知識，以充實素資，裨助公共衛生之推行。

（二）籌設首都中醫院

中央設置中醫醫療機構，當自三十三年陪都中醫院成立時始，惟該院以限於經費，迄無病房及檢驗設備，致鮮有進步，亟應調整充實，本年度擬於南京創設首都中醫院，先設病牀五十張，以後逐漸增加，並將原設重慶之陪都中醫院改爲首都中醫院重慶分院，俾使管理。

（三）編印統一古方丸散膏丹集

古方丸散膏丹，依修正管理成藥規則之規定，凡經本部許可者，可無須化驗頒證，惟此項古方丸散膏丹爲數極多，其中有效者固屬不少，而效用不確者亦非無有，且方書所載各藥之原料效能及主治亦不一律，實有統一釐訂之必要，擬卽由部徵集資料，編訂統一古方丸散膏丹初編，印發各地中藥商遵守，以期劃一。（下接十一版）

學說

青年最多之病

海曲鼇工

近來肺癆病流行（卽肺結核）傳播甚廣，尤以去年爲甚。鄙人僻處鄉曲，交通不便，鄉人有病多邀請出診，至於抱病踵門求診者，素來寥若晨星。客歲全年門診雖無統計，惟患肺癆者除出診不計外至少亦當數十人，其中十之八九皆爲青年，中年以後者僅見一二。以此推之，則名望較高而門診較多之醫家，療治此病其數當不止倍蓰矣。其症狀多數爲咳嗽咯痰咯血，或痰中帶血，胸痛呼吸困難。亦有並無胸部症狀，而以肌肉瘦削食慾減退皮膚及顏面蒼白精神疲乏微熱及盜汗等全身症狀起始者。本病多爲匐行漸進徐徐起始，欲質病人以精確之發病時日，類多茫然不知。因初起多認爲傷風感冒毫不介意，或竟認爲跌仆損傷而就傷科醫治者。經時稍久，漸疑爲癆。大抵此症初期必發熱症狀，以其熱甚微而病人不自覺耳。本病有急慢性二種；急性者進行極速，不數月卽死，俗稱百日癆。慢性者病情經過極慢，胸部症狀並不著明增惡，發熱極輕或無，營養狀態佳良，數月之後尚難得見病勢進行之跡象。此際須視養生法之如何而定病勢之進退。如養生得宜，數年間殆近於健康。咳嗽爲本病之主徵，一般多夜間劇咳，然亦有不甚咳者。咯痰質量無定，通常多黏液膿性，膿者成爲小塊，然亦有痰多稀薄與普通傷風咳嗽無甚分別，間有無痰而乾咳者。咯血亦無一定；普通多痰中混有少量之血線，亦有血量甚多者。大約肺之小血管壁因結核性變化而破壞，則見多量之血。空洞內肺動脈分枝所生之小動脈瘤破裂時，則咯血之量更多。其誘因爲過勞或劇咳，古人所謂陽絡傷則血外溢是也。以上爲一般肺癆病最普通之症狀。此外有一兼見症，恆爲醫家病家所忽略而事實極危險者，則當病發時腰酸夢遺顴紅潮熱盜汗，甚至見色流精無夢而遺。此雖非肺癆病必具之症狀，然青年患此者甚多。肺癆病源，考之西籍，謂係結核桿菌爲祟所致。細長之桿菌，其長約爲赤血球直徑之四分之一至三分之一，兩端略圓，內容不一，由各個之粒（毋克氏粒）而成。本菌不僅棲於身體之內，且得於身體內繁殖之。不僅身體內也，在身體外亦有繁殖之能力。對於溫度溼度及化學藥品，抵抗力甚強。故本病蔓延甚廣也。桿菌能傳染於健康之人，最多由痰爲之媒介。以含有病菌之痰乾燥飛散時，最易傳染於人。痰在屋外者，病菌多爲日光殺死，危險略少。屋內者危險殊大。觀於近日患肺癆者多數爲紅幫裁縫，其故可知。以上海人口過多，房金昂貴，勝利以來，屢鬧房荒之患，開外國成衣者，尤難得高堂大廈。自工資飛漲各工友熒膏繼晷晝夜開工。衆數十人於斗室之內，苟有一人患肺病，勢必蔓延傳染其危險情形自在意中也。西醫太注意病菌，故對於預防方法但求減少傳染之機會，至於治療則並無特效藥，施諸病人惟有對症療法而已。且所謂對症治療者僅限於肺部，對於遺精症狀則以爲不是肺病，絕少注意。友人某君告余兩事，頗堪發噱。渠自言曾在肺病期中徧請上海諸大名醫診治，所至皆赫赫有名之醫院，經診繼者皆鼎鼎大名之專科醫師，診察時諸醫師都戴口罩，與病人問答時

本期目錄

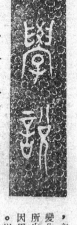

其首輒他顧，診畢忙用消毒藥水擦其手指，如此預防不可謂不週。然所遇諸醫師，其自身類多亦患肺病者，可知預防亦未必有效也。又有一次進某醫院中，目覩病人某甲面色萎黃，自言每晚遺精，而醫師用愛克司光照其肺部，謂已經復原，强令出院。夫醫以治病爲責任，豈有肺部已愈而他病遂不顧哉！吾國舊醫理，有乙癸同源木火刑金之說，驟視之似荒誕不經！然以臨牀經驗證之，凡患肺癆病者，輒與性病及神經系有連帶關係。遺精乃性病，中醫書謂爲屬腎。患腎病之人多疑善怒，乃神經衰弱所致，中醫書謂爲肝病。皆肺癆病恆有之見症也。顧性病從何而來？則大都起於妄想。凡淫書淫畫灘簧戲劇有關風化者，皆能導人想入非非。青年遇此，往往不克自主。初僅妄想，繼犯手淫終至遺精盜汗，身體抵抗力衰弱，外遇結核桿菌乃得乘虛侵襲而肺癆成矣。可不哀哉！回憶余年十五歲時（民國元年），就私塾讀書，寄宿數里之外，每逢假期則回家小住幾天。童年喜閱圖畫，家藏圖書卷軸之類輒被余亂翻，所閱殊少當意。私意以爲所藏必不止此，特未盡翻之能事耳。乃於某日乘祖父出門，私翻其祕密之箱篋，搜得清代名畫家玉壺外史改七薌先生之彩色人物手卷，展視之中凡斗方十二幅，不意所畫乃春宮祕戲，設色既工麗絕倫，用筆尤細膩生動，玉軟香溫，躍然紙上。時余方情竇初開，諦視良久不忍釋手。至晚就枕，夢爲紅樓中之賈寶玉，醒而已洩汚及短袴，初甚驚恐，繼則安之。嗣後隔數日輒夢，夢見畫中人物醒必有遺。有時性慾衝動，以兩股夾其勢至遺泄乃止。雖非手淫其害實與手淫等。而身臨其地時實不知其貽害無窮也。翌年春肄業於本邑縣立第四高等小學校（即新場正明公學），校長葉貞柏先生管教甚嚴，英國算功課綦重，余以插班生故倍覺費力。時有同學某君與余年相若，程度相等，同級復同宿舍，天姿穎異而性殊嫉妒。余爲競爭心所驅使，誦習尤勤，恆非子夜不睡，夢遺之病反因此若失。至十七歲暑假時（民國三年）高小畢業，考取江蘇省立第三中學（校址在松江），而父親不允遠離，强令在家習醫。所願不遂，抑鬱無聊。偶憶前事，復翻箱篋而卷中畫面已被揭去，不知所在。以意測之；余之竊閱，殆已爲祖父發覺矣。古法畫人，白嫩肌膚悉染鉛粉，裝裱既久，畫面雖已揭去，而留痕底頁，隱約可辨。不覺對形漸入遐想，而舊病作矣。自是夢遺盜汗，體漸尫羸。父母不知，猶憐余讀書用心過度，輒勸稍休。時堂叔霽槎執教鞭於篘里母校，知余抑鬱，以語葉師。葉師憐之，手書招余到校代課，余因此復得補習之機會。明歲蟬聯，雖任初級教師，每日授課僅一二小時，暇則隨同學聽講。擬乘此繼續上進，故對於英算不得不努力用功。思想改入正軌，而夢魂安穩諸恙胥蠲。下學期乃得考入江蘇省立第一工業學校（校址在南京城內復成橋）。肄業半年，詎料又遭洪憲之變（民國四年底），海內騷然。將近寒假，校中正在考試，而先祖以愛孫情切，急電催回，復令習醫。明年余十九歲，至陰曆九月爲余結婚。在此一年之中，不啻身入囹圄，其襟懷抑鬱，自不待言。時余內難二經已讀，先祖教讀景岳全書張氏醫通等，督課甚嚴，不敢不從。午後祖父出門，始得休息。黃昏知老人將歸，復出書誦習。松窗風雨，一燈熒熒，如在學校時也。惟時余志不在醫，勉强讀書，殊乏興趣。每俟祖父出門後，偷閱本坊小說，以資消遣。於是三國水滸紅樓夢等，刻不離手。最壞者爲舊小說倭袍，敍述王文刁劉氏穢事，金瓶梅則描寫潘金蓮淫史。閱之令人神魂飄蕩，腦海中充滿妄想，由意淫而漸及手淫，遺精之病，幾至無可挽回。婚後卽患早洩，牀笫之間，有苦無樂，生人之趣，殆已索然。自念長此以往，去死不遠。不覺凜然以懼，因懼生悔，遂燬淫書。卽言情之作，亦不敢再閱。午後偷閒，學書自遣，購黃自元臨本玄秘塔碑摹之，有時學寫漢隸，亦以錢梅溪所臨爲範本。志不求工，聊冀藉此屏除妄想而已。偶閱游子六氏詩法入門，因知平仄押韻之法，乃更閱唐宋元明人詩集。自此課餘之暇，專以吟詩習字爲消遣之法。行之既久，病體復健康。逾年而內子懷姙。迄今回想前塵，猶有餘悸。深知當時若不悔過，則墓木早已拱矣，安有今日哉！然此猶可謂因淫書畫引起性病，而未成肺癆者也。吾乃再述一西醫所斷爲肺癆者：比隣吳姓，向設福利箱廠於上海虹口百老匯路，十餘年前，其次子某忽患咯血，西醫用愛克司光照視，斷爲肺癆。其母惶恐無措，徧延浦東西中外名醫診治，歷年餘未愈。一日余遇其母於途，覩其惶急狀，詢之始悉其故，余以好言慰之。詎其母誤會余意，以爲余能治此病者。時病人因便於治療而寄宿於九團壩傷科秦氏家中，遽以舟載歸，邀余診察。余爲調治數次，潮熱已退，食量漸加，而面色萎黃如故，終莫知其病源。其母因上海店務，不能常伴其子，又慮病人寂寞，傭人侍奉難週，乃寄居於其戚十一墩倪姓家中。倪家向爲毛巾工業，每晚與帳房先生張某同宿一舍。余私詢張某，病人平日以何事爲消遣？答曰酷嗜小說，雖臥牀後手不釋卷，睡則拋書被面，每晚如此。余恍然悟，斷定病人必兼患夢遺，惟因怕羞故不肯吐實耳。一日余於覆診後與其戚倪君閒談：余謂病人嗜閱小說如此之勤，腦力過傷，有害無益。鄙意不如教之寫字作畫或品絲評竹，俾除妄想，元氣自復。總之能使不看小說爲佳。然研究音樂書畫須有天才，更兼同伴督促方有興趣，否則難於實行。此外如得本人覺悟，能崇信宗教，念佛修持更佳，但非少年人所願耳。倪君沉吟良久：曰吾思得一法，教之叉痲雀何如？余曰叉痲雀比看小說同時傷腦，若論目前治標之法容或有效，但恐將來沉湎賭博……。倪君不待余詞畢，卽曰將來再講，眼前要緊。遂教之博。自後果日以雀牌爲消遣，不復再閱小說。兩月之後，病竟霍然。迄今其人身體健康，箱廠營業亦甚發達。由此觀之：小說之魔力，洵足以誘惑青年而入迷途，爲害非淺。佛家爲輪迴地獄等等，使佛說而信，則作淫書淫畫者之孽報，寧堪設想耶？晚近世風不古，自由平等之說甚囂塵上，而一般小說家尤多張競生之流，別出心裁宣傳性史，惟恐男女禮教之藩籬不易撤盡。環顧社會，足以誘惑青年之陷阱星羅碁佈，而通商鉅埠爲禍尤烈。吾品性純潔之青年，譬如素絲，染紫染朱，不可不愼。苟稍一疏忽，則隨時隨地可罹性病，而有漸成肺癆之危險。豈口罩消毒之所能預防哉！

閒談對口疽

張德銓

對口疽位於天柱疽之上，玉枕疽之下，正者謂正對口疽，屬督脈經，偏者謂偏對口疽，屬膀胱經，係急性發炎性病症。初起如粟，病者往往不知其性質之嚴重，而任意用針挑破，或用手力擠，殊未曉因比而細菌乘隙內入，致使周圍頓起紅腫堅硬根盤擴大；始而如胡桃大，繼而如酒杯大；甚致延及兩耳根，斯時如醫治得宜，則尚可挽救，倘一再延誤而致遍繞類項於喉部相接，使整個頭部不能支持，而陷不救之途，危乎卽俗名之謂落頭疽是耳。患者大多以嗜酒好肥重溼，或有溏尿病者爲易生，年輕者以氣血旺抵抗力强而易愈，如年邁氣血衰弱者抵抗力弱故難痊。治法初起卽宜外敷消炎提膿之藥，內服和營託毒之劑，先防止其擴大，再按癰疽治法治療；溼重或患糖尿者，需佐以清解利溼，如氣血衰弱毒氣不易外出者，更需補託，藉獲多膿頂高毒聚則吉，倘瘡頂平坦不起，膿水稀少，根盤散漫無定，熱度驟高，神志昏迷，胸悶咯血，四股酸痲等，皆內陷之症狀，斯時殊鮮挽救，蓋此症係屬生命出入，亟宜早治，冀免告窮歸天，徒爲遺恨終身。

長篇專著

內經新解（續）

陳桐侯

四時脈象（節錄素問平人氣象論）

平人常氣稟於胃，胃者平人之常氣也，人無胃氣曰逆，逆者死，春胃微弦曰平，弦多胃少曰肝病，但弦無胃曰死，胃而有毛曰秋病，毛甚曰今病，春胃微鉤曰平，鉤多胃少曰心病，但鉤無胃曰死，胃而有石曰冬病，石甚曰今病，長夏胃微軟弱曰平，弱多胃少曰脾病，但代無胃曰死，軟弱有石曰冬病，石甚曰今病，秋胃微毛曰平，毛多胃少曰肺病，但毛無胃曰死，毛而有弦曰春病，弦甚曰今病，冬胃微石曰平，石多胃少曰腎病，但石無胃曰死石而有鉤曰夏病，鉤甚曰今病。

人無胃氣曰逆，逆者死，此胃氣指脈象而言，脈象如何爲有胃氣，吾人既知血液循環之理。心房一次弛張，血行一次激射，前者既去後者續來，前後相續之頃，脈動有源泉滾滾光景，脈之起如水浪之起，脈之落如水浪之落，其前進路線，恰如波紋，脈行如波，可以狀其圓圓生機也，此圓圓生機，卽是胃氣，平人之脈如此，卽病人之脈，亦不能完全脫離此種圓象，若脈管中血之容量減少，或脈管壁神經起他種變化時，其甚者竟可使脈管完全硬化，則血液之前進，陡遭障礙，不能復如波浪之起落有程序，診脈時指下感覺特殊情形者，是爲無胃，此於生理是爲反常，故曰逆，逆生理者其人必死無疑矣，古人言生理，輒從疾病之形能，推測藏府之組織，是由病體說到健體，獨言脈象則反是，先言平人，後言病人，必明瞭平人之脈象若何，然後考察病人之脈，研究其不同之點，病狀不同，脈象亦不同，從種種不同之病狀，以理會不同之脈象，於是下一斷語曰，此弦脈，此鉤脈，弦與鉤，假定之名詞也，然平人因稟賦之不齊，環境之各異，而其脈象有不能據爲標準者，例如肥人脈細，瘦人脈大，長人脈長，短人脈短，室女尼冠之脈常濡而弱，嬰兒乳子之脈常細而疾，此不同者一也，卽一人之身，亦有因四時之遞嬗，氣候之變遷，致其脈象隨空氣之寒暖而各呈異狀，例如春天之脈，與夏秋冬不同，長夏之脈，與春夏秋冬不同，此不同者二也，欲形容春天之脈象，無以名之，名之曰弦，夏天之脈象，無以名之，名之曰鉤，長夏則曰軟弱，秋曰毛，冬曰石，皆據其脈之形狀，推想而得者也，內經對於脈象，每狀其體，而鮮定名，例如脈至如喘，名曰暴厥，脈至而搏，血衄身熱者死云云，喘與搏，皆非脈動之名詞也，然則所謂弦鉤毛石者，亦狀其體而已矣，庚辰春不佞在中國醫學院講授內經時，同學中有以春天何故多弦脈爲問者，當時僅就一孔之見，謬爲解答，雖未免穿鑿附會，然至今日思之，捨此以外，殊無圓滿之答復也，課餘曾作筆記，茲檢得舊稿，錄之如下。

欲知春天何故多弦脈，必先明弦脈之眞相，內經以弦爲肝脈，曰端直以長，脈經云如張弓弦，巢氏謂如按琴瑟弦，以弓弦與琴瑟弦，形容脈體則弦脈之爲何狀，可以想像得之，且肝病脈弦，事實甚確，非可以口舌非難者，顧肝病何以脈弦，則因動脈脈管壁纖維神經拘急之故，神經拘急，則脈弦與奮而起彈性，此所謂如張弓弦也，凡內經所言藏府之功用，均從疾病之形能推測而來，所謂肝病，自非解剖學上的肝藏爲病，古人以愉悅舒暢爲肝德，憂愁鬱怒爲肝病，是故內經之所謂肝病，泰半指神經，惲鐵樵先生脈學發微云。『脈管中之神經，其重要職司，在調節血行，而此神經却藉血爲之養，神經得血則緩軟，失血則拘急，憂愁鬱怒，則使人神經過敏而消化不良，胃不和復多思慮，則艱於成寐，眠食失常，則間接影響及血，故肝病每與胃病相連，甚者輒脘痛，又甚者見昏厥，舊醫籍謂之木侮土，五行之說，雖荒誕不經，然揆諸病症，每相符合，此古人就勢力以推測物質之效果也，因脈管中纖維神經拘急，指下遂覺脈如琴弦。』（大約如此原書未翻閱）此爲弦脈之眞相。

春天所以多肝病之故，不外二因，一景物之動人也，自古騷人墨客，多視春天爲製造愁恨之日，木欣欣以向榮，泉涓涓而始流，陽春乍轉，生意益然，獨抱身世蕭條之感者，對此良晨美景，轉覺觸目傷懷，每有羡萬物之得時，慰吾生之行休之歎，彼夫桃紅李白，燕舞鶯歌，自愁人視之，翻增惆悵，所謂東風不爲吹愁去，春日偏能惹恨長者也，而況國破山河在，春城草木深，感時花濺淚，恨別鳥驚心，當此胡騎縱橫，河山破碎，飄零孤島，目覩海上之繁華，而醉生夢死之徒，無日不沈湎於歌舞之場，幾不知國家有蜩螗之事，其冥頑不靈，固不如花鳥，然有心者覩此，滿目春光，益增愁恨，讀杜陵春望之詩，能不感慨係之，至於春閨思婦，塞外征人，萬里迢迢，銀河遙隔，覩景物之芳菲，怨空閨之寂寞，前人見於歌詠者尤多，如唐王昌齡詩云，閨中少婦不知愁，春日凝妝上翠樓，忽見陌頭楊柳色，悔教夫壻覓封侯，婦人最重虛榮，既教夫壻覓封侯，何故忽萌悔志，甚矣陌頭柳色之動人也，二氣候之經於溫和也，貓犬之類，至春令則性慾易於發動，人爲動物之靈，豈能無欲，易基乾坤，詩始關睢，告所謂食色性也，以氣候溫暖之故，影響生理最鉅，桑間濮上之行，多在於春時，採蘭之，此春贈芍，皆春日之花也，詩云、有女懷春，吉士誘字雖非指時令而言，然古人往往以春字爲性慾之代名詞，得毋以春天之氣候，對於人體生理上之影響，至爲密切歟，基於上述二因，不論愚智賢不肖之人，一至春天，腦神經輒易受感觸，照例神經受刺激，則爲肝病，而弦脈應之，爲本，無病之人，雖有弦脈，不過微弦而已，故曰人以胃氣春胃微弦，以此類推，可知夏天何故多鉤脈，鉤脈之狀，昔人謂來疾去遲，後人謂之洪脈，浮而有力，按之滿指，如羣波之湧，凡經絡大熱，血氣燔灼之症，恒見此脈，夏承春暖之餘，氣候漸熱，萬物春生夏長，人體應之，而氣血充滿，故夏脈微洪，長夏所以脈微軟弱者，長夏爲暑令，天氣炎熱，外界空氣高於人體溫度，人體不勝外熱壓迫，不得不放散體溫，於是玄府洞開，溱溱汗出，大汗之後，心藏衰弱，故脈轉軟弱。秋承長夏之後，氣候驟涼，體溫爲防外邪之侵襲，時有向外抵抗之勢，體溫向外，則浮脈應之，故秋胃微毛，毛者浮也，冬令冱寒，萬物閉藏之候，故人氣伏內，而沈脈應之，所謂冬胃微石，石者沈也，內經學說，處處以四時爲本，故弦鉤毛石之上，冠以春夏秋冬，古人之意，不過如此，若必澈底研求，則膠柱而鼓瑟矣。

民間實驗效方（五）

姚予讓

——內科雜病類——

▲不語方▼

附子研末吹喉中，少頃，喉舌間鬆活，即能自言。

按猝然不能言，乃痰氣壅塞所致，故用附子之辛甘純陽，走而不守者以通之。魏筱泉醫話載溫病愈後，頑痰壅塞心竅，瘖不能言，用密陀僧一錢，研細末，清茶調服，又從高墜下，或壓傷，以致驚氣入心，亦瘖不能言，用密陀僧服之即痊，二方均有至理，姑一倂誌之。

▲白濁方▼

生白菓搗爛，去殼，開水冲空心服。

按張氏醫通載江右孝廉蔡允恭患傷寒兼濁症，用加減當歸四逆湯，諸症悉平，濁猶未淨，令嚼生銀杏而全愈。並治遺精白帶，空心冲豆腐漿服，三次獲效。

讀者信箱

編輯先生：

鄙人服務醫界，已經十餘年，茲將近來感想所及，借貴刊一角地，公諸同道。我是一個在海濱的中醫師，日常替鄉民看病，可算深入民間瞭解民間疾苦的一個，現在國家經濟失調，農村破產，農民在水深火熱中過生活，痛苦萬分，營養的不良，是不必說，十人之中有七八身體不健康，患了重病，不得已延醫服藥，尤其逢此青黃不接的時候，更是窮困得毫無辦法，請醫生偶然還可以盡義務，然而往藥肆中配藥是少不了錢的，因此就誤病機，往往輕病釀成重病，重病轉爲不治，延誤而枉死者不知凡幾。美國裝來的一批批救濟藥品，貧苦的民衆何嘗得到實惠，一般境況較爲寬裕的民衆，一旦生了病，頭腦亦不清楚，延醫服藥，反置腦後求巫禱鬼，浪擲家中花米而不惜，酬醫生則紅紙一包不過國幣數萬元，菲薄之至，所以我對於建設鄉村醫院和普遍設立義務診療所很表贊同，確是目前急切需要的救濟工作，希望本會同仁努力推進。還有一點，關於我們醫生近來的生活，的確太清苦了，人家都說我們醫生是自由職業，其實在這生活高壓的境況下。一天到晚，擔心着柴米油鹽醬醋茶，逼迫得喘不過氣來，自由既不可得，生活又不安定，那裏有空閒的心情研究學術，所以年來中醫學術的不見進展，這也是一個說不出的苦衷，要謀學術的進展，先要使生活安定，在這樣一個動盪的局面下，一切都顯示着擾擾不安，又有什麼辦法呢？總之擺在眼前的，人民的生活這樣苦，而我們的生活要求改善，叫我們有口怎樣說，現在只有祈望我們團體裏面，本着爲會員謀福利，爲人民謀健康的宗旨，在矛盾中求改善，在無辦法中求開展，給予我們一些光明吧！專此敬祝

撰安

江玉山謹上五月五日

延仁先生大鑒：素仰醫學淵深，未嘗忘懷，茲弟自去冬起臥病在床，咳嗽不已，痰中時常帶血，其痰白而且稀，清澈可鑑，毫無臭腥之氣，大小便亦每日都有，惟小便略帶黃氣，大便時感燥結，口不渴苔白舌紅脈搏不洪不微似略帶勁弦之象胃脘時痛甚則連背約在肺俞穴，即背柱三節處，延中醫孫電人先生斷爲痰飲，用大青龍湯，似曾有效，但隔幾日有寒熱，又隔幾日仍有血，並出汗短氣等症不能除，後經友人勸入中山醫院用愛克司光及汽管鏡照驗斷爲肺生毒瘤，無法可施只好自然營養抵抗毒瘤之發展，弟查肺癰之名時有所聞，肺瘤則未也，經究會否生瘤，務懇一爲研究並祈予以治療之法，先生術並岐黃定有高見，此後弟之一綫生機端在乎此，想先生定肯伸手援之也倘蒙見駕掃榻恭迎專此順祝

撰安

弟陸全高頓首五月十五日

全高先生台鑒：來函敬悉，承詢病症，貴恙似屬痰火交鬱而成，與痰飲有別，X光檢視，斷爲肺腫瘤，似較確切，此病殊少見，原因恐由吸入塵埃而起，含砒礦之工作者較易患之，須耐心靜養，姑擬瀉肺化痰之法，請主裁。

水炙桑皮二錢 炙兜鈴一錢五分 淨射干一錢五分 炙百部一錢五分 海蛤殼五錢 眞川貝三錢 光杏仁三錢 海浮石四錢 冬爪子三錢 生米仁四錢 順請

痊安

張延仁謹泐五月二十日

先天性巨結腸症治療談

朱學淵

閱二卷七期刊載 沈伯超先生之小兒直腸痙攣的病理和治療一文，其所述之證狀，似西名謂先天性巨結腸證，而非直腸痙攣，蓋先天性巨結腸證之證狀，爲便秘與腹滿，其便秘爲生後直發，甚且胎糞亦不下，或生後數週數月，始頑固便祕，非用灌腸或下劑，絕不排泄糞便，非經三四週後，毫無便意，惟矢氣頻發，一旦得行排泄，則排出大量之粥狀或液狀便，放惡臭，混粘液，間或混血液，因不大便腹彭滿，胸廓下部擴大，壓迫胸部器官，致呼吸困難，顏面青紫，患兒不眠不食，煩躁不安，營養既衰減，發育自成問題，大抵不到十五歲，招至潰瘍性結腸炎，穿孔性腹膜炎，腸閉塞，氣管肺炎等而死。今據伯超先生所述病兒狀況與治法。（原文見上期本刊）不勝驚異，中醫之藥效，大都如此，確有出人意外，未可以今日之科學方法求之也。沈君謂其證爲直腸痙攣，則有研討之處，直腸痙攣，固不大便，然插以灌腸器，則亦感覺困難，非用麻醉劑，難以插入，上述病兒之是否用麻醉劑，沈君並未說明，且痙攣屬于神經性，神經性者具發作性，或輕或重，或急或緩，難以捉摸，而其腹滿膨大之程度，亦決不至若是之甚也。先天性巨結腸證，本爲稀有之證，西醫治療，其預後大都不良，沈君若用以上二方，竟獲全愈，不過尚望海內方家多多試用注意，尤以兒科專家，此病西法禁用下劑，而沈君以下劑成功，是西法下劑之不足取，而中法下劑之可取，若言腸炎證西法亦禁用下劑，而中醫以大黃牡丹皮湯治愈者，在在皆是，孰謂西法優于中法哉。

會章

南匯縣中醫師公會章程

民國三十六年四月二十日訂
民國三十七年三月十七日修正

第一章　總則

第一條　本會由本縣登記合格之中醫師依法組織，定名爲南匯縣中醫師公會。

第二條　本會所屬地域，依照南匯縣行政區域爲限。

第三條　本會會所暫設南匯城内西門慈善會内。

第二章　宗旨及事業

第四條　本會以保障同道職業，策勵學術進展，提倡公共衛生，增進民衆健康爲宗旨。

第五條　本會應辦事業爲出版醫刊，調查藥物，贊助設立醫院醫校及醫學圖書館，關於社會防疫救濟之設計及協助。

第三章　會員入會及退會

第六條　執有中醫師證明書凡在本縣區域内開業之中醫師，均得申請入會爲會員。

第七條　會員入會應履行之手續如下，一塡具履歷及入會志願書。二徵得本會會員二人以上之介紹。三繳納會費。

第八條　會員入會時，須經本會審查合格，提交理事會通過後，刊登醫報一月後無人檢舉者然後塡發會員證書，頒給會徽。

第九條　有左例情事之一者，不得爲會員。一違背醫師法之規定者。二受現行褫奪公權之宣告者。三行使業務有不規則行爲者。四精神失其常態者。五違反本會宗旨者。六不納會費達半年以上者。

第十條　會員不執行業務時，得申請退會，提交理事會通過決定之，如欲重行入會，依照新會員入會手續辦理之。

第四章　組織

第十一條　本會組織分理事監事兩會，均由會員大會或會員代表大會以託名連託法投票選出之。

第十二條　理事會設理事九人，候補理事五人，監事會設監事五人候補監事二人。

第十三條　由理事中互推三人爲常務理事，再由常務理事推一人爲理事長。

第十四條　由監事中互推一人爲常務監事。

第十五條　本會分設總務審査文書會計庶務編輯等股，各股設主任一人，股員若干人，其人選由常務理事提交理事會通過聘任之。

第十六條　爲辦事便利起見，視事實之需要，得於本會轄境各鄉鎮酌設辦事處，其辦法由理監事會議决定之。

第五章　職權

第十七條　本會監事職權如下，一監事會爲本會監督機關，稽核本會經濟之出入，及考查會務之進行，二理事會爲本會之職權機關，處理本會對内外一切執行事務，平時由常務理事會行之，三理事長常川到會處理會務，四文書股担任本會文牘記載事務，五總務股管理重要事項，六會計股等劃本會經濟管理出納事項七審查股担任本會各項審査事宜八編輯股担任出版醫刊事宜九庶務股辦理本會購置保管及其他一切雜務事項

第六章　會議

第十八條　大會每年舉行一次，由理事會召集，於開會前登報或轉函通告。

第十九條　如遇必要時，經全體會員三份之一以上之請求，得召集臨時會員大會。

第二十條　監事會每二月舉行一次，由常務監事通函召集，必要時得隨理事會聯合舉行，理事會每月舉行一次，常務理事會每月開會二次，遇必要時由理事長召集臨時會義，大會及臨時大會以三份之一出席爲規定人數，但至規定時間尚未足數時，得延長一時開義之，監事會理事會常務理事會及理監事聯席會義，均須由半數到會，方得開會，其議決事項，到會過半數同意行之

等二十一條　本會理監事及後補理監事，均爲名譽職，任期定二年，連選得連任。

第七章　經費及會計

第二十一條　會員入會時應納入會費暫定白米貳斗證書徽章費白米五升補助費白米貳斗。

第二十三條　會員入會後，每月應繳經常費白米貳升，遇必要時，經理監事聯席會議之决義，得募特捐。

第八章　附則

第二十四條　本章程如有無盡事宜，得於會員大會提議修正之。

第二十五條　本章程經大會通過後，呈請縣政府核准施行。

會務

第二屆第二次會員大會會議錄

時間 三十七年三月十七日下午一時至四時
地點 假本城南區中山堂
列席 縣政府 唐瑟 邱盧白 縣黨部 陸祖鶴 國藥業公會 陳鑫初
出席 倪國鑫等三百十二人 司儀 姚維峯
記錄 唐思義朱福宜 行禮如儀
主席 龔漢聲致開會詞（略）
縣黨部 陸委員祖鶴致詞（略）
縣政府 唐科長瑟致詞（略）
邱科員盧白致詞（略） 報告事項
理事長倪國鑫報告一年來會務推進情形及經濟狀況（略） 討論事項 修改會章提案十一件
（一）一件 徵收所得稅之商權案。
意見 會推定楊醉石等十一人爲處理委員，以減輕會員爲目的，與之協爭並商定甲乙丙丁戊五級分担。
議決 保存原案，聽候省中醫師公會指定辦法
（一） 一件建設中醫院爲民衆服務案。
意見 先組建設委員會，籌劃經費，覓定基地後再行籌建。
議決 一致通過。
（一件） 嚴格審查新委員資格案。
意見 本案已經二屆一次理監事聯席會議議決，凡新會員入會後經審查完畢公佈月刊一個月，倘無人舉發方准爲會員。
議決 仍照原案辦理。
（一）一件會員診例由會每月調整或變更以實物爲標準案。
意見 提付公決。
議決 以實物爲標準。
（一）一件 會員繳納經常費應否調整爲實物並改爲每季收取案。
意見 提付公決。
議決 以白更每年二斗四升爲標準，分四季徵收。
（一） 一件醫師取方藥局有拒配或持異議情形提請應付案。
意見 函請國藥業公會轉咨各國藥商，對本會會員處方須認眞配製，不可經易妄加評議。
議決 通過。
（一）一件 醫學月刊請刊載投稿須知案。
意見 擬訂投稿簡則以寬格讀者來稿，（可以刪改）不載稿件應予退還。
議決 依據審查意見交編輯股擬訂簡則載佈月刊。
（一）一件 組織醫學研究社案。
意見 應予組織籌備委員會先行籌備。
議決 通過。
（一）一件 中醫師參加公醫院分任職務案。
意見 前經縣參議會通過在案。
議決 仍照原案辦理。
（一）一件 爲請印發會員通訊錄俾資聯絡案。
意見 曾載一卷醫報次第加入之會員亦於月刊上逐期刊載。
議決 保留。
（一）一件 本會二屆二次理監事會議議決並經三次復議，議決自三十六年七月份起，經常費調整爲每月壹萬元應交大會追認
議決 應予追認。

第二屆第十一次理監事聯席會議錄

時間 三十七年三月十七日下午六時
地點 本會會議室
出席 倪國鑫等十一人 記錄 姚維峯
主席 倪國鑫 行禮如儀
報告事項（略） 討論事項
一件 診金以實物計算應確定種類及數量案。
議決 診金概以米白更計算，
門診 白米陸升 出診 白米一斗二升
三里外每里加二升 膏丸方每方二斗
舟金另加 拔號加倍 藥資另議
一件 會員在三十七年三月前欠繳會費應如何處理案。
議決 分別通知限三十七年三月底前繳楚，如仍頑不照辦者，依照會章第九條第六款處理之。
一件 會費改以白米爲標準後，應規定作價標準及徵收日期案。
議決 每年分爲四季，以每季之第一個月爲徵收期，每逢月之三十日三十一日之米價，經理監事會之通過每月調整一次，另函各辦事處遵照辦理之。
一件 會內經費支餘時應如存儲案。
議決 會內經費存餘或金額超過米值五斗以上時，應隨時購存辦公物品或白米藉免物價波動損耗。
一件 下屆理監事會議確定日期地點案。
議決 定四月三十日在本會舉行。

第二屆第十二次理監事暨辦事處主任聯席會議錄

時間：四月三十日下午一時　地點：本會會議室

主席：倪國鑫　　記錄：陶泉孫

報告事項（略）

討論事項：（一）所得稅徵收事宜，會方應否協助，提請複決案。決議：參照上海中醫師公會協助辦理。（二）調整經常費米價標準案。決議：每石以三百萬元計算，（五月份內繳付）。（三）推定建設中醫院籌備委員會案。決議：推定倪恩圃倪國鑫王正章張延仁葉峨璋楊季藩程利川孫立夫蔡仲賓陶泉孫宋雨甘徐克勤姚維峯姚子讓龔漢聲徐鶴松張秉陶朱會田顧貫一為籌備委員。（四本會應否增設學術研究股案。決議：應予增設，推定唐思義為主任，宋雨甘為股員。（五）確定下屆會議日期及地點案。決議：定于五月三十日在祝橋辦事處舉行。

卅七年三月上半月收支報告

收入之部

經臨費	七八〇〇〇〇〇元
月刊廣告費	三〇〇〇〇〇元
上月結存	六四二九〇〇元
合計	八七四二九〇〇元

支出之部

經臨費	一五八九三五〇〇元
合計	一五八九三五〇〇元

收支兩抵透支七一五〇六〇〇元

經臨費收入計算表　卅七年三月上半月

科目	摘要	金額
經常費	惠南辦事處	一一萬元
經常費	三墩辦事處	一五萬元
經常費	大團辦事處	九六萬元
經常費	彭鎮辦事處	一六萬元
經常費	馬廠辦事處	九萬元
經常費	泥城辦事處	一二萬元
經常費	二灶泓辦事處	二三萬元
經常費	江鎮辦事處	七四萬元
經常費	坦直辦事處	三萬元
經常費	新場辦事處	七〇萬元
經常費	航頭辦事處	三八萬元
經常費	下沙辦事處	三一萬元
經常費	召樓辦事處	二六萬元
經常費	三林辦事處	三五萬元
經常費	周浦辦事處	一六九萬元
經常費	張江辦事處	七萬元
臨時費	入會費	二〇萬元
臨時費	補助費	二〇萬元
臨時費	證書證章費	五萬元
臨時費	月刊廣告費	三〇萬元

合計　八一〇〇〇〇〇萬元

經臨費支出計算表　卅七年三月上半月

摘要	金額
職員薪水	二二〇〇〇〇
職員津貼	一二二五〇〇〇
文具筆墨	六七〇〇〇
紙張	六三四五〇〇
購置	二〇四〇〇〇
郵票	一〇〇〇〇〇
餐旅	六五九〇〇〇
繳款川扣	六〇〇〇〇
二卷七號月刊	六六七〇〇〇
消耗	三四六〇〇〇
雜支	三五三〇〇〇
房租（一二三月份）	一五七五〇〇〇

合計　一五八九三五〇〇

卅七年三月下半月收支報告

收入之部

經臨費	一二二〇〇〇〇
倪國鑫倪恩圃各墊米二石	一四〇二〇〇〇
合計	二六二二〇〇〇

支出之部

經臨費	一六七四七六〇〇
還上月透支	七一五〇六〇〇
合計	二三八九八二〇〇

收支兩抵結存二三二一八〇〇

經臨費收入計算表　卅七年三月下半月

科目	摘要	金額
經常費	惠南辦事處	一一萬元
經常費	黃鎮辦事處	二五萬元
經常費	老港辦事處	二一萬元
經常費	打鐵橋辦事處	三四萬元
經常費	談郞辦事處	七萬元
經常費	三墩辦事處	二一萬元
經常費	萬祥辦事處	七三萬元
經常費	鹽倉辦事處	二五萬元
經常費	二灶泓辦事處	七萬元

卅七年三月下半月經臨費支出計算表

經常費	祝橋辦事處	一〇六萬元
經常費	江鎮辦事處	三一萬元
經常費	六灶辦事處	三二萬元
經常費	橫沔辦事處	六四萬元
經常費	坦直辦事處	三萬元
經常費	新場辦事處	一三三萬元
經常費	航頭辦事處	一八萬元
經常費	魯匯辦事處	五七萬元
經常費	召樓辦事處	九萬元
經常費	濱浦辦事處	三三萬元
經常費	蘇橋辦事處	九萬元
經常費	御橋辦事處	四七萬元
經常費	北蔡辦事處	六一萬元
經常費	張江辦事處	四一萬元
經常費	李家橋辦事處	二二萬元
臨時費	入會費	八四萬元
臨時費	補助費	八四萬元
臨時費	證書證章費	四二萬元
臨時費	月刊廣告費	二〇萬元
臨時費	墊米四石	一四〇二萬元
合計		二六二二〇〇〇〇萬元

摘要	金額
職員薪水	二二八〇〇〇〇
職員津貼	一二二七〇〇〇
文具筆墨	六〇〇〇〇
紙張	一八八〇〇〇
印刷簿籍	二七〇〇〇〇〇
郵票	五〇〇〇〇〇
報費	六四五〇〇〇
餐旅	四二四三〇〇〇
繳款川扣	三二〇〇〇〇
消耗	一四八九〇〇〇
雜支	二四六二〇〇〇
省中醫師公會三月份經費	六〇〇〇〇
電燈費（二三月份）	五七三六〇〇
合計	一六七四七六〇〇

★會計主任倪恩圃★

南匯縣中醫師公會通告

字第七〇號

查本會經常費近受物價高漲影響前定按月壹萬元全額不敷支用茲經第二屆第二次會員大會及二屆十一次理監事聯席會議議決自本年四月一日起會費改以每會員每年白米二斗〇升爲標準分四季徵收以每季之第一個月爲徵收期並依照每月三十或三十一日之米值市價經理監事會之通過每月調整一次基爲下月徵收時之折合標準均經記錄在卷合行通知抑各會員自四月一日起繳納會費依照新標準辦理特此通告

中華民國三十七年四月十日

理事長　倪國鑫　常務理事　王正章　張延仁

衛生部加強中醫中藥設施

（上接第二版）

（四）編纂中藥典

國產藥物，具有醫療效能，早爲世所公認，惟其品種，形態及性能等，歷代本章所載，極爲參差，令人無所適從，本年度擬由部延聘專家，組織中藥典編輯委員會，從事編纂中藥典，先就一般常用藥之確具良效者，詳行釐訂，以後逐年增訂，漸成完璧。

（五）研究著名有效中藥

各地所產藥物，具有卓效者，爲數甚多，惟因未經科學研究，致其成分及藥理作用，迄未明瞭，本年度擬選各地所產，著名有效之中藥，分別委託各醫藥研究機關，予以實驗研究，並由部儘量提供各項有關文獻及臨床實用資料協助進行。

南滙縣中醫師公會會員錄

姓名	性別	年齡	籍貫	通訊處
徐昌時	男	三八	江蘇南匯	萬祥慶餘堂國藥號轉
朱梅魁	男	二八	江蘇南匯	南匯東門外協盛鑫什粮行轉
姚幗英	女	三〇	江蘇南匯	同上
唐正心	男	三二	江蘇南匯	祝橋恆仁德國藥號轉
顧國英	女	三一	江蘇南匯	南匯東門典當弄九號
陸崇垣	男	三三	江蘇南匯	慶寧寺恆益生國藥號
陳其善	男	五一	江蘇南匯	大團南市戴春和國藥號

補助費徵信錄

徐昌時	念萬元
顧國英	念萬元
唐正心	六十四萬元
陸崇垣	五十萬元

南匯醫學月刊

第二卷第九號

發行人 王正章 編輯者 陳桐侯 張延仁 姚子讓

論評

國民大會中醫界提案的感想

張延仁

中華民國第一屆國民代表大會，於三月廿九日在首都隆重舉行，中醫界賴少魂、陳存仁、丁濟萬、林季祜、柳聯春、鄭邦達、丁友竹，與承蘭八代表聯袂出席，濟濟蹌蹌，冠蓋京華，極一時之盛，在大會席上，中醫界代表聯合提出了一個有關民生問題和民族健康的重要議案，其案由為「發揚我國固有醫藥，以確保民族健康，並塞漏卮，而固國本案」。其理由為「查我國中醫多至八十餘萬，藥材遍地生產，即窮鄉僻壤邊塞遼遠之區，無不賴有中醫中藥，以保健康，歷史悠久，成效卓著，邇來歐風東漸，競尚時髦，以致醫療藥物，大都仰給外邦，不特漏卮驚人，消耗國力，且因醫藥教育機關及衛生行政之管理，政府始終未能予以合理之措施，致使固有醫術無形消滅，有效藥材棄諸山野，實與民生主義背道而馳，民族健康，保障何在，亟宜專設管理機構，並普設研究院學校醫院藥廠，以謀改善而順輿情，庶使國本可固」。上述一般均屬實際情由，國本所繫，必須亟謀提倡，際此世局動盪，國家面臨嚴重關頭，經濟危機迫在眉睫，國策昭示我們，必須自強圖存，自力更生，發揚固有醫藥，確保民族健康，天經地義為當前一件重要事項，凡屬愛國之士，我想決不致有所異議吧！然而事有出人意外者，西醫代表在審查會議中，胸挾成見，表示異議，有此態度，實屬不可理解，他們充當了西藥推銷員，消耗外滙，有損國力而不自警覺，反一意排斥中醫為能事，荒謬絕倫，無過於此，如果離係珍重學術，研究有素的飽學之士，應該虛心檢討，共策進行，實不應貿然反對，而況西醫胡先生承認中醫藥應研究提倡，那末何反對之有哉？近代中國醫藥的無長足進展，中西兩界所抱門戶之見過深，不能忠實交換，實為一大暗礁，假使能夠攜手合作，共同探討，相信其成就，必然可觀，發皇古義，融會新知，將來不難超乎世界醫學之上。敬告西醫諸君，請你們放棄成見，不要專以月亮外國好，一味的醉心歐化，應當想想國族的前途，以建設本國學術為重，同時對於中醫代表此次在國民大會席上的剛毅精神，為團體學術盡力，表示欽佩，尤其陳存仁君最近在上海參議會中力主開辦市立中醫院，獲致通過，得到勝利，為學術爭地位，為社會謀幸福，替中醫前途覓取光明的道路，附帶表示崇高的敬意，並望陳先生不斷為中醫界努力。

又去年籌備以來的復興中醫專校，希望趕速成立，訂定標準教材，以資研究，培養醫藥人才，而宏造就，使中醫陣容，有雄健的基幹，能立定脚根，從事發揚光大的工作，期躋於世界學術之林。現今提案雖獲通過，但值此戡亂時期，政府正忙於總體應付時艱，恐執行情形，未必有若何成效，諸般事業，還待我們自己努力，假使我們同舟共濟，團結一致，策勵進展，相信必有成功的一天。然而使我們感到失望的，偏有一般不知趣的同道，互爭意氣，自相摧殘，施用種種不合邏輯的手段，以圖造成自身的地位，以致精神渙散，力量不能集中，深表遺憾。時勢這樣嚴重，不允許我們再開倒車，胡闖下去，應該反省自醒，大家攜起手來，一心一德，依照提案的目標與具體的方針做去，為學術努力。

中華民國卅七年十月十六日 南匯縣中醫師公會出版 社址：南匯西門

南滙縣中醫師公會通告

字第　　號

查時屆夏令，疫病猖行，義務診療所自應及時成立，爰由本會第十四次理監事聯席會議提議「本年度義務診療所應如何籌立案」決議「由本會通知各辦事處主任策動辦理限期成立呈報俾轉報縣府備案」經記錄在卷，爲特通告。貴主任會同所在地鄉鎮公所，立卽成立義務診療所一所，並希將辦理情形，具報來會，以憑轉核，毋延是幸，特此通告。

理事長 倪國鑫 常務理事 王正章 張延仁

中華民國三十七年七月三日

南匯縣中醫師公會通告

字第　　號

爲通告事，案查醫師法第七條：「醫師開業，向所在地縣市政府呈驗醫師證書，請求登錄，發給開業執照。」載有明文，凡本會會員已向衛生部領到中醫師證書者，請將證書號數錄示各辦事處主任，轉會登記，俾便造册彙報，藉憑辦理領照手續，事關會員權益，希勿延誤爲要，特此通告。

理事長 倪國鑫 常務理事 王正章 張延仁

中華民國三十七年七月二十五日

本會緊要啟事

本刊第二卷第八期第十一版所載本會第七〇號通告會費改以每會員每年白米二斗四升誤植二斗〇升合亟更正以附會章納費條例

小言　臨診須知

朱曾田

病者之愛惡苦樂，卽病情虛實寒熱之徵，醫者望色切脈而知之，不如其言之爲尤眞也，惟病者不能言之處，卽言而不知其所以然之故，則賴醫者推求其理耳。今乃病者所自知之病，明明爲醫者言之，則醫者正不因其言而知其病之所以然治之，乃不以病人自知之眞，對症施治，反執已之俾見，強制病人，未有不誤人者：如傷寒論中云：能食者爲中風，不能食者爲中寒，則傷寒內中風之症，未嘗禁其食也，乃醫者見爲傷寒之症，斷不許食，皆屬感症，一概不許其食，甚有病已半愈，胃虛求食，而亦禁之，以至因餓而死者，又傷寒論云，欲飲水者，稍稍與之，蓋實火煩渴，得水則解，未嘗禁冷水也，乃醫家凡遇欲冷飲之人，一概禁止，并有伏暑之病，得西爪而卽愈者，病人哀求欲食，亦斷絕不與，至煩渴而死，此之類，不可枚舉，蓋病者之性情氣體，有能受溫熱者，有能受寒涼者，有不受補者，有不禁攻者，各有不同，乃必強而從我意見，況醫者之意見，亦各人不同，於治病之法，無一中肯矣。內經云：臨病人，問所便，蓋病人之所便，卽病情眞實之所在，如身大熱而反欲熱飲，則假熱而眞寒也，（編者按，亦有溼阻中焦而喜熱飲者）身寒戰而又欲寒飲，是假寒而眞熱也，以此類推，百不失一，而爲醫者，偏欲與病人相背，何也？惟病人有所嗜好，而與病相害者，則醫者宜開導之，而其人本喜酸，或得嗽症則酸宜忌，如病人本喜酒，得溼症則酒宜忌之類，此則不可縱欲以益其疾，若與病症無碍，而病人之所喜。則從病人之便，卽所以治其病也，此內經辨症之精義也。

本期目錄

醫話

腫脹病之研究

姚子讓

余自入春以來，困遭河魚之患，休養迄今，垂近半載，疊經調治，漸見輕可，祇以久病侵尋，精力恆惑不給，致屢次會議缺席，本刊稿件闕荒，清夜捫心，能無抱愧，爰將所病經歷，詳述於后，惟因腦力與時間不濟蕪雜無文，願同仁加以指正。

——讓齋附誌——

腫脹病原，由來分爲二端，曰腫本乎水，脹屬於氣，故治療大法，腫主利水，脹主利氣，但在此種學理治療下，此外由脹而引起之癃然大腹，千載以還，至今引爲難治，蓋腫脹病源，誠無如是簡單，氣水之分，雖似言之成理，其實斷難盡然，嘗考內經脈要論曰：「胃脈實，氣有餘，則脹」。病形篇曰：「胃病者，腹䐜脹。」本神篇曰：「脾氣實則腹脹，經溲不利」。應象論曰：「濁氣在上則生䐜脹。」此指實症脹病而言也。又太陰陽明論曰：「飲食起居失節，入五臟則腹滿閉塞。」師傳篇曰：「足太陰之別公孫虛鼓脹。」此指虛症脹病而言也。經脈篇曰：「胃中塞則脹滿。」方宜論曰：「臟多生滿。」病風論曰：「氣隔塞不通則善脹，夫衣則䐜脹。」此又因於寒而脹也。陰陽別論曰：「二陰一陽發病善脹心滿。」診要經終篇曰：「手少陰終者腹脹閉，足太陰終者腹脹閉。」此因於心脾受損之脹也。此外如六元正紀至眞大要等論云：「太陰所至爲跗腫，及土鬱之發，太陰之初氣，太陰之勝復。」此又爲因溼而脹也。或曰少陰司天，少陰勝復，少陽司天，少陽勝復，熱勝則腫，此爲火勝也。或曰厥陰司天在泉厥陰之復，或曰陽明之復，此爲水泛侮脾，以及肺氣反勝也。由是以觀，腫脹不特五臟六腑而已，即天時運氣，亦有致腫脹可能，醫者必審其所因，對症施治，倘持五苓化溼五皮利水爲不二法門，又無異西法以放水抽水之擿治標症，致輕者變重，重者致危，亦無怪腫脹有「實病難治」之諺耳！

今試更進而言之，按皮下組織及腹腔之所以潴留水液，而發爲腫狀，及由腹腔積水致引起之䐜脹者，當由內臟機括之阻滯與耗損，決瀆之生理作用不能照常，於是橫溢而侵入肢體矣，至若癃然大腹之鼓脹，病源與腫脹雖不無稍異，但古今方書，大多混爲一談，極少分晰，大抵復窅腫脹處按之成凹，不能隨手起者爲水鼓，而能隨手即起者爲氣鼓，水鼓當利其水，氣鼓當利其氣，然以治水鼓每易奏效，治氣鼓難於見功，因水鼓不盡鬱氣，但治其水病即可愈，氣鼓必兼鬱血，單治其氣，瘀血積滯不行，脹之依然如故，近賢張錫純曰：「內經謂諸溼腫滿皆屬於脾，」誠以脾也者與胃相連，以脾能代胃行其津液，且地居中焦，更能爲四旁宣其氣化者也，王勳臣謂其中有玲瓏管，西人謂其中多迴血管究之脾之爲體，乃通體玲瓏，爲千萬顆玉粒結成，易透氣化，猶沙磧之地，善於滲瀝也，有時因思慮過度，或忿怒過甚，致傷其脾，而其體之本玲瓏者，寖至變爲瘀滯，其所瘀者，係迴血管之血液凝結，成絲成塊，以致脾失其職，氣化湮瘀，清不不能升，濁不能降，而鼓脹作矣，是以治此證者當以消脾臟瘀滯，爲第一要著。」張氏之論，可謂獨具隻眼，而最得我心，後之醫者，當知治氣鼓於利氣之中中，必兼通瘀矣。

此外又有血鼓者，或因努力過甚，激動血氣，或因暴怒動氣，血隨氣升，以致血不歸經，而亦未即吐出瀉出，遂留於藏府，阻塞經絡，周身之氣化因之不通，三焦之飲水因之不行，所以血鼓之成，初起即兼水鼓氣鼓也，迨至瘀血漸積漸滿，周身之血管皆爲瘀血充塞，其迴血管較血脈管膚淺易見，遂呈紫色，初則兩三處，寖至徧體，此症若於迴血管紫色初見時，其身體或猶可支持，宜先用金匱下瘀血湯，加野台參數錢下之，繼以消其血管中之瘀血，而輔以利水理氣之品，調治期月，庶可奏效，若至遍體迴血管多現紫色，病候至此，其身體必羸弱已甚，即投以下瘀血湯，恐瘀血下後，而體力不能支持，可服化瘀血通經絡，兼利水理氣之品，歷程二月，庶亦可愈，此乃水停氣滯，而兼瘀積者，下瘀方中參入扶氣，所以維護元氣之設，以收十全之效。

奈世傳治腫脹病諸方，其法大率捍毒急攻，耗損眞元，虧傷脾胃，是可一而不可再，況遍身俱腫，五臟六腑各有現證，惟其單腹腫脹，因爲中州之地，久窒其四運之軸，清者不升，濁者不降，互相結聚，牢不可破，實以脾氣式微所致，瀉脾之品，不宜妄投，何如一般病者，倘遇腫脹而施補藥，或攻補兼施，必疑溼愈聚，氣愈滯，則窒礙，脹滿益加，此晚近脹病之所以多不治，治亦鮮見效果者，亦不無其中原因之一。

要之鼓者內外不通，綳結而脹也，亦鼓者鼓也，如皮革成鼓，膨急而脹也，格致論云：外雖堅中空無物，有似於鼓，繩墨謂擊之有聲，按之無形，是其病，內經云色蒼黃，腹筋起，心腹脹滿，日食則不能暮食，此其狀也，然屬水屬氣屬血既如上述，當隨症認定，尤不可謂鼓無他物，而均屬於水也，大抵腹如抱甕，四肢疲削之爲氣，跌蹼產後，血瘀氣凝，腹現紫色，大便色黑之爲血，按之有聲腸鳴喘急，怔冲嘔水之爲水，更有四肢不腫，但腹大如鼓之爲單腹鼓，要皆辨其虛實，如小便黃赤，大便閉結爲實，小便清白，大便溏泄爲虛，氣粗爲實，氣短爲虛，早寬暮急爲血虛，暮寬早急爲氣虛，早暮俱寬爲氣血俱虛，或鼓於腹而連及臟腑皆病者，如病於心者神煩，在肝脅痛，在脾嘔噦，在肺喘咳，在腎腰痛，在胆口苦，在胃拒食，在大腸者腸鳴飧泄，在小腸者小便癃閉，在膀胱者小腹急疼，在三焦者氣滿面浮，此兼病之狀，無一或免，惟最多見者則如脾臟，故治法大要亦着重脾臟，所謂實者散之下之，虛者溫之升之，因於氣者化之，因於瘀者下之，因於水者導之，病之輕者，可取利氣導滯，滲溼化濁爲法，二陳湯去甘草，加厚朴枳殼檳榔青陳皮大腹皮木香蘇梗之品，若兼他症，如內熱心煩加連翹山梔，嘔噦屬熱者加左金丸，屬寒者加乾薑半夏，拒食加砂仁苡仁，腸鳴飧泄加炮薑肉蔻，小便不利加豬苓木通，食積加神麯山查，蓄血加桃仁莪朮，寒邪內滯者加附子肉桂，便閉實熱者加大黃枳實，此兼症之變法也，若久而挾虛，宜培脾利氣，如六君子加蘇梗砂仁之屬，至於邪退而正不足，再議補氣之法以復其元，按步就班，自可臻於完境。

內經稱諸溼腫滿皆屬於脾，又謂其本在腎，其末在肺，良以肺主氣化，脾主運輸，腎主藏液也，是腫脹無不與肺脾腎相關，而脹不必兼腫，腫則或兼脹也，世傳腫脹不宜服藥而以單方爲貴，我浦東愚夫愚婦，莫不奉爲金科玉律，而單方中似較合理者有三，一方用蟾蜍一只，內實砂仁，置炭火上炙灰陳酒冲服。（只數不等）一方用雄雞一只，餵以大麥，數日取其屎約一碗，置瓦上用炭火焙黃，另以陳酒一斤，將雞屎浸酒內，約二三日然後濾去渣滓，每日服酒三杯，水從便出，其脹即消。一方用鼓皮炙灰，陳酒冲服。此皆宜於初起實症，或可一試，余性不能飲，而數方均以酒下，且蟾蜍之毒，雞屎之穢，余胆怯尤未敢輕嘗，姑錄之希諸同仁不吝賜敎爲幸！

關於心臟病

黃·讓·

內經云：「心者君主之官神明出焉。」古之論心臟，義多微奧，而於生理病理，殊乏詳細之分析，有未能饜足吾人智識者，爰摘採新說，以資參考。

吾人通稱循環器者即血液循環之器官，心臟及血管是也。心臟爲循環之原動力，血管爲其補助，二者不可缺一也。心臟爲一肌肉囊，有出口與入口，出口之血管名曰動脈管，入口之血管名曰靜脈管，血液由靜脈管入心臟，由動脈管出。動脈管次等分爲細枝，名曰微血管；微血管又次等集成靜脈管，故微血管爲動脈與靜脈之連結部。微血管遍佈全身，細胞之氣體交換及營養物之分配皆賴之。茲先言心臟之構造，心臟爲圓錐形之肌肉囊，如拳大，在胸腔之中央，稍偏左邊，介左右肺之間，心尖向左下方在第五肋骨與第六肋骨之間，其基底部則向右上房。心臟內腔分左右上下四部份，在上者名曰心房，下者名曰心室。故心臟全體可分左心房右心房左心室右心室四內腔。心房與心室之間有瓣膜名曰房室瓣。又心房與動脈之根部亦有瓣膜名曰半月瓣。左心房室瓣有二葉名曰二尖瓣，或僧帽瓣。右方三葉名三尖瓣，瓣之尖端皆向心室，此種瓣膜皆所以防血液之逆流也。

心臟之組織以肌肉爲基礎，內外均有膜被之，其肌肉爲橫紋肌纖維。心室之肌肉較心房爲厚，尤其左室較右室爲厚，因血液循環時左室最費力也。心臟內面之薄膜名曰內膜，外面之薄膜名曰外膜，各密着於肌肉，又外膜展伸成心囊包被，心臟中有心囊液少許。

吾人生活時，心臟之運動無時或息。心臟之機能佳良，則心臟運動之順序整然不亂，茲將其順序述之如左：

一、心房收縮期　心房先心室而收縮，故心房營收縮運動期間名曰前縮期。

二、心室收縮期　心房收縮後，心室亦起收縮運動，此期簡稱曰縮期，此時心房擴張。

三、心室擴張期　心室收縮後即弛緩而擴張，此時期名張期。

四、心臟休息期　心室完全弛緩之後，至心房收縮開始之間有靜止期間，名曰心臟休息期。

以上所述之心臟運動可分爲四期，常依順序而反覆之，第一次前縮期開始至第二次開始之期間名曰心臟週期，而心臟週期之運動名曰心搏。成人心搏之平均數大約每分鐘七十二左右，然搏數男女老幼均有多少，男性一般較女性爲少，例如男性七十五，女人八十，胎兒最多，初生兒，小兒，青年，大人漸次減少，然至老人則略增加，例如初生兒百三十，十歲小兒約九十，大人約七十二是也。身短者較身長者心搏之數多，容積小者比其大者心搏數多，安靜時心搏數照常，然急激運動時則心搏數增加，直立最多，坐位次後，橫位最少，體溫上昇則心搏數增加，例如溫浴後，熱病時等，一日中之變動，早上最少，午後二三時最多，夜中又少，此多飲食運動等複雜之關係而起。一般精神興奮時心臟搏數增加，食後心搏增加，尤其刺戟性食物酒類等。

心臟為循環之原動力，由其搏動而促血行，故其作用宛如喞筒，其瓣膜亦如喞筒瓣之作用，茲將心臟瓣膜分別述之如左：

（一）房室瓣『A』僧帽瓣『B』『三尖瓣』

（二）半月狀瓣『A』大動脈瓣』『B』肺動肺脈瓣』。房室瓣之機能，房室口有帆狀之瓣附着於乳嘴肌，故血液由心房流入心室甚為便當，然由心室間心房逆流則不能，蓋瓣膜以瓣膜帆附着於乳嘴肌，當心室收縮時，其血壓雖較心房為强，而瓣膜則互相密着決無翻轉之虞也，半月瓣之機能，半月瓣呈半月形或囊形，故血液由心室向大動脈或肺動脈流出時毫無阻礙，然絕對不許其逆流，蓋血液將逆流時，該瓣膜即膨脹，而其邊緣亦相密着，不許血液之通過。心臟瓣膜如上述之作用，故血液常向一定之方向流動，而血液循環得以完成也。　次述心音，吾人以耳直接胸壁或以聽診器聽之，則知心臟部有特別之音響，此音名曰心音。心音由二種合成，即第一音及第二音是也。第一音為瓣膜閉鎖時心室收縮時之肌肉音，第二音為半月瓣緊張時發生之音。（一）僧帽瓣之音在第三肋軟骨及胸骨之間，此瓣膜發生之音在心尖部最易聽取之。（二）三尖瓣之音在左第三肋軟骨及第五肋軟骨附着部之間，而此瓣膜之音在胸骨之下部第五第六肋骨之高最易聽取之。（三）大動脈瓣之音在左胸骨緣第二肋間最易聽取。（四）肺動脈音在左胸緣第二肋間最易聽取　心臟運動之調節受中樞神經之支配。分配於心臟之中樞神經有二：一、心臟制止神經，二、心臟興奮神經。心臟制止神經為迷走神經之分枝，分佈於心臟壁；其作用以制止心臟之運動，即該神經受刺激則心臟之運動緩慢，例如患腦腫瘍或胸膜炎時，迷走神經受刺激而心臟搏動徐緩。心臟興奮神經，交感神經之分枝分佈於心臟內，為鼓舞心臟運動之作用，例如突然恐怖、驚愕、喜悅、羞恥等感情興奮時，交感神經受其影響，傳於心臟，故心臟搏動增多。　循環器發生疾病時，其主要者為呼吸困難，動悸及胸部絞痛等，但因心臟病而血液循環不良，致其他臟器受其影響者有之，例如心臟病時消化器內血液循環發生障礙，因此消化作用不充分，致食慾不振便通不順。又肺循環不完全，則肺內血液停滯發生呼吸困難或咳嗽，此等非消化器官或呼吸器病皆由血液循環障礙而起也。循環器病為血環環不良之狀態，即吾人所謂循環機能障礙是也。然此亦有種種之程度，例如重症之心臟病人，縱使絕對的安靜尚有難堪之苦痛。而輕症者與常人無異。唯運動時比一般健康之人易感呼吸促迫而已，其間千差萬別不能一一述之。循環機能健全者，安靜時固勿論，即運動時心力亦可應付之，蓋安靜時與運動時心力之需要大有差異，心臟病者心力衰弱，故運動時無餘力以應付之，遂覺苦也。由此觀之，循環機能障礙或心臟衰弱可分為二等：（一）重症安靜時血液循環尚能充分者。（二）輕病，安靜時照常而運動則覺苦痛，即心臟之餘力減少也。（未完）

霍亂今昔觀

王輝萍

夫霍亂之起源，我國始見於軒岐，內經有霍亂之論，漢張機著霍亂編於傷寒論，唐千金、宋外台、俱有霍亂之方，迨金元明諸大家，始有乾溼之分，及有清中葉，王孟英復創熱霍亂，寒霍亂之說，俟西說東漸，遂有虎列拉之名，晚近醫家，即以虎列拉症，定為眞霍亂，其他則歸於類霍亂之屬矣。　霍亂之因今謂由於食入染有虎列拉病菌之飲料食物，至胃腸內，引起自療排毒功能，而作吐瀉，病毒之在胃者，則嘔吐，在腸者，則泄瀉，均欲使病毒排出體外也；觀乎昔賢之論霍亂論病因，曰由於中氣素虛，或內傷七情，或外感六淫，或傷飲食，或中邪惡污穢毒氣，或陰寒內伏，清濁相干，陰陽不和所致。綜上所論，霍亂之因，不外病菌作祟，而飲食不節，寒冷失調，當屬誘因，蓋人體處於溫帶地域，不免易為風寒暑溼穢濁所侵襲，再雜進瓜果生冷，不及攝取不消化之物，胃液之酸性頓減，腸胃之抵抗力，即形薄弱，疾病，遂易罹矣，故論其因，中西之見，固無大差異也。　今之所謂眞霍亂，其症狀輕重不一，普通者，最初全身衰弱，體溫下降，或發熱，脈細數，尿量減少，或絕無，或不或，起無痛性之米泔樣吐瀉，眼窠低陷，指螺凹陷，皮膚厥冷，而呈藍色，諸肌痙攣，呼吸困難，或吐瀉之物，惡臭異常諸症狀。　古醫籍之論霍亂，種類繁多，其分別，亦無嚴格之標準規定，全憑醫者之經驗而定，世以患者吐瀉之物，酸臭惡，目現紅絲，唇焦舌赤，生理發生充血變化者，為熱霍亂，如吐瀉之物，澄澈清冷，睛白發青，唇舌色白，生理發生貧血變化者，為寒霍亂，以吐瀉交作甚者，為溼霍亂，胸痞腹痛，而不吐瀉者，為乾霍亂，而乾霍亂復有肝氣挾滯，與中暑二種，溼霍亂有寒中、痰濁、溼鬱、熱鬱四種。　本症治法，以强心興奮，健胃利尿為主，投强心興奮劑者，防其虛脫也，如理中四逆輩，健胃利尿者，慮其消化衰弱，及尿中毒也，如五苓散等若兼有外感症狀，則宜加桂枝之屬，比其大概也，中醫之治霍亂，固注重其本，惟此症之來勢甚急，其中不容間髮，故宜兼以西醫之治標，能中西並進，則其效更偉。　類霍亂者，急性胃腸炎是也，熱霍亂等屬之，其症狀與眞霍亂相似，惟其勢較緩耳，治療之法，有以消導和中，有以强心興奮為主，對症發藥，須憑見症，庶不致僨事。　要之，霍亂之理論治療，不論中西今昔，各有所長，各有所短，吾儕當斟酌採用，不可偏執成見，而誤人生命也。

筆記

習醫散記

張羹梅

我的習醫

我自束髮讀書，因生性頑劣，不求上進，無所用心，身體很少疾病；直至民十六那年，失於自檢，魔病光臨，纏綿五月，幾至不起。十七年春，體力未復，即執教魯匯；秋又應新場小學之聘，一再勞頓，痞疾大發，又與藥物爲友，岳父母愛屋及烏，顧而憐之，勸習中醫，以自救救人；我心微動，購內經一書私自揣摸，欲明醫道。我習料學者，覺內經所言，百無一是，興趣索然，待病稍愈，出遊太常，仍理舊業；在常一月，妻兒忽病，驚報屢催，束裝急返，待妻兒病愈，欲上征途，岳父母舊事重提，又勸習醫，我再讀內經，方有所悟，蓋內經所述，全由經驗歸納，各種名詞，多屬抽象，另有所指，非就物論事也。發現新解，興趣即濃，時伯岳凌秀千先生懸壺川城，聲譽極隆，遂從伯岳習醫，一切費用，全由岳父母負責，故我之業醫，皆岳父母之功也。

從師第一日

民二十年古歷十月十二日午，我正式向伯岳行拜師禮，以特殊關係，飲從師酒後，即隨師出診。第一家係東門沈姓，步入病房，見一少年，患腦膜炎，神志昏迷，痰聲漉漉，危在頃刻，師診視，擬方，閒談，警告，安然與之周旋，我既覺病容可怕，又恐病者立死，急得滿身流汗，恨師太不知趣。第二家是天主堂前喬姓，係一中年人患肺病，肺病最耗體力，病者眼陷顴高氣促，形肉已脫，遊絲一縷，與死爲鄰，而師談笑自若，安然周旋，我確已怕煞了。病人太可怕了，我感到膽怯復診不敢再隨去，現在想來，未免好笑，但在那時，經驗全無，生死莫卜，怎不要爲之乾急？

第一次出診

我從師未及一月，天已大寒。一日，朔風怒吼，大雪紛飄，寒冷十分兇惡，師出診城北二里許陶家，風急水逆，寸步維艱，師年高氣衰，不能常忍，中途而返，還我獨往應診，此診係產後，勢極緊張，惟師昨曾診過，一切病情已瞭然於心，草藥十二味，由我依樣可也。我方讀脈學，藥性十難一知，此十二味藥，向很陌生，不易熟記，一路默念，自謂可免遺漏，及執筆處方，搜盡枯腸，共十一味，不能足。凡事熟能生巧，今衣食於醫，任何醫師處方，目光所至，即可瞭然於心，以今論昔，眞不可同日而語了。抵病家，稍坐，即入房診視，病婦伸手就診，我兩手已凍疆，又未熟診法，只好不知而强以爲知，按脈不問脈之遲數浮沈，祇注意時間之久暫，驗舌不問舌之青紅皂白，但求我之態度是否合法。處方時，一呼一字，又要當心案語之通順，又要追記指示之藥味，最感困難，幸在嚴寒雪天，未至極汗滂沱，否則必衣服盡溼了。臨去，依江湖貫例，說：「明日好了，請再來關照，未見起色則另請高明。」翌日，病家來請，詳述病情，知好轉，天寒地凍，師不欲去，當着來人，把我大加贊許：「這位小先生，本領很好了。」仍囑我往診，直至該病人完全痊癒而後已。

我初往病家時，曾謂師曰：「我習醫未滿一月，恐人不信。」師曰：若問你習醫時，可說我過堂來的。」這是師一時之食賴，那知一語成讖，中道捐棄，我終過堂到陳雪生先生那邊去了。

因病求醫

自古醫者，有偏陰偏陽之見，博學如凌師者，亦不得免，師宗陽常有餘陰常不足之說，用藥偏陰，石斛一味，十方九有，陽藥如桂附等，不入湯劑，就是柴胡厚朴茅朮之類，亦所大忌，因謂陽藥取快於一時，然大傷陰液，復元必難云。肺癆病，最傷陰液，故師以善治肺癆名，名一出，肺癆者爭求治，故平日應診，脈多細數，舌多光紅，即偏陽者論，亦少有回陽藥之機會也。醫者既有所偏，病者亦宜因病就醫，方易藥到病除，盲從一人，難免誤事，此醫者所不易自知而病者不可不知也。

道無術而不行

師極迷信歟？抑別有作用歟？我不得知，惟見每出診，必禱於純陽前，又服飾用具喜用香薰，迷信者嗅之，似有神在。曾有某婦，病愈來謝，謂師往診時，似有神伴，病即霍然云。又某日某婦求診，肩促背傴腰側，師未診脈即曰：「腰痛帶流。」該婦臨去自語先生眞神仙也。實則腰痛之象已見，腰痛多帶流，不足爲奇，言得其會，便使人信抑，神手其技了。

醫官

師爲川城典獄署醫官時，月薪六元，而以一職之兼，交際費確大增，六元不夠，惟月有額外收入，每較月薪爲多，足堪維持常態，所爲食之無味棄之可惜者是也。

凡囚犯因病交保，例須醫官證明，故每逢囚犯交保，典獄長受囚之囑，親來師前，酌具現金爲壽，師明知從中取利，定必可觀，惟不依以此爲生，順水人情，絕不與計。囚犯患病，不得外出就診，醫官須入獄診視，獄中黑暗混濁，師大畏懼，官樣文章，祇要弄筆舞墨，看來順眼，便算上乖，病的好壞勿論。師弟兄數人，除我外皆小學程度，師怕誤事，凡獄中診務，必飭我往，我便成了實習醫官。我往獄中診病，見貧病而案輕者，每引經據典危言嚇人，獄長不明究意，又怕多事，必我言是聽，應此無條件得釋者，月必數次，故我入獄診病，羣犯皆有德色，爲我習醫時第一快事。（待續）

病後瑣記

姚子讓

患病苦，患久病尤苦，蓋世英雄，一經有病磨折，頓時萎靡神喪，百事銷沉，余患服滿，垂近半載，呻吟病榻，藥爐茶灶痛苦備嘗，比來雖有日漸痊減之機，猶難占勿藥有喜之望，蒙諸道兄關懷頗切，或親移玉址，或惠賜箴言或餽贈佳品，殷情厚誼，銘諸五中，此外更得思義，漢聲，國鑫，延仁，秉陶，步階，曾田，貫一諸道兄之屢爲悉心診治，在此不能不值得一提，而且無限感佩，諸道兄爲我南滙中醫界泰斗，學識經驗，久爲社會所推重，余病獲痊，可慶醫治得人之幸。

諺云自做郎中苦勿醫，余初病服滿，曾自處方劑，重用剛燥利氣，得業師秦伯未函云：「所服之藥，不就說不中病，只中了一半，而過用剛燥，妨碍肝臟，又不可說害了一半，懨懨牽牽，恐卽在是。」由是恍然悟病者不平也，藥者以不平臻於平也，惟貴順逆進退，存乎其時，因勢制宜，存乎其用，神而明之，存乎其人，自病性急多躁，希速愈之心尤甚，但未知欲速不達，反多賁事。

我浦東沿海一帶，凡遇病涉鼓脹，一般愚夫愚婦，莫不以單方爲貴，世固有延名醫診病服藥不效，而一味便方竟服奏效者，反之因循時日，亦有病死於誤服單方者大半，我見已多，無怪鼓脹難治，而例於四大症所謂「實病難醫」之：。

俗語云：「風癆氣鼓膈，閻王門前客」。病而不幸罹此莫不令人不寒而慄，但不知常常恐懼，因思氣滯，氣滯積溼，積溼不化，脾失運輪，肝氣益復不涵，於是病情愈趨惡劇，精力日益衰靡，故余曰患鼓脹病缺乏大無畏精神者，不能戰勝艱難病苦，而陶情逸性，自爲本病要着。

經曰諸溼腫滿皆屬於脾，余病初起自不越消化器管範圍，既在消化器管，自時時注意於消化，香砂六君，雖不離促進脾胃消化，運中健中，以收全功，但未至相當溫度，尙難貿然進服，最近道兄張秉陶爲處溫運之中，兼以溫下，而組織不離攻補互施，方中原巴重用六錢，黨參重用一兩，倘胸無成竹，自難拘於大積大聚，毒可犯也，衰其大半而止之戒，而安敢連進巴豆以斤計哉？

——三十七年端午日寫於讓齋——

麻黃之研究

陳桐侯

傷寒論中凡用麻黃之方彙錄如下

麻黃湯　大青龍湯　小青龍湯　麻黃杏仁甘草石膏湯　桂枝麻黃各半湯　桂枝二麻黃一湯　麻黃連軺赤小豆湯　麻黃細辛附子湯　麻黃附子甘草湯　麻黃升麻湯

關於麻黃各方應用之法節錄如下

本論第二十五條云：太陽病八九日如瘧狀，發熱惡寒熱多寒少，面色反有熱色者未欲解也。以其不能得小汗出身必癢，宜桂枝麻黃各半湯。二十七條云：服桂枝湯大汗出脈洪大者與前法，若形似瘧一日再發者汗出必解。宜桂枝二麻黃一湯。三十七條云：太陽病頭痛發熱身疼腰痛骨節疼痛惡風無汗而喘者，麻黃湯主之。三十八條云：脈浮而緊，浮則爲風緊則爲寒，風則傷衛，寒則傷營，營衛俱病骨節煩疼，可發其汗，宜麻黃湯。三十九條云：太陽與陽明合病，喘而胸滿者不可下，宜麻黃湯。四十條云：太陽病脈但浮者，與麻黃湯。四十一條云：太陽中風脈浮緊發熱惡寒身疼痛不汗出而煩躁者，大青龍湯主之。四十二條云：傷寒脈浮緩，身不疼但重乍有輕時，無少陰證者，大青龍湯主之。四十三條云：傷寒表不解，心下有水氣，乾嘔發熱而欬，或渴或利或噎或小便不利，少腹滿或喘者，小青龍湯主之。四十四條云：傷寒心下有水氣，咳而微喘，發熱不渴，服湯已渴者，此寒去欲解也，小青龍湯主之。四十九條云：太陽病脈浮緊無汗發熱身疼痛八九日不解，表證仍在，此當發其汗，麻黃湯主之。五十四條云：脈浮者病在表可發汗，宜麻黃湯。五十五條云：脈浮而數者可發汗，宜麻黃湯。五十八條云：傷寒脈浮緊，不發汗因致衄者，麻黃湯主之。六十六條云：發汗後不可更行桂枝湯，汗出而喘無大熱者，可與麻黃杏仁甘草石膏湯。（按本條與一百七十一條，文字似有差誤，汗出而用麻黃，無大熱而用石膏，可疑處甚多）。二百四十二條云：陽明病脈浮無汗而喘者，發汗則愈，宜麻黃湯。二百六十八條云：傷寒瘀熱在裏身必黃，麻黃連軺赤小豆湯主之。二百。六條云：少陰病始得之反發熱脈沉者，麻黃細辛附子湯主之。三百。七條云：少陰病得之二三日，麻黃附子甘草湯微發汗，以二三日無裏證，故微發汗也。三百六十二條云：傷寒六七日大下後，脈沉而遲，手足厥逆，下部脈不至，喉咽不利，唾膿血，泄利不至者爲難治，麻黃升麻湯主之。以上共二十條，爲傷寒論原文。再錄金匱要略用麻黃之方數條於後。麻黃加朮湯條云：溼家身煩疼，可與麻黃加朮湯發其汗爲宜，愼不可以火攻之。又甘草麻黃湯條云：裏水，越婢加朮湯主之，甘草麻黃湯亦主之。又麻黃附子甘草湯條云：水之爲病，其脈沈小，屬少陰，浮者爲風，無水虛脹者爲氣，水發其汗卽已，脈沈者宜麻黃附子甘草湯，浮者宜杏子湯。又麻黃杏仁薏苡甘草湯條云：病者一身盡疼，發熱日晡所劇者，此名風溼，此病傷於汗出當風，或久傷取冷以致也，可與麻黃杏仁薏苡甘草湯。又射干麻黃湯條云：咳而上氣，喉中水雞聲，射干麻黃湯主之。又厚朴麻黃湯條云：咳而脈浮者，厚朴麻黃湯主之。又大青龍湯條云：病溢飲者，當發其汗，大青龍湯主之，小青龍湯亦主之。又越婢湯條云：風水惡風，一身悉腫，脈浮不渴，續自汗出，無大熱者，越婢湯主之。又越婢加朮湯條云：裏水者，一身面目黃腫其脈沈，小便不利，故令病水，假令小便自利，此亡津液，故令渴，越婢加朮湯主之。以上共十條，爲金匱本文。綜合傷寒金匱兩書中，對於麻黃所治之症候，可得其要點數種：

一、脈浮緊無汗　　傷寒論第三十八條云：脈浮而緊……可發其汗。四十條云：太陽病脈但浮者，與麻黃湯。四十一條大青龍湯症云：太陽中風脈浮緊……不汗出。四十九條云：太陽病脈浮緊無汗……當發其汗。五十四條云：脈浮者病在表，可發汗。五十五條云：脈浮而數者可發汗。五十八條云：傷寒脈浮緊，不發汗因致衄。二百四十二條云：陽明病脈浮無汗而喘者，發汗則愈。以上皆爲麻黃治脈浮無汗之證據。

二、惡風惡寒　　二十五條云：太陽病八九日，如瘧狀，發熱惡寒…欲令小汗出，宜桂枝麻黃各半湯。二十七條云：若狀似瘧一日再發者，汗出必解，宜桂枝二麻黃一湯。三十七條麻黃湯症云：惡風無汗而喘者。四十一條大青龍湯症云：亦有發熱惡寒之症狀。金匱越婢湯條云：風水惡風。此爲麻黃治惡風惡寒之證據。

三、身痛骨節痛　　三十七條云：太陽病頭痛發熱，身疼腰痛，骨節疼痛。三十八條云：營衛俱病骨節煩疼。四十一條云：身疼痛不汗出。四十九條云：太陽病發熱身疼痛。金匱麻黃加朮湯條云：溼家身煩疼。又麻黃杏仁薏苡甘草湯條云：病者一身盡疼。以上爲麻黃治身痛骨節痛之證據

四、咳水氣　　麻黃定喘之證據：三十七條麻黃湯症云：惡風無汗而喘。三十九條云：太陽與陽明合病，喘而胸滿。又治水氣之證據，如四十三條小青龍湯症云：傷寒表不解心下有水氣，乾嘔發熱而咳。四十四條云：傷寒心下有水氣，欬而微喘……小青龍湯主之。二百四十二條麻黃湯症，有無汗而喘之症狀。又金匱甘草麻黃湯條云：裏水，越婢加朮湯主之，甘草麻黃湯亦主之。麻黃附子甘草湯條云：水之爲病，其脈沈小……水發其汗卽已。射干麻黃湯條云：咳而上氣，喉中水雞聲。又如厚朴麻黃湯治欬而脈浮。大小青龍湯治溢飲。以上爲麻黃治喘欬水氣之證據。

五、一身黃腫　　麻黃治黃腫之證據：如金匱越婢湯條云，風水惡風，一身悉腫。越婢加朮湯條云：裏水者一身面目黃腫。又如傷寒瘀熱身黃者，治以麻黃連軺赤小豆湯之類是也。

以上麻黃所治五個證候：第一個脈浮緊無汗。麻黃湯爲治傷寒太陽病無汗之主方，故知麻黃爲發汗之要藥。更可推知凡有汗之症不得濫用麻黃。人體感受寒邪，體溫卽起反射作用以爲抵抗，逗留肌表之寒邪，因玄府固閉不肯外出，致有第二個惡風惡寒之症狀。表邪愈不肯去，體溫抵抗愈力，於是在裏的體溫繼續奔集外層，以爲幫助，遂成壯熱惡寒之局。筋脈憤興，故脈象浮緊。斯時病的重心在表，但得汗出則在表之寒邪與壯熱之溫度隨汗而散。故凡太陽無汗惡寒之症，一汗便可了事。與有汗不解之桂枝症顯然有別。第三個症候而身痛骨節痛。依仲景方觀之，麻黃似有止痛之作用，其實不然。凡止痛藥都有麻醉性，因而疼痛是神經的知覺。人體外面的皮膚，能生黏液的內膜，與漿液膜骨膜等，都有知覺神經中的痛纖絲，分佈在上面。所以受了刺戟卽起疼痛。神經發源於大腦，由大腦發出許多痛纖絲，隨着知覺神經，分佈到全身各處。是大腦猶全身之總司令部也。若將總司令部推翻，自然不知疼痛。所以凡止痛藥都有麻醉末梢神經和麻醉中區神經的兩種作用。麻黃是否亦有麻醉性，鄙人不敢猜測武斷。但觀麻黃止痛，只限於太陽病頭痛身疼骨節痛，其功效似乎與普通止痛藥是例外的。太陽病身疼骨節痛，其所以止痛之由，不外乎寒與溼。寒與溼既去，則痛亦自止。猶限於局部之地方事件，毋須勞動中區也。第四個症候於喘咳水氣。凡病熱盛無汗而喘者，發汗熱解則喘止，是麻黃之特長。然心下有水氣者，例無不喘，麻黃亦能治之。是兼有利水作用也。麻黃能利水，觀於仲景方而可信。第六個症候爲一身黃腫。古人論腫；有風水皮水等名，其症狀爲身體面目浮腫，按之沒指。腫病之原因，爲腸胃吸收作用不健全，水邪無由出路所致。治法惟有導水出路。腰以上腫者開鬼門，腰以下腫者潔淨府。所謂開鬼門卽發汗，潔淨府卽利水，水去則腫自消。然則麻黃治腫，亦不過恃發汗之功能耳。

醫林詩錄

三一七感賦　盛心如

二十年前三一七，岐黃一縷垂垂絕，幸賴耆宿振臂呼，魑魅魍魎暫隱滅，競辦書報立醫院，諸夏革新事建設，百端規模粗完成，一旦干戈付灰屑，兇渠泥首奏凱歌，中原烽火尚熾烈，暗摧根株頒考覈，飾辭同仁奇詭譎，劇憐猶作守財虜，昌言浚興成空說，國立頭銜拚死爭，不聞袞缺施補綴，上下相孚慰私衷，自謂此肱經三折，一年一度言紀念，名式徒存國醫節，開會陳詞何激切，識時務者爲俊傑。

三一七有感伯未起句續成一首　盛心如

三一七，三一七，莫管三七二十一，心腸只有五分熱，規模誰肯百年設，一刀尚未臨頭割，一步可緩燃眉急，事過情遷散一切，轉輾思量空回憶，全國聯會非易樂，萬人同心勉團結，禁禽幸喜手諭撤，革新尚能勤努力，十年將近具成績，諸般漸見上軌轍，爲山九仞差一級，八一三起恨無極，倏已廿年過倉卒，面臨危機尤亟亟；考試檢覈施詭策，生爲死焉聽自訣，絃歌中斷種子絕，苟延殘喘餘微息，猶詡妙手能醫國，模糊診斷尚未識，代議方案始提出，萬一或希回生術。噫嘻吁空悲憶！君不見九州烽火瀰天黑，有生未厭虫猿劫，國破家亡知何日，一旦原子俱毀滅，東風沉醉迴朝夕，莫管三七二十一。

從梅福二字偶成五言一律贈謝利恆長者　盛心如

君從梅福隱，我本楚狂人，藜照成殘火，薪傳絕問津，遇時憐走狗，垂老感傷麟，底事吹春水，時還酒一巡。

枕上懷家園悠然入夢醒成四律紀之　秦伯未

吾愛家園好。四時景物宜。每沽元碧返。不負牡丹期。蘭蕙姿誰賞。（先姊得九畹蘭兩盆、因書二蘭室顏所居，今榜額猶存，花開依舊，而姊氏之歿，忽忽二十五年，）松杉貌自奇。玉瓶花館在。珍重一編詩。（玉瓶花爲吾家異卉，先大父取以名齋。著有玉瓶花館詩賸一卷，）

吾愛家園好。薰風滿草堂。傍簷槐柳古。遮道行梧涼。鳥過花飄儿。人眠燕語粱。丹榴年結實。宦夢贛西長。（石榴一株。吾母移自萬安官廨，垂今三十六年矣，）

吾愛家園好。潮平兢子瀏，曉烟輕似索。樹影靜如山。霜落添紅葉。風斜上白鷳。祇愁賓從散。誰共會消閒。（會消閒軒在西廂，爲先君子與客讌會之所，）

吾愛家園好，冬榮有桂叢。寒枝黃染蠟。老幹綠生銅。汲古藏殘簡。嘗新摘晚菘。早懷歸隱計。奚必入山中。

毛詩六章戲和素公自壽以侑觴　秦伯未

絕似梅花骨格高。每從海曲憶吟曹。孫殷對食清譚處。（指桐侯）想見齋隨麈毛。

馳騁騷壇興自高。文章詞采壓劉曹。老來愛鬥尖叉韻。肯爲吟花笑穎毛。（梅堯臣詠紫薇詩六十無名空執筆穎毛應笑映簪華）

不因傲世忘希高。嵇阮從來是舊曹。天命早知今耳順。索疵無着任吹毛。

羌隨依勢與依高。知已平生屬墨曹。修到身無家室累。獨扶風雅嗣韓毛。

才華飄舉行彌高。劇論酣歌屬我曹。覆水翻雲看世變。守身渾似玉雞毛。（唐書楚人獻玉十三其二曰玉雞毛白玉毛）

歸莊自壽性孤高。早已名登著作曹。十載交情詩一紙。恍同山谷贈鵝毛。（山谷詩鵝毛千里贈所重以其人與鄉謬千里送鵝毛意殊）

秋雨敲窗得延仁弟來詩口占二十八字報之　秦伯未

麗才重見張司業。延譽吾慚韓退之。聞道後游多俊侶。不勝風雨晦明時。

癸未新秋觴邀素公桐侯鑑清小集寒齋紀之以詩　張延仁

欲放蘭亭禊事修，飛觴雅集曲江頭，羣公謦咳拋珠玉。拜倒騷壇第一流。

豆棚瓜架綠陰遮，分付樵青漫煑茶，爲解宿酲思濁酒，拚教兩頰抹紅霞。

客來不速啓柴關，醉臥蕉窗午夢還，詩卷慵拋無箇事，默看江上浴鷗閒。

良友欣逢笑語傾，敲詩不覺鼓初更，天公似亦多情甚，爲遣姮娥伴客行。

會務

第二屆第十三次理監事聯席會議錄

時　間　卅七年五月卅日下午二時　地點：祝橋辦事處
出　席：陳桐侯程利川等十一人　列　席：孫立夫張滁初等二十一人
主　席　葉峨璋　紀錄　吳菊人
行禮如儀
主席致開會辭（略）
倪理事長報告會務辦理概況（略）
倪會計主任報告四月份收支賬目

討論事項

（一）調整六月份經常費米價標準請公決案。　決議：六月份繳付以五百萬元一石爲標準。　（二）推定建設中醫籌備委員，先行推定召集人案。　決議：推定倪理事長國鑫爲籌備會召集人。　（三）確定下屆會議日期地點案。　決議：定六月廿五日下午二時屆新場辦事處舉行。

第二屆第十四次理監事聯席會議錄

時　間　卅七年六月廿五日下午二時　地點：新場辦事處
出　席　龔漢聲等十四人　列　席　張福康等七人
主　席　葉士彬　紀錄　姚維峯
報告事項（略）
討論事項

（一）所得稅繳納辦法應否重擬訂案。　決議：卅六年度全年及卅七年上半年年度納稅金額以合併辦理爲原則，推定倪理事長楊季藩等爲全權接洽人，數額以不逾二億五千萬元爲度，設稅局堅持以卅六年度一年爲徵點時，則將卅六年度先行着手辦理，仍分五級爲序，金額視總額之多寡而重行推訂之。　（二）本年度義務診療所應如何籌立案。　決議：由本會通知各辦事處主任，籌動辦理，限期成立呈報，俾轉縣府備查案。（三）調整七月份經臨費米値案。　決議：以每石國幣一千五百萬元爲準，設米値跌進調整價格時，臨時召開常務會議重行調整之。（四）應否製刻診例木戮，分發各辦事處印蓋會員方箋，俾便遵守案。　決議：由會製刻分發使用，刻製成本，在分發時收回。　（五）張江辦事處主任錢漢民呈請辭職，業經票選結果，黃海清得票爲當選，應否卽予聘請，俾資推行會務案。　決議：應予聘任之。　（六）確定下屆會議日期地點案。　決議：定七月廿五日下午二時在本會舉行之。

第二屆第十五次理監事暨所得稅協議委員會聯席會議錄

分辦事處主任

時　期　卅七年七月廿五日下午二時　地點：本會會議室
出席人數　葉峨璋　俞贊文等二十人
主　席　楊季藩　紀錄　姚維峯
報告事項（略）
討論事項

（一）　卅六年度所得稅逾限未繳應如何辦理案。　決議：展期至八月十日前繳楚，如再逾期不繳，則將未繳會員姓名呈報由稅局直接辦理之。（二）在行醫之非會員，應如何處置案。　決議：函各辦事處主任詳查非會員住址，報會並派員調查，如確有中醫資歷者，應依據醫師法第九條規定，卽須入會，若無資歷者，以合法手續責其在本縣停止從業。　（三）八月份經臨費，米價請調整案。　決議：米値每石調整折合國幣叁千萬元。　（四）會員唐儉侯等檢舉非會員申聖瑞，設所行醫專事苛索，跡同江湖，違背醫師道德，影響會員信譽，請予取締案。　決議：由會派員調查其資歷行爲，如確無資歷而有上述行爲者，應函請警政機關取締之。（五）會員龔國銓向會聲請，去函五團鄉公所，免征甲種民衆自衛基幹隊隊員，請公決辦理辦法案。　決議：醫事人員規定有專職訓練，及服務羣衆之義務，今該員突被征調，誠不相符，應由本會去函該鄉請其免征。（六）確定下屆會議地點日期案。　決議：定八月廿五日在本會舉行之。

經臨費收入計算表

摘要 辦事處名稱	四月份經常費 金額萬元	五月份經常費 金額萬元	六月份經常費 金額萬元
惠南	五四六	一八〇	五四〇
黃鎮		三六	一二〇
打鐵橋			二一〇
談郞			一五〇
三墩	一五		三三〇
大團	三三〇	二七〇	五四〇
馬厰	五四		
蜚鎮			一五〇
萬祥		一二〇	三〇〇
泥城	九六	五四	
鹽倉	六〇	一三三	六〇
二灶泓		九〇	
祝橋		四四四	三四〇
江鎮	三九〇	一二六	八四〇
橫沔			七八〇
坦直			一五三〇
新場	四三二	九〇	二一六〇
李家橋			九〇
航頭	四		
下沙	四〇五		五四〇
魯匯	二五五		
召樓	一五〇	五四	六三〇
濱浦	二四〇		
蘇橋		五四	
周浦	四四七		一一〇七
御橋		三七八	
北蔡	六八三	五四	五一〇
張江	九五	二六六	

摘要 臨事費	四月份 金額萬元	五月份 金額萬元	六月份 金額萬元
入會費	二五〇	六〇	一五〇〇
補助費	二五〇	六〇	一五五〇
證書證章費	六二五千元	二二五千元	三七五
特別補助費			三〇〇
合計	四七六四萬五千元	二四九〇萬五千元	一四六〇二萬元

經臨費支出計算表

摘要	四月份金額	五月份金額	六月份金額
職員薪水	四八〇〇〇〇〇	五七六〇〇〇〇	九六〇〇〇〇〇
職員津貼	二五六〇〇〇〇	四二〇〇〇〇〇	九一二〇〇〇〇
交際費			一五〇〇〇〇〇
文具筆墨	二〇〇〇〇	一八〇〇〇〇	二四〇〇〇〇
紙張	一三九〇〇〇	八八〇〇〇	一三三〇〇〇〇
印刷	一五二〇〇〇〇	一六〇〇	四九五〇
購置	一四〇〇〇〇〇		
郵票	五〇〇〇〇〇	五〇〇〇〇〇	一一〇〇〇〇〇
報費	七三〇〇〇〇〇	一〇七〇〇〇〇	一七四〇〇〇〇
理監事食膳	六九〇〇〇〇〇	一五〇〇〇〇〇	四五〇〇〇〇〇
分辦事處食膳	七〇〇〇〇〇	一九八〇〇〇〇	四五五〇〇〇〇
川膳			三六八五〇〇〇
繳款川扣	一二〇〇〇〇	一一八〇〇〇〇	三九〇〇〇〇〇
消耗	一七七三〇〇〇	五一〇〇〇〇	一六三〇〇〇〇
雜支	一七七三〇〇〇	六〇五〇〇〇	七〇五〇〇〇
電燈費	一五九五〇〇〇	二二六〇〇〇	二五四〇〇〇
房租	（四五月（	一三八〇〇〇〇	
省會經費	六〇〇〇〇	一八〇〇〇〇	
醫刊		一〇三九〇〇〇〇	
法人登記費		八〇〇〇〇	
餽贈	一〇〇〇〇〇〇	五〇〇〇〇〇	五〇〇〇〇〇
合計	二四一五四五〇〇	三一八二九〇〇〇	四九三〇四〇〇〇

南匯縣中醫師公會會員錄

姓名	性別	年齡	籍貫	通訊處
周綠煙	男	五〇	江蘇南匯	上海南市蓬萊路一三五號轉
李正偉	男	三六	江蘇南匯	上海長寗路四九六號
朱亮人	男	三〇	江蘇南匯	大團中和堂藥號
印龍祺	男	三〇	上海市	浦東北蔡南市嚴恆豐
倪永佳	男	三一	南匯	周浦竹行街仁宇堂
許永德	男	二九	南匯	南匯東門外協盛鑫號
陳濟衆	男	三二	南匯	北蔡嚴恆豐號轉
陸梅友	男	三二	上海市	北蔡東市五十號
唐玉堂	女	二八	南匯	新場東街十號
楊惠芳	女	三二	南匯	新場南市衛生堂藥號
郭仲良	男	三三	南匯	上海華德路五〇二號存德堂
成一	男	三五	江蘇奉縣	上海安遠路第一七〇號
朱卓雲	男	三一	奉賢	新場南大街
張志良	男	二九	奉賢	新場陳桂生桂記藥號
周宕道	男	三二	南匯	北蔡東街周永盛竹行
楊樹英	男	三三	浙江鄞縣	上海東寧海路四四號
顧孟得	男	三四	上海市	北蔡大生堂
嚴潤德	男	三二	南匯	周浦竹行街十二號
徐鳳池	男	三〇	南匯	周浦金龍街五號
顧水生	男	五九	南匯	祝橋新中和藥號

補助費徵信錄

陳濟衆 五十萬元
陳其善 五十萬元
楊惠芳 一百萬元
成一 一百萬元
周宕道 一百萬元
嚴潤德 一百萬元
許永德 一百萬元

陸梅友 五十萬元
李正偉 六十萬元
朱亮人 一百萬元
朱卓雲 一百萬元
楊樹英 一百萬元
印龍祺 一百萬元
徐鳳池 一百萬元

周綠煙 五十萬元
唐正堂 一百萬元
郭仲良 一百萬元
張志良 一百萬元
顧孟得 一百萬元
倪永佳 一百萬元
持別補助張福康 三百萬元

編後漫譚

時光迅速，兩個月又飛駛的過去，本期醫刊，又因人力經濟兩感不足，拖延了下來，有勞讀者盼望，深覺抱歉。

姚子讓兄抱恙多月，最近得到一個欣慰的消息，他身體漸已復原，他是醫林健將，病一好就寫稿子來，「腫脹病之研究」和「病後瑣記」是他的經驗之作，自身經過的事，總來得確切些，我們祝頌他康健之餘，不妨大家來一個檢討。

最近得到中醫界前輩謝利恆先生轉來盛心如先生的詩稿，盛先生是當代的明醫，又是中國醫學院的名教授，醫學與文學，均極清深，關於「三一七」的作品，雖已失去時間性，但是有意義的佳搆，即使明日黃花，也有欣賞的價值，這裏特地闢出一角刊載，如果不忘三一七教訓的話，不妨一讀。

夏天是多病的季節，不論內症和外瘍都較平時爲多，在此民生凋敝的時候，鄉民患病多無力就醫，加强醫療設施，實爲必要，看到浦東各地的曾設義務診療所，爲民衆服務。主持者又多中醫同仁，這種仁愛精神的表顯，深入民間，相信中醫的社會基礎鞏固，呈現着光明的前途。

三十七年四五六月收支報告

收入之部

項別	四月份金額	五月份金額	六月份金額
經臨費	四七六四五〇〇〇	二四九〇五〇〇〇	一四六〇二〇〇〇
上月結存	二三二一八〇〇	一八四一二三〇〇	一一四八八三〇〇
合計	四九九六六八〇〇	四三三一七三〇〇	一五七五〇八三〇〇

支出之部

項別	四月份金額	五月份金額	六月份金額
經臨費	二四一五四五〇〇	三一八二九〇〇〇	四九三〇四〇〇〇
歸還墊米二石	七四〇〇〇〇		二二二〇〇〇〇
購存米五石二斗			八四〇〇〇〇〇
合計	三一五五四五〇〇	三一八二九〇〇〇	一五五五〇四〇〇〇
收支相抵結存	一八四一二三〇〇	一一四八八三〇〇	二〇〇四三〇〇

△↓歡迎投稿★批評★訂閱介紹↑▽

內政部登記證京警蘇字第一六三號
中華郵政登記認爲第一類新聞紙類

南滙醫學月刊

第二卷 第十號

發行人 王正章 編輯者 陳桐侯 張延仁 姚子讓

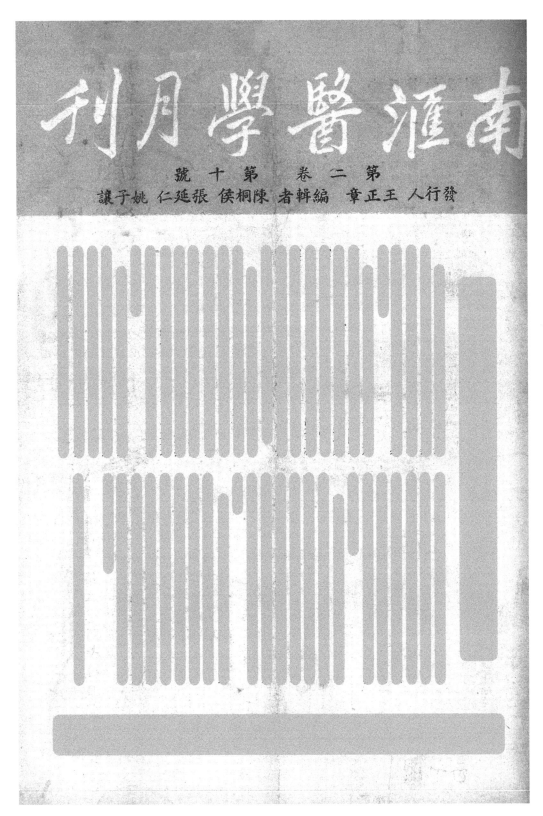

醫訊

武進縣參會電衛生部 請扶植中醫師

（武進通信）武進縣參議會代電南京衛生部云：查本會前開第三次大會。當由錢參議員同高等，以我國醫藥在歷史上具有輝煌成績。過去民族健康胥於是賴，自東西文化交流，一般維新人士喜新厭古，對於原有國粹，動輒鄙視，殊不知中醫藥不僅具悠久歷史，實有其顛撲不破之眞價値在，中醫界亦覺自身仔肩之重大，已不斷研究，步入科學化之途徑，適應現代之需要，以全國中醫師人數之多，窮鄉僻壤足跡殆遍，目今地方衛生行政事宜，正胥開始建設，如得中醫師參加，確可收實徹與普及之效，是以今後不論中央與地方衛生機構，皆應以中西醫師並予任用，俾衛生行政得順利進行，提請小會建議鈞部，一、對於地方衛生行政事宜，遴委著名中醫師爲衛生行政人員，負責協辦各地衛生事務，二、對於管理中醫中藥事宜，並請遴聘著名中醫師爲咨詢委員，徵詢意見，當以中醫師在我國素負盛名，確有悠久歷史，如不加以扶植，任其自然淘汰，殊非提倡國粹之道，至中藥尤須嚴格管制，當今小會一致通過在卷，理合錄案並詳述，原由電請鈞部，鑒核施行云云。

人體能受熱幾度

·鮑鍾祺·

在酷熱的天氣中，人們會揮汗如雨，但是人體到底能忍受多少熱度呢？假使把一個人放在足夠燒熟雞蛋的爐子中，又會產生怎樣的後果？

這一個問題尤其在航空發展的今日，尤其重要。如果一架每小時飛行六百哩的噴射式飛機，它的冷凝器突然損壞了，那麼空氣的壓縮與磨擦，將使機艙內產生一種難受的悶熱，甚至於可能像一個火爐一樣，因此，空軍必須知道一個機員能忍受多少熱度？在多少時間內，皮膚不致炙傷，或者內臟受損。

爲了獲得這個答案，美國洛杉磯的加里福尼亞大學教授泰勒博士，作了一個有趣的實驗：他把他自已關在一個特製的「熱盒」中加熱，在他的座位前安置一個金屬盤，盤中放了一個雞蛋，就怎樣的熱到華氏二百二十度，雞蛋已自動的煮熟了，然後泰勒竟忍坐到二十五分鐘之久，雖然汗珠頻流，但是除了心臟跳動加速（從每分鐘八十二跳激增至一六二跳）以外，並無其他顯著的反應發生，當然，經過這樣一個消耗能量的試驗後，像一個激烈的運動比賽一樣，人的疲憊是不可避免的，而體重的減輕若干也是必然的事。

據泰勒博士的報告，人體能忍受溫度的最高記錄是華氏二六二度，在普通的情形下，水也已沸了，然而人體構造的玄妙，却造成這個奇怪的現象。

上海發現黑熱病

（本刊訊）上海市衛生局積極防治黑熱病，病原爲「李西曼體」所致，因白玲子媒介而傳染，其死亡極高，實爲所有傳染病之冠，在河南、山東、蘇北一帶，患者逾五十萬人，國際向極重視。頃據衛生局消息：近派出巡迴醫防隊，爲各區難民診病，先後發現黑熱病，患者九人，經分送中山、宏仁、紅十字等醫院，及市立第二傳染病醫院，免費住院隔離醫治，並經國際救濟委員會檢送英國紅十字會轉贈之最新療劑『盤突米丁』一百安倍，一面正檢驗白玲子，設法撲滅。

第二卷第十號目錄

醫話

關於心臟病

黃曠

★輕度之心臟衰弱★

心臟病之原因甚多，不堪枚舉，又其原因不明者有之，全身營養狀態不良者心臟亦衰弱，又因職業的過勞而起心臟衰弱者有之。各種傳染病血管病腎臟病等，直接或間接爲心臟病之原因。症候有顯著者有不顯著者，又心臟衰弱之症候未必皆現於心臟，蓋心力衰弱則血液之循環不能圓滑，致誘起其他臟器機能障礙故症候在其臟器較顯著者有之。

心臟部之疼痛：患者之苦痛，第一期爲胸部之疼痛，其中最持長者爲狹心症。此症發作時胸部疼痛且極度不安，其他心臟，小動脈或心囊有病患訴胸痛者有之，然一般心臟病不痛者居多，心臟部發痛未必皆係心臟病，亦有神經痛者，故胸痛不要十分憂慮，然胸部不痛即非心臟病亦屬誤解。

心悸 心臟病常感心悸，然心悸之有無，不足爲心臟健否之標準，健康之人感心悸者有之，（多神經質之人）又心臟病者不感心悸亦有之，心悸動時脈搏多增加，然亦有脈數不增者。

呼吸促迫 心臟機能不健者常發此病，心臟生病衰弱時，稍爲運動即覺呼吸促迫，然要注意者，呼吸器病時亦感呼吸促迫者有之，此點要分別之。發作劇烈之呼吸困難者稱之曰心臟性喘息

睡眠障礙 心臟病者多不眠症，重症之心臟患者，仰臥則呼吸困難增劇，咳嗽不止，非坐不可，故終夜不成眠，即使非重症者，因血液循環障礙致起不眠症者亦多。

夜間多尿 慢性心臟衰弱者夜間多尿，老人之夜間多尿者，因其患慢性心臟衰弱也。又老人腎臟萎縮時亦起此現象。

浮腫 心臟病之浮腫先現於足背及大腿內側，臥床者則現於胸及腹之兩側，總而言之，心臟病浮腫發學於身體之底處，反是腎臟病，浮腫先現於顏面，尤其眉間最强，可爲鑒別診斷之用。又浮腫亦現大內臟，最顯明者爲肝臟，即肝臟腫大，左右肋骨下可觸知之。其次腎臟受血液循環障礙之影響，尿量減少，然尿量雖減少而老廢物非排出不可，故努力製造濃厚之尿，此種狀態名曰鬱血腎，尿中常有蛋白質發現。又肺臟鬱血則起支氣管炎，咳嗽及痰甚多，消化器方面則食慾不振多便祕。

重症心臟衰弱 前述之輕症心臟衰弱，安靜時殆無痛苦，然病勢進行，安靜時亦覺苦痛，茲爲便利起見，分爲重症與輕症而述之，二者之間無判然之境界。

重症心臟衰弱之起始有種種，即初起時其輕者漸次進行，或起始時即現急激之症狀，又輕症者因偶然之動機而突變爲重症者亦不少，例如患急性傳染病，感冒及身心過勞等。重症者安靜時亦覺苦痛如上所述，一般浮腫著明，夜間橫臥則覺苦痛，尤其睡眠中突然感呼吸困難而覺醒者有之。脈小而數多，呼吸及消化器呈鬱血症狀，甚者呼吸不整，大小深淺不同，此因血液循環不完全，而中樞不能完全動作也。尿量減少，浮腫顯著，此皆因血液循環不全而起也。以上所述之狀態，經適當之治療則漸輕快，然亦有不能恢復漸次進行，遂至死亡者。

心臟衰弱更進一步者，患者感[illegible]之呼吸困難，所謂心臟性喘息是也。

談談腹膜炎

·顧貫一·

首先聲明的，慚愧我對於歐西醫生，素未研究，據西醫說現在醫界，對於腹膜炎治療，尚無確當成效，至少百分之七十以上患腹膜炎的不能施治，那麼腹膜炎是沒有辦法的絕症了，所以也無怪一般人把『炎』的所病，要當了驚天動地的一回事。

依據西醫說前列腺發炎，在輸尿管右下部有膿水和高度的腫勢，同時腹膜左右的組織也有膿水，更甚的是腹腔裏有更的多膿汁和黃水，這時候斷定是腹膜炎。

以解剖所發現的情狀，逆測其病症，前列腺既已發炎，輸尿管右下部既有膿水和高度的腫勢，那末小便必然不利；腹膜左右的組織既也有膿，腹腔裏既有更多的膿汁和黃水，甚至腹肉壁肌也有水腫，那末少腹必然作脹；如果逆測不誤，則在我中醫一服五苓散可愈，劇則十棗湯，何必張皇驚恐，大動干戈？

再有右腹角痛身熱胃呆之盲腸炎症，在我中醫一服四逆散即可解決，這是在平常不時遇到的治愈，假使在西醫看來，那又要小題大做，少不了來一次檢驗，開刀的不可。

原來生命供給人家做一個學術上的試驗品還不要緊，最怕做了一個試驗上的犧牲者，那眞是冤哉枉也，如何了得？

腫脹述古

姚子讓

內經論腫脹病甚詳，扼其要，曰：諸溼腫滿，皆屬於脾，又曰，濁氣在上，則生䐜脹，既曰：諸脹腹大，皆屬於熱，又曰：臟寒生滿病，其言不拘一格，總之腫脹一症，寒熱皆有，終當合之脈症，乃可定治，其論膨脹，更有水脹膚脹腸覃石瘕石水之別，經文具在，當自求之。

仲景分風水皮水石水黃汗，風水者脈浮身重，汗出惡風，防已黃耆湯主之，皮水者水氣在皮膚，四肢腫而聶聶者是，防已茯苓湯主之，正水則脈沉遲而喘，石水則脈沉腹滿而不喘，黃汗脈沉身熱，胸滿頭面四肢腫，出黃汗，其症雖分五類，以表裏言也，實則風水二字，足以盡之。仲景又云：脹滿按之不痛爲虛，痛者爲實，可下之，腹脹時減復如故，此爲寒，當與温藥，腹滿不減，減不足言，當須下之，說理簡明，數言勝人千百。

華元化曰：人中百病難療，莫出於水，水者腎之制，腎者人之本，腎氣壯則水還於腎，虛則水散於皮。又曰：三焦壅塞，營衛閉格，血氣不從，虛實交變，水隨氣流，故爲水病。

張景岳曰：無論屬陰屬陽，屬虛屬實，未有不干肺脾腎者，蓋水爲至陰，故其本在腎，水化於氣，故其標在肺，水惟畏土，故其制在脾，氣因於中，故主氣者脾，氣納於下，故化氣者腎，氣出於上，故司氣者肺，是腫脹之由，皆緣三者失職，亦探源洞本之論。

徐靈胎曰：膨脹症即使正虛，終屬邪實，古人慎用補法，又言脹滿必有溼熱，或有有形之物，宜緩下之，觀此則知膨脹之屬半虛半實者，勿用守補，宜宣通養正方中參以行水化氣之品。

喻嘉言謂膨脹禁用攻瀉，論中有世人不察，概從攻瀉，其始非不遽消，其後突之不消矣，其後攻之如鐵石矣，在明者觀之，知其爲猛藥所攻，直如驅良民爲盜之弊，於此知標實本虛者，不當肆用尅伐，而收兩全之效。

陳修園有言須振肝木之氣以衝開胃土，其說似乎偏倚，然揆諸內經所訓厥陰不治求之陽明，金匱所訓見肝之病當先實脾之旨，觸類引伸，陳說亦堪採取，蓋非脾土之氣上升，則肝氣不升，非胃土之氣下降，則胆火不降，良由五行之理，惟木能疏土，故肝氣壯旺條達，即能助脾胃多進飲食，西說謂胆汁能入小腸中化食，胆者肝之府，小腸者胃之去路，而腫脹病半飲食停滯所致耳！

許叔微云：臍腹四肢悉腫者爲水，但腹脹四肢不甚腫者爲蠱，蠱即脹也，然脹亦有頭面手足盡腫者，大抵先頭足腫後腹大者水也，先腹大後四肢腫者脹也，是先腫而後脹者行其有形之水，腫退而脹亦消，先脹而後腫者化其無形之氣，脹消而腫亦退，且脹不必兼腫，腫則或兼脹，亦有腫脹並至者，病在水分，則以治水爲主而兼理氣，氣化水自化也，病在氣分，則以理氣爲主而兼理水，水行氣亦行也。

李東垣云：腹脹滿氣不轉，加厚朴以破滯，若散而不收，宜用芍藥。

朱丹溪云：脾虛不能制水，水漬妄行，當以參朮補脾，脾氣得實則自能健運，自能升降，運動其樞機，則水自行，僅此得治虛氣腫脹之一法，大要治暴病而實者，微則疏利，甚則攻逐，如五皮飲、廓清飲、導水茯苓湯、疏鑿飲、承氣湯、禹功散、十棗湯、分消丸、葶藶丸之類，皆所以疏利蕩滌，以治標而設也，誠實邪之傷，攻不可緩，否則撑滿泛濫，浩浩莫禦，不搜而逐之，其害將伊於胡底，倘若久病而虛者，寬中化氣，培本利水，如腎氣丸、實脾飲、枳朮丸、大鍼砂丸、五苓散、理中湯、溫中丸、雞金散、香砂六君子湯之類，皆所以助陽化水以治本者也，蓋虛體之邪，雖用峻劑，宜宣通扶正，俾氣旺流行，自然腫退脹消，而得經旨塞因塞用之妙，要在用者之化裁耳！

小研究

驗鼓脹法

·王正章·

讀上期本刊編者子讓兄所撰『腫脹病之研究』與『病後瑣記』二文，恰如延仁兄所謂經驗之談，而不可多得之作，玆將鼓脹辨症一法錄奉，續貂之譏，固未敢辭也。

用炒白鹽乘熱絹包，放臍上驗之，水膨則鹽化爲水，食膨則鹽呈紅色，血膨紫色，氣鼓黑色，倘氣虛中滿，則鹽色依然不變，以此爲辨，法至簡驗。

辨霍亂法

·唐克敏·

用生黃豆細嚼不腥者痧也，或用生芋頭食之，如非痧則生澀難食，若是痧症則食之味美，此法非特可以試病，又能解痧毒，此辨霍亂挾痧與否之法也。

神識清爽，嚼薑不辣者塞證也，反是即屬熱症，此辨霍亂寒熱之法也。

痢疾偶談

金熾陽

痢疾在夏秋閒最爲猖獗，患者不勝苦楚，裏急後重，欲下不能，欲止不得，甚則腹部搗痛，粒米不進，探其原因，皆由於暑溼外受，及姿啖瓜果生冷不潔等物膠結而成，故云無積不成痢，痢所下者並非正式糞便，皆黏膩之物，如涕如凍，或紅或白，或紅白相雜，今人每感所苦，動輒服兜塞之品以圖愈，豈知收濇過早，邪勢膠固，腹疼加劇，有釀成內潰之危險，可不愼哉。大抵痢疾初起，屬實屬熱者，宜推蕩之，夏時用木香檳榔丸，秋時用枳實導滯丸，使腸部廓清自愈，若久痢而屬虛屬寒者，治宜收濇，然後用烏梅丸桃花湯等治之，亦可獲效也。

暑病特輯

中暑

鶴沙楊季濤

病因 內經暑症，即金匱中熱中暍，多由太陽而入，陽明其應，暑爲熱邪，最易耗氣傷津，津氣兩竭，勢必內燔，亦有兼風兼溼者，所謂暑風暑溼也。

診斷 身熱或微惡寒，汗出而喘，煩渴多言，倦怠少氣，脈虛數，兼風則發惡寒，身重疼痛，小便已洒然毛聳，手足逆冷，小有勞身即熱，脈弦細芤遲，兼溼則身熱疼重，胸悶頭重，妄言多汗，脈微弱。

傳變 中暑一症，起暴而勢急，延誤則邪陷而神昏，發汗則奪津而寒甚，温鍼則助虐而熱甚，數下則刼陰而淋甚。

用藥 中暑宜白虎加人參湯，清血養津而益氣，暑風宜黃連香薷飲，清疏而達邪，暑溼宜一物瓜蒂散，湧吐而達邪，後人以五苓散加葱豉或梔豉湯代之亦可，神昏者宜犀角地黃湯，以清心滌熱而安神。

調理 病後津氣兩虛，宜益氣生津爲是，洋參花粉之品可常服。

伏暑

南匯王播芳

病因 先受暑毒，繼爲風寒所閉，漸漸入內，伏於三焦腸胃之間，或秋或冬，久而始發，有謂曝書曝衣，暑氣未散，隨即收藏，至秋冬近之而遂發，則近乎附會矣。

診斷 頭痛脘悶，漸至唇燥齒乾，內熱，煩寃，或霍亂吐瀉，或腹痛下痢，或瘧疾寒熱，亦有暑毒深入，熱結在裏，譫語煩渴，不欲近衣，大便秘結，小便亦澀者，與承氣湯症無異矣。

傳變 由氣分延及血分，神呆舌縮，鼻煤唇血，概入營絡，神識漸昏，內閉外脫，危期至速。

用藥 伏暑宜黃連清膈丸，見霍亂宜藿香正氣散，見痢下宜木香交加飲，見瘧疾宜小柴胡湯，加香薷黃連竹葉，見便結宜調胃承氣湯，寒涼以清暑，芬香以化濁，辛燥以理氣，急下以存陰，終不離乎此旨也。

調理 大邪雖退，餘熱未楚，愼勿恣啖飽食，內經曰食肉則復，多食則遺，不可不慮。

暑厥

大團唐思義

病因 暑穢薰蒸，鬱遏於內，閉塞孔竅，頓失知覺，此暑厥之所由，若忽然中暑，頓時神識昏迷，名曰暑迷，似厥而實非厥也，當分別論治

診斷 暑厥多見四肢逆冷，面垢齒燥，二便不通，神志昏冒，脈滑而數，或一厥而熱便得汗解，或再三厥而熱，但頭汗出者，仲師所謂厥深熱亦深也，暑迷則昏迷不省，欲睡嬾語，手足或亦厥冷，惟不若厥之勢急耳。

傳變 暑迷過服寒涼，必至吐利不止，煩燥多渴，外熱內寒，狀如傷寒論陰盛格陽，若再誤投寒劑，其命立傾。

用藥 暑厥先用牛黃丸至寶丹等以芳香利竅，神甦後再用連翹心竹葉玄參生地麥冬天冬之屬，以清涼血分，暑迷先用星香湯加香薷以清神利竅，神甦後再用香薷飲，急則治標，乃不易之法也，過服寒涼者，縮脾飲加附子冷服之。

調理 厥後當清心養神，蓮子糯米，同煮時飲，迷神後宜稍帶温，陳皮佩蘭泡茶代飲彌佳。

暑瀉

南匯唐儉侯

病因 暑邪中人，挾溼挾滯，擾亂腸胃，腸胃受傷，乃爲暑瀉，亦有暑月煩渴，引飲過多，脾胃停積冷溼而成全屬寒症，與上有差。

診斷 挾溼滯而瀉者，症見煩渴溺赤，腹痛陣瀉如水，日夜無度，自汗面垢，積冷溼而瀉者，症見腹痛喜按，泄瀉直注，口或渴，心熱飲，全屬太陰爲病，因當暑令，故治暑瀉云。

傳變 大瀉之後暑溼併去，似已邪無所留，不知久瀉傷陰，瀉而不止，變故正多。

用藥 前者以清暑化濁爲主，宜桂苓甘露加減，君以黃連，佐葛根升麻之屬，後者健脾爲主，宜大順散加減，君以生薑，佐以蒼朮藿香之屬，久瀉不已，亟宜王龍丸用之，萬不可施通因通用之法。

調理 善後之法，與泄瀉同，總宜隨機應變，存乎其人，所謂與人以規矩，不能與人以巧也

口舌病提要

（倪國鑫）

口甜 清脾溼熱，佩蘭藿香之屬。 口苦 清胆熱，黃芩山梔之屬。 口酸 温降肝胃，吳萸半夏豆蔻之屬。 口淡 祛散寒溼，紫蘇蒼朮之屬。 口乾 清胃熱，生地知母石膏之屬。 口冷 温中，附子乾薑之屬。 口疳 清胃熱，知母花粉之屬。 舌刺 清血熱，黃連黃芩之類。 舌光 養胃陰，石斛生地之類。 舌膩 化溼，蒼朮陳皮之類。 舌胖 散寒溼，紫蘇蒼朮之類。 舌强 化痰濁，南星半夏蒼朮之類。 重舌 清肝心，黃連生地山梔之類。 唇絳 清脾熱，知母梔子銀花之類。 唇裂 清血熱，石斛生地玄參之類。

藥物

麝香

·賈醉公·

我國西南部的高原地帶，如青海，西康，西藏，雲南等省的山中，盛產着一種小形的食草動物，其雄者的身上，能散發出濃烈的香氣，常使所到之處，芬郁撲鼻，經久不散，這種動物的名字叫做麝，所發出的香氣，就是麝香。

在動物學上，麝是屬於脊椎動物門哺乳綱有蹄目的，她的形狀像鹿，但通常皆比小鹿，體高不過一尺半左右。全身被灰黑或赤黃色的短毛。後肢長於前肢，善跳躍並適於登山。尾短小，下垂時僅能掩蓋住尾下的肛門。雌雄都無角，頭頂只豎立着一雙長大的耳殼。雄者上顎頗發達，有細長的犬齒露出口外，長約三寸；其腹部陰囊的近旁，有一鳩卵形的香腺，含於皮下，名爲麝香囊，麝所散發的香氣，就是由這個器管裏分泌出來的。

麝終年棲息於山林的高地，至夏季常見其生活於更高之處。晝伏夜出，以草葉苔蘚等植物爲食。胃分四囊，有反芻性，和家畜中的牛相似。性懦怯，當受驚或遇敵時，必跳躍逃遁。繁殖力甚强，每胎可產四子，四子常不產於一處。雄者至交尾時期，香腺更爲發達，香氣濃烈刺鼻，藉以引誘雌者來與她交尾；原來這是雄者在生殖方面的一種本能。

雄麝生長至二三齡時，香腺卽開始分泌香質，但其整個的香囊，重不過二三錢。嗣後香囊漸漸膨大，分泌的香質亦漸濃厚；至七八齡時，香囊可重二兩以上。獵者或飼者至此時期，乃設法捕殺牠；用刀將香囊連蒙皮割下，割時須注意勿使香囊破裂，乾燥後卽成麝香。

麝香因爲是用這種簡陋的方法製取的，所以常有皮毛等物混雜其中。純者新鮮時質軟如膏，色較淡；乾燥後卽變成黑褐色的塊形。不過牠的色質亦常因氣候的不同而轉變，如冬季多爲黃褐色的粉末；入夏則變爲銀灰色的液汁，暴於烈日中，卽呈黑粉形；但通常在保藏妥善而作棗紅色者，是爲最優良的品質。

麝香的功用，可作香料和藥料。用作香料時，以雜拌入烟絲與食品中或爲化裝品的原料爲主；用作藥料時，則爲興奮劑或囘甦藥。中國麝香之品質最佳者，產於西康境內的金砂江流域；而西康省的麝香產量，亦爲全國冠，所以西康省每年多有大量的麝香外銷。至於該省每年究能出產若干，則漫無統計，在抗日戰爭中，更無法調查實數，不過據邊團的麝香歲收（値百抽五）來估計，抗戰開始後的翌年（民二十七），該省麝香的總產量，約爲一千〇七十七斤七兩，總値當時的國幣約三千一百餘萬元，由此可見一班。

血症良方

江鎮黃雅鎔

（一）吐血：凡吐出全是血者謂之吐血，吐出全是血而多者謂之嘔血，覓三四兩重大當歸一支全用，切細，取好陳酒一斤，慢火煎至一碗，候將吐未吐，取藥嚥下，一劑而愈。

或云吐血必戒飲酒，豈得酒煑當歸而服，服將血溢盈盆盈盞何？不知當歸之義，當者當其時，歸者引血歸經也，全用定血，此方活人多多，從無一誤，若痰中帶血或挾血點者，未經試用，未敢妄傳。

（二）鼻血：用溺壺中尿垢，（卽人中白）新瓦上烘乾，五錢，温水一碗，加麝香少許，調之緩緩服下，卽衄血如湧泉者，屢試不爽。

霍亂簡驗方

·倪恩甫·

霍亂轉筋方　用木瓜一兩，桑葉七斤煎湯服，仍以湯浸青布裹其足。又木瓜、艾葉黑糖煎水，加鹽飮亦效。或大蒜搗塗足心，或用菉豆粉、白糖各一兩，新汲水調，頻服卽愈。如霍亂轉筋垂危而腹尙有暖氣，用鹽塡臍中，灸鹽上七壯，再用木梳一個燒灰，酒服三錢有效。

霍亂簡便方　凡霍亂吐瀉，一是醫藥不及，令人慌忙無措，急用冷水一杯，滾水一杯，和勻服之卽定。或以菉豆四十九粒，胡椒四十九粒，共研末用滾水一杯，冷水一杯，和勻調服。或蠶沙煎湯服之。

乾霍亂治法　乾霍亂俗稱絞腸痧，其症卒然心腹絞痛，上不得吐，下不得瀉，手足厥冷，六脈沉伏，急用食鹽半杯，瓦鉢內炒紅，入童便半碗，（或用無病之大人，小便亦可）煑一滾勉强盡飮。或飮礬水引吐。或用韮菜汁半碗，重湯燉服。或用馬矢燒灰與服。

暑熱霍亂方　霍亂口渴欲飮冷水，小便短赤，大便瀉下臭穢，卽有肢冷脈伏，乃爲熱邪伏內，不得暢達所致，內經所謂熱深厥亦深也，藥餌主以桂苓甘露飮外，宜用地漿予服，或用生菉豆煎湯飮之。

癟螺急救方　用高粱酒一斤，樟腦四兩和之，以老薑切斷蘸酒，重擦病人手足心及前後心，酒盡痧散，百治百效，葢取酒能通陽，薑能救寒也。

長篇著述

臨床醫典（一）

·讓齋輯·

導言

是編之輯，由於學者洞明藥物之後，莫不急求方劑組織之法，稽之往昔醫籍，雖有成方可誦，但極少有系統之作，爰將偏隅之見，以供一般之需要，學者神而明之，固勝於尋常臨症多多，因自比之「臨床醫典」云。

△中風

例一　類中神昏不省人事，舌强不語，牙關緊閉，喉有痰聲，兩手握固，肢節瘛瘲，內風鼓動，挾痰火直中包絡，神明無主，脈來弦數而滑，治宜芳香宣竅，宗呂元膺法。

至寶丹一粒　羚羊尖二分　川貝母三錢　天竺黃三錢　化橘紅八分　陳胆星八分　鮮竹瀝一兩　薑汁三滴冲　鮮菖蒲錢半　明天麻一錢　蠍尾一對　抱茯神三錢

例二　類中目合肝絕，口張心絕，手撒脾絕，遺尿腎絕，喉間聲如曳鋸肺絕，五臟氣絕於內，本不可救，王九峯每用生脈六味地黃炒熟地八錢　山茱萸二錢　懷山藥三錢　大麥冬三錢　吉林參錢半　五味子三分　勉冀萬一。

例三　卒然昏仆神迷，喉際痰聲漉漉，牙關不緊，兩手伸縮如常，肢冷頭汗，脈微兼滑，此氣虛中無砥柱，東垣所謂氣虛痰中，眞陽有欲脫之機，急用附子理中湯加味。

製附子一錢　老乾薑一錢　野於朮錢半　炙甘草八分　製半夏二錢　薄橘紅一錢　竹瀝二兩冲

例四　肝陽化風，挾痰熱阻竅，靈機堵塞，舌本强硬，語言蹇澀，脈來弦滑，治宜養血熄風，化痰通竅。

黑料豆三錢　川石斛三錢　大麥冬三錢　天竺黃錢半　川貝母二錢　雲茯神三錢　淡竹瀝一兩　嫩勾藤三錢

例五　右半身不遂，氣虛挾痰所致，治宜益氣消痰。

綿黃耆一兩　青防風二錢　陳陳皮錢半　製半夏錢半　川貝母三錢　粉甘草五分　全當歸二錢　潞黨參三錢　淡竹油一兩　薑汁三滴冲

例六　左半身不遂，血虛風動，痰熱入絡，治宜養血熄風，化痰通絡。

大熟地三錢　紅花五分拌炒　全當歸二錢　大白芍錢半　懷牛膝二錢　西秦艽錢半　川獨活一錢　炙殭蠶三錢　川續斷二錢　川貝母三錢　薄橘紅一錢　竹瀝薑汁冲

△欬嗽

例七　欬嗽頭痛，惡寒發熱，舌苔白膩，脈象浮弦而滑，此風寒襲肺也，治宜辛溫透邪。

紫蘇葉錢半　青防風錢半　荆芥穗一錢　苦杏仁三錢　粉甘草五分　薄橘紅一錢

例八　欬嗽惡風，喉癢頭痛，鼻塞流涕，脈象浮滑，舌苔薄白，此風熱侵肺，肺失清肅，治以輕宣。

冬桑葉錢半　淨蟬衣一錢　炒牛蒡二錢　苦杏仁三錢　薄荷尖一錢　苦桔梗八分　嫩前胡錢半　生甘草四分

例九　肺受燥熱，欬嗽痰多，口乾，鼻乾，目燥，大便燥結，脈來數大，治宜潤肺清燥，清火消痰。

川石斛三錢　南沙參三錢　全瓜蔞四錢　天花粉三錢　象貝母三錢　光杏仁三錢　鮮竹茹錢半　冬桑葉二錢　生梨五片　荸薺五枚打

例十　吐血之後，乾欬無痰，氣促，脈虛數，肺炎葉舉，津液耗傷，治宜清肺生津。

西洋參一錢　北沙參錢半　大麥冬錢半　炒山藥三錢　肥玉竹三錢　甜杏泥三錢　川貝母二錢　瓜蔞皮三錢　炙枇葉三錢　蘇子霜三錢包

例十一　欬嗽多月，欬則遺溺形寒肢酸鼻塞，此內經膀胱欬症也，脈來濡滑，治宜洄溪老人法。

潞黨參三錢　川桂枝五分　天生朮錢半　雲茯苓三錢　炙紫菀錢半　炙款冬錢半　浙貝母三錢　苦桔梗八分　海浮石三錢　福澤瀉三錢　炒枳殼錢半　仙半夏錢半

例十二　欬嗽痰多，氣急不能偃臥，脈滑舌膩，症屬痰飲，治宜溫化肅降。

川桂枝五分　炒白朮錢半　雲茯苓三錢　炙遠志一錢　薑半夏錢半　炙蘇子三錢　炙紫菀錢半　炙款冬錢半　旋覆梗三錢　陳陳皮錢半　鵝管石三錢　白芥子一錢半　（未完）

醫學什筆

醫林瑣錄

張汝偉

清季丹徒蔣伯超氏，博學多藝，所述岐黃考古，頗有卓識，吾中醫正在繼往開來之際，爰擇尤選錄，對於醫史考證，及古人學說，得知崖略，不無小裨云爾，（醫家四聖）醫書最古者，其如素問，次則八十一難經，班古固賓戲云，龢鵲發精於針石，研桑心計於無恨，醫和譔述無聞，究未足齊名扁鵲也，第越人有倫無方，其有論有方，則自仲景始，仲景之金匱要略，亦稱金匱玉函經，以徐彬所注爲最顯明，仲景傷寒論註，則以金成無已爲最佳，故黃帝、岐伯、秦越人、張仲景，謂之醫家四聖，（最古手術）韓詩外傳，述扁鵲活虢世子云，扁鵲入砥針礪石，取三陽五輪，爲先軒之灶八拭之，（編者按，灶八卽三陽五輪之八病灶，而袪除其病，）故陽子同藥，子明矢陽，子游按摩，子儀反神，子越扶形，於是世子復生，陽子以下，皆秦越人之弟子，（編者按，想見當時治病，亦猶如今之醫院，俱賴各種手術，非常精密詳盡，非如今之醫者，一按脈，便書方，卽算了事之簡單也。）（明堂由來）黃帝問岐伯，以人之經絡，盡書其言，藏諸靈蘭之室，洎雷公請問，乃坐明堂授之，故東垣名其書曰蘭室祕藏，後世醫家，有明堂爰經，皆本此。（靈樞命名）注素問之王冰，唐寶應中人也，官太僕令，世稱王太僕，有據杜集，謂其名當作砅者，然唐書宋志，皆作冰也，靈樞卽黃帝之九室，冰更名之曰靈樞，在醫學中，與滑櫻之注難經，（按滑櫻卽滑伯仁）成無巳之注傷寒論，可稱醫家三傑。（十二段錦）雀實政論云，熊經鳥伸，雖延歷之術，非傷寒之理，呼吸吐納，雖度紀之道，非續骨之膏，然蒙莊之書，已稱導引，華敷之技，尤重五禽，倘能習之，亦攝生一法，近人仿隨志導引圖例，採易筋經，韋馱獻杵等勢，分十二圖，卽十二段錦云，（編者按，今之太極拳善用者，亦能去病，强身，或卽此之餘緒乎（。（五毒之訛）俗謂蝦蟄蝎虎蜈蚣蜘蛛等物爲五毒，朱竹蛇集有五毒篇，然實無稽之說，周禮瘍醫註，今醫方有五毒之藥，合黃堥，置石膽丹砂雄黃礬石慈石其中，燒之三日三夜，其煙上著，以雞羽掃取之，以注創，惡肉破，骨則盡出，係指藥石而言云。（未完待續）

雜組

談談靜坐法

曹仲衡

引言

余嘗見靜坐之人，往往精神矍爍，面色紅亮，食慾增加，步履如飛，與一般普通人之康健，相去遠甚，由此觀之，靜坐之法，實乃養生之祕訣，却病之神方也。吾國哲家，在數千年前，早已發明此等哲理，而得其道者，又不肯輕易傳人，因之靜坐法，成爲極神秘之事，著書立論，往往多方譬喻，不肯簡捷言明，均作兩岐皆可之語，每使後學者，無所適從，良可慨也。其實靜坐法，可使血液循環，流行無阻，氣機調暢，精神揮發，如是則身體自然康健矣。今將靜坐之各種學理，分述於后，願好學者，信而習之，非僅身心得益而已也。

靜坐與靈性肉體之關係

人體之組織，在物質方面有肉體，在精神方面有靈性，二者不可缺一，肉體之成，乃卵細胞與精細胞之結合，靈體爲大靈源所給與之一種活力，亦卽天地間之一種生氣，物質而無生氣則爲死物，有生氣卽能生長繁榮，此種生氣決非發自物質之本身，如物質而能自發其生氣，則天下當無死的物件，可知生氣之源流，必出自物質之外也。人爲萬物之靈長，天賦靈氣獨厚，惟以六欲之消磨，七情之偏熾，皆足以耗其精，勞其神，損其形，弱其靈，故欲身體之康健，靈氣之旺盛，必須除妄念，養元神，人能虛靜則氣血調和，五志之火不起，精全神足，疾病何來，長壽可冀，此尚言其靜功之淺者也。若能精進而深究之，人靈與大靈之氣相合，靈體凝聚，發出一種不可思議之力量，超出肉身之外，永存宇宙之間，此卽古之所謂成道者歟。

靜坐法概要

靜坐前後應注意之各點：

（一）室內空氣宜流通，但不可使風直接吹入，因靜坐後，週身毛竅開張，易於受寒也。

（二）靜坐時宜闔其戶，勿使旁人驚擾。

（三）靜坐前，宜先小便，勿使膀胱漲急不適。

（四）靜坐以空腹不飢爲宜，食後卽坐，有礙腸胃之消化，且使氣息失調。

（五）靜坐時宜寬解衣帶，使軀體不受拘束。

（六）靜坐前宜多養精神，勿多言，勿過勞，勿多用腦力及目力，勿食刺激性物品。

（七）心神未定，不可卽坐，靜坐前作五分鐘之散步，空曠之地更佳。

（八）坐處應置軟厚之坐褥，以便久坐。

（九）靜坐期間能戒烟、酒、賭、色慾，暴怒最佳。

（十）坐畢宜徐徐放鬆手足，切勿匆促冒風或勞動。

（十一）靜坐時以自然爲主，切勿着意或用力。

（十二）靜坐必須有毅力，有信念，不中止，方有成効。

（十三）靜坐時須有同道，互相切磋，可免坐法差誤，且增興趣。

（十四）靜坐決非難事，並無荒廢時間及工作之慮，因時間不長，且可有閒卽坐，不必限定，作爲業餘强身消遣之一種，亦無不可。

靜坐之各部姿勢

宜端正就坐，脊骨宜直，胸部微挺，臀部微向後突，頭宜正，頸宜直，惟不可免着力。眼宜微閉，眼珠不閃動。口閉勿用力。舌舐上齶。耳如不聞。心如死灰。兩手下墜少腹，左手大指與食指相接（如握拳狀）以右手之大指插入圈內，輕輕微握，貼於少腹之前。兩足盤坐，以左脛加於右脛之上，俗謂之單盤膝。如更以右脛加於左脛之上，足心向上，俗謂之雙盤膝。兩脛前後交叉，均置於兩腿之下，謂之自由式，學者以自由式爲最適，不必免强也。

休息式

入坐時先行休息式五分鐘，平心靜氣，務使週身血脈和緩舒暢，其式坐定伸兩足，脚跟相併，兩手心按膝眼上，目平視，不可用力，如視而不視之狀，但見如雲如霧，方爲得宜，口微張呼出濁氣數口，此時口津徐來，方可盤膝瞑目，此爲每次入坐前之休息法，亦可謂之預備式。

靜坐之程序

凡習一法，必由淺而深，方能進步，靜坐亦然，今將坐功日期之程序錄后：

（一）學靜期——期爲十天，在起初靜坐之人，必心猿意馬，難得安定，且手足痲木酸痛，甚覺不耐，在此第一期中時間短長不限，大約二十分至半小時已足，能多更佳，每日靜坐二三次，按前法入坐，不必守竅，思想以少爲佳，不必免强限止。

（二）洗念期——十天學坐之後，漸趨安定，手足痲木亦較減，時間亦能稍長，此時可以漸漸除去雜念，澄清心意，如有雜念之起，卽默唸「信修靈能通神」六字訣，此所以歸念也，期爲十日。

（三）虛心期——二十天坐過之後，意念漸少，能歸一統，此時欲如無物無我之象，卽守中竅（竅略），意入太虛，飄飄然有人天合一之境，是爲第一個月中最基本之功夫，不可忽略，必須坐到虛心之佳境，以後功夫，方能不受阻礙，時間最好在三餐之前，半小時至一小時爲佳。亦以十日爲期，然亦可延長至半月，以冀達目的。

（四）調息期——分動息與息兩種，每種十天。

（甲）動息——以前之入坐，對於氣息並不注意，未加調節，此期在坐後心念虛無之後，卽當調其氣息。呼吸深長，入達丹田，吸時腹凹胸張，呼時腹漲胸平，謂之正息，惟不宜過分着力，以自然而不聞鼻息之聲爲度，久之漸能暢達（詳細另論之）。守住下竅（竅略）。

（乙）靜息——調息期，入坐必先從動息做起，動息漸漸暢達，丹田充實，氣息綿綿，雖鼻置鴻毛而不動，泰山崩能放前而不懼，此時氣息細微，心中虛靜至極，已得靜功之妙趣，期以十日（詳細另論之）。

（五）啓發期——分十式，每式不同，以啓發靈力，爲目的，每式七日，有在三四式卽能發動者，發動時約言之，有重力，熱力，光力等等之感覺，（詳後），至此地步，興趣更爲濃厚矣。

（以上爲靜坐程序之大略，按法練習者數入，均能在一百天中發動虛力，五期修滿，已能以此靈力運行週身，可謂奇矣，不敢自祕，公之於世）。

霍亂腹痛辨疑

·張秉陶·

霍亂有腹痛有不腹痛者，在西說則謂眞霍亂無腹痛，在中說凡論霍亂，皆有腹痛，二說不同，殊令淺學者如墮五里霧中，茫然無所適從之概不知霍亂初發時，每月痙攣之陣痛，所稱絞腸者，卽痙攣性之痛苦，若在排泄大量米汁狀液體時，病者反往往無痛楚之可感，是知霍亂無腹痛者，係指在排泄米汁狀液體時，而謂有腹痛者，則指其最初發病時也，兩說並無抵觸，不過在時間上先後之別耳！

近賢章太炎亦稱霍亂初起，腹不作痛，利如米汁，以肯定眞霍亂，其言未免拘於一格，噫！讀書之難也。

救護常識

骨折概要

錢漢民

（說明）骨折非立卽致命之症，兼有大血管破壞或內臟穿孔者甚危其致死之因，仍在流血，骨折原因，爲各種槍彈射擊，炸彈坦克汽車轢撞跌仆踏傷等，骨折種類繁多，皆以骨折之方向形態程度而區別命名，如開放性骨折，下骨折，完全骨折，不全骨折，直達骨折等，不難在字義上想像分別之。（骨折證狀）骨折種類雖極繁多，其症就實用所需，暫分爲皮下骨折及開放性骨折兩種。（皮下骨折）如頭頸及肢幹骨骼折斷，而不損傷皮膚及鄰接器官，疼痛限於骨折部，因壓迫而增劇，出血不若創傷之有口流出血係滲出性，而漸於骨折部隨起腫脹，經時則皮膚着色，或青或紫，骨折部能觸知其斷端，並兩骨斷端，略相摩擦，音者又因骨折失其聯絡，而輕位變形，故動作異常官能障碍，至皮下骨折之程度頗不一致，如全折不全折粉碎等，在臨床經驗豐富之中醫，自能辨別，因此種鑒別，全手指觸覺靈敏，欲手指觸覺靈敏，端在平時訓練，多次實習，以達心靈手應之目的。（開放性骨折）較皮下骨折爲重，不僅骨折斷裂，同時鄰接部之皮膚血管神經等亦被損傷，甚或損及內臟或腦部，傷處顯明出血，或見碎骨片遊離，創面或見斷骨哆開在外，如在頭腦部，則常見傷處凹陷，神志昏迷譫語等症。

（療法）凡遇骨折，非正式醫生或確有經驗者最好弗作詳細診察以免動搖而使骨折之鋒尖損傷，鄰接部之血管神經或內臟等，多增傷者痛苦，急須扶正受傷部，令與未傷部同，祇宜牽直不可橫搖，並就下列各法細心處置。（一）戰綫急救骨折之處置，前敵兵士官佐之骨折因環境之惡劣，匆忙間不克使救護者從容施術，故救護者亦可不問其損傷至若何程度，在皮下骨折，卽將骨折部扶正，牽直，用副木固定然後用綳帶纏絡如何開放性骨折，兼施暫時止血法外，暫以硬布萬應膏，展開蓋覆創面夾以副木，再用綳帶順勢纏裹之，上項手續完畢，卽用担架抬回以免意外，如有多處損傷，卽灌服玉真散，如有昏迷人事不省者，用開關散搐鼻，並化服奪命丹，然後使患者平臥担架床上，更將其上下身用綳帶或繩捆住以防病人起坐或傾跌，上蓋被毯或棉被之類，尤佳，抬至戰區安全界或送入醫院，速卽施用正式療法。（二）皮下骨折，須用手循肌腠輕柔軟按，摸知骨折之形狀，或斜或側或縱或橫，或龜裂或粉碎，先瞭然於心中，然後將四周之肌肉用手指輕提柔理，使傷部肌肉之屈曲者加上校正，緊張轉爲弛緩恢復橫紋肌之生理常態，後卽順勢在骨折處捏攏接合，卽使硬布萬應膏或接骨膏較傷處稍闊，長度不超過骨關節，臨時攤用尤佳，密裹，外夾副木，以綳帶纏縛微緊，如係手足骨折尤須將其置於適當舒罨部位縮帶交換，視症情形之需要，或每天一次，或隔日一次，如無疼痛不舒現象以減少次數爲要。（參看綳布交換法之注意中）內服藥在三日內給服奪命丹，三日後改服接骨紫金丹。（三）開放性骨折第一步須先止其血流來源，有斷骨觸出，宜酒服痲沸散在未達痲醉狀態前，先施用接骨按摩法。（見本節接骨按摩法）緩緩將創傷處殘留瘀血排淨，骨折四旁之橫紋肌恢復常態後，俟已達痲醉狀態後，始緩緩將骨折整復，如手力不足，添用消毒器械設法撬納進內除創口廣長，須用線縫合外，僅須敷貼接骨軟膏，外用副木夾住，綳帶纏絡，嗣後每日或間日交換一次，視症勢酌定，並用接骨紫金丹及回生丹相間服用。（四）在接骨前醫者寧神靜氣輕柔軟按摩，扶骨折處或骨折周圍數百下，或數千下，使氣血和暢，疼痛若失，然後相其形勢，順水推舟，接合捏攏，使斷者復續，陷者復起，碎者復完，突者復平，庶患者不起恐懼之念而得堅穩接合矣。（五）交換綳帶法，交換綳帶時解散纏縛之動作須緩慢，纏縛時須不寬鬆，並忌過緊寬鬆則骨部易於牽動，難免錯落不合，過緊則阻碍血液之流通，易於壅滯腫脹，至於交換綳帶之次數，皮下骨折與開放性骨折顯有不同。（甲）皮下骨折因施治用萬應膏或接骨膏之固定此藥力足以促進血行活潑，且能防免細菌侵襲，故一經綁縛，若無特殊情形，僅可不必交換，至接合全愈散去，實較石膏綳帶，或懸吊術爲優良（乙）開放性骨折，用接骨軟膏，雖有防腐殺菌，及促進細胞之藩殖能力，但恐滲出血水減抵軟膏功用，故須每日交換一次，候創口乾燥，無液體滲出時，得間日一換，減少交換綳帶手續之痲繁。（六）副木卽夾板有木片製者，有金屬製者，有馬糞紙製者，均須用棉花包裹，在副木與皮膏之間，須塡塞棉花，以防過度之壓迫而阻碍血液之流通，若在前方缺乏副木時，可用木片竹條棍捧捍刀鞘雨傘等代之或用衣服枕頭毛毯等捲成裹於傷肢之兩側，以代之，如果綁縛適宜固不在副木之形式也。

★ ★ ★ ★ ★

會務

第二屆第十六次理監事暨辦事處主任聯席會議錄

時期　八月二十五日下午一時　地點　本會會議室

出席者　朱曾田　丁步階　宋雨廿　倪國鑫等十二人

主席　倪國鑫　記錄　姚維峯

報告事項（略）　討論事項

（一）幣制改革本會經臨費及會員診例應如何改整案　決議　遵照幣制改革令改訂金圓劵爲標準（甲）診例門診金圓劵壹元出診貳元三里外每里加貳角餘則仍同前例（乙）經常費每季壹元（丙）臨事費計入會費叁元伍角補助費叁元伍角證書章費捌角（二）本會經費收支記載應如何改整案

決議　收支記載改以金圓爲準爲便於本月底結算及報銷均自九月一日起實行（三）坦直鄉籌組中國農村醫院請出席指導報府備案决議　待該院呈報來會轉府備案及派員出席指導（四）確定下屆會議日期地點案決議　定九月三十日在本會會議室與分辦事處主任會議併同舉行

七八月經臨費收入計算表

摘要 辦事處名稱	七月份 金額萬元	八月份 金額萬元
惠南	一五九〇	一八〇
談郎		六〇〇
三墩		一八〇
大團	二二五〇	一四四〇
蜚鎮		九〇〇
馬廠		一八〇
萬祥	一八〇	
泥城	四五〇	
鹽倉	八七〇	九六〇
二灶泓	一八〇	五四〇
祝橋	一二三〇	
江鎮	九〇	
六灶	一五〇〇	一九二〇
坦直	二二五〇	
新場	四五〇	
下沙	七二〇	七二〇
魯匯	一五三〇	
召樓		一八〇
濱浦	五四〇	二八八〇
三林	五四〇	
周浦	四一四〇	
御橋	二七〇	一六八〇
臨事費入會費	三〇〇	二四〇〇
補助費	三〇〇	二四〇
證書證章費	一八七五千元	六〇
合計	一九五六七五千元	一七七六〇

七八月份經臨費支出計算表

摘要	七月份金額	八月份金額
職員薪水	二七二〇〇〇〇	五一二〇〇〇〇
職員津貼	二二四〇〇〇〇	三五七〇〇〇〇
文具筆墨	八二〇〇〇〇	四九三〇〇〇〇
紙張	二三〇〇〇〇	五四四〇〇〇〇
郵票	八九〇〇〇〇	四〇〇〇〇
報費	四五二〇〇〇〇	一一三六〇〇〇〇
川膳	一四四〇〇〇〇	
理監事會膳	八一二〇〇〇〇	二一七〇〇〇〇
繳款川扣	五五二〇〇〇〇	
省會經費	三六〇〇〇〇	一八〇〇〇〇
消耗	三〇九五，〇〇〇	二二〇〇〇〇〇
雜支	九九〇〇〇〇	一八三〇〇〇〇
醫刊	六〇九五〇〇〇〇	
房租	六・七・八月份	二二七八〇〇〇〇
電燈費	三七五〇〇〇	一一五〇〇〇〇
合計	一二三八九八〇〇〇〇	一五八八七〇〇〇〇

民間實驗效方（六）　姚子讓

★★★★★★★★

△腸紅方

苦參子七粒，去穀，用桂圓肉包，清晨空腹時滚水送下，每日一服，連進三日效。又苦參子廿粒去殼，外裹龍眼肉攪丸，每日米湯送下一服，兼治赤痢。

按若參子一名雅胆子仁，具殺菌滅毒清腸止血之功，尤妙到整粒吞下，直達腸部，而發生其作用，凡體健症實者可服十五枚至三十枚，空腹時每服可分次服之，且注意勿將仁嚼破，而用完整潔亮不破碎霉爛者爲要。

△遺尿方

雞肝一具，另加肉桂末少許蒸食之，神效。

按雞屬木，取木火相生之義，雞又無尿，取不遺之義，加以肉辛温，引火歸原，自能攝水。又小兒夜啼，用薄荷二錢，蟬脫去頭足七隻水煎服，以辛散涼通，兼取其晝鳴夜靜之義同。

★★★★★★★

南匯醫學月刊

第二卷 第十一號

發行人 王正章　編輯者 陳桐侯 張延仁 姚子讓

論衷中參西

（卷頭言）

張延仁

自從海禁大開，歐風東漸，我國固有的文化學術，陡起動搖，我四千年相傳的中醫，也處在風雨飄搖之中，假如長此故步自封，不加改進，那不免要受淘汰，爲了適應時代，一般有識之士，喊出了發皇古義，傳採新知的呼聲，作溝通中西的創舉，這是值得同情的，論學說新的顯而易明，重於實驗，舊的奧而理深，主乎氣化，新舊各有精義，若能融會貫通，鎔中西學術於一爐，於醫學上必然有更多的貢獻。環顧我中醫藥界，類多墨守成法，不思改進，以致良好學術，反落人後，引爲遺憾。在過去閉關自守時代，中醫參陰陽五行之說，用本草學物以療民病，確乎卓著成效，時至今日，海運暢通，舶來品輸入，西國醫藥挾其新奇的姿態，湧進國門，我抱殘守缺的中醫藥就未免相形見絀了，凡事不進則退，勢所必然，今我中醫惟有迎頭幹上，力圖改進，纔能生存，如陳果夫先生等創辦特效藥研究所，採集國產藥物，提取有效成份，以供實驗，爲提倡中醫藥的先鋒，是改進中醫藥有力的輔助，我們期望他成功。但更看到我們中醫藥界組織不夠健全，渾渾噩噩，一無建樹，深覺可恥，而偏多一般投機取巧走捷徑的同道，很普遍的參用新藥，本來醫與藥原則上均係一種科學，無中西之份，無國界之別，取人之長補吾不足，原不可厚非，筆者從業中醫，素來主張融會溝通，打破門戶之見，抱着爲學術而學術的超然態度，醫以治病，凡是能夠去病的都可運用，最近黃生雅鎔懸壺，盧素公先生爲撰一聯云：「術以活人，奚分歐亞。功求去病，無論中西。」可爲中西參用者說法，有人說中醫不應採用西藥，甚至禁止參用西藥，這是偏狹的識見，如果中醫不應當用西藥，那末西藥採用國產藥物的很多，如大黃麻黃黃連等爲出口大宗，亦可禁止西醫取用矣！天下不平等事，寧有如是哉？話雖如此，中醫的施用西藥，技術方面，或欠精明，原理方面，或少認識，至少對於基本智認，要有確切的研究，纔能夠運用裕如，不致僨事，希望參用新藥的同道，加以修養學習。嘗見初起開業的新醫，臨床因缺少經驗的緣故，用藥往往不能對症，反之老於經驗的中醫，運用新藥，卻能恰到好處，蓋用藥不難，難在辨症也，所以學識經驗貴乎並重。近來看到本地報章上，對於同道施用西藥一類批評的新聞，經向有關方面調查之下，此項新聞的來源，多係同行嫉妒者所發，此實爲醫界不良的現象，自輗的策劃，敬希同道，尊重道德，正視學術，互相切磋，毋作損人不利己的旁面攻擊，攜手合作，共同改進，中醫界纔有曙光。況且 蔣總統曾頒佈撤銷一切禁錮中醫法令的手諭，中西醫在法律上平等待遇，學術上當然無分界限，希望大家化除私見，建設學術，爲民衆謀幸福，爲民族求康健，那末才克利濟人羣，實副仁術的原則，醫家的天職哩！

民國卅七年十一月十八日　南匯縣中醫師公會出版　社址：南匯西門三曲衖三號

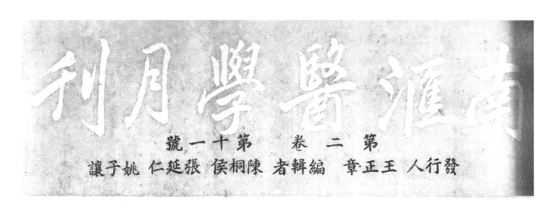

醫訊

本年度卽將舉行中醫攷試

△南京攷選部公告▽

（一）攷試日期及地點：定於三十七年十二月十一日起分在南京、杭州、北平、青島、歸綏、瀋陽、成都、重慶、合肥、南昌、長沙、武昌、廣州、桂林、昆明、貴陽、福州、台北、開封、太原、西安、蘭州、迪化等三十三處，同時舉行。

（二）報名日期：自三十七年十月十一日起至十一月十日止。

（三）應攷資格：報名手續，應試科目，各省區錄取定額標準，及應攷須知，並報名用各種書表，向南京試院路攷選部第三處或其他攷試舉行地之攷銓處，或省市教育廳函索須附足回件郵資云。

上海中醫師研究會舉行學術演講

（上海訊）本市中醫師學術研究會，於十月二十一日下午四時，假座青年會大廳舉行第一次學術演講，主講中醫師謝利恒秦伯未陳存仁張贊臣諸名流，講辭都重實際，聽衆四百餘人，秩序極佳，其中半數且皆社會人士，印象良好，以後擬每月舉行一次云。

中華醫學研究會定期召開會員大會

（上海訊）本市中華醫學研究會，定於十二月十二日在上海貴州路湖社舉行四十周會慶及會員大會，同時尚有餘興書畫義賣暨贈品云。

新會縣中醫師公會代電

（本刊訊）國民大會中醫代表所提出之改進提案，經大會通過後，時閱半載，迄未見諸實施，提案能否實施，不特與我醫藥界興廢有關，且於國計民生影響至巨，凡我黃炎華胄稍具良知者，無不冀其實行，所望我中醫藥界奮起力爭。茲接獲廣東新會縣中醫師公會代電，原文如下：

大總統蔣副總統李立法院監察院行政院考試院司法院各部會處憲政督導委員會國民黨中央黨部暨各省市縣黨部各省市縣政府參議會中央國醫館各省市縣分支館中華民國全國中醫師聯合會廣東省中醫師公會鈞鑒各省市縣中醫師公會國藥同業公會醫校醫報研究會各團體各通訊社各報館公鑒我國國醫學術肇自岐黃歷時數千載活人百億兆爲民族保健砥柱爲華胄綿衍生息其功不可諱其績不可滅況業此者八十餘萬藥物生產遍地乃我政府始終未作有效之措施任令醫學淘汰自生自滅藥材廢棄遍山遍野致令國人反假外求資金外溢消耗國力莫此爲甚我代表賴少魂柳贈春陳存仁林季祜丁濟萬鄭邦達丁友竹吳承蘭及邢熙平馮子鈞等五二九人所提之發揚我國固有醫藥以保民族健康并塞漏巵而固國本案業經國民大會三十七年四月二十一日第十四次大會照案通過送政府辦理復於五月十九日經訓政政府最後一次國務會議提出通過交行政院卽日實施竊查舉凡此發揚國醫復興國藥實爲同人等之主張所提辦法及理由卽爲同人之要求業經通過之議案更爲同人一致之擁護在此行憲伊始民主肇基同人等深盼我　賢明政府迅將全案移送立法院從速完成立法程序卽予施行以實現憲法推行公醫制度發揚固有學術之規定以固國本而塞漏巵更希我全國醫藥界同人一致響應一心一德擁護原案務以全案付之實施爲目的全國各界人士尤盼予以支助則國計民生深利賴之新會縣中醫師公會叩（37）午有新印

江蘇省中醫師公會擁護創辦市立中醫院

（上海訊）上海市參議會，自通過創辦市立中醫院後，全國醫師公會，（西醫）一再反對，並在報端肆意攻擊，江蘇全省中醫師公會理事長褚潤庭，快郵代電上海市參議會，一致力爭，該電已由陳存仁轉交上海市參議會云。（汝偉）

陳存仁中醫師開辦傷寒講座

（上海訊）上海陳存仁中醫師，鑒於傷寒之病，最爲普遍，其理論太舊，特編傷寒手册，並定於十一月六日起開辦傷寒講座，外埠亦可報名聽講，爲期不過二十天，可以講畢。講材悉據臨床經驗，而以古今學說爲印證，無玄理，無空論，重認症，重實效，聽者既饒興趣，又確能付之臨診應用云。

投稿簡則

（一）本刊以研究學理爲原則不以中西相標榜（二）不拘門類多所歡迎（三）理論務求切實文字務求簡潔（四）凡關於醫界消息及醫藥發明尤所歡迎（五）兼收長篇著作（六）關於地方政治及攻訐同道之稿件恕不登載（七）來稿得酌量删改（八）原稿如須寄還請預先聲明（九）來稿須繕寫清楚勿用鉛筆或兩面繕寫（十）來稿請寄南匯西門三曲衖本會

醫說

醫俗篇

秦伯未

▲引言

語云：「俗不可醫」。夫雅俗之俗，不醫猶可，風俗之俗，不可不醫，而况習俗之關於醫學，直接影響於民衆健康，尤屬非醫不可。或有知其不可醫而不醫者，似近於智，知其不可醫而醫之者，似近於愚，然近乎智者，實失諸忍，近乎愚者，不失爲仁。智者千慮，必有一失，愚者千慮，必有一得，吾寧捨智而逐愚，作醫俗篇。

▲產後服苦草湯

苦草卽益母草，本草稱其功能袪瘀生新，所謂袪瘀生新者，瘀血去而新血自旺，非能袪瘀，又能生新也。故其確切之功效，厥爲活血通經，尋常均用於月經閉阻症，可以知之。韋宙獨行方：「搗汁治產難，胎死腹中」，聖惠方：「搗汁治產後血閉不下」，尤可知其逐瘀之力，亦不薄弱。在以前老法接生，端宜用此煎湯，和以紅糖，俾收去瘀和榮之效，近已採取西法，產後卽服清滌子宮及收縮子宮之藥，正當安睡養神，以免出血過多，何庸再事搜逐。乃一知半解之流，仍執成見而不悟，見有產後未進而身體羸弱者，且揚言不服苦草湯之貽誤，不知其幸未服苦草湯袪瘀行血，否則其羸弱更不止此也。

▲童子益母草治癆病

益母草之功能，已如前述，其性質辛微苦寒，凡血虛無瘀者，决不可服，而世俗又以爲能治癆病。其所云癆，當指乾血癆，其所云乾血，當指月經不至。焉知月經不至，有血枯與瘀阻二大區別，血枯於內，猶之天旱河涸，水從何來，非補養不可，瘀阻於中，猶之淤積溝塞，水亦不流，非疏導不可，益母草具疏導之長而乏補養之能，祇可治瘀阻而不能療血枯，愚婦一見經停，不辨虛實，卽認爲癆，若遇瘀阻之候，服益母草而經行，卽認爲能愈癆病，旣不問藥性，復不顧病理，倘逢眞正血枯之乾血癆，豈非雪上加霜更可笑者，本屬藥肆中普通之品，必輾轉託人採自鄉間，美其名曰童子益母草而珍視遂如當子雞焉。

▲辣茄之清暑

辣茄，顧名思義，其味可知，凡辛辣之味，無不發熱，故溫中，暖胃，散寒，殺蟲，助消化，獨擅勝場。日本有蕃椒製劑之蕃椒酒，用於腸窒扶斯末期，蕃椒卽辣茄之學名，腸窒扶斯卽傷寒，傷寒之末期，已入元氣衰退之時，當爲三陰陽虛症，用此以興奮刺激，殆如投附子理中湯也。而世俗偏有伏天食辣茄反能清暑之說，余嘗尋繹其意，昔者聖人之臨下，皆守「民可使由之，不可使知之」之訓，暑令人多貪凉，恣啖生冷，腸胃不健，疾病易起，因誘茹辣茄，以救其偏，且深知人情皆惑於熱體，非詭言清暑，不能達其目的，卒使人民信之，不辨其僞，趨高之指庶爲馬，流弊竟至如斯，殊堪一歎。（待續）

（作者附言）僕草此文，對於民間，自信不無裨益，且於醫界，亦可以正視聽。惟各地習尙不同，見聞頗慚狹隘，極盼讀者隨時提出見告，他日當彙印單行本分贈，藉遂醫俗之旨。稿寄上海浦東周浦轉陳行鎭。

第二卷第十一號目錄

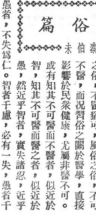

溼温漫談

陳桐侯

古時熱病統稱傷寒，本於難經傷寒有五之說：故溼温亦爲傷寒之一種。今之上海人稱爲溼温傷寒，良有以也。凡中醫所稱溼温，驗血結果，大多數屬西醫法定傳染病之傷寒。西籍稱爲腸窒扶斯，又名腸傷寒。溼温之重者大抵爲正傷寒，輕者爲副傷寒。自清代諸醫以温病爲熱病之總稱：於是又有春温暑温秋温冬温等名詞，各就時季狀態證候及意想之原因而稱名，漫無統一。如雷少逸之時病論，吳鞠通之温病條辨，王孟英之温熱經緯，皆一時膾炙人口之作。而羅列病名殊不一致。溼温雖與傷寒相濫，然其病源治法均與傷寒不同。傷寒所受者爲風寒，故邪在表則汗之，邪傳入裏則清之下之，從無用香藥者。溼温所傷者爲溼邪，汗下俱在禁例，治法必須芳香化濁。傷寒雖有傳經，苟治法不誤，一星期左右卽可痊愈，而溼温則往往淹纏至三四星期之久。其病型亦與傷寒之六經不同。大約溼温初起症狀多惡寒發熱，頭脹身痛，胸悶泛噁，腹不舒，不欲食，溲赤便閉汗出，舌苔厚膩。治法不外荆防豆豉藿佩三仁山梔神麯等類。至一星期之後，惡寒漸罷，發熱依然，面部呆滯，或兼見鼻衄口渴耳聾煩躁，神志不寧，大便或祕或下溏糞，胸腹部或見紅疹，脉象細數，舌苔厚膩，此爲纏綿時期。荆防已不適用，治法惟有豆卷葛根黃芩連翹銀花之類，甘露消毒丹亦可加入。至第三星期則體温漸高，恆達百零三度以上，斯時紅疹退而胸腹白瘔漸見，厚苔漸剝，舌質紅絳，是爲高熱時期。高熱有神清與神昏之不同：高熱而神清者，治用大劑清熱，如鮮生地芩連花粉石決連翹元參鮮蘆根等俱可用。舌光剝者可用鮮石斛。若神昏譫語，或欲登高奔走，或則昏沈眠睡，則當兼用至寶丹紫雪丹或安宮牛黃清心丸等。甚者神昏痙厥，循衣摸牀，衡量病情，犀角羚羊亦可一試。病在此時期中最爲危險。其神昏痙厥者，雖覺可怖，但高熱而神清者，未必便輕。其有變成腸穿孔腹膜炎者，多爲高熱神清之症。因醫家病家見病人神志清爽，每易踈忽。溼温症病菌在腸，故稱腸傷寒。病家不識，輒勸加餐，有不欲食而强食之者。鄉愚無知，以爲多食則易臻健康，殊不知適足促成腸孔穿潰而已。故爲醫者對於食物宜忌必須指導，此臨診時所當注意者也。過此則入第四星期，變化莫測：有傷陰者，有亡陽者，有腸出血者，有腸穿孔腹膜炎者，亦有漸入愈期者。胥視醫生之治法及病家之調護得宜與否而定。傷寒論第一百七十六條云：『病脅下素有痞，連在臍旁，痛引少腹，入陰筋者，此名藏結。死』。此條症狀頗與腸穿孔腹膜炎症脗合，仲景名之曰藏結。以古人不諳解剖，於生理藏府之分，不甚明瞭，宜其糢糊影響也。腸穿孔腹膜炎中醫認爲不治之症，卽仲景亦無辦法。讀者幸勿誤會，以爲仲景是醫聖，治病可以十全。凡古書所稱不治之症，吾儕最當注意。吳鞠通有口頭語：『經文說死，誰敢說生。然治之得法亦有生者』。此眞笑話，彼自不懂內經傷寒論耳！何嘗有治之得法之事耶？乆學者往往認傷寒論爲統治一切熱病之書。溼温治法，自當求之傷寒論中。此亦不盡然。查傷寒方如梔子豉湯之治心中懊憹，梔子厚朴湯之治心煩腹滿，葛根芩連湯之治下利不止，似尚屬可用。以溼温初起多胸悶泛噁，大便或泄瀉也。此外則絕少對症之方。是故吳鞠通三焦之論雖不足爲訓，而後人所發明之至寶丹紫雪丹安宮牛黃清心丸諸方，實可補仲景之不逮。不能盡謂後賢不如前賢也。武進惲鐵樵先生曰：『若見黑糞中有星星血點者卽是腸穿孔，其有非膠黏之鮮血並下者，尤其是腸穿孔確證』。此說可商，腸穿孔之症候，當溼温症約在三四星期之間，本來高熱者，體温突然降低，不及平温。平人體温以華氏九十八度爲衡，而患腸穿孔時，體温恆降至九十六度以下。而脉象轉數，甚至亂跳。腹部隆起按之疼痛。因腸壁穿潰之後，穢濁之糞溢出腸外，侵及腹膜。於是腹膜發炎而外部隆起。故患腸穿孔者，大便不必見血。惲先生誤以腸出血爲腸穿孔，亦智者千慮之失也。

瘧

◦徐德庚◦

瘧病之原因，由於空氣飲料之不合衛生。及瘧原菌得蚊虫之傳染媒介。瘧原菌卽瘧疾胞子虫。能發育繁殖於人體血液中。有破壞赤血球之力量。及產生黑色素之毒物。本症爲傳染病以卑溼而多蚊之區最易流行。肝臟與脾臟之發炎或腫大。皆爲壞血球之血紅素匯積。亦卽瘧疾胞子虫之毒素所致也。

瘧病之潛伏期約三日至三星期。發時先作惡寒戰慄。乃後發熱。汗出甚多。熱度此時開始下降。本病發作有定時。故又名間歇熱。病發自始至終凡六至十小時。病淺者連日發，較深者隔一日或隔二日發。隔時愈久則愈深。其有一日發二次及連發二日再隔二日發者。均爲瘧虫之作祟。症除惡寒發熱有定時外。並有頭痛胸悶納少口苦溲赤脈弦等兼呈症象。吾國國醫最早卽有六經瘧五臟瘧之分。界限雖清。似嫌瑣碎不若認定六淫之親切。如風瘧惡風自汗頭痛先熱後寒。寒瘧惡寒無汗先寒後熱。暑瘧熱熾煩寃寒輕熱重唇燥舌絳。渴喜涼飲。溼瘧面浮身痛脘悶不飢寒重肢冷喜熱飲。

瘧病初起治療在發熱惡寒發熱正劇時勿宜服藥。須在未發作前二三小時或熱退後方可服小柴胡湯。（柴胡，黃芩，半夏，人參，甘草，薑，棗，）或柴桂各半湯。（柴胡，桂枝，黃芩，半夏，白芍，甘草，薑，棗，）二三發未止者有常山飲截之。（常山，檳榔，知母，草果，貝母，烏梅，大棗，）風瘧宜芎蘇飲（川芎，柴蘇，柴胡，葛根，枳殼，桔梗，陳皮，半夏，茯苓，甘草，生薑，大棗，）寒瘧宜（桂枝，生薑，厚朴，草果，）暑瘧宜青蒿鱉甲湯（青蒿，知母，丹皮，花粉，桑葉，鱉甲，）溼瘧宜（半夏，厚朴，白蔻，茯苓，草果，之類）溼而挾熱者加滑石，苡米括蔞之屬。癉瘧但熱不寒。少氣煩寃。骨髓煩疼。時嘔。宜白虎湯（石膏，知母，甘草，粳米，）瘧多寒者名牝瘧。宜蜀漆散。（蜀漆，雲母，龍骨，）瘧久不愈致入虛途。勞動即作。面黃肌瘦。糾纏經年。名勞瘧。宜四獸飲（黨參，白朮，茯苓，半夏，陳皮，烏梅，草果，甘草，）扶正去邪。寒熱間作少食痞悶。有塊結於左脅硬痛。名曰瘧母。宜鱉甲煎丸（鱉甲，烏扇，黃芩，柴胡，鼠婦，乾薑，大黃，芍藥，桂枝，葶藶，石葦，厚朴，牡丹，瞿麥，紫葳，半夏，人參，䗪虫，阿膠，蜂窠，赤硝，蜣螂，桃仁，）攻補兼施。以疏通其血絡。消散其聚塊。

本病之豫後。每日瘧間日瘧久延不愈必致虛。截瘧不當及瘧發纏綿。每易變成瘧母。

關於心臟病（三）

疇•黃•

★心臟喘息★

心臟喘息爲突然發現之强度衰弱，且多於夜間發作，其誘因爲精神興奮或過勞，然亦有無過而起者。其症狀爲發劇烈之呼吸困難，不能橫臥，坐時稍舒，全身流汗，口唇及手足之尖端現青藍色，脉搏小而弱且頻數，胸中苦悶不可名狀，重者立死，幸而治療奏效而愈者亦不少。此因心臟而起呼吸困難故名曰心臟性喘息，然與眞正之氣管枝喘息者有別，蓋後者呼吸之數減少而前者呼吸之數反增加也。心臟喘息由左心室衰弱而起，凡心臟病之重者或司心臟營養之冠狀動脈有病變者常發生此病，蓋左心室衰弱則血液停滯於肺而起呼吸困難也。

此病治愈後有再發之虞，故平常當注意養生，以閑靜之生活爲宜。

▲狹心症

狹心症爲突然發作之心臟部疼痛，且胸內苦悶不安，患者直覺生命之危險，以爲必無生理，發作有特發者有現前驅症者，如不安，胸中苦悶或出汗等。此種發作與心臟喘息同，或有動機而起者，或發於突然者。

狹心症之症候以胸痛爲主，且發於心臟部，或在心尖或在其上方或在其心窩，且牽引及左肩臂及手指，同時胸內絞痛甚烈，故發作時患者意氣完全沮喪，且現苦容，稍轉動則恐增其苦痛。單純之狹心症不感呼吸困難，顏色蒼白屢流冷汗，又胃部脹悶，或有便意，然發作將愈時常吐噯氣或出腸風。發作時脈極細弱，且其數增加，又手足之尖端呈輕度之青藍症狀。

狹心症發作之輕重長短不等，輕者數秒鐘即愈，重者數分鐘至數小時。發作之頻度亦因人而異，外觀上健康之人突然起重症之發作而死亡者有之，或數回發作尙生存者亦有之，不幸在發作中之死亡者多在初期，發作延長則早晚可以治愈。狹心症發作之原因尙未十分判明，然與冠狀動脈有密接之關係。發心症之發作爲心臟不健之證據，故有此病發生者當注意將來之生活，發作愈後疏於攝生者極爲危險。

外觀上健康之人起心臟喘息或狹心症，幸而治愈自覺的無苦痛者有之，或發作後心臟衰弱之狀態著明，不能勞動者有亦之，蓋潛伏之心臟衰弱，因其發作而出現也。

▲心臟之肥大及擴張

心臟在轉瞬之間如有必要時可送出多量之血液，又其壓力亦可增强，例如靜止之人突然爲急激之運動，健康之心臟即可應付，此即因心臟有餘力故也。餘力使用之度數增加則心臟之肌肉亦增加，稱之曰心臟肥大，此稱關係恰如勞動者之四肢肌肉特別發達也。起肥大者非心臟全體，而局限於心臟之一部份者有之。

一般之人以爲心臟肥大則力量亦增加，殊不知事實相反，蓋心臟肥大爲濫用心力之結果，非自發的心力增加而肥大，蓋迫於必要而肥大，故無餘力也。心臟不特肥大且有擴張者，所謂擴張者爲心臟內腔擴大之意，即心臟衰弱收縮不完全，致起擴張也。普遍心臟之一部份起擴張者較多，依其原因之作用肥大與擴張同時發現者有之。

中国近现代中医药期刊续编·第一辑

百日咳淺說

陳旭升

時屆初冬，天氣漸漸地寒冷，呼吸器病又是吾儕醫師們遭遇最多的時期，尤其是乳孩，因其抵抗力薄弱，感染率特多。呼吸器系統的範圍至廣，包括鼻子，喉頭，氣管，肺和肋膜。現在以我淺陋的管見，談談甚難應付的百日咳吧！百日咳，又名天哮嗆，乃具有接觸傳染病症之一。查醫籍記載，遠在宋朝錢仲陽，明有薛良武，清有夏禹鑄，張筱衫等，根據西說，……自一七〇一年後，百日咳在歐州各地流行甚形猖獗，嘗見於醫學文獻。近年以來，此病相繼流行於亞，美，非洲各國，幾乎隨處都有發現。素問咳論云「五臟六腑，皆令人咳，非獨肺也」咳爲無痰而有聲，咳關於肺，使人多涕唾，而面浮腫氣逆而近數十年研究百日咳病原者，見解殊不一致。其傳染途徑：病菌由飛沫傳佈，對本症有感受性者吸入，百日咳卽因而發生。此症在普通環境中，爲地方性疾病。以時令言，冬春兩季爲最多。以年齡論，在幼童時期最爲盛行，尤其在三歲以下者。其致命之由，幾乎全在併發症，而不在百日咳本身。因此臨床醫師殊少研究單純百日咳之病理及記載。病初起時，無特殊症狀，且其來勢甚緩，病發時之徵候，爲打嚏及咳嗽，偶有輕微之發熱。一二日後，則咳嗽日甚一日，且一旦咳嗽變調而呈顯著之陣發痙攣性咳嗽，此短促之咳聲，每繼續至十數發，或數十發，因有吸氣必要而暫行中行。如是週而復始在數次，每次咳嗽必較前次爲重，因此，病者所受苦楚，每隨咳嗽之進行而轉劇。初咳時面僅潮紅，微感不適，繼則直視流淚，頭汗溱溱，終至顏色青紫，臉部浮腫。所幸者，每當咳嗽猖獗時，呼吸道所積粘液，卽盡量外流；胃部所積食物亦常傾吐而出。每次陣發例于此嘔吐聲中告一段落。每日所患陣發次數，當隨病況之輕重而定；而夜間，尤其晨昏，每較白晝爲多。乳嬰罹此，臟腑嬌弱，而陣發頻頻以致顏色慘白，精神呆滯，甚之面部浮腫，兩唇灰黑。在全部過程中，設無併發症之參雜，患者多不發熱。在咳嗽最劇之數週中，患者每因毛細管破裂而出血。此種出血，純係劇裂而持久之咳嗽所致。最重要且常見之併發症乃小葉肺炎。此種肺炎，在陣發痙攣性咳嗽時，隨時可以發生。尤其乳嬰，體本嬌弱，一日罹此，甚少生望。治法：初起咳劇時用麻黃，紫苑，桔梗，象貝母，光杏仁，冬瓜子，前胡，廣鬱金，白前，枇杷葉，並二陳定喘湯加減，又每日以生梨一枚用麻黃川貝燉服，頗著功效。

此症之預後不一，當視患者之年齡，及併發症之輕重而定。設無併發症，病家往往不就醫治療，經過三四星期後而自愈者，亦不乏例。惟罹肺炎者，大多嚴重。醫者須斷然施治，時間稍縱，卽難挽救。惟對於本病之治療，無論中西藥物，尚少特效，希望同道提供有效方法，以保赤子是幸。

談脚氣

湯谷薌

時局動盪，民生凋敝，大多數的人民，營養不良，因此近來患脚氣病的顯然增多，況且我們浦東地方，濱江瀕海，水澤地帶，地氣潮濕，又加上人們所吃白米用機器軋得太光，把米皮中所含的（維他命乙）完全淘汰了，於是脚氣病就流行了，脚氣的病名在金匱上已有論載，可知我國古代也已有發現，在兩漢的時候稱謂「緩風」到宋代才稱爲脚氣，惟歷代醫家，對於本病的治療，甚少發明。考新說論脚氣是人體中缺乏維他命乙，在高原和多食麵麥糙米的區域，很少發生。本病有急慢性兩種，俗稱乾脚氣和溼脚氣，急性的往往有冲心的危險，當遇到這種病症時，經驗不足的醫生，每有誤認爲他種病症的，所以醫者必須詳細辨明，施以適當的療法，乾脚氣的原因，病後元虛，痢疾，瘧疾之後，最容易發生，或是溼熱久鬱，流入經絡，營衛不和，脚部見到痿軟無力，筋絡緊攣，麻木步履不便等現象，並不浮腫，往往誤爲瘋溼，那是乾脚氣的特徵，治療以和營通絡化溼之法爲宜，或注意食養，多食富於維他命乙的元麥豆類等，收效更速。溼脚氣又名浮腫性脚氣，有作客他鄉，不服水土而發生的也有，初起很輕，病人自已不感覺病苦，漸漸的步履不便，兩足軟弱，劇則自踋至膝發生浮腫及麻痺，用手指按之有凹痕，假使浮腫上升，則爲冲心症候，溼脚氣初起用雞鳴散！紫蘇　木瓜　桔梗　檳榔　陳皮　吳萸　生姜　可以奏效，挾溼而小便黃赤口渴者，酌加茵陳知母黃柏等，如大便泄瀉，手足厥冷等化寒現象，須要溫補强壯之劑，如附子乾姜肉桂之類，如果脚氣上升，病人有腹脹嘔吐胸悶欲絕等症，急用金匱腎氣丸或半夏湯黑錫丹大量施用維他命乙，或能轉危爲安。嘗見秦伯未先生及馮端生先生治療脚氣病新方，經臨牀實驗之下非常有效，其效力超越維他命乙製劑，現在抄錄在下以供同道參考。

▲秦製脚氣方：

人參三錢　黃芪三錢　白朮三錢　肉桂五分
柴胡三分　防風一錢　米仁三錢　木防已三錢
陳皮三錢　木瓜三錢　上方補氣利溼適應於氣虛挾溼者。

▲馮製脚氣方：

黨參三錢半　黃芪三錢半　冬朮三錢半　枸杞子四錢　陳皮二錢　製首烏五錢　茯苓三錢半　飯蒸赤豆一兩二錢　生麥芽二兩四錢　無灰米糖二兩四錢　用夏布包　鮮檸檬鮮蘋果各三斤

前法須用文火煎，水量需多，鮮果後下，分頭二三煎，一日三次分服。此方大補氣血，卽富於維他命之劑，對於脚氣，頗奏神效。

藥物漫談

參之研究

屠明中

夫參古時僅有黨參，近代則有高麗參，吉林參，西洋參，珠兒參，南北沙參，苦參，元參，丹參等味，功用不同，價亦貴賤懸殊，致於配用，各有專長，略述如下：

先述黨參，按方書謂能培肺脾元氣，氣虛者宜服，然挾溼痰者，須用砂仁炒，或則胃強脾弱，中州輪運失常，和枳實白朮，謂之人參枳朮丸，取其一消一補，倘有氣虛腫脹，氣逆腹膨，益氣非黨參不可，惟須佐以運脾化水之品，使不致有痞滿之虞。

高麗參又名別直參，與吉林參，用法相同，性味有別，別直質溫，陰虛忌服，肝旺禁用，若霍亂肢冷脈伏，汗出亡陽，用參附四逆以回陽，每奏奇功。產後血暈，崩下如注，用參扶其中氣，使氣能攝血，心臟衰弱者加附子以強心，使中氣充足，力能引血歸經。若腎眞內虛，氣不攝納，咳嗽喘逆，痰鳴汗出，脈象細軟而滑，兩尺浮大，下元根蒂將撥，危在頃刻，用吉林參合蛤蚧尾，納腎降逆，俾氣能攝納，虛氣得斂。與五味子麥冬，即生脈散，又名復脈湯，收肺家耗散之氣，倘有虛勞，氣陰皆虧，以西洋參爲宜，肝旺中虛之體，須加玫瑰花全煎，倘有頭眩等症，必加秋石，取其鹹能降火，陽不妄動，平常服參，恐有阻滯，稍加橘皮，易於流動，不生塞礙，暑天服參，或用黃連二三分或加麥冬錢許，其義在補氣，佐此二味者，一養胃陰，一瀉暑熱，因暑天多汗，汗多，則腠理不固，是以富貴人家，以爲暑天服參，調理上品，取其生津益氣，清暑養胃。冬天服參茸丸，壯陽生精，強筋壯骨，使精氣神充沛，益壽延年。外感症，有一種慾後受寒，熱不發揚，肢冷面白，舌淨，脈細如油絲者，須扶正托邪，投參蘇飲法，益氣引寒外出，使熱揚脈大，方爲轉機，然夾陰見症，指青方爲的據，若暑天患此，宗加味香茹飲法。參蒂可醫脫肛，參鬚功用與參同，惟力較遜耳，脾虛溼重，或思慮傷脾，脾土不振，常有便溏者，以參鬚與紅棗，或南棗，用荷葉包，飯蒸百日，病者每日服棗二枚，是補脾妙品，且除小兒疰夏，若久痢久瀉，火土衰弱，用參朮加桂，補火生土，益氣健脾。

西洋參味甘，性涼，施之溫熱病後，肺胃液傷，脈得細數者最宜，咳血肺燥，神煩身灼，舌紅咽乾，如見大便溏稀，須和玄米拌炒，以和脾養陰，惟洋參價貴，可易珠兒參代之，功效相同。

北沙參係滋肺良品，用於肺陰攸虧，咳血後音嘶之候。南沙參宜肺降氣，咳不爽利是肺實，實則宜通，脈濇形寒者宜之，倘有逆傷氣分，肝肺升降失調，咳逆胸痛，脈左沉弦，或右沉濇，宜先宣肺，故立方推南沙參爲首味，以橘絡，通絡舒氣，枯殼，桔梗，升降肝肺，若有脅肋作痛，並佐沉香，香附，調氣定痛，加乳香，沒藥，行氣去瘀。

元參清無根浮游之火，色黑，補少陰不足，是除煩要品，故溫熱病內陷，及陽明痧毒，化斑湯與清宮湯，俱有元參者，亦是此義，並治喉科咽喉作痛。

丹參一味，功全四物，是養血之劑，能去瘀生新，豬心血炒者，致心血而安神魂，鴨血炒者，培脾安神，肝陰不足之體，最宜，倘女子經水淡紅，血不足，非丹參不能益血，炒其炭者，有止血作用，實女科調理之主藥也。

苦參理溼清腑，味極苦，胃呆而挾表寒者，萬不可投，故內科各症，不取用，瘡家溼毒，血熱之體用之有效。

謙齋醫案

徐德庚錄

張左

上腫曰風，下腫曰水，風水泛濫，遍體浮腫，無汗，溲短，脈象浮濡，舌苔薄白，急予開鬼門潔淨府，遵內經遺訓。

背浮萍八分　苦桔梗八分　大腹皮四錢　青防風錢半　光杏仁三錢

冬瓜皮四錢　紫蘇葉錢半　帶皮苓四錢　炒澤瀉三錢　炒枳殼錢半

生熟苡各仁三錢

俞世兄

面部四肢微浮，腹滿，形容肢冷，氣短，小溲清白，脈象左手沉緩，右手稍露滑象，審屬脾腎陽虛，有傳爲脹滿之慮，肢面之腫，其標也，治似溫運。

肉桂心四分　帶皮苓五錢　川椒目八分　熟附片錢半　懷山藥四錢

福澤瀉三錢　炒白朮三錢　大腹皮三錢　新會皮錢半　縮砂仁八分

生熟苡各仁三錢

長篇著述

臨床醫典（二）

·讓齋輯·

△瘧疾

例十三　瘧疾間日而作，口苦胸悶，耳聾肢重，微有欬痰，脈弦，舌膩，邪在募原，治宜和解。

軟柴胡八分　炒黃芩錢半　仙半夏錢半　陳廣皮錢半　光杏仁三錢　象貝母三錢　常山苗錢半　煨草菓錢半　藿香梗錢半　生薑二片　紅棗三枚　粉前胡錢半

例十四　瘧疾熱多寒少，口渴欬嗽，泛嘔納少，脈象弦數，舌紅，苔薄，暑熱蘊於少陽，症屬溫瘧，治宜清化法。

炙鱉甲三錢　香青蒿二錢　地骨皮三錢　嫩白薇三錢　肥知母三錢　瓜蔞皮三錢　光杏仁三錢　佩蘭梗錢半　淨連翹三錢　荷葉一方　竹葉茹錢半

例十五　瘧疾寒多熱少，口乾不欲飲，胸悶納呆，脈弦遲，苔厚膩，寒溼挾痰，蘊於少陽，症屬溫瘧，治宜溫化法。

香紫蘇錢半　川桂枝六分　炒荊芥錢半　薑半夏錢半　炒枳實錢半　煨草果錢半　常山苗錢半　炒青皮錢半　製川朴八分　大腹皮三錢　六神麯三錢

例十六　瘧發三月，纏綿不已，納食減少，精神萎頓，肌肉瘦削，脈象虛弦，瘧邪盤踞，正氣亦傷，治宜補托法。

炒潞黨錢半　炒白朮錢半　炙甘草五分　薑半夏錢半　大砂仁八分　新會皮錢半　煨草果錢半　常山苗錢半　淡乾薑三分

例十七　瘧疾糾纏數月，頭暈腰骨疼痛，脈細輭，瘧者虐也，最耗眞元，治宜四獸飲加減。

潞黨參三錢　炒白朮二錢　製首烏錢半　炒當歸錢半　軟柴胡八分　新會皮錢半　大砂仁八分　炒川仲三錢　桑寄生三錢　采芸麯三錢　生薑三片　紅棗五枚

例十八　寒熱起伏不揚，頭痕胸痞，舌苔白滑，口渴少飲，脈象浮滑，寒溼留戀，症屬類瘧，宜宣化和解法。

清豆卷四錢　炒荊芥錢半　嫩前胡錢半　苦桔梗八分　象貝母三錢　江枳殼錢半　仙露夏錢半　新會皮錢半　炒澤瀉三錢　炒苡米三錢　藿香梗錢半

△泄瀉

例十九　腹脹且痛，大便泄瀉，小清清白，脈沉滑，舌白膩，寒溼食滯交阻，腸胃爲病，治宜溫化和中。

製蒼朮錢半　中川朴八分　廣陳皮錢半　焦查炭三錢　大砂仁八分　炙雞金三錢　淡乾薑八分　大腹皮三錢　六神麯三錢　穀麥芽三錢各　建澤瀉三錢

例二十　大便泄瀉，每日次數雖少，已延匝月，脈軟，此脾弱而不能健運，腸亦失其固攝也，治以理中丸法。

炒白朮二錢　炒山藥二錢　雲茯苓四錢　焦扁衣三錢　大砂仁八分　清炙草五分　炒陳皮錢半　大腹皮三錢　采芸麯三錢　焦苡仁三錢　香砂六君子丸三錢包煎

例廿一　大便溏薄，一日十餘行，以午前爲甚，脈緩，脾運不健，闌門失司，已經多月，難經所稱大瘕泄症是也，治以健中化濁。

焦白朮二錢　雲茯苓三錢　煨肉果錢半　炒枳殼錢半　砂蔻仁八分　焦扁衣三錢　炒陳皮錢半　炒澤瀉三錢　采芸麯三錢　洗腹絨三錢　焦穀麥芽各三錢

例廿二　身熱大便泄瀉，納食減少，小溲短黃，口乾，脈形滑數，時邪挾溼鬱於陽明，腸胃消運失職，治以清化和中。

煨葛根錢半　廣藿梗錢半　青蒿梗錢半　淨連翹三錢　焦扁豆三錢　赤茯苓三錢　白通草一錢　炒黃芩錢半　生熟苡仁各三錢　雞蘇散四錢包煎　焦六麯三錢包煎

例廿三　腰酸脊背覺寒，即欲泄瀉，命火衰微，脾陽不振，仿四神合理中治之。

土炒白朮三錢　雲苓塊四錢　炮薑炭六分　金毛脊三錢　煨肉果錢半　煨益智二錢　焦扁衣三錢　大腹皮三錢　焦穀芽三錢

例廿四　大便稀薄如水，口乾納呆，溲黃，脈濡，舌苔薄白，脾虛腸胃薄弱，門戶不要，已經一月，治以理中濇下。

炒潞黨錢半　焦白朮二錢　炒山藥三錢　雲茯苓四錢　焦扁衣三錢　炒肉果錢半　清炙草五分　烏梅炭三分　御米殼一錢　赤石脂三錢包　香穀芽三錢

（待續）

海幽友聲

仁齋秋興

小伽山長

仁齋主人，性耽風雅，今歲就園圃隙地，種菊盈畦，黃白紛披，秋色爛然。先期邀同人顧賞，秦君伯未寄詩預約，並索酬唱詩云：

平生省認風花月。惟有今年在故鄉。久別未經人棄我。相逢應使酒爲糧。扶持大雅留能手。俯仰衰時枉斷腸。一路秋光思共看。況當蓼紫菊初黃。

旋接盧素公先生和章二律

雨雨風風久慣嘗。秋來渾忘客他鄉。逢花爲索囊中句。得酒無愁甕底糧。思繫佳人凝醉眼。音傳韻語動詩腸。江邨味足添吟興。霜蟹正肥腹滿黃。

飄零琴劍一行脚。不駐雲鄉便水鄉。袖短羞隨紫燕舞。帙殘喜饜白魚糧。偷閒輒借詩陶性。破悶還將酒滌腸。世亂年年髮易禿。秋風幾醉菊花黃。

倪耐侯君和云

蹤跡久疎歌舞地。閒情祇愛水雲鄉。心遺名利惟耽酒。腹貯詩書當作糧。計脫塵勞千結網。憂牽世亂九迴腸。秋光如許無佳句。辜負蟹肥菊正黃。

陳桐侯君和云

相思雲樹正茫茫。陡接佳音喜欲狂。承訊索居留舊誼。翻教離緒動愁腸。蟹肥水澤剛宜酒。菊綻東籬乂帶霜。何日期君攜屐至。花前敍雅共傾觴。

張延仁君和云

秋光照檻菊初黃。思約良儔樂一場。花解清吟應得伴。人逢好景合傾觴。牀頭酒熟資歡醉。澤畔蟹肥足快嘗。掃徑佇迎濠上客。劫餘風物話江鄉。

九月廿六日諸君集於仁齋持螯肥盞雅興飆舉即席聯句云

小園秋至好風光（仁）楓葉初紅菊正黃。雨後尋詩逢勝侶（桐）花閒賭酒潤騷腸。興酣落筆來寄句（素）情永挑燈話故鄉。亂世無求期適意（未）還教物吾兩俱忘（仁）

即晚剪燭絮語聯床話舊陳君就枕上先成一律云

秋深陶圃菊花黃。偶集良朋夜舉觴。難得樽前逢舊雨。憐同鬢上着輕霜。交因久別情彌永。吟到清狂倦亦忘。明日江頭分手易。今宵偏愛漏聲長。

又秦君詩云

廿年舊夢落江鄉。交淡情深興自長。人爲多閒籬種菊。客因歷刼鬢添霜。時光正好炊菰米。世味渾同擂醋薑。扶醉聯吟聊破倦。不須前後論盧王。

又盧君詩云

時危難覓解憂方。適意還須傾巨觴。韻事正饒黃菊節。吟儔小集白雲鄉。心交十載欣攜手。情話三更快抉腸。南浦明朝應惜別。壯行移贈句盈囊。

小伽山道中

秦伯未

一道烟横澹碧塘。莊嚴色相水中央，老留慧眼觀前世（山有梵音洞俗傳可觀三生事）秋臘孤花作晚香。風動經旛清磬寂。日斜桑柘暮雲黃。偶來東海疑南海。何必靈山是道場。

小伽山隨喜

盧素公

烟莎一路踏橫塘。隨喜齎緣到上方。茗瀹龍泉甘法乳。芸添獅鼎暖心香。詩清合獻西來佛。人逸應驕南面士。借角靈山乾淨地。闢爲風月嘯吟場。

戊子八月既望鄉居雜言

秦伯未

未老先沾秋氣深。索居杜浦幾知音。
早生華髮叨前輩。欲養霜髭助小吟。
朝報文如綴色絲。紛紛伏莽總憂危。
圖遮雙眼耽陳史。成敗何須論一時。
八月南風帶雨吹。雨收新意靜相宜。
星稀轉惜南飛鵲。寧使無枝莫戀枝。
草木也知節序遷。晚晴妝點葉鮮妍。
雲羅初過忙窺月。天氣微涼乂好眠。
姮娥明鏡爛生光。辛苦田家興亦狂。
消長悲歡渾不管。但言吉貝已盈箱。
回家却訝道離家。小閣高栖野望賒。
喜報添孫猶有母。正期結果已開花。
門無題鳳室存蘭。新闢庭園半畝寬。
乞得親朋花幾樹。對花常作故人看。
倦尋銀筆記才華。掃地焚香細品茶。
勾漏非遙生事簡。出門隨地長丹砂。
宅邊楊柳數行垂。座上雲山四面移。
不用登臨增感慨。當年自笑枉遊資。
比鄰翁媼走相陪。妄聽妄言互不猜。
嬾極應蠲千萬緒。興佳便飲兩三杯。
照水疎林瘦入神。衡門飯飽立閒身。
老農難得工謏語。如此家鄉要此人。
恥隨雞犬共遊仙。計短惟求慰目前。
詩就仍嫌烟火氣。聊資談助勿流傳。

醫林趣話

習醫散記

◀張羨梅▶

凌師博學多才，而人事變遷，每不如意，刺激日深，鬱而不舒，演成氣痞，終於二十一年冬逝世，二十二年春，我方過堂於陳雪生先生。陳師世代習儒而醫，家學淵源，爲浦左冠，門弟子之多，亦冠於浦左。我係過堂者。過堂學生，認非嫡出，師每爲歧視。某日，師已出診，有門診無人敢應，我與貫一兄共診之，我過堂未久，不欲自作主張，雖執筆在手，意多從貫一兄也。翌日覆診，我適返家，師見我方，心有所偏，吹毛求疵，當衆譏斥，幾使貫一兄無容身之地。我返校貫一兄卽告我，時我年少氣粗，不能忍，急向師問罪：『我有學有術，決不過堂。過堂要請師指敎耳！今不加面斥，背放流言，求生反絕了』師自知失言，立誓否認，我未便過逼，另想他法爲報。

師曾寫藥性數節，經驗之談，使門人得益不鮮，惟內有疑冬花，誤書爲枇杷花，人皆不知，我雖知而未爲檢出，今假此以窘師。曰『此次返舍，遇諸醫人於某醫肆，談及款冬花卽爲枇杷花，爲諸醫人辱，我謂係老師親授，決無誤，而辱更甚。私查本草，確屬二物，藥性懸殊，師博學多才，定有來歷，請有以報之，以雪生辱』。師翻遍各書，方知自誤，招入內室，大談行醫不易。自此青眼相加，認我爲後生可畏，到處吹噓，從無閒言。

（8） 坐轎子

學醫，和學他業不同，學他業由先生任意指揮，形同奴隸，學醫帶了學費膳費，先生特別優待，少爺派頭，閒來麻將八圈，無人敢說個「不」是。

我向陳師行拜師禮後，照例飲從師酒，酒罷，師卽出診。我重作馮婦，全無羞態，和諸同學一見如故，蒙邀雀戰，卽欣然入局。人則或吃或碰，我獨寂然。未及四圈。覺有異，蓋輸之慘，從未有也，然以堂堂之諸同學，終不欲以小人之心疑之。八圈畢，不敢再周旋。

我在師門時。同學共八人，內陳影梅最長，世故最熟，師曾受巨累，餘則一片天眞，除攻醫或遊戲外，無所用心。某日，我適返家，貫一之兄來省，與諸同學亦作竹林遊，貫一昆仲全軍覆沒，數概可觀。貫一疑而告我，我方斷爲影梅所主，欲魚肉我輩也。於是兩下商定，佯爲不知，仍與博，終得出其不意而破之，然自此，同學中分成二派，明爭暗鬥，我便成了影梅之眼中釘了

（9） 太陽與少陰合一

陳師少時，放浪不羈，英雄兒女，有陳行人狼之號。其最盛時，有拾餘烟囱歸附。惟得天獨厚，抑或精研內典，至我入門時，年已古稀，而精神矍鑠，尙如四十許人，一及女色，津津不倦，猶不減諸少年也。 某日我隨師出診樓厦某婦。某婦貧困，家徒四壁，醫藥難周，而有女及笄，貌似天人，不加修飾，已楚楚可觀，令人之意也銷。 師診病時，一再側目，診畢返舟，長吁不已。我悉其意，戲曰『據師言：「太陽與少陰合一，可免老人臭」，今蓬門已識綺羅者，曷不載之東返，藏之金屋乎』師大笑，樂不可言喩。我乘勢又戲之『金福，速返舟』舟子金福不知戲，曰『遺物乎？』師亦以語出奇突，驚問曰：『何？』我大聲笑曰：『速裝佳人東返也』。

（10） 明日還來午膳

川沙東門外太平橋東埃某姓婦，產後腹痛，重禮聘師往診。我隨在側，見係瘀血爲患。師以理氣化瘀輕劑與之。歸途，我以管窺之見進曰『重用化瘀，一劑可癒，』師頷首而笑曰『明日還來午膳。病全癒，必不續聘，』翌日覆診，稍重其量，果不得續。現在滬上名醫，多取輕劑，大概也是這個緣故罷！

（11）師之得意之作

師出入巨室，對貧病，不甚留意，每見脈尙未按，方已成半，雖免有誤病家，實爲私心所不許。然在巨室，每有起死回生之作，非同輩所能望其項背也。 其最得意之作，一至病家，卽敬以阿芙蓉，當呑雲吐霧，略有精神時，娓娓以病歷告，待師意興悠揚，紅光普照時，延入診病。診畢，再敬以阿芙蓉。師一吸一思，至有所晤，亟起成方，似有神助，爲最得意之作，每挽沉疴於頃刻。方後仍敬以阿芙蓉，至烟癮過足，如有麻將搭子，不容邀請，自動加入，樂不思蜀，八圈後，再敬以阿芙蓉，師卽義務覆診，卽有他家屢屢催請，尙戀戀不欲去也。

煉石山房醫案

陶可箴診
姚維峯錄

新產門

產後八脈空虛，宿瘀未淨，外邪乘隙而入，身熱神糊，甚則妄言，如見鬼神，舌苔薄膩，此無形之外邪，蘊蒸氣分，有形之宿瘀，上衝心包，經云：心者君主之官，神明出焉，淸竅被蒙，神明不能自主，神糊妄言，所由來也。症勢沉重，當宜疏解外邪，而祛宿瘀。

炒黑荊芥　硃茯神　琥珀屑　澤蘭葉
炙遠志　杜紅花　紫丹參　石菖蒲
生蒲黃　益母草　炙甘草

會務

第二屆第十七次理監事暨辦事處主任聯席會議錄

時間：九月卅日下午一時　地點：本會會議室

出席者：張延仁等十一人

報告事項　（略）

討論事項：（一）俞監事贊文來函提議，同道嫉妒，不重道德，請予處置案。　決議：由本會擬訂公約，謹告同道遵守之。（二）江湖術士申立夫在本城東門設立聖瑞醫院，查其經歷技術，不合資格，應否取締案。　決議：呈請縣府轉飭警察局，勒令取締。（三）孫廣翔函請鑑定方藥案。　決議：交研究股檢討答覆。（四）請確定下次會議日期案，決議：定於十月三十日下午一時，在本會舉行。

南匯縣中醫師公會第二屆第十八次理監事聯席會會議錄

時間：三十七年十一月十六日下午一時

地點：本會會議室

出席者：葉峨璋等十五人

主　席：倪國鑫　紀　錄：吳菊人

報告事項　（略）

討論事項：　（一）經濟改革後，物價迭起波動，本會收支不能平衡，會費應如何調整案。

「決議」本月份起仍恢復八一九前原議，每年白米二斗四升爲標準，按季收取，每逢月底照市值折合金元調整之。（二）本會經濟竭蹶。二卷十一號醫刊印刷費應如何暫移，俾便付印案。「決議」由倪國鑫王正章張延仁倪恩圃四人各墊米五斗，在十一月二十五日前彙集付印，待經常費收到後撥歸之。（三）物價仍多波動，前訂診例，已不適合實際，應如何改訂案。「決議」恢恢八一九前以白米計算之診例爲準。（四）十一月份會費應如何規定米值案。「決議」本月份米價每石暫作金圓叁百元，計值『合每季金圓十八元』。（一）確定下屆會議日期及地點案。「決議」定於十一月三十日下午一時在本會會議室舉行。

三十七年九十月份收支報告

收入支部

稱別	九月份	十月份
經臨費	三二·六〇	一〇七·〇〇
九月售米二石六斗三十九斤	六二·三六	
十月售米一石八斗十二斤		一〇八·六〇
上月結存	一·八三	二·九〇
合計金圓	九六·七九	二一八·五〇

支出之部

稱別	九月份	十月份
經臨費	九三·八九	一五三·五六
合計金圓	九三·八九	一五三·五六
收支兩抵結存金圓	二·九〇	六四·九四
收支兩抵結存白米	二石三斤	二十一斤

九十月份經臨費收入計算表

摘要	九月份金圓	十月份金圓
惠南		八元
老港		二元
談郎		八元
三墩	一元	
大團	五元	
泥城		四元
祝橋		三十元
下沙	三元	三元
周浦	六元八角	
御橋		三元
北蔡	一元二角	十九元
張江		三十元
入會費	七元	
補助費	七元	
證書章費	一元六角	
合計金圓	三十二元六角	壹百零七元

九十月份經臨費支出計算表

摘要	九月份	十月份
職員薪水	二六·六七	九六·〇〇
津貼	一一·六〇	四二·〇〇
文具筆墨		三·一九
紙張	·〇七	
購置		三·二三
郵票	·八五	
報費	四·二二	四·二二
理監事會膳	一三·四五	
省會經費	〇六	
月刊	三二·〇〇	
消耗	·七〇	
雜支	一·九五	二·五三
電費	一·一五	·三九
餽贈	·五〇	
節獎	·六七	
廣告費		二·〇〇
合計金圓	九三·八九元	一五三·五六

南滙醫學月刊

第二卷 第十二號

發行人 王正章　編輯者 陳桐侯 張延仁 姚子讓

論中醫科學化

（卷頭言）

陳桐侯

中醫爲非科學乎？數千年來治病有效。有時一鍼之入一劑之投，可以立起沈疴。成績彰彰，在人耳目。非科學而能如是乎？中醫爲科學乎？五行生剋學說荒唐，陽明燥金太陰溼土，標本中氣，拌弄虛玄，不能自喻，遑論喻人。豈有科學而模糊響影若斯者乎？是故今日西醫之詬詈而抨擊者，爲五行生剋之中醫。而吾儕之汲汲焉亟謀保存而發揚之者，爲治病有效之中醫。此不可不辨者也。凡是科學，無不進化。昨日之所是，今日或已爲非。今日之所是，他日未必仍是。苟以中醫爲科學，而可以故步自封，死守千百年前之舊說，不求改進，而與世推移乎？寄生於樹枝上之昆蟲，其色同於樹枝。寄生樹葉上者，其色同於樹葉。知了與芫青是其例也。區區動物，猶適應環境，以避免危險。故曰物競天擇，適者生存。推而至於各種學術，何獨不然？訓詁詞章變爲理學，因晉宋齊梁佛學侵入中土之故。韓退之朱晦菴皆力主闢佛，而其所作詩文，都染佛學色彩。相磨相盪，自然中和。（以上據惲鐵樵先生說）。以此爲例，今日之中醫，而欲不與西醫同化，其可得乎？特是吾國人富於崇古思想，偏執古勝於今之見。頭腦頑固之輩，依然崇拜五行生剋司天運氣之說，自詡奧妙，輒敢誇耀於人。以爲出自內經，無可非難者也。自鄙見視之：文章詩賦之學，今不如古。以古人生乎吾前，可以自創典故，後人不能越其藩籬。此屈宋班馬李杜韓歐之所以卓絕千古也。醫學則不然：醫以療病爲志，其所根據者爲人體之生理。古人不諳解剖，對於藏府之形狀位置，類多臆測懸揣。所言病理，自難免穿鑿附會。大都漢唐醫書有方無論，金元以後曲說愈多，議論與事實不符，醫家爭門戶之見，紛紜雜亂，莫可折衷。致使治病有效之中醫，漸染陰陽家之色彩。鑿空玄說，貽誤至今。互市以還，歐風美雨挾其科學實驗，洊洊東來。吾固有之醫術，苟無獨立不懼之精神，無眞知灼見之學理，將無以自存。於是中醫科學化之聲浪，甚囂塵上。雖然，此豈易言哉？夫所謂改進學術與西醫同化者，必須取他人之長，補吾之短。相磨相盪，自然中和。既不可襲取皮毛，尤不可投降屈膝。學理方面，疇昔認爲模糊影響者，今則有西說可資參考。凡古人說理與新生理不合者，雖軒岐仲景之言，亦當剪闢。遑論晉唐以後哉？善夫陸淵雷先生之言曰：中醫之名義面貌不能必存。中醫之治療方藥必不滅亡。彼科學家殫精竭慮以求醫學。然其治療之效，曾不若我一鍼之入一劑之投。彼必採用我之鍼劑以濟其窮。鍼劑既行，則中醫之名雖亡，而實乃不亡。然此一鍼一劑，必附有運氣經脈之玄說。玄說不去，人猶惡其誕而不樂用也。摒去玄說，探尋得效之故，而說以科學。乃所謂整理中醫，亦所謂溝通中西。捍衛中醫，功莫大於此矣。不然，若僅僅採用體溫表，購備聽診器，學得注射鍼劑之手術。斤斤於形式上之改造。對於學術之研究，反漠然無動於中。若是則徒自取滅亡而已，科學化云乎哉？

民國卅八年二月二十二日　南滙縣中醫師公會出版　社址：南滙西門三曲街三號

醫訊

上海國醫界 開辦國醫訓練所

（上海訊）本市中醫學校，橫受無理之取締，致使後起人材，無從琢育，數千年來之學術，頻臨絕續存亡之危機，且不僅一學一術之得失，亦足影響四億五千萬人民之疾苦與健康，本市國醫分館沈仲芳丁仲英兩館長，爲挽救醫道之汨沒，爲後繼人才之培植，特商請中央國醫館推行處長錢今陽氏，暨本市國醫分館推行組長丁濟民等，依照國醫分館，組織大綱第二條之規定籌備設立國醫訓練所，經數月籌備，得以竣事，該所設於本市新昌路京兆里，全所計設高級與初級兩班，分別於每日下午五時至九時授課，初級功課，以醫史，生理，藥物，病理，方劑，及診斷等基礎醫學爲主。並注意於國文之進修，規定兩學年卽四學期爲畢業，然後升入高班，高級功課以內，兒、婦、外、喉、醫案，等應用醫學爲主，規定一學年卽兩學期畢業，以全程讀畢，足以應考試院之中醫師考試爲目標。所聘講師，皆爲中醫界知名之士，並於每週末，敦請名流，舉行學術演講云。

中華醫學研究會 改選理監事

（上海訊）中華醫學研究會第四十屆會員大會於上月十二日，在上海貴州路湖社舉行並於三樓舉行文物展覽，社會部派王委員家樹出席指導，計到上海醫聯辦事處陸清潔，上海市中醫師公會錢今陽神州國醫學會陶慕章，國醫訓練所金壽山，中醫藥消息報金哲明，暨嘉興松江溧陽南匯等及市區會員五百餘人，一時正，大會開始先由王指導致訓來賓演說，旋卽修改會章，討論議案，開票結果，陳郁，高德明，唐吉淳，包句香，夏理彬，錢今陽，姚雲江，朱星江，石筱山，徐麗洲，李霖齋，張杏蓀，陳大年，姜恆孚，石純農，朱百先，吳承蘭，爲理事，葛養民，徐橘香，楊永璇，强哉矯，陳春陽，爲候補理事，朱斐君，石幼山，高海峯，王葆珍，印心廉，爲監事，楊伯藩，張延仁，爲候補監事。今後該會將展開新陣營，積極推進醫藥事業云。

南匯縣中醫師公會通告

字第九九號

查本會第二屆理監事任期卽將屆滿理應照章另行改選茲經二月二十日第三屆大會籌備會決議「（一）第三屆會員大會定于本年三月十七日上午九時假座本城中山堂舉行（二）凡會員因故不克親自出席者得簽署委托書代理出席（三）爲節省開會時間及手續起見各辦事處應預推候選人數名惟須經各該處會員之簽署爲合格」均經紀錄在卷除分函各辦事處主任轉知各會員知照外凡有大會提議書及候選人簽署書均希於三月十日前送交本會審查股俾便列入議程希勿延誤是要特此通告

右通告全體會員

中華民國三十八年二月二十二日

理事長 倪國鑫　常務理事 王正章 張延仁

論評

中醫的前途

陸淵雷

中醫界一向走的路線，正像中國的政治一樣，把全副精神放在『人事上面，這是無庸諱言的。現在中醫的情狀，也正像中國政治一樣，已到萬分危急的階段，這也是無庸諱言的，政治，我們不配談，談中醫還不致於談出厰煩來。

『醫』畢竟是應用若干物質（注意不是精神）以治療疾病或預防疾病的一種技能。如果中醫眞有治療預防疾病的技能，卽使沒有人事的保障鼓吹，也不會受淘汰。如果能把這種技能的效力增高起來，那非但不致淘汰，還可發揚光大。這大概沒有被否認的理由吧。　鄙人在二十年前卽提倡中醫科學化，就爲要增高中醫的療效，就是對於學術技能的一種努力。可是那時鄙人太忽視了人事了，結果是失敗。後來的十多年，鄙人已不談醫事，只杜門學佛。現在醫界同仁自動找鄙人談醫者很多，可見同仁對於中醫的看法，也知道人事之外仍須學術技能。　如果要從學術技能上挽救中醫，那還是二十年前的主張，非科學化與提高效力不可。以鄙人的愚見，一切都不難做到。最困難的問題乃在藥物。本草上藥效的記載，以及中醫同道平時用藥的標準，不免涉於空泛。要得確切的效藥與確切的用量，惟有化驗與動物試驗。而化驗試驗的工作，往往經年累月不能解決一味藥。這不但需要龐大經費，而且需要悠長時間，所以困難。　靑年中醫同仁很多傑出人才。鄙人衰病侵尋，除學佛外，只能對前進的靑年同道提供一點愚見，至於着手實行，完全是靑年同仁的仔肩了。

學說

醫俗篇（續）

秦伯未

△伏天進人參

冬天服膏滋藥，伏天進人參湯，在體弱多病而思補養之人，無不熟知，然人參何以補，補力在何處，何故必於伏天爲宜，恐有未盡明者。夫人參能補元氣，實覺廣泛不切，其主要之作用，乃在强心，故病久垂充，不問症之表裏虛實，接續食之，可以延長其生命。日本猪子氏謂：「人參爲興奮强壯藥」，丈富田長壽氏謂：「脈微弱用之，血壓漸增進，用脈波計，見脈波漸漸高起」，蓋皆指心臟而言也。伏天爲酷熱之時，每易流汗，汗爲心液，汗多則心弱，心弱則氣分覺短，飲以人參湯實爲最合理之治療，亦爲最上之預防法也。然入夏大多貪風，恣啖生冷，寒溼內阻，遽投人參，是欲强其身，反增其疾，非徒無益，反更害之，不可不愼。

△海陸空之食補

杭州習俗，中上之家，夏日以海陸空爲補品，海陸空者，海參猪蹄鮮雞也，取海參滑水，猪行陸上，雞能飛翔，其來已久，而其名當起於近代。數者富於膠質脂肪營養，能補虛羸，殊屬可信，惟大暑時期，進此厚味，實覺可畏，昔人以口腹喪身爲戒，吾於此蓋有同感焉。夫膏滋藥之宜於冬令，雖有多種關係，而其性滋膩，亦一主因，故倘能移此於冬時啖之，則譬諸美酒羊羔，其功力當更勝之。

△羊肉之補虛

浦東各地，於夏日食白燒羊肉，冬日食紅燒羊肉，以爲可以補虛，北京有烤羊肉涮羊肉，甘肅一帶有饃羊湯，均於冬日食之，謂能强身禦寒，不論貧富老幼，咸樂就之。夫羊肉能滋補强壯，確屬事實，况爲血肉有情之品，其力當更偉大迅捷，隨息居飲食譜論之曰：「羊肉甘溫煖中，補氣滋營，禦風寒，生肌健力，以肥大而軟，易熟不羶者良，產後虛羸，自汗帶下，或乳少，或惡露久不已，均用羊肉切治如常，羹糜食之，兼治虛冷勞傷，虛寒久瘧。」對於羊肉之功效，可謂推崇備至矣。惟怪溫而近熱，以虛寒之體，虛冷之症，及寒冷地帶爲宜，若陰虛內熱，相火熾盛之人，亦隨俗浮沉，跡近抱薪救火，難免鼻衄遺精之患。

△沉香之平氣

氣分喘促，有虛有實，實者可平氣降氣，虛者宜補氣納氣，若相反以治，則實者將壅塞而愈甚，虛者且耗散而衰脫矣。乃世俗頭痛治頭，輙市沉香泡飲，富有者則購伽楠香，從前煙禁未嚴，更有裝入雅片中同吸者，暫時或奏小效，久則如水潑石，甚者且因此而不救。蓋沉香之作用，在散結導氣，其性降多升少，實者尚可，氣虛者如枯椏之不勝斲伐矣。至於伽楠香與沉香本同一物，惟脂膏多，色黑有光澤，或謂由於生樹與枯樹之分，近有以老速香之含紫油者僞充，性極燥烈，誤人匪淺，若用以平氣，尤多危害，審之愼之。

第二卷第十二號目錄

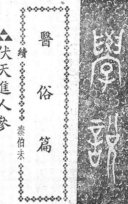

哮喘論治

倪國鑫

哮喘之病，原因不一，大抵由於痰火伏於胸膈，風寒客於肌表，或因幼年時代，嗜食甜鹹膠膩之物，滲及氣管，以致氣管發生變化，氣道因而窒塞。患斯症者，年齡不問長幼，時間不關冬夏，若遇氣候有異，輒易觸發，發時呼吸呷呷有聲，喉若拽鋸，張口抬肩，不能臥息，狀極痛苦，哮之與喘，同屬呼吸器病，合之則一，分之可二，治療之法，當審其新久寒熱虛實，大率新病多實，久病多虛，冬令之際，感受寒邪而致哮者，宜溫肺以刼寒痰，溫肺湯，冷哮凡主之，有當暑月火盛，因熱而致哮者，宜桑白皮湯，白虎湯主之。寒包熱者，越婢加半夏湯主之，肺脹欬而上氣，脈浮者，心下有水，小青龍湯加石膏湯主之，水哮宜金沸草散，或葶藶散，因鹹而致哮者，用蝸牛，南瓜蒂，桑螵蛸，吳茱萸等卽愈，因油而致哮者，初起用麻黃細辛頗效，因糖而致哮者加佩蘭，有病哮年久痰濁甚多者，宜皂莢丸，久發中虛者，補中益氣湯，培其中氣，總之哮旣發主散邪，哮旣定宜扶正也，若夫喘者，或兼腎病，蓋肺爲氣之主，腎爲氣之根，肺主出氣，腎主納氣，肺腎相應，呼吸乃和，若出納升降乖常，斯喘作闕。症分虛實，經云邪入六腑，則身熱不得臥，上爲喘呼，又曰不得臥，臥則喘者，水氣客之，此喘之實者也，又云秋脈不及，則令人喘，呼吸少氣，又曰勞則喘息汗出，此喘之虛者也，實喘者氣長而有餘，虛喘者息促而不足，實喘者胸滿聲粗，邪客干肺，上焦氣壅，治宜疎利，通用定喘湯，肺熱痰火作喘者，麻杏石甘湯，肺寒而喘者旋覆代赭湯，虛喘者呼長吸短，腎不納氣，孤陽無根，喘而汗出，宜固攝腎氣，腎氣丸或人參蛤蚧湯主之，故實者則在肺，虛者則在腎，葉香岩云出氣不爽爲肺病，入氣有音爲腎病，徐靈胎云喘在肺爲實，喘在腎爲虛，治病綱領，首須認清寒熱虛實，設混統施治，鮮不僨事，可不愼歟。

肝陽肝風肝氣肝火彙釋

·包上達·

肝爲藏血之臟，而主疎泄，惟國醫之所謂肝，每有實質假借之別，實質者，指肝臟之本體，假借者指神經而言，如肝陽肝風肝氣肝火是也，凡此諸症，皆因於環境惡劣，事業失敗，鬱怒悲忿，神經受刺激而成。然則何必冠以肝字，緣發病適當肝之部位，如素問云，肝病者，兩脅下痛引少腹，令人善怒是也，今先以肝陽言之，肝陽者，神經衰弱之症，陰虛婦女及勞心過度者多患之，其候爲頭部昏眩，或痛，耳目不清，甚則心煩作嘔，心悸心蕩，治宜滋養營血，逍遙散主之，肝風卽肝陽之重者，其症類似肝陽，而獨四肢瘛瘲，治宜羚羊角湯，肝氣者卽肝瘕，因抑鬱氣滯，而血流壅遏，爲最淺之症，治宜木香調氣飲，以疎利之，肝火者，緣鬱怒火升，局部充血。其候爲鬱悶煩燥，或氣從左起，治宜桑葉杭菊山梔丹皮夏枯草等，辛涼疎散之，總之病之千變萬化，不外虛實二途，故肝陽諸病初起但覺脅悶腹瘕，而無虛象者，治以調氣疎利，若日久兼見頭暈心悸等虛象者，則當滋養營血，誠能於此心領神會，不但肝病卽治一切雜病亦恢恢呼遊刃有餘也。

金匱風水皮水正水石水之異同並治法辨

·顧貫一·

△風水

症狀　因邪在表而滯於外，氣血流行不暢，故脈浮惡風，骨節疼痛之外證。

治法　宜發汗以解表，表解則營衛和，營衛和則骨節疼痛自解。

處方　麻黃　杏仁　石膏　薄荷　防風　生薑　甘草

△皮水

症狀　脈浮不惡風，腹脹如鼓，跗腫，按之沓然不起，口不渴，水氣瀰漫皮膚間，外實中空之象也。

治法　宜發汗，經曰開鬼門是也，使皮膚水氣滲透，則表和而腫自消。

處方　桂枝　防已　茯苓　黃耆　甘草

△正水

症狀　脈沉遲而喘，胃中蓄水，腎氣不化，水氣上逆，肺氣不降故喘，爲火衰水溢之象。

治法　宜利小便以治水，水去則喘止，經曰潔淨府是也。

處方　白朮　茯苓　法夏　木通　附子　甘草　生薑

△石水

症狀　脈沉腹滿不喘，腹滿爲寒水之氣不化，凝結腹中，其堅如石，故名石水。

治法　滛溼於內，治以苦熱，以淡滲之，則寒水之凝結可化氣而得以滲透，腹滿自消。

處方　白朮　蒼朮　厚朴　茯苓　木通　附子

外治法可用薑葱橘葉炒熱以熨之。

驚風概要

·姚子讓·

★急驚風★

病因　小兒純陽之體，內有蘊熱，兼之乳積生痰，痰火相搏，肝胆不寗，熱極生風，此爲病急驚之一大原因，然有外因者，如耳聞異聲，目擊異物，驀然仆地，受病不同，治當分辨。

診斷　痰熱急驚，病屬陽實，必見面紅頰赤，抽掣不定，夜啼煩燥，口乾舌黃或焦黑，脈弦滑數，若因外因之驚，心虛胆怯，易恐佈，目睛呆，而無以上實熱等症。

傳變　急驚之症，傳變最速，不急清下，煩燥狂亂抽搐，目斜上視而死，或用清下太過，久將轉爲慢驚吐瀉，面白神疲等候。

用藥　急驚病勢迅急，如關竅不通，當先通關再議截風定搐，宜鉤藤飲，設熱勢驟盛，自當擬下，降其痰熱，熱平風自熄，如牛黃涼膈丸清心滌痰湯等，若外因之驚，則當以金石鎮心之品，如金箔鎮心丸琥珀抱龍丸之類。

調理　急驚多用寒涼之藥，亦急則治標之法，但痰火稍退，卽當調補氣血，如參苓白朮散四物等湯，皆可投服，若過用寒涼，防成慢驚，愼之愼之。

★慢驚風★

病因　小兒久瘧久痢，或痘後疹後，或風寒飲食積滯，過用攻伐，或由稟賦本虛，誤服寒涼，皆能變成慢驚，若急驚而用藥攻伐太甚，亦能致之，總其綱，急驚之病灶在肝胆，而慢驚之病症在脾胃也。

診斷　症現虛怯之象，若神昏氣喘，面色淡白，四肢乍清，眼翻易驚，小便清白，完穀不化，甚至腹中氣響，喉內痰鳴，角弓反張，目光昏暗，脈沉遲散緩，虎口脈紋青而淡紫，舌苔白，皆其候也。

傳變　此症遷延日久，吐瀉損脾，或誤與寒涼攻下，則面青額汗，眼合口噤，手足微搐，肢冷脈微，而成慢脾風症，若現身冷黏汗直臥如尸，喘嗽頭軟背直口噤，搖頭唇撮氣粗痰鳴，皆爲不治。

用藥　虛寒之候，治當注重中州，藥宜溫補脾胃，理中湯，朮附湯，逐寒湯驚湯等，若慢脾風則病勢尤劇，治之早者，可救一二，然總宜平和之劑，稍兼溫熱，調養胃氣，循序而進，自可漸愈。

調理　慢驚之後，元氣大虛，大要不外培土以治本，生冷之物固宜忌，滑利之品亦當禁，否則蹈虛虛之禍，戒之戒之。

★類驚風★

病因　小兒經絡空疎，虛風襲入，而致筋脈拘急，或因驚駭停食，肝脾受困，內動虛風，皆能心神不安，角弓反張，有類驚風，實則痙病之類也。

診斷　項背强，几几然，心神不定，身反張强直，發熱不搐，或驚駭目直，呵欠煩悶，或有汗，或無汗，有汗爲柔痙，無汗爲剛痙，宜分別治之。

傳變　治不如法，其傳變爲臥不着席，脚攣急，狂煩躁亂，揚手擲足，神識昏迷等症迭見矣。

用藥　治法不外疎解風邪，如人參敗毒散類，有汗柔痙宜桂枝加葛根湯無汗剛痙，宜葛根湯，至臥不着席，口噤脚攣急，腑氣不通，宜用承氣輩。

調理　類驚風本非驚風，因有類於驚風，遂名，病後調攝，治無一定，惟小兒臟腑薄衰，脾胃不實，飲食之間，亦宜留意。

附記　近今西說所稱腦膜炎，與本病頗有混合處，至於治療，亦多雷同，蓋腦膜炎一症，實卽仲景所謂痙病，而早有發明矣。

鼽衄證治

·姚維峯·

鼽衄皆出於鼻，雖因時氣之爲病，而有氣血寒熱之不同，大抵鼽者鼻流清涕，內經謂之鼻中水出，蓋肺受寒也，肺主陽氣，陽氣不伸，則寒氣襲之，成爲寒痰，凊而不稠，從鼻而出，以肺開竅於鼻也，治宜加味香蘇散，取紫蘇香附之辛溫以散風寒，薄荷辛夷之輕清而上行，陳皮杏仁以消痰清水桔梗甘草以開肺和中，然間有用川椒散二陳湯者，要皆其理終不出乎辛温發散耳！

衄則鼻中流血，太陽陽明經熱也，仲景所謂春夏發太陽，秋冬發陽明者是，蓋鼻上接太陽經，下夾陽明經，太陽主開，春夏陽氣本應開發，若一鬱閉，則邪氣壅而爲衄，陽明主闔，秋冬陰氣本應收斂，若有燥火傷其經絡，熱氣浮越，失其主闔之性，遂逼血上行爲衄，治宜丹皮桑皮之苦寒，以清血涼血，佐以山梔茅根，一以清胃，一以清肺，然亦有用甘露飲犀角地黃湯者，而理則不外行血涼血也。

內經所謂春夏病鼽衄者，良由春溫夏熱之氣而使然，此乃言其常，不能論其變，故鼽衄之原因既有不同，而鼽衄之見症互異，或頭痛，或鼻塞，或口渴，或發熱，又豈能以數方盡之？

大抵鼽主氣主寒，衄主血主熱，寒宜溫散，熱當清解，二法爲不易之理，此外隨症加減，神而明之，存乎其人。

關於心臟病

黃釀

心臟內膜炎

心臟之內面以薄膜裹之，名曰內膜，且炎症之發生多在膜瓣膜部，故內膜炎愈後常貽留瓣膜痛。心臟膜災有輕重二種，輕者爲單純性內膜炎，重者爲敗血性內膜炎，然卽使輕症而常貽留瓣膜症者，其原因皆有細菌而起。單純性者在其瓣膜內不能發見病原菌，蓋由細菌之毒素而起也。重者卽敗血性內膜炎，在瓣膜可發見細菌，患敗血時有發生者，敗血症爲細菌入血中而繁殖之病，例如產褥熱等。

單純性內膜炎

最多者由急性關節風濕痛而起。關節風溼痛之原因係由細菌而起，然何種細菌則尚未明瞭也。關節風溼痛之症狀爲突然發熱，各處關節發腫痛也。此病併發心臟內膜炎者約百分之十，且年輕者較多，然茲要注意關節之症狀輕而心臟被害者有之，反之關節之症狀劇而心臟無恙者亦有之，故輕症者亦不可不注意。次於急性關節風溼病而發此病者爲淋病，肺炎，扁桃腺炎等。偶有因感冒而起者。

症候　心臟內膜炎非獨立之病，多於急性風溼痛病經過中而續發者也。初起時身體尚無著明之變化，卽脈博與熱度比例其數較多，又就脈之性質而言之，多現速脈。患者覺心悸，或心臟部感疼痛。

經過　心內膜災之侵襲部分以瓣膜及邊緣爲主，故治癒後瓣膜多發生瘢痕，恰如火傷後皮膚表面之瘢痕也，瓣膜生瘢痕而互相膠着者，致瓣膜口縮小，倘瓣膜之一部分破壞，則起閉鎖不完全，致血液逆流，故心臟內膜炎愈後尚貽留瓣膜病也。診斷一見而知其內膜炎者有之，然難於診斷者亦有之，故發生心內膜炎之原因病例如關節痛風溼痛之有無當注意診察之。

豫後　風溼痛之病毒，侵犯心臟不限於內膜，心臟肌肉亦有受其影響者，故因心臟衰弱而死者有之，然大多數生命可保無恙，唯貽留瓣膜閉鎖不全症時不能愈耳，且心內膜炎有再發之傾向，宜注意焉。

敗血性內膜炎

總而言之卽敗血症起內膜炎是也。近來外科方面消毒法進步，敗血症較少，且敗血症由婦人生殖器病而起者最多，尤其生產時，因消毒不完全，遭不測之禍者不少。心臟方面之變化大概與前者同，不過其程度較劇，且在病灶可發見病源菌耳。

症候　敗血病之續發心內膜炎者，熱無定型，朝夕體溫之差甚顯著，惡寒後發熱至四十度以上，繼而發汗體溫降至三十七度以下，每日如此者有之。又發度輕者亦有之，脈博之變化，心臟部之所見大概與前者相同。

診斷　診察所見與內部變化之程度未必一致，故診斷較難。

豫後　不良，無論有無心內膜炎，敗血症皆不失爲重病，試觀多數婦人患產褥熱而死卽可知矣。產褥熱者亦不外一種之敗血症也。敗血症之兼發心內膜炎者，幸而不死，亦貽高度之瓣膜症，永久不愈。

瓣膜病

瓣膜病之心臟病占多數，瓣膜在心房與心室之間及心臟出口之處，使血液依一定方向流動而適當開閉之。例如心內膜炎時，瓣膜被破壞則其作用不能完全，如瓣膜互相融合則瓣口狹窄或瓣膜縮知致閉鎖不全，依其瓣膜之位置及病變之如何（狹窄或閉鎖不全）發生心臟肥大或擴張，務使血液循環保持常態，例如大動脈之出口狹窄則血液之流通不良，欲除其抵抗則必須加倍努力，其結果左心室肥大，使血液充分送出，此種適應作用，名曰代償機能，倘代償機能完全，卽有瓣膜症而血液循可與平常無異，又依瓣膜之種類有代償之易難者。此種瓣膜症有先天性與後天性，日常所見者大多數爲後天性。

後天性瓣膜症

原因　其主要之原因爲急性心內膜炎與梅毒，少數由動脈硬化而起者。梅毒先侵害大動脈起梅毒大動脈炎，向心臟方面進行及大動脈瓣突。凡急性心內膜炎之變化以僧帽瓣爲最多其次則大動脈瓣也。

解剖的變化　瓣膜互相融合致瓣口狹窄，或瓣膜收縮，或一部缺損，或閉鎖不全。　梅毒性大動脈瓣疾患中最常見者爲閉鎖不全，中年人居多，又動脈硬化者大動脈之變化影響於大動脈瓣而發病者有之，但此病以老人較多耳。

症候　瓣膜症之症候仍其所在之位置而不同，茲專就其共通之點列舉之。（一）心臟有雜音依瓣膜之位置及種類之關係，聽取雜音之位置及其性質而有一定。（二）心臟之大及其形態發生變化，卽一部分擴張或肥大，依打針或X光線之檢查而可以明瞭。（三）脈博起變化者有之。

診斷　瓣膜症之診斷殊無難事，然欲窮究其種類則殊困難，又心臟無恙而發生雜音者，故有雜音未必皆爲心臟病。

豫後　瓣膜因其解剖的關係，一旦發生變化則不能愈。

★長篇著述★

臨床醫典（三）

•譚齊輯•

△嘔吐

例卅五　嘔吐飲食不入，口乾胸悶，溺赤便閉，舌苔薄黃，脈來弦滑帶數，此胃熱上逆，治宜清降。　川雅連六分　淡吳萸三分　炒黃芩錢半　焦山梔三錢　炒枳殼錢半　鮮竹茹錢半　浮連翹三錢　廣鬱金二錢　瓜蔞仁三錢　生川軍錢半

例廿六　食入不化，繼而還出，胸宇痞悶，脈象沉遲，舌苔白膩，寒溼逗留脾臟，治以溫化降逆。　淡乾薑八分　製蒼朮一錢　炒枳殼錢半　薑半夏錢半　陳廣皮錢半　大砂仁八分　六神麯三錢　焦麥芽三錢　雲茯苓三錢　藿蘇梗各錢半　泡吳萸四分。　例廿七　食入即吐，脘中飽悶，此反胃也，溼痰阻氣，胃失降令，脈來沉弦，治宜辛開苦降。　左金丸十分包煎　陳廣皮錢半　製半夏錢半　製川朴一錢　江枳實錢半　生熟穀芽各三錢　生薑二片　沉香麯三錢　薑竹茹錢半　煅牡蠣四錢。　例廿八　嘔吐飲食，兼略酸苦清水，舉發無常，胃寒不能和降，脾弱不能健運，肝氣易逆，疎洩失職，治以調氣止逆。　枳實丸三錢（包煎）　泡吳萸四分　薑半夏錢半　大砂仁八分青陳皮各錢半　沉香麯三錢（包）　黃鬱金二錢　炙雞金三錢　生薑汁半匙沖　薑川連四分。　例廿九　肝氣挾痰互阻，胸脘不舒，噫氣嘔吐，脈象細弦帶數，肝不得疏泄，胃適其侮，通降無權，治宜平肝鎭逆，調氣化痰　旋覆花錢半（包）　大白芍錢半　左金丸八分（包）炒竹茹錢半　煅瓦楞三錢　仙半夏錢半　橘囊皮各錢半　佛手花一錢　白蒺藜三錢　清炙枇杷葉三錢。　例三十　食入即吐似屬於熱，而空腹胸中覺冷，則又屬於內寒，他如口乾升火，便難肢冷，脈細弦，舌薄白，俱多寒熱錯雜之象，治宜酸苦辛甘，俾全其用。　烏梅炭八分　川雅連六分　泡吳萸四分　淡乾薑八分　薑半夏錢半　炒枳實錢半　生甘草八分　煅牡蠣六錢　沉香麯三錢（包）　生甘軍一錢　炒竹茹錢半。

△腫脹

例卅一　身熱汗少，遍體浮腫，胸脘痞悶，腹脹氣短，二便俱少，脈來浮濡帶數，風中於外，濕困於中，風水爲病，治宗內經開鬼門潔淨府法。　炙麻黃八分　青防風錢半　炒牛蒡二錢　光杏仁三錢　苦桔梗八分　炒枳殼錢半　茯苓皮五錢　淡薑皮八分　大腹皮三錢　焦車前三錢　新會皮錢半　漢防己二錢。　例卅二　面浮時咳，胸腹脹大如鼓，頸脈動，目窠腫，如臥蠶，兩足浮，脈來沉弦，此積水成脹，治宜運脾行水。　光杏仁　淨螻蛄三錢　地膚子三錢　茯苓皮四錢　焦茅朮一錢　川厚朴一錢　陳陳皮錢半　通天草三錢　冬瓜子皮各三錢　仙半夏錢半　炙桑皮二錢。　例卅三　濕熱成脹，面浮跗腫，胸腹脹滿，小溲不利，舌苔黃膩，治宜健脾滲溼。　帶皮苓五錢　青陳皮各錢半　製川朴一錢　大腹皮三錢　漢防己錢半　五茄皮二錢　冬瓜子皮各三錢　生熟苡仁各三錢　焦車前三錢　晚蠶沙三錢（同包）。　例卅四　胸腹脹大如鼓，四肢不腫，腹皮色黃，青筋皆見，症單腹脹，脾虛肝乘，治宜扶土抑木。大白朮二錢　潞黨參三錢　全當歸二錢　上肉桂三分　連皮苓四錢　製川朴一錢　炮薑炭五分　江枳實錢半　製茅朮一錢　炙雞金三錢　金鈴子三錢。

例卅五　水腫由下及上，已迫胸腹，便溏溲短，納食脹滿，脈弦，舌白，脾腎陽虛，溼濁不化，治以溫運逐濁，而扶元氣。　熟附塊三錢　土炒白朮三錢　帶皮苓五錢　淡乾薑一錢　大腹皮三錢　大砂仁八分　青陳皮各錢半　益智仁三錢　陳葫蘆二錢　肉桂心五分　福澤瀉三錢。

例卅六　足脛浮腫，按之窅然疼痛，步履重着，小溲短黃，脈沉弦，舌苔白膩，溼濁之邪下注，病名脚氣，治以利溼化濁。　紫蘇梗錢半　花檳榔錢半　淡吳萸五分　茯苓皮四錢　淡薑皮八分　陳木瓜三錢　苦桔梗八分　漢防己三錢　懷牛膝二錢　陳廣皮錢半　（待續）

藥物

棕櫚於醫藥上之效能

•劉雪•

按棕櫚皮子，花，均可入藥，性味苦澀，功能止血，生肌，破癥積泄熱，收脫，主治鼻衄、吐血、血淋、崩帶。考其有效成分，實爲有機酸鹽類，燒之則與新生炭酸相作用，成炭酸鐵鹽類。鐵鹽在醫學上有强血之能，而藥中鐵酒亦即鐵鹽溶于酒者。鐵又有斂濇之性，所以古方中有以生鐵煮水，洗滌患部，可以治療脫肛者也，將棕櫚皮燒炭，其中合鐵鹽，故效能特著【服法：鼻衄不止燒灰隨左右吹之；血崩不止，燒灰存性，和白礬各等分，空心淡酒下三錢】棕櫚子與花除上述之功用外，尚可治瀉痢便血，亦奏奇效。

長篇著述

謙齋醫案（一）

·徐德庚錄·

俞先生：

溫脾腎之陽，逐水溼之邪，形寒肢冷腹滿，均漸減除，脈仍沉緩，當脘欠暢，不覺飢餒，再守效方出入，藥不嫌峻，但求中病。

肉桂心四分　煨益智錢半　漢防已二錢　熟附片二錢　縮砂仁八分　懷牛膝三錢　炒白朮三錢　大腹皮三錢　帶皮苓五錢　炒車前三錢　冬瓜子皮各三錢

徐奶奶：

肝主疏泄，開竅於目，肝火內鬱，則目糊乾澀，小便頻數，脈象細弦帶數，治以堅陰柔肝法。

細生地三錢　潼沙苑三錢　炒條芩錢半　生白芍二錢　熟女貞三錢　炒川柏錢半　乾首烏二錢　桑椹子三錢　烏鰂骨三錢　生石決五錢　青橘葉錢半

金先生：

髮墮記憶力弱，精關不固，責之腎陰內虧，而神疲天寒肢冷脈象浮弦，按之少力，則腎陽亦呈衰耗，腎爲水火之窟，眞陰眞陽內寄，治宜二者並調。

甘枸杞二錢　製首烏錢半　蒼龍齒四錢　金匱腎氣丸三錢包煎　女貞子三錢　製黃精二錢　抱茯神三錢　甜桑椹三錢　鎖陽片錢半　剪芡實四錢

周君：

今春足腫，入夏腸澼，刻診腫勢及膝，腰脅腹脹，欬嗽氣急，脈弦腑行不爽，溼濁凝聚，氣不運行，左傳所謂墜疾是也，治以消運逐化。

淡吳萸三分　炒枳殼錢半　漢防已二錢　大腹皮三錢　川椒目八分　陳廣皮錢半　陳木瓜錢半　福澤瀉三錢　大腹子二錢　淡薑皮五分　晚蠶沙三錢包　帶皮苓四錢

覆診：

溼濁之邪，多中於下，內應乎脾，迭與逐化，足腫已退，脘腹覺滿，四肢不溫，關節酸滯，再擬溫運泄化方。

焦白朮錢半　川椒目八分　焦車前三錢　陳葫蘆瓢二錢　帶皮苓五錢　花檳榔錢半　漢防已二錢　福澤瀉三錢　新會皮錢半　川桂枝三分　縮砂仁八分　炒枳殼錢半

吳君：

面浮足腫，腹滿，二便俱少，脈象沉緩，舌苔黃膩，素有痰飲，欬嗽氣急，命火不能蒸化三焦，失其決瀆，已延匝月，治以溫化消運。

熟附片錢半　帶皮苓五錢　福澤瀉四錢　焦苡米四錢　肉桂心五分　川椒目八分　仙半夏二錢　大腹皮三錢　花檳榔錢半　青陳皮各錢半　葫蘆瓢三錢　冬瓜子皮各三錢

盧大兄：

脾主統血，而爲後天之本，肝主藏血，而爲罷極之本，氣失固攝，便血經久，筋乏濡養，足痿無力，脈細弱，症兼心悸食呆，治以扶元益損。

清炙芪三錢　山萸肉錢半　懷牛膝二錢　長鬚穀芽四錢　陳阿膠錢半　炒續斷三錢　側柏炭錢半　灶心黃土一兩煎湯代水　大熟地三錢　陳木瓜二錢　墨旱蓮錢半

張官官：

腹膨如鼓，大便不實，溲短，面目微浮，脈濡細，脾胃薄弱，運化不及，症屬疳積，治以消運和中，勿輕視之。

肉桂心三分　枳實炭錢半　青陳皮各錢半　煨肉果錢半　土炒白朮錢半　炙雞金三錢　縮砂仁八分杵　廣木香八分　帶皮苓五錢　大腹皮三錢　五穀虫錢半炒

民間實驗效方（七）

·姚子讓·

▲瘧疾方

生半夏川貝母等分研末，於瘧發一小時前服五分，另備薑汁半匙，服藥後半小時飲之。

按此方脫胎於半貝丸，但半貝丸祇限內服，且乏特效顯著，本方兼能外治，將二味等分研末，合儲一器，另將肉桂研末，磁瓶收貯，倘遇寒熱平均各等分用，熱多寒少者肉桂減少，寒短熱長者反之，於瘧發前二小時在第三脊椎骨上用老薑磨擦，然后將前藥妥置普通膏藥上貼之，一面內服，一面外治，而收相輔成功之妙。

▲膨脹方

雄雞一隻，喂以大麥，數日取乾雞屎三兩，（白雄雞烏骨者更良）於新瓦上用炭火焙黃，絹袋盛之，用陳酒一斤，燒酒半斤，浸漬七日，溫服三杯，一日三服，或用黃酒三碗，煮一碗，濾去渣，一時飲盡，約二小時即腹鳴欲瀉，水從便出，次日用田螺二個，滾酒泡熟，食之即止。

按此即仲景雞矢醴方也，凡一切肚腹四肢腫脹，溼脹水脹並效，雞矢微寒下氣而主通利，腹脹大半屬熱，精氣不得滲於膀胱，別走於腑，溢於皮裏膜外而成脹滿，初病用之，誠萬金不傳之實也。

▲避疫方

貫仲一個，白礬少許，放水缸中。又蒼朮時時燒之，能令疫不染。

按暑月解毒免疫方，和劑局方有桂苓散，芝隱方載出門或歸家時，將烏梅兩個，搥碎，放一碗內，加白糖一匙，開水冲服，二方意深用長，頗合科學原理。

——待續——

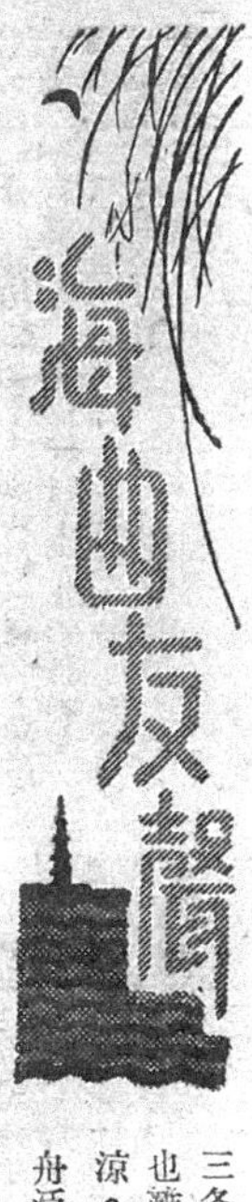

戊子歲暮有懷復江詩社諸君子仍用陽韻卽寄延仁弟

謙齋居士

海上滄桑人世淺。山中歲月佛庵長。及門年少多風韻。顧我詩寒近老蒼。霜影藤垂瓔珞瘦。梵音松遞海潮涼。酒船何日浮春水。一路看花傍野塘。

己丑人日立春和雲泉吟丈

謙齋

獻歲思來復。翻教淚滿巾。蕭索難戴勝。迂賤畏逢人。市靜知民困。春回見物仁。登高新壘密。彼此負靈辰。

上元夜寄雲丈茸城

謙齋

地險嚴宵禁。全村靜掩扉。庭深留雲迹。樹老助風威。亦有題燈感。將毋袖手譏。遲眠徒待月。城上角聲微。

別後有懷謙齋先生

陳桐侯

十載海濱印雪鴻。秋深重聚夕陽中。一宵歌詠情方洽。萬解離愁訴莫終。雞唱枕邊剛醒酒。帆飛江上又懸風。黯然雲影分南浦。應惜來遲去太匆。

游小落伽山

陳桐侯

四面溪光一徑通。梵王紺宇影流紅。依人白鳥心無礙。映水丹楓色卽空。賈島工詩曾贊佛。歐陽耽酒早稱翁。碧紗籠得新題句。爲證禪緣印雪鴻。

步謙齋先生見寄原韻

陳桐侯

嗳酒聯歡嫌日短。寒衾別夢苦宵長。劇憐霜雪三冬白。催得頭顱兩鬢蒼。佛也難忘南海勝。世途總慨北風涼。清游預約春潮滿。重掉輕舟泛碧塘。

小伽山卽事

張延仁

結伴尋詩興不窮。靈山彼岸小橋通。竹陰滿院檐籠翠。風映清溪水染紅。慧懺蓮龕參古佛。經翻貝葉憩髯翁。數聲魚磬塵襟淨。幽寂頓教萬慮空。

戊子歲暮寄懷泰師伯未

張延仁

遊蹟曾留選佛場。溪山聯袂樂彷徉。一從杖屐歸珂里。頗感琴樽冷草堂。虛竹同懷留勁節。寒梅展笑吐奇芳。江南待望春回早。勝事重尋共泛觴。

除夕偶成

盧素公

驚心臘鼓鼕鼕催。歲月敲殘客未回。難送窮魔姑擱筆。易逃詩債不須臺。寒宵對守燈爲伴。好句鈎來酒作媒。羈旅過年無點綴。吟窗悄插一枝梅。

荷池送暑梧院迎秋吟儔酒侶會飲於仁齋飛觴傳韻誠快事也座中如桐侯之風情爛漫鑑清之閑靜幽默了翁之突梯滑稽主人之温文爾雅皆當時之傑而余乃皮頑興闌頹乎其間盡醉扶歸一鈎眉月斜矣席間率賦六律聊誌雪泥云

盧素公

嫩涼天氣入新秋。上市蓴鱸薦美羞。折簡歡聯文酒會。開尊暢叙水雲儔。故人門稔休題鳳。處士堂開慣引鷗。難得良辰饒韻事。遣教風月付吟謳。

聯翩裙屐手歡攜。文友宴娛勝曲池。竹院琴歌清共契。蘭亭觴詠雅相宜。達生旨得濠梁趣。樂道懷存泌水思。遁世未衰濟世志。栽芝種杏隱爲醫。

安排綺席整霞觴。招飲良朋醉一場。美酒任教傾百斛。新詞儘可寫千章。雄談色舞言驚座。雅謔風生笑哄堂。惹得吳儂顛倒甚。掀髯撫掌不禁狂。

清河公子貌溫文。勸盡金尊意倍殷。雋語解頤傾麴伯。妙音悅耳奏桐君。素懷澹蕩形呈放。吟思縱橫韻帶醺。壺鑑鬚眉明了了。同儕風格自超羣。

紫霞盃映醉顏酡。敲缺唾壺發浩歌。綠鬢絲斑歡夢短。青衫色黯漬痕多。眼前好景還娛我。身外浮名莫管他。願祝水雲鄉裏作。年年花下笑呵呵。

帶醉扶歸引步遲。江堤煙柳晚涼時。臨歧風笛一聲唱。留壁雪泥幾句詩。天假良緣應共惜。人經小別總相思。嫦娥無語含情送。纖影彎彎淺畫眉。

和張延仁君爲令尊慈花甲稱觴誌慶詩原韻

陳桐侯

介壽詩賡天保章，婺星南極共輝揚。金萱堂上剛週甲，玉樹庭前競茁芳。身健不須鳩杖柱，家齊早伏鹿車襄。延年有術惟行善，義粟仁漿徧海疆。

難得老萊展孝思，斑衣五色總相宜，娛親身作嬰兒戲，濟世心同古佛慈。雁序成行羣季睦，兒觴祝嘏衆賓持。梅花香裏春風暖，正是籌添海屋時。

會務

第二屆第十九次理監事聯席會議錄

時間：十二月卅日下午一時　地點：本會會議室

出席人數：倪恩圃等十三人

主席：倪國鑫　紀錄：吳菊人

報告事項（略）

討論事項（一）調整三十八年一月份繳付經臨費米價案「決議」調整爲每石五百元（即每季三千元）（二）確定聲請開業執照日期俾便彙送案「決議」定一月十日由各辦事處主任彙集申請書轉送縣府（三）會員向衛生部請領部證一部份延不得批應否備函催詢案「決議」由會備函催詢（四）確定下屆會議日期地點案「決議」定一月廿二日在本會舉行

辦事處主任會議錄

時間：三十八年一月十日　地點：本會會議室

出席：嚴亞平、黃海清等二十人

討論事項（一）經臨費折價核與市值相距過遠應何酌量調整案「決議」每石折合金圓一千五百元（二）開業執照會員尚未申請者頗多應如何催辦案「決議」函各辦事處主任轉促各會員於本月二十二日前辦竣

第二屆第二十次聯席會議錄

時間：一月廿二日下午一時　地點：本會會議室

出席：王正章等十人　列席：宋雨甘等五人

主席：倪國鑫　紀錄：吳菊人

報告事項（略）

討論事項（一）經臨費折價應如何規定案「決議」仍維持上月折價爲白米每石折合金圓一千五百元（附註經三月十日常務會議決議改爲每石折合金圓六千元）（二）本會職員薪給受折價限制不敷實際薪額應如何酌津案「決議」酌給白米三石二斗一次給付（三）確定下次會議及三屆大會籌備會日期案「決議」定二月二十日同時舉行

第二屆第二十一次理監事分辦事處主任暨第三屆大會籌備會聯席會議錄

時間：三十八年二月二十日　地點：本會會議室

出席：徐鶴松、錢漢民等十七人

主席：倪國鑫　紀錄：吳菊人

報告事項（略）

討論事項（一）第一屆會員大會應否如期召開案「決議」應予召開定於三月十七日假中山堂舉行（二）會員散居各鄉大會出席人數勢難齊集可否酌量予以補充辦法案「決議」不克出席之會員應署以全權代表之委托書惟被委人以受理委托人不超過十人爲度被選舉人可否署以提名方式俾使選舉人獲得目標而簡節時間手續案「決議」以各地辦事處之所屬會員爲提名額之多寡標準凡會員不足十人者得提名候選人一名超過十人不足二十人者得提名二人餘類推惟須得各該處會員簽署爲合（四）大會出席會員川膳宿等費應如何籌辦案「決議」籌集不易會內經費且頗支絀川膳宿等費概由出席會員自理（五）大會職務職員應分別推定分任案「決議」分總務文書招待會計庶務審查等六股計

總務股主任 陶泉孫　股員 金炎章 姚子讓

會計股主任 倪恩圃　股員 王播芳 楊靜芳

庶務股主任 程利川　股員 錢漢民 宋雨甘

文書股主任 唐思義　股員 朱福宜 金熾陽

審查股主任 陳桐侯　股員 龔漢聲 蔡仲賓

招待股主任 楊季藩　股員 各辦事處主任

（六）會內經費不繼三屆大會費用及醫報費等應如何籌措案「決議」由各理監事暫墊白米五石限於二月二十八日前送會待經常費項內收起後歸還計倪國鑫倪恩圃王正章張延仁楊季藩楊靜芳程利川姚維峯王播芳葉峨璋十人各墊白米五斗（七）經臨費折價案「決議白米每石折合金圓一萬元

補助費徵信錄

沈毅一 唐梅琴 翁盛偉 以上三員各助國幣六百萬元

俞大連 蘇濟明 王錦園 林德誠 莊景榮 計兆康 繆應國 宋萍龕 俞大民 俞盛民 盛中和 李廣林 以上十二員各助金圓三元五角

傅瑾孫 以上一員助金圓六十元

張俊臣 倪廷煥 以上二員各助金圓三百元

醫家座右銘

陳存仁

醫乃仁術，良相同功，立志當堅，宅心宜厚，縱有內外婦幼之別，各盡神聖工巧之能。學無常師，擇善而事，卷開有益，博覽爲佳，必讀昔賢之書，俾免離經而叛道。參考近人之說，亦使溫故而知新。及其成功，尤貴經驗，再加修養，方享令名，臨診非難，難於變化，處方應慎，慎則周詳，認清寒熱陰陽，分辨表裏虛實。診察務求精到，舉止切勿輕浮。毋炫己之長，勿攻人之短，心欲細而胆欲大，志欲圓而行欲方。逢危急不可因循，竭智挽回，以盡天職。遇貧賤不可傲慢，量力施助，以減愁懷。聆病者之呻吟，常如己飢己溺。操大權於掌握，時凜我殺我生，三指回春，十全稱上，倘能守此，庶幾近焉。

三十七八年十一十二一月份收支報告

▲收入之部▼

稱別	十一月份金額	十二月份金額	一月份金額
經臨費	四四二·四六	二·八一一·〇〇	一八·二七〇·〇〇
借墊米一石八斗	五五〇·〇〇		
售米二十一斤	四二·〇〇		
上月結存	六四·九六		一·三五八·三八
合計	一·〇九九·四二	二·八一一·〇〇	一九·六二八·三八

▲支出之部▼

稱別	十一月份金額	十二月份金額	一月份金額
經臨費	一·五六〇·九六	九九一·〇八	一五·一四八·四〇
還墊米一石八斗			二·三三〇·〇〇
購米五斗			一·〇二五·〇〇
上月透支		四六一·五四	
合計	一·五六〇·九六	一·四五二·六二	一八·五〇三·四〇
收支兩抵	透支四六一·五四	結存一·三五八·三八	結存一·一二五·〇〇

三十七八年十一十二一月份經臨費收入計算表

摘要	十一月份金額	十二月份金額	一月份金額
惠南	三六·〇〇	五五八·〇〇	一·五六〇·〇〇
老港		一八·〇〇	
三墩			六三〇·〇〇
大團	一六二·〇〇	二一〇·〇〇	一·五三〇·〇〇
蠆鎮		九〇·〇〇	
馬廠	三·〇〇	三六·〇〇	四五〇·〇〇
萬祥	二七·三三		
泥城	二·〇〇	七二·〇〇	
鹽倉		一四四·〇〇	五六〇·〇〇
二灶泓			三三〇·〇〇
祝橋	三·〇〇		一·五三〇·〇〇
江鎮	四·〇〇	一八〇·〇〇	七八〇·〇〇
六灶			三六〇·〇〇
坦直		七二·〇〇	二·一三〇·〇〇
新場		二七〇·〇〇	九九〇·〇〇
李家橋			六三〇·〇〇
下沙	七二·〇〇	九〇·〇〇	四五〇·〇〇
魯匯		四一四·〇〇	三九〇·〇〇
召樓		一〇八·〇〇	六三〇·〇〇
濱浦			一五〇·〇〇
三林塘		二一六·〇〇	九〇·〇〇
蘇家橋		一〇八·〇〇	
周浦	五一·〇〇		二·八九〇·〇〇
御橋	三·三三		
張江		九〇·〇〇	八四〇·〇〇
入會費	三五·〇〇	六〇·〇〇	六〇〇·〇〇
補助費	三五·〇〇	六〇·〇〇	六〇〇·〇〇
證書章費	八·八〇	一五·〇〇	一五〇·〇〇
合計金圓	四四二·四六	二·八一一·〇〇	一八·二七〇·〇〇

三十七八年十一十二一月份經臨費支出計算表

摘要	十一月份金額	十二月份金額	一月份金額
職員薪水	四八〇·〇〇	四八〇·〇〇	八〇〇·〇〇
津貼十一十二一月份			二·六二五·〇〇
特津			四·四八〇·〇〇
文具筆墨	二·八〇		九四·〇〇
紙張	四·二〇	五·四〇	一九·〇〇
印刷			七二〇·〇〇
郵票	三·四六	五·〇〇	五〇·〇〇
報費	四九·〇〇	一三九·二〇	三七九·四〇
理監事會膳	三八四·六〇	二〇〇·〇〇	一·六七五·〇〇
辦事處會膳			一·五五〇·〇〇
繳款川扣	七·二〇	二三·〇〇	六〇〇·〇〇
消耗	四八·八〇	五六·〇〇	六四二·〇〇
雜支	二六·〇〇	五七·〇〇	二二八·〇〇
電費	四·九〇	二五·四八	三六·〇〇
房租九至一月份五個月			一·〇五〇·〇〇
十一號月刊	五五〇·〇〇		
廣告費			二〇〇·〇〇
合計金圓	一·五六〇·九六	九九一·〇八	一五·一四八·四〇

南匯縣中醫師公會會員錄

姓名	性別	年齡	籍貫	通訊處
沈毅一	男	三二	江蘇南匯	大團北市蘇德士糖菓號轉
唐梅琴	女	三二	江蘇南匯	航頭東市友豐軋花廠
翁盛偉	男	二九	江蘇南匯	杜家行永慶堂號轉
俞大連	男	三〇	江蘇南匯	大團同誠濟藥號
蘇濟明	男	三二	江蘇南匯	泥城角利生堂藥號
王錦圓	男	一九	江蘇南匯	江鎮張延德堂轉
林德誠	女	三六	浙江杭縣	上海鉅鹿路晉福里八號
莊景榮	男	三八	江蘇南匯	周浦北市鼎隆米行
計兆康	男	二九	江蘇南匯	周浦城隍街志豐藥號
繆應國	男	三七	江蘇東台	上海白克路三七六弄永年里五號轉
宋萍盦	男	三七	江蘇東台	仝上
俞天民	男	三三	江蘇吳縣	仝上
俞盛民	女	三一	江蘇武進	仝上
盛中和	男	三〇	江蘇武進	仝上
李廣林	男	三三	江蘇南匯	南匯東門外協順鑫號轉
傅瑾孫	男	三三	江蘇南匯	坦直鎮傅家宅傅永盛號
張俊臣	男	四六	安徽合肥	上海梵皇渡路康家橋康寧村十三號
倪廷煥	男	二八	江蘇海門	四團倉天德堂藥號

南匯縣中醫師公會通告 字第九八號

查本會經常費用以會費爲唯一之收入今會員能如期繳納者果屬多數而頑不清繳者亦有其人迭經分函催告竟置若罔聞茲再寬限凡未將本年春季及以前會費清繳之各會員概希於三月十日前如數清納如再逾期卽以會章第九條規定「凡欠繳會費六個月以上者以自願退會取消會員資格」並停寄月刊及免除會員應享之一切權益所存之證書證章等件均限於退會後五日內送交本會註銷不再寬貸特此通告　右通告全體會員

理事長　倪國鑫　常務理事　王正章　張延仁

中華民國三十八年二月二十八日

編後湯譚

這期本刊又受經濟浪潮的影響，延遲到今天纔出版，臨此嚴重局面，常常脫期，實屬不得已，希讀者鑒諒。時光迅速，本刊自復刊以來，已經兩年有餘，出版到二十四期，承讀者和投稿諸君的維護，衷心萬分感謝，雖然於整個醫壇的印像，顯得渺小，可是我們研究學術的心情，非常熱烈，曾引起了多少同道的同情和共鳴，使我們不勝欣慰。本刊的生命，還脆弱而幼稚，尙需同道們多多灌溉，使它發榮滋長。

下期擬刊印會員錄一册，假使會中經濟許可的話，還想將全體會員照片製版刊出，以留紀念，而便檢視同仁的通訊地點，藉以聯絡感情，互通聲氣，同仁中居處如有遷徙，請卽通知，以便刊正。

本年三一七又將屆臨，這次理監事聯席會議決議在那天召開大會，我們又將聚首一堂，討論會務了，在這個艱危的日子，我們的責任，更覺重大，檢討過去歷屆大會的決議案，儘多有意義而要幹的，可是實行的十不得一，很使我們失望，我們再也不敢唱高調了，希望這次大會議案，務求切實能行，一方面要求同仁，需要本身努力，來共同推進，不然各位同道們，放棄了一天診務，遠道者不辭舟車的勞頓，乘興出席，若空空洞洞會議了一次，敷衍了事，未免辜負了自己，失卻了「三一七」的意義，所以我們大家要運用集體的智慧，冷靜的思考，精誠的團結，鄭重討論，以求中醫事業的確實開展。

投稿簡則

（一）本刊以研究學理爲原則不以中西相標榜（二）不拘門類多所歡迎（三）理論務求切實文字務求簡潔（四）凡關於醫界消息及醫藥發明尤所歡迎（五）兼收長篇著作（六）涉於地方政治及攻訐同道之稿件恕不登載（七）來稿得酌量删改（八）原稿如須寄還請預先聲明（九）來稿須繕寫清楚勿用鉛筆或兩面繕寫（十）來稿請寄江鎮張延仁醫室本刊編輯股收

●歡迎批評投稿訂

川沙城內國華印

內政部登記證京警蘇字第一六三號
中華郵政登記認爲第一類新聞紙類
上海郵政管理局執照第二八〇六號

中国近现代中医药期刊续编·第一辑

中医新刊

提要　王咪咪　解博文

内容提要

【期刊名称】中医新刊。

【创　　刊】1928年4月。

【主　　编】宁波中医协会常务委员会。

【发　　行】宁波中医协会。

【刊物性质】中医学术期刊。

【办刊宗旨】振兴、发展中医，宣传中医学术。

【现有期刊】第2，3，6～14期。

【主要撰稿人】王宇高、周岐隐、庄云庐、徐炳南、时逸人、沈仲圭、张锡纯、陆渊雷、董庭瑶、周镇等。

该刊以振兴、发展中医，宣传中医学术为宗旨，积极促进中医发展，同时有力批驳了对中医的各种不实之词。

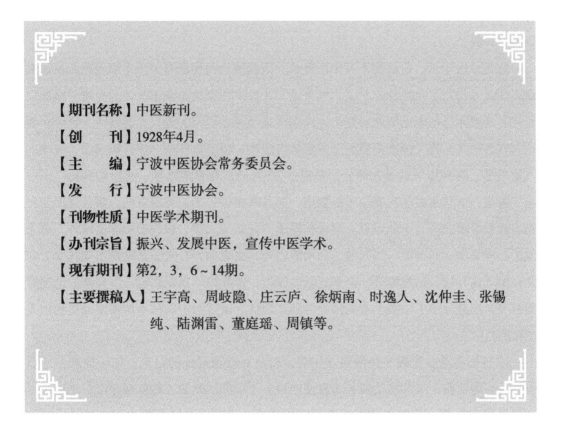

依据文章介绍如下。首先介绍有关中西汇通辩论的文章，该刊每期的前几篇几乎都是这类文章，包括《日人在济南大屠杀后告中医药界同人》《驳易渐逵群的〈驳神州医药总会执行委员会上国民政府大学院请求中医加人学系呈文〉》《复上海西医汪企张书》《和汪企张西医谈谈三大改造问题》《读孙少道君〈中国医药当速改进论〉

感言》《我所望于国民政府行政院卫生部薛部长者》《新旧医辨》《我也说说新、旧》等，可以说篇篇辩论都很激烈。但在内容上，文章还是以说理为主，如“中国医药处在观潮流的地位，凡头脑清醒，而不十分顽固者，没有不感觉‘改进’和‘整理’是急不容缓的工作”“就是抱积极态度的中医研究会，因只知研究固有的，不知发明未有的，只知团结本身，不知服务社会”“中医之所不能，西医能治者有之；西医之所不能，而中医能治之亦有之。法虽异而为社会谋利益则同也”“最近西医汪企张辈，妄创‘旧医’之名，诬我中医；彼则称为‘新医’，意欲消灭中医，让彼独存。不知旧者正中医之所贵也。何则？盖旧者，古医有成绩之谓也。中国医学，自轩岐以后，代有名家，其道之高，其理之深，固为后人所能及，今彼称我为旧医，何异崇拜之辞哉 。”

宣传中医学术，自然离不开中医经典，因此该刊每期都有关于中医经典的论述文章，如《〈伤寒〉六经总论》《六经分论》《读〈伤寒论〉杂记》《〈金匮〉痉病之研究》《成无己伤寒论解之研究》《徐洄溪难经释之研究》等，尤其是《〈金匮〉短论九首》一文，将《金匮要略》分为疟脉自弦辨、历节黄汗辨、虚劳篇书后、咳嗽上气篇书后、腹满篇书后等九部分，并说：“产育乃造化自然之事，无所谓病也。……水气内阻，下其水而胎自安；子脏如扇，温其寒而娠自举；胃寒呕吐，暖其胃而逆自止。仲景手眼之高，于此可见。庸医拘泥于‘妊娠’二字，以为安胎养血以外，更无他法，胶艾汤、归芎散、当归散、白术散之外，更无他方。夫知其常而不知其变，守其经而不达其权，姑息养奸，至于迁延告变者，皆学识不足误之也。”文章的论述有理有节，充分显示了中医学术的科学性和实用性。通过对中医学术的阐发而达到护卫中医的目的。

该刊每期都会登载一些治验、病案，以及对疑难病证的讨论，如《论痢》《黄疸》《久痢治验》《肿病治验》《血证治验》《喘肿治验》《痧痘探源论》《论今年湿热之原理》等。这些文章中不乏名家的论述，尤其是吴涵秋先生的《谈谈伏气》《再谈伏气》《和益浦君谈谈伏气，讲讲闲话》等文章，把一个病（伏气）的表现、治法、主证与兼证都介绍得很明白。该刊中有一篇文章写道：“入东人医院住一星期，病势加重，不能起床……大便不行者四五日，自言心中满闷异常，食物已数日不进……而成结胸也。疏方用蒌仁、生赭石细开各一两；玄参、知母各八钱，苏子、半夏、党参、生姜各四钱，煎汤冲服西药，一剂胸次豁然。”这一类型的文章在每期都会占据较大篇幅，说明作者想通过实际案例阐明中医的临床效果。另外，该刊中徐炳南的“范师文甫医案”、沈仰峰的“藕香室医案”、陈枕珊的“槐阴吟馆医案”、周岐隐的“先曾祖何淡医案”“曹沧州之案选”等，都是近代有影响的医案。

该刊的编辑者对中医学术的研讨和辩论有清醒的认识，曾在多篇文章中说明自己的观点，例如“学术这东西，是没有止境的。一种学术，绝对没有不错的地方。”“中国的医药绝对不是万能的，也不是绝对没有不能的。”“评论医学要有世界眼光。”“余云岫说，‘中西医学是万万不能沟通的’。因为有了成见，所以不能统一。”“医之本旨，是为人类谋幸福，乃一种实用的科学，并无中西之分，只有时代的进退。”王宇高先生在《评余云岫西医的〈温热发挥〉》一文中有这样一段话“凡学术发明之进步，当然有一步进一步之历程，叶氏于温，确是发明家，确是较仲景更进一步。余氏不可以二十世纪之眼光嘲笑十八世纪之人物。然吾中医，于‘可为后学指南’往往误解，以为后人只能读熟叶氏之文，照样画葫芦，如法炮炙式的诊治足矣。不知‘指南’云者，不过指示向南之一针耳。煞费精神，研究进行。在我固大有工夫存也，呜呼，拘守定章，不知变化，岂止我中医治疗温病之大阻力哉”“以温病之‘温’，为‘温’和之‘温’，此余氏不知中国字学之源也。‘温’通于‘瘟’，古无‘瘟’字，以‘温’代之。《内经》用之，数千年来，犯余氏同样拘泥之病者，亦甚多矣。吴又可即为晓喻此辈而言也。余氏反因以我外感温病。‘温’同‘瘟’，瘟易传染，当然有菌，菌非人身所自产，染之于外，谓之外感，岂云不当。”这些论述与整个期刊的风格相当，很有代表性，故列之以说明该刊的一贯宗旨。

该刊还选登了一些中医学校的教材，以示那个时代的中医教学水平，如时逸人的《中国病理学讲义编纂记》《论全体生理》《生理大纲》《中国实用诊断学》及《汪洋的中西医学讲义之一斑》。除此之外，该刊中也有呼吁大力发展针灸教育的文章。

在该刊中，药物与方剂方面的文章穿插于各期当中，代表性文章有《简明药物学》《〈本草崇原〉之研究》《补中益气汤治疥疮之特效》《覆盆子补肾之原理》《三阴疟特效方》《费伯雄之古方加减法》等。另有一篇《煮药新法》，也十分契合读者需求。

该刊编辑者也很注重介绍中医同类优秀期刊，借鉴其他期刊的优点。该刊登载的《〈医界春秋〉读后感》《〈浙江中医协会月刊〉读后感》《〈中医杂志〉的读后感》《〈如皋医学报〉之精华》等文章，体现了该刊的编辑者对其他期刊的关注和研究。

该刊的文章主题主要是中西汇通的辩论与沟通、中医经典研读、中医病案的介绍、中医相关理论的学术讨论、药物与方剂研究等方面，而与其他期刊不同的是文艺、杂录、医话等内容在该期刊中并没有被收录。因此，该刊是一本严谨性、专题性都很强的学术期刊。

王咪咪　解博文

中国中医科学院中国医史文献研究所

中醫新刊

第弍期

（中華郵政特准掛號認為新聞紙類）

本期目錄

中華民國十七年五月　寧波中醫協會常務委員會出版

本會啟事

各會員公鑒 本會出有醫報 今爲求進步起見 改革形式 擴充內容
編輯事宜 歸本會常務委員會員負責辦理 惟經費不支 由本執行
委員會議決 會員須繳納醫刊定價十分之七 更責成各會員每員
須推銷一份之上 以資維持 凡我會員 熱心會務 有志改進中醫
諒不以此區區者介意也 特啓

本刊啓事

本刊出版伊始 諸多荒腐 嗣後當力闘進步 日新月異 精益求精
以副讀者諸君之望 若能時賜南針 匡我不逮 頻惠佳作 新我篇幅
更所企禱感仰之至

周岐隱徵求醫書啟事

鄙人近欲蒐求下列秘本醫書數册

(一)危亦林得效方 (二)坦仙皆效方
(三)龔信醫鑑 (四)雞峰備急方

以上四種醫書海內同志如肯割愛相讓祈先將書品價目從詳見示以便接洽函寄甯波天封寺前通方學社可也

聽了張之江先生談話以後

王宇高

凡是讀古今人的書　要讀到他沒字的地方　聽現時代人的話　要聽他未說明的地方　這因爲是沒字的包括在有字的以內　未說的含蓄在己說的裡面呢

四月一日那一天　是甯波青年會十周紀念的日子　紀念會裏有現任國民政府委員會的委員…………張之江先生…………駕臨與會　當日晚刻　青年會裏執事袁履登孫梅堂諸先生　備大菜歡燕張委員　邀集甯波各機關以及社會各團體領袖作陪　我們中醫協會裏　我…………兄弟同吳君涵秋　也被邀同去陪燕　二百多人　濟濟一堂　眞所謂『其樂融融』

席間　張委員　立起談話　談了許多　都是很中肯綮的議論　到末了幾句…………『兄弟眼見得寧波青年會　有這樣的蓬勃氣象　很可敬愛　但願寧波各團體　也都有蓬勃的氣象…………』

我聽了這幾句話　從耳孔中進去　到了腦海裏　很深的印着　回來……到了醫室裏　咀嚼咀嚼　很有回甘的美味　我且把幾句話　用解剖法解剖起來！

氣象就是外觀的容貌　一個人身體的外表……容貌　或是雄壯……或是瘦弱　或是有光彩……或是痿黃　那其所以然不同的原因　是在於內容所藏的精神……充足不充足上區別的　但是精神……勿論什麼人　當初本是差不多的　到後來何以有滿和淺……足和缺的區別呢

那是完全在於製造精神的機器關係　這個人……腦經的大腦小腦脊腦的應激機能及收縮機能　肺部的總氣管左右支氣管的空氣呼吸機能　心部的動脈靜脈的血液運行機能　胃部的胃液胆汁腸液的食物消化機能　腎部的胱膀以及皮部的汗管……各種渣滓排洩機能，骨部的骨髓筋脈肌膚等等支撑形體機能　以上各機能　都很完全　一點沒有損傷破壞　那末所吸的空氣　所食的食品　所以護身溫的衣服　以及種種保護娛樂的設備　都足以生產精神　那末這個人的精神　自然飽滿充足　怎麼外表的氣象……還有不雄壯而有光彩的麼　否則便斷斷不能這樣了這所說的人體氣象關係　是借作譬喻　來証明團體的氣象關係　講到團體…………就從青年會講　青年會是現在一個最好的服務社會的團體　他的目前的氣象　概括說一句　就是「張委員所說的蓬勃」　但是青年會何以有這樣的蓬勃的氣象呢

當然是主持辦理的人們　如袁履登孫梅堂倪德昭謝鳳鳴諸先生　慘澹經營的功效　這經營二字　就與我所說的製造一樣　一班辦事的人們　就是我所說的機器一樣　青年會譬如是一個人體　有了諸先生製造精神的機器　努力進行　一息沒有停止的製造　使得社會人士信仰　一個個贊成合作　才有目前的蓬勃氣象

究竟這「蓬勃氣象」是怎樣氣象　就是他的內部組織有系統　社會服務有成績　而且是精美了越要再求精美　擴大了越要再求擴大　正如十七八歲的求學青年　日新月異　歲歲不同　前程萬里　不可限量的氣象呢

這說青年會的好氣象　並不是恭唯稱贊拍馬屁的意思　這是根據「張委員的話」　借青年會的蓬勃氣象　作個模範樣兒　希望寧波社會各團體　也要有這樣的蓬勃氣象呢

我是中醫業的醫生　就是寧波中醫團體……中醫協會的一分子　所以不講他種團體　單單就我們中醫團體講　我們甯波中醫團體　的時代　是有兩個團體　一個是中醫學研究會　是單單把岐黃所傳下的中醫學術　閉着門研究研究的　一個是醫學公會　是單單寶貴着前警察廳不合法的行醫執照作護照的　那時候的兩個團體　抱消極的醫學公會　固是不必說了　就是抱積極的中醫學研究會　因爲只知研究固有的　不知發明未有的　只知團結本身　不知服務社會　是他的內容組織……製造機器不完全　當然對於社會的成績…………外表氣象　也不能蓬勃了

這是過去的事　到了現在……中醫協會　集合中醫學研究會和醫學公會的兩會會員　組織而成的　宗旨較前大不相同了　就學術上……一方研究固有的岐黃一派所遺傳的舊醫學　訂其誤　正其錯　而保存其確實精美的精神　一方研究外來的歐美一派所發明的新醫術　考其原理　試其究竟　而採取其確切合宜的方法　立志要造就中國的醫學　成爲世界上獨立最精的醫學

就事務上……一方設法養成醫生最高尚純潔的人格　一方努力服務社會　使社會一般民衆都有衛生常識……和得着保障康健的實益　組織也較前不同　分做七部　㈠研究部　㈡衛生部　㈢建設部　㈣宣傳部　㈤經濟部　㈥編輯部　㈦青年部　要想各部負責　向着宗旨做去　但是到了現在　所謂「蓬勃的氣象」　何以尚談不到呢　這是什麼緣故

這種緣故　就我個人想來　並不是什麼　就是所謂功夫未足　時機未到　你看我們中醫協會裏　已經覺悟　踴躍地趕他製造工作的　固

屬不少　但是昏沉沉慢吞吞尙且睡在床上醉着夢着　不肯出力　不肯出錢　自己停止他自己工作的醫生們　很多很多　猶之人體　腦經的神經系統和肺部的呼吸系統　雖然努力地赶他製造精神的工作　但是血運系統和滋養道排洩道　尙未共同合作　所以精神還沒有充足

本會對於社會上衛生事業　須用金錢爲前提的　目前尙不能舉行　就是這個緣故　那本會內容的製造機器　尙未完備　精神尙未充足　當然得不到「蓬勃的氣象」　這又何怪

但是這是可憂的　也是不必憂的　何以呢　我上面說過這是「功夫未是時機未到」的緣故　一個人的身體　最要緊的是腦　只要腦經裏的知覺神經和運動神經　終日乾乾　自強不息的　做他覺悟……喚醒和運動……進行的工作　那就有召集促進各系統各機能的能力　况且我們已到了呼吸系統　也赶他工作了　古話說「功到事成」　又說「有志者事竟成」　久而久之　百折不回　當然有聯合各製造機器共同製造　精神充足　氣象蓬勃的一天　這所以我說是不必憂的

但是可憂的　又是怎麼說　這却是單怕幾個已覺悟已工作的　做知覺運動……應激和收縮機能的神經製造器　和呼炭吸養的空氣製器者的人們　看着內容的不全　環境的不佳　萌着畏縮不前　半途而退的懦心　那却是大大可憂的一樁事

「氣象蓬勃　蓬勃氣象　張之江先生所期望我們團體的話……一片熱心」

我們中醫界同人我們寧波中醫界同人　我們全中國中醫界同人　快快抱定宗旨　犧牲一切　奮鬥地做去　當然有達到的一天……

****　****　****　****　****　****

新嗎？

莊雲廬

年來上海方面　有幾個不大得志的醫生　組織一個什麼「新醫與社會」的週刊　他們的刊物　不是訂本　也不是成張　祇附在時事新報屁股的裏面　這種刊物　本來沒有甚麼價值　并且誰都可以一檗而知的　是狠經濟的出品　今天兄弟空閑着　倒要請教他們所稱的「新醫」是怎樣的解釋　我們簡單的腦筋　祇曉得有中醫西醫的區別

不曉得中西之外　幾時還產生了新醫　這新醫的範圍　我們旣不明瞭　也不曉得是那種的醫生　只好當他是零外一種組織罷了　但是講到新字的用處　雖然廣泛得狠　有時也要有個區別像商店的招牌　有新店老店的不同　出品的貨物　有新牌老牌的鑒別　至於醫生呢　是沒有什麼新舊　大約只有好歹罷了　好的醫生　就是學問好　經驗多　歹的醫生　就是學問欠缺　經驗不夠　這種分別　不論中西醫　都是一樣　所以醫生　老的倒要比新的經驗多　新的恐怕及不到老的經驗呢？就使把經驗閱歷擱起不談　專就學問一方來講　學問呢　也不是新的一定是好的　學問是要正確不差的　才是好　新的好的　固然也不少　但是及不到老的也狠多　況且老醫生容易得到新學問　新醫生不容易得到老經驗　這樣看來　出品物

件　或許新有比較老好的時候　醫生呢？恐怕未必呀　醫生的好歹不在新老　是在學問經驗的多寡　究竟稱了一聲新　有什麽好處呢？假使喜歡新的人物　隨便什麽非加上一個新字不可　那末也要有個界限　不能糊塗籠統的新起來　比方中醫中人愛新的　那就算新中醫吧　西醫方面喜新的　那自然是新西醫了　這些的小界限須要分清眉目　不能籠統　難道他們幾個還沒有清楚嗎？我看偌大一個上海　自然是有不少的人才　中西醫方面俱有狠多狠多道德學問經驗豐富的大醫士　爲何不稱起新什麽來呢　可見自稱新的只不過幾個極少極少喜新忘祖的新寶貝吧！我寫到這裡　我的朋友向我笑道　他們幾個所稱的『新醫』就是『西醫』想借了『新』的幌子來替代中醫　你說了半天　並沒有抓着癢處呢　呵呵　原來如此　那是他們更差了呀　這樣狠簡單的『新』　要分清他　是狠容易的　中醫自有中的新　西醫自有西的新　如果西醫的新　可以來代中的新　那末中的國　也可以用西的國來代表了　况且這革新的新　必須要在固有舊的上面去改良　請問他們有沒有這樣的力量　把中國醫藥整頓一下　發明一下？像他們用整個純粹的西醫來代表中的新　不那止瞧不起中醫　并且也瞧不起中國　甚且瞧不起他們自身　這個新字　更用得不成樣了

不平聲

壺中人

韓昌黎云不平則鳴　予今有不平事　欲告於諸君者　予意無論何種學術　中醫或西醫　凡有益於社會者　皆有存在之價值　有一病焉中醫之所不能　西醫能治者有之　西醫之所不能　而中醫能治者亦有之　法雖異而爲社會謀利益則同也　今西醫有存在的價值　而中醫則否獨何歟　夫中醫自發明以來　迄今五千餘年　歷五千餘年之考察改良　日新月異　進步良多　造福於社會　不爲鮮矣　誠中國無上之國粹也　醫學國粹應任保存之例　而反受外界漫罵爲舊習慣之寄生蟲　究何哉　醫學界之同志乎　速醒速醒爲提高學術位置故　爲保存國粹故快起來奮鬥

去除中醫界進行的阻礙物

推倒中醫界的腐化份子

推倒泥古不化與泥今不化的學者

擁護孫總理之主張保存國粹

中醫新刊永遠存在

中醫協會永遠存在

中醫界革命成功萬歲

弱者之言

莊雲廬

大凡一學術之成立　自必有其相當之價值　醫學尤然　我中醫學術經幾千年歷代醫家之研究　記載之多　活人之衆　已有歷史上正確之證明　無待贅述也　故中國醫學　在社會上　早有一種信仰之潛勢力　溯自神農著本草　採礦植動三物中　含有天然治療性之藥石　別其寒熱溫凉　以治人身之百病　又如黃帝之靈樞素問　論人身臟腑經絡之配合　疾病起止之原因　輸鮮治法　包羅淵博　經數千百年之久　而巍然存在　是即中山先生　所謂之『國粹』是也　學

術無分國界　必取其所長　故有識者　博覽羣書　精益求精　尤恐學之不專　更何暇以一得之長　與人爭辯　必也集思廣益　決不意氣用事　至中西醫學之比較　出主入奴　兩方各是其說　實則習中醫者　對西醫之書籍　所窺有限　雖有亦少實驗之機會　習西醫者對中醫之書籍　多未寓目　間有涉獵　亦覺渺茫無歸　一惟單方之主觀　認爲不可侵犯之成見　此其所以辯論無終結之期　徒見擾嚷不已　而無補於醫學前途也

學術生疑問　則生反響　而進步之機　即基於是　故對於反對之文實爲有益之舉　蓋愈反對　則其理愈明　基礎愈固　其眞正光明決不因反對　而少磨滅也　如學理上　有不合之處　自可持充分之理　扼要提出　互相討論　始有進境之機會　則其辨論　自有相當之價值　否則各抱成見　信口雌黃　豈有善果可言哉　近來刊物中　如時事新報之『新醫與社會』對於中醫　則攻擊不留餘地　而對西醫　則自誇萬能　其實西醫能活人　中醫何嘗不能活人　病有西醫認爲不治者　而中醫能療之　亦有中醫認爲不治者　而西醫或能之　至於庸醫　中西俱不能免　雙方皆不能作爲口實　如能各去成見　開誠相與　於公餘之暇　不分中西　悉心研究　以公正之眼光長其所長　而短其所短　使兩方智識份子　融冶一爐　爲醫界前途開一新紀元　庶幾醫學有昌明之一日　至若三數西醫　以一隅所得　即以新醫自名　對中醫以詆毀　亦爲有識者所不取　且天下事優劣不以新舊而分　新舊有何榮辱可言哉　西醫界之有智識者如上海之俞鳳賓牛惠生等　寧波之丁立成等　學術經驗　俱有可觀久爲一般人士信仰　而對於中醫學術　未嘗有隻字之非議　可見其學問道德　自非一班所可企及　中醫中人　對於彼等　非惟無歧視之意　抑且景仰之　而樂與爲友　可見飽學之士　其見識自是不同凡俗　可佩也已

最近『中醫刊』之出版　爲醫界進步之先聲　關於學理之研究　經驗之交換　各竭才智　盡量發表　惟願不效短見者流　假刊物之名而實施其自吹詆人之實　即有問難之處　亦必其有充分理由　而無謂之攻擊　絕不願中醫新刊中　有所見也　其次則從事于普遍性之宣傳　使一般民衆　對於醫學之普通知識　有所灌輸　攝身之術能充分了解　以造成民衆醫學化　社會衛生化　此更爲新刊之責任諒亦爲社會民衆所樂聞歟

痙

吳涵秋

痙　現在的人們　大概都把他認做一種病　金匱裏說『太陽病發熱無汗　反惡寒者　名曰剛痙』『太陽病　發熱汗出　而不惡寒名曰柔痙』有了這兩條經文　後人更有根據了　便放胆地　把痙認定爲一種病了　其實痙字的解釋　乃是強直的意義　強直是病的一種症狀　症狀是由病發生出來的　沒有病　決沒有症狀　病不同　而症狀相同的　狠多狠多　譬如咳嗽　春温能咳嗽　癆病能咳嗽　傷風也能咳嗽　春温　癆病　傷風　這三種病的原因　是絕對不同的　他發現局部的症狀　却是相同　所以我們看病　決不可單單根據症狀　來推察病原的　金匱裏說的痙　是各病的症狀　不是單獨的一種病　他的桂枝加括蔞根等方　皆是一種對症療法　細讀原文　自能明白　他說的剛痙柔痙　乃是痙的積極性和消極性的分

別　並不是無汗就是剛痓病　有汗就是柔痓病　所以他原文上面都冠以太陽病三字　太陽病是病原　痓是症狀　就此可曉得　這種痓　是太陽病一部分的症狀了　沒有了太陽病　就能夠沒有了痓　這意義可不言而喻的了　他下文又說『太陽病發熱　脈沉細者　名曰痓　爲難治』這條意義　是含着　太陽病　因發熱而發了痓　若是脈變了沉細　那末內部起了病理特別的變化　所以斷定爲難治了　所謂難治　並非是言痓難治　乃是言太陽病　到了這樣的地步而發痓　那末這時的太陽病　是難治了　爲什麼緣故呢　因爲太陽病　發了高熱　腦神經受了影響　神經因而緊張　神經一經緊張　手脚就會拘攣　頭頸就會向後仰　背就會攣起弓來　這就是痓了　據此　痓是腦病而來的可無疑義了　太陽病　本是傷寒的表症　現在病毒忽然由表而入腦　再加上脈沉細　那末這種病　還有什麼希望呢　所以說他難治　這種論調　是狠合學理的一種學說　是古人從經驗裏得來的　當時雖沒言腦　其實已經含有腦受了害　即不可治的隱義了　中國的醫書　向來沒有談腦所　所以都找不到痓的外婆家　現在我就把腦神經的大略　來說一說　痓的病理　或者可以因此而明白

神經可分做兩部　其一曰中樞神經　乃原動力的所在的地方　其二曰末稍神經　乃原動力勢力所達的地方　中樞神經是指在大腦小腦和延髓脊髓裏面的而言　末稍神經　是指偏體分布的纖維就其能力而言　大別可分做兩種　一種叫做運動神經　一種叫做感覺神經　凡屬知的方面　皆屬於感覺神經　如耳目口鼻的聲色味香的感覺　至於肌膚所有觸覺感覺的種種不同　那是由于各種感覺神經的發源

和終了的地位不同的緣故　凡屬于動的方面　皆屬于運動神經　肌肉肢指的運動　各有專職　那亦由于起迄不同的各運動神經專司其事的緣故　人們尋常的動作和隨意運動　那是官能受意志的命令而來　莫非常的動作　那是不須意志命令而來的　就是所謂反射運動　這種運動　就是金匱裏所謂痓了　倘然僅僅手部抽搐　而脚部沒有抽搐　這乃是上肢神經受了病的緣故　若僅僅脚部抽搐　而手部沒有抽搐　這乃是下肢神經受了病的緣故　上下肢神經　都發源于大腦正中廻轉的大腦皮　下肢神經的起點　乃在正中廻轉的最上部　上肢神經的起點　正在他的中央　更有司面部肌肉運動和舌嚥運動神經的起點　在中正廻轉的最下部　這三種神經　從起點處自大腦向小腦至于延髓　更從延髓下入脊髓　他的經點　名字叫做前角神經細胞　中樞神經到此　方才告一段落　前角神經細胞　再放纖維　分布各區域　這就叫做末梢神經　前角神經細胞　就是末梢神經的起點　所以無論什麼病　若是病毒侵入腦髓　精經起了反射的運動　那末痓就成功了　所以我說痓是一種症狀　不是病　由此又可以証明了　金匱裏說『太陽病　發汗太多　因致痓』『夫風病下之則痓　復發汗必拘急』『瘡家雖身疼痛　不可發汗　汗出則痓』讀這三條　更可以明白痓是症狀不是病的來歷了　第一條的痓　是太陽病發汗太多所來的　太陽病是病　發汗太多是誤治　因誤治而發生了痓的症狀　第二條的中風病是病　下之是誤治　因誤治而發生了　的症狀　第三條　瘡是病　發汗是誤治　因誤治而發生了痓的症狀　據此　更足以證明痓是一種症狀了　金匱裏雖有『痓爲病　胸滿口噤　臥不着席　脚攣急　必齘齒　可與大承氣湯』一條

然這一條 瘥爲病的病字 乃一種動辭 並非名辭 和瘥爲患患字一樣意義 承氣湯 亦是對症療法 盡盡八事耳 因爲瘥而至于胸滿 那是內部臟器使動的神經亦強直了 臟器強直 這病還能夠好嗎 所以上文亦不冠以太陽病……………或風病下之…………瘡家雖身疼痛不可發汗…………等同樣的帽子了 我現在根據以上種種的理由 敢大膽的說一聲 曰 瘥是各病的症狀 決不是單獨的一種病 治瘥是沒有專方的 治瘥是必須尋他的病原的 否則就差以毫釐 謬以千里了

中藥治菌利之效驗

徐炳南

自科學昌明 世界一切學術 無不解決於科學 發明於科學 只就醫學而論 什麽愛克司光咧 顯微鏡咧 洞照臟府 明察毫末 如結核菌也 鏈球菌也 雖蕞爾纖微 一經鑑別 莫不分明 自從顯微診斷醫學以後 才知一切疾病 大半因細菌作用 驅滅細菌 就是對症療法 但現代的醫學 簡直可爲菌學時代 在此時期 我們向來不講菌學的中醫 對於這時期的治療 和科學底下的西醫 比較起來 當然遜色 但是就表面而論 或從器械而論 若講到實在成績 老實不客氣 還要比他進一步哩

中國醫藥 對於細菌治療 分直接和間接的二種 例如朴硝大黃的殺病菌 可使從消化器到大便傳去 桂枝麻黃的殺菌 由汗孔而排洩 此爲間接的殺菌劑又如使君子雷丸百部等 此類藥品 其本身具有殺菌專性 此爲直接的殺菌劑 他如黃芪黨參白朮甘艸等 他的功能是專補氣血 雖沒有殺菌性 然亦能殺菌 其理由是大補氣血 因氣旺血盛 則抗毒素充足 白血球增加 體內細菌不能就活動 這是利用體功的自然治療 也是間接治療的聖劑 病因有因臟質薄弱 而菌毒繁殖者 如西醫一味的驅滅 勢必體質敗壞 所謂攻邪而正不能勝 如中醫的間接療法 自然沒有這弊了 所以西醫有不能治療 而中醫竟能治的 因爲西醫不能知虛實 專用霸術 中醫知有虛實 多用王道 余又有臨床實驗一則可以証明 虛實的例了 金姑娘年紀十二歲 住江東七塔寺跟 去年八月 患痢疾 初起每日三四次 胃納照常 身亦無熱 家人以爲尋常肚瀉症 不甚注意 病則加重 身熱瀉多 且痛甚 乃延吳涵秋君診治 吳君初以清積利滯 如四逆散加檳榔萊菔子焦山查木香等 服後少愈 後從察糞色 診斷爲細菌痢 調治一星期 病將告愈 家人以爲瀉既少 無餘事 醫治遂告中止 孰知病毒未盡 不久又發 且較前劇 并臥蓐不起 乃遑急 彼病家復延吳涵秋 吳君診畢曰 痢菌特別繁殖 恐有穿腸之虞 此痢非注射利疾血清不可 病家遵君言 遂針之 並服中藥 果瘥而全愈 家人厭其麻煩 且病者係一女孩 重男輕女自然遂置之不理不料延宕旬日 症又加劇 其狀惟何

四肢頭面浮腫 舌光脉弱 利日廿餘次 腹痛不可忍 水漿不下 氣息微急 所下之物 如膿血 臭穢不堪 此時乃延余診治 余曰殆矣 利惡噤口 古有明訓 况兼身目浮腫乎 蓋痢名腸癖 因大腸之下段發炎 炎處生瘍 故名腸癖 今肚痛不可忍 乃腸炎爛也 瀉出片片如血質 皆腸膜潰敗之粘液也 聽其蔓延進行 勢必傷及腸膜 對症治療 本宜血清 然病家以己由吳君針血清二次不願再試云願服中藥余思此病之成細菌而來今病家既不願再針血清則

惟有以與血清同等功能之中藥代之使其內體抗毒素增盛或則稍有生機于是乃書當歸一兩　黨參五錢　生白芍一兩　驢膠珠三錢　生牡蠣一兩　炙鼈甲三錢　炙甘艸二錢　大生地八錢　麥冬八錢　石斛四錢　囑服三劑　次日果痛止瀉稀　再進三劑　脈亦有力　糞臭亦減（余曰生機已復　大事可無妨矣　乃仍宗原法　略爲加減　連進十餘劑而全愈　夫歸芍參地　非能殺菌也　而竟治愈最危險之細菌利　然則中國醫藥對殺菌　功能豈不及西醫乎但中藥之能殺菌有間接直接之分耳故我云直接者如大黃朴硝之峻下間接者如參耆之溫補峻下則排洩暢利細菌不能孳生溫補則元氣充盛細菌無從繁殖不殺菌而菌自滅此中藥之所以可貴也

讀了吳涵秋氏（談伏氣）以後

陳益浦

閱中醫新刊第一期內載吳涵秋先生所作的「談伏氣」一篇據他的論調和意思看來伏氣二個字　是完全不能立足在病名的地位上了　他說「體功的抵抗力衰弱　不能撲滅侵入的病毒　病毒進行的趨勢　好比狼入羊羣所向無敵　所以病者　就有壯熱譫語　神識昏沉的現象

這種病症　乃是臨時所發的　不過體功衰弱的根苗　是早播種的

自古相傳的錯亂經文而謠造出來的伏氣名詞　是沒有承認的可能」這層意思　我也十分佩服　因中醫只有習慣性　沒有改革性　常有「無病不是伏」的口頭禪　今涵秋先生改正中醫習慣的錯誤　這是國醫很有榮幸的事呀　炳南兄說　不有討論　沒有進步　不去研究沒有發明　這二句話是很不錯的　所以我個人對于伏氣二個字也有一層意思　不能算作討論和研究　只算發表我一得之見罷了

伏氣二字　照古人的意義　就是指點無論何氣　隱伏身體的裡面爲什麼當隱伏的時候　身體原是照常　沒有什麼變化　過了幾個月換了不同的氣候　就能生出一種極危險的症候來　這是什麼緣故呢　我們且拿內經所說的「冬傷于寒春必病溫」和金匱所說的「藏于精者　春不病溫」傷寒論所說的「伏氣之病　以意候之　今日之內欲有伏氣　假令舊有伏氣　當須脈之　若脈微弱者　當喉中痛如傷　非喉痺也」一齊解釋起來　就知道冬傷於寒　是不藏精而傷於寒　所以發出春溫的一病來　然精字雖有廣義狹義的分別　終不出體功營養要素的一途　現在體功沒有抵抗力　血裡的要素也就衰弱了　況且又是在隆冬萬物收藏的時候　觸了寒邪的毒氣　自然沒有能力抵抗他到外面去　妥妥帖帖的伏在裏面　勢所使然的了

講到春天的發了溫病　也是體功衰弱的緣故　隨着氣候的衝動　不能保持原有收藏的本能　更加感了天行的溫毒　自然和伏在裏面的久寒變熱的氣　兩相渾雜了　這是我見得的地方　就上所說的「脈微弱者當喉痛如傷非喉痺」幾句的語意　因爲「脈微弱」就是裏面抗毒素的虛弱　喉中痛就是裏面所伏的熱邪一齊外出　非寒邪單從外面閉塞的可比　這豈不是精氣不足而有所潛伏的明證麼　倘能精氣充足　雖感十分的寒邪　在隆冬的時候　不久就能驅逐　即或因調理失宜而延久時日　亦不過傷及表面的津液而已斷沒有一病就是壯熱譫語神識昏沉的惡現象

至于四時的氣候　都有不正的邪風夾雜的　強壯的固不能任其侵入衰弱的沒有不乘虛而入了　邪乘虛而入的時候　原有一線的生機

抵抗他令病氣和時令的氣兩相湊合 其勢益壯了 遇着精衰的體質 自然退避三舍而不能抵抗了 一切惡寒和發熱的示威運動更甚

不能發生了

病理上的伏字 我們引證的地方很多 如現代盛行的梅毒 往往有到數年或數十年暫發生的 發生的時候 多在春天 這是什麽緣故呢 無非是身體強壯的當年 不能遽露毒的眞面目 一見了身體衰弱的破綻 更遇了開發的春天 他于是開始行他的暴動了 這是伏氣的一種

又如秋令的瘧疾 往往發生前數日或一月之內 對於飲食起居 自信的謹愼非常 那裏來的瘧症呢 其原因就在夏令的當兒 貪冷飲冰 暑邪內鬱 營衞被他過分的刺激而受傷 一到了秋令金風蕭颯 萬物都將收束了 人身的氣化 亦將隨之而收了 這時候所伏的暑邪 被其衝動 再不能毫無聲息地而潛伏了 這是夏令受而秋令發的瘧症 也是如此的

他如胎毒 痘瘄 也有各種的潛伏性 我且不必多述了 何況冬天的傷寒呢

現在我總總說一句 春天的溫病 原是春天的感受風溫時毒 但這風溫時毒 是一種溫病的引線 若必腎的精氣充足 雖有風溫時氣 爲患絕沒有險象發生 或許發些普通的溫病就是了 這樣看來不可說定『春之病溫 必因「冬傷于寒」』而泥古不化的 亦不可說定他沒有伏氣的 但看溫病之如何程度 可以斷定他伏氣不伏氣呢 伏熱的起初的時候 往往舌潤沒有苔垢 或『絳而咽乾』『心煩惡熱』『肢冷脈伏』 醫生們雖有得其法 每有苦退舌淡後的一二日 舌氣

或絳 苔復黃燥 抽蕉剝繭的層出不窮 這不能和純粹的外感溫病所可同日而語了

傷寒六經總論

周岐隱

傷寒論六經自太陽終於厥陰 乃陰陽淺深之層次 非傳經不易之程序也 太陽主表 陽明主裏 少陽居半表半裏之間 此三陽自爲表裏也 太陰爲開 厥陰爲闔 少陰爲樞 此三陰自爲表裏也 三陽爲表 三陰爲裏 此陰陽天然經界也 而居陰陽之半表半裏者 亦少陽也 故太陰之邪 每先傳少陽而後併入陽明 而陽邪傳入三陰 往往亦從少陽遞嬗 所謂傳經者 如是而已 若邪由本經自感者 只留連於一經之中 如陽明由胃家實而致痞滿燥結 少陰因陽氣虛而致下利厥逆 實者愈結而愈實 虛者愈泄而愈虛 豈復有轉屬他經者哉 故六經中 有傳經之邪 有自感之邪 而傳經自感之邪 又有表裏虛實之異 如太陽表證 分中風傷寒 裏證分蓄水蓄血 陽明分胃實胃寒 少陽分虛火實火 太陰分脾虛脾實 少陽分陰虛陽虛 厥陰分寒厥熱厥 皆不可不細辨也 而互文見意之處 尤當領會 如太陽之脈寸浮 少陰之脈寸微細 太陽之自汗爲表虛 陽明之自汗爲裏熱 少陽則寒熱往來 厥陰則熱厥乘除 自利不渴屬太陰 自利而渴屬少陰 少陰之厥利爲寒 厥陰之厥利爲熱 太陰吐而食不下 厥陰飢而不欲食 食則吐蛔 陽經之煩燥爲熱 陰經之煩燥爲寒 太陽蓄血 小便自利 陽明蓄血 大便黑色 誤汗而有亡陽亡陰之別 誤下則有結胸痞滿之變 瘀血溼熱 皆能發黃 而以小便利不利爲辨 亡陽胃實 皆有譫語 而有虛實之分 外寒

裏熱 白虎爲主 裏寒外熱 四逆爲主 諸如此類 不一而足 觸類旁通 頭頭是道也

六經分論

太陽一經 不過發汗利水二法 麻桂葛根青龍五苓數方而已 餘如白虎芩連之清 眞武四逆之溫 梔豉瓜蒂之吐 抵當承氣之下 十棗陷胸之攻 建中復脈之補 柴胡瀉心之和 石脂禹餘糧之澀 乃太陽之救逆法 亦卽六經之救逆法也 蓋太陽主表風寒之邪 自表而入者 必表而出之 故發汗乃太陽之先着 亦太陽之正治也 惟發汗失當 一切變證乘之而起 救逆之法因之而出矣 如汗多亡陽則邪入少陰 陰竭陽亢 則熱併陽明 此誤汗之過也 而回陽救陰之治不同焉 熱與水結則成結胸 寒與飲搏則成水氣 熱瘀於裏則發黃 寒持於表則如瘧 此失汗之過也 而攻結利水清裏之治不同焉 風熱下迫而下利喘汗 痰滯內阻而胸中結痛 實熱結而成結胸 虛熱結而成痞滿 此當汗誤下之過也 而疏解涌泄陷胸瀉心之治不同焉 心下悸而叉手冒心 臍下悸而欲作奔豚 痰滯乘虛而作脹滿 津液乾燥而成胃實 此汗後餘邪之變證也 而保心氣 伐腎邪 扶脾 調胃 之治不同焉 總之 發汗得當 他法皆可不用 救逆得法 傷寒亦不至有死證 惟病至救逆 則當應證施治 不必問其邪在何經 太陽之救逆如此 他經之救逆亦如此 明於此 斯可與之論傷寒矣

陽明病須要認出表裡證 卽所謂經病府病是也 身熱 汗出 不惡寒 反惡熱 是陽明之表證 而有因於外邪傳裡者 風寒自太少二陽轉屬是也 有因於裡熱達表者 溼熱在本經蒸發是也 胃家實不大便 是陽明之裡證 尙有屬於胃中虛冷者 嘔吐不欲食 下利清穀是也 在表者有麻桂之汗 在上者有梔豉之吐 溫熱有白虎之清 溼熱有猪苓茵陳梔子柏皮之利 胃實有大小承氣之攻 胃寒有吳萸四逆之溫 汗吐淸洩攻補之方具，而陽明表裡虛實之治備矣 三陽以陽明爲闔 故經氣雖太陽陽明少陽相遞嬗 而病氣則太少之邪皆入陽明 陽明中風多少陽證 此明證也 陽明爲溼熱之藪 最多溫熱溼熱之證 梔豉白虎承氣 卽仲景治溫熱方也 猪苓茵陳梔子柏皮 卽仲景治溼熱方也 溼在陽明則發黃 溫在陽明則發斑 傷寒祇有發黃之治 而無發斑之文 殆仲景時尙無所謂斑也 陽明之上 燥氣主之 邪從燥化 則在經爲熱 在府爲實 故治陽明病總以保津存液爲主 而急下存陰 尤起死回生之無上法也

少陽居半表半裡之間 乃二陽三陰病邪出入之道路 故本經之自病極少 他病之兼證極多 本經汗吐下三法俱干禁例 主要治法 惟和解而已 前賢將大小柴胡瀉心黃連諸方 悉屬之少陽 蓋以柴胡爲和解主方 餘方皆和解之變局也

太陰一篇 原文只有八條 前賢以爲散失不全 不知太陰與陽明爲表裡 燥熱之邪入陽明 寒溼之邪入太陰 陽明之病爲胃家實 則胃家不實者 便轉屬太陰矣 太陽爲寒水之府 太陰爲溼土之藏 則寒溼不化者 亦轉屬太陰矣 太陽陽明二經 均有太陰病錯見於其間 非太陰之病豈此八條已也 柯韻伯將厚樸生姜半夏人參湯白散 麻仁丸等 均攔入太陰 似亦可不必

看少陰病 須要認明寒熱兩途 大約少陰之厥逆多爲寒 少陽之下

利多爲熱　惟厥利並見者　則往往爲寒　少陰之躁多爲寒　少陰之煩多爲熱　惟煩燥並見者　則無不爲寒　但欲寐是少陰寒證　則不得眠便是少陰熱證　口中和爲陽虛內寒　則口燥渴便是陰虛內熱寒熱之辨　如斯而已　惟其中有假熱眞寒陰證似陽之候　最宜悉心體認　三陰之中　惟少陰一經　汗吐下三法俱備　而承氣之急下存陰　又有絕大意義　少陰一經　有無陽證而無亡陽證　古文亡與無通　如脈微亡陽之亡字　卽無字也　若作太陽誤汗亡陽之義解之則失之矣

厥陰多厥利證　而傷寒實未有正治之法　四逆湯治寒厥不可以治熱厥　白虎湯治熱厥而不能治熱利　烏梅丸治久利而不可治厥利　白頭翁治熱利而不能治熱厥　有其證無其治　深可憾也

自寒格以上三十條　其文錯見金匱中　乃泛論嘔吐噦三證　非厥陰本證也　以厥陰多下利　故錯舉之互列之耳　註家必欲認爲厥陰證　生吞活剝　强爲之辭　不亦惑乎

厥陰爲陰之初盡　卽爲陽之初生　陸氏以經屬陰而藏不寒　每多陰陽錯雜寒熱互形之證是也　惟以厥利爲厥陰之主病　則未盡然　蓋厥陰之經　泛論厥利甚詳　實則總合三陰而論　非僅屬一經言也　故於藏厥　蛔厥　寒厥　熱厥　之外　又有冷結寒痰之厥　熱利寒利之外　又有厥熱之利　實則諸證之中　惟烏梅丸之蛔厥　當歸四逆之寒厥　爲厥陰之本證　而藏厥熱厥　乃寒熱之極證　不僅爲厥陰之變證　至於冷結寒痰之厥　幷不得爲厥陰證矣　下利原非厥陰固有之病　卽使因厥而利者　亦傳經之熱邪陷入陰分　非厥陰之本證也　蓋因熱而厥　因厥而熱　厥熱互相勝復　乃陰分陽分之邪互相進退也　若認爲厥陰之病　則邪入厥陰　己屬危候　若更見熱深厥亦深　倘可冀其厥逆平復而自愈乎　傷寒一書　多互文見意之處　而於太陽厥陰二篇　論證更爲錯雜　蓋陽經之邪多屬太陽　陰經之邪　多屬於厥陰　仲景之心法　亦卽讀傷寒之要訣也　觀夫少陰病每條冠以少陰　而厥陰病每條冠以傷寒　則雖爲厥陰篇之文　猶得統指爲厥陰之病耶　註家囿於六經之界限　以爲某經之文　卽某經之病　於是見厥陰篇論厥利　便以厥利爲厥陰病　見厥陰篇有嘔吐蛔　幷統指嘔吐蛔亦爲厥陰病　夫厥利嘔吐蛔　豈盡厥陰病哉　仲景不過因厥陰有蛔厥吐蛔　泛論幷及之耳　總而言之　惟消渴氣上衝心　心中疼熱　飢不欲食　食則吐蛔　及手足厥冷　脈微欲絕　爲厥陰之本證　惟烏梅丸　及當歸四逆湯　爲厥陰之主方

告某瘄醫

莊雲廬

近來温疹流行　患者頗衆　瘄醫不明斯症　囿於習俗　常以辛温表散　每致液涸津枯　挽救爲難　本年二月十九　余治一鄰兒　年方六歲　據云　三年前已曾出瘄　察其顏色　卽如火薰　目赤如鳩　鼻孔紫血隱隱　胸背赤疹斑斑　舌苔黃燥　氣息粗促　口渴好飲　煩躁不寧　小便黯濇　色則黃赤　脈象洪數而促　體温壹百又三　余經種種診察　斷其症爲温疹夾斑　隨擬白虎加桑菊生地赤苓木通重量二劑　服後目赤已退　舌胎化潤　小便見通　班退疹紅　余又擬銀翹蘆根生草桑菊等辛涼解肌透表之法　詎病家之戚某君　見其有疹　謂此熱瘄也　宜請專家治之　於是病家惑之　遂延城中某祖傳瘄科　至則大聲呼曰　此瘄子也　一望可知矣　容阿疑　及見

余方 則拍案叫曰 不知痞 胡醫爲 幸此兒祖宗有德 否則殆矣 隨提筆疾書荆芥大力子土貝毋葛根金雀花勾藤山査木通枳實川芎蟬衣一帖 並云明日再看 其所寫之方 一派温燥 幸此兒津液早復 尚難動搖耳

余現爲痞醫告者 汝所雌黄者 不値一笑 揆汝用意 莫非欲堅病家之信仰 維持祖傳之專利耳 無謂之謗毁 實有不得已之苦衷 余嘗爲汝諒之 惟治病之要 在於審症 對症施藥 治須得宜 余願痞醫 知常知變 幸勿膠柱鼓瑟 自誤以誤人也

余草此篇竟 又見其治李姓週歲小孩之方 方無醫案 不知其目的所在 據病家云 該醫亦謂係痞子 方中計藥十四味 有桂枝麻黄石羔錦紋四大金剛輩 其餘與前方無甚進出 由是更可見其祗知膠柱 不知變通也 惟病兒服其方後 就診於余時 已氣急敗壞 鼻煽神昏 距死不遠矣 回憶前言 想此兒之祖宗 其太有德乎 不然 何以遇此高明醫士 竟至如是耶

王字高曰 今日操祖傳專科者 類多名存實亡 如某也爲某某專科也 則入其門者 可不問其証是否某病 總可以某藥概治之 若倖而中 則醫享其成 即不然亦不負其咎 蓋就診者 未造醫者之門 其心目中已自定其病爲某病 故遇專家略事點綴 無不絲絲入扣 所以世傳專科 不必有所研究 己是門庭如市 因其幾世老牌 是使病家信仰 無需乎眞本實學也 噫 不亦可慨也乎

再談伏氣

徐炳南

不佞性不聰明 治醫輒有不解 然不肯苟且虛過 必欲窮竟委源 竊謂一人之智有限 衆人之識無涯 己所不知 人必知之 己所不能 人必能之 况醫術跡近科學 凡所立論 必有可據 非虛無誕漫之玄學可比 然則醫經有不解者 非不可解也 囿於識而不能解耳 若是則賴乎鶯求友聲 作磨切磋 此不佞伏氣質疑之所由作也

伏氣不是直接造病的主因 內難傷寒 也並無其說 本來沒有什麼研究的價値 但是—他們在醫界裡 竟明日張胆 妄造謬論 立言傳後 這可是怪極了 或者是我們「囿于識見」不懂其說 因此—拉雜蕪述 作一篇伏氣質疑 刊在十六年醫報 求教海內的學者 直至今春 吳君涵秋 惠賜一篇「和丙南談伏氣」來作一番討論 這眞是幸極了 他（指涵秋）劈頭說「你做一篇伏氣質疑 登在醫刊 到了現在 還沒有一人和你討論 可見甯波醫界空氣的枯寂了」這一言太藐視甯波醫界沒有人了 要曉得小子是一個沒有聲望的醫生 伏氣是沒有研究價値的問題 這是庸人在庸事裡面討生活 所以沒有人來理論 甯波醫界還是貴族式的 我們平民怎能配得上談判的資格 所以沒有回響咧

你將僞造名詞罪案 責吳又可吳鞠通 這是你失了攷據 伏氣命名 皆是他們創造 其實王叔和開其先河 他誤解內經冬傷於寒春必病温的論調 在傷寒凡例裏說「冬傷於寒 寒毒潛伏 至春發爲温病 此是伏氣爲患」他恐怕自己的人微言輕 不見信用 又在傷寒平脈篇假冒仲景說「伏氣之患 以意候之……」使後人服從其說 其用心之苦雖可嘉 其流毒之大不可恕 他竟犯着康有爲所說「託古改制」的四字 吳又可吳鞠通並非始作俑者不過發揮光

大其說 爲王氏之信徒而已

你說風邪不是造病的主因 這你是偏向菌學 現在中西醫學還未到絕端完全時代 正在積極研究的時候 最忌是偏向於某派 就落某派的窠臼 不但是中西 就是我們中醫裏 如金元四家 偏于某說 就中某家的毒 從前有張熟地（張介賓）吳大黃（吳尤可）之號 就是犯了偏字的緣故 你是一個新中醫的先進者 要改革舊的陋習 來建設新的學說 當然採各方面的精義 合成完全純粹的醫學爲主旨 倘然傾向於西 被西的同化 那是背繆新中醫的主旨 你以爲然否

「風邪」「細菌」都是個名詞 同「黑」「白」的名詞是一樣的 黑和白已定的名詞 在未定的時侯 名白爲黑 名黑爲白 亦未始不可 「風邪」是三千年以上的名詞 在三千年以上的時期 沒有科學來分晰 以爲人們生毛病 從空中大氣感觸而來 什麽發熱 惡寒以及種種不適狀態 乃理想這是風氣在身體裏面作怪 那就名命曰風邪

何以曰邪 邪爲正之對 正氣不會病人 病人就是邪氣了 現在有細微鏡 有愛克司光 洞悉明燭 疾病是細菌的作用 那名定造病的主因是細菌 我就憑自己一個人的理想來說一句 疾病主因中醫曰風邪 西醫曰細菌 不然 我到要問你中醫學說 除風邪以外 什麽是造病的主因 內經學說 往往言勝復 如陰勝則熱 陽勝則寒 寒極生熱 熱極生寒 重寒則熱 重熱則寒 例如人們感冒了風寒 起初覺得森然惡寒 繼而則體溫增 當惡寒的時侯是陰勝 到發熱就是陽復了 冬傷於寒 冬天是陰 傷於寒則爲重陰 所以春必病溫 溫乃陽邪也 所謂重陰必陽 易曰 無平不坡 無往不復 惟偏則復 此是內經根據易學的一斑

冬不藏精之精 你指秋聲賦有動於中必搖其精的精字 固是確當 我以爲既是這個精 何以不曰保而曰藏 又何以必曰冬不藏精 而不曰春不藏精 因爲藏是冬天的時令 冬天所以藏 預備春天的發育 冬天所以惡寒 使精氣潛藏于裏 配春天發陳的用 倘若冬天不寒而溫暖 那精氣須與外界空氣周旋 勢必不能潛藏 因此消失 到了春天 就生起病來 然何以曰春溫 溫指一切病而言也 在新學理言之 就是抵抗薄弱 病菌容易侵襲

現在中國醫籍多極了 只有著書的人 沒有整頓的人 都在黑中說黑 糾纏不清 不只自誤 又欲立言誤人 因因相陳 無怪中醫日見痞塞也 我以爲要中醫的發展 當整頓醫籍爲先 整頓醫籍 又須審查名詞爲入手 一切不合病理的名詞 「剷除」「糾正」 然後有系統的編制 那學醫就不致盲從了 但這事何等重大 談何容易 不怕……………只要努力去幹 我很希望新中醫來担任這責任罷

論痢

王惠棠

痢疾一症 內經名爲腸澼 仲景稱爲滯下 其病理無出於表裏寒熱陰陽虛實八字 後賢輩出 如東垣首重脾胃 河間專究其火 子和丹溪則一攻其邪 一涼其血 其餘諸賢 亦不多贅 然而議論愈多則經旨愈晦 總而言之 若能盡知仲景之意 隨時化裁 豈有不知四子與諸賢立法之意哉 若下利一症 寒熱各殊 陰陽差異 陽痢當以渴欲飲水 身發熱 而小便黃赤 其尿穢濁而臭者爲提綱 陰利當以不渴而小溲色白 或一身厥冷而惡寒 其尿色白而不臭者爲

提綱　大抵傷寒下利　始起之陽　起之陽者　多責於熱　熱邪轉裏協熱則下利　雜病下利　多責於寒　寒邪內轉　則歸之陰　而成下利　茲就傷寒論譯之　太陽陽明合病下利　當用葛根湯　先散其表　太陽少陽合病下利　用黃芩湯　以清其裏　陽明少陽合病下利用小柴胡湯加葛根白芍　並却表裡之邪　太陽之轉裏　陷入膀胱者　則用五苓散　散表中之濕　有熱寒甚　發熱自利　則用黃連解毒一法　雖非仲景之方　其方範圍　蓋不出於大柴胡湯也　太陰自利　以其臟有寒故也　當溫之　宜服四逆輩　或理中湯　隨症加減　又寒甚逆冷　而脈沉細無力者　當用附子理中湯　通脈四逆法若腹痛小便不利者　五苓散合理中湯　兩方並進　如嘔甚加生姜半夏　自利而渴飲水自救　則用白通湯引陽下納　厥逆無脈干嘔而煩者　白通加猪胆汁法主之　仲聖論猪胆汁有引陽藥深入丹田之妙小陰腹痛有水气自利　則用眞武湯　以運化脾腎之濕　兼消陰寒而通水气　少陰症下利清穀　裡寒外熱　手足厥冷　脈微欲絕　身不惡寒　面赤戴陽者　通脈四逆湯主之　自利不止　腎陰漸脫　此由命門久虛之人　則用赤石脂禹餘粮之類　少陰病自利清水　心下痛　口干燥者　急下之　此陽邪暴橫　反類陰寒　但陽邪從下焦而轉　所以心下必痛　且有口乾而躁　甚則譫語者　少陰編三條　用承气法者止此也　下利腹脹滿　身疼痛者先溫其裏　乃攻其表　溫裏用四逆湯　攻表用桂枝湯　大汗出　外不解　內拘急　四肢木厥逆惡寒者　人參四逆湯主之　脈微欲絕者　或利止血亡血　四逆加人參湯主之　然古人云　亡血不宜附姜以損其陰　陽虛不宜歸芎以助其陰　然四逆加人參湯者　此亦陽生陰長之義　誤用寒藥　命如反掌　協熱下利　下利膿血等　如白頭翁桃花湯　皆可擇用　或濕熱下陷　陰气上盛　嘔囘吐酸　腹痛　如烏梅丸人參瀉心黃連瀉心等法　又有少陰伏气　邪由內熱　裡邪出表　表邪上走　發於肺系　或咽喉赤痛　肺气內灼　轉爲熱迫自利者　甘桔湯主之　又有伏邪轉入少陽　身熱自利者　黃芩湯主之　或陽邪深陷轉入血分自利膿血　身熱口渴者　猪苓湯主之　又有少陰自利　利久陽陰陰血虛則津液枯涸　而變喉痺咽痛　或自利　或但口渴咽痛者　猪膚湯主之　此仲景之精義也　吾人可不熟讀而精思之乎

曬腹亭醫話

王宇高

儀眞縣志「李瞻　號小塘　以眼科著名　嘗一人目腫火炎　而性最卞　愈躁而疾愈熾　非藥可治　瞻謂曰　子目易愈　此客火將流毒於股　不十日　必暴發　其人習瞻名　遂日以股爲憂　至三日以一藥而愈　股亦無恙　又一人目　以氣虛　晴如行霧中　受苓朮即眩瞻不藥　但曰　予以沸水浴兩足　亦三日一藥而瘳　或問其故瞻曰　性暴人患疾　每欲急愈　火上攻於目　移其意以憂下　即易療　氣虛人　榮衛不和　湧泉穴位足底　下之則上可達於泥丸　必血活而藥始效」此等妙法　開人智慧不少

醫學入門「陳景魁活素無病　忽嘔血半斗　脈弦急　薄厥証也　得於大怒氣逆　陰陽奔併　服六鬱湯而愈」暴出血者　多半甲鬱　今世醫者　每以止血爲先　血瘀而氣愈鬱　釀成死症者　吾見多矣安得景魁之說　而徧告之哉

「治遍體生疣　久罔效　乃太陰風邪化爲蟲也　以百部蛇牀子草烏楝樹葉　煎湯浴洗　越月　徧身如

白癜風狀而愈」偏身生疣 斷其太陰風邪 此非尋常人所能乃也
「始孕婦墮胎 逾旬腹脹發熱 氣喘脈促 面赤舌青口臭 公曰
胎未墮也 面赤心盛而血乾也 舌青口臭 肝氣竭 胎已死矣 用
蛇退煎湯 調平胃散 加歸尾芒硝一倍 須臾胎下 痛亦復安」此
想是雙胎 一胎墮 一胎尚在也 然非景魁 焉能知此 考句容縣
志又載景魁以蚯蚓搗水 治其父病疫 蚯蚓食泥 性涼而解毒 其
治熱疫 固一味妙藥也

湖廣通志「有客寓者 耳聾數十日 以補藥投之 不效 就龐鹿門
理脈曰 此胃家火也 客曰 耳屬腎 與胃何涉 鹿門曰 公未知
素問靈樞耳 胃經絡過於耳旁 或於食時則聾更甚 一刀匕而愈」
明悉經絡起止經過 治病得其太半矣 惜今之醫者 多不注意及此
耳

山陰縣志「先是越人療傷寒 輒用麻黃耗劑 黃武獨曰 南人質本
弱 世風漸漓 情慾日溢 本實已撥 而攻其表 殺人多矣 乃投
以參芪 輒取奇效」此固亦是一種理由 然不可拘也

嘉興府志「崑山魏校疾 召袁仁 使者三至弗往 謝曰 君以心疾
召 當咀仁義 炮禮樂 以暢君之精神 不然 雖十至無益也」吾
嘗謂古聖賢以仁義禮樂爲教者 蓋亦以之爲方藥 而治療社會心理
之病也

明外史淩雲傳及六安州志載李玉醫術頗詳 「或病痿 玉察諸醫之
方與治法 合而不效 疑之 忽悟曰 藥有新陳 則效有遲速 此
病在表而深 非小劑能愈 乃熬藥二鍋 傾缸內 稍冷 令病者坐
其中 以藥灌之 踰時汗大出 立已 一婦有孕而嘔血數升 幾死
玉診其脈曰 此子痫也 依方治之 加竹瀝而愈」此二則 診治
聰明之至 惟尚有治頭痛一則 謂爲蟲啖腦 合殺蟲諸藥爲末 吹
鼻中 蟲悉從眼耳口鼻出 卽愈者 吾則深疑 夫腦最主要之物
豈有已被蟲啖而不死者哉

江寧縣志「司馬隆遇人危疾 端居靜坐 或通夕不寐 必得其病之
源 治之而後已」爲醫者 遇危難病 久思而得其源 治之有起
色者 其爲樂雖南面王不易也 隆之所爲人以爲苦 吾以爲蓋尋樂
趣也

饒州府志「邑令以宸濠之變 先輿送其夫人避山中 病前秘 五日
腹膨如鼓 仰面張目 息已微 急召孫卓三 卓三曰 此盛暑急驅
飲水過度 羞溺而胞轉也 法以猪尿胞 吹氣貫滿 令女婢投入
衡之 而溺淋淋下 遂起」此種治法 與目前西醫 何分上下

金壇縣志載名醫袁東之言曰「醫胡可易 予視人病患在人痛楚 若
在吾身 返觀五內 洞然有見 而後治人五內 卽弗效 病亦弗劇
」此確是輔助診斷之一法

松江府載名醫沈惠 聞有老嫗善治痔 惠乃拜受其方 此所謂以多
問於寡者也 爲醫者能若此 不恥下問 則學自日進矣

武進縣志「徐廸常過市 市人躍而踰櫃請診 廸曰 子腸已斷法當
死 市人曰 吾方食飽而出 本無疾也 烏得死 至暮果死」飽食
而劇烈運動者 於此宜知戒矣 「一女傷於怒 內向臥 不得轉
廸診之 因索花 作婦人妝 且歌且笑 患者聞之 不覺回顧 大
笑而愈」此非醫生身價輕也 亦治病一方也 「一孕婦 仰而探物
遂不能俯 廸令之衣以裙數十層 對之衆中 以漸而解 每解一

裙 輒擲婦前 解之平膚 其婦不覺用手力護 因得俯 一人病俯不能仰 迪令之坐 因以大銀針徐擬之 其人漸避漸仰 遂愈」此皆動止不合 骨節閃挫之病 苟非日久 血有所鬱 還以動止法之可也 然迪之法殊巧妙矣

休寧志「郡人何三泉 亦業醫 患怔忡頭暈 四肢無力 久不愈 武鳴岡診曰 汝朔炮炙 坐臥藥室中乎 臟腑弱 毒氣所侵也 飲甘草湯數碗而愈」甘草解百毒 凡普通中毒 均可如此解救也

山西通志載任榮以松黃岡普濟消毒飲治疫 活者數千人 此固治疫要方 願醫者再加研究爲是

蘇州府志「陳憲治痘多效 有徐氏子患痘脾泄 衆謂不治 憲曰非附子不可 投一劑少間 再投而愈 人云 錢主用寒 而陳用熱」治病當活潑潑地 安可有意必固我之宗旨哉 主寒主熱 誠局外人之言也

杭州府志「葛林攻小兒科 名聞京師 汪比部有子 年二十五矣忽患痘 而汪知醫 以爲無恙也 林視之不然 迨五日而足 七日而漲 至十四日而痂落 林曰 災其在彌月乎 至期而其子晏然汪置酒高會 若以誚林者 林視其子之足底有泡 結瘢膚內 曰吁其百日哉 迨是日而暴歿 汪以爲神 問其故 林曰 痘者搆形之餘穢也 苟有纖芒未盡 亦無生理 是疾初發自臀而不能暢 是以必死 既而流著于足底焉 以故發之緩也 衆歎服」痘以發透爲無害 確是要言「少師楊公子 嘗暑而驚眩 已絕 日移之太矣林趨入曰 無傷也 亟出之 衆曰 自已噤矣 奈何亟也 林曰予無劑也 所恃者 天上雲耳 雲生而淒淒欲雨 陰氣舒而陽鬱消 吾以清利藥煑水 而蒸於其傍 其可瘳乎 如其法而疾愈」此可知暑病之病室 以清涼潮濕爲宜

醫學入門「祝仲寧 永樂時人 治小兒八歲 哮喘不得臥 喉中聲如拽鋸 用瀉火清氣之劑而愈 或曰 小兒無火 公曰 人有老稚諸氣賁鬱 肺火之發則同 治墜馬不醒人事 他醫用理傷續斷之藥 不效 公曰 以降火消痰 立愈 治周身百節痛 及胸腹脹滿日閉 支廢 爪甲青黑 醫以傷寒治之 七日昏沉 弗效 公曰此得怒火與痰相搏 與四逆散加芩連瀉三焦火而愈」祝所用方平淡無奇 然非世俗之徇平淡者比也

蘇州府志「錢良玉 宣德中 入太醫院 寧陽侯孫生九月 驚悸數啼而汗 百方莫效 良玉後至 命坐兒於地 使弄水爲戲 驚啼頓止 人問之 曰 時當季春 兒豐衣進處 不離懷抱 火鬱雖泄使近水則火自殺 得土氣則臟氣平 不藥自愈」世之富貴家兒 每易犯此 爲父母者 其知之否耶

明外史盛寅傳「寅晨直御藥房 忽昏眩欲死 募人療寅 莫能應一草澤醫人應之 一服而愈 問狀 其人曰 寅空心入藥房 卒中藥毒 能和解諸藥者甘草也 帝問寅 果空腹入」空腹則氣虛 藥氣直入 况藥氣之猛者 多係毒藥 願藥業諸君愼之

又載「仁宗在東宮時 妃張氏經期不至者十月 衆醫以任身賀寅獨謂不然 出言病狀 妃遙聞之曰 醫言甚當 有此人 奈何不令早視我 及疏方 乃破血劑 東宮怒不用 數日脹益甚 命寅再視 疏方如前 妃令進藥 而東宮慮隊胎 械寅以待 已而血大出 病旋愈 當賜殊厚」今世之病家 如東宮者甚多 必欲強醫就

我 若普通市醫 以應酬爲宗旨者 罔不唯唯如其欲 不知醫乃仁
術 苟見得眞確 逆病家意 亦何必顧 吾以治病爲職志 卽彼病
家 以不如其意 怒而不服我藥 亦彼自尋死道 于我何怪哉
崑山黃汝源 鄉人呼爲黃一貼 太平陸惟恭 京師稱陸一貼 蓋不
過言其治病有速效也 實則病有遲速 症各不同 豈可專以速效爲
哉 一貼之說 並不足榮 願吾醫界 切勿慕而效之

范師文甫醫案

門人徐炳南輯

陳元卿 濕熱旁流 下利身熱 前方家一味涼遏 以致內閉外脫
神昏 舌灰 譫語 脈弱數 形象危急之至
製川朴二錢 炒枳殼二錢 生大黃三錢 元明粉三錢
元參 八錢 麥冬 八錢

陳少姐 濕熱因感寒涼而起 舌淡白 脈寸口短 寒邪濕邪 尚未
解也
藿香 三錢 川樸 二錢 猪苓 三錢 茯苓 三錢
澤瀉 四錢 生茅朮三錢

金長生 濕熱內蘊 將化爲瘧 尚未分清
淡豆豉三錢 黑山梔三錢 陳皮 一錢 象貝 二錢
藿香 三錢 佩蘭葉三錢

江恢翁 脈來濡滑 伏濕之證 苦耳聾 又腦亦苦疼 面色全是濕
滯 宜先驅濕 後培本元
生茅朮三錢 鮮石菖蒲五分 炒黃柏三錢 川芎 二錢
淮山 四錢 蒼耳子三錢

費瑞圃 面目紅赤 其神倦 據云 昨夜徹宵煩躁 中西藥下咽卽
吐 今脈又伏 此內熱盛極而閉 徒恃提神針 恐終非得生之義
姑存一方 鄙意任其吐 隨吐隨服 是爲要義 莫好請高明調理
紫雪丹一錢 生姜汁一匙 新汲井水冲服 緩緩隨時而進

陸和笙 霍亂已久 轉筋 脈已無神 目眶亦陷 合目無神 前醫
用昌陽瀉心下來 今急顧其元氣
西黨參八錢 炒冬朮三錢 炙甘艸三錢 桃仁 三錢
紅花 三錢 生姜汁半匙

二診 昨方服後 吐止 下不除 舌翻黃 邊尖皆紅 脈亦漸出
西黨參四錢 生石羔八錢 炙甘艸一錢 知母 二錢
生米仁八錢

方老婆婆 溼熱內鬱 飲入卽嘔 當用溫化
紫蘇 三錢 川樸 二錢 姜半夏三錢 生姜汁一滴
淡豆豉三錢 藿香 三錢 青葱 三條

李師毋 喉痧疫毒 向外而發 蘊毒正盛也
板藍根 元參 生甘草 人中白 小生地
姜蚕 葛根 桃仁 生米仁 蘆根

孔仲翁 感伏暑氣 因感冒引起 幸舌不紅 脈不弦數 戒者卽可
全愈
桂枝 芍藥 炙甘草 天花粉 陳皮
生姜 紅棗

王七先生 瘧由受寒屯食而起 今早大便已通且多 其滯已化 但
未淨耳 故脈象尚沉滯 舌苔薄白 舌底不紅 內無甚熱 惟痛在

腰下肝俞之部　幷及兩膝　皆氣所運聚之處　想是前時竭力行動　今因氣阻　氣阻則往而行不過去　則痛作焉　今以舒筋活血爲主　兼去積以清其餘滯

茯苓　桂枝　生冬朮　炒枳實　淮牛膝

桃仁　歸尾　川芎　赤芍　乳香

淸甘草

復診　前方不動　意其風寒濕裹阻經絡　今以治歷節法治之

麻黃　生石羔　生姜　紅棗　炙甘草

三診　今日右關脈象見結　是氣不通所致　餘部亦堅硬而數　所痛部位而論　決是歷節疼痛　而歷節之根　由從風寒濕入裏　結久不化　釀成醞熱　挾所受風邪　循經而行　遥節作痛　左手面足下微腫微痛微紅　按之熱　是其驗也　右手肘節肩上亦微痛　恐亦隨之將作　若不速治　何以能當　勞頓之後　精神未安　本部淹滯待愈非計也　鄙意以爲前方非不中病　藥力不足　反觸病機　今以越婢湯分進之　以昨方服後無汗　不至傷其元氣　王先生以爲如何　方列于後　乞爲教正　再請洪醉樵君商酌更好　此是經方　千萬勿略　服與不服　不敢擅專

麻黃　三錢　生石膏四錢　紅棗　六枚　炙甘草一錢

生姜　一錢

炳南按　此症後由洪醉樵先生調查　用肝經藥而愈

李　右脈數　舌底紅　苔薄白　身有微熱　咽喉覺痛　用涼血淸熱法治之

鮮小生地　黑山梔　元參　麥冬　淮牛夕

象貝　活石　生甘草

應右　夏秋間伏不正之氣　牽而卽發　今苦腹脹　大便閉　小便不多

水蘆根　桃仁　冬瓜子　生白芍　生米仁

炒枳實

吳左　素有痰喘　今感風溫　喘加劇

麻黃　炙甘草　炒冬朮　生姜　紅棗

麥冬　生石羔

楊學昌　暑溼化熱　熱入營　脈反不達　牙關不開　神識不淸　純是熱極所致

水蘆根　桃仁　生米仁　冬瓜子　生石羔

知母　生甘草　小生地　紫雪丹三分　姜汁半匙

冷井水冲服

張師母　氣虛體質　因伏氣化熱　正不勝邪　而半身不遂之病作

生地　熟地　生黃芪　生石羔　知母

炙甘草　西黨參　桃仁　紅花

衛生叢譚

王宇高

古人主養生　今世尙衛生　政府有衛生機關之設立　社會有衛生刊物之發行　誠以人民之生命　或生而健　或病而死　完全在於衛生之合否也　衛生苟合其道　非止不病　卽亦可以療病　反之　則非止使病者益病　卽不病者亦病矣　吾輩醫生　雖以治已病爲職務　而志之所尙　則使民衆不病　所謂上工治未病也　卽不然　治病須

藥物　使病者感痛苦　何若告以衛生之法　使其助藥物而速痊乎哉　是以吾將以病之原於不合衛生　與衛生可以治病者　編爲衛生叢譚　布諸醫刊　願覽者　審其理而力行之是幸

考民國六年出版之嘉氏內科學　其論胃急炎之病原也　曰「因傷食及飲酒　或飲食太冷太熱之物　以致胃內血行不均　漸起炎症」又曰「因嗜食酸辣之味過多　或煎炒難化之物」又曰「因操作過勞　或兀坐不動　思慮營營　皆易受病也」至其治法有曰「輕者無庸服藥　惟戒口　勿勞　靜養數日可愈　若炎症作悶作嘔　飲荷蘭水效　又冰碎含化嚥下」其論胃毒炎之病原也　曰「有由食物中之腐爛而受毒者」至其治法有曰「自嘔者　宜飲稀粥永或煖水　以助其嘔　務使其毒嘔盡　冰塊可時時與食」其論胃久炎之病原也　曰「有因飲食起居　不合衛生而起者　即如嗜酒吸烟　好用調味香料太多　或食物勿命吞下　或飽食過度　或多飲冰水　甘脆肥濃以致傷胃是也」至其治法有曰「按治胃病　宜慎理衛生　住所精潔　工作相稱　饔飧定時　而尤以戒口爲要　凡食物能腐變醋酸與乳脂酸者　皆宜禁絕　免增助其炎也　即如有竟有糖有脂之物　一經入胃　胃內之酒腐釀成酸　故先絕卻此等食物　爲治此症之首務　宜食青菜之類　一法　不進飲食　聽其化盡　自然清爽」其論弱胃酸滯之病原也　曰「或食無益之物　或烹煮失宜　或勿命吞下　或飲後不息而即操作　身靈過勞　皆能致此也」至其治法有　曰「治此症　與凡治胃經之症　最要慎飲食及戒口　祇飲牛乳　十日至十數日　量其可加食物　則酬加易化有益之物　如粥水稀飯等類　因其消化之功已失　總以食少爲佳　甯可分頓少食　不可一次過多　夫物雖有益　多則不宜　故醫者當預先叮嚀病者　於初進食物時　若食粥一碗　猶覺脹鬱　則下次祇可進半碗　如半碗尚不能受　則仍獨飲牛乳可也」其論胃痛之病原也　曰「或因多飲濃茶　或濃咖非所致」至其治法有曰「以戒口爲最要　食後緩步徐行」其論胃瘍之病原也　曰「由於胃內食物不消　亦有因過勞苦　或心情鬱抑者」至其治法有曰「治此症　首勿擾動其胃　即於飲食時　酌其易化者而少進之　凡堅靭之物　如臘鴨臘肉醃製等物　極難消化　切不可食　硬飯生果　及煎炒食物　皆宜遠之　而有竟有糖之物　尤不可食　因其能腐釀成酸　易助其瘍潰也　其論胃生疽胃吐血之治法也　曰「病者須安靜歇息　切勿起動　用冷水布或冰囊敷腹上處　更須飲冰水　或含冰塊　惟數日內　祇以牛乳充飲食可也」其論胃脹之病原也　曰「西國人飲皮酒太多　亦能患此症」以此觀之　胃病之起　大部分由於飲食不合衛生　而胃病之最要治法　亦在於飲食之合衛生　社會民衆　只知飲食以清潔　便謂已盡衛生之道矣　清潔固衛生之一也　而易消化與否　助病與否　咀嚼之合宜與否　食量之合宜與否　食後之動作合宜否　諸此種種　苟一有誤　則飲食衛生四字　便談不到　吾國古諺曰「百病從口入」人誰能一日離乎飲食　其可不慎之乎哉

討神藥文（仿討武氏檄）

董庭瑤

嗚呼　神藥之害人甚矣哉　實者補之　虛者瀉之　寒者涼之　熱者溫之　如此顛倒錯亂　格格相反者　屢屢有之　吾謂以此而治其病

未有不戕其生者　而尤以鄉村爲最多　蓋一般愚夫愚婦　每遇家人有病蠢蠢然先行祈禱　而求神方　久而久之乃始延醫　豈氓之輩毋論　士紳家亦比比皆是　如斯延誤　輕者轉重　重者變危　既重且危　吾儕醫者鈞心會神　爲若輩診治　得以痊愈　則曰靈哉某神　顯者某神　其功仍歸於虛無縹渺之偶像　不幸而不救　則亦惑而不悟　且多委命於天　甚且反有嫁罪於醫者　嗚呼噫嘻　神藥實吾醫界之救人濟世之障礙物也　是以庭瑤屢以神藥殞命之事實宣告病家　奈言者諄諄　聽者藐藐　豈所謂積重難返者歟　雖然此迷信　無異毒蛇猛獸　苟不雷厲風行　速行剷除　則中國四百兆民命　於何保障　是斷不可以由來久而姑予存也　余因有感而擬斯文　並替吾醫界舉而討之東施效顰　自貽其醜　雖未足供閱者之一粲　聊以補此期本刊之空隙云爾文曰

溯祠廟神藥者　性無寒溫　方雜補瀉　原籤詩於五代　添藥品於後世　洎乎近代　積習彌深　假神靈之面具　供耗費之消場　入門信仰　擁擠有同市聚　焚香祈求　妖言偏能惑衆　借岐黃之仁術　弄人命於兒戲　徒以濟世爲名　慈悲相號　事近邪僻　迹同騙誘　殺人如麻　索財若詐　病家之所同嫉　醫界之所不容　惟是庸夫愚婦迷信難破　親也染疾　禱之於偶像　子而犯證　委之以神權　嗚呼阮瞻（晉書阮瞻傳瞻素執無鬼神之論）之論不作　孔氏（子曰敬鬼神而遠之）之說云亡　妖由人興　笑庸夫之自擾　孽乃自作　痛蠢言之將應　庭瑤忝列醫林　傳自三世　奉先君之成業　掌司命之權衡　促官廳之取締　良有以也　替同志之興討　豈徒然哉　用是氣憤塡胸　志安閭閻　作女界之木鐸　拯社會之沉溺　爰發此議　冀破迷信　既究古學　又參新思　衆志成城　和衷共濟　岐黃問難先哲之心毋忘　盧扁活人　國醫之術何存（按不佞走筆至此因思西醫之侵略中醫故發下段議論閱者望勿以文不對題是幸）　歐風動而洋說起　西學東而吾道孤　蟹文則一唱百和　學者又貌溫膚習　長此以往　國粹云亡　惟能未雨綢繆　燃眉之火或熄　若待臨渴掘井　噬臍之痛何及　我輩同居甬地　均負醫任　或創學說以垂教　或撰論理以發揮　前恨（去年西醫因不滿於中醫大有亟欲淘汰而後已之概故曰前恨）猶在　豈容遽忘　同袍之血未涼　廷辱之恥必報　倘能轉禍爲福　移敗爲榮　共立醫林之幟　毋頹先人之氣　凡我同志　誓指山河　若其秦越相視　參商各顧　坐觀外勢之侵　必貽他時之悔　試看今日之域中　可有吾輩之容地

代郵

寶琦　續稿請即惠下　以便按期分刊

百川　友源　華英　慎三　菊枝

請時賜大作爲幸

編輯部啓

中醫新刊價目表

定價無扣費須先惠
概收大洋郵票照算

定價

項目	一期	六期	十二期
現款及滙兌	一角	五角五分	壹元

郵費

	一期	六期	十二期
本埠	半分	三分	六分
本國	一分	六分	一角二分
日本	二分	一角二分	二角四分
歐美	四分	二角四分	四角八分

廣告價目

地位	一期	六期	十二期
全頁	十元	五十元	九十元
一面	五元	二十五元	四十五元
半面	二元五角	十二元五角	二十三元
特別	照列表一律加二分之一		
特別地位	封面反面及論後夾頁或前頁		木刻銅版
普通地位	後頁夾張		費須外加

中華民國十七年五月十日出版
（中醫新刊月刊第二期）

撰述者　寧波中醫協會會員
編輯者　寧波中醫協會常務委員會
經理者　寧波中醫協會執行委員會
發行所　寧波絲行衖中醫協會

代售處
寧波江東解元橋莊雲廬醫舍
寧波江東迎春弄徐炳南醫舍
寧波城內應家弄吳涵秋醫舍
寧波城內應家弄王惠棠醫舍
寧波旗杆夾弄王宇高醫舍

印刷者　寧波四明印刷有限公司

清燥救肺露的功用

人生身體裏最寶貴是肺。最容易受病亦是肺。肺生了病。必致全體委疲。終身不愈。肉體上受痛苦還好。而精神的痛苦真是難堪極了。又現在醫學。還未十分精進。特別對于肺病的特效藥。無論中西。都還在研究試驗。在此期間。生肺病的人。若要肺病好。除非想法子。使身體裏固有的抗毒素。特別活動。使結核菌不能繁殖。結核灶不轉移。不蔓延而潛伏。經過若干時不起障礙。使結核灶起石灰變性。那末肺病就可以慢慢的愈了。這種根本治法。是很合學理。很妥善。很有效驗的一種法子。西人雖發明同樣的十勃古靈皮下注射法。然而往往必熱性反應。注射時。對體弱發熱者。即不能用。現在根據以上的學理。發明一種藥品。名曰清燥救肺露。這露非但可以防病。簡直可以醫治肺病。及各種傳染病。且經過許多醫士。許多次數的試驗。均獲極好效果。現在從事製造。但願未生肺病及已生肺病者。俱來購服。這樣呢。中國人的肺病。或者可以從此減少一點。現在把本露所以治肺病的原因。表明出來。使未患肺病。及已患肺病者。可以安心購服。

肺病就是肺癆。亦名肺結核。係一種結核桿菌之侵害而起。在城市小兒二分之一。成人二分之一。至三分之一。俱罹之。其所以不勃發者。因為人體的抗毒素強盛。結核菌不能繁生。倘若傷了風。喝了過量的酒。經過特別的勞動（如嫖妓失眠等）體力一衰。那結核菌就乘機活動。肺病就成功了。病象初起。覺得燥咳。無痰。皮膚乾燥。精神疲倦。夜臥盜汗。間或吐血。身體消瘦。體溫到下午增高。後來大便溏泄。肛門生痔。那末病情又進一級了。輕症的人。頸項生核。音啞。微咳。在這時期。普通人不注意。隨其自生自滅。那曉得這就是送命的厲堦呢。

人體的生理。真是奧妙極了。譬如患肺病的咳嗽。因為肺部已受結核菌的侵襲。所以就生出一種自衛的作用以事驅逐病菌。使其菌排洩于外。所以咳嗽是不可用嗎啡等藥來制止的。市上所售止咳藥。服之非唯無益。反使有害于肺病。因其能制止咳嗽。使肺菌不能十分排洩。病就一天厲害一天起來。最對症的療法。就是使本身的抗毒素十分充足。那咳嗽不去止他就止了。那末抗毒素是什麼東西呢。抗毒素係生在血液裏面的一種集結素。他能夠將結核菌粘集。并且有殺滅病菌稀釋病毒。及限制繁殖的能力。這血漿內之抗毒素。有瑞特氏 Wright 發明俄柏所寧 Opsonin 此素能激發食結核菌細胞之食力。將身體內血漿裏之俄柏所寧增多。那菌就不能肆事繁生了。既不能繁生。肺病當然可好。還有什麼疑義呢。本露的製造。就是根據以上的學理研究出來。裡面且含有許多增加俄柏所寧。及消炎滅菌的中國藥品。并以獸類的肺藏。用新法蒸氣器製煉。據英國著名生理學家 Haiilbation 哈利番字氏云。蒸溜水能使脒動。後則水破脒吸收。脒乃腫而至分裂。我們根據他的學說。所以把這藥由固體造成液體。由液體蒸成蒸溜水。故一經服後。就能循哈氏所說的學理迅速變化。便激動全身細胞。增加血液裏的俄柏所寧。并使激發食結核菌的食力。這樣說來。肺病豈有不愈的道理嗎。但是這不過單就肺病而言。此外如白喉。春溫。流行性感冒。傷寒。瘄子。霍亂後。及各種急慢性傳染病。都能夠醫治。若康健人每日能夠服一二杯。可以避免各種傳染病的傳染。我很希望社會上民衆。俱請來試一試。方知本露功用的實在了。

寄售處 東門歐亞藥房 東門華通藥房

生生中國製藥有限公司出品

中醫新刊

第三期

中華民國十七年六月出版

本期目錄

▲中華郵政特准掛號認爲新聞紙類第四六八號▼

寧波中醫協會常務委員會印行

本會啟事

各會員公鑒。本會向出有醫報。今爲求進步起見。改革形式。擴充內容。編輯事宜。歸本會常務委員會負責辦理。惟經費不支。由本執行委員會議決。會員須繳納醫刊定價十分之七。更責成各會員。每員須推銷一份以上。以資維持。凡我會員。熱心會務。有志改進中醫。諒不以此區區者介意也。

本刊啟事

本刊出版伊始。諸多荒腐。嗣後當力圖進步。日新月異。精益求精。以副讀者諸君之望。若能時賜南針。匡我不逮。頻惠佳作。新我篇幅。更所企禱感仰之至。

周岐隱徵求醫書啓事

鄙人近欲蒐求下列祕本醫書數册

(一)危亦林得效方　(二)坦仙沓效方　(三)龔信醫鑑　(四)雞峰備急方

以上四種醫書海內同志如肯割愛相讓祈先將書品價目從詳見示以便接洽函寄寧波天封寺前通方學社可也

日人在濟南大屠殺後告中醫藥界同人

莊雲廬

噫！我次殖民地之中國。經此次濟案之慘傷。可謂被强隣侮辱極矣。彼殘忍之倭奴。佔我領土。阻我義師。殺我軍民。砲擊我魯省城市。刀割我外交官吏。凡人類所不忍爲者。而日人盡悍然爲之。以致我魯省城內。死亡枕藉。血流成河。瘡痍滿目。餓莩遍地。傷心慘目。有如是耶。乃日人竟怙惡不悛。屠殺吾人。引以爲樂。嗟乎吾民。處此强權之下。砲火之前。將無噍類矣。

夫日人之侵略我也。久矣。此次之殘殺。原爲預定之計劃。與有組織之行動。彼早已置國際公法人道主義於不顧。而我僅恃外交手段。以解决彼未可理喻之日人。欲求圓滿結果。其可得乎。且死者不可復生。斷者不可復續。千古未有之奇耻大辱。雖决江河之水。亦不足洗雪於萬一。吾願我中華民族。子子孫孫萬世不敢忘。然急則治標。緩則治本。今日所急者。爲朝野一致。民衆一心。始終認定日本爲吾人第一敵人。政府當外交折衝之責。國民負團結抵制之任。無論如何威迫利誘。誓具不折不撓之精神。趁此中國未亡。實行尚可之時。速自覺悟。共起圖之。若日貨一經抵制。則其經濟必受打擊。不出一年。彼日人將自相殘殺。蓋日本之生產。什七銷於中國。一旦絕其交易。此仇不報可雪也。吾人在醫言醫。爲純粹國民之一。自當盡國民一份天職。嗣後不服日藥。不吃日食。不衣日布。不購日貨。對濟南慘案。深印腦海。見日貨則觸目警心。憶往事當涕淚交下。萬衆一心。永矢勿忘。江河之大。滴水所聚。沙漠之廣。粒沙所積。衆志可以成城。堅持務須到底。誓雪此仇。同人勉乎哉。

日人在濟南大屠殺後告西醫藥界諸君

莊雲廬

諸君乎。你們職業雖然是西醫西藥。究竟是我們中國的同胞。既是中國人。這要中國的責任。當然不能逃避了。諸君呀。你們對於日本人在濟南青島的大暴動。作何感想。用何種法子。可以報仇雪恨。事到如今。空言無補了。須從實際上做去。外交呀。公理呀。都是强國騙人的鬼話。我們中國是萬萬談不到的。諸君呀。弱國的人眞苦呀。牠日本人在濟南大屠殺。殘忍慘酷。無所不爲。我們同胞被殺的有千萬人。連牛馬還不如。被人去宰割。要想武力報復。武力有些不夠。要從外交入手。直是夢想。這仇是永遠報不成了。現在中國人唯一的希望。一線的生機。只有**抵制日貨**。唯抵制日貨。可以制日人的死命。這種抵制責任。不是一部分人的責任。是全民衆的責任。諸君是國民一份子。切不可再蹈從前的覆轍「醫藥除外」的惡例了。近年日本出品的藥品。已是滿佈中國市場。歐州所有的。日本都能仿造。普通所用的西藥。大部分是從日本來的。不但日本畢業的醫生。專用日藥。就是別處出身的西醫。用也不少。藥房因爲醫生之需要。自然是多販多購。我現在勸西醫藥業。第一切不要再用再販日本貨。好在日本的出品。牠都有很明顯的商標。就是門外漢也可以認識一二。況且醫生是曉得藥中成分和出產地。若肯眞心愛國。抵制日貨。是很容易一件事。一方面在治療上。絲毫不會發生影響。因爲日本的藥品。是仿冒的。創製的很少很少。就有也不是重要的。諸君呀。你們如不能絕對挽回利權時。祇少限度須與**日本貨脫離關係**。事急了。盍起來！快起來！

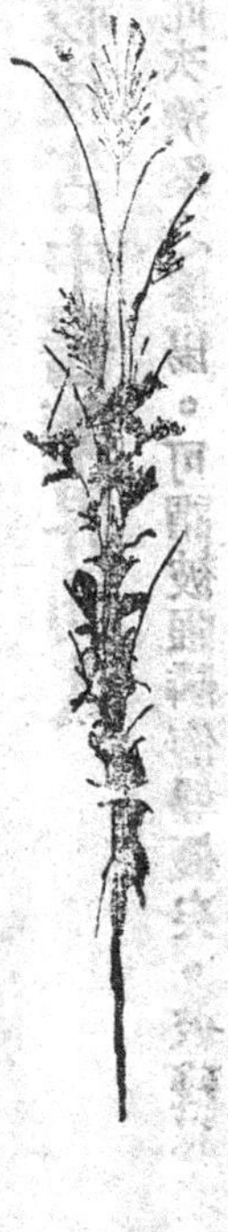

對於『上海特別市市政府衞生局管理醫士(中醫)暫行章程』的管見

王宇高

醫業是甚麼一種職業。醫士是甚麼一類人物。那是勿論甚麼人都明白的。醫業精的是興社會——不精的是滅社會。醫士良的是生民衆——不良的是殺民衆。乃是一種關於社會興滅的職業……一類關於民衆生殺的人物呢。

因其關係的重大。引起特別的重視。因特別的重視。引起周密的管理。組織審查與考試委員會。審查醫士們的資格。考試醫士們的學術。鄭而重之。堂而皇之。很起勁的辦理。除了廣州市市政府衞生局以外。要算是上海特別市市政府衞生局了。

上海特別市市政府衞生局的管理醫士(中醫)暫行章程。共有二十五條。看他對於各醫士應試以前的手續。如領照的規律。和治療的簿記，報告書等等。那是眞所謂很周密的。尤其是對於試驗委員會。是由他——(衞生局)延聘中醫界中品學兼優，經驗宏富者所組織。較之從前甯波警察廳將審判廳庭長當作考試官者。眞是大相逕庭了。

但是我——宇高是一個醫士。是抱着保障民衆和社會的志願。肩着與社會和生民衆的責任。雖是上海市衞生局的章程。不與我們甯波醫士的關係。但是目前的趨勢。一切當以國家爲單位。不能只就局部計算罷了。所以對於他——(上海市衞生局)的管理醫士章程。不得不仔細的研究一下。

研究的結果。對於第八條和第九條。在我——宇高個人的眼光觀察起來。似有欠缺的地方。其理由如下：

第八條(原文)考試分筆試口試兩種筆試及格者始應口試口試及格者准予登記給照開業

右條粗看似乎不錯。但是先要明白。這回考試。是考試未開業的醫士呢，還是考試已開業的醫士？對於這點。究竟怎麽樣的人。可以來應試。在他二十五條裏。並未訂明。這也是他的缺點。但是據『管理醫士』四個字研究起來。那當然是考試已開業的醫士了。已開業的醫士。猶之乎是已上火線—已下動令—指揮攻擊的指揮官。一方面我們的軍士。都已托着槍—實着彈—鼓着勇氣的聽我號令。一方面敵人的軍士。也是托着槍實着彈鼓勇要向我方攻擊。在這個當兒。做指揮官者。是不是對於軍略只要筆能寫得出——口能說得出——就算了事呢。若是如此。那末讀文書的趙括和失街亭的馬謖。就要輪到這個指揮官做了。擺空城的計。既然找不着孔明。葬陷坑的死。不止是趙軍了。那可知攻敵的指揮官。第一要有臨陣的經驗。治病的醫士。也是第一要有臨證的經驗呢。醫士的程度。對於病形病理——治法方藥等等。固然是要筆下寫得明白——口裏說得清楚。但是所以要筆能寫—口能說的所以然。無非是預備着爲臨證的用處。倘然臨證不合。病情看錯。治法背謬。雖有李白韓愈的筆。蘇秦張儀的口。究有什麽利益。也不過使他能『文過飾非』作殺人放火的匪徒的辯護士罷了。至於口才的敏捷。如簧如鼓。滔滔喋喋。說得天花亂墜。講得死屍起來能坐。憑着一口嘴吧——三寸舌尖。像江湖一派人物。欺騙病家的信仰。

那更是現在醫界的惡劣習風呢。上海衛生局對於最要緊的根本——臨證試驗。偏偏擱起。對於惡習劣風——口試。偏偏特別的注意。觀這條說：『口試及格者准予登記給照開業』。又第十條也說：『筆試及格者再行口試一次以定去取』對於這一點看來。上海衛生局的這番考試。莫怪有人說他尙未脫盡前淸科舉考秀才擧人的脾氣。我以爲是他計慮不到欠缺的一端呢。

第九條（原文）試驗之科目如左（一）內難概要（二）傷寒概要（三）温病概要（四）疫症概要（瘧痢附）（五）女科概要（六）外科概要（七）兒科概要（八）眼科概要（九）喉科概要（十）傷科概要（十一）本草概要（十二）古方概要以上十二目內其外科兒科眼科喉科傷科近皆號稱專科然各科皆以內難爲本皆用本草皆有本科經方故內難本草古方爲必考之目至號稱大方脈者（一）至（五）及（十一）（十二）之七目均須考試

這條之缺點。可分做三項：

第一項　勿論專科非專科。必考之目。尙缺脈學一目。三指按在脈門。仔細推尋。可以察度臟腑氣血之盛衰。六氣所傷之部位。乃是地球上獨一無二的診斷妙法。粗習似乎玄渺難憑。但熟極生巧。則確有把握。巧妙的部分。雖不能單用筆墨口舌所能宣布。但終不脫於規矩經道。所以二十七脈的分辨。不可不早具成竹於胸內。那可知脈學關於醫學的重要了。如何可以不考。如何可以不試。

第二項　大方脈必考之目。尙缺金匱一目。看他——大方脈必考者七目。內難是基礎。所謂『是體也非用也』。本草和古方。也是造屋的原料。如木石等是。至於應用的方法。只有傷寒瘟病疫症。不過是外感的急性症能了。至於由情志上變化的內傷病。和起居飲食等等不合衛生而起的慢性病。佔據病內的大多數。也是造成身體衰弱。招引外感——急性症的總原因。對於這點，要算金匱一書。準確合用。所以吾們醫界裏。對於金匱是常讀常用。愈讀愈有味。愈用愈不窮的一部聖經。如何可以不考。如何可以不試。

第三項　專科內尙缺針灸和草藥兩科。針灸一科。分辨經絡的起止和懸程。全體筋骨樞機的俞穴井谷。透澈無遺。針一穴能使全體的體功發動。灸一穴能使各部的機能變化。其精巧神妙。確如佛經所說『不可思議』。較之西醫用藥水注射在皮下或靜脈管裏的。豈止上下床的分別。這是中國獨步的。不是西洋人所能望塵追及的最可寶貴的國粹。雖然目前習針灸科者。缺少精妙的人們。但是不可便謂已經絕種了。推其所以缺少眞傳的原因。也莫非是政府不加褒獎和培植的緣故。現在衛生局竟至屏棄。不在管理之列。連考試也不准他考試。究係什麼意思。

至於草藥科。雖是江湖一派沿門郎中所做的。但是『單方一味氣殺名醫』。草藥治病。倘合病證。其效驗確屬可驚。推其由來。乃是百試百驗而後成立的。藥之可貴。只求愈病。雖他們——草藥郎中。只能愈病。而不知其所以然的原理。政府也當取其所長。而補其所短

•設法培植他們•才是道理•如何也屏棄之不加考試呢•

還有所分專科•尙缺女科一科•如女科併入大方脈內•那兒科也當併入之•如兒科能獨自成科•那女科也當獨自成科•於學術上兒科有兒科的專病•女科也有女科的專病•況且目前社會裏醫士•專習女科的極多•是事實上早已女科獨自成科•衛生局偏偏強要把女科併入大方脈以內•殊覺不合之極•

以上所說上海衛生局的缺點•或者以爲因衛生局所注重的是西醫•對於中醫•不過應酬性的敷衍敷衍罷了•我答道•這——你太剩料上海衛生局了•現在的衛生局•不比從前警察機關所附設的衛生警了•從前警察機關裏所附設的衛生科•是抱消極的主義•現在的衛生局是抱積極的主義•是本着國民黨和國民政府的建設政策的•斷不是敷衍了事•糊塗塞責•像帝制時代和軍閥時代的舊官僚般的•否則如彼——衛生局認定中醫是不能治病的•那末直截了當•禁止之剷除之罷了•如何還辦什麼考試和審查呢•

或者以爲上海衛生局對於分科方面•乃是想整理歸併的意思•所以女科不另立科•針灸草藥•不加考試呢•我答道•這是關於根本培植方面的計劃•非止中醫當逐漸合併•卽中西醫的界限•也當設法溝通融合•建設中國獨立最精的醫學•但這不在『管理』二字範圍以內•目前的管理•只可照目前中醫界的現象而辦理•否則便和事實相背謬了•上海衛生局斷斷不會犯這病的呢•

就我個人的私心推測•大約上海衛生局的執事•缺少中醫人才•對於中醫的學術和現象•未免有隔膜的地方•所以立出來的章程•有欠缺的地方麼•

但是這是莫怪上海衛生局的•班定遠說：『不入虎穴焉得虎子』•佛氏說：『我不入地獄誰入地獄』（此言是要救地獄的罪犯須要到地獄裏去設法救援的意思）上海衛生局的執事•倘果是沒有做過中醫士•當然是所定的章程•不能切合中醫界的•這又何怪•這又何怪•

所以我對於這點•是不得不責備上海做考試委員的和受考試的一班同業•竟是默認過去•不曉得提出來請求更改的咎戾呢•

但是我現在把這點事實和理由•不自憚煩的提了出來•不知上海衛生局裏諸公•對了發如何感想•作如何措置•倘肯俯採芻蕘•向考試委員會併上海中醫界裏•討論討論•修改修改•那是我所企禱佩服的了•

再談伏氣

吳涵秋

我作了一篇談伏氣•竟引起陳君釜浦的回響•我這微弱的贓聲•居然有震動中醫界空氣的可能•這眞是一件比什麼還可喜的事呢•但是陳君是主張保存伏氣的•然而他的見地•和我不同•我再提出意見•和陳君討論討論•並非我好辯•不過供大家研究研究罷•

陳君保存伏氣的理由可分做四項•

（一）他說『我們且拿內經所說的「冬傷於寒春必病溫」•和金匱所說的「藏於精者春不病溫」•傷寒論所說的「伏氣之病以意候之今日之內欲有伏氣假令舊有伏氣當須脈之若脈微弱者當喉中痛如傷非喉痺也」一齊解釋起來•就知道冬傷於寒•是不藏精而傷於寒•所以發出春溫的一病來•然精字雖有廣義狹義的分別•終不出體功營養要素的一途•現在體功沒有抵抗力•血裏的要素也就衰弱了

。況且又在隆冬萬物收藏的時候。觸了寒邪的毒氣。自然沒有能力抵抗他到外面去。妥妥帖帖的伏在裏面。勢所使然的了。』

把上段意義歸納起來。陳君是承認伏氣是有的了。那末我要問他。不藏精而傷於寒。這寒氣傷了人以後。到底伏在什麼地方呢。從呼吸道進而伏在肺裏嗎。肺是終日呼吸。無處可伏的。從毛孔進而伏在皮裏嗎。毛孔是絕對不容氣進出的。伏在血裏嗎。血管是沒有孔道可以通達外體的。假使有之。伏氣伏在血管裏面。那末血流中斷。正如行靜脈注射，而注入空氣一樣。非但要生病。簡直可以於頃刻之間使他死亡。陳君呀。你說『血裏要素衰弱況且又在隆冬萬物收藏的時候觸了寒邪毒氣自然沒有能力抵抗他到外面去妥妥帖帖伏在裏面勢所使然的了』。那末這裏面。到底是指什麼地方呢。請你詳詳細細的指出一個伏的地方來。俾我可以識識伏氣的眞面目。這眞是一件大幸事呢。否則。那末是伏無可伏。氣不是氣的了。無伏非氣。還有什麼病呢。然而寒氣的東西。並非絕對不能使人生病。或者受寒過度。皮膚蒸發機能閉止。內體的毒物蓄積不去。或者皮膚微細血管因受寒而收縮。血液盡趨內部。或者皮膚粘膜知覺神經受寒氣的刺激反射脈管神經血管因之而擴張。而起了種種病理的變化。發現了輕微的病狀。這類的病。就是病理學所說的物理學症。不須湯藥調治。是就能自愈的。決沒有進腠理而伏在裏面的道理的。我前篇談伏氣裏早已說過了。

(二)他說『春天發了溫病。也是體功衰弱的緣故。隨着氣候的衝動。不能保持原有收藏的本能。更加感了天行的溫毒。自然和伏在裏面的久寒變熱的氣。兩相渾雜了。這是我見得的地方。就上所說的「脈微弱者當喉痛如傷非喉痺也」幾句的語意。因爲脈微弱就是裏面抗毒素的虛弱。喉中痛就是裏面所伏的熱邪一齊外出。非寒邪單從外面閉塞可比。這豈不是精氣不足而有所潛伏的明證麼』。

據這段的意義說來。陳君以爲脈微弱。就是裏面抗毒素的虛弱。這未免太籠統了。抗毒素就是白血球。即中醫所謂的元氣。他能夠作變形的運動。這變形的運動。就是捕食人身血裏的細菌。所以人們被細菌侵入身內以後。白血球就能把牠捕食淨盡。脈，乃是動脈之一。動脈微弱。有數種關係。或者因爲脈管迷走神經興奮。或者因爲下利發汗。水分消耗太多。或者因爲驟受風寒。細血管收束。血液內充。以上幾種原因。不過略舉一二。其實能使動脈微弱的原因。很多很多。然而脈雖微弱。他的白血球並沒有減少。白血球沒有減少。抗毒素那裏能夠被動脈微弱的緣故而亦虛弱呢。據此可曉得。脈微弱。決不可貿然斷爲抗毒素虛弱的了。至於喉中痛的症狀。眞所謂書不勝書。說不勝說的了。那裏可以把喉中痛就當作伏氣的確證呢。陳君呀。你說『喉中痛就是裏面所伏的熱邪一齊外去』。這種論調。理由似乎不大充足罷。陳君呀。你到底有否去攷究過。這伏氣的熱邪。是伏在那裏的。經過了喉頭。喉頭怎樣能夠發生疼痛。從前是寒氣。現在爲什麼變做熱氣。請你詳詳細細的告訴我一聲罷。你若說寒久化熱。那末這種不徹底的學說。我是聞之久矣。中醫界的革命者。是不承認的。你不可太相信古書。古人亦是有錯的。傷寒論這部書。是不是全是仲景原文。我現在還沒有證據可證實牠。但是經過了王叔和的改編。是爲人們所承認的。那末你所引的這一條經文。或者就是王叔和所僞造的嗎。僞造的經文。我們把牠引來做保存伏氣的護身符。這決非中醫界革命者所應該做的呀。進一步說。即使這條經文是仲景的原文。我們現在已知道了伏氣是沒有的。那末這條經文不管牠是仲景伯景所親著的。我們亦要把牠改正了才是。免得後人將錯就錯。阻碍中醫學的進步。陳君呀。革命是要先破壞而後建設的。中醫的學術。須我們破壞的地方很多很多。你勿爲保守者所迷惑。大家起來作一番破壞的工作罷。

(三)他說『病理上的伏字。我們可以引證的地方很多很多。如現代盛行的梅毒。往往有到數年或數十年纔發生的……這也是伏氣的一種。又如秋令的瘧疾。往往發生前數日或一月之內。對於飲食起居。自信的謹慎非常。那裏來的瘧疾呢。其原因就在夏令當兒。貪冷飲冰。暑邪內鬱。營衞被他過分的刺激而受傷。一到了秋令。金風蕭颯。萬物都將收束了。人身的氣化。亦隨之而收了。這時候所伏的暑邪。被其衝動。再不能毫無聲息地而潛伏了。這是夏令受而秋令發的瘧症。他如胎毒，痘瘄，也有各種的潛伏性。我且不必多述了。何况冬天的傷寒呢。』

陳君這段的理由。更不充足。他劈頭就說病理上的伏字。我們可以引證的地方很多。但是這伏字的下面是沒有氣字罷。沒有了這氣字。我就贊同。伏字下面添上一個氣字。我就反對。潛伏是病理學裏的一個名辭。潛伏和伏氣的性質完全兩樣。那裏可以相提並論呢。你說梅毒也是伏氣一種。那末現在我把梅毒的病原略略的談一談。就可以證明梅毒不是伏氣了。梅毒病原。係一種螺旋原蟲。他是慢性傳染病之一。人們受染後。該蟲能夠盤踞體內經過十五年或二十年的時期。他或發或不發的緣故。就是因爲這病第一期終了。而第二期的病機未熟。所以症狀不顯。待到第二期終了。而第三期的病機未熟。而他的症狀又不顯了。從外面觀察起來。症狀未顯的時候。我們常常把他當做沒病看。其實這種原蟲。在身體裏正用十二分的氣力從事製造病的症狀呢。梅毒如可以說是伏氣。如果是氣。那末這氣不知和那氣有什麼分別。那氣發出來症狀是春温，是冬温。這氣發出症狀是梅毒。同是一氣。竟有這樣的差異。陳君呀。你來說一聲。使我明白明白這不同的緣故罷。瘧病也是一種原蟲。和氣也是沒有關係的。你若不信。你可以去問問現在的新中醫。胎毒痘瘄。這是一種伏毒。並非伏氣。你如果指做伏氣。那末胎毒的氣。是從娘胎裏帶了出來的。娘胎裏的氣。到底從那根道兒攢進胎兒身上去。剛生出時。何以不被春天發陳的氣而刺激。秋天收束的氣而衝動。發爲春温秋温呢。偏偏待到年歲已大。而另外去生一種胎毒痘瘄。這種道理。我實在是不得其解。陳君呀。你說得出。當然曉得的。請你再來賜教一次罷。

(四)他說……『但看温病之如何程度。可以斷定伏氣不伏氣。伏熱的起初的時候。往往舌潤沒有苔垢。或絳而咽乾……醫生們治得其法。雖有苔退舌淡後一二日。舌氣乾燥。苔復黃燥。抽蕉剝繭層出不窮。這不能和純粹的外感温病所可同日而語了。』

陳君這段的意思。似乎說外感的温病。舌苔是沒有變化的。若是伏氣的温病。那末他的舌苔定是始潤中絳後黃。來來往往。層出不窮。有了這舌苔。就是伏氣病的確症。按舌所以有苔。有幾種原因。一因食垢積聚。二因舌上皮剝落。三因唾液。唾液出於舌下二小孔。這二小孔。就是唾腺。人們若是生了熱病。唾腺受了影響。唾液分泌因而減少。那末舌頭不能得唾液的滋潤。舌就乾了。舌一乾。舌上的食垢膚珠或剝落上皮。愈聚愈厚。隨成黃燥厚苔。燥極而裂。逐漸脫下。則舌成乾絳。過飲水後。則又光潤。或過熱稍遏時。則唾液分泌又增。那末又成滋潤了。這樣的反覆循環。並不是關係於伏氣。氣是一種沒形跡的東西。生病尚且不能。那裏能夠使舌頭的苔變厚變薄呢。抽蕉剝繭。這四個字是形容舌苔乾潤變幻無窮的形容辭。不是伏氣病的證狀。陳君呀。醫學是關係人命的學術。須實事求是才是。從前捕風捉影的術語。我們如要中醫學的進步。非把牠逐漸改革了不可。伏氣二字。也是應廢棄的一種名辭。陳君呀。大家起來。把中醫的學說來整理一下子罷。我在這裏懷着十二分的希望等待你呢。

現在我附帶的聲明一聲。我寫這稿子時。因爲吐血剛好。精神非常萎頓。所以這稿子只得草草而就。還有未盡的意思。待稍微空閒及精神恢復的晨光。當再寫一二。陳君呀。不周的地方。是要請你原宥的呢。

痧痘探原論

莊可法

嘗思治標者必推其本。清流者必溯其源。而治痘者焉可不究其原哉。夫痘爲先天之毒。醫者莫不知之。而其毒之何由而來。何處藏匿。何以命名。何時發洩。試爲一一述之。或曰。因其母懷胎之時。無所顧忌。趁意恣慾。好啖辛酸之味。及乎腥羶之物。其氣蓄於胞胎之中。嬰兒受之。發而爲痘。其說謬矣。蓋痘之毒由淫火所致。自乾坤交會。二五妙合之際。形未成而毒已蘊其中矣。是毒也自父精母血中來者也。然則兒之臟腑肌膚。何非父精母血所成。則其毒將遍藏於兒身之內外耶。曰非也。夫胎者乃相火動而結之。相火命門也。故所有之毒。仍寓於兒之命門。郭鐵崖原痘論。以毒寓命門爲謬。乃謂其毒孕育於周身。然既孕育於周身。曷爲其肇發也。復由於腎而脾而肝而胃而心肺者乎。況嬰兒初生。先有兩腎。命門介乎兩腎之間。所以無形之淫火。先藏於命門耳。夫毒之發也。不曰瘡瘍而曰痘者何也。溯痘疹一書。出於漢後。豈漢代之前。無此淫火邪。蓋上古之人。謹身節慾。雖亦賴此火以成形。惟受之淺則發之輕。厥後世風日替。淫慾無度。其毒益厲。前賢憐憫其苦。乃著方書以救世。因其出如豆粒。遂以命名。亦象形之義也。然痘毒既由先天所蘊。則生成之後。即當發洩。緣何遲早不同。蓋淫火猶石中之火。必待金石相搏而後出。若兒之正氣充盈。則客氣不能感觸。待至正氣稍虧。天地邪陽之氣。乘虛而入。搏擊而動。斯乃發洩之時焉。夫痘既發也。猶有順險逆之分。此何以故。乃因其所行之經而論。夫淫火寓於命門。而肇發於腎。自腎脾胃肝心肺。次第相傳。透之肌膚。是爲正途。蓋痘之出也。全賴氣血以領載之。心主血。肺主氣。以故行至心肺二經而發者爲順。肝爲血海。胃爲氣海。毒行於斯。熱亦蓄於斯。肝熱則血瘀。胃熱則氣亢。痘無氣血。烏能透達。豈不殆哉。然猶可行肝之氣而血自流。發胃之陽而氣自達。則毒亦得以解散。兒之生死。在於治者之得失。故謂之險。若夫毒結於脾腎二經。則難上徹矣。脾屬陰土。爲毒熏灼。培養之生氣伐焉。腎乃陰水。被火燔炙。氣血之根源竭焉。欲其透至肌膚。不亦難乎。故名曰逆。惟西醫余君雲岫。對於紫點痘瘡。在西醫界以爲奇怪不治之症。此謬論也。蓋痘當灌膿飽足之時。變爲紫色者。此血熱也。用四物加芩連。若有紫色黑陷平伏者爲疔毒。用化斑湯加地丁草可耳。雖然。僕亦不敢向一之見。蓋皆各有心得。不可

中国近现代中医药期刊续编·第一辑

妄論其偏。貴乎施之的當。若失之毫厘。則謬以千里。必也推詳脈候。審辨寒暄。察氣血之虛實。觀形體之強弱。驗痘點之形色。論毒火之盛衰。隨機應變。自然化險爲夷。僕庸愚膚見。曷敢妄參末議。又有痲疹。則別爲一端。試再言之。夫痲者卽俗所謂痧子也。內經曰。少陰所致爲瘍疹是也。斯乃君火餘熱。感觸時邪。鑠動肺金而發。又曰。痲屬於脾。金鏡錄亦曰毒盛於脾。熱流於心。青囊大全曰。痲疹屬陽。係天行時疫之熱。蘊於人身。爲少陽相火所困。復遇外感。留戀於胃。其熱毒之氣。熏蒸肌膚而成痲。二說雖殊。其理則一。僕心有茅塞。胸無成竹。孰是孰非。焉敢臆斷。姑以愚見言之。大抵痲疹係小兒感受天行時疫之氣。伏於脾胃。釀成熱毒。不能和解。或因內傷。或遇外感。爲君相之火激發。由肺金而出。肺主皮毛。故現於皮膚。其症屬陽。故欲出之時。腮紅眼赤。其毒淺鮮。故透發三日而漸回。此痲疹之原委也。僕非敢爲毛遂之自薦。亦不敢效豐干之饒舌。實欲作引玉之磚耳。是否有當。還請　高明指示。幸甚幸甚。

三陰瘧特效方

周岐隱

高士宗先生醫學眞傳一書。於瘧疾一症。頗有發揮。其言治三陰瘧曰。有瘧病虛寒久用參朮姜桂。總不能愈者。參朮姜桂之內。須加常山更加穿山甲。使經絡疏通。瘧邪外出。未有不愈者也。

陸定圃先生冷廬醫話。載治三陰瘧二方。其一得之震澤沈詒亭。用山查，檳榔，枳殼，甜茶各三錢。於瘧發前二時。水煎服一劑。立應。試多人皆驗。其一爲朱竹垞先生所傳。用生首烏八錢，生黃耆佩蘭各四錢，水煎。臨發前服三次立愈。按二方用意。後方尤平淡出奇。大約體實邪實者用前方。久病元虛者用後方。均無不效。而佩蘭一味。於膏粱之體。脾有伏邪。尤爲相宜也。

西法治痢之我見

林友沅

古之所謂滯下。所謂腸者澼。卽今之痢也。顧名思義。痢之一症。未有不夾滯者。故欲下而復塞滯也。滯則宜消導疏通。此一定之正法。然色有紅白。積有寒熱。病有痼卒。症有虛實。病情既殊。治法當異。張路玉論之詳矣。且言西法。夫西法治痢之初起也。不辨其噤口休息。挾寒挾暑（炳南按西法治病皆是如此不獨痢疾爲然此是西醫所短處）。必用甘樂瀉滌之。萆蔴油滑潤之。此何異吾中法之枳實導滯丸，木香檳榔丸之法哉。積去之後。則用次硝蒼，鴉片末，單那爾並以濇斂之。此亦何異吾中法之烏梅，石榴，龍牡等之法乎。至於熱則用芩連以清之。寒則用桂附以溫之。氣虛血乏則用歸地參朮以補之。屬虛屬實。宜補宜瀉。屬寒屬熱。宜溫宜清。以及水冲帶凍。凍後帶水。夾感外邪。胎前產後。種種病態。吾中醫則能察其面，驗其舌。隨症施治。應用無窮。則西法之所未備者。嗚呼。刻卅求劍。究學皮毛。孰謂西法果勝吾中法也哉。

黃疸

姚偉木

黃疸者。以全身皮膚面目皆呈黃色。故名之也。內經分穀疸，酒疸，女勞疸等數種。穀疸色黃如橘。女勞疸色黃而深黯。酒疸若火熏灼。隨其症之因而異其色也。綜其病源。未有不因濕熱蒸鬱者也。女勞疸雖因腎臟有傷。亦難免濕邪之爲患耳。金匱云。趺陽脈緊而數。數則爲熱而消穀。緊則爲寒而中滿。趺陽胃脈也。消穀是胃熱。中滿是脾寒。脾寒則生濕。而失轉輸之功。向之消穀。反爲生濕之助。於是濕熱鬱合。蘊釀而發黃焉。夫胃爲中州而司納。脾爲胃運津液而四佈。故餘臟皆受其資養。一旦脾胃失權。不得消化健運之功。而軀幹各臟亦相繼敗矣。故少氣乏力。精神疲頓。亦黃疸病之一證也。然傷寒而患黃病者。或以爲寒久不治。鬱而化熱。熏灼不已。隨之發黃。是熱遇熱相得不解。雖有至理。吾不敢信。熱不解不過增高熱度而已。若承有濕邪爲助。何得而成黃疸乎。經曰。脈浮而緩。手足自溫。繫在太陰。當身發黃。蓋脈之所以爲浮爲緩。知體內之有熱與濕也明矣。故救陰養津。去濕利水。是治黃疸之上策也。有發汗而愈者。有消瘀清熱而愈者。有攻下而愈者。種種治法。隨邪之何在。見證施治。不可含混率爾者也。

讀傷寒論雜記

徐炳南

——中風與傷寒——

太陽病。發熱汗出。惡風脈緩者。名曰中風。或已發熱，未發熱。無汗惡寒。脈緊者。名曰傷寒。註者咸謂中風者。風傷衛也。傷寒者。寒傷營也。風爲陽邪。陽主泄。其性舒散。故發熱汗出而脈緩。寒爲陰邪。陰主閉。其性勁急。故發熱無汗而脈緊。驟視之似爲近是。第可疑者。風與寒究何所分別。夫風者空中之動氣也。其氣之來。皆挾有寒。故四時之風。皆挾寒氣。試觀吾人惡風者亦畏寒。惡寒者。同時亦怕風。或曰。風寒之別。猶呵吹之異。試問呵吹之結果。是否寒氣。然則風之與寒。實二而一也。今註家強分畛域。且有風寒營衛不異傷之概。豈非可疑之點乎。又風中於身。究何以發熱汗出。寒傷於體。究何以發熱無汗。且邪之傷人。猶棒刃砍擊。棒擊而痛。刃砍出血。夫痛與出血之因。是棒刃。痛與出血之果。是軀體。當其痛與出血。曰因於棒與刃則可。曰棒與刃在軀體內作怪則不可。今風寒之傷人。何以異是。然則何以發熱汗出。何以發熱無汗耶。

此二節實爲太陽病中之總綱。篇中一切疾病。多因中風與傷寒。不治或誤治傳變出來。篇中一切方藥。亦由桂麻二方變出。故此二節病理明白。餘可迎刃而解。須知中風傷寒之惡寒發熱。純係體工抵抗之故。因爲軀體不許其他一切物質侵害。有之，必起自衛救濟工作。此乃天賦生理體工自療性。不待他物促進而爲之也。與疾病爲緣之事。甚爲複雜。如飲食，起居，性情，風土等等。而體工救濟之功作。甚爲簡單。故以自療袪病之工能。反因而爲病焉。所以中風雖汗出。而其病並不從汗出而愈。必賴藥物利導之。

中風與傷寒之所以不同。非風寒本身之故。却是時令與病狀之故。蓋風寒非二物。一而二，二而一也。冬時天氣寒。冬主蟄。人之玄府。則以外寒之甚。欲保護體溫。故緊閉不泄。是冬之玄府。傾向在閉。無時不預防外寒之侵入。因而劇勞。玄府開而汗出。或驟感寒。玄府不及遽閉。外寒因而襲之。體工欲驅逐外邪。則體溫起反射。奔集外層以驅邪，則發熱。然玄府終不失職。寒雖已入。仍復緊閉不開。此時體溫雖奔集。而汗無由泄。故傷寒無汗。筋脈因寒閉而憤張。故脈緊。春時天氣溫。春爲發陳。其令主啓。人之玄府。則以外界之寒。已不如前之甚。其防護亦稍懈。而其傾向在開。一旦外寒襲之。體溫亦起反射作用而發熱。當其受寒之初。玄府亦知感寒之當閉。必作暫時之閉拒。此不待意識命令而使然。然其傾向終在開。體溫雖集。玄府不閉。故中風發熱而汗出也。因汗出有發泄。筋脈不致興奮。故脈緩也。此在冬為傷寒。在春為中風。由時令而言也。

然而冬天亦有感冒而有汗出之病。春天亦有外感而有無汗之症。此屬於例外。蓋冬有非時之暖。春有非時之寒。所謂有未至而至。有至而不至致之也。故冬日有汗亦名中風。春日無汗亦名傷寒。此由病狀名病而言也。

小兒護養法告城廂之為父母者

董庭瑤

初生的小孩。肌膚不是未實嗎？筋骨不是軟脆嗎？臟腑不是嬌嫩嗎？所以一定要有適當的保護他，調養他，使未實的肌肉漸漸緻密。軟脆的筋骨漸漸剛強。嬌嫩的臟腑漸漸堅固。這也是為父母的應盡的義務。並且也是為父母的個個有這種的希望心。

『居城三分貴』這不是我們鄉下人羡慕城廂人一種俗話嗎？我自從甯波懸壺以來。經我手中的小孩。也可算不少哩。但是十個小孩到有八九個『質薄體弱』的。因此倒想到我們鄉間的小孩。雖未必個個強壯。然總較城廂的小孩活潑有神得多哩。這難道城廂的小孩的確比鄉間的小孩來貴三分嗎？不！就我的眼光看過去。也不是鄉下人護養得法。實在是城廂人嬌愛過分的緣故。

前幾天有個乳媼抱一趙姓的小孩到我診所就治。這個小孩雖無大病。但是年齡倒有四歲了。還不能步履行走呢。據說自這小孩墜地以來。他的父母『視若拱璧』。終日蟄居高樓。緊閉門牖。不使有風侵犯。尤其是不許爾足落地。其餘的珍愛。更可推想而知了。列位！護養小孩。是這種的嗎？怪道如許年齡。還不能行走呢。唉！這不是愛之反以害之嗎？

我因此愈覺城廂人之愛護小孩。雖未必俱如趙姓的過分。然而嬌養及珍愛。已可顯而易見了。

列位！不見乎僑華的外國小孩子嗎。他們無論天氣若何嚴凍。祇穿着薄薄的呢衣。甚至尚有露膊出臂的。觀其彳亍徘徊。活潑潑地很有神的。真令人望而生羨呢。還有江北女丐的小孩。他們何曾有飽食暖衣。而且露宿街頭。餐受風露。反見其很堅固而剛強的。有時伸着小小的手兒。向人乞錢。不是鮮玲活跳。何嘗有疾病之時呢。

我以上的兩種譬喻。是的確的。實在的。但是我很希望為父母的。無論其子女先天禀受或厚或薄。應當要有適當的保護他。調養他。使弱小的孩子們。漸漸能魁梧長大。為一個強健的國民。當此革命時代。注重民族。不是很要緊的嗎？庭瑤不敏。因感於中。所以略書數語以告。

（一）衣—切勿厚衣過暖。過暖則筋骨軟脆。不任風寒。多易致病。並須隨天時之寒熱。加減其衣服。內經所謂『寒傷肺熱更傷肺』者是也。

（二）食—乳食不宜過飽。過飽則嬌嫩之腸胃。不易消化。徒令積於中州。而變瀉痢。腥膩之類。更不宜多食。陳氏所謂『忍三分寒喫七分飽』。旨哉斯言。

（三）住—宜數見風日。切勿藏於重幃密室。並須起居有時。則血氣調和。肌肉緻密焉。

（四）乳母—宜擇乳汁清白者。又須預慎六淫七情。厚味炙煿之類。如小兒痰多。更驗乳母乳汁不清者。可常用橘餅橙片。令乳母泡服。既可清乳汁。又可化兒痰。較之妄投市上所售之回春丹，保赤散一類香燥之品。穩當多焉。

（五）藥餌—小兒臟腑薄弱。氣血未充。切勿屢用藥餌。更勿雜藥亂投。既不對症。反損陰分。致釀壞症者。比比皆是。愼之愼之。

（六）飲食偏好戒除法—小兒飲食有任意偏好者。無不致病。所謂『爽口味多終作疾也』極宜愼防。昔王隱君曰。余幼時酷嗜甘飴。忽一日見飴中有蚯蚓頭而出。自此不敢食飴。至長。始知乃長上爲之。此可爲節戒之妙法也。

（七）總論　以上六法。不過舉其大略以告。凡愛其子女者。苟能依此行事。未有不使康健消病也。謂予不信。請試爲之。

范師文甫醫案

門人徐炳南輯

朱作霖君　面色不澤。舊曾吐血。今苦腹脹。脈弱舌淡。虛象也。

陳香櫞皮錢半。厚附子三錢。西黨參三錢。炒冬朮三錢。姜炭錢半。炙甘草一錢。

庭梅女　孿生後血虛。身熱乳脹。

歸身三錢。天花粉三錢。焦山查三錢。小生地八錢。桃仁二錢。炒谷芽三錢。桂枝一錢。紅花三錢。赤芍三錢。清甘草一錢。

俞師母　喉已白爛。舌不糊。勢極烈。雖有胎。不暇兼顧也。況有病則病受之。

生大黃三錢。元明粉三錢。淡附子一錢。細辛三分。生甘草一錢。姜半夏三錢。

陳同壽　感冒引伏濕。濕化熱。內熱較盛。脈無力。足大腿牽痛。舌邊尖絳苔。

陳青蒿三錢。炙鼈甲三錢。天花粉三錢。生米仁八錢。炒荊芥二錢。鮮水蘆根八錢。檳榔錢半。象貝三錢。清甘草一錢。

洪小孩　麥食積滯。積久化熱。嘔噦亦是胃熱之故。

炒萊菔子四錢。姜夏三錢。五谷蟲三錢。雞內金二錢。生姜汁半小匙。竹茹三錢。

張左　舌光無苔。脈弱無神。只得溫補一法。姑挽救之。

官桂二錢。黨參三錢。生冬朮三錢。姜炭一錢。炙甘草一錢。生龍骨四錢。五味子錢半。

應師母　產後虛熱。譫語舌淡。脈虛弱。

桂枝一錢。小生地四錢。歸身二錢。桃仁二錢。紅花三錢。蛤売三錢。生白芍二錢。炙甘草錢半。生姜一片。紅棗六枚。

石左　溫熱入少陽。寒熱往來。氣鬱不舒。

桂枝一錢。葛根二錢。生石羔八錢。知母三錢。生米仁四錢。生甘草一錢。

張姑娘　身有內熱且甚。據云。月經來不止。胸腹作脹。舌根黃膩。

桃仁四錢。紅花三錢。桂枝一錢。生大黃二錢。元明粉二錢。姜半夏三錢。清甘草一錢。赤芍二錢。

藕香室醫案

沈仰峯遺著　男良卿錄

王師母　去年伏暑。寒熱往來。其狀如瘧。宜宜三焦法。

姜半夏三錢。茯苓四錢。黃芩二錢。干葛二錢。藿香一錢。青蒿三錢。杏仁三錢。生姜三錢。炙甘草一錢。紅棗四枚。

李左 咳喘發腫。其脈洪大有力。右脈更大。肺胃有熱。顯然可知。腰以下腫。當利小便。擬五苓散加生石羔。

桂枝一錢。猪茯苓各三錢。赤苓三錢。澤瀉三錢。生石羔八錢。生茅朮三錢。

胡左 口吐鮮血。汗多足麻。其脈弦而不數。宜理中法。

淡附子一錢。生白芍三錢。茯苓三錢。炙甘草一錢。炒冬朮一錢。黑棕炭三錢。泡姜一錢。

李左 感冒燥氣。腹脹痛。大嘔不止。素體喜食水果所致。

姜半夏四錢。吳茱萸八分。川連一錢。烏梅六枚。茯苓三錢。枳殼一錢。生姜三錢。

戴左 諸症俱安。營衛不和。寐而不實。後有覺身冷。以和營衛。

桂枝一錢。茯苓三錢。生白芍三錢。米仁四錢。炙甘草一錢。生姜二錢。紅棗三枚。飴糖一匙。

吳左 內熱外寒。痰飲咳嗽。痰多頭痛。脈浮。與麻杏石羔。

麻黃八分。杏仁三錢。生石羔八錢。生甘草一錢。

王左 症似溫熱。但心下兩脅俱脹。渴不多飲。噁嘔不止。噯氣。則非溫熱。從濕溫治之。

茯苓三錢。生姜二錢。川連八分。姜半夏三錢。黃芩二錢。粉干葛二錢。

孫左 痰飲氣喘。面目浮腫。

桂枝一錢。炒冬朮三錢。枳實一錢。蘇子三錢。姜夏三錢。杏仁三錢。竹茹二錢。

醫界春秋（第二十三期）的讀後感

王宇高

楊志一君之『斥包辦衛生運動者』。社會醫報社的西醫。阻止醫界春秋社加入衛生運動。此全係麵包問題。私心作用。本不值識者一笑。特惜衛生當局。被彼輩牽作傀儡。有扣留醫界春秋社所出衛生特刊之謬舉。國民政府之衛生局。措置竟至背謬若是。誠令人失所望耳。

張贊臣君之『三論醫生與人格』。西醫之在中國。猶日本之在世界也。自知蕞爾藐爾。不足見信於社會。將來有餓死溝壑之憂。諺云。『窮凶極惡窮則凶極則惡』正如窮賤流氓之放『無賴』也者。日本此次濟案之不顧國際公理。西醫瘦柏攻擊中醫之不顧自身人格。彼非癡狂。豈不自知。實所謂『潑婦不得不做大』耳。可笑亦甚可憐。

李健頤君之『西醫治傷寒無療法議』。西醫粗莽。全賴器械。李君以傷寒論精深之理駁之。奈彼目光短促。識力不及何。

沈仲圭君之『腎司漉尿』。以靈樞本輸篇『膀胱者津液之府也』與素問靈蘭秘典論『膀胱者津液藏焉』二處『津液』二字。作尿解。確實不誤。若泥於津液之文義。眞所謂以詞害意矣。

葉勁秋君之『脈論』。是蓋警告同人。不可學江湖派。只憑脈以欺人者也。實則脈之居診斷重要部份。與西醫只知數脈搏者。精粗懸殊矣。

余懋之『鹿氏台族控張景岳狀詞』。景岳之學。好高務遠。所著之方。憑意想造車。於醫林確利少而害多。余氏此作。以游戲之筆。喚醒夢夢不少。然吾醫界之出版物。以莊重懇切爲主。否則易惹謗我者之口實。編者排於學說欄。未免欠審。若以其頗具實理。不得等閒視之故也。則餘與之稿。豈盡無理笑話哉。

謝利恆之『中國醫學源流論』。博覽約取。足爲考驗吾國古醫之南針。引證古人解剖之事實。更足使彼西醫。無從置喙。

陳无咎之『中國內科學講義』。解剖生理。明悉無誤。此書與謝先生之『中國醫學源流論』願早日完卷出版。以救吾中醫界之學荒。

趙式訓之『蠱脹十九方補釋』。趙君願欲輯中國藥物學專書。冠以原物攝影正圖。及實物寫生彩色副圖云云。此實中國醫藥界之最急要務。又編者按『同志謝利恆君前纂輯中國醫學大辭典一書還望謝君出任主編』此與願謝君不憚繁難而任之。然吾於大辭典一書。尙有管見貢獻。㈠檢法以首字之全個筆數爲標準。似不如詞源。首以偏旁分部屬。再以合配之筆數計之。較易檢尋。㈡字句之排列。不拘多寡。似不如詞源先一字次二字……較易檢尋。㈢方之出處。未嘗細考。如醫宗金鑑六科準繩等書。率皆彙集古方。其方固各有所出也。何可便謂出在此書哉。若千金外臺所集之方。古籍既無從考。不得不暫云見於千金或外臺或可耳。大詞典一書。於此三端。似未嘗研究。謝君之學識與熱忱。令我敬愛之至。此之所言。亦本我敬愛之心。胆敢提出。願謝君鑒納。於再版時訂正之爲幸。

李健頤之『抗毒素之研究』。中醫所發明的抗毒素是氣血。西醫再從氣血中分出種種質地來。確是比較精細。然目前一班國人之學西醫者。偏偏自大。妄謂中醫不知抗毒素。眞是自表其井蛙也。可笑。

楊志一之『醫事雜記』江西醫學荒一則。非止江西。全國皆然。蓋雖學識充足。經驗豐富者。不乏其人。究不敷病家之應用也。然此不僅吾醫界之責。實政府不肯扶植有以致之也。西醫診斷後之肺癆與痰飲與肺癆二則。西醫之小心謹愼者。每每以咳嗽痰血等症。概謂肺癆。若以營業爲宗旨者。則自知肺癆無治法。恐營業減少。反諱言肺癆矣。西醫之心理。吾見如愛克四鏡。楊君以爲何如。

吳篆丹之『一個酒客之膏淋』。西醫以六〇六，九一四等治梅毒。乃彼之特效藥。山得爾彌地之治淋濁。亦算佳藥。然吾以利濕清火消毒。如茵陳山梔，忍冬籐，土茯苓等治之。亦獲效不少。與君之言。非西醫之自誇者比也。

金子久之『醫案』。敘病理頗明暢可觀。

張治河所錄之『閻總司令對山西中醫改進研究會之演說詞』。對於中醫學理之精。爲中國社會所必需。及中醫應改革方法。中肯之至。惜吾儕不生在山西。得受政府之扶助。而有以自強自新也。噫。

浙省中醫協會月刊（第七期）的讀後感

王宇高

湯士彥之『衛生運動感言』。湯君之所感。以不合衛生之中國社會。內則民多病夫。外則國被人侮云云。吾對於此之感想。則衛生局之目光。只注於清潔二字。以爲清潔便包括衛生。無復遺義矣。不知清潔以外。尙有起居合時。勞逸合度。以及思想合宜種種在也。微菌之產生所。固在於不清潔。而微菌之所以敢傷人。則全在起居，勞逸，思想種種。先傷人身之抗毒素故也。因不知此。所以上海有西醫提議不允中醫加入衛生運動之笑話也。哈哈！

王登康之『中西醫相差之一間』。以西醫肺結核往往延爲腸結核。

與中醫肺與大腸爲表裏。相只差一間云云。西醫之證。在微菌之傳染。中醫則在氣化之變化。所謂一間者在此。然只知微菌而不知氣化則粗。只知氣化而不知微菌則空。空與粗皆不能愈病。故肺病在今日。中西醫皆無特效之方藥也。苟中西醫各不自反。和合而研究。則殺盡世之病肺者矣。噫。於心何忍。

沈熊璋之『祖體之害及改良法』。其害曰『一不道德』。道德與否。不在衣飾。此非害之主要部份也。『二不衞生』。內又分『子、夏穿白衣有却熱之功。丑、袒體放汗臭害人。寅、易使蚊蠅傳毒。卯、易着空氣中之菌。』此確是害處。其改良法。『一、置電扇及人工風扇。』此關於經濟。非普通者力所能也。『二、關於心理。心不暴躁。而鎮靜從容。自可忘暑。』此亦非普通者所能運用。故吾於改良法。關於物質的。穿一件稀皺紗汗衫。關於心理的。耐心忍熱。養成習慣而已。

葉橘泉之『論陰陽之原理』。陰陽猶西洋代數學中所用之愛皮。筆算中之比例。其用爲對待之代名詞無疑。蓋古人文字簡單。用陰陽以代各事物者。不止吾醫家也。如天爲陽。地爲陰。東南爲陽。西北爲陰。夫爲陽。婦爲陰。住宅爲陽。坟墓爲陰。諸如此類。何可枚舉。今之中國青年學西醫者。往往藉口陰陽以攻擊中醫。其識見之不廣。非惟只聞槖駝之名，而未見其形，乃以爲馬腫背也。直未嘗研究中國之歷史，不知有時代之關係也。矮人觀劇。妄詐演員。能不令人笑落大牙哉。

葉坤榮之『痰飲之病理及原因』。西醫以脾爲消化器。肺爲呼吸器。痰之成病。由於脾之消化不良。精液與糟粕。不能分清。因生痰涎。肺又弱於吐炭吸養之工作。使痰更無所化。於是痰得以爲病矣。此正吾脾生痰肺貯痰之理也。西醫不察。妄加批評。真不知二五之爲十也。

萬志仁之『說脾』。其言脾主肌肉曰。『脾生油膜之上。脾氣足則油多。而肥膜上之油。即脾之物也。在內爲膏油。在外爲肥肉。油膜之中有赤脈。屬脾血分。脾之血足。則此赤脈由內達外而生瘦肉。此脾之所以主肌肉也。』吾嘗見嗜肉類之人。大率多肥胖者。亦足徵其脾強而消化有力也。可與萬君之言。互相證明。

張春江之『證治綱要』。別無深理。不過將古說重編。略分系統。是猶中國商家簿記。由流水暫抄滾簿而撮入總簿也。此等編法。古人亦甚夥矣。何必更煩費神。吾嘗恨中醫書籍。反覆輾轉。重編複述者太多。徒令讀者多費腦力。而所得不多。願張君改而研究未發明處爲幸。

時逸人之『折背叟言醫』。以科學之真理。證明古人之理想。使吾中醫不至着空。令彼西醫不復泥迹。佳妙極矣。願時君以此編發刊單行本。而造醫林之幸福。千萬千萬。余跂望之。

湯泗之『犀角羚羊考』。毛瀚女士之『談肉桂』。亦目前研究藥物學之重要著作也。本科學家之動物學，植物學，礦物學及化學。以整頓吾中國之藥物。願湯毛二同志。向此道多用功夫。多著論列。是爲至幸。

陳道隆之『犀黃醒消丸治驗錄』。一、治枕疽。一、治沸傷。一、四錢分二次服。一、三錢分三次服。皆服至數日。一服有一服之效。竟有起死回生。愈熱爍之危證云云。考犀黃醒消。本是兩方。犀黃丸見於全生集。其功用。瘰癧疽，石疽，失榮，乳巖，瘰癧，痰核，惡核，橫痃，流注，肺癰，小腸癰，一切腐爛陰疽。其藥品。犀黃三分，麝香三分，乳香沒藥各一兩。吾以爲此治陽毒熱癰之藥。痰核陰疽。得毋不宜。醒消丸見於太平惠民和劑局方。其功用消諸癰。其藥品。犀黃三分，雄黃五錢，乳香沒藥各一兩。二方相較。只差一味。然犀黃涼而雄黃熱。其溫涼固異。而通脈管，殺穢毒則同也。今合之而爲犀黃醒消丸。用之得當。自然有奇效，如陳君所言者。噫。此等方果何讓乎西藥哉。猛藥治病。效如桴鼓。願同道悉心研究之。

黃萱孫之『龜頭腐爛之原因及治療』。與『軟性下疳之症候及治療』。全用西藥，是爲西藥另作廣告者。非吾中醫同業之所宜出也。必如張錫純先生之衷中參西始可耳。此非全出私意。實緣中西醫不相合而研究。斷不能有進步之希望也。黃君請細思之。

湯士彥之『我在這兒站立着深深地鞠躬呢』。與首篇『運動之感言』觀之。湯君蓋長於文藝。文白皆有功夫者也。有林紓之詞藻。兼魯迅之創作。以之發揚國醫精神。吾所厚望也。湯君勉乎哉。

中醫雜誌（第廿六期）的讀後感

王宇高

陳默齋之『外科宣祕錄補遺』。吾非外科。素未留心。故對此不能置可否。獨於收斂散。用烏梅數枚。炭火內煅過。研極細。摻瘡口翻出。胬肉不能收斂者。幼時曾見用之。確有效驗。

陳奇生之『痘疹明鏡』。此期只刊痘之總論。以痘發自臟內骨間。以助氣血。使透出爲主。不可妄用清涼解毒。以遏出路。此理確有見地。嗚呼。自種痘法行以來。對於痘科。不復有人研究。偶遇天花。往往多死。吾願醫界同志。對於此編。宜注意及之。

潘申甫之『瘍症歌訣』。目前外科。社會民衆之心理。皆以爲不及西醫遠甚。實則中醫之機械手術。或有遜色。至於部位脈穴之關係。非西醫之所能知也。願吾中醫外科。勿必自餒。煞費研究。採用機械可矣。

鮑東藩之『心藏篇』。以西說『血液以心藏所發之強力。壓送於動脈之內。證明靈樞壅遏營氣。令無所避是謂脈。又足證明心主營。營行脈中之經旨。』確可深信。惟以『淋巴液爲衞氣』。是蓋根據於淋巴管沿靜脈而行。與衞行脈外經語相合也。然經語又有肺主衞之說。則何以解之。鮑君之學問。是蓋熟讀素靈。詳究西醫之解剖心理。各有心得。然後貫通融會。而較其精粗者也。此實眼下中醫求進步之唯一軌道耳。吾雖不敏。亦擬向此軌道努力工作。然後再與鮑君細論可乎。

戴橘圃之『時疫喉症有喉風喉痧爛喉痧爛喉風之別』。此論無所發明。至病原以爲在寒溫失時。非其時而有其氣者。更欠一層。冬應寒而反溫。此溫亦空氣也。春應溫而反涼。此涼亦空氣也。同是空氣。雖稍有寒溫不同。何至便能傷人成病。其所以成病者。必有毒也。古人謂之厲氣。西醫謂之黴菌。卽吾之所謂毒也。此厲，此菌，此毒。何由而生。則生於空氣之驟寒驟熱也。嘗見夏秋間。忽而炎日如燒。忽而陰雨如注。忽而夾日夾雨。是日也正毒菌產生之時也。又嘗見廚司蒸食物。蒸之透則不壞。蒸之不透。微溫取去。則此物之色變惡臭。可立而待。反不如未蒸之冷物。可耐時日也。此可實驗。因非其時而有之氣必暫。暫寒暫溫。使空氣起變化。則毒菌生矣。人之感病。其間接雖傷於空氣之驟寒驟熱。其直接實傷於毒菌也。吾中醫向不講菌。然厲與毒。亦菌之別名也。戴君於此點。未嘗說明。故吾以為倘欠一層。未知然否。

范繼銘之『闢產後禁補之非』。產後必補與必破。均非有識之醫也。范君其為流俗庸愚說法乎。果為流俗庸愚。欲期喚醒。其如終瞶瞶何。曹朗生之『目疾誤犯色慾易瞎論』。亦世俗所明知而故犯者也。陸清潔之『辨三陽傳入三陰之總訣』。亦夫人所共知也。沈仲圭之『產後不宜生化湯申義』。朱秉權之疑。吾嘗以不可拘之意。代為辯護矣。今沈君必以為宜滋養。又宜酸斂。滋養尚可言也。子宮蓄血未淨。以酸斂止之。未免強詞奪理矣。姚徙柳之『治瘡一孔談』。更是人云亦云。且以痛為陽。癢為陰。則未免有誤。癢之與痛。初無分別。一則毒出驟。一則毒出緩。驟則血肉被衝故痛。緩則腠理漸解故癢。同是濕熱穢毒破皮肉而外出之象。何陰陽之可分。不然。更何以別不痛不癢瘡之初起所謂硬塊者哉。此五篇所言。總之非當務之急。目前中醫。處此危急存亡之秋。所急須工作事項甚夥。願范曹諸同志。對於著作。先其急而後其緩是幸。

劉民叔之『辨論傷寒論脚攣急條——後條非仲景手訂前條為仲景誤治之案』。後條之似後人評註。細詳前後。吾亦嘗有劉君之見。若謂前條為仲景誤治案。吾則不信。詳其文氣。有三『若』字。若者假設之詞。其非已然之治案可知。至於不應服甘草干姜湯。而當以人參白虎竹葉石膏。清胃泄熱。是乃西醫冰罨湯猥之粗淺對治法。咽乾煩躁。雖係內熱。然此變之來。是由誤用桂枝。桂枝表藥。雖未若麻黃之銳。亦必過表令虛。其用干姜。猶用附子。所以說明其方意曰『以復其陽』也。必待陽復後始可用甘草芍藥柔涼矣。若夫調胃四逆。則預防其變也。仲景治病。活潑潑地變化無窮。劉君未免錯疑仲景矣。吾亦非愚忠愚孝之輩。素抱革命志願。斷不肯多方掩諱。曲為詮釋。不過於此條。實常始疑而終信。再三研究後。確知仲景非誤也。願劉君再細繹之。

劉前英之『燥氣論』。以伏火受涼邪外襲而內動。故名之燥。引夏熱地潮。冬嚴土裂為證。斥喻嘉言以燥為熱。沈目南以燥為涼。與鞠通以燥之勝氣屬涼復氣屬火皆未精也。且以為人受四時外感。一氣不能致病。必有所兼云云。吾甚疑之。夏時久行日下而暍死。冬時偶墜水中而凍死。一氣偏勝。傷人最烈。豈致病必是兼氣哉。至於夏熱地潮。乃初熱之反映也。若遇赤日久旱之時。則泥土如鐵砂矣。冬寒地裂。乃過冷之變相也。若凍凝冰結之際。則泥土如鐵板矣。硯池之水。夏日易涸乎。冬日易涸乎。水濕之衣。火烘易乾乎。陰晾易乾乎。此最日見之事。當然皆知熱易使燥也。然亦不可謂燥定屬熱耳，何以言之。熱之極則燥。燥之極則寒。故燥居於秋。以其在暑之後，寒之前也。暑自暑。寒自寒。燥自燥。各自成一氣。豈可謂燥屬熱與寒哉。更不可謂燥內熱而外寒也。不然。祖生父。父生子。祖父子三人。各自成人。豈可謂父屬祖。或父屬子。或父上屬祖下屬子哉。或曰沈氏所謂燥是屬涼。劉君亦謂外襲是涼邪。『秋涼』二字。早成名詞。秋屬燥。當然燥屬涼矣。子以寒熱言之。毋乃不當乎。余答曰。燥濕是就氣體言。溫涼寒熱是就人之感覺言。內經所謂六氣。當然是就氣體言也。不然。何以言風寒暑濕燥火。而不言溫涼寒熱耶。若必以秋為涼。究竟與春之溫。相差幾何。吾常以寒暑表察春秋之空氣溫度。總歡實相同也。可以謂秋爲涼。亦可以謂春爲涼。可以謂春爲溫。亦可以謂秋爲溫。不過一則漸熱。一則漸寒耳。燥之兼寒兼熱。亦猶暑之兼濕兼燥。兼之一字。何氣不可。病之病兼氣者固多。病一氣偏勝者。亦豈絕無。孟英謂暑自成暑。吾則謂燥自成燥。非敢好辯。事實自若此也。請劉君再細詳之。

余國佩之『濕氣論』。論及六氣之性。與藥之用。以開闔爲標準。寒濕闔。燥火開。風兼寒濕則闔。兼燥火則開。暑偏於熱則開。偏於濕則闔。病也。苦辛開。鹹酸闔。甘則同開開。同闔闔。淡開濇闔。溫開涼闔。升開降闔。泄開補闔。藥也。發明內經奧義。可師也。

施伯仁之『論靈樞筋經論與西說淋巴腺之對照』。嗚呼。今之中醫。非止不鶩研西醫之解剖生理。卽自家之靈素。亦未嘗煞費研究者，固甚多也。兵法云。知彼知己。百戰百勝。今既不知彼。又不知己。其失敗也，不立而可待乎。危乎殆哉。吾爲此懼。

孫敏之『大便不通之因及其治法』。朱執璜之『溫邪入營見症治法』。無所發明。不贅評。

筆記欄內。戴橘圃，楊清白，范樾銘，吳藩勳，陳耀堂，王一仁，郭志道，林濟脅，陳天如，孫連茹，孫慕野，張樹勛諸君之治案。論其論證用藥。不僅與人規矩。直是使人巧也。吾讀之恍如重溫喻氏之寓意草。聞章太炎先生欲主編中醫實驗錄。請向此中選錄可也。

閻氏之『本草選言』。無所闡發。吾於前第廿五期言之矣。不復贅。

沈仲圭之『非非室論藥』。言桑椹能治便祕。吾屢用治瘰癧。屢著奇效。蓋其性滋潤有養血之功。涼利能去痰火。確係良藥也。因沈君之言。觸動而宣布。希同道研究之。

郭志道之『榆根白皮辨』。斥藥肆以濇性之椿皮代者爲非。張錫純之『冬葵子辨』。言冬葵子爲衛足花之子。非向日葵之子也。併言向日葵子亦能下胎。花尤有力云云。今日之藥肆。與醫界早脫離關係。政府又不加干涉。任其自由營利。弊僞百出。吾輩不可不細爲研究焉。

朱秉權之『解小金丹』。以內經之辰砂雄黃雌黃紫金。仲景之升麻鱉甲湯。以及肘後陶氏千金外臺。最多殺蟲之方。證明古人之治病。多注意於黴菌也云云。此確有證。然而殺菌之藥多有毒。吾中醫界。自宋元以來。每專以和平藥治病。對於毒藥。多畏而不敢用。吾嘗謂中西醫之短長。西醫能用毒藥。中醫不能用。確亦一大原因也。然而非學術本身上之短長。乃醫者習慣上之故耳。

高思潛之『西河柳』。以西藥之阿斯疋林由楊柳中所提出。而有透表退熱之功。故西河柳之作用。與之相彷。又『川芎與外因中風』。以中風西醫謂爲腦出血。而內經所謂血菀於上。使人薄厥。早已發明矣云云。如此溝通。令人起十二萬分敬愛。

呂用賓陳蓮舫二家醫案。議論多。方藥雜。大率薛立齋之流亞也。豈治富貴人之病。必由是道歟。吾甚疑之。

戴橘圃之『驗方』。以西瓜翠衣來治坐板瘡。吾亦嘗用之。實有效。吾中醫數千年來。驗方固甚多。可惜編者不知細分病證。使用者往往差以毫釐。願戴君對於此後發表者。加以分症。更望編者王君一仁。通告驗方欄投稿者爲佳。

趙意空之『山西中醫改進研究會編輯主任楊如侯先生事略』。余讀此。不覺搥胸大慟。吾與楊公。固素昧生平者。覩其銳然以改進中醫為己任。實吾中醫界之樑棟也。棟折樑摧。大廈奚支。吾雖欲不慟。又焉得而自已哉。嗚呼楊公。竟棄吾危急將亡之中醫而決然去矣。忍使吾黨獨為中醫之『亡國奴』而不復恤矣。痛哉痛哉。可奈何哉。幸楊公改進中醫之著作尙富。靈素生理新論。早已出版。望再多印。發上海各處銷售。靈素氣化新論。尙未完卷。希歸君煥文先生。速續成之。與溫病病理學腦病新論等未印者。迅予付刊。更盼全中國中醫同志。體楊公『使天假予數年將病理診斷治療方劑藥物各成專書吾不慮生矣』之遺言。併『屬纊之夕猶以中醫列入學校系統案教育部置未實行為一大遺憾』之心願。共同努力工作。務期達到目的。否則。將何以對楊公乎。同志勉乎哉。同志勉乎哉。

煮藥新法

史濟行

我國藥品。必須煎熬而後可服。對於手續上頗感不便。而尤商界中人。更覺困難。因之鄙人以經驗所得。得一代煮之法。其法用一大口熱水瓶。先將藥品放入。然後冲入滾透之開水。蓋緊木塞。待二小時後。可將藥汁倒出。即與所煮者無異。此法既省手續。藥汁又可完全泡出。服時猶能熱湯。一舉二得。病家之中。有因煮藥不便者。其曷試之。

庸醫殺人辯（諧文）

周岐隱

世人對於兒戲生命之醫生。輒稱為庸醫殺人。是不通之論也。夫庸醫必不會殺人。而醫之能殺人者必非庸醫。貿貿然以殺人之罪。加之庸醫之上。吾不能不為庸醫喊冤矣。夫庸醫者。即中醫之變相耳。非惟起碼之中醫可以稱之曰庸醫。即大名鼎鼎之中醫。亦得總而統之稱為庸醫焉。何以言之。子程子曰『不偏之謂中不易之謂庸中者天下之正道庸者天下之定理』（見中庸）。夫不偏與不易。相去無幾也。正道與定理。二而一者也。然則中之與庸。猶有何辨。以殺人之罪。加之庸醫之上。是不啻大呼中醫為劊子手也。中醫其肯受此名哉。且以醫殺人。不僅中醫有之。即東醫西醫亦無不具有同一本領。乃世人對於中醫殺人。則大呼庸醫以斥駡之。而死於東醫西醫之手。則默默忍受。從未聞有鳴鼓而攻之者。何薄於中醫而厚於東醫西醫耶。豈吾中國人民，必受異族人之屠戮，而後死亦快於心耶。夫稱中醫為庸醫可也。以殺人之罪。盡歸之庸醫不可也。庸醫豈能殺人者哉。中庸之書曰『白刃可蹈也中庸不可能也』。夫蹈白刃殺人之事也。中庸不可能者。蓋謂中國庸醫萬萬不能為殺人之事也。凡殺人者。皆非庸醫也。亦即皆非中醫也。聖人之言。豈欺我哉。作庸醫殺人辯。

詩

陳枕珊

愚邇來好與英俊少年遊。顧求之不易覯。今於中醫協會中得三人焉。曰莊君雲廬。王君宇高。吳君涵秋。蓋皆愚忘年友也。因各戲以詩贈之。

贈莊君雲廬

一乘竹輿快快擡（君非肩輿不行會場中特留一席為君置輿處表歡迎意也）會中競道

覺公來（君未到會時多昏昏欲睡見公來眉飛色舞）頻年醫報愁中斷（本會醫報因編輯之人勢將中斷爲醫界中變換智識一絕大阻力）編輯有人笑臉開（君慨任編輯聞之喜而不寐君不良於行然會務得君擘畫便覺蒸蒸然有生氣客秋服務中醫時疫醫院厥功尤偉彼不熱心會務反肆訕笑者謂其不痿於足而痿於心云）

贈王君宇高

虛谷後身譽豈虛（君喜研先哲章虛谷先生醫門棒喝一書手編劄記診六淫證如探囊取物罔不效人疑爲虛谷後身云）診餘縱覽薛樓書（君下筆千言於書無不所讀暇時足迹恆滯吾邑薛樓藏書處）懸壺小隱棋杆街（君喬遷時宴友杯盤交錯予亦分沾口福焉）巷尾街頭盡識渠（君今春廣貼招紙予亦步其後塵語云醫生姓氏賤於優妓憐君亦自憐也）

贈吳君涵秋

年少英姿磊落多（君貌如冠玉議論風生疏財好義有古俠士風）范師門下孰專科（文甫師門下最盛君待傳衣鉢盛行於世）傷寒兩字君堪擅（君長於傷寒去年曾貼廣告蓋不欲自秘云）況復西編正手摩（君近時醉心西籍曾謂欲以西醫病理學核對我國五千餘年殘餘古書亦壯語也）

代郵

覆上海神州醫藥總會函

神州醫藥總會諸公均鑒。捧讀通告。曷勝欽佩。敝會已於前日召集緊急會議。一致決定。電達南京。據理力爭矣。茲將電文抄奉。請爲查照。電文曰。（電文見底頁）等語。專此佈覆。順頌公安

甯波中醫協會啓

覆浙江中醫專門學校學生會函

敬覆者。頃接　貴會來函。具見關懷中醫。實深欽佩。敝會對於此次中醫加入系統問題。早於宥日電致南京全國敎育會議會。據理力爭矣。電文曰（見底頁）專此覆請浙江中醫專門學校學生會公鑒

甯波中醫協會啓

通訊一

洪醉樵、陳益浦二先生鑒。大作到。已不及。准下期照登。弗念。

通訊二

李韻笙、童錦燦、俞汝霖、龔心齋、李芳年、李貴堂、周和卿、朱鑒清諸先生及諸同志均鑒。本刊自改革後。已發刊三期。當此西醫挾其雷霆萬鈞之力。正欲擊破中醫。而本會與上海神州醫藥總會。杭州中醫專校。洪同電呈南京全國敎育會議會。力爭列入敎育系統。倘未能到圓滿目的。凡吾同志。務望多著議論。刊布本刊。以期喚醒民衆。而促悟政府。

編輯部啓

中醫新刊價目表

定價無扣費須先惠
概收大洋郵票照算

類別	項目	一期	六期	十二期
定價	現款及匯兌	一角	五角五分	一元
郵費	本埠	半分	三分	六分
郵費	本國	一分	六分	一角二分
郵費	日本	二分	一角二分	二角四分
郵費	歐美	四分	二角四分	四角八分

廣告價目			
地位	一期	六期	十二期
全頁	十元	五十元	九十元
一面	五元	二十五元	四十五元
半面	二元五角	十二元五角	二十三元
特別	照列表一律加二分之一		
特別地位	封面反面及論後夾頁或前頁		木刻銅版
普通地位	後頁夾張		費須外加

中華民國十七年六月十日出版

中醫新刊月刊第三期

撰述者　甯波中醫協會會員

編輯者　甯波中醫協會常務委員會

經理者　甯波中醫協會執行委員會

發行者　甯波絲行街中醫協會

印刷者　甯波崔衙前華陞印局

電爭中醫學校加入教育系統文

大學院蔡院長子民先生。轉提全國教育會議會公鑒。閱報載西醫汪企張提議取締舊醫學校案。不勝震駭。查中醫治病。切合國情。確著成績。如果殺人似蛇虎。則中國民種。早已絕滅。何以民數尙爲世界冠哉。如以學術進步論。則目前西醫斷不能謂已至止境。而我今日中醫界。正力圖改革。向科學上求進步。以期創立世界最精美之中國醫學。何忍橫加摧殘。阻我自新哉。且國藥出產。關於財源。藥業民衆。何止千萬。國計民生。豈忍不顧。況西藥來自海外。生死操於他人。其後患更何堪設想。此案係全國民衆生死關頭。敝會不得不誓死力爭。惟願深思熟籌。將該議案立予取消。並請將中醫學校。列入教育系統。以資改進而保命脈。

甯波中醫協會宥叩

中醫新刊

中華郵政特准掛號認為新聞紙類第四六八號

第六期

中華民國十七年九月出版

本期目錄

甯波中醫協會常務委員會編輯

代電

本會諸會員均鑒。本刊今已出版至第六期。當開大會時。當場認銷之數。俱已按期分寄。惟認銷刊費。已繳者固多。未付者亦屬不少。需用孔亟。萬希速來繳付爲感。

寧波中醫協會啟

全國各醫藥團體暨諸同志均鑒。本刊理故採新。研究眞理。以期造成中國醫學爲世界最精美最完善者爲宗旨。出版以來。風行全國。茲應各地同志所請。特定代銷辦法。(一)五份以上者九折計算。(二)十份以上者八折計算。(三)二十份以上者七折計算。(四)五十份以上者六折計算。惟費須先惠。空函恕不作覆

寧波中醫協會啟

杭州吳興松江各中醫協會均鑒。前九中全會。敝會一再急電力請。蒙貴會等先後響應。足見中醫界人心未死。前途必有希望。復承回示。以聯合全國中醫界。共同奮起。爲當務之急。此固敝會同人夙所擬定之計劃也。願共與力行爲禱。

寧波中醫協會啟

介紹名著

天津著名中醫張錫純先生。學貫中西。發明眞理。所著衷中參西錄。確爲我中醫界必讀之書。近聞第四第五兩期。已先後出版。洋裝三鉅冊。實價三元。本會常住幹事王耀卿君。願任代售之勞。如欲購者。請與王耀卿君接洽可也。

痛哉—中山先生無暇幹醫藥革命的工作！

王宇高

中山先生的畢生的精神。六十年的光陰。盡心竭力。犧牲一切。專幹中國國民革命的大事業。眞是所謂『終日乾乾。自强不息。』—『孜孜爲善。無日或懈。』—『食無求飽。居無求安。敏於事。』—『食不暇煖。竈不得黔。』棲棲皇皇。慘澹經營。較諸夏禹之治水，周公之制禮，孔子之傳道，墨子之救人。有過之無不及。眞是**無暇再來幹醫藥革命的工作？痛哉！痛哉！使我淚流！**

或者說：『宇高—你是個醫生。口口聲聲幹醫藥的宣傳。三弄四弄。弄到附會中山先生是無暇來幹醫藥革命的工作。所謂無暇也者。是有心幹此事。不過因爲沒有工夫。暫時停一停罷了。難道中山先生的心理。是你—宇高所料到麼？宇高—你自謂研究中山先生的遺著。頗有些工夫。難道中山先生親口所說的話。寫在自傳裏：

『—以學堂爲鼓吹之地。借醫術爲入世之媒。十年如一日。—』

這兩句話。明明說讀醫書做醫生。是爲借借名義。以便進行革命事業的張本。豈是有心研究醫學？更無意及於醫藥革命。這眞是你—宇高單相思般的主觀錯誤！』

我在搥胸大慟的當兒。聽着這話。忍淚解說道：

中山先生的革命。不是個人的革命。不是少數人——一階一級的革命。乃是中國國民的革命。乃是全中國全民的革命。難道我們醫生——不是中國的國民？不是全民的一份子？這是可以明白——假使中山先生有暇——當然肯幹醫藥革命的工作。況且醫藥是居民生主義的要部麼？

但是這尙是籠統的窺測。我且舉出很確切的證據。來證明中山先生確是有志於醫藥革命。實在因爲是沒有工夫。如不相信。請看證據．

中山先生所手著的孫文學說裏——行易知難一篇裏——第一章有一節說道：

「作者曾得飲食之病。即胃不消化之症。原起甚微。嘗以事忙忽畧。漸成重症。於是自行醫治。稍愈。仍復從事奔走而忽畧之。如是者數次。其後則藥石無靈。祇得愼講衛生。凡堅硬難化之物。皆不入口。所食不出牛奶粥爛肉汁等物。初頗覺效。繼而食之半年以後。則此等食亦歸無效。而病則日甚。胃痛頻來。幾無法可治。乃變方法施以外治。用按摩手術以助胃之消化。此次初施。亦生奇效。而數月後。舊病復發。每發一次。比前更重。於是更覓按摩手術而兼明醫學者。乃得東京高野太吉先生。先生之手術固超越尋常。而又著有抵抗養生論一書。其飲食之法。與尋常迥異。尋常西醫飲食之方。皆令病者食易消化之物。而戒堅硬之質。而高野先生之方。則令病者戒除一切肉類及溶化流動之物。及粥糜牛奶雞蛋肉汁等。而食堅硬蔬菜鮮果。務使筋多難化者。以抵抗腸胃。使其發力。以復其自然之本能。吾初不之信。乃繼思吾之服粥糜牛奶等物。已一連半年。而病終不愈。乃有一試其法之意。又見高野先生之手術。已能愈我頑病。意更決焉。而先生則曰。手術者乃一時之治法。若欲病根斷絕。長享康健。非遵我抵抗養生之法不可。遂從之而行。果得奇效。惟愈後數月。偶一食肉或牛奶雞蛋湯水茶酒等物。病又復發。始以為或有他因。不獨關於所食也。其後三四次皆如此。於是不得不如高野先生之法。或除一切肉類牛奶雞蛋湯水茶酒。與夫一切辛辣之品。而每日所食。則硬飯與蔬菜及小許魚類。而以鮮果代茶水。從此舊病若失。至今兩年。食量有加。身體康健勝常。食後不覺積滯而覺暢快。此則十年以來所未有。而近兩年始復見之者。余曩時曾肄業醫科。於生理衛生之學。自謂頗有心得。乃反於一己之飲食養生。則忽於微漸。遂生胃病。幾於不治。幸得高野先生之抵抗養生術。而積年舊症。一旦消除。是實醫道中之一大革命也。」

從這裏看來。目前的西醫學術。不滿於中山先生的意中。豈非明白如畫？西醫對於胃病。吾嘗攷諸嘉氏內科。對於胃病。分爲胃急炎胃毒炎胃久炎胃溺酸滯胃痛胃瘍胃生疽胃脹等等。何等明晰。但按其治法。則用洗胃筒洗胃和剖腹手術以外。最注意者。禁止堅韌難化之食物。給以溶化流動如牛乳肉汁雞蛋粥糜等罷了。又嘗考諸歐氏內科。對於胃病。也是急性胃炎慢性胃炎胃變硬症胃脹胃及小腸首段消化性瘍胃疽胃過長性幽門狹窄胃衄血腦功性胃症等等。非常透澈的。但按其治法。也是除了洗胃剖腹手術以外。別無甚效藥物。只於飲食去其難化而取其易化罷了。又嘗攷諸一班中國人學西醫的自稱爲新醫的余雲岫汪企張等所合編的內科全學。對于胃病。更是急性胃加答兒慢性胃加答兒胃弛緩症胃擴張症胃潰瘍胃癌胃肉腫胃梅毒胃結核胃下垂症神經性胃病等等。更加明察秋毫了。但按其治法。也同嘉氏歐氏一般。手術外。只知以飲食之流動易化者爲合於營養罷了。是西醫之對於胃病。勿論德日英美。都是一般的。如中山先生所說的。是可知都爲**中山先生所不滿意。所要打倒推翻破壞—而重新建設的**—只因自己東奔西走。朝夕辛勞。**沒有暇時來幹這醫藥革命**。所以見高野太吉的反乎一般**西醫治胃病的方法**。便贊嘆爲「**醫道中的一大革命**」呢！

從這看來。中山先生對於醫藥的革命。確是有志而無暇。嗚呼！這是我們中醫的晦氣─不能得如中山先生者作爲指導的導師。也是余雲岫汪企張一班販賣式的西醫幸運─得不被中山先生所打倒─推翻！

但是醫藥之當革命。目前的西醫之當打倒─推翻。重新建設最精美的醫術。是中山先生所有志而無暇。固是證據確實。不容疑了！不過還有一層。中醫的學術。是不是也要像推倒滿淸般的推倒呢？

這着斷斷不會的。中醫的治病的學術。中山先生一定保存的。何以見得呢？我雖一時找不到確切的證據。但是還有佐證存在。容我再舉出來。

中山先生所著的中國之革命裏面說明革命之主義說道：

「革命之名詞。創於孔子。中國歷史。湯武以後。革命之事實。已數見不鮮矣。其在歐洲則十七八世紀以後。革命風潮。遂磅礴於世界。不獨民主國惟然。則君主國之所以有立憲。亦革命之所賜也。予之謀中國革命。其所持主義。有因襲吾國固有之思想。有規撫歐洲之學說事跡者。有吾所獨見而創獲者。」

又說：

「發揚吾固有之文化。且吸世界文化而光大之。」

中山先生在三民主義也明白的說道：

「我們固有的東西。如果是好的。當然是要保存。不好的才可以放棄。」

又說：

「外國現在最重要的東西。都是中國從前發明的——可見中國人固有的能力。還是高過外國人。」

從上面幾種主張看來。中山先生不做醫藥革命則已。如做醫藥革命。對於中醫的學術當然是必要保存的。也且必要設法發揚而光大之的。因為中山先生的革命的主義是這樣的呢！

不過究竟中醫士的固有的能力。是不是也像中山先生所說高過外國人呢？是的。一不差的。確是不差的。中醫的固有的學術。高過外國人的僅多呢！因時間關係。不必細說。且待下次零行詳述。只就前面中山先生所說的胃病治法。約略的說一說罷。

中山先生所稱贊的醫道的革命家。是日本東京高野太吉這個人。日本的醫學。從前是完全效法我們漢醫的。有了我們漢人的中醫學術做根抵。所以纔有這革命的能力！

再看高野太吉的醫學革命的著作。是抵抗養生論一部書。這養生两個字。也就是根據我們中醫的證明。因爲養生两個字是我們中醫所獨有的名詞呢！

更看高野太吉的醫學革命的事實。是破壞普通西醫—爲一般西醫所公認的治胃病的用流動易化的食品的方法。重新建設用堅硬、難化的食品。以抵抗腸胃。使其發力。以復其自然之本能的方法。這種方法。我中醫早已發明。早是這樣定式而治胃病的。證據何在？不必廣引多援。只就最普通爲我中醫界所共讀共用的漢代張仲景遺著—金匱。來證一證。便明白無疑了。

金匱裏面所論的胸痺和腹滿。就是胃病。這是不必細說的。試看金匱所列胸痺的方藥：

「1，胸痺之病。喘息咳唾。胸背痛。短氣。寸口脈沉而遲。關上小緊數。括蔞薤白白酒湯主之。括蔞實。薤白。白酒。

2，胸痺不得臥。心痛徹背者。括蔞薤白半夏湯主之。括蔞實。薤白。半夏。白酒。

3，胸痺。心中痞氣。氣結在胸。胸滿。脇下逆搶心。枳實薤白桂枝湯主之。枳實。薤白。桂枝。厚朴。括摟實。人參湯亦主之。人參。甘草。乾薑。白朮。

4,胸痺。胸中氣塞短氣。茯苓杏仁甘草湯主之。茯苓。杏仁。甘草。橘枳生姜湯主之。橘皮。枳實。生薑。

5,胸痺緩急者。薏苡附子散主之。薏苡仁。大附子。

6,心中痞。諸逆心懸痛。桂枝生薑枳實湯主之。桂枝。生薑。枳實。

7,心痛徹背。背痛徹心。烏頭赤石脂丸主之。烏頭。蜀椒。乾薑。附子。赤石脂。蜜丸。」

再看金匱所列治腹滿的方藥：

「1,病腹滿。發熱十日。脈浮而數。飲食如故。厚朴七物湯主之。厚朴。甘草。大棗。大黃。枳實。桂枝。生薑。

2,腹中寒氣。雷鳴却痛。胸脇逆滿。嘔吐。附子粳米湯主之。附子。半夏。粳米。甘草大棗。

3,痛而閉者。厚朴三物湯主之。厚朴。大黃。枳實。

4,按之心下滿痛者。此爲實也。當下之。宜柴胡湯。柴胡。半夏。枳實。大黃。生薑。黃芩。芍藥。大棗。

5, 腹滿不減。減不足言。當下之。宜大承氣湯。大黃。枳實。厚朴。芒硝。

6, 心胸中大寒痛。嘔不能飲食。腹中滿。上衝皮起。出見有頭足。上下痛而不可觸近者。大建中湯主之。蜀椒。乾姜。人參。膠飴。

7, 脅下偏痛。發熱。其脈緊弦。此寒也。以溫藥下之。宜大黃附子湯。大黃。附子。細辛。」

統觀金匱治胃病所用之藥。薤白。白酒。半夏。枳實。桂枝。厚朴。乾姜。白朮。茯苓。橘皮。生姜。苡仁。附子。烏頭。蜀椒。赤石脂。大黃。粳米。柴胡。芒硝。細辛。等等。這幾種藥的性質。都是堅硬難化的。其功用都是能夠抵抗腸胃使其發力。以復其自然之本能的。然則可知日本人高野太吉醫生的治胃病法。是完全根據他—日本所早得的漢醫—即是中醫的固有的學術。中山先生對日本人肯保存先入的漢醫。作醫學革命的定義。倘肯極力稱贊他。難道對於中醫的固有的學術—很精美的。還肯拋棄麽？這是斷斷不會的。也且一定可知中山先生必要由保存而發揚光大的！

唉—痛哉！唉—惜哉！中山先生犧牲畢生—六十年的光陰—精神。幹革命事業—最大最急的政治方面。到了積勞身毀。與世决別的時候。尙自歎—「革命尙未成功！」—更有**何暇來幹醫藥**的工作。嗚呼噫嘻！哀哉痛哉！**能不令中醫界痛哭流涕長太息也麽？**

[redacted]

[redacted]

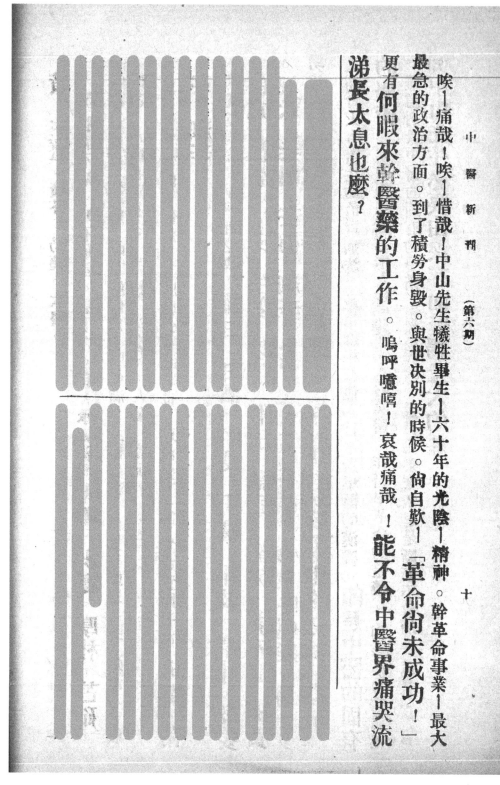

駁易漸逵君的「駁神州醫藥總會執行委員會上國民政府大學院請求中醫加入學系呈文」

王宇高

余雲岫等所編的『社會醫報』第二十八號裏。刊着易漸逵的「駁神州醫藥總會執行委員會上國民政府大學院請求將中醫加入學系呈文」一文。我們中醫。是極和氣平心的是極願公開討論以求改革而進步的。所以我對於這文。把萬分友愛的態度。急急地一氣讀下。讀到完了。却令人大大的失望。因爲易君完全是爲飯碗問題而作這文的。不然。何以這樣一味攻擊不講實際呢？

勿論何種學術。都是以實際爲歸宿。實驗爲目的。我們中醫治愈中國國民的疾病。保障中國國民的生命。有了四五千年的歷史。寒熱虛實的病證。攻補和解的治法。確合實際。確著實驗。但不是隨便動一動筆。所能枚舉詳列的。易君如欲明悉。請放十年功夫。研究研究。自能佩服無疑。否則。眞是不可教之孺子了。至於我們中醫都是把非研究不明底蘊的宗旨。對於西醫是要用萬分心力去研究的。易君且耐心觀看罷！

仔細考察易君這篇的論文的內容。不外三點。㈠今日爲科學時代。合科學者惟西醫而已。㈡西醫爲強國保種之利器。中醫則否。㈢西醫在中國是幼稚時代。怕被中醫障礙。

㈠點。我要請問易君。西醫在外國。是初發明便合科學的—還是到近代始合科學的？我也嘗仔細研究過西醫的歷史。是完全由哲學而進行到科學的。科學並不是西醫學家所自創的。是另有科學專家。一樣一樣發明的。西醫學家不過拿來享用罷了。難道拿用科學享受科學的權利。只許你們西醫—而不許我們中醫？我們拿用—享受科學。而來作改進我中醫的權利。易君—你能夠褫奪我們麼？哈！哈！眞是笑話！

㈡點。我要請問易君。西醫是強國保種的學術。其根據是不是在能夠治病和衛生？西醫能治病和衛生。難道我中醫不能—反要增病和殺生麼？果爾。則中國的民衆。何以尚未絕滅呢？我也明白。國家的強弱。人種的興亡。不是完全係於醫術的。（此理中山先生說得很明白。易君須研究中山全書。才能明白。）不過易君竊冒名貪功。我就對你這一句。唉！易君是眞眞所謂『只知其一不知其二』猶之乎只知肉類—脂肪質可以營養。而不知穀類—澱粉和乳糖質也可以營養者呢？哈—哈！哈哈！眞眞是可笑！

㈢點。這是易君有自知之明的一點。我覲這點。倒也發生惻隱之心。不得不轉而有些憐恤他—要想寬恕他—像大人訓誨孩童般的—打罵以後要用糖果誘導他—善言安慰他了。易君！你學西醫。沒有學全。弄得中國的西醫。非常幼稚。怕我們中醫阻止你—不許你進步。這是並沒有這回事的。我們責罵他們。只因爲是只知西醫的皮毛。便自己以爲滿足。便傲睨一切。不肯再研究中國固有的寶貝的原因。你們苟能把西醫很完全的學來。就是不能再學中醫。把西醫的你所曉得的。作個介紹。供我中醫採擇。我中醫斷不會阻止你們—敲破你們飯碗的。請你放心罷。

勸告我中醫要恢復針灸

洪醉樵

針灸之道。由來遠矣。歧黃以前。雖有上下經書等。從鑑考據。黃帝之內經甲乙經。秦越人之難經。雖代遠年湮。不無魯魚之誤。究爲我國醫學之津梁。皆用針灸以治病。至於湯液。內經中只有雞矢醴之治蠱脹。半夏湯之治不寐。澤瀉朮麋銜之治酒風。聊聊數方。以補針灸所不及者也。卽奇病論息積一症。歧伯謂不可灸刺。積爲導引服藥之例也。至漢仲聖本內經本草。作傷寒金匱。以湯液治病。然亦不離於針灸。傷寒服桂枝湯反煩不解者。先刺風池風府。却與桂枝湯則愈。可知桂枝湯不能獨治也。又肝乘脾乘肺刺期門。婦人熱入血室刺期門。豈非小柴胡不能主治乎。少陰病下利。有當溫其上灸之之訓。厥陰病有灸厥陰。厥不還者死一症。豈非四逆陽不勝其任乎。傷寒金匱。乃湯液治病之書。尚不能離脫針灸。內經甲乙經爲醫學之精華。專以針灸治病。則針灸之關輕屬重不待言矣。予當臨診之時。往往見急症。或痼疾。非湯藥所可挽救者甚衆。譬之夏秋暑濕交蒸。痧穢猛烈。刺之合法。如拔刺雪污。可立待而愈。疔毒亦然。此不過針法之旁門小技耳。其奏効尙如此之神。湯藥之治驗。如傷寒春溫風溫濕熱濕溫秋燥冬溫。及新感舊雜症。聲勢雖重。皆六淫之感觸。用藥調治。雖無不奏効。然針灸亦可以治療。至於病久邪深之痼疾。及積聚諸症。則草木難以奏功。惟針灸爲獨步。抑猶有甚焉。當今戶口繁盛。藥價飛騰。貧病者坐以待斃。亦吾儕所不忍坐視也夫。

（未完）

西醫由來的窺察（續）

徐炳南

反對液體病理學。創造固體病理說。爲羅馬之Askleplass氏。根據原子論爲固體病理之基礎。其言曰：

宇宙萬物。非由肉眼。而僅由理性可以認識之。成於大小精粗之原子。此等原子。以自己所有之力。以物理的爲當然之團集。形狀性質。各不相同。而成肉眼可見之物體。此等原子相集合。造成粗大之元素。元素相集而成為細管。具有一感覺之微竅。細管之空竅。即其小孔內。更容精微而運動不息之小分子。即Lepromeren.此物由消化之食品。或由呼吸。自空氣中攝取者。以其運動而發生一切活體之官能。例如體溫脈搏。其運動適宜而正調時。則保其健康。否則發生疾病。運動過於猛激時。則為發熱。反是而過于微弱時則為惡寒。其孔之大小不調和。而閉塞小孔時。忽生疾病。

其于治療云：

夫然則療法之主要。在使從異常狀態復于平常狀態。故主張減節食物磨擦皮膚。主動或被動運動及浴水之類。

按此等理學療法。比之我國鍼灸之經絡孔穴之說相類。

綜觀中世紀醫學。對於論理。不脫自然哲學之思想。至于治療。以祈禱咒詛禁厭犧牲為主旨。除此以外。不知有他術也。若以西國中世紀醫學與我國一相比較。大有逕庭之別。蓋我國此時。對于療學。已大發明。如砭剌鍼灸按摩等。皆驅除病毒之良術。非如西醫國僅僅以祈禱為作主也。論理方面。同出自然哲學。故無甚上下。自此以後。彼邦醫學。得科學資助。逐漸演進。至十六世紀Ardleas氏出。破壞遺下之舊說。而建設有系統之新理。從革新剖解學入手。故十六世紀。可謂西洋醫學革命發軔時期。嘗是時科學尚在幼稚。其論仍不免哲學氣味。一方面解剖大家攀望風而起。然仍不能駁其非是。由是可知一事之成。非朝夕之功其由來也漸矣。如Paracelsos氏人體為小宇宙說：

萬物以同其根原之故。多少有互相類似者。其中人體。具有宇宙間存在之一切物質。備有自血肉構成可見之形體。取食物以為榮養者。與鹽相當。如感覺情緒運動等動物官能。則與硫黃一致。而不死不易之靈魂。可比之水銀。于各臟器。亦可求其與萬物對比者。心為太陽。腦為明月。一言以蔽之。人體實為大宇宙之縮圖。可稱之曰小宇宙。

又云：

人體既為大宇宙之小宇宙。故吾人研究大宇宙之諸現象。應用其知識。可于根本理解小宇宙之一切變化。

按此即吾國醫籍所謂人身一小天地。天人相應之說也。

綜觀十六世紀的醫學。生理病理解剖。雖逐漸發明。尚非完備的，明確的。亦如中國上古醫籍所載相同。對于生理上最大缺點。如動靜脈之連絡不明。消化食物。走入肝臟。於此製造血液之誤說。未能糾正。淋巴系統。尚不能知。可知當時醫學之幼稚。動靜二端。毛細血管為之連絡。此說至十七世紀一六二六年。由意大利Domenicode Macdettl氏。所著手之血管注射法。為之證明。當時心臟運動之生理。又為一變。Vleussens氏云：

心臟之螺旋狀纖維。為運送硝石性生氣之細管。由此入內之生氣。與血液中之硫鹽氣相化合。以其沸騰。發生心臟運動。關於呼吸之生理。至十七世紀始解決呼吸作用之異義。Malpghi氏云：

空氣入肺。所行作用。由此增高血壓。以促全身血液分佈。又以硝酸之原素為生命根源。若空氣中除去此質。則其空氣已不堪爲呼吸之用。而起窒息。此說實爲十九世紀生理動物燃燒之先驅。同時又將顯微鏡所見腦及神經系之生理公表。此世紀實爲醫學昌興時代。關於視覺生理。則有Buyd 氏。(視覺新論)詳言視網膜及水晶體之構造關於聽覺生理。則有帝耳維氏詳述聽器之結構。其云：

空氣之振動。先打鼓膜。傳振動於中耳之空氣。從圓窗壹耳蝸殼。刺戟聽神經。而起聽覺。

至Descaltes 氏。大唱物理萬能主義。此派諸人。純然視生活體爲一機械。憑物理之原則。說明一切生活現象。故其手段。則用秤寒暑表。及其他種種物理器械。測定身體重量。抵抗力。溫熱等。氏所論云：

宇宙爲一大機械。生體亦一精妙之機關。自然界之現象。無一不可以機械說明之。

宗此派者。論生理體溫云：

血球當運行之際。或相互。或與血管壁衝突摩擦而起摩擦熱

同時有荷蘭拉衣登大學教授。創化學萬能。謂一切生活現象爲醱酵作用。在身體有酸性之唾液膩液。有鹹性之胆汁及脾液。相合而起醱酵。爲種種生活作用之根源。食物由此醱酵作用而受變化。有用之部分。變爲乳糜而被吸收。不必要之部分變爲排洩物而出於體外。既受吸收之乳糜。經乳糜胸管。至右心。由溫熱而成熟後。混於血中。走往各部。以司榮養。胆汁爲用極大。一方分解食物。造成乳糜與排除物。一方調節門脈血之成分。

本世紀得化學與物理學之考驗生理學始完成焉。

至十八世紀。測重物理學。謂生理學心理學皆不外物理學之應用。其云：

一切人事。亦由物理的法則行之。無感覺之分子。複雜結合而造生活體。于是初生感覺。感覺者。由腦之振動而起。一切心的現象。以感覺爲基礎而成。物質有惰性。務欲維持現狀。在人類。則此心發而爲自衞心。物質界有牽引反撥二力。在人類發而爲愛憎之情。則生理學心理學倫理學。要皆不外乎物理學之應用而已。

十八世紀 HelmannBoelhaave 氏推測生活現象云：

生活現象之爲物。縱不能測其究極之原因。但當其發現之際。確係由於據一定法則所調節之固體或液體之變動。生物成於無數充滿液體之小胞。及與多數纖維之結合其所謂生體成於無數充滿之小胞。即今之所云細胞也。其說較前進步。論病理云：病的運動之主要。爲熱與炎症。炎症由小血管閉塞。血行摩擦而起。熱則由支配心臟運之神經液。發生過度濃厚。其作用遲鈍所致。

氏以鬱血爲疾病之主因。又以疾病之見證爲一種良能作用如咳嗽發熱等。蓋其所現種種病狀因體內精氣除滅侵入身體害毒之反應作用也。故治療絕對主張自然療法。因時補助。因勢利導。

當時著書最富生理學最良。首推Aidreeht v onhailer氏。所著生理學論敘事精細。引用賅博。凡前之生理學業績。網羅無餘。未發明之理論。從事闡發。如動物體生活現象之剌戟性。與覺悟性·其說剌戟性云：

為應刺戟而收縮之性質。僅存於身體之一定成分。卽僅在肌肉之內。其所起運動。與主張物體之彈力性而起者。完全屬於別種。因肌肉有此等刺戟性之故。其收縮不必定須神經之存在。從神經切離之肉。亦自善於發生。但在常態。則由神經傳音志之衝動而起隨意運動。而於生活作用。有密切關係之腸胃心臟膈膜等。所見不隨意運動發生之原因。

氏又實地解剖。以匡從前之誤謬。如開犬之胸腔次於水中。以有無水泡上升。而證明舊說之非。又檢鳴鳥之喉。以明發聲及言語。消化器系之生理。如小腸腺胃壁肌肉。皆從解剖死之胃腸及獸類。胆汁初視為排泄物。至氏始明為脂肪消化所不或缺之要素。十八世紀一七九〇年 Cullen 氏。創神經病理學。其言根據緊張說與刺戟性其原則云：

凡生活現象之源。在主宰知覺之神經系統疾病由此起因。治愈亦由此物之作用行之。有一種神經力。自腦傳諸神經。往身體各部於體之纖維。與以有活氣之緊張力。而起種種運動。若神經之刺戟性過度。體纖維緊張得宜時。卽保其健康。狀態。若腦起變動。其結果於神經力有過不及時。則生疾病。故一切疾病。成為緊張過度及弛緩而表現者。緊張過底。不僅以神經力過度而起。有由腦及神經系之衰弱而生者。且熱之為物。起於外來之障礙。而基於腦及神經系之衰弱。以一般而言。生體對於侵入之害毒。必起反抗作用。而力欲消滅之。此卽自然之良能。其適例為惡寒戰慄。外圍之血管。因此而起痙攣。血液向內部集注。於心臟及動脈。與以刺戟。而增高其搏動。於此遂生熱之現象。

神經病理及生理。現代別為專門研究。其生理錯綜。病理頤複。為生體諸組織冠。追根溯源。實氏開其先河也。Boljeu 氏創腺體病理學云：

蓋腺有一種不可思議力。由血液而興奮。自血中牽引必要之物質。加以撕理。分泌於外。一切生活現象。於體各部。始有特殊之生氣。病則由腺分泌過度與不及。

按腺分無管與有管二種。無管腺體。所謂合而孟。發育全體者也。有管腺體。如唾液粘膜等。濡涵百骸者也。無管腺體充盈。則體魄健全。反之則萎縮。故又謂青春腺。氏所云腺分必過與不及。想不是指無管腺體。氏又將身體之組成分二種。而更細別之。其一為普泛性組織。大別之為結締纖維。神經，脈管，淋巴。又其一為特殊組織。為骨，軟骨，肌肉，粘膜，腺皮膚，毛髮。由 Molgaghi 氏創病理解剖學。進而發明打診法。就心臟病診斷復發明聽診法。於理學診斷。以具端倪。以上乃西洋醫學十八世紀時之梗概。至十九世紀為科學萬能時代。醫學無論治療理論。皆歸納於科學。科學上發明之療學。第一為氣素治療。其論理一切疾病由體內酸素之過與不及而起。如梅毒脂肪過多症。敗血病等。由體內氣素過少而生。其療法以體內氣素之物質作為藥餌與之。反之如肺癆者。以氣素過多。其作為藥品者。當用有還元作用。當時有 Samuel 氏創治愈系統說所云凡可已病之特效藥。施於健體有惹起與該病同一症狀之作用。如規甯波乃瘧疾特效藥。假如以此藥用諸健體時。能促起其生活現象之變化。與瘧疾發熱之症狀酷似。以爲病者由體內生氣之違和而起。欲求治愈。宜用藥餌使發生較厚病更烈之症狀。由此可以取消本來之症狀。其主旨取以毒攻毒。此科學進化之療學也。

十九世紀醫學之兩大發明卽細胞學與細菌學是也。細胞學者近世紀醫學之中心點也。其發見之歷史甚遠。起源於十七世紀英人Kodet氏。至一八六五年。Kolliker氏等諸大家出。形態學上之細胞學說始大備。氏以細學說。用諸病理及生理。以明疾病而起之細胞變化。由此以解決病的現象。於是病理解剖學始告完成。細胞之意義。至氏既漸漸明瞭。此物理最簡單之生活體。生命之源實在乎此。乃以細胞生理研究。解生命終局之謎。而細胞生理學遂產生焉。

細菌學者實創十九世紀醫學之新紀元。近代一切疾病。莫不由此推敲。考其最遠歷史。於羅馬時代已有倡細菌學研究之者。當時不過一種想像理論。自顯微鏡發明後。始一日千里。最早在唾液中。見有營爲活動之小體。及至一八三八年Ch.Cehlednig氏發表宏論。將微生體分四大種。一分裂菌二弓形菌三螺旋菌四螺虫。由是細菌學逐一倡明。一九一〇年Henle氏將脾脫疽菌用精密研究。發見有益事實。又得細菌培養法。一般醫家皆致力於細菌毒素。發見結核菌。霍亂菌細菌學有冲天之勢。卽今之血清療法。亦基於此。此上乃十九世紀醫學之特色。

至近代醫學。始排除一切空想。從實驗觀察。依科學之方法。進研究之步驟。如生理學理化學解剖組織胎生。皆以實驗生理爲目的。向之想像理論。今始一一證實糾正。如於呼吸生理云：

一般由呼吸肌之律動性收縮。擴張胸腔之容積。其結果。空氣以被動而入肺泡。遂起吸息。反乎些呼吸肌之收縮弛緩時。胸腔之容積。變而狹小。再排出空氣而起呼息。以及血球隨血行入肺時。血球中之血紅素。由肺之空氣中取酸素。而與體之組織。使之酸化。其時所生炭酸。或溶解於血中。入肺靜脈。至肺臟而排出於體外。故動物體不絕自外界取酸素而排出於炭酸。由體中之酸化作用。發爲體溫及一切勢力。

又血運生理云：

更就血液循環生理觀之。大小二循環。純從物理的機械的定則。具有瓣膜而以律動的收縮之心臟。爲一唧筒。成爲循環之原動力。吸引血液而壓出之。且心臟排血之際。有彈性之脈管壁。起搏動補助血行。不使斷續。

其他關於神經感覺器生殖等均有充分理論。綜觀西國醫學。至十九世紀始告完成。中世紀尚在宗教範圍。其理論。皆神秘想像。其除療感咀呪禁厭。此與我國古代醫學文何異乎。至十七世紀。由科學思想發明其萌芽。則醫學亦逢革新之運Dsaltes氏叢出。有主張智識論。機械說。經驗派。參互錯綜相須相應。其改革則以解剖學入手。如發見血液大循環等重要生理。若以十六十七兩世西洋醫學。與我國古代相較。理論方面。大同小異。皆以哲學爲基礎。以思想爲立說。至於療學。大有天壤之別。鍼砭灸刺。按摩湯液諸法。自確有效者。彼號爲科學發萌。不知我古代早已具端倪。世稱東方爲文化最早。洵不誣也。至十八世紀末葉。一般理論又歸復哲學方面。醫學又見動搖。十九世紀自然科學勃與。一掃昏霧。醫界始告成功。吾國齊梁之間。競尙玄學。一切學術。皆五行甲子爲支配。醫學相近哲學。則其說法尤爲玄妙。績篇累迭。因因相陳。造成今日昏霧否塞之局面。良可概也。夫當宋之時適佛學輸入。而醫亦受其薰陶。染其彩色。假使當時易佛學爲科學。則亦將歸納於科學矣。此不過限於時代而已。方今科學振於東亞。益以西洋學說。可資攷證。吾逆知數年後。中國醫學。必有特殊成績。炫耀于世界也。惟爭逐現象。在過程時間所不能免。苟本大無畏精神。淸明腦筋。遠大眼光。世界常識。專精壹志。從事整理。以實地經驗。證明空想理論。再以理想創造療學。以期造成完全純粹中國醫學。是則賴當時代有志醫藥革命者淬厲憤發。急起直追。拼命爲之耳。（完）

中國病理學講義編纂記

上海時逸人

說病原之作用。辨發病之理由。釋病變之本然。明病竈之所在。示醫療之方針。合參今古。融會中西。彰至理。揚國粹。故定名曰中國病理學。

徵諸西醫歷史。病理學之進步。已逾三期。一爲探索症候時代。二爲剖檢病竈時代。三爲研究病原病變關係時代。今則正在第三期。若吾中醫病理學之進步。已逾三期。第一期。曰理想六氣病機時代。如內難等書是。第二期。曰分別內傷外感時代。如傷寒金匱三因方辨惑論等書是。第三期。曰詳明症治學時代。如六科準繩。醫宗金鑒等書是。今者研究會通。發明病竈。已至第四期矣。

綜以上觀之。西醫本物質也。將漸進於精神。中醫本精神。已兼及於物質。實驗參理想。則實驗不爲拘謬。理想得實驗。則理想不爲空談。棄瑕擇瑜。兼收並蓄。則將來之醫學。必爲世界所公認。可預言也。鄙人研究醫學。於今十五年矣。而於病理一科。尤孳孳所注意。比年來得見病理學書籍。如病理學講義，新撰病理學講義，臨床病理學，病理撮要，病理學會通，病理學實習，病理學通論，病理學總論，病理學問答，病理學一夕談等。徹底探求。融爐共冶。雖有種種之表示。尙無一定之主張。近來在中醫專校。忝充病理教授。鑽研醫學眞傳。力求病理所在。上繼內難根源。下迄漢唐支派。凡宋元明淸諸家之學說。有關於病理者。靡不博訪而採擇之。覺中醫談病理之精深。誠有駕夫西醫萬萬也。所惜者。籠統於症治學之中。未嘗別列一科。以供專門之研究。且雜以五行生尅。種種理想假借之名詞。致貽外人以口實。今者一洗浮華。確存精當。胎臚中西學說。潛心探討。芟繁薙冗。舉其宏綱別爲六類。首篇述病理學總論。詳論中西病理學歷代發明之沿革及變遷。第一篇述病理學機能。詳釋九臟六腑十二經十五絡之虛實寒熱。爲生理上變化。作病理之本源。第二篇。述病理學原因。凡六氣所傷。七情所感。爲內傷外感。所以能致病之要道。第三篇。述病理學理論。解三陰三陽手足六經傳變。及升降浮沉等。爲病情變化之理由。第四篇。述病理化學。講細胞化學成分之變化。原質或增加或缺乏之類。爲吾國病理學上新用途。最有研究之價值者也。第五篇。述病理學解剖。解剖其實質的變化。以知其病體之組織。能確詢病竈之所在。舉內科外科婦科兒科皮膚花柳科等所發之病症。無不詳考而筆記之。以供研究匯通之採擇。雖不敢代表中國病理學之全體大用。然得此而引伸之。當不至於無理矣。編纂之餘。敢伸臆說。凡我同志。幸各進而教之。

和益浦君談談伏氣講講閒話

吳涵秋

我向來最佩服的是古印度學者的態度。最景仰的是歐洲中古學者的精神。古印度學者的態度。他們是絕對服從真理。猛烈的犧牲成見。歐洲中古學者的精神。他們是甯願犧牲性命。不願犧牲真理。這種態度。這種精神。正是我們現在中醫界革命者所應具的呢！

我們中醫。向來只知保守成見。絕沒有能虛從真理者。所以愈況愈下。一天一天的退化下來。自甘落伍。受人唾罵。這真是『有心人痛哭流涕扼腕椎胸欲救之而不能』的事情。

從前閉關時代。還沒有什麼。隨便你陰陽也好。金木水火土也好。伏氣也好。逗氣也好。但須你對於文學上說得通。就可以取信一時。稱爲學者。然而現在是不能的了。海禁大開。歐風東漸。學術競爭。實驗是尙。再臨不到你。從從容容來談陰陽五行了。優勝劣敗。天演公例。你若不事改革。還用從前那種態度來應付現在的環境。那末這地球上簡直是再沒有中醫的立足地了。倘若不信我這話。不妨請你撐開眼睛。豎起脚跟。看一看現在四面八方。向我們亡命般進攻的是怎樣。那就能夠使你憬然而悟。惕然而懼的了。去年中醫爭加入教育系統的失敗。和今年上海中醫衛生特刊被衛生局禁止出版的幾件事。就可以使我們起了『事急矣萬不能再行因循』的感想。良心未死。熱血未凝。這種的環境。這種的生活。那裏還能夠混混沌沌無聲無息地挨得過呢。

陰陽，五行，氣化，寒熱。這種名詞。害了我們中醫不淺。我們現在覺悟了。非把牠打倒徹底的改革了不可。改是改良。改良必須犧牲成見。革是革命。革命務宜服從眞理。犧牲成見。是中醫革命的途徑。服從眞理。是中醫革命的完成。不走這改革必須走的途徑。我決其必不能得到完成。你說我『偏向菌學。把細菌的原理。來反對中醫學的伏氣。自然兩不對頭了』。這幾句話驟視之。似乎是我不是。其實這竟是我的是處。什麼呢？容我來仔仔細細的講給你聽。

惲鐵樵說：『凡是能永久傳世的東西。無有不變化的。因世界自身便是演進的緣故。所以中國醫學如其不斷焉中絕。必能與世推移。否則必然中絕。守舊不變。巳背了演進的公例。何能有僥倖圖存的希望呢！講到與世推移。却有兩種。一種是自然的。一種是被迫的。自然的因爲要與環境適應。不知不覺逐漸變化……被迫的變化。純因外力……以此爲先例。我們可以知道現在的中醫與西醫同化是不能避免的事。但是同化也有兩種。一種是被征服。一種是受影響而改良。被征服的是兩種勢力。一伸一絀。勝的發皇。敗的消滅。改良的是兩種勢力，相磨相盪。那本有的因得他山攻錯。益發神彩煥發。勝於舊時』云云。我前篇所引的細菌學說。乃就是惲鐵樵所說的改良。不是被征服。改良後的醫學。是無分中西。完善異常的一種救人的科學。這種工作。天獨厚我。不叫日本人去做。不叫歐洲人去做。偏偏叫我們黃帝子孫來完成。這就因爲。中醫學術。有一部分是世界上獨放光明的。你若偏執成見。不明白世界演進的公例。仍舊的伏氣起氣談個不已。那末中醫的改革將何從下手呢。細菌是現在世界科學家所公認的。你何獨而反對。成見在胸。眞理便泯。這眞是無可奈何的事呢。

（未完）

藕香室醫案

沈仰峯遺著　男良卿錄

△吳先生　素體陽虛。冬日畏寒。四肢覺冷。夜有盜汗與遺精。生黃耆三錢。淮牛膝三錢。炒白芍三錢。茯苓三錢。橘皮一錢。牡蠣四錢。炙甘草一錢。桂枝一錢。生姜三錢。紅棗六枚。

△王先生　氣虛挾濕。伏暑久痢。生黃耆二錢。生白朮三錢。茅朮二錢。茯苓三錢。清甘草一錢。當歸三錢。生白芍三錢。升麻五分。川黃柏二錢。五味子四分。葛根二錢。條芩二錢。

△孫先生　病後氣虛多痰。脈滑舌淡。擬益氣化痰。生黃耆三錢。茯苓三錢。姜半夏三錢。首烏二錢。西當歸二錢。炒冬朮三錢。米仁四錢。炙甘草一錢。柴胡一錢。生白芍二錢。

△吳二姐　血府有瘀。氣滯經閉。桃仁三錢。紅花三錢。赤芍二錢。白芍二錢。牛膝二錢。川朴二錢。香附二錢。歸尾二錢。枳殼一錢半。炙甘草一錢。

△徐左　温病。渴甚熱甚。面赤脈洪大。擬白虎湯加蘆根。生石羔一兩。知母三錢。米仁四錢。荷葉一片。紫雪丹五分。蘆根一兩。

槐蔭吟館醫案

陳枕珊

▲樓孩　生二月。聲啞發驚。不能吮乳。余察其舌上有白膜裹住。哭不出聲。因憶美醫嘉約翰云。初生小兒。舌上每有白衣。爲小兒特種疾患。先將舌上白膜。用竹片刮破。出血少許。以煅明礬末二分。菉豆粉一分。和敷之。聲始出。乃以食鹽少許。茶葉一撮。泡湯灌之。吐粘涎而愈。

▲陳孩　嗽嚏眼腫。明係痦症。因冒風寒。八九日不放點。氣喘無汗。驚搐鼻煤。此風閉症也。進三拗湯。痦點始透。

▲孫孩　生甫三月。舌大腫硬。不能轉動。經女醫鑱施針砭。口噤。腫硬反劇。余診斷爲心火挾痰症。用僵蠶牙皂等分爲末。少許吹鼻取嚏。口始開。頑痰始出。指裹鹽。蘸甘草湯潤其舌。以蒲黃末摻之。服清火豁痰之劑而愈。

▲李孩　痦後發水泡。痒甚。余謂毒氣盛則冲激皮膚而成泡。血行遠。則血中水分。冲激皮膚而成水泡。熱毒迫血。遊行皮膚。血味本鹹。故作痒。以達表解毒涼血之劑治之。三劑而痊。

生石羔　生地　銀花　牛蒡　元參　丹皮　荊芥　連翹　黃芩

＊　＊　＊　＊

腫病治驗

慈谿魏文耀

沈信來。年三十二歲。職司分報。櫛風沐雨。感受寒溼。壬戊年七月。患寒熱。初延西醫作瘧治。服藥水。寒熱截止。誤食葷腥。偏體浮腫。改延中醫。服小柴胡五子五皮及米仁通草等。消腫除瘧化溼套方。調治一月。浮腫未平。足腫更甚。乾欬無痰。便溏。溲少。面色萎白。八月來寓診視。按脈左弦急。右沉遲。舌淡紅無苔。證係陽虛溼勝。投麻附五苓散。加苦杏。桑皮。生薑皮等。兩劑。復診。頭面胸脘浮腫均退。左足亦稍瘥。囊燥。溲長淸白。胃佳。脈象左弦。右軟。舌紅潤無苔。原方除麻黃。加乾薑，淮牛膝，防己，米仁。三次復診。頭面胸腹左足浮腫皆退。右足有微腫。脚面仍腫大。欬嗽有痰。大便燥。溲淸白。胃佳。脈左弦緩。右緩和。舌色紅潤。元陽漸復。寒溼稍化。仍擬五苓散。合玉屏風散。去猪苓，澤瀉。加附子乾薑半夏巴戟肉，防己，米仁。服二劑。四次復診。浮腫退淨。欬嗽亦愈。行履如常。胃佳。脈象緩和。舌紅潤。擬甘溫平補。參，耆，附，薑，苓，朮，巴戟，益智，炙草，杜仲等。服四劑。精神恢復。

血證治驗

董庭瑤

醫者操生死之權。責任綦重。故必存利濟之心。並參以明通之經驗學說。庶於病人有濟。蓋病者臨危授命。惟醫是賴。若不究虛實。不審寒熱。藥劑妄投。反速其死。固爲罪無可逭。而心存敷衍。病重藥輕。致難起色。亦屬咎無可辭。瑤學雖未逮。然於此未曾不兢兢自勵也。先嚴在日。夙負兒科盛名。瑤承庭訓久。於兒科一門。雖未能升堂。要亦賴此得到不少之經驗焉。至婦科之胎前產後。則非我之所長。故有求治者。余屢遺之他往。城西錢婦。余友陳君之至戚也。年二十歲。五月初。汎來寒熱。體酸腹痛。經醫診治。進以疏解和血。而身熱不已。經水不絕。綿延旬日。更醫用生地，丹皮，阪膠，地榆，棕炭等。而血崩愈多。旋請某西醫施用針術。不惟無效。反增大汗。（註。庭瑤不諳西醫故於該西醫所用何針不能加以考慮可憾）當此之時。危象畢呈。陳君乃商諸余。余以若是危證。況非熟手。婉却之。陳君曰。目覩垂斃而不救。君心其忍乎。盍往診之。究屬如何。生死聽其造化耳。余以陳君如此懇切。況友戚關係。遂勉允所請。一診其脈。沈微欲絕。探視其舌。亦無華色。四肢厥冷。冷汗淋漓。神志恍惚。目珠上泛。面㿠唇白。呼之不應。余曰此血崩亡陽證也。生機殆焉。惟其氣喘。尙或一線之可望。當時臆憶及名醫類案中。有江篁南先生。治一婦崩漏陽脫一症。用大劑參附補中益氣等藥。而病得回生。余就做古意增減。於是囑其急進淡附片三錢，淡乾姜三錢，別直參三錢。生黃耆五錢，山萸肉五錢，淮山藥五錢，北五味三錢，陳阿膠五錢，蘄艾炭二錢，海螵蛸四錢。以回陽固脫。益氣攝血。次晨復診。血止神清。而肢猶未溫。汗似未休。脈象未起。乃踵原方去阿膠，蘄艾，螵蛸。加蒼朮三錢，當歸炭三錢，炙甘草錢半，山藥山萸倍用八錢。再服一劑。肢溫汗休。脈象亦起。惟咳嗽腹痛。三診於原方去姜附，別直，五味。加入西黨三錢，木香八分，陳皮一錢，吳萸八分，肉桂三分，白芍三錢。餘藥悉減輕分量。連進數劑。嗽痛漸減。胃納日增。繼爲調理而復。考此症初起。汎至寒熱。是陰不戀陽。體疼是氣乏血虛。既非外感。疏解宜乎不應。延之數日。血耗已多。氣亦渙散。涼攝當然無效。血無氣攝則下崩。陽失陰附則上脫。三診見咳嗽腹痛。乃中陽不運。脾虛及肺。專以溫運培脾。此虛則補母。補土生金之義也。如此危症。猛進溫補。竟得回生。可見治病必先辨其虛實。追根溯源。病重藥重。自有造化之功。否則庸有濟歟。余非欲自喜。不過誌之以供同志之教正焉。

中醫新刊價目表

定價無扣費須先惠
概收大洋郵票照算

定價			
項目	一期	六期	十二期
現款及匯兌	一角	五角五分	一元
郵費			
本埠	半分	三分	六分
本國	一分	六分	一角二分
日本	二分	一角二分	二角四分
歐美	四分	二角四分	四角八分
廣告價目			
地位	一期	六期	十二期
全頁	十元	五十元	九十元
一面	五元	二十五元	四十五元
半面	二元五角	十二元五角	二十三元
特別	照列表一律加二分之一		
特別地位	封面反面及論 後夾頁或前頁	木刻銅版	
普通地位	後頁夾張	費須外加	

中華民國十七年九月十日出版

中醫新刊月刊第六期

撰述者 甯波中醫協會會員

編輯者 甯波中醫協會常務委員會

經理者 甯波中醫協會執行委員會

發行者 甯波綠行街中醫協會

印刷者 甯波崔衙前華陞印局

清代名醫醫案精華

發售預約半價

總發行處 上海小西門外黃家闕路中國醫學院新中醫社出版部

集二十餘名醫之精華
為有清醫學之結晶品
省購醫案二十餘種之多
可得名醫二十餘家之長
醫家不可不備以作臨診南針
病家亦宜購置用為不時參考

編纂者 中國醫學院主任秦伯未氏
審定者 上海新中醫社
題簽者 楊了公氏 黃任之氏
題詞者 陳蝶仙氏 錢龍章氏 錢季寅氏
序 丹溪醫社主任陳无咎氏 中醫學會編輯長王一仁氏 中國醫學院教務長王潤民氏 中醫函授學校教務長陸淵雷氏
跋者 國聞通訊社楊宗凱氏 中國醫大學教授許半龍氏
刊入者
葉天士 薛生白 吳鞠通 尤在涇
曹仁伯 王旭高 張仲華 何書田
趙海仙 馬培之 王九峯 巢崇山
張千里 張聿青 陳蓮舫 秦笛橋
凌曉五 陳良夫 金子久 丁甘仁

◎本書特色

一 搜集之富可謂醫案中未有之巨大著作
二 撰輯精嚴理論與實驗並重與薰蕕不別者不可同日而語
三 所採醫案大半坊間未見謂為秘籙亦無不可
四 以人為綱以證為目極便檢查不同凌亂無章者
五 醫案觀其換方變化處最耐尋味而增巧思故本書於復診方案足供研究者悉數採附
六 精華所聚學者得此可免選抉之勞亦無盲從之弊
七 各家卷首附刊小傳俾知其師承及經歷
八 有諸大名家題序價值概可想見
九 印刷精良校對準確
十 裝訂美觀攜帶尤便

◎預約章程

一 本書預約自陰歷七月十五日起至八月十五日止外埠展期十天
二 本書預約祇收半價外埠加郵費二角
三 本書定陰歷九月初十出版憑劵向經售處取書決不延誤
四 本書出版後照碼概售八折
五 所定預約劵以三個月為限出書後過期不取概作無效
六 郵匯書款務須掛號以免遺失郵票代價作實惟以五分內者為限

代售處 上海四馬路校經山房書局 上海三馬路千頃書局 上海棋盤街文瑞樓書局

△全書三十餘萬言△八百餘面△

裝訂 (甲)布面金字精裝一巨厚冊 (乙)平裝四冊外加錦匣一只

定價 每部大洋三元惟甲種另加裝訂費實洋四角概不扣折

預約期陰歷七月十五日至八月十五日止外埠展期十天

中醫新刊

第七期

中華民國十七年十月出版

中華郵政特准掛號認爲新聞紙類第四六八號

本期目

寧波中醫協會常務委員會編輯

本會所遷移通告

本會所定十月二十一日。自絲行街。遷移於君子營第十六號內。嗣後凡信件往來。及一切接洽事宜。須認明新會所爲是。恐未週知。特此通告。

代電

本會諸會員均鑒。本刊今已出版至第六期。當開大會時。當場認銷之數。俱已按期分寄。惟認銷刊費。已繳者固多。未付者亦屬不少。需用孔亟。萬希速來繳付爲感。

寧波中醫協會啟

全國各醫藥團體暨諸同志均鑒。本刊理故採新。研究眞理。以期造成中國醫學爲世界最精美最完善者爲宗旨。出版以來。風行全國。茲應各地同志所請。特定代銷辦法。(一)五份以上者九折計算。(二)十份以上者八折計算。(三)二十份以上者七折計算。(四)五十份以上者六折計算。惟費須先惠。空函恕不作覆

寧波中醫協會啟

介紹名著

天津著名中醫張錫純先生。學貫中西。發明眞理。所著衷中參西錄。確爲我中醫界必讀之書。近聞第四第五兩期。已先後出版。洋裝三鉅冊。實價三元。本會常住幹事王耀卿君。願任代售之勞。如欲購者。請與王耀卿君接洽可也。

棋盤街文瑞

復上海西醫汪企張書

王宇高 •閒自 俗•張竟

企張西醫足下。辱承手教。藉悉種切。予與氏言。人必有所不爲。而後有可爲。是蓋人之一心能兩用。兩用則不專。涉獵貪多。或可得博士頭銜。若欲由此道而成專家。不啻緣木而求魚焉。僕初以爲若足下者。必卓爾一專門醫家也。今讀來書。兢尚詞藻。尾且綴以七律。意氣揚揚。似又以文學家自誇也者。抑亦奇矣。僕幼非所學。所志唯儒林與文苑。故年不滿十。已畢九經。嗣後文則非馬班韓柳歐蘇歸宋方姚不讀。詩則非陶孟李杜元白黃陸吳王不詠。每日黎明。焚香一炷。斂襟危坐。恭讀濂溪明道伊川橫渠晦菴象山魯齋西山陽明等遺著。此在塾時之所孜孜者也。及既入學校。於數學理化礦物植物動物。旣咀嚼而有味。一日忽如夢覺。旣已爲人。於自身之疾病不能療。生命不能保。飽學何爲。辭詞奚貴。遂決然舍去曩所學者。舉架上數千卷詩文集。付諸一炬。時適有英人德貞子固氏全體通考出。購而研讀。旋又得嘉氏內科學賀氏療學。及陳滋湯爾和等所譯諸西籍。悉心講誦。於是習醫之志。愈益定而固。安而樂矣。然偶一念及吾國文化。早於泰西遠甚。目覩吾中醫之精者。用方治病。效可操券。是吾習醫。而不透徹吾中國四千年之固有醫學。徒然侈談洋貨。是亦太可恥也。於是轉而究心於內難傷寒金匱千金外臺聖惠和濟劉李朱張以及明清諸醫等書。初亦以論理玄渺。或難信用。及久而恆用其方以治病。罔不立效。始悟一種學術之成。非一人一己之力。一朝一夕之功。必積累經驗。而後能顛撲不破也。是以僕之不負笈破浪。留學歐美。而只信中醫習中醫業中醫者。確以由於實驗。古人之實驗。合於吾之實驗。旣萬不爽一。則其論理。吾雖一時有不得其解者。或緣吾之學識未充。功力未到耳。復何敢率爾遽然。妄駁古人。自忘其目之短視。而恬不知愧哉。雖然。歐美日本之醫學。理解由於科學。取以釋吾中醫之古籍。多有迎刃而解者。他山之石。可以攻玉。他人之匙。可以啓鑰。旣能事半而功倍。不妨假取而代用。此又僕之近年。所以覽觀瓦雷氏解剖學，哈氏生理學，史氏病理學，歐氏內科學。而旁及程瀚章所譯之小兒科學。劉崇燕所譯之傳染病全書等等。足下與余巖盛在珩吳濟時吳辟鳳朱其煇張箴卿所共輯之內科全書。於是亦一再披閱而不已也。非欲竊取外人之皮毛。可以標新醫之幟。而眩愚夫之目。甘貽沐猴而冠之誚也。不過借以發揚光大吾中華民族之固有文化耳。是僕之於足下等所編內科全書。雖見有牛頭馬嘴。自相矛盾處。本不必提出討論。偶念人之愛國。誰不如我。質疑辨難。學者同心。遂乘一時之興。草成『讀汪企張的急性傳染病』一文。刊諸本刊第五期。滿望喚醒足下不長此沉迷於西人之死板呆學。而試一用中醫之奇效妙方。卽或悟道之緣。尙未到期。亦必能據西醫學理。明白反辨。誰知轉出所料。致僕之書。刊於本年九月五日上海時事新報第三張附刊新醫與社會週刊第一另六期。滿紙浮詞。毫無實理。似欲與僕會文和韻而作筆戰也者。詳玩此書。可想見足下亦嘗蹈僕之覆轍。空耗精神於儒林文苑中也。然而博士爲識者所哭。專材爲社會所賴。且兼營並騖。勞勞而惟受其苦。專心致志。深深而益得其樂。僕已於從前種種。悔之極。恨之痛。今日種種。手舞之。足蹈之矣。不意足下迄乎目前。於虛浮之博士。尚未知厭。於實用之專家。尚未知愛。斯誠咄咄怪事。奇乎奇矣。夫好博而不專者。內必不足。專攻而有得者。樂在其中。嗚呼企張。噫嘻脅美。足下之醫學內容。從此得以拆穿西洋鏡矣。揭破假面具矣。柳宗元曰『黔之驢。龐然大物……噫技止此爾。』斯文也。其足下之寫生玉照乎。呵呵。馮婦攘臂。孟子所譏。見獵動心。程子所悔。僕之不敢舞墨飛翰。早答足下者。職是故爾。而今之所以終不免一出裁覆者。實念足下之質穎才敏。亦一有爲之資。今日雖如醉如夢。沉酣於博字之春婆。焉知明日不頓醒頓覺。脫苦海而登彼岸哉。班定遠曰。不入虎穴。焉得虎子。如來佛曰。我不入地獄。誰入地獄。僕欲於文字障中。救出足下。故不暇復顧蘇海韓潮之洶湧。馬峯柳壑之崎嶇。而卸甲下馬。再履文壇。與足下大戰三百合。非以戰勝爲榮。不過意在輕伸猿臂。生擒足下而出此陷穽耳。倘足下能幡然悔悟。帖然懾服。隨僕而專心論醫。則無論矣。否則。僕如戒行老僧。既已破戒。不妨再而三。三而四。甚至如諸葛亮之七。婁師德之八。楚項羽之九。亦無不可也。足下不信。請放馬過來。曾滌生謂古文書札。得體者寡。若足下來書。必自恨不能起曾公於九京。而得選入經史百家文鈔。且來詩有『傾蠡漫莫酌汪洋』之結句。汪洋近乎足下姓氏。必自稱妙絕不置。有此一書一詩。他日設有能文者爲之作傳與墓誌銘。必可稱爲『工詩善屬文』矣。僕不忍爲之湮沒。特倣金聖嘆之評註西廂記水滸傳者。分節而評註之如左。原文則一字不遺也。

(1)與甯波中醫新刊王宇高舊醫書。汪企張。「舊之一字。在足下必自謂一字褒貶。春秋筆法也。然則足下之醫。是否假諸外人。外人說一。足下能以三隅反否。能別有新發明否。如或未能。則足下之醫。乃假醫也。僕亦可名足下爲汪企張假醫乎。」

(2)宇高醫士左右。明山在望。未識荊州。甚憾甚憾。「僕無韓荊州之貴顯。足下雖能詩。恐難與李白比倫。是此句僕與足下。當同有愧也。豈足下不自羞於心乎。」

(3)比獲甬申兩地。舊知見愛。惠我中醫新刊第五期。海隅勞人。始拜名言儻論。粲花妙舌。絕倒一時。「儻字恐係讜字之誤。絕倒是否狂笑之謂。僕於本刊第五期所刊布。對於足下之批評。根據於學理與實驗。足下謬稱爲名言讜論。則僕亦却之不恭矣。至下句粲花妙舌。輕薄之詞。足下試思僕之前文。如此其莊重。足下乃以猥佻加之。得毋如佛說罪過罪過哉。哈哈。」

(4)僕行文酬答。平時走筆輒忘。「審此二語。則足下直一浪漫派文人耳。文人無聊。爲世所詬。楊雄之美新。蔡邕之哭董。僕所引爲痛恨者也。不意足下反以自形洒脫。可惜可惜。雖然。足下不業醫。不爲人治病。不[illegible]以餬口。尚或無大禍患。今足下不然。責負衞生。職掌司命。而作文由諸酬答。不將以人命爲兒戲乎。走筆竟至輒忘。尚復盤衍文可積乎。縱足下不自求醫學之進步。其如兒戲人命何。嗟乎企張。於心安乎。」

(5)不圖社會間十載風行之拙作。有辱大方一顧。受寵若驚。誠惶誠恐。「足下所編之內科全書。聞自民國八年出版。至十五年已出至六版。稱爲十載風行。確非自誇。若必以風行與否。定其價值。則曲高和寡。鄙陋通俗。張競生之性史。恐較尊著暢銷萬倍矣。謂爲內科全書。不及性史。足下其能服乎。」

(6)回憶浪跡海外。瞬十餘年。於傳染病學。縱多獵涉。愧非專家。「客氣客氣。足下何必自謙乃爾。不然。內科全書卷首之凡例。何以載『是書由各專門家分科撰述』云云哉。然僕觀尊編之急性傳染病篇。確屬簡陋。不堪應用。較諸劉僕燕。相去遠甚。足下此語。或是由衷而發。但商務印書館則欺人甚矣。豈出版者未徵足下同意。而妄標『由各專門家分科撰述』以欺足下乎。抑足下當時未曾明言。或故作專門家以欺商務館乎。二者必有其一。僕係局外。不敢武斷。想足下必自明於心也。」

(7)乃商務謬採虛聲。囑編內科公世。時方羈縻公職。復纏學囂。屢却未能。遂勉任一部。此內科全書中，執筆急性傳染病篇之所由來也。「屢却二字。僕不敢信。足下之文字。見於報章雜誌者。亦可謂多矣。法螺宣傳。大吹特吹。亦可謂要出風頭者矣。準今以論昔。恐商務未必來囑。必足下先與往商也。不然。則必足下初出茅廬。心虛胆怯。猶新婚洞房。未免羞澀。往者甬上名士洪佛矢有詠新娘賦云。『初則半推半就。繼則欲罷不能』。足下之所謂屢却未能。其殆若此情景乎。」

(8)自惟淺學不文。初不敢侈言著作。且今日之稱傳染病者。尤貴有科學上病原實物之根據。非可捕風捉影。信口雌黃。「病當察審病原實物。固也。然要以治愈爲目的。理解雖明。證據雖確。而未得特效藥。不能必使愈。則空言何補。只値得議論多而成功少耳。嗚呼企張。不知研求中醫之經驗良方。終必至徒勞無功。究與捕風捉影。信口雌黃者。相去幾何。」

(9)搜索枯腸。計惟取材先進。徧審德國名著 Mehrug 氏內科。正治初懷。遂爲藍本。揭其要旨。綴拾成章。故曰編。明學理之不敢攘功也。「所謂藍本者。即古人『青出於藍而勝於藍』之意也。足下所編。旣以德醫爲藍本。其能有所增益發明。而可以勝於德醫者乎。是足下亦自謂未能也。故曰綴拾云爾。綴拾者。俯拾而排綴之。於原本有損而無益也。是此藍本之下。接以綴拾。已屬上下不貫。痛而不通矣。況內科全書卷首凡例又明載『各科分撰。各人有獨特之意見。其所根據之學說及所用參考書。亦各隨其理想實驗。以爲出入』云云。則足下獨特之意見與實驗何在。旣自供綴拾。則無獨特之意見可知。又詳正治初懷等句語氣。則足下之所根據。出於臨急抱佛脚。別無實驗明甚。嗚呼企張。此眞所謂不打而自招者也。然而直者如矢。僕起敬之。」

(10)然而筆拙才疏。或與原書有悖。果得名流溯源匡正。敢拜昌言。「原書悖否。僕尚未核對。即果無悖。亦當以實驗爲據。加以訂定。豈以無悖原書爲已足哉。是足下之於西醫。不過與販洋貨之商賈等矣。僕爲足下羞不能仰。豈足下之顏。果厚三尺乎。怪哉怪哉。夫拜昌言者禹也。是足下之所志。願學禹聖乎。一笑。」

（11）惟當是篇編譯之初。原計供國內新醫之參攷。文雖簡明可誦。而未具五六年中學之理化博物數學等基礎科學。再了了於習醫預備上解剖生理病理細菌醫化各科之學理實驗者。不易悟也。決非自命舊學通才者。所得而解也。尤非僅識之無竊取皮毛之輩。可得而讀也。「學醫當先有基礎與預備。固也。然足下焉知人皆無而己獨有乎。至於悟之一字。談何容易。西人科學。在於實據。悟之一字。本不相稱。況足下亦不過綴拾而販賣已耳。當不得悟字。而欲人之讀未悟之書而生悟。已不能出於藍而勝於藍。而欲讀者之出於藍而勝於藍。真所謂『不能作媳而能作婆』者矣。又舞文弄墨者爲舊學通才。足下方自以爲喜。僕則已悔恨極矣。又西人科學。日尚發明。是其精神在新發明。昨日由甲地起行。今日而至乙地。則乙地爲精神。甲地爲皮毛。足下則無新發明。而惟取西人之糟粕。是眞皮毛而已。竊取皮毛者誰乎。作者不自慚。而反欲笑讀者。誠令人噴飯。」

（12）蓋夏蟲不可與語冰也。朝菌不可使知晦朔也。是故武叔未窺堂奧輕毀仲尼。爲先賢所深戒。而覆邦利口。更爲寒心。「審此。足下可謂熟讀莊子與論語矣。足下又以仲尼自居。可謂賢者希聖矣。既學大禹。又慕孔子。則足下之所志在儒林。夢想吃文廟中之冷豬頭肉。與僕之初念。固相若也。然僕已悔而舍去。專心醫學。以保己之生而保人之生。何足下之多暇而不憚煩。尚切切不去於懷乎。雖然。足下既欲學仲尼。當思仲尼之遺訓。仲尼曰。未知生。焉知死。是仲尼亦以衛生保生爲急也。足下業醫。而不知專心研究治病以保生之實學。徒然分心於文於儒。假使足下後日果入聖廟。亦恐被孔聖之罵仲由也者。奈何。至於覆邦利口。則罪大惡極。果誰犯此。事實具在。足下只知販賣西醫之現成。對於中國民族性之合否。不知細爲研究。遽爾鼓吹宣傳。恐覆邦之覆。咎在於尊口之利矣。若夫僕之所言。則發揚中國四千年固有之經驗。此口雖利。邦斷不覆。否則。中國尚能獨立如此之久哉。足下平心思之。然乎否乎。」

（13）至若學說異同。則見仁見智。河間易水。同攻一經。且相冰炭。知一時管豹井天之見。智者在局。尚爲之迷。「此則有識之言。僕不敢議。足下坐井而觀天。僕則以管而窺豹。相辨呶呶。恐爲第三者所笑。足下知之。僕亦明白。哈哈。」

（14）人慾惡魔。水深火熱。衆生擾攘。而猶不自知超拔也。悲夫。「僕應悲耶。足下應悲耶。其理由詳第十二節末段。茲不復贅。」

（15）雖然。嵩山面壁。九年入形。願與吾子共勉之。「形字想係定字之誤。面壁而不他顧。專之極矣。九年而不間斷。經驗積矣。能專攻而積經驗。是爲醫唯一要道也。足下願與僕共勉。僕亦願與足下共奮。耶穌眞正道理。足下此節。吾亦云然。」

（16）感成一律。遙報高情。「足下既投我以瓊瑤。僕敢不報足下以木桃。然依聲步韻。非險園之所喜也。僕亦恨之久矣。今爲足下始破一戒。」

白頭宮女效時妝。「西裝不是國民妝」　舊譜新調入夜忙。「錯認中山短視忙」　窮暮千林巢燕雀。「留學何必忘祖德」

拒輪一臂奮螳螂。「轉丸無鼻美蜣螂」　鏤冰痛恨無蟲解。「夢魂徒切周公旦」　覆影還宜傍鴿王。「風度偏追江左王」
行遠毋忘先自邇。「成器專家須實驗」　傾蠡漫莫酌汪洋。「頭銜博士太茫洋」

許答既畢。適有病人邀診。無暇再詳。然已連篇累牘矣。即此奉復。伏乞心照。祇頌療祺。中華民國十七年。十月十日。

和汪企張西醫談談三大改造問題

莊雲廬

汪先生。你開口舊醫。閉口舊藥。說得烏煙瘴氣。一天星斗。我現在請敎你。中國醫藥是幾時改稱舊醫藥的？你根據在那裏呢？還是你們一班……作祟呢？全國民衆所知道的。只有中醫和西醫的分別。不知道中西醫之外。又有什麼新舊醫。你自己算新醫也好。算西醫也好。算隨便什麼……都好。因爲自己命名。是法律所允許的。比方你要自名阿狗，阿猫，阿牛，阿羊。都可以。但是別人名稱。不容許你揑造變更呢！你自鳴是個學者。難道這些常識。還不懂得嗎？你要駡中醫。祇管你駡。若是張冠李戴。未免太無價值了。社會上是要笑你們幼稚呀！請你留心些。張開眼睛。瞧一瞧。究竟我們堂堂中醫界。仍舊叫你是西醫呢。從來沒有變更你們原名稱。可見大國民是常抱寬厚態度的。像你們這班狹量朋友。不像是我們中華種子。很像倭鬼的樣子。想是被倭子化了。我們若是與你一樣的短見。不知又要出現了多少新名辭。汪先生。你用不正當的名稱和無聊的非難。信口雌黃。莫非造謠惑社會的觀聽。你的用心也良苦了。至於中醫應廢不應廢。列入不列入。將來自有正當規定。毋須你越俎代謀。更用不着你力竭聲嘶地來宣傳。

講到一國之進步。自有種種原因。斷不止如汪企張所談者之簡單。醫學之目的。在於治療。祇求勝不勝。不在新不新。比不得裝飾品。以美觀爲目的。要求其新。此層恐怕汪先生太抱客觀。根本差誤了呀。優勝劣敗。歸於自然淘汰。如果現在中醫已不勝任。社會上自然會淘汰的。如其不然。汪先生們之反宣傳。倒成了正宣傳了。就是着急到燒去頭毛。也是枉然。我勸汪先生拿一面鏡子照照自己尊容。再用一隻尊手摸摸自己屁股。究竟成績是怎樣。可以自信靠得住嗎？若是懷疑呀。還是再研究研究吧。汪先生。你說你不是爲麵包來講中醫壞話。我看你正爲麵包問題呢。你引了許多比方。我姑且借用你一個比方。來糾正你。如不服氣。靜候你駡就是了。你說「從前坐轎現在坐車那從前抬轎的轎夫不見得開會爲保守飯碗開題呢」這種比方。汪先生當我中醫是抬轎的轎夫。自己算是拉車的車夫。意思是有了車子那樣快。那慢慢的轎子就沒有人坐了。這也是優勝劣敗的天然淘汰。汪先生是咒咀我們應該淘汰的。自己當作中式的嬌子。我想汪先生既然是拉車子的。每天終可多拉幾個客。我們抬轎。應該沒人顧問了。可是事實告訴你是怎樣？中醫和西醫的優劣。相差幾何。有沒有車子和轎子那般的不同。西醫輸入中國。有數十年的歷史。中醫有沒有受淘汰？反之車子一流行。轎子就會消滅。這樣一看。西醫在今日還沒有人力車那般穩快。或許這部車子的輪子。配置還不齊全。或者汪先生一般拉車的朋友。拉術不大高明。呵呵！汪先生。不怨自己車子劣。不恨自己拉術粗。反怪別人轎子抬得好。看得眼出血。不得已糾集一班蹩足車夫。向政府去請願。求阻止轎夫再抬轎。哈哈！汪先生。轎夫不許開會。車夫可以開會。天下有沒有這種道理？

總而言之。統而言之。汪先生心目中。已沒有中國了。凡中國所有的東西。都須打倒。非換一換不可。我服汪先生的大才遠識。幷希望汪先生能根本澈底去改造目前緊要的。計有三點：

(一)數千年遺傳的黃色種子。帶了病容。很不雅觀。於衛生上。更比不得白的清潔。汪先生。你必須去改頭換面。使全身變了雪白清潔。你自己若沒有這樣本領。不妨請敎外國阿爹去改造亦好。

(二)中國文字。脫胎於象形字。也是幾千年舊東西。記讀很不容易。比不上洋文由拼法而成。又簡便，又規則。也須改換一下。此層應借汪先生大力。向大學院去條陳。或者有機會時候去提案。

(三)中國食物。粗糙而劣。入於胃中。不易消化。比不上外國麵包的鬆脆可口。牛乳牛肉的滋養豐富。此事關係衛生。應由汪先生向內政部請願改正。功德無量。

以上三者。是目前緊要的問題。請汪先生努力吧！

我也談談新……舊……

董庭瑤

「新」是「舊」之反。所以「新」和「舊」是絕對不合的。近來因一般西醫們。為着飯碗問題。他偏偏以有價值，有學術，救人濟世的中醫。硬生生地加上一個「舊」字。並且慫慂政府。稱我們中醫亦改呼為舊醫。這眞是王宇高君所說「埋贓陷害式」的。無奈杭州公安局。不加考察。竟被朦蔽。公然以「舊」的銜頭。加諸我們頭上。這是我們中醫的奇恥大辱呢！（此事已經本會王宇高君撰文質問見本刊第五期）雖然。我們中醫豈是弱者呀！

本來以社會習慣名稱而論。則中醫簡稱為中醫。西醫簡稱為西醫。那是旣確且切。可以萬世不磨的。而必欲以「舊」字誣人。「新」字譽己。殊令我不知這般西醫究竟什麼道理呢！嗄。有了。古人云「學問深意氣平」。這般西醫。因稍習皮毛。粗知一二。遽然洋氣十足。目空一切。大有舍我其誰之概。但是暗地裏顚顚然知自己非常幼稚。惟恐我們中醫阻其進步。於是不得不用摧殘手段。橫加我們。使柔弱的病黎。可任其生殺。唉。我不知他們的居心何在呢！我所以將古人所說的「學問深意氣平」這兩句話。添上兩個不字。就是學問不深。意氣不平的了。那麼難怪他們要幹這種不道德的事情來呢！

西醫口口聲聲說我們是舊醫。口口聲聲說自己是新醫。要曉你們能新。難道我們不能新嗎？況且你們的新。不過也是乞諸於鄰。拾人牙齒的。這種販賣式的有什麼希奇呢。哈哈！不是庭瑤誇口。這種借助於人的學術。誰不能幹。我們中醫。當初因故步自封。閉關自守。所以像睡獅般的。雖有人來侵略壓迫。還是不知不覺。現在因為你們得寸進尺。節節相逼。勢若燃眉。所以不得不積極奮鬥。從科學上研究研究。將來衷中參西。擇善而從。那麼不是要比你們西醫更進一籌的呢？如其不信。請拭目以待。

西醫應當從歐美所得的學說。和故國固有的國術。大家參考起來。研究起來。如是方才可算醫學的革命家。間接就是革命時代的真正革命同志了。否則。恐怕就是賣國奴的變相呢！這話我也是根據中山先生所說的「發揚吾國固有之文化。且吸世界文化而光大之」。又「我們固有的東西。如果是好的。當然是要保存。不好的才可以放棄」。據此看來。中醫決不因西醫的橫加侵略。而處於淘汰地步的。所以我要勸勸你們。不要像做夢般的如此野心勃勃呢！

我更有一種懷疑。就是西醫之自以為是新醫。殊不知這種學術。在西洋早已發明。實無新之可言。西醫不過由西洋傳運到本國。於是乎以為得到外國的新學術。像拾着雞毛當令箭般的。遂爾妄自尊大。傲視一切起來。但是就旁的目光看去。西醫不自抱愧引退。竟敢強顏相向。真所謂心肝全無的。所以西醫加我中醫以「舊」字。固屬豈有此理。即彼自以為「新」的。亦屬不當之至。

如不信且聽我道來：

從前有個寡婦。年齡已近不惑。她守節到有十餘年之多。一旦因性慾衝動。央媒說合。遽然再醮於某姓。她雖然是個老寡婦。但是初到某姓的地方。旁人終歸說是新婦來了。新婦來了。當時她自然不覺地亦以新婦自居。看看旁人如是羨慕。如是歡迎。她不知不覺現出洋洋自得趾高氣揚的態度來。幾忘却其出身地位。後來經幾位有見識有貞操的姊妹們規勸她。說你是個再醮婦。應當稍事就範。不宜如是得意忘形的。於是她方纔覺悟。面赧耳赤。快快而退了。哈哈。這真所謂自討沒趣呀！

致王宇高先生書

天津張錫純

宇高仁兄台鑒。素未識荊。而竟屢蒙說項。此誠同聲同氣之應求。不限於遐邇也。日前所呈拙著三冊。想已收到。惟五期書中。排印間有差字。其要緊處。皆已改正。近又閱出一卷三十頁二行。第二吸字。確是呼字。前登出者。皆未及改。此係要緊之處。當急為改正之。再者。近讀貴報。知兄對於國醫之受排擠。甚為扼腕。然東人已重與吾中國醫學。發起者為大教授醫學博士朝比奈泰彥。藥學博士近籐平三郎。舉國翕然應之。凡素習西醫者。莫不精研中醫。標其名曰皇漢醫學。究其原動力。實由於醫界鐵椎一書。此書為日本和田十郎所著。天津盧氏醫院盧抑甫氏。精通中西醫學。與弟交頗深。盧君向曾師事和田十郎。是以早知日本消息。謂此時日本西醫。無不研究中醫。即中醫亦無不研究西醫。不久即有中西共研之醫報出版。若當彼時。彼相排擠者。勿事與之辯駁。亦退然自反矣。至日本立會。發起中醫之通告。與興醫報。曾詳載之。想兄亦早見及也。至於弟平生與西醫駁辯。及臨證比較之處。多載於衷中參西錄第五期中。今復略舉數則於左。以質諸醫界同人。

瀋陽縣尹朱霭亭君之夫人。年過五旬。於戊午季秋。得瘟病其劇。先延南滿醫院東人治療（東人皆習西醫）。所服不知何藥。外用冰囊。以解其熱。數日熱益盛。精神昏昏似睡。大聲呼之。亦無知覺。其脈洪實搏指。而至數如常。知其易治。遂俾撤去冰囊。用生石膏細末四兩。粳米八錢。煎取清汁四茶杯。徐徐溫灌下。自晚五點鐘。至夜半盡劑。豁然頓醒。後又用涼潤之藥。清其餘熱。兩日全愈。藹亭喜甚。因命其子良佐。從愚學醫。

又其署科長某。患梅毒。入東人受田醫院治療。旬日之後。周身皆腫。譫語不省人事。受田徧詢東西醫者。皆謂此係梅毒走丹。無法可治。其友孫俊如。滄州拔貢生。強愚往視。且求即攜應用藥物。因思此症。必是夾雜外感。遂用蒸餾水。煮生石膏細末六兩。取清湯一大瓶。攜之同往。見其周身腫而且熱。昏憒譫語。脈象洪長。知其確係夾雜瘟病實熱。遂俾將攜去之藥。徐徐溫飲之。至熱退停服。翌日俊如又邀往視。瓶中之藥。已服一半。熱已見退。其脈象轉加數。神識之昏憒如故。恍悟此症。屢次服東人之藥。凡西術對於有熱之症。多用留苦瀉之。詢之果服瀉藥數次。傷寒之例。凡用白虎湯於汗吐下後者。宜加人參。前此之藥不效。以未加參故也。遂俾其買潞參六錢煎湯。兌瓶中餘藥。徐徐溫服。盡劑而熱退神清矣。翌日病人自命人延愚。既至。病人深謝救命。且言余一誤不可再誤。以後決移至貴院中調治。乃當病勢重時。受田原屢次慫慂其出院。今見病輕。又復阻其出院。署中諸人。與之交涉。說明病輕之由。彼亦無理復阻。即日移來。以便調治。旬日。瘟熱與梅毒全愈。

又奉天撫順軍官某。在京陸軍部充差。先染淋毒。後因淋毒。變爲梅毒。注射西人藥針十餘次。初則旋愈旋發。繼則連注射數次。且服西藥。竟毫無效驗。據西醫云。凡由淋毒變梅毒者。其毒若深入骨髓。無論何藥。皆不能拔除病根。後經其奉天友人介紹來奉。求爲診治。其毒周身不現形迹。惟覺腦際沉昏頗甚。心中時或煩躁。骨節多有疼痛之處。所甚異者。其眉稜眼角。及手足指節之處。皆生軟骨。愚對於此症。不敢謂必能治愈。猶幸身體不甚羸弱。遂將自製洗髓丹一劑。俾分四次服下。日服一次。服完歇息數日。再服一劑。將其分量減輕三分之一。又歇息數日。再服一劑。將其分量又減三分之一。其病遞次消除。凡軟骨之將消者。必先發起。然後徐徐消腫。化爲無有。一月。諸病全愈矣。後與精西醫者言及此事。彼謂此軟骨原係梅毒。入骨所生。在西法原無治愈之理。君藥竟能治愈之。何異於神丹哉。按洗髓丹治梅毒。即其毒極重。一劑未有不治根者。而此症如此多服者。因消其軟骨較難也。

又奉天警務處科長郝景山。年四十餘。心下痞悶杜塞。飲食不能下行。入東人醫院。治一星期。病勢加重。不能起床。吐痰腥臭。精神昏潰。歸家再延醫診治。以爲肺病已成。又兼胃病。不能治療。其家人惶恐無措。爲備後事。適其友人裴雲峯視之。因從前曾患腸結。亦飲食不能下行。經愚治愈。遂代爲介紹。迎爲診治。其脈左右皆弦。右部則弦而有力。其舌苔白厚微黃。撫其肌膚發熱。問其心中亦覺熱。思食涼物。大便不行者四五日。自言心中滿悶異常。食物已數日不進。吐痰不惟腥臭。且又覺涼。愚因思仲師平脈篇。謂雙弦皆寒。偏弦者飲。今此脈左右者弦。其爲素有寒飲無疑。其右脈弦而有力者。又必挾有外感之熱。是以其身心皆熱。而思食涼物也。其痰腥臭者。爲外感之熱所薰蒸也。腥臭且覺涼者。以其痰原係涼痰。此時口中因受外感而發熱。是以吐時覺涼也。其胸膈若是之滿悶者。因痰飲與外感相併。而成結胸也。爲疏方用蔞仁生赭石細末各一兩。玄參知母各八錢。蘇子半夏黨參生薑各四錢。煎湯冲服西藥留苦四錢。一劑胸次豁然。可進飲食。右脈較前柔和。舌苔變白。心中猶覺發熱。吐痰不臭。仍然覺涼。遂將原方前四味皆減半。加當歸三錢。服後大便通下。心中益覺通豁。惟有時覺有涼痰。自下發動。逆行上衝。周身即出涼汗。遂改用赭石黨參乾薑各四錢。半夏生杭芍各三錢。川朴五味甘草各二錢。細辛一錢。連服四劑。涼痰亦消矣。按此症原寒飲結胸。與溫病結胸。相併而成。而初次方中。但注重溫病結胸。惟生薑一味。爲治寒飲結胸之藥。因此二病之因。一涼一熱。原難並治。若將方中之生薑改爲乾薑。則溫病之熱必不退。至若生薑之性雖熱。而與涼藥並用。實又能散熱。迨至溫病退熱。然後重用乾薑。以開其寒飲。此權其病勢之緩急。先後分治。而仍用意周匝。不至顧此失彼。是以能循序奏效也。

又奉天高等師範學校書記張紀三。因瘟病服藥錯誤。少腹腫痛。後破孔五個。小便時五孔中皆出尿。西醫謂須得割剖縫補。大施手術。然用手術時。須先自立情願書。是不敢保其必無閃失也。因此未敢遽治。遲延數日。腎囊亦腫而潰爛。睾丸透露。遂舁來院中。求爲診治。惴惴惟恐不愈。愚曉之曰。此非難治之症。惟瘡口潰爛。深而旁達。無由敷藥。而下焦爲元氣所存。又不可輕施割剖。然亦無須割剖也。惟多服補助氣血之藥。而少佐以化瘀解毒之品。俾氣血壯旺。自能自內生肌。排膿外出。至所破之孔皆愈。小便自歸正路矣。爲疏方。生箭芪天花粉各一兩。金銀花乳香沒藥甘草各三錢。煎湯連服二十餘劑。潰爛之孔。皆自內生肌。排膿外出。結痂全愈。其腎囊之潰爛亦愈。皆始終未嘗敷藥。按潰瘍宜服補藥。人所共知。然補藥實不易用。憶昔鄰村。有病潰瘍者。延外科調治。所用之方。不外八珍十全。出入加減。病者飲食日減一日。服藥月餘。竟成癆瘵。後延愚診視。其脈數八至。知不可治。力辭之。其人翌日即沒。是非死於瘡。而實死於補藥也。拙擬方中。雖重用黃芪一兩。然有花粉等分並用。其性能消腫排膿。即以解黃芪之熱。又佐以乳香沒藥。其性能化瘀生新。兼能開胃進食。以化黃芪之滯。連連服之。不但飲食不減。而轉能日日增加。以培養其氣血。其肌肉之生長自速也。

天津英商老德記藥房同事箭雋卿。得噎膈症。西醫謂係胃癌。屢次服藥。病轉增劇。惟能少啜稀粥。適有其友何翳雲孝廉（何子貞紹基公曾孫）。來津主於其家。翳雲因喜閱衷中參西錄。遂力爲介紹。延愚診治。其脈左右皆弦長。右部略似有力。頻作呃逆。大便燥甚。五六日一行。知其肝胃之氣上逆。更兼衝氣上衝也。治以拙擬參赭培氣湯。（方係生赭石細末八錢潞黨參六錢知母五錢天冬肉蓯蓉各四錢當歸清半夏各三錢柿霜餅五錢服藥後含化徐徐咽之）加桃仁三錢。三稜二錢。煎服一劑。即能進食。服至五劑。呃逆全無。大便亦按時通下。以後不外此方加減。連服二十餘劑。後自大便下膿血若干。其病遂霍然全愈。蓋此方能治中焦氣化虛損。不能撐懸賁門。致胃口窄隘。或有痰涎杜塞。又能治衝氣上衝。肝胃之氣上逆。或因諸氣衝逆。而血瘀胃口成疙瘩。（即西醫所謂胃癌如山石之有巖也）。所以用之必能奏效也。拙著五期衷中參西錄中。論治此症最爲詳細。茲乃約略言之耳。耑此敬遂。順頌著安。

勸告我中醫要恢復針灸（續）

洪醉樵

針灸一道。本歧黃之心法。爲醫家之至寶。自漢唐迄今。治病偏用藥石。直至後世。竟視針灸爲旁門別派之術。此謬經背本之過歟。當今華洋雜處。西法流傳。以重洋萬里之醫術。能盡合我國人民之病情乎。至論社會之歡迎。惟患急症時。先延西醫以暫解痛苦。繼延中醫以善後者居多。然揣病家之用意。以病勢急疾。中醫處方服藥。迫不及待。而西醫用針之治法較速耳。然其針法。雖可暫緩病勢。與中醫九針之道。竟不可同日而語。夫九針之法。奏效速者立已。或如食傾已。緩者如行十里傾已。治愈之後。可保無復發之慮。我中醫果能執針灸方藥按症以施治。遇急症痼疾。即舍藥用針。非惟技術無缺點。而世界藥物亦可以贏餘矣。至於針灸書籍。並非另立門戶。仍是歧黃之內經甲乙經。秦越人之難經。均爲治方藥者所必讀之書。不過補瀉諸法。論其理而未及其詳。後有針灸大成。彙集針灸羣書約二十餘種。詳論補瀉手術。及人神禁忌諸法。於針道亦不無少補焉。學針灸者。果能熟玩內難甲乙諸經。參究大成諸法。誠可達萬病一針之目的。請吾儕於診病之餘。執醫經中之論針灸處詳加考察。積數載之辛勤。豈患其不升堂入室耶。

生理大綱

上海時逸人

生理學大綱有四。曰解剖生理，化學生理，全體生理，天然生理。四者各不相侔也。請析言之。解剖統系。解剖器官。解剖全體。知其層析。而明其組織。但人爲萬物之靈。器官統系。各有連帶之關係。故名曰解剖生理。言從解剖。而得其器官統系之組織。有關於生理也。化藥實驗之原質。不外金類。及非金類之二種。人體之內。無不備具。如輕淡炭養。及鐵燐，鐵硫酸等質。皆大有關於生理者也。鐵和於血液中。能吸養氣。爲溫體之要素。燐成於相火之眞陽。所以傳種。爲骨骼之本原。鹽質能領細胞以走竄。蛋白質運動血輪以漂流。聊舉一例。餘可類推。凡若此者。從化學之實驗。而得人體內之原質。有關於生理者也。故名曰化學生理。人身全體之內。百節之間。無往非一氣貫通之生理。經曰。天氣下降。氣流於地。地氣上升。氣騰於天。石氏曰。天氣、陽氣也。地氣、陰氣也。陰升陽ク降。陽降則陰升。循轉自然。如環無端。以成其活潑自然之妙用。天人同一理也。所謂全體之生理。太極生兩儀。生四象。由四象而分八卦。五行之體立五行之用成矣。故仲景氏曰。天布五行。以運萬類。人禀五常。以有五臟。是五臟應五行而生。五行附五臟而顯。由是而五行生尅。遂占中醫書中一重大之部份。中醫恆言曰。凡天地間物。無往不離乎五行。今也論疾病。而廢五行。是何異指人爲天地之異氣。殊不知五行之應五臟。本天然之生理。五臟之名五行。屬假借之名詞。决不能拉雜於病理。症治之中。若中醫理想用藥。不外五行者。執草木生理。以推測其效用。雖云可假借然亦未免迂矣。余故曰五行者。天地之生理也。奈世人食昧此理。中醫詆解部生理妄誕。西醫全體生理爲臆說。中醫以化析爲末節。西醫以五行爲詬病。各就一邊之談理。鮮有不成柄鑿者。吁。今世之醫者。何其自小若是耶。

覆盆子補腎之原理

杭州沈仲圭

甘溫之性。皆有補益之功。籐蔓之子。皆能下入肝腎。覆盆子甘酸而溫。屬蔓草類。此其所以有溫腎縮小便。補肝烏鬚髮之效也。惟吾謂覆盆子之溫補腎陽。實由古人試驗而得。何則。本草昉自神農。神農之本草經。但述某藥治某病。極鮮某藥補陽。某藥補陰。某藥解表。某藥攻裏之概括話。蓋由後賢由其所列主治。推闡而知。是以吾人研究藥物。功用固宜熟記。主治尤當詳究。如桂枝本經云主吐吸。故治喘(外感風寒之喘)有效。遠志本經云主咳逆。故化痰有功。而後世本草。皆未云有此功用也。

按覆盆子中含油質。而性甘溫。既能生精。又堪溫腎。以治陰虧及陽之症。允稱上品。

費伯雄之古方加減法

王耀卿

費伯雄。字晉卿。清同治時。武進人。世稱爲孟和名醫。著有醫醇二十四卷。旋被兵燹焚毀。晚年追憶筆錄。只得四卷。名曰醫醇賸義。其自製之方。力求平淡。自謂『天下無神奇之法。祇有平淡之法。平淡之極。乃爲神奇』。理固不謬。然取用其方。殊不足以治病。胆小者尙之過矣。惟其論古方。較有心得。茲摘其所曾加減而可法者如次。(一)白膠湯。治肺萎瘵敗。喘咳夾紅者。用嫩白及研末四錢。陳阿膠二錢。冲湯調服。此方名爲自製。實則獨聖湯。以阿膠代糯米。然較古人勝一着矣。(二)孔聖枕中丹。原爲敗龜板龍骨遠志九節菖蒲各等分爲末。每服酒調一錢。費氏評曰。『體壯氣濁痰多者可服。若體氣不甚強者。當加歸芍丹參柏仁等。方可久服。』(三)二至丸。原爲女貞子旱蓮草爲丸。臨臥酒下。一方加桑果。費氏評曰。『二至丸用意甚佳。尙嫌力量淺薄。加入天冬地黃人參。以三才合二至。始爲得力』(四)四神丸。原爲破故紙四兩。五味子三兩。肉豆蔻二兩。吳茱萸一兩。大棗百枚。生姜八兩。同煮搗末爲丸。每服二錢。臨臥鹽湯下。費氏評曰。『命門爲日用之火。所以熏蒸脾胃。運化穀食。若腎瀉者宜二神丸。脾瀉由於肝旺。則吳萸能散厥陰之氣。非此。則不如去五味吳萸。加茴香木香之爲佳也。』(五)麥門冬湯。原爲麥門冬五十枚。粳米五十粒。費氏評曰。『麥門冬湯解之者多談玄理。予則謂初起便見喘滿。則明是清肅之令。不能下行。故水溢高原也。擬以桑白皮蔞皮苡仁米等代之。亦未爲不可。』(六)茵陳蒿湯。原爲茵陳六兩。大黃二兩。梔子四十枚。費氏評曰。『□發黃症。二便不利用大黃。若二便如常。當去大黃。用黃連。』(七　定志丸。原爲遠志菖蒲各二錢。人參茯苓各一膏。蜜丸。硃砂爲衣。費氏評曰。「張子和方。無菖蒲。加茯神栢子仁棗仁。亦名定志丸。以子和所加者爲佳。」以上七則。始可稱爲平淡中之神奇耳。

齊有堂之經驗

包熊飛

有堂齊氏。名秉慧。淸嘉慶時。戎州人。學醫於黃超凡。黃乃喻嘉言之小門生。而受業於舒馳遠者也。故齊氏之學。以喻舒爲宗。其所心得。近於辟己。是以喜用溫補。不過賦性仁慈。其所著齊氏醫案。又成於七十歲以上。故吾於其經驗處。實有不可磨滅者。爰摘錄如左。

一、門人胡清華問曰。太陽蓄血。緣於熱結膀胱。其去路應膈前陰而出。何乃反用大黃芒硝奪之大腸乎。曰。子言確乎有理。想當時原文得之讀者之口授。恐難盡眞。以理度之。桃仁承與無抵當二湯。大腸蓄血者宜之。膀胱蓄血。果不合也。當用五苓散加歸尾生地紅花小薊禹年霜。以逐其邪。由小便而出。庶乎可也。此亦可謂正訛者。

二、朱丹溪治諸鬱用越鞠丸。齊氏則常用逍遙散合左金丸。謂屢用屢效。此亦確可珍者。

三、金匱奔豚用桂枝加桂湯。齊氏又有正訛之言。曰。難經謂腎之積曰奔豚。則屬腎也。桂枝加桂。於法不合。旣陰邪上逆。從少腹衝心。悖亂已極。豈猶敢用桂枝之升散。以重耗其陽。而愈動其陰乎。仲景必無此法。果係少陰中寒。宜吳茱四逆湯。驅陰降逆。

四、其評眞武湯曰。白芍性味酸寒。生陰斂滯之物。中寒門中不宜用。不如以黃芪易之。方爲合法。又評小靑龍湯曰。加附子更爲合法。此皆根據喻氏意也。

五、厥陰轉陽明。熱結旁流之症。齊氏謂法宜附子湯合小承湯。吾嘗以爲附子是刺激奮興之藥。用於推導劑中。確有奇效。

六、小柴胡之黃芩。齊氏謂爲口苦咽乾而設也。否則去之爲妙。亦有見地。

七、理中湯之人參。齊氏謂黃芪可代也。更加砂仁半夏。以醒脾開胃。溫中散逆。妙甚。

八、舒馳遠所製之理脾滌飲方。用北箭芪五錢。白貢朮五錢。法夏子三錢。西砂仁一錢。炮乾薑一錢。白蔻仁一錢。水煎。調白蔻末溫服。齊氏謂以此方加減。統治五飲。奏功甚速。歷試有效。此亦非阿言也。

九、其於病後不思食者。令以鮮殽美食嗅之。引開胃口。此殊妙法。

十、其以人參敗毒散。爲咳嗽門中第一神方。亦是特見。其言曰「凡有咳嗽。聲重鼻塞。外感風寒。內傷飲食。夾食夾毒。不拘男婦大小。胸緊氣急。咽痛口苦。痰不相應。即煎服此方以升散之。或感冒重者。服之其咳愈甚。不知者以爲不符。殊不知正是升散之功。眞佳兆也。再服之。必漸輕減。不拘劑數。總以痰應聲響爲度。聲響痰出。是其驗也。若枯燥之人。數劑之後。略加沙參歸芍地黃麥冬之品。以滋其陰。無不愈者。愚五十年來。屢用屢效。

十一、其論半夏也。曰。半夏脾胃藥。能燥能潤。以能行水故燥。以味辛故潤也。仲景治咽痛不眠。皆屢用之。今人率以爲燥而疑之。良由內經之未讀到耳。

十二、其以當歸補血湯。可代獨參湯。以治血脫者。諒哉。吾亦屢用之。

十三、其論補中益氣湯也。曰。此東垣末年所製。以治內傷之方。方中止有黃芪一錢。餘各三分。後薛立齋參芪常用三五錢。懸入斯門。至今五十年。芪朮二味。輕則三五錢。重則八錢或一兩。進退加減。神應無窮。

十四、溼熱發黃。用茵陳等湯。仲景法而後人莫敢議者。實則發黃由於胆病。齊氏獨能見及乎此。以爲當從鬱治。用逍遙散。禁用茵陳五苓。此眞所謂難能而可貴者也。

十五、治血一門。齊氏自謂獨所心得。其言曰。凡治血調理。須按三經用藥。心主血。脾裹血。肝藏血。歸脾湯一方。三經之藥也。遠志棗仁補肝以生心火。茯苓補心以生脾土。參芪甘草補脾以固肺氣。木香者。香先入脾。總欲使血歸脾。故曰歸脾。有鬱怒傷脾。思慮傷脾者尤宜。火旺者加山梔丹皮。火弱者加丹皮肉桂。又有八味丸以培先天之根。治無餘法矣。此雖舊說。然吾用之。亦確有效者。

十六、小腹不時作痛。莖中出白淫。吳萎山以小柴胡加山梔龍胆萸肉歸芎。治之而愈。齊氏曰。愚常以逍遙散加歸芎萸肉山梔龍胆治此症。其效更捷。

十七、當歸五錢。熟地五錢。黃芪五錢。川連一錢。川柏一錢。黃芩一錢。此六黃湯也。齊氏謂爲治盜汗之神藥。

十八、老人與產後。及發汗利小便過多。病後氣血未復者。皆易病大便秘結。齊氏用六味地黃丸料煎服。如熱秘而兼氣虛。加參芪。屢治屢驗。

十九、其評吳又可達原飲曰。不如用柴胡白蔻半夏人參。吾於吳之用白芍。確不滿意。

二十、菉豆煎汁。白糖調服。無汗加浮萍。或用姜棗。治瘟疫瓜血。齊氏謂活人多矣。

程鍾齡之心得

萬鴻昌

清康熙時。普陀山有帶髮和尚普明者。姓程。名國彭。字鍾齡。燕京人。著有醫學心悟五卷。觀其學術。謹謹守法。不偏不易。可謂初學之正規。非李士材醫宗必讀所能及也。而其經驗心得處亦多。摘錄於后。

一、予常治傷寒初起。專用香蘇散加荆防川芎秦艽蔓荆子等藥。一劑愈。甚則兩服無有不安。

二、老人久病人新產婦人。每多大便閉結之症。丹溪用四物。東垣用通幽。予嘗合而酌之。而加以從蓉杞子柏子仁芝麻松子仁人乳梨汁蜂蜜之類。隨手取效。又嘗於四物加升麻及前滋潤藥。治老人血枯。數至圊而不能便者。往往有驗。

三，積聚日久。正氣必虛。須以補瀉疊相爲用。如薛立齋用歸脾湯送下。蘆薈丸。予亦嘗用五味異功散。佐以和中丸。

四、予嘗治寒痰閉塞。厥逆沉昏者。用半夏橘紅各八錢。濃煎半杯。和姜汁成一盃。頻頻灌之。痰隨藥出則拭之。隨灌隨吐。隨吐隨灌。少頃痰開藥下。其人即甦。如此者甚衆。又嘗治風邪中臟將脫之症。其人張口痰鳴。聲如曳鋸。溲便自遺者。更難任吐。而稀涎皂角等藥。既不可用。亦不暇用。因以大劑參附姜夏。濃煎灌之。藥隨痰出則拭之。隨灌隨吐。隨吐隨灌。久之藥力下咽。胸膈流通。參附大進。立至數兩。其人漸甦。遂至平復者又衆。

五、予嘗用參附煎膏。日服數兩。而救陽微將脫之症。又嘗用參麥煎膏。服至數兩。而救津液將枯之症。亦有無力服參。而以芪朮代之者。隨時處治。往往有功。

六、愚每遇陽邪入陰。尙未結實之症。倣古人三黃解毒之意。而加以石膏柴胡丹皮之屬。往往獲效。

七、產婦鼻起黑氣。或鼻血者。爲胃敗肺絕之危候。用二味參蘇飲加附子以救之。多有得生者。

八、予治傷寒。以加味香蘇散代麻黃桂枝二湯。以柴葛解肌湯治溫熱。往往隨手而愈。

九、陶氏治少陽症兼胸滿者。小柴胡加枳桔。如未效。予以本方對小陷胸一服。如神。

十、少陰咽痛。甘桔湯加大力子薄荷葉甚效。若不瘥。對小承氣湯服。

十一、太陽腑病。頭痛發熱。口渴溺濇。由風傷衞來者。固宜用五苓散。若無汗脈緊。由傷寒來者。愚即於香蘇散中加茯苓澤瀉。應手而效。

十二、溫瘧。用小柴胡去半夏。加黃連知母貝母治之。甚效。

十三、小陷胸治結胸。半夏瀉心治胸痞。俱宜加枳實爲妙。

十四、予嘗用麥冬生地各一兩。加人參二三錢。以救津液。又嘗用人參湯。送下加味枳實丸。以治虛人鬱熱便閉之症。病氣退而元氣安。遂特爲囊中活法。謹告同志。各自存神。

十五、四物湯加丹皮麥冬玉竹山藥茯苓。退虛熱至效。

十六、十補丸治精時遺而體虛者屢效。

十七、炒桔梗，荊芥，紫苑，百部，白前，陳皮，甘草。此七味名止嗽散。治諸般咳嗽。予製此藥普送。服者多效。由風寒加防風蘇葉生姜。由暑熱加黃連黃芩花粉。由溼痰加半夏茯苓。由燥氣加瓜蔞貝母知母柏子仁。

十八、肝氣燥急而脅痛。用瓜蔞散，瓜蔞，甘草，紅花。甚效。

十九、予用芍藥甘草湯。止腹痛如神。脈遲爲寒加乾姜。脈洪爲熱加黃連。脈緩爲溼加蒼朮生姜。脈濇傷血加當歸。脈弦傷氣重用芍藥。

二十、啓膈散，沙參，丹參，川貝，鬱金，砂仁殼，茯苓，荷蒂，杵頭糠。予用此治噎膈屢效。虛者加人參。血積加桃仁。痰積加橘紅。食積加萊菔。

二十一、予製治痢散治痢。其效如神。葛根，赤芍，苦參，陳皮，麥芽，山查，松蘿茶。加川連尤妙。

二十二、予用加味七神丸。止腎瀉如神。肉豆蔻，補骨脂，白朮，吳萸，木香，茯苓，車前子，大棗爲丸。

二十三、予用止瘧丹治瘧症二三發後。應手取效。常山，草果仁，牛夏麯，香附米，青皮，六神麯，米飲爲丸。紅棗湯下。

二十四、予製和中丸治膨脹。效者甚多。白朮，扁豆，茯苓，半夏，陳皮，砂仁，香附，枳實，神麯，山查，麥芽。五穀蟲，丹參，荷葉。煎水爲丸。用六君子。或補中益氣湯送下。

此醫門之秘法。不可不講。

二十五、拒格飲食點滴不入者。用姜水炒黃連開之。累用累效。

二十六、元參，貝母，牡蠣，蜜丸，予製此消瘰丸普送。奇效。

讀傷寒論雜記（續）

徐炳南

傷寒論第十四節云。太陽病桂枝症。醫反下之。利遂不止。脈促胸滿者。表未解也。喘而汗出者。葛根黃芩黃連湯主之。按此節太陽病不得治法。因誤下而變協熱下痢症也。玆申其義如下：

太陽感邪。涉表襲衛。衛氣者外以捍護軀體。內以調節汗腺。一受侵迫乃起反射以事抵抗。斯時體溫驟高。傾向於表。故發熱也。邪氣經過表分。表分因而疏忽。故汗出惡風也。項背乃太陽經之徑路。太陽受邪。故強痛也。在斯時期之熱病。名爲中風。宜桂枝湯以解肌中之邪。亦名爲桂枝證。桂枝證理宜桂枝湯。始爲不誤。乃有不知此者。反投以苦寒下洩。斯誤焉。夫苦寒治腸胃中寒邪也。腸胃有邪。則邪當藥。無實邪則正氣當藥。今桂枝證。邪在表分。非在腸胃。則自然正氣當之。正氣被下而下洩。傾向於表之體溫因之低降。以體溫入內救裏也。體溫低降。無以抵抗外邪。以事爭逐。外邪因而乘虛內入。循體溫趨勢而下洩。故利遂不止。蓋熱上奔則喘。外奔則汗。陷入腸胃中之熱邪。從肺脈大腸脈。上干於肺。故喘。湯明法多汗。熱能使脈急促。以證表證仍在。故曰表未解也。此表裏兼熱症。非純裏實症。是以治法亦須雙解。黃芩黃連所以淸內陷之熱。葛根所以解肌表之熱也。

讀仲景書私淑話

周岐隱

苓桂朮甘湯證。氣衝頭眩。身振振搖。見證極似眞武。而實不然。苓桂朮甘證。是吐下後傷陰。搏動水氣。而牽引經絡。眞武證是發汗後亡陽。腎氣不納。而浮陽鼓動。苓桂朮甘湯。是實脾以行水。眞武湯是鎮逆以回陽。舊註多以苓桂朮甘證爲眞武之輕者。鄙意以爲此係水邪。殊無關於腎氣也。

五苓散。一治水逆。一治消渴。水逆者水氣不降。消渴者津液不升。總而言之。皆水不化氣而已。內經曰。膀胱者州都之官。津液藏焉。氣化則能出矣。可知利小便者必以化氣爲主也。此方桂枝化氣。白朮升津。二苓澤瀉行水。多飲暖水。輸津皮毛。汗出於表。水化於內。表裏並解。氣化而小便自利矣。

汗吐下三法之後。虛煩不得眠者。大邪乍退。中大虛。餘邪挾痰滯阻擾胸脘也。梔豉湯爲涌泄上焦之神劑。梔子洩熱結。香豉鼓胃氣。有形之痰滯一吐而淸。無形之虛熱不吐自解。加甘草者。益氣之虛。加生姜者。平胃之逆。此爲夾虛者立法也。有宿食者加枳實以降之。地道不通者加大黃以利之。此爲夾實者立法也。

太陽失表而誤下。邪入胃中。與不得化汗之水氣相結而成結胸。邪入肝腎。與陰寒相結而成爲藏結。結胸之心下石硬。膈內拒痛•懊憹煩熱。上焦之陽與邪俱結也•藏結臍旁痛引少腹。若滑下利。下焦之陰與寒俱凝也。結胸爲實邪。非攻堅洩熱不爲功•藏結爲虛邪•以攻下虛•虛爲大禁。傷寒不出治法•殆以陰竭陽竭。勢在不救歟。

陷胸三方•均以攻結洩水爲主。惟結胸有淺深。故陷胸分大小。大陷胸湯以硝黃攻結•甘遂洩水。是以攻結爲重•大陷胸丸以葶藶杏仁甘遂洩水。硝黃攻結•是以洩水爲急。大陷胸湯•湯以蕩之•欲其急下•大陷胸丸。丸以緩之•欲其緩下也。小結胸痰氣阻隔。結胸證之輕者•故用黃連洩其熱•括蔞寬其結•半夏利其痰•黃涎下而痰結去矣。

小建中爲補陽之主方•炙甘草爲滋陰之大劑。二方皆不足以治傷寒外感諸證也。然論中小建中證•則曰傷寒二三日•心中煩而悸•炙甘草證。則曰傷寒脈結代。心動悸。豈二方統可以治傷寒歟。心煩動悸•皆傷寒證歟•傷寒表裏之邪不解•而見此脈此證•卽嘗用此方歟•意有不安。未敢強解•當闕疑以質之高明•

陽明胃家實•有濈然汗出之證。而胃中冷者亦有之。胃家實者。其小便必利。液愈洩而內愈乾也•胃中冷者•小便不利。溼愈聚而內愈寒也•一從溼化。一從燥化。醫家辨之。

陽明爲溫熱之藪•急下存陰•實陽明起死回生之無上法也•然仲景之所以丁甯於表之解不解者•恐失之誤下•反致敗擧也•然而晚近時醫。奉下不嫌遲之口頭禪•每遇承氣證•輒用滋陰潤燥之品。延遷養邪。以致不救。或燥糞雖下。內熱不殺•眞陰不復。往往死於糞出之後。粗工每失之誤下。庸工每誤於失下。過猶不及。皆仲景之罪人也•

少陰篇原文云。少陰病欲吐不吐。心煩•但欲寐。五六日•自利而渴者•屬少陰也•虛故引水自救•若少便色白者•少陰病形悉具。小便白者•以下焦虛有寒•不能制水•故令色白也•

按心腎二經•水火之臟也。坎離交則爲旣濟。坎離不交則爲未濟。此證上火而下水•乃未濟之象也•上焦有熱則心煩•下焦有寒則小便白。火不下交則自利。水不上交而作渴。上虛而無陰以濟。總由下虛而無陽以溫也。以小便色白•斷其爲下焦有寒•則古人用熱藥冷服者•殆卽爲此等證設乎•

身爲熱動而不安謂之躁•心爲熱擾而不甯謂之煩•煩而不躁者爲熱。躁而不煩者爲寒。太陽煩燥同見屬於熱。少陰煩躁同見屬於寒•水火不交。陰陽離決之象也。

少陰扶陽抑陰計六方•四逆湯固陽救逆者也•眞武湯鎮陽制逆者也•附子湯溫補下焦者也•吳茱萸湯溫理中焦者也。白虎湯宣通上下之陽者也。通脈四逆湯•通達內外之陽者也•

差後勞復篇原文曰•大病差後。從腰以下有水氣者•牡蠣澤瀉散主之•

按病後水氣•因脾虛不能制水者•當用理中丸•因腎虛而水氣泛溢者•當用腎氣丸。若一味峻攻•甯不慮其虛虛耶。且腰下之水•而服散。亦匪夷所思。故吾於此節•殊不敢強解•

讀蔣紹宋的「肺癆療養新論」

王宇高

錫山西醫蔣紹宋。設保康醫院於上海。於本年秋間。著有『肺癆療養新論』出版。余讀後。據管見所及。略論如后：

(一)人必體虛而後肺癆病菌始得爲患。菌既爲患。則肺損矣。吾人稱肺癆爲虛損。實屬確切。乃蔣君謂人體虛損則轉成癆病之言。爲虛僞無根。其根據在於無肺癆病菌之傳染。決不成肺癆也。殊不知菌之入肺。人孰能免。不過體力能抵抗者。始不爲患。患者必體虛而予菌以逞毒之機耳。況彼亦自云。體質怯弱者。其肺之組織亦孱弱。抵抗力亦薄弱。易受肺癆之傳染者乎。是蔣君之駁人爲虛僞無根處。未免自相矛盾也。

(二)蔣君既謂任何體格強壯之幼孩。其抵抗力終不如成人。任何瘦弱之成人。其體力較幼孩爲略強。以是最近經多數醫家測驗之結果。僉謂吾人於孩提時大半卽染有肺癆云云。然則孩童之死於肺癆。宜乎多於青年矣。然於吾人之經驗。乃反青年多於孩童何哉。彼於此自作解曰。幼年常於不知不覺中容易經過。或發熱五六朝。或輕咳半月一月。多半卽停止不發也。然於成年時第一次傳染者。何以獨謂病人抵抗性較弱。大概進行迅速。不旋踵而亡哉。總之既曰幼年抵抗力弱。又曰停止不發。既曰成人抵抗力強。又曰進行迅速。是亦蔣君之自相矛盾處。

(三)肺癆之分期。吾嘗疑之。所謂分期者。必有一定不變之程序與時期也。乃就吾人之經驗。病形之險夷既不同。死期之遠近又不一。謂肺癆分三期。安能驗信。蔣君於分期。亦謂絕少明白標準。與實際爲不可能。正恰吾懷。而謂應分別爲良性惡性兩型。則誠屬有識之言也。

(四)肺癆之可怖與否。不在於菌之入否。而在於體之強否。苟能深明衛生之道。而不使體上之抵抗力減損。雖有菌何患。況乎現在社會人士之於肺癆。確是談虎色變。胆怯心寒。故醫者之對病者。切宜愼言。而蔣君謂個人主張。一方面積極的爲肺癆常識之普徧的宣傳。其尙未實現肺癆症候者。應作未染肺癆論。仁者之言也。亦當然之理也。

(五)手淫，早婚，房事過度三者。確爲青年肺癆之成因。而又謂經驗上獨身生活者。肺癆都不易治愈。此則並非矛盾。蓋夫妻之愛。爲人之天性。苟適其宜。則精神既愉快。病體自輕減。況由於所欲不遂。沈鬱而成肺癆者亦甚多哉。

(六)欲避免肺癆。宜棄靜的職業。而習勵的職業。固也。然何以又謂畫家鮮有犯肺癆者哉。其意以爲畫家工作時思想活動。精神愉快耳。然則其故不在於職業。而在於精神之苦樂。苟能養成習業之興味。勿論何業。而以愉快之精神幹之。則自不至於病肺矣。復何必孜孜以擇業爲哉。況彼又曰。勞勵家之病肺癆者。易致咯血。且常反覆發作。爲量亦多者乎。

(七)蔣君謂有肺癆初期絕無咳嗽。直至病已重劇。方見咳嗽者。此在女子爲多。亦有病之初作。卽呈劇烈咳嗽者。此於青年男子爲多。此實經驗之談。然其理如何。吾則不明。希蔣君有以教我。

(八)神經散佈全體。無處不到。乃蔣君謂肺組織本無感覺。卽至腐爛崩壞。絕不起痛感。其呼吸與咳嗽覺痛者。是肺癆合併肋膜炎也云云。豈肺部只有運動神經而無知覺神經哉。吾亦不明。亦希蔣君愷示。

（九）肺癆之有潮熱消耗熱盜汗者。吾人謂爲虛象。殊太含混。蔣君謂爲肺癆毒素中毒現象。亦不免單方。實則肺癆進行之際。體力既弱。菌毒又熾。雙方都有關係也。

（十）青年之肺癆。多見喀血。老年則否。吾於臨證上。見之熟矣。其理初不能解。今蔣君爲硬變性肺癆有自始至終不見喀血者。可知老年人體質內所含之灰分與無機鹽如鈣鹽等增加。故多硬變性肺癆。而少見喀血也。蔣君開我茅塞。謝謝。

（十一）近世之對於肺癆預防。往往只知仇視已患肺病者。以致患肺病者。深感生趣索然。神經衰弱。是所謂資菌兵。齎菌糧。而絕其生。速之死也。於菌之傳染。仍不能免。蔣君於此深悲其愚。其言曰。今之言預防者。非謂預防肺癆病菌之侵襲體內。乃預防業已潛伏體內之潛伏肺癆。毋使其爆發也。金玉良言。願世人共識之。

（十二）青年體內組織細胞之生活力強。新陳代謝之機能速。所含之營養分富。殺菌之抵抗力健。當然不易病肺。即病亦必易愈。乃反與之相反者。實由好勝心太濃。色慾事過度故也。蔣君以爲青年之營養分豐富。適合於肺癆菌之生活與繁殖之故。殊覺欠當。

藕香室醫案　沈仰峯遺著　男良卿錄

▲舒師母　病後。飲食不調。又兼暑濕。腹中痛。大便溏。脈微數。擬藿朴五苓散。

藿香二錢。川朴一錢。猪茯苓各三錢。赤苓三錢。澤瀉三錢。生茅朮二錢。桂枝一錢。

▲鄭先生　暑傷足太陽。渴不欲飲。得食則嘔。身有微熱。舌有微黃。大小便閉塞不通。熱在中焦。擬涼膈散。

淡豆豉三錢。黑山梔三錢。黃芩二錢。生姜四錢。元明粉三錢。枳實二錢。川朴一錢。生甘草一錢。薄荷一錢。連召二錢。

▲胡先生　素喜飲酒。忽然大吐狂血一盆。脈洪數。面赤。此三陽實熱也。宜大黃黃連瀉心湯。

大黃三錢。黃連一錢。黃芩三錢。

▲李左　日日飽食就睡。以致脾陽致困。故吐血。此爲傷食吐血。脈弦。與竈中黃土湯。每日一兩。分二三次服。

▲朱左　舌苔白厚。腹中腸鳴不暢。大便湯。聚水溼甚多。擬葛根芩連合四苓散。

葛根二錢。黃芩二錢。川連一錢。猪茯苓各三錢。赤苓二錢。澤瀉二錢。茅朮三錢。

▲葉先生　多溫。神昏譫語。皆前醫誤表之故。邪在心胞。即宜開中。否則內閉外脫。大便閉。面赤。得藥則吐。宜忌甘藥。先以牛黃丸以開其中。後與大承氣湯。以攻陽明實熱。

生大黃三錢•元明粉三錢•枳實二錢。川朴一錢。

▲盧左　溫熱。口渴•大汗•身熱•面赤•脈洪大•宜竹葉白虎加蘆根•

生石羔一兩五錢。知母三錢。生甘草一錢。荷葉包粳米一撮•蘆根一兩。竹葉百瓣•

槐蔭吟館醫案

陳枕珊

▲黃兒　十二歲。午後身熱。小便短赤。兩腿酸重•痛不可忍。苦黃白相兼•關脈沉滯。此濕熱流走筋絡也。用宜痺祛風濕之品•三劑漸瘥。

防己•嫩桑枝•炒地龍。炙山甲片•秦艽•滑石•木瓜。川牛膝•米仁•

▲沈孩　十歲。長夏乾嘔•二日夜不止。醫進小陷胸溫胆湯無效。余診舌光如鏡。乾嘔無物•此胆火上沖•胃液受劫。非祇用辛開可效•擬滋胃液。散胆邪•嘔始止。

西瓜汁•梨汁•生地汁•金汁•磨服鬱金香附青皮•

▲徐孩　咳久。發熱。口渴•秋燥氣行令•誤進羌防發散藥津劫燥甚。喘急告危•余察其眼鼻無涕淚•悶咳無痰•舌光絳•仿喻嘉言清燥意。渠效。

甜梨皮•玉竹•桑葉。枇杷葉•川貝•京杏•鮮蘆根•

▲陳孩　週歲。嘔逆泄瀉•四肢厥冷•頭熱昏蒙症屬暑熱。內閉•擬芳香闢竅•祛暑清熱•一劑而肢溫神甦•

活水蘆根•淡黃芩。青蒿•括蔞根•煨葛根•香豉•鮮竹葉•益元散•鮮荷葉•（紫雪丹先吞）

腫病治驗（續）

慈谿魏文耀

▲翁幼孩　八歲•甲子三月•患溼溫挾痰。喉痛。左頸面頰腫大•身熱。初延某兒科治•用辛溫疏散•服藥後•汗出。未避風。風溼相襲。偏體浮腫•胸滿•氣逆。便溏瀉赤熱。溲短赤•口氣穢臭•沉眠•脈象弦滑數•兩尺澤洪大•舌紅潤。口中多涎。愚用千金葦莖湯•加川貝•馬兜鈴。射干•生甘草。服一劑吐出膠黏白厚痰盌許•煩躁不甯•體腫頸項腫大未退。氣逆未平•改投牡蠣澤瀉散。除商陸•加射干•水蘆根。製半夏•服後。溲長。便實。浮腫皆退•氣平。頸間痰核顯露。口氣穢臭•脈象弦滑•舌色淡白•改投清肅肺胃痰火藥品。以清餘熱•繼進中和養胃藥•以善後•調理旬日全愈。

浙省中醫協會月刊的讀後感

王宇高

第一期（十六年七月一日出版）

（一）發刊辭　以刊物嘗嬰兒•固是普通的比方•而說初誕生的。只有哭泣是天賦的本能•與多病多痛•是常有的現象。此二句則新奇而確切。吾因此想及一種刊物。只求日新月異•有進步的氣象足矣。固不必以顯奧揚抴爲慮也。願與編者作者共勉之。

（二）宣言　昌明國學。爲獨立國家最切要之工作一語。至理名言也。亦痛心痛語也。我中國國民。莫忘此言。否則。亡國之禍不旋踵矣。奈何。

（三）湯士彥君之『敬告未入會的同道並勗本會諸同志』 未入會者。試聽『根觸潮流。覺環境之日非。時代落伍。憤醫界之沉寂。』二句。能不心驚與面赬者乎。已入會者。試讀『沃壤肥田。我們已開始墾植了。良好秧子。我們已普遍播種了。雖然一時不會結出偉大而不朽的果實來。但終有豐厚收穫的一日』數語。能不眉飛頤解。手舞足蹈。而興奮地努力工作者乎。湯君之一支禿筆。較之西醫之一針嗎啡遠矣。欽佩欽佩。

（四）湯士彥君之『我所望於會員諸君者』 會猶整個之身體。會員猶組織整個身體之各細胞。苟細胞不各個自動。則身體便死矣。即只少數細胞不自動。亦難免病矣。嗚呼。湯君此作此篇。必杭州之會員。亦多不自覺者也。吾甬亦多麻木不仁之會員。吾爲之痛哭流涕久矣。嗟乎傷心。吾於此。如目覩湯君之血淚斑斑者也。

（五）趙緻秋女士之『整潔節贅言』 端節之噴雄黃湯。與焚蒼朮白芷。及艾幟蒲劍。確係暑天疫癘將來之準備。此古人之深意也。近改爲整潔節。更宜名副其實。然可恨者。年年例行噴酒焚藥之婦女。只和白蛇娘鍾進士之迷信事。而不知其他。今趙女士有此作品之提倡。喚醒女界。霹靂一聲。從此巾幗中皆成衛生家。可喜可賀。

（六）李苑芳君之『醫事小評』 內經曰。邪之所湊。其氣必虛。人之受氣化與細菌而成病者。實由元氣不足。抵抗力弱所招致也。而抵抗力之強弱。雖各有素質。然習慣成自然。可勝天性也。李君所言。『南方人在溫和氣交中爲常。抵抗溫氣力較強。遇寒則禦之不足。故病傷寒爲多。北方人在寒冷氣交中爲常。抵抗寒氣力較強。遇溫則禦之不足。故害溫病者爲多。』雖係創言。確是事實。然遇溫之溫字。應改爲熱。即溫病二字。雖古人已成名詞。吾輩作事。第一當務切實。亦宜訂正古人之誤。而改爲熱病也。未知李君。以爲何如。

（七）孔藹如君之『言治肝標本』 所引仲景之甘麥大棗湯。與葉天士之加白芍萸肉白石英，繆秋心之加萱花連翹茯神。此三方。吾以之治肝虛證。亦屢用屢效。

（八）湯士彥君之『昆布海藻與瘰癧癭症』 觀此篇。非惟湯君之文藝。爲我所佩服。而於醫術之研究發明。尤爲我所愛之切矣。瘰爲腺結核。殊不易治。而湯君取古人實驗之昆布海藻。證以西人化驗。『西醫稱人身缺乏碘質。爲發生瘰癧癭症之一大原因。藥用碘酒糖漿等。昆布之化晰。每百分內含碘質爲一。三八。海藻則含〇。三三九。』又自製之方。配合尤合。其一曰消癭酒。『昆布半斤。海藻半斤。冰糖四兩。共浸酒二斤。密封於甕。待四日後。榨渣濾淨。每日用三兩。作三次分服。飯後以開水對和。』其二曰消癭散。『昆布一兩。海藻一兩。香附五錢。木香五錢。浙貝五錢。茯苓五錢。共爲末。每日用六錢。作三次分服。每飯後開水送服。』

中醫新刊價目表

定價無扣費須先惠
概收大洋郵票照算

	項目	一期	六期	十二期
定價	現款及匯兌	一角	五角五分	一元
郵費	本埠	半分	三分	六分
	本國	一分	六分	一角二分
	日本	二分	一角二分	二角四分
	歐美	四分	二角四分	四角八分
廣告價目	地位	一期	六期	十二期
	全頁	十元	五十元	九十元
	一面	五元	二十五元	四十五元
	半面	二元五角	十二元五角	二十三元
	特別	照列表一律加二分之一		
	特別地位	封面反面及論後夾頁或前頁	木刻銅版費須外加	
	普通地位	後頁夾張		

中華民國十七年十月十日出版

中醫新刊月刊第七期

撰述者　甯波中醫協會會員
編輯者　甯波中醫協會常務委員會
經理者　甯波中醫協會執行委員會
發行者　甯波君子營中醫協會
印刷者　甯波崔衙前華陞印局

中醫新刊

第八期

中華民國十七年十一月出版

中華郵政特准掛號認爲新聞紙類第四六八號

本期目錄

甯波中醫協會常務委員會編輯

賀電

衛生部薛部長鈞鑒。聞 公出秉衛生大政。羣衆浹望。薄海騰歡。敝會同人尤深慰幸。竊念吾國醫學爲國粹之精英。藥物占國產之鉅額。國利民生。關係密切。慨自東西洋物質文明。漸輸內地。學者舍己耘人。喜新厭故。致五千年列聖相承之絕學。幾與道德彝倫。同歸澌滅。非惟吾黨之不幸。亦吾國民族民生。所受之大打擊也。我公前長內政部時。提倡中國固有美德。午夜鐘聲。中流砥柱。風聲所樹。日月重光。今又慨然出任鉅艱。主持全國衛生事宜。必能不渝前志。保存國醫。溝通中西之學術。闡揚絕學之光輝。知難行易。大展鴻猷。謹貢芻言。伏冀芹采。肅此叩賀。敬頌公安。

甯波中醫協會東叩

讀孫少道君『中國醫藥當速改進論』感言

徐炳南

中國醫藥。處在現潮流的地位。凡頭腦清明，而不十分頑固者。沒有不感覺「改進」和「整理」，是急不容緩的工作。可是政府方面這樣的輕視。不消說提倡培植。又肆口謾罵。被自稱文明新醫們。不遺餘力的攻擊。使中國醫藥。沒頭沒尾沉下去。永遠不能出人頭地。——他們這樣是「見其所蔽」。不是學者的態度。我們可撇去不理他。省些無為爭論。——講到「輕視」和「攻擊」。表面上看去。雖是阻撓我們的進步。其實是激勵我們的前進。學術雖不能與物理性的具有壓迫愈甚反動愈烈相比擬。而學者腦子。受這種刺激。當然有所猛省。所以越阻撓得利害。越使我們進步深邃。只要同志不餒氣。「憤發」，「努力」，去幹這層最緊要的「整理」「改進」的工作。不久當然能夠達到戰勝全世界目的的一日。

學術這樣東西。沒有止境的。而且一種學術，非絕對沒有不錯的地方。能夠把錯處來糾正。不要硬着牙齒咬到底。這也不背進化公理。中國醫藥的確不是萬能的。也不是絕對沒有不能的。苟不是「坐井觀天」的眼光。當然默認我的立說。中國醫藥這樣腐敗。或許從前學者的眼光太短淺。自信力的太重。然而我很原諒他。因為限於時代關係。在閉關時代。世界科學。沒有輸入。叫他們從何下功夫呢。我以為全世界只有一種醫學。沒有第二種醫學。站在對方地位。來樹幟表異。不過其中有何國何人發明的學術。稱某國某派而已。所以評論醫學。應具世界眼光。去評世界醫學。我很贊成孫少道君所主張。孫君漢口博濟醫院主任。他在日新治療著中國醫藥當速改進論。他說：『既明白了生理的常態。就應用衛生。以保持吾人的健康。明白了病理的病態。就應用治療學。以恢復吾人的健康。故醫學在世界各國。並無二種。但中國而有中醫西醫的不同。其區別有若鴻溝中隔。且彼此攻詆。遂至國人皆曰中醫尚理論。西醫憑物質。中醫精內科。西醫精外科。中藥王道。西藥霸道。此似是實非之言。阻碍醫學的進步。為害無窮。』不錯！確實阻止進步的障礙。他們國際觀念太深。常以主觀的目光評得失。須知醫學是世界的具體的。不是一國的局部的。應該具世界的眼光。以客觀的態度。急直去奮勇追求。可是現在一般醫生們。胸中各存中和西的芥蒂。那理論立說。當然各是其是。冰炭水火。格格不相入了。你看海上醫學雜誌。中西醫互相攻訐。其實何嘗抓着醫學上本身問題。不過互相謾罵罷了。余雲岫說：『中西醫藥。是萬萬不能溝通的。』因為有了成見。所以不能統一。倘然各掃意見。虛心研求。發前人所未發明。立功醫林。是怎樣一種偉大的事例。他又說：『醫之本旨。是為人類謀幸福。乃一種實用的科學。並無中西之分。只有時代的進退。時至今日。凡我醫家。皆當力求改進。本之解剖。徵之實驗。範圍自然科學之律令。審慎客觀唯物之現象。知之為知之。不知為不知。雖然落後。研究他人已進步之學說。比較更為容易。且中國地大物博。其中能應用於醫療的藥物。不下千餘種。已經應用於西醫範圍。並且重要的。

如毛地黃，莨菪草，龍腦，龍胆草，遠志等。其未經研究者。如常山之能治瘧。麻黃之能發汗。如能研究。發明正多。他又說：「有一種魚腥草。用治肺癆。一種名奶奶草。用松香麻油熬膏。用貼瘰癧（卽淋巴腺腫）。一種名賊骨頭。余曾見一人預備同人鬪毆。先服此藥。不料未遇着仇家。而此人回家後。遍體脹悶。後請數人。以拳痛擊方休。」是咧！中醫犯着最大毛病。就是強不知爲知。你看列代醫家著作的醫籍。個個都是耶穌仙人。沒有一病不可醫。沒有一病不能愈。無論那一種叢書。那一種醫案。皆是這樣的。因此緣故。借用玄學以圓其說。那離實驗愈遠了。中藥的靈驗。不盡其所說。他所有效者正多正多。所以我們今日的學者。應該知自己的錯處。不要再委曲求全。強辭奪理。是錯的應當撤去。將是的剔刮出來。「證之以實驗」。「納之於科學」。再研究討論所未經發明的。吾知東亞醫藥。在世界醫藥史上。必能站得很重要位置。那近世醫藥發展。實在前程遠大。希望無窮。甚盼同志們努力勇爲！

再致王宇高先生書

天津張錫純

宇高兄鑒。前函諒達。念念。目今習醫。宜融會中西。力求進步。況吾中醫書中。多寓西醫之理。溝通中西。原非難事。玆奉此篇。雖爲五期衷中參西錄開卷首篇。實又添上兩條。較從前登醫界春秋之文。尤多若干。今因西醫多毀謗中醫。故特添補寄上。希早登於貴報傳宜。以質諸當世之業西醫者。鄙人才質庸碌。而性好深思。自幼承家學淵源。醫學與讀書並重。是以自成童時。卽留心醫學。弱冠後卽爲人診病疏方。年過三旬。始見西人醫書。頗喜其講解新異。多出中醫之外。後又十餘年。於醫學研究功深。乃知西醫新異之理。原多寓中醫古籍之中。特其語意含渾。有賴後人闡發耳。今不揣固陋。遠採古籍所載。近參時賢之說。臚列數則於左。以證明之。

西人謂人身有血脈管，微絲血管，回血管。爲血脈循環之道路。血脈管自左上心房。轉落左下心房。入於血脈管。由血脈管入微絲血管。以散布於週身。內而臟腑。外而肌肉。迨臟腑肌肉濡潤之餘。又傳入回血管。由回血管收回右上心房。轉落右下心房。更由右下心房。以上注於肺。此時因血中混有炭氣。其色紫黑。迨注肺之後。隔肺膜呼出炭氣。吸進養氣。其色仍赤。復還左上心房。如此循環不已。其說可謂奇闢生新矣。然此理固寓於扁鵲難經中也。其第一節云。十二經中。皆有動脈。獨取寸口。以決五臟六腑死生吉凶之法。何謂也。然（然是答詞此設爲問答之詞也）。寸口者。脈之大會。手太陰（肺經）之動脈也。人一呼脈行三寸。一吸脈行三寸。呼吸定息。脈行六寸。人一晝夜。凡一萬三千五百息。脈行五十度周於身。漏水下百刻。榮衞行陽二十五度。行陰二十五度。故五十度復會於手太陰寸口者。五臟六腑之所終始。故取法於寸口也。按人之臟腑。皆有脈血管與回血管。其回血管之血。由心至肺。將炭氣呼出。是諸臟腑之回血管至此而終也。迨吸進養氣。其血仍赤。歸於心而散布於諸臟腑。是諸臟腑之血脈管自此而始也。故曰五臟六腑所終始也。爲肺能終始諸臟腑。是以諸臟腑之病。可於肺之寸口動脈候之。而寸口之動脈。遂可分其部位。而應諸臟腑矣。

西人謂左右心房各有二。是心之體原四孔也。而難經謂心有七孔三毛。夫七孔之數。旣與心房之數不侔。三毛之說。又毫無形迹可徵。此非中西之說顯然不同乎。不知難經此節之文。多被註疏家誤解。嘗考古訓。凡細微難察之物。恆比之於毛。詩經所謂德輶如毛。孟子論目之明。而極之於能察秋毫之末。皆其明徵也。蓋人之心房。雖止有四。而加心下血脈管。及回血管與心相連之處。則爲六孔矣。至心上血脈管回血管與心相連之處。似又加兩孔。而同在一系之中。故人仍以爲一孔。是共七孔也。此言心之孔雖有七。所易見者。止有四孔。其餘三孔。則如毛之細微。而不易視察。所謂如毛之細微而不易視察者。實指血脈管與回血管連心之處而言也。

中說謂人之神明在心。故安神之藥。注重於心。西人謂人之神明在腦。故安神之藥。注重於腦。及觀內經。知中西之說。皆函蓋於內經中也。內經脈要精微論曰。頭者精明之府。謂其中有神明。故能精明。謂神明藏於其中。故名曰府。此西法神明在腦之說也。又內經靈蘭祕典曰。心者君主之官。神明出焉。所謂出者。言人之神明由此而發露也。此中法神明在心之說也。蓋神明之體藏於腦。神明之用發於心也。如必執定西說。謂心臟惟司血脈之循環。於人之神明毫無關涉者。可仍卽西人之說以證明之。

西人生理家勿阿尼氏。研究靈魂之結果。謂靈魂者棲於人類各細胞中。其色濃紫。質不透明。比肉體重約千分之一。具運動之器關。能上達於地二百里以上之處。不待食物而生存。且具有良心。修養其正義親戚同情之高等道德云云。其所謂各細胞中。其色濃紫。質不透明者。明明非灰白色腦質髓。與神經細胞可知矣。明明指循環系中之有色血液細胞。更可知矣。又丁仲祜氏之譯述西說也。謂細胞之功用。能將血液內之榮養料及空氣。分給全身細胞。又能服從性靈。而性靈亦能處處保護之。其所謂性靈。非卽人之神明乎。心卽爲血液循環器之主。卽可爲細胞之主。而在在保護細胞之性靈。自當以心爲中樞。卽西人之說。而深爲研究。與內經所謂心者君主之官。神明出焉者。何以異乎。（此節採時賢蔣璧山氏說）

中說謂肝左脾右。西說謂肝右脾左。此又中西顯然不同處也。不知肝右脾左之說。早見於淮南子。扁鵲難經。亦謂肝在右。（難經曰。肝之爲藏。其治在左。其藏在右脅右腎之前。並胃著脊之第九椎。金鑒刺灸心法篇。引難經有此二十五字。今本删去）夫肝在右。脾自當在左矣。而醫家仍據肝左脾右以治病者。誠以肝雖居右。其氣化實先行於左。脾雖居左。其氣化實先行於右。是以肝之脈診於左關。脾之脈診於右關。因其氣化先注之處。而脈亦隨之外現也。按此診脈治病則效。不按此診脈治病則不效。若不信肝之氣化先行於左。脾之氣化先行於右之說者。更可以西人生理學家之言徵之。

△按西人生理家。言脾固居胃之左方下側。然其與胃通也。乃從脂膜相連處右行。輸送胃液腺於胃腑。其與膵通也。乃從膵尾端右行。輸送製造膵液之原料於膵臟。其與肝通也。乃從脾靜脈

開口於肝門靜脈。輸送紅血球中之紅色鐵質於肝臟。爲造成胆汁之料。其上與肺通也。乃右行假道於胃膜。以達於肺膈膜，而入於肺。其下與腸通也。乃右行假道於膵臟。由膵液排泄管。以達於十二指腸。其與周身通也。乃從脾動脈右行。開口於大動脈幹。輸送白血球於毛細管。以達於身體內外諸部。無所不到。是脾之本體。雖居於左。而其功用無不在於右。是則謂脾居於右。誰曰不宜。如肝固居於腹腔之右側上部。而其吸收脾與胃中之血液。以營提淨毒質之作用者。乃由肝門靜脈之大血管。向左方吸收而來也。且其旣已提淨之血液。乃由肝靜脈之血管。從肝臟之後緣而出。開口於大靜脈。向左上方。入大靜脈幹。以達右心室。是肝臟血液循環之機能。皆在於左。是則謂肝居於左。誰曰不宜。（此節採時賢蔣壁山氏說）是知以實驗論。西說固是。以氣化論。中說亦不誤也。研究醫學者。正可參觀而匯通之也。

西人謂胆汁滲入十二指腸。能助小腸消化食物。此理內經未嘗言之。似爲中醫疏忽之處。不知後世名醫。曾言之矣。吳鞠通醫醫病書曰。胆無出路。借小腸以爲出路。此非謂胆汁能入小腸乎。至於胆汁能化食之說。中醫書中。亦早寓其理。神農本經之論柴胡也。謂能去腸胃中結氣。飲食積聚。寒熱邪氣。推陳致新。夫柴胡爲少陽胆經之主藥。而其功效多見於腸胃者。爲其善理肝胆。使胆汁流通無滯。自能入於腸中。消飲食積聚。以成推陳致新之功也。至於徐靈胎註疏本經。則以木能疏土解之。是知肝胆屬木。脾胃屬土。小腸與胃相連。一氣貫通。亦可從土論。徐氏旣云木能疏土。是明謂肝胆能助腸胃化食也。而胆汁能助小腸化食之理。卽在其中矣。

西人謂中醫不知有膵。不知古人不名爲膵。而名爲散膏。難經謂脾重二斤三兩。扁廣三寸。長五寸。有散膏半斤。散膏卽膵也。謂膵之質爲胰子。形如膏。而時時散其膏之液。於十二指腸之中。以消胃輸於腸未化之餘食。故以散膏名之。原爲脾之副臟。至脾之正臟。內經謂其爲營之所居。卽西人脾能製白血球之說也。由斯知凡古說言脾統血者。指脾之正臟而言也。凡言脾化食者。指脾之副臟散膏而言也。凡言脾色黃脾味甘者。亦指散膏而言也。散膏與脾爲一臟。卽膵與脾爲一臟也。凡以西說考之。膵尾銜接於脾門。其全體之動脈。又自脾脈分支而來。卽按西說。脾與膵亦可合爲一臟也。（此節採時賢高思潛氏說）

又西人謂中醫不知有水道。不知西醫之所謂水道。卽中醫之所謂三焦。其根蒂連於脊背自下上數七節之處（其處卽命門）。在下焦爲包腎絡腸之脂膜。在中焦爲包脾連胃之脂膜。在上焦爲心下之膈膜。統名爲三焦。能引水液下注於膀胱。內經所謂三焦者決瀆之官水道出焉者是也。夫內經旣顯然謂三焦爲水道。何謂不知水道也。蓋其名雖異。而核其實則同也。

內經謂腎者作強之官。伎巧出焉。所謂作強伎巧者。指其能生育而言也。西人則謂腎臟專司濾水。與生殖器毫無關涉。此又中西醫學顯然不同處也。然謂內腎與外腎不相關涉者。乃西人從前未定之論。非其近時實驗之言也。夫中醫之論腎。原取廣義。非但指左右兩枚也。今西人與生理學研究功深。能悟副腎髓質之分泌素（卽是命門分泌而出與督脈相通者）。有迫血上行之作用。

名之曰副腎髓。是悟腎中眞火之用也。又悟副腎皮質之分泌素（卽自胞室中分泌而出與任脈相通者）有引血下行之作用。名之曰催靈。是悟腎中眞水之用也。旣悟得腎中眞水眞火之作用。卽當知腎之所以作強。所以伎巧。無非賴此水火之氣。以醞釀之，激發之，斡旋之。有如火車諸機輪之轉動。莫不以水火之氣爲原動力也。

又西人有精蟲之說。似屬創論。然其說不自西人始也。小乘治禪病祕要經曰。筋色蟲。此蟲形體似筋。連持子藏。能動諸脈。吸精出入。男蟲靑白。女蟲紅赤。又小乘正法念處經曰。十種蟲行於髓中。有形於經中云云。是精蟲之說。始於印度。久入中國。章氏叢書雜錄。引而詁解之。謂卽胚珠。是其說亦可爲中說矣（此節採時賢楊如侯氏靈素生理新論）。且人爲倮蟲。（人爲倮蟲之長）古書所載。以人資生之始爲精蟲。不亦理明詞達乎。是西人精蟲之說。原非創論。無庸驚其新奇也。

試再以病論之。如內傷黃疸證（黃疸有內傷外感之區別）。中法謂係脾有濕熱。西法謂係胆有凝石。杜塞胆汁入小腸之路。或胆管腫脹。窒塞胆汁入小腸之路。又有謂小腸有鈎蟲者。而投以金匱硝石礬石散。莫不立愈。蓋礬石能治脾中濕熱。硝石能消胆中凝石。及胆管腫脹窒塞。二藥並用。又能治鈎蟲。是以無論脾有濕熱。胆有凝石。腸有鈎蟲。或胆管因熱腫脹。投以此方皆愈。是仲景當製此方時。原對於此四種病因立方。非僅對於脾中濕熱立方也。且礬石爲皂礬（爾雅名礬石爲羽涅又名爲涅石故知爲皂礬）謂其係鐵與硫養化合而成。且又色靑。故能入肝胆。以斂汁之妄行。兼有以金制木之義。若但爲治脾家濕熱。何爲不用白礬。後世不明古人製方之義。而但以治脾中濕熱釋之。是知其一而遺其三也。至明季喩嘉言出。深悟仲景之治黃疸。不但治脾。實兼治胆。遂於治錢小魯之案中。顯然揭出。謂其嗜酒成病。胆之熱汁滿而溢於外。以漸滲於經絡。則身目俱黃云云。其原案載所著寓意草中。彼時猶未見西人之說。而實與西人論黃疸之病因，側重於胆者相符也。

又如中風證。其人忽然眩仆。更或昏不知人。其劇者卽不能甦復。其輕者雖能甦復。恆至癱瘓偏枯。西人謂此非中風。乃腦充血也。此又中西顯然不同處也。不知此證名爲中風。乃後世醫者附會之說。非古聖相傳之心法也。內經謂血之與氣。幷走於上。則爲大厥。氣反則生。氣不反則死。夫所謂厥者。卽昏厥眩仆之謂也。夫大厥之證。旣由於氣血相併上走。其上走之極。必至腦充血可知。此非中西之理相同乎。至謂氣反則生。氣不反則死者。蓋氣反則血隨氣下行。所以可生。若其氣上走不反。血必愈隨之上行。其腦中血管。必至於破裂出血不止。猶可望其生乎。細繹內經之文。原與西人腦充血之議論。句句脗合。此實不可謂不同也。又史記扁鵲傳所載虢太子尸厥。亦腦充血證。至扁鵲治之。亦知其爲腦充血證。觀其未見太子。知其必耳鳴鼻張。蓋知其腦充血之極。其排擠之力。可使耳中作鳴。鼻形動張也。及其見太子也。則謂上有絕陽之絡。下有破陰之紐。此蓋言人身之陰陽。原相維繫。偶因陰紐破壞。不能維繫。其陰中之眞陽。脫而上奔。更挾氣血以上衝腦部。其上衝之極。幾至腦中之絡破裂斷絕

●故曰上有絕陽之絡。而推其原因。實由下有破陰之紐也。此雖未明言腦充血。實不嘗明言腦充血也。特是內經論大厥。但言病因。未言治法。扁鵲治虢太子尸厥。其本傳所載者。係先用針砭救醒。後服湯藥。其所服者。亦未詳何方。至西人對於此證。雖有治法。亦難期必效。愚曾擬有建瓴湯（方載拙著衷中參西錄五期三卷）重用懷膝赭石。以引血下行。而輔以清火鎮肝降胃斂衝之品。用之救人多矣。其腦中血管破裂不甚劇者。皆可挽回也。

試更以藥論之。如石膏善退外感實熱。為藥中最緊要之品。而丁仲祜氏譯西人之說。竟謂石膏不堪列於藥品。此又中西之說顯然不同處也。然謂石膏不堪列入藥品者。乃西人之舊說。至西人新出之說。實與其舊說迥異。而轉與中說相同。何則。硫養輕鈣。石膏之原質也。西人工作之時。恆以硫養鈣為工作之料。迨工作之餘。所剩之硫養鈣。即結成若干石膏。較天產之硫養輕鈣石膏。猶缺一原質未備。此等石膏。原與煅石膏無異（石膏經煅則輕氣飛去其性黏收斂可代鹵水點豆腐斷不可服）。西人所謂石膏不堪入藥者。指此等石膏而言也。迨其後用天生石膏。知其涼而能散。大有功效。遂將石膏列於石灰基中（石灰即鈣）。並將素所不信之中藥兩味。亦列其中。是以炭養石灰。牡蠣也。燐養石灰。鹿角茸也。硫養輕石灰。石膏也。西人皆精驗其原質。而列為石灰基中要藥。西人可為善補過矣。而篤信西法者。猶確守西人未定之初說。與中說相齟齬。何夢夢也。

又如黃連龍胆。中法以為退熱劇藥。用之過量。能損胃減食●至西人則皆以為健胃藥。似又中西不同處也。然究其所以不同者。因西人以肉食為本。胃多積熱。易至生炎（西人以紅熱腫痛為炎）。二藥善治其腸胃生炎。故善助其腸胃化食。至吾人以穀食為本。胃氣原自沖和。若過服涼藥。致腸胃中熱力不足。即難熟腐水穀。此中西論黃連龍胆之所以不同也。然閱諸家本草。黃連能厚腸胃。其能助腸胃化食之理。即在其中。龍胆能益肝胆。其能增補胆汁。以為化食之資藉。又顯然也。由斯知中西之論藥性。凡其不同之處。深究之又皆可以相通也。夫醫學以活人為宗旨。原不宜有中西之界限。存於胸中。在中醫不妨取西醫之所長（如實驗器械化學等）以補中醫之所短。在西醫尤當精研氣化（如臟腑各有性情及手足六經分治分主六氣等）。視中醫深奧之理。原為形上之道。而非空談無實際也。耑此布達。順頌近好。

汪洋的中西醫學講義的一斑

毛衍春

皖旌人。汪洋。字浩然。設中西醫院於上海。民國八九年時。又設中西函授學校。聞偽造日本醫校證書。以欺生徒。現為政府所懲辦云。余於汪洋醫學之內容。初未得詳。今從友人處。得觀其『中西解剖學講義』，『中西病理學講義』，『中西兒科學講義』三種。始知其於中西醫學。僅略識皮毛。而於中醫學說。尤屬膚淺。所列中西學說。各自分裂。劃如鴻溝。毫無貫通之研究。真所謂『何必多此一舉』。

目前中國人之研究醫學者。當以貫通中西為第一義。其必不可通而甚至相反者。當核諸科學。證諸實驗。去其非而從其是。

斷不可依違兩可也。就吾之經驗上考察。解剖生理。當從西醫。治法用藥。當從中醫。而病理診斷。則可通處甚多。互相發明處亦不少。所謂『合則兩美』此之謂也。惜乎汪洋。有中西貫通之名。而無中西貫通之實。是蓋所謂『沽名盜譽』，『欺人自利』者也。反惹反對者之口實。於中西貫通史上。留一汙痕。可惱可惱。

評余雲岫西醫的『溫熱發揮』

王宇高

(余氏原文一)清代名醫。多致力溫熱。自古吳葉天士創用薄劑爲治。學者起而宗之。會稽章氏虛谷。首先表章。盛稱其「溫邪上受首先犯肺逆傳心包」十二字。爲千古以來之大發明。可爲後學指南。而補仲景之缺。余反覆玩誦。覺此十二字者。祇可爲風溫提綱。不能概括一切溫熱。請略論之。

(宇高評一)凡學術發明之進步。當然有一步進一步之歷程。葉氏於溫。確是發明家。確是較仲景更進一步。余氏不可以二十世紀之眼光。嘲笑十八世紀之人物。然吾中醫。於『可爲後學指南』六字。往往誤解。以爲後人止能讀熟葉氏之文。照樣畫葫蘆。如法泡製式的診治足矣。不知『指南』云者。不過指示向南之一針耳。煞費精神。研究進行。在我固大有工夫存也。嗚呼。拘守定章。不知變化。豈止吾中醫治療溫病之大阻力哉。

(余氏原文二)溫熱病。據清醫之研究。可分爲二大類。一曰伏氣溫熱。一曰外感溫熱。何謂伏氣溫熱。卽素問生氣通天論所云「冬傷於寒春必病溫之溫也」。卽熱論所云「凡病傷寒而成溫者先夏至日爲病溫」之溫也。卽仲景所云「太陽病發熱而渴不惡寒者爲溫病」之溫也。皆以爲是傷寒之變相。蓋謂冬傷於寒。卽時發病者。謂之傷寒。其不卽發病者。邪伏體內。至春而發者。謂之溫病。至夏而發者。謂之熱病。以其伏而後發。故謂之伏氣。要而言之。冬月寒邪傷人。卽發於冬者曰傷寒。伏而發於春者曰溫病。久伏而發於夏者曰熱病。不問其原因同一與否。但以時節而異其名。已屬詭異而不合於理。其伏氣發病之說。又復荒謬不經。俟後論之。

(宇高評二)溫病熱病。皆歸傷寒者。不過一種系統之歸納法。猶之消化系統呼吸系統也。至於春夏秋冬。及先夏至後夏至等。亦係假定之詞。古書記筆尙簡。甚不易讀。切忌以詞害意。希余氏詳之。

(余氏原文三)何謂外感溫熱。蓋以爲寒熱溫涼。四時之氣不同。冬有卽時發病之傷寒。則春必有卽時發病之傷溫。夏必有卽時發病之傷暑也。其春時傷人之溫氣。謂之溫邪。夏時傷人之暑氣。謂之熱毒。感而卽病。故曰外感。伏氣之溫熱。其本皆在冬傷於寒。故雖寒已成溫。寒已化熱。不過傷寒之變相。可從傷寒治法治之。若外感之溫熱。則其所感之氣。已是溫邪熱毒。與寒無關。與傷寒伏氣之溫熱。病情大異。治法亦迥不相同。故葉氏創爲溫邪犯肺傳心之論。而以淡薄之劑治之。此卽葉氏之異乎仲景。而爲千古之大發明家也。蓋以六氣爲眞能致病也。謬孰甚焉。

(宇高評三)溫邪之邪字。熱毒之毒字。何異乎細菌之菌哉。六氣之所以爲病。亦菌之爲害也。古人無顯微鏡。而能提出邪字瓣宇。使余氏在彼時。設身處地。其能超出此乎。

（余氏原文四）傷寒溫熱之爭久矣。世謂仲景所論。但是傷寒。至劉河間始知溫熱。此論蓋本諸王安道洄溯集。喻嘉言亦謂仲景詳於治寒。略於治溫。秦皇士遂謂仲景所治。爲冬月北方之病。於是乎南人無傷寒之說。遂成普通醫人之口頭禪矣。故楊栗山傷寒瘟疫條辨。切戒人不可用傷寒方治溫病。時在乾隆四十九年甲辰。而葉氏溫熱論亦出於此時。蓋當時世醫。皆以爲仲景方不能治溫病。或以爲南方無傷寒。故人人鉤心鬥角。立法逞異。而葉氏流派最甚。何哉。其名高。其徒衆。其法穩妥故也。夫淡薄之劑。無功無過。病愈則可以貪天之功。病劇則無可加罪。顧亭林之所謂不殺人亦不活人之庸醫。荀子所謂括囊無咎無譽之腐儒也。

（宇高評四）鉤心鬥角。正是力求進步。而乃加以『立法逞異』之罪。得毋太刻薄苛酷乎。淡薄之劑。謂無功過。豈深明化學如余氏者所出於口哉。乳糖較輕於灰分。脂肪較薄於乳糖。淡氣較淡於脂肪。淡薄輕淸豈毫無功過哉。余氏得毋未嘗細思乎。

（余氏原文五）要而言之。仲景之所謂傷寒。非一病也。其受病之源。決不止冬不藏精。冬傷於寒。特皆以傷寒二字括之耳。葉氏之溫熱。亦非一病也。特以溫熱二字括之耳。不但此也。吳又可之瘟疫。非一病也。特以瘟疫二字括之。郭右陶之痧脹。非一病也。特以痧脹二字括之耳。學者不知分別。欲執一說。以御萬變。是以頭緒紛紜。莫能理解也。嘗攷素問熱論曰。夫熱病者。皆傷寒之類也。夫曰類。則非一病明矣。難經曰。傷寒有五。有中風，有傷寒，有濕溫，有熱病，有溫病。豈非傷寒爲總括之名乎。由今言之。所謂傷寒。所謂溫熱者。無他。今日之所謂急性之熱性病也。急性之熱性病。皆有細菌爲之祟。皆有傳染之性質。今日之所知者。爲數甚多。其病原菌各不相同。如肺炎有肺炎之菌。腸窒扶斯有腸窒扶斯之菌。流行性感冒有流行性感冒之菌。種類不同。病情亦異。巢窟有一定之處。變化有一定之型。非可混而一之也。我國物質文明。向無進化。無顯微鏡以資研究。不能知熱性傳染病之各有病原細菌。其智識中所有之物。不過自然界之變化而已。故遂妄意推測。以爲疾病之原。皆由風寒暑濕燥火六氣而來。此皆幼稚時代之言論。無足深怪。要之豈能適用於今日科學昌明之世乎。

（宇高評五）謂傷寒溫病。瘟疫痧脹。爲包括提綱之言。吾亦嘗言之。所謂猶今之系統病也。古人之言類病者。亦不止一二人矣。至於古人無顯微鏡。不能照見桿狀球狀等等之菌。然心知有異。以六氣爲六淫或六邪。確係推測合驗之成績。余氏以『妄意推測』之『妄』字非笑之。得毋失當乎。

（余氏原文六）古人言六氣致病。皆指其偏勝而言。溫何爲乎。風寒暑濕燥火之極。固足以影響人體。引起疾病。若夫不寒不熱。中正和平之溫。亦竟指之爲邪。擬六氣而爲七氣。眞不通之極矣。要知各種病原菌之發育。隨氣候而不同。各病菌傳染之工具。亦應時節而產生。故冬春多感冒肺炎。而夏秋多瘧痢霍亂。非溫邪熱毒之謂也。吳又可曰。「二氣升降之極。爲陰陽離。離則亢。亢氣致病。亢氣者。冬之大寒。夏之大暑也。將升不升。將降不降。爲陰陽合。合則氣和。氣和而不致病。和氣者。即春之溫暖。秋之清涼也。又曰。若夏涼冬暖。轉得春秋之和氣。豈有因其和而反致病者。」卓哉吳氏。醫錮於岐黃。二千年來。誰敢發此論乎。故外感溫病。斷無此理。

（字高評六）以溫病之溫。爲溫和之溫。此余氏不知中國字學之源也。溫通於瘟。古無瘟字。以溫代之。內經用之。後人因之。數千年來。犯余氏同樣拘泥之病者。亦甚多矣。吳又可卽爲曉喻此輩而言也。余氏反因以斷無外感溫病。溫同瘟。瘟易傳染。當然有菌。菌非人身所自產。染之於外。謂之外感。豈云不當。

（余氏原文七）各種熱性傳染病。自傳染以至發病。必須經過一定之時日。非隨感而隨發也。此謂之潛伏期。古人伏氣之說。勉強附會之。其卽傳染病之潛伏期乎。傳染病之所以有潛伏期者。非伏而不發之謂。乃侵入之初。病菌無多。不能爲害。迨寄居人身。蕃殖醜類。至一定程度。其徒始衆。其毒始厚。人身始受其影響而發病耳。而諸菌之繁殖。毒質之產生。各不相同。故各病之潛伏期。長短不一。然皆有一定範圍。茲舉今日之所知。列表於后。腸窒扶斯……一至二星期。白喉……二至五日。赤痢……二至七日。霍亂……二至五日。腥紅熱……二至七日。鼠疫……二至十日。發疹傷寒……四至十四日。痘瘡……十至十三日。瘄疹……八至十四日。風疹……十六至二十日。水痘……十四至二十一日。百日咳……三至五日。流行性腦脊膜炎……二至四日。耳下腺炎……八至二十二日。狂犬病……十五至六十日。小兒痲痺……一至十日。再歸熱……五至七日。馬鼻疽……三至五日。脾脫疽……二至三日。就上表觀之。潛伏期最長者。爲狂犬病之六十日。次則耳下腺炎水痘風疹。其餘則最長者。不過兩星期。豈有病邪入人身體內。相安無事。冬月受病。至春夏而始發之理哉。此種謬說。不必至今日而始知其妄。吳又可陳祖恭輩亦已駁之。吳氏之言曰。『十二經絡與夫奇經八脈。無非營衛氣血。週布一身。而榮養百骸。是以天真元氣。無往不在。不在則痲木不仁。造化之機。無刻不運。不運則顛倒仆絕。然風寒暑濕之邪。與吾身之營衛。勢不兩立。一有所干。疾苦作矣。苟或不除。不危卽斃。上文所言冬時嚴寒所傷中而卽病者爲傷寒。不卽病者。至春變而溫病。至夏變爲暑病。然風寒所傷。輕則感冒。重則傷寒。卽感冒一證。風寒所傷之最輕者。尙爾頭疼身痛。四肢拘急。鼻塞聲重。痰嗽喘急。惡寒發熱。當卽爲病。不能容隱。今冬時嚴寒所傷。非細事也。反能伏藏過時而發者耶』。陳氏之言曰。『內經又曰。冬傷於寒。春必病溫。注家咸謂冬令閉藏。寒邪伏於腎中。病不卽發。至春陽氣大泄。內伏之寒邪。隨升令而外達。天來錢氏已大非其說矣。謂冬傷於寒者。乃冬傷寒水之藏。卽冬不藏精之互詞。何得誤解。夫寒邪凜烈。中人卽病。非比暑濕之邪。能伏處身中。故內經曰。風寒之中人也。使人毫毛畢直。皮膚閉而爲熱。況腎爲生命之根。所關至大。安有寒邪內入。相安無事。直待春時始發之理。錢氏此說。獨開生面。先得我心。』由此兩說觀之。錢陳之說。尙屬幼稚。吳說則獨有精理。不可滅也。要皆能知伏氣溫熱之絕無其事。誠爲卓識。而王孟英纂溫熱經緯。㨿陳說之攻擊伏氣者。節而去之。眞無目者也。學者覽此。可以知伏氣溫熱之病。爲必無之事矣。

（宇高評七）伏氣之必無其事。吾友奥涵秋徐炳南。早已著文以說明矣（見前幾期本刊）。內經記筆簡樸。古書錯誤。當是不可免之事。前輩注家。尊經太過。往往曲解。亦是屢見之事。此等誤點。吳又可輩早已知之於前。吾輩新中醫界中。亦無一不明澈無遺。余氏以西說徵伏氣爲非。自鳴卓識。其亦太不明瞭今之新中醫界矣。哈哈。

（余氏原文八）溫之爲病。既非伏氣之寒邪。又非外感之溫邪。果何因而至乎。曰。溫之一字。包涵甚廣。病非一證。因非一種。其中所謂風溫。乃呼吸器之急性熱性病也。即急性傳染病也。余言至此。舊醫諸君。必尙有一極大疑問。謂傷寒溫熱。古人不以爲疫。不以爲傳染病。今乃斷之爲傳染病。謂因各種細菌而發。此中界限。得毋溷淆。蓋仲景傷寒例。明言辛苦之人。春夏多溫熱病者。皆由冬時觸寒所致。非時行之氣。於是疑余說之不確。請辨之曰。伏氣溫熱。必無是事。前已言之。則仲景謂春夏溫熱。由冬時觸寒所致。此必別有原因。吳又可謂之戾氣。此實卓見。蓋心知非尋常六氣可以說明。而當時又無顯微鏡及細菌學實以資考鏡。不得已乃謂之戾氣也。凡熱性之病。多由細菌作祟。皆傳染病之類。余懸壺滬上。十有餘年。凡遇舊醫方案定爲溫邪者。取其血驗之。多是腸窒扶斯。不但此也。肺炎流行性感冒等病。舊醫方案皆指爲溫。然皆有菌。皆能傳染。彼此互證。可以實驗而知。安得謂溫非熱性傳染病乎。且仲景自序。亦謂宗族素多。猶未十稔。其死亡者。三分有二。傷寒十居其七。此豈非長幼之病。多相似者耶。是故仲景之所謂傷寒。傳染病也。後賢之所謂溫熱。亦傳染病也。非細菌之毒爲之祟。安得有發熱久而且甚，如諸書之所記者乎。如此則寒溫之辨。伏氣外感之爭。皆可以息矣。

（宇高評八）傷寒例爲王叔和所僞造。昔人辨其不足信者多矣。傷寒溫熱之爲毒氣相傳染。毒氣即菌也。中醫界中。早自知之。余氏以爲必有疑問。其所謂以小人之心，度君子之腹矣。昔魯子敬曰。士別三日。當括目相看。余氏尙以十八世紀以上之眼光。看我中醫。謂之曰舊醫。用一舊字。欲以壓倒一切。抹殺一切。其識見不及魯肅遠矣。吾輩聞之。亦只有付之一笑而已。

（余氏原文九）知溫之皆爲熱性傳染病。非傷寒伏氣。非溫邪外感。而後余說可得而進矣。余謂風溫即今呼吸器傳染病。前已言之。呼吸器之急性熱性病。種類甚多。其最要而繁多者。不外支氣管發炎毛細氣管肺炎及眞性肺炎二者。普通之傷風咳嗽。乃支氣管炎也。其不愈加重。壯熱氣喘者。毛細氣管肺炎也。老人小兒之傷風。往往陷入此證。頓呈險象。甚者爪青神昏。近數年來所見之流行性感冒。亦最易變成毛細氣管肺炎。歐戰將終之歲。流行各國。死者極多。稱爲西班牙感冒者。其死因皆由支氣管炎變毛細管肺炎所致。故老人小兒之感冒。不可輕視也。葉氏溫熱論雖以溫邪犯肺傳心十二字冠於篇首。而其中所論非專指風溫。其臨證指南小兒科之風溫。亦言「肺位最高。邪必先傷。失治則入手厥陰心包絡。」病之輕者。但身熱咳嗽。即支氣管炎也。重則痰喘。鼻掀胸挺。卽毛細氣管肺炎也。至陡起驚痫。則重極矣。乃痰壅之極。心臟衰弱。血中炭酸。不能外達。呈中毒之象。卽葉氏所謂逆傳心包。血分亦傷者也。陳祖恭敘風温證象。最爲詳悉（見温熱經緯卷四）。學者取而觀之。以與新醫書中之支氣管炎及毛細氣管肺炎對照。可以知其爲同病矣。

（宇高評九）余氏此解極是。吾今日之新中醫界。固亦知之熟矣。然不信者。固尙有人在。余氏明解如此。吾未嘗不感其確有裨於吾中醫也。願余氏對於中醫各書。一一加以評解爲幸。

（余氏原文十）流行性感冒。證候雜多。能爲支氣管炎。能爲肺炎。又能爲神經系統胃腸系統之病。凡風温之證候。多能容納。故風温之原因。此其大宗也。

（宇高評十）此極確鑿。願吾同業之猶豫者。其速覺悟。

（余氏原文十一）陳氏風温中之大頭瘟。此別是一證。不得雜在風温病內。

（宇高評十一）陳氏此條。頭目脹大。而發泡瘡。非尋常風温之必有證也。余氏謂爲別是一證。吾信之。

（未完）

論今年濕熱之原理

洪醉樵

濕熱一症。乃歷年夏秋之常病。先人治法甚詳。醫家之閱歷亦甚深。更何原理之論乎。然余所論者論其變耳。今年乃寒水司天。濕土在泉之歲。當三氣四氣之交。適值炎夏之令。無如寒臨太虛。陽氣不令。水土合德。濕化迺布。自仲夏陰雨連綿。直至仲秋方已。又遇寒政大舉。無陽熱之氣以薰蒸發洩之。其濕熱之深重。職是故歟。其發也。先惡寒而發熱不休者。熱雖重而症尙輕。如治之合法。不數日而熱退卽痊。其重者惡寒發熱。恰似瘧症。寒熱俱重。治愈之後。越數日而復發。其脈象先沈細而漸形滑數。其舌苔先淡薄而漸形厚膩。其邪層出不窮。非一發而卽散。一清而卽退。蓋緣其受邪深重。非一朝一夕故也。調治之法。總不離乎滲濕清熱之旨。如參温熱以散寒。寒未散而熱轉熾。參香燥以化濕。濕未化而燥反盛。何則。其畏寒之重，非寒也。由乎伏熱之深。濕邪外阻而不能達。待戰慄而方出耳。故畏寒重者發熱亦重。論標本。是熱爲本，寒爲標。論方藥。則寒爲正治，熱爲反佐。宛然似瘧。實今年濕熱至重之症也。今以濕熱二字分晰言之。夫濕邪始終在脾。熱有屬脾屬胃之分。脾爲濕土。胃爲燥土。故脾與胃以膜相連。濕重者熱未傳胃。至熱重而濕轉化燥。其熱邪必轉胃府矣。故濕熱一症。往往見服石膏而致泄瀉者。此濕尙重而熱在脾也。使熱入陽明。便必燥結。石膏又爲必要之品。以清陽明燥熱之專藥故也。如濕重而熱輕。必主滲利而兼清熱。久而濕化。必主清熱而忌滲利。此常法也。今年濕化過度。常見伏熱深重而濕尙未化。偏藥不入扣。燥濕而伏熱內熾。清熱而濕邪凝滯。以鄙見論之。清熱貴乎透達。化濕主乎淡滲。神而明之。存乎其人。今質之高明。以爲然歟否歟。

論全體生理

上海時逸人

人體之營。一天然之機器也。在外有皮膚統系肌肉統系筋骨統系及五官器之分。在內有神筋系。及呼吸系，循環器，消化器，泌尿器，生殖器新陳代謝機之別。但共具一體之內。決不各自爲用。譬夫空際大氣之出入。必互相因也。譬夫機器運動之環轉。必交相用也。人爲萬物之靈。有知覺運動之能。有思慮技作之巧。奈之何無統一之主統。便能一氣貫通。而周流活潑耶。此歟人所以不辭杜撰喋喋然而有全體生理之論也。汪氏曰。萬事皆起於心。五臟六腑皆繫於心。心者君主之官。在天以日爲主。在人以心爲主。故曰心者乃人體生理之主宰。曰非也。心之功用。據解剖學者言。即循環器中射注血液者也。爲一團赤肉。決非全體之主宰。西人曰。是胸筋主之也。大腦主知覺。小腦主運動。腦橋主運血。延髓主呼吸。行於顏面之十二對腦筋。俾五官器各司其用。行於脊髓之三十一對腦筋。使全體得以靈明。腦筋雖無所不包。猶機器之總軸而已。必有主乎腦者。而腦之功用始著。不觀夫地球乎。得大氣以包舉之。乃能麗於空虛。而生化萬物。不觀乎機器乎。得蒸氣以鼓動之。乃能運動不息。是惟無形能統有形。亦惟無形能生有形。無形者氣化是也。故嘉言氏曰。天積氣耳。地積形耳。人氣以成形耳。故氣聚則形存。氣散則形亡。氣之關於形也，豈不巨哉。然而人身之中。有衛氣，有營氣，有經絡之氣，有呼吸之氣，有臟腑之氣。氣質各有區分。其所以統攝營衛經絡呼吸臟腑，而令充周無間環流不息，通天節節皆靈者。全賴胸中大氣，爲之主持。此以大氣爲全體生理之一證也。洄溪氏曰。人之生死。視元氣以爲衡。夫所謂元者。視之不見。求之不得。附於氣血之內。宰乎氣血之先。陰陽開闔存乎此。呼吸出入係乎此。無火而能令百體皆溫。無水能令五臟皆潤。此中一線未絕。則生氣一線未亡。是以元氣爲全體生理之又一證也。修養家謂爲祖氣。即天地生生之氣。孟子所謂浩然之氣是也。素問生氣通天論曰。蒼天之氣清淨。則志意治。順之則陽氣固。又曰。服天氣而通神明。凡若此者。皆以無形之氣。爲全體生理之主宰，而無可疑慮者也。且徵之於氣機一衰。則出入廢，升降息，神機化滅，氣立孤微，及涕唾津精汗血液。七般靈物。皆成死質。昧者尚取血肉有情。爲煉石補天之具。不知全體生理之主氣既若存而若亡。則此塊然者亦成朽物。何反恃血肉朽物。欲其却病延年。不亦惑乎。是故治形必先治氣。氣乃形之主宰。治氣必先治神。神實氣之本源。先天之植此形者惟氣。後天之率此氣者惟神。神維何。即靈性是也。故曰研究生理。宜存哲學之觀念焉。

反隅小記

周岐隱

孔子曰。舉一隅不以三隅反。則不復也。吾人求學。不敢妄冀舉一而反三。即舉三隅而反其一。恐亦非易易耳。余治仲景書及十五六載。而勉強可以反隅者。僅如左列了了數節而已。反隅小記之作。非敢自矜所得。正以自暴其陋也。淹博君子。苟以爲可教而啓迪之。俾得更有寸進。則益我多矣。

傷寒中有極有功用之方。而序病狀都非常簡略者。一爲麻杏石甘湯。二爲黃芩湯。三爲附子瀉心湯。四爲四逆散。其實此四方應用處甚多。治傷寒者。不可不悉心體會仲景引而不發之旨。

理中一方。變法甚多。加減法外。尚有加茯苓則爲金匱人參湯。治胸痺。心中痞。留氣結在胸。胸滿。脅下逆搶心。去人參加茯苓為金匱腎著湯。治腎著病。身重。腰中冷痛。如帶五千錢。一味之增減。而主治之區別如此。蓋不必有後賢治中（理中加青皮陳皮）和中（理中加陳皮木瓜）連理（理中加黃連茯苓）諸法。而仲景之用理中。已自神其變矣。

結胸一症。近時似不多見。不聞時賢中有用大陷胸湯丸者。豈遇之而不能識耶。

治虛脹以厚朴生姜甘草半夏人參湯為神劑（旋覆代赭湯亦妙）。治氣脹以大柴胡湯為神劑（四逆散亦甚妙）。治寒脹以桂枝去芍藥加麻黃附子細辛湯為神劑（輕者柴胡桂枝湯亦妙）。治水脹以枳朮丸為神劑（輕者五苓散亦妙）。能將古方運用得當。則治脹滿之法思過半矣。近人一遇脹滿。輒投攻伐。其實實邪之聚。正由於元氣之虛。虛虛之戒。醫家亦不可不審也。

霍亂吐瀉後。往往有遍身疼痛之候。用藥輕重失宜。輒致變成壞病。其實此乃桂枝症也。傷寒論云。吐利止而身痛不休者。當消息和解其外。宜桂枝湯小和之。余年來試用。輒能有效。惟陰液過於耗竭者。倘宜斟酌耳。

發汗後臍下悸之症。余不多見。想近人對於發汗。不輒如前人之動用大劑也。余嘗治一人。因大吐後臍下動躍。衝氣上逆不已。余宗仲景發汗後臍下悸欲作奔豚與苓桂甘棗湯之意。而以苓桂甘棗湯加半夏投之。竟亦應手而愈。

麻黃湯為發汗猛劑。而時醫竟有遇麻黃症而不能識者。有客商陳某。全身震戰。縮瑟惡風。腰背如折。骨節皆疼。氣喘胸滿。舌白薄而脈浮數。易醫數人。皆不能中病。余斷其確為麻黃症。以大劑麻黃湯投之。一劑而解。

余為一人治脅下板痛拒按。便結溺澀。得食作脹作嘔。嘔甚則心系亦急痛。連更數方。卒不見效。後病人謂余曰。有醫生謂可進小柴胡湯。究可用否。余豁然領悟。即以小柴胡湯進之。翌日而病去其半。可知古方運用得法。其神妙誠不可思議。附記於此。以識吾所學之陋也。

有人表邪已解。惟覺胸脘氣悶。懨懨嗜臥。日夜沈睡。穀氣歷四五日不動。余以小柴胡湯進之。連服五劑。諸病皆失。

霍亂一症。多有類性。余每見上嘔下泄。心下痞滿急痛。手足時溫時寒。鬱悶煩擾者。投以大柴胡湯。吐瀉不止。口大渴。小便不利者。投以古方五苓散（不用煎劑）。嘔物酸臭。腹中雷鳴大泄者。投生姜瀉心湯。輒有奇效。此皆傷寒之變症。非真霍亂也。若以治霍亂之方治之。則相去殊遠矣。

仲景補陽之方。一為桂枝湯。二為建中湯。三為附子湯。四為理中湯。五為當歸生姜羊肉湯。補陰之劑。一為復脈湯。二為黃連阿膠鷄子黃湯。三為麥門冬湯。四為膠艾湯。五為甘麥大棗湯。陰陽並補者。一為新加湯。二為小柴胡湯。三為芍藥甘草附子湯。以上數方。若能用之得法。四君子，四物，八珍，歸脾，人參養榮，補中益氣諸方。即略而不記。亦未為不可。

梔豉湯之用。廣於王孟英。旋覆代赭之用。神於喻嘉言。桃仁承氣之功。廣於柯韻伯。三瀉心湯之效。著於陳修園。葛根芩連，麻杏石甘，梔豉黃芩數方之借治溫病。詳於陸九芝。旋覆花湯之借治痰結。始於葉天士。借治血症。著於曹仁伯（曹仁伯瘀熱湯卽旋覆花加葦莖枇杷葉近人治欬血多宗其法）。四逆散之泛應曲當。神於吾甬之名醫范文甫先生。皆有功於仲景者也。

石膏與附子並用者。越婢湯加附子是也。黃連乾姜並用者六方。乾姜黃連黃芩人參湯，三瀉心湯，黃連湯，烏梅丸是也。記得十數年前。余爲人書一生姜瀉心湯。大受鄉間醫生指摘。以爲川連不能與乾姜並用。病家亦信以爲然。竟棄余方而不服。而不知實本於古法也。

久痢不止有二妙方。確有實結者。進大承氣。苦寒以蕩滌之。審屬虛脫者。服烏梅丸。苦酸辛温以斂澀之。

余在海上時。有人病休息血痢。歷三年之久。滯下窒痛。血下如豚肝。投消投補。輒不應。投以寒涼之品則轉劇。吾師張莘堅先生。以桃仁承氣湯去桂枝易肉桂投之。一劑而下黑糞如彈丸者十餘枚。與血衃夾雜而下。翌日憊不能興。而宿疾如失矣。

有人頭痛腹疼。寒熱往來。惡風振寒。上嘔吐而下清洩。余決其太陽與少陽合病而作嘔利也。投爲黃芩加半夏湯。一劑卽效。此實仲景成法。不足奇也。

格陽一症。最難審認。吾師在海上時。曾治一人。大熱大渴大汗大喘。面赤色。脈數舌黑。身欲蹍臥於泥溼地上。吾師用大劑通脈四逆湯。某名醫主用大劑白虎湯。病家不能決。吾師負氣而與某醫辨曰。汝知其脈數而虛。舌黑而潤。渴而不喜冷飲乎。立命煎通脈四逆湯。督而灌之。下咽一炊頃。病者卽覺凉和。尋乃呼呼入睡。及醒而諸恙脫然矣。

金匱甘遂半夏湯。甘遂與甘草並用。此方不可輕試。必須另覓妥方代之。

陸定圃之雋語

莊雲廬

清咸豐時。桐鄉陸以湉。字定圃。著有再續名醫類案，冷廬雜識，冷廬醫話等三書。今讀冷廬醫話五卷畢。雖由摭拾聞見。殊多中綮之談。且擇其確有經驗者。選誌如后。

（一）蔡輔宜。夏日自外歸。一蹶不起。氣息奄然。口目皆閉。六脈俱沈。馮在田以爲中暑。灌以六一散。漸蘇。符醫又投以解暑之劑。病卽霍然。

（二）南人少真傷寒。凡熱病無汗。以紫蘇葱白豆豉薄荷等治之。

（三）余見風溫濕溫等症。凡用風藥升提。伏熱陷入心胞。無不神昏厥逆而斃。當此急用清營湯至寶丹紫雪丹等。滌滌中宮。猶可挽回於萬一。使認爲陽明經腑症。一誤再誤。則生路絕矣。

（四）凡從高墜下而暈絕者。愼勿移動。俟其血氣復定而救之。有得生者。若張皇扶掖以擾亂之。百無一生。不特此爲然。凡中風中氣中寒暴厥。俱不得妄動。以斷其氣。

（五）余目擊患寒熱者。用人參黃耆。痰塞而殞。老年足痿者。用附子熟地羌活細辛等。失血而亡。

（六）余見汪子黃患身熱汗出桂枝湯證。服石膏。卽病冷泄瀉神昏。三日遽卒。吳孚軒患中暑。惡寒發熱。飲薑二盞。遂至不救。

（七）清暑益氣湯。最不可輕用。況因傷暑而脈虛。外見汗多口渴等症。則尤不嘗用也。

(八)潮州胡氏子患水腫。以黑魚一尾。入綠礬於魚腹。燒灰服之。服後腹大痛遂死。

(九)用藥最忌夾雜。舟子病溫。壯熱無汗。七日不食。口渴胸痞。咳嗽頭痛。脈數。右甚於左。杭醫定方。用連翹瓜蔞皮牛蒡子冬桑葉苦杏仁黑山梔象貝竹葉蘆根。藥皆中病。惜多羚羊角枳殼二味。服一劑病不減。胸口悶熱轉甚。余爲去羚枳。加豆豉薄荷。服一劑汗出遍體。即身涼能食。復去豉蒡。加花粉。二劑全愈。

(十)實喘用小青龍湯。張鐵葫之治驗。

(十一)洪褒園治白虎症。用白虎湯減後。用鮮石斛黃連生甘草金銀花瓜蔞實繼之。治春溫喉爛。惡寒發熱。用黃芩湯加連翹杏仁。此眞善用古方者。

(十二)嫡兄星槎。治幼兒夏瀉。因多服清暑利溼不效。漸至發熱不食。神倦息微者。診爲寒藥傷脾。陽虛欲脫。用附子理中湯。數劑全愈。

(十三)錢塘呂楳村治患傷寒病革。衆議清心丸。呂曰。邪在腑。上蒙心包。開之是揖盜也。宜急下存陰。投以犀連承氣湯。一服病愈。又病胸膈如阜。呻吟拒按。呂曰。此結胸也。與小陷胸湯。立效。

(十四)青浦何書田。治昏熱發狂。力能踰牆屋者。斷爲邪食交結。其人果以酷暑食水澆飯。就柳陰下臥也。以大黃枳實下之而愈。

(十五)表兄周乙藜。嘗治兩臂攣不能舉。面色黯淡。脈沉緩。令服活絡丹。數服即愈。後以治手臂足腿攣腫之屬寒濕者皆效。

(十六)烏程鈕松泉。治一高年患痢。用芍藥湯。轉益困篤。身熱不食。脈左弦數。右數而弱。舌苔中黑。腹痛喜按。知病前曾多食蟹。專主熱藥。用姜附朮苓芍桂砂陳吳萸甘姜。一劑痢稀熱減。去萸陳。加丁香木香。二劑痢止。改用補中益氣加姜桂。全愈。

(十七)吳河陳夢琴。治徐氏子。年二十四。四肢不舉。昏昏欲寐。食後益甚。陳曰。是見肚後。名穀勞。由飽食即臥而得。以川椒干姜焙麥芽爲丸。服之遂瘳。又治咽痛氣急。勺水不下。切其脈細微。手足清而使滑。曰虛寒喉痺也。用理中湯而愈。

(十八)孔行舟曰。噤口痢半因誤藥而成。醫者治痢。輒用葛根。濕熱提入陽明。遂至噦逆不食。變成險症。急投以黃連干姜。庶克有濟。

(十九)趙芸閣治患淋。小便澀痛異常。服五苓八正益劇。斷爲敗精塞隧。用虎杖散加兩頭尖韭根而愈。又治膝以下腫。醫用五苓益甚。以其腫處甚冷。而面色晄白。令服金匱腎氣丸而愈。

(二十)沈吟梅治一婦。年二十八。因喪夫而得顚疾。時發笑聲。用六味丸湯。加犀角。二劑即痊。

(二十一)鄞醫周公望。治三十年不愈之瀉。用滾痰丸。三服頓除。又治夢遺幾死。百補不愈。以滾痰丸行之即愈。

（二十二）如臯顧小瀾。治婦女解鬱調經。以合歡皮煎湯代水。

（二十三）吳縣薛瘦吟曰。溫熱初起。只須葱豉合涼膈散。令其微汗而解。暑瘧多燥。重者人參白虎或竹葉石膏加厚朴。輕者杏蔻蘆滑米仁絲瓜葉之屬。濕熱多寒。宜苓桂朮姜。或消暑丸。

（二十四）余戚李婦患噎症待斃。余用醫學心悟之啓膈散。四劑而能納食。去鬱金加蔞瓜。復四劑而愈。

（二十五）秀水錢彥臞治仲冬病寒。斷爲伏暑。投青蒿一味而愈。

（二十六）嘉興俞東扶載葉案。多臨證指南所未載。治一嫗。常便血。用五令建中轉甚。用四物加槐榆査麯亦無效。葉以生厚朴生茅朮陳皮炙草鷄內金砂仁殼丁香柄丸服全愈。又以治童子久痢亦愈。此方載徐春圃醫統。名醉鄉玉屑。治小兒瓜果痢久不愈者也。余嘗以此方加車前澤瀉。治食傷水瀉。亦多效。

（二十七）大興劉繼莊載吳人治婦人患小腹中痛。氣上冲不能臥。斷爲經行不謹。用白芍二兩。香菌一兩。猪外腎一對煎湯。滑石白礬各五分。共爲末。以豆腐衣包之。煎湯送下。下黑血甚多。一劑而愈。

（二十八）一婦人病頭風。數年矣。發時痛欲死。骨節間格格有聲。巳壞一目。用酥龜版二錢。麻黃藁本各一錢。甘草五分。繼用何首烏米仁牛膝而愈。

（二十九）陸麗京曰。夏日尋常湯飲。須用烏梅沙糖湯。尋常水飲。須用梅漿水。章杏雲曰。暑月力作。及注夏之人。常飲糯米湯代茶。

（三十）中熱卒死。古方蒜泥井水法最良。

（三十一）山陰田雪帆。治霍亂。用當歸四逆加吳萸生姜湯。嘔加姜半夏淡干姜。口渴恣飲加姜汁炒川連。腹痛及轉筋加酒炒木瓜。肢冷加附子。輕者二三劑。重者日進二三劑。百治百效。

（三十二）許辛木云。治弔脚痧。莫妙於來復丹。姜汁送下。

（三十三）大人小兒感症。神昏譫語。用犀角羚羊角連翹銀花元參生地人中黃生甘草。送至寶丹。往往獲效。

（三十四）余治瘧來痞悶欲死。以枳桔湯加柴芩橘半。一飲而瘳。沈詒亭之山査檳榔枳殼甜茶。藜藿之體及初起者之截瘧方也。朱竹垞之生首烏生黃耆佩蘭。膏粱之體及多發者之截瘧方也。

（三十五）凡遇夏秋痢疾。口不渴。腹不痛。而裏急後重。小便少。脈數者。以黃連當歸甘草之河間黃連湯治之。皆效。

（三十六）七味白朮散治小兒久瀉脾虛者最靈。四苓散治疝之由水氣流入膀胱者極驗。黃退菴治胃陰受戕。納食卽吐者。用人乳同糯米飲。緩緩服之。應驗如神。程杏軒治脅痛。用括蔞紅花甘草。神效無比。

（三十七）肝病專用疏洩。後必有害。余嘗用北沙參石斛歸鬚白芍木瓜甘草雲苓鼈血炒柴胡橘紅等。或逍遙加參歸石斛木瓜。

（三十八）震澤毛慎夫。用川連肉桂治不寐而屢效。醫學祕旨亦有治不寐而用半夏夏枯草者。亦神效。余嘗用丹參飯鍋蒸熟。泡湯代茶。治吐血。亦屢驗。用黃芩治肌衄。亦效。許辛木用喻氏清燥救肺湯治鼻衄。以西洋參代人參。加生地。亦效驗奇方。許珊林用獨味黃芪治水腫氣喘。每服四兩。治驗多人云。

（三十九）汪蘊谷治腫脹體實者。甘桔湯加牛蒡丹皮當歸。一二劑可消。體虛者。甘桔湯加何首烏玉竹丹皮當歸。亦二三劑可愈。

（四十）益母草爲產婦要藥。陳青蒿滌暑最效。十大功勞治體瘵最妙。明礬湯洗漆瘡。白木耳水煮淡食治腸紅。玫瑰花湯代茶治胃痛。糯米山藥沙糖胡椒治久瀉。亦皆屢效方也。

讀陸淵雷君的『肝病傳脾之研究』

王宇高

我國學術。勿論何種。皆被宋儒尙理想之風氣所敗。在彼以高談易理。廣證陰陽五行。爲形上之學。實則與事實相去千萬里矣。而吾醫學中此毒尤甚。是以余嘗謂中醫學術之墮落。始於劉守眞李杲等四大家。張景岳薛立齋輩繼之。而喻嘉言徐忠可尤在涇徐靈胎陳修園等雖知其誤。而尊漢學以正之。然陰陽五行之遺毒。終未能完全脫離也。雖然。此時在歐洲亦無科學之發明。其束縛於理想之中。亦可原也。至今則爲科學昌明時代。吾邑張著卿先生嘗謂余曰。爾于今日。研究醫學。可以大過於古人。此無他。今日有應用之科學。古人則無之故也。此言確中肯綮。是以吾於醫學之研究方法。一方廣搜古人之實驗。一方深究西洋之科學。即今與莊雲廬吳涵秋童庭瑤徐炳南諸同志。共同撰編中醫新刊。亦依此方式而行者也。同氣相求。同心相應。故於各省刊物之見有依此方式者。如張壽甫祝味菊時逸人沈仲圭湯士彥諸先生。則愛之敬之。心儀不已也。今於醫界春秋第二十八期內。得讀陸淵雷君的『肝病傳脾之研究』一文。不禁又令吾手舞足蹈。百讀不厭矣。

陸君評金匱此語。尤在涇所註『邪氣之客於人身也。以勝相加。肝應木而勝脾土。以是知肝病當傳脾』之言。爲理想之極荒誕者。確切不誤。使尤君在今日聞之。亦必爽然自失。啞然自笑矣。

又引『美國哈佛大學生理學教授卡儂氏。費四年之實驗。證明痛楚恐懼忿怒時。皆因交感神經之刺激。消化爲之阻滯』之實證。以爲正可爲肝傳脾之說，下一確鑿註解。是亦可謂有證據者也。

又推論古今人類之生活狀況。以伸明其說。其言曰。『上古之人。渾渾噩噩。與鷙鳥猛獸相搏食。勝負之際。生死繫之。故恐懼忿怒。常所不免。恐懼則逃避。忿怒則鬬爭，無論忿怒鬬爭。皆須劇勞其筋肉。而人體一切器官。不能同時並用。筋肉劇勞。則內臟之作用。必須暫時停止。故當逃遁鬬爭之際。消化作用。完全停止。惟心房須供給多量血液於筋肉。肺臟須爲筋肉加增吸養排炭作用。大腦須量度彼吾形勢以爲應付。故心肺腦之作用。與筋肉同時加劇。交感神經之分布與其作用。適合於逃遁鬬爭時之需要。故當恐懼忿怒之時。交感神經傳出刺激。則腸胃停止其分泌蠕動。心臟加增其張縮。肺臟加增其呼吸。全身血壓增高

•動脈管或張或縮。務使血液由內臟輸送於筋肉及大腦。他若瞳孔放大。毛髮森立。鬚髯戟張。則又顯於外而張其威武者也。人體賴有此種本能。始得生存於洪荒世界。其後社會進化。人類無須與鳥獸搏食。則恐懼忿怒之刺激日少。然人欲漸多。生活程度漸高。有所求而不得。則憂愁鬱怒起焉。且人體之有交感神經也如故。憂愁鬱怒之足以刺激交感神經也如故。交感神經受刺激而行其職務也如故。憂愁鬱怒。固非逃遁鬭爭所能解決。則無所用其筋肉。於是筋肉有餘力則經脈奮張。大腦有餘力則夜不能寐。心肺有餘力則心悸而喘。若是者古人謂之肝病。腸胃當日受制則消化不良。或乾嘔或便閉。或胃脘痛。若是者古人謂之肝傳脾』云云。

又引內經之言。以證肝脾之所主。其言曰。『內經之法。以愉悅舒暢爲肝德。以憂愁鬱怒爲肝病。然則古醫書所謂肝。乃泰半指神經。愉悅則神經弛緩。憂怒則神經刺激也。太陰陽明論及厥論。皆言脾主爲胃行其津液。然則古醫書所謂脾。乃指脾胃之吸收作用。然細譯古書。又多包括消化器官之全體而混稱脾。故肝傳脾者。乃謂憂愁鬱怒足以阻滯消化耳』云云。

細觀陸君所言。貫串中西。以古人之實驗。合於近世之科學•夐乎尚矣。然而核以吾所研究者。尚有毫髮之差。當今吾人初下中西貫通功夫之際。譬如困居危城。單槍匹馬。各尋出路。尚未突出重圍。第一要道。在於互相照應。各以辛苦艱難中所經歷者。以相告語。始於實際有裨。故吾不揣冒昧。就管見提出討論•吾不敢自以爲是。諒陸君亦必不以吾爲多嘴也。

肝病傳脾。欲明其關係之理。先須研究肝與脾之各個生理。陸君以神經歸肝。消化歸脾。憂愁忿怒歸交感神經。似仍不免蹈古人之籠統。且於生理學有背謬之處也。

哈氏生理學言肝之功用曰。『肝之功用。與體胴新陳代謝有關係。更與糖糡新陳代謝及脂之新陳代謝有重要關係。又有成胆汁之功用』。又曰。『胆汁即肝所恆常生之泌。流入小腸上段。惟當食物恰至小腸上段之後。流入更多』。又曰。『肝生胆汁非腦經所司。而係生泌素之作用。因此素能激刺胰腺及肝』。

哈氏又論吸收食物曰。『小腸爲吸收食物之要部。大腸之吸收力較小。胃之吸收力更小』。

又論腸動曰。『諸腦經割斷。腸仍能動。故腸腦經羅。可謂自主』。

日本大阪市西淀川區大仁町四十番地日新治療社。於昭和三年九月二十日出版之日新治療第三十八號內。有上海東南醫科大學后長德所作『交感神經及副交感神經之概論』一文。有曰。『神經系統中可分爲兩大類。一爲動物性神經。一爲植物性神經。動物性神經分佈於橫紋肌。司官能知覺等之隨意作用。植物性神經分佈於滑平肌。司理一種不隨意的特別作用。植物性神經廣佈於全身以營其植物性之機能。如身體之營養及生殖等。行使其平滑肌心肌及腺體等之神經作用。而與內分泌腺化學的連絡。尤有至切之關係。而與隨意機能及意識無關。動物性神經與植物性神經。在組織學上亦判若霄壤。本篇所述植物性神經。即交感神經與副交感神經是也』。

就哈后兩氏所述觀之。則肝之所主。爲助消化與新陳代謝而已。於憂愁忿怒無關也。卽其助消化。亦自生胆汁而已。與腦神經亦無關也。交感神經爲植物性爲不隨意性。於消化系統之機能。固賴其主動。而與憂愁忿怒則風馬牛不相及也。此陸君所言。與吾所見聞之大相反處。

后氏謂交感神經與意識知覺無關。卡儂氏謂痛楚恐懼忿怒。皆因交感神經之刺激。二說相反。然證以吾之研究。常見痛楚者。除胃痛外。苟不發高熱。與胃納都無關係。而忿怒者氣平後。往往飢餓喜食。雖恐懼者多不思食。非不消化之關係。乃腦神經之無暇及此也。故余亦非卡而是后。以交感神經與憂愁忿怒無關也。

至於內經所言情志。心樂肺悲肝怒腎恐脾思。神經分佈五臟。陸君一以歸於肝臟。是較古人更籠統矣。故吾於陸君所言。吃期期不敢贊同也。

然則吾對於肝病傳脾之見解如何。亦提出以請陸君之評判。肝主生胆汁以助消化。科學所告吾，而爲吾所信者。消化系統有口咽食管胃腸胰胆數種。古人以脾爲之主。脾卽統言消化系統。不可以詞害意。陸君此言。吾亦云然。但證以古說。則經謂肝主風。風主動。黃坤載謂肝主木。木疏土。所謂動者。卽肝生胆汁，與胆汁激刺胰腺及大腸之蠕動是也。所謂疏者。卽肝所生之胆汁能消化食物是也。若肝胆病。勿論爲肝萎縮及壞變。爲肝炎。爲肝硬變。爲肝之寄生物。爲胆石。皆於生胆汁助消化有礙。是吾於肝病傳脾之見解。如是而已。

吾國古書。所可寶貴者。在於如何之病狀。用如何之方藥。而往往效可操券。百試百驗。所謂經驗居醫學之最重要者而已。至於人體之組織生理。病理之解剖化學。則非吾古人所長。非果吾古人之知能不及也。實由於風俗心理與科學器械。有時間與空間之關係耳。是以吾人對於古人所言生理病理之不合者。卽起訂正。切忌阿庇。非輕古人也。補古人之不及。正吾人之責任耳。質之陸君。以爲然否。

心理衛生漫談

董庭瑤

內經曰：喜傷心，怒傷肝，思傷脾，悲傷肺，恐傷腎，憂傷肺，驚傷心。此七情之所以傷人也。然七情之由來。實出於心理之感觸。故吾人須於衣食住行深求衛生外。更須研究心理衛生。

凡人之心靈身體。皆須活動。皆須休息。惟心靈之活動。在乎適宜。而不拘於久暫多寡也。所以求眞健康者。務求心理上之健康。心理健康維何。約而言之。鎮靜而已。蓋能鎮靜者。康健自在其中。而心靈身體。兩種健康。皆有交互之影響焉。

今人遇事每不知足。多因身體隱有疾病之故。而悲憤，憂戚，嬌慣，思慮，種種情感。每足爲身心之患。凡此雖似由身外之境遇而來。實則起於身心之內也。惟不易於自覺耳。身心不舒。遇事輒不滿意。常人不察。以爲某事某人使我至於如此也。於是更而換之。則後來者仍不如意。雖數十更。亦卒未有愜意者。此以見不滿意之故。非因境遇。必由於其人身心有疾。而然無疑。曾參曰：「吾日三省吾心」。此無非求心靈之安慰。間接爲心理衛生之一道也。西洋哲學家艾辟題特氏。嘗謂人欲成高等哲學家。非體質健全不可。艾摩生亦謂精神發達。與身體健康爲正比例。且云。吾得一日健康。雖南面王不與易。

心理作用。於身體健康，確有莫大之關係。如羞愧則面赤。憂懼則色變。驚悚則心蕩。悲哀則淚下。長嘆則氣促。大駭則暈絕。過慮則廢眠食。凡受此一切意外之變時。若用電光驗視。其腸胃間之蠕動。立即停止。此皆身心相關之顯著者也。所以不講衛生。固屬不可。然若以注重衛生之故。時存畏懼。若或恐疾病之侵凌者。則又非也。常有人飲食起居。防範太過。一舉一動。惟恐有背於衛生。尋常食物。或慮其傷腸胃。偶而失眠。又以爲耗精血。此等人謂之怕病者。致不能鎮攝。事事倉皇。則雖處處衛生。亦不能得完全之利益。偶有微恙。便廢寢忘餐。憂思不已。是尙不如彼夫不知衛生之理者，爲能安眠飽食也。

邇來有所謂精神療病法者。彼輩治病。不藉醫藥。除精神醫療一端外。所有衛生之理。彼輩多非笑之。此種療病法。效驗不外兩端。曰僞病眞愈。眞病僞愈而已。僞病眞愈者。其人本無病。所以惑而不舒者。皆由疑懼而來。如是則疑懼消，而病若失矣。此有利而無害者也。眞病僞愈則不然。其人實已有病。乃給之曰。愈矣。其人亦自爲愈矣。其實僞也。久而不醫。其病益重。不至危及性命不止。害孰甚焉。是則未免失之太過也。

精神療病。本爲個人所不可少者。惟須用得其道耳。欲得各種衛生之益。則萬不可憂慮太過，即偶有不舒。更不必視爲不治之症。自相驚擾。平時飲食起居。操作沐浴。皆須自訂規則。按時實踐。迨有進步。尤忌作輟無常。致令前功盡棄也。

隱憂微慮。若往來心中。揮之不去。較之大驚震怒。與夫一切強有力之感觸。尤能耗精疲神。譬如自來水管。時啓時閉。久之則所耗甚多。蓋涓滴不絕。較之數日一汲爲更鉅也。故吾人能於憂慮蝟集時。鎮其心隨意以停止之。使厚蓄其腦力。而用於正當之途。則於此道斯得之矣。

總之。求心理衛生者。嘗有治心之道。於每日之間。當用數分鐘，故將最有趣味之思想，轉移於他種事物之上。或閉目危坐，心無所思。如佛家之所謂「寂滅」者。以爲轉移心理之練習。雖初試甚難。行之既久。則覺其易。而治心之功亦純。凡思潮來往於腦海中者。可以隨意起滅。即有煩腦。一念即平。如息電燈，而高臥於帷幕之內。如泊巨艦，而安眠於風浪之中。一若苦難臨頭。爲其所不能不受者。則莫若毅然而順受之。否則置之度外。而毋以人生所不堪。如是則苦難雖重。亦必減輕過半矣。至若一意孤行。不留餘地。雖有困難。吾不懼也。此大丈夫之所爲。尋常人何能語此。若欲必然。是殆未知心理衛生之妙者。

代郵

魏文耀兄鑒。示悉。尊稿佳。當逐期付刊。弗念。所謂浙省中醫協會月刊。內容頗美。地址在杭州織造馬弄十號。兄可往定。併聞。　弟王宇高復

時逸人沈仲圭陳益浦陳宗炎陳枕珊李雲孫吳涵秋諸先生均鑒。來稿俱已刊完。希陸續惠寄。以資討論而光篇幅。盼切禱切。　本刊編輯部啓

中醫新刊價目表

定價無扣費須先惠
概收大洋郵票照算

定價

項目	一期	六期	十二期
現款及匯兌	一角	五角五分	一元

郵費

本埠	半分	三分	六分
本國	一分	六分	一角二分
日本	二分	一角二分	二角四分
歐美	四分	二角四分	四角八分

廣告價目

地位	一期	六期	十二期
全頁	十元	五十元	九十元
一面	五元	二十五元	四十五元
半面	二元五角	十二元五角	二十三元
特別	照列表一律加二分之一		
特別地位	封面反面及論後夾頁或前頁		
普通地位	後頁夾張		

木刻銅版費須外加

中華民國十七年十一月十日出版

中醫新刊月刊第八期

撰述者 甯波中醫協會會員
編輯者 甯波中醫協會常務委員會
經理者 甯波中醫協會執行委員會
發行者 甯波緜行衕中醫協會
印刷者 甯波崔衕前華陞印局

本會所遷移更正緊急通告

本會所原定十月二十一日。遷至君子營。玆爲種種關係。尚未實行遷移。現仍在原址絲行衖仁安公所內暫住。如有信件一切。可轉本市廿條橋棋杆夾衖王宇高醫寓。始不致誤。恐未遍知。特此通告。

寧波中醫協會啟

代電

本會諸會員均鑒。本刊今已出版至第八期。當開大會時。當場認銷之數。俱已按期分寄。惟認銷刊費已繳者固多。未付者亦屬不少。需用孔亟。萬希速來繳付爲感。

寧波中醫協會啟

全國各醫藥團體暨諸同志均鑒。本刊理故採新。研究眞理。以期造成中國醫學爲世界最精美最完善者爲宗旨。出版以來。風行全國。玆應各地同志所請。特定代銷辦法。(一)五份以上者九折計算。(二)十份以上者八折計算。(三)二十份以上者七折計算。(四)五十份以上者六折計算。惟費須先惠。空函恕不作覆。

寧波中醫協會啟

介紹名著

天津著名中醫張錫純先生。學貫中西。發明眞理。所著衷中參西錄。確爲我中醫界必讀之書。近聞第四第五兩期。已先後出版。洋裝三鉅冊。實價三元。本會常任幹事王耀卿君。願任代售之勞。如欲購者。請與王耀卿君接洽可也。

中醫新刊

第九期

中華民國十七年十二月出版

▲中華郵政特准掛號認為新聞紙類第四六八號▼

本期目錄

甯波中醫協會常務委員會編輯

衛生部薛部長復本會公函

浙江甯波城內緜行弄仁安公所

甯波中醫協會　公啓

逕復者篤弼愛國有心醫國乏術屢辭內政原爲修學復長衛生實非得已才輇任重隕越堪虞辱荷遠賀益用惶悚承以保存國醫相勗敢不拜嘉惟優勝劣敗天演公例學無新舊醫無中西要以實事求是能合眞理爲依歸中藥亟應研究中醫宜求改良願與　諸君子共勗進步也耑此復謝順頌　公綏

衛生部薛篤弼敬啓印　十一月六日

我所望於衛生部薛部長者

王宇高

閱報載。薛公篤弼，業已就職爲我中華衛生部部長矣。聞命之餘。不勝雀躍。非他故也。實爲我民族民生，保障身命，慶得人耳。

衛生學術。關於民族之消長，與國家之存亡。甚爲密切。此固盡人所知。是以宇高每聞中央會議，有衛生部緩設之消息。常爲憂慮萬分。天下之事。有大於生死者乎。政府所爲。有急於衛生者乎。如此急要。何可緩設。況主張緩設者之意。徒爲經濟問題。中國目前之經濟。固非常窘迫。然關係生命之急務。却不可爲經濟而緩設。如爲經濟計。嘗另擇其他可緩者而緩之。今聞中央諸公。已再四考慮。決定設部。併有衛生專門委員會與衛生建設委員會之組織。是可欣慰。與無涯也。

然苟部長不得其人。或頭腦太舊。不合時宜。或理想過新。無裨實際。則徒勞無功。空費國帑。亦正可慮之至。今者部長一席。由薛公出任鉅艱。薛公前長內政部時。一本總理孫中山先生綜合東方文明與世界科學所結晶之三民主義而實行。一方採取歐美各邦之所長。一方保存中國固有之國粹。通令省縣。提倡忠孝信義等等之舊道德。確是眞正中國國民黨之黨員。與眞正中國國民政府之官長。非忘本逐末，舍己紜人者所可比擬。當此之時。宇高嘗舉首嘆曰。若薛公者。盍不來主持我衛生事宜。蓋我國政府。對於衛生。太不注意。對於醫士。尤所輕視。非止有愧於歐美各邦。抑且不及隋唐宋元時代之考試醫士之重視。因時勢之關係。醫有中西兩大派。兩大派之中。又各分數小派。如中醫之有宗仲景派宗李朱派宗葉吳派之分。西醫之有學德日派與學英美派之分。各立門戶。黨同伐異。不知互助而求進步。只爲飯碗而鬧意見。此種現象。一望皆是。而當於此擾亂紛紜之際。如不避免簡單之腦經，偏短之眼光，而欲統一醫術，建設衛生。殊非易易。難望有成。此宇高之所以引領日望薛公之來長吾衛生部者也。

今果然。薛公來長衛生部矣。薛公是實行三民主義。尚新而不忘舊。採西而不悖中。宇高於其長內政部時。已窺見一斑。洵不謬矣。是以薛公之將來設施。必能適合國情。大慰所望。夫復何言。夫復何贅。然而愚者千慮。或有一得。採及芻蕘。必公所喜。爰就管見所及。提出數則。以望採擇。

(一)個人與公衆並重　公衆衛生。固爲衛生行政所專轄。可無庸贅言矣。然公衆由個人集合而成。苟個人不知衛生。猶細胞壞變。實保臟器健全。是以於個人之心理的物理的化學的種種方面。亦須衛生部詳細計劃。規定方式。一方勸告。說明所以然之原理。一方嚴察。獎懲邁否之功過。試舉一例。痰不可隨意吐唾。違者犯第幾條規律。應辦何罪。如是則各個人皆合衛生。公共衛生之成績。自易優美。否則恐成徒勞。此我之所望於薛部長者一也。

（二）哲學與科學並重　科學之在現世。爲燦爛時代。亦勿論何人。皆知重視。然吾以爲凡事必先理論明，而後始可下手工作。孫中山先生之所謂知難行易。知屬哲學。行屬科學。哲學雖空。與科學併合則實。歐美之科學大發明家。當其未得結果時。所用力之工作。何莫非運用其理想。隨理想而試驗。故西哲曰。理想爲事實之母。吾意哲學亦科學之母也。我國雖乏科學之子。然哲學之母固最多而最美。是哲學我中國人所特長也。善用此特長。以研究世界科學。即中山先生所謂迎頭趕上去者。胥此道也。獨恨目前國人之方從歐美歸來者。只驚歐美科學之新。不知中國哲學之美。更不知哲學爲科學之母。年少氣盛。妄欲推翻國粹。薛公卓識。必能見其所偏。不爲所惑。此則我之所望於薛部長者二也。

（三）中醫與西醫並重　西醫爲世界科學之醫術。解剖尚乎實驗。診斷在於細菌。其所宜重。更勿容言矣。然中國醫學。有四千年之歷史。苟屬毫無價值。安能流傳如此之久。宇高習醫十年。用古方治今病。如症候吻合。百試百驗。確可信也。不過所以然之理。不能宣諸於口。即古人所言者。亦太涉理想耳。是以吾謂中醫之學術。確保實驗之結晶。理論可廢。方藥足貴。苟能採西醫之生理病理。合中醫之治法方藥。則兩美相併。醫術可駕歐美之上矣。此等責任。非公莫賴。此我之所望於薛部長者三也。

（四）創辦中西合併醫校　西醫學校林立矣。中醫則自軍閥時代。事事仰帝國主義之鼻息。不准中醫學校，列入教育系統。徒爲社會之需要所逼迫。上海杭州山西間有一二校設立。別處則闃無所聞。倘我中國不欲醫術進化。不欲迎頭趕上，勝於歐美。而自甘跟着歐美之後，則可無論矣。如其不然。則非中西醫校合辦不可。中醫經驗之深遠。藥產之豐富。足補西醫所未發明。西醫所無治法者甚多甚多。苟能合併講求。將來之成績。未可限量。然非薛公。安能語此。此則我之所望於薛部長者四也。

（五）令飭已開業之西醫宜讀中醫書籍已開業之中醫宜讀西醫書籍　中西醫校非合辦不可。已如上所云矣。然已開業之中西醫士。爲補救之策。則交相講誦。互相研究。實爲當務之急。更於每年歲終。或指定日期。考試其成績。務使中國所有之醫士。貫通中西。然後可再望其別有發明矣。此非薛公。更孰督飭。此我之所望於薛公者五也。

（六）創辦中西合併醫院　醫院之治病。雖最適宜。醫生與病人。朝夕相對。於病之歷程。既所目覩。藥之效否。又可立見。以及其他一切看護等等。尤可聽醫生之指揮。而無阻礙愈期之足慮。較之中醫之入門開方，回家服藥者。其優劣固不止上下牀之差也。然病有各民族之不同。藥亦有各民族之宜否。況目前之西醫。不治之病太多。苟不中西合辦。必多坐而待斃。是以去秋。我甯波中醫協會創辦中西合璧之時疫醫院。當吐瀉劇後。螺癟眶陷，音啞肢冷，水分脫失之際。一方注射生理食鹽水。一方配張仲景方之附子理中湯與服。收效奇速。遠非只用西法者所及。字高於此。確有實驗。虎列拉如此。他可類推。苟能合辨。活人必多。此非辞公。更屬嘅悔。此則我之所望於薛部長者六也。

(七)衛生行政機關及各委員會內宜兼用中醫人才　人孰無私。人孰無偏。苟非眞正道德者。安能避去偏私之弊。是以中西醫界。平日於討論上。旣未免有黨同伐異，互相爭論之意見發生。一旦執掌衛生機關之主權者。如全屬中醫。則不免對於西醫，有所歧視。而思所以壓制之。如全屬西醫。對於中醫。其能免此弊乎。此人之恆情也。國民革命黨。是全民之革命黨。國民政府之施政之方針。是求全民之平等幸福。於此偏而不免有壓迫之弊。其可不早有以防之乎。況乎衛生行政之範圍甚廣。中醫爲研究中國國民病痛之專門人才。積有經驗。熟極巧生。較之西醫只知外國之衛生行政狀況者。切合與否。固甚明顯。更於中西兩醫。合則兩美。可由此而更有發明。離則兩敗。將由此而各無進步。是以鄙論中央以及各省各市各縣。有衛生行政之機關。及衛生專門委員會衛生建設委員會等。皆宜兼用中醫人才。以資討論。而便進行。然此苟非辞公。則恐反笑我爲妄想爭權奪利之談矣。此則我之所望於薛部長者七也。

總之。我之此次提出七項有望於薛部長者。苟薛部長非欲謀綜合東方文明與世界科學之三民主義之國民政府下之衛生部長者。則我無望矣。苟薛部長非實行三民，於中國固有之國粹，不知保存而闡揚之者。則我亦無望矣。苟中國醫學之方藥實驗。亦同生理病理之理想，而毫無實用者。則我復何敢提出此所望哉。苟西洋醫學。確已至善至美。無病不發明原理。無藥不是特效。而取用巳足，無事他求者。則我復何必提出此所望哉。苟中國人之學西醫者。肯平心和氣。以考察所得。誠懇勸告。向吾儕中醫介紹。則我亦接受而研究之不遑。更無暇曉曉喋喋，而提出此所望矣。乃皆否否不然。此我之所以不得不忘其冒昧，而有此七項所望者之提出也。

新舊醫辨

張道明

事物之名稱。泰半因地點而命名。如服式發明自日本者稱日貨。自印度者稱印貨。橘之產於廣東者稱廣橘。產於福建者稱福橘是也。夫醫爲科學之一。發明於泰西者稱西醫。發明於中華者稱中醫。固然。乃最近西醫汪企張輩。妄創舊醫之名。誣我中醫。彼自稱曰新醫。意欲消滅中醫。讓彼獨存。不知舊者正中醫之所貴也。何則。蓋舊者古舊有成績之謂也。中國醫學。自軒岐以後。代有名家。其道之高。其理之深。固非後人所能及。今彼稱我爲舊醫。何異崇拜之辭哉。新者新鮮美觀之謂也。彼企張竊得外人皮毛。革履戎裝。徒具新之形式。而無精專之學問。卽自詡曰新醫。能不令人笑斷肚腸耶。吾願王君(字高)。勿與彼傖嘖嘖爲。

＊　＊　＊　＊

譚譚西醫界的害馬

莊雲盧

在我們甯波的西醫朋友。大都和平得很。尤是其丁立成與蓮艇先生們。學識高明。經驗豐富。并且是和藹可親。這是大家所承認的。我今天說的害馬。當然不是一輩子有名的醫師。大約是夠不上醫生資格的江湖醫生罷。講到這位江湖醫生。滑頭本領實在高強。有時穿了一件西裝。似乎也是一個科學醫。開了一引滑頭醫院。專門騙騙鄉下上來的人。我現在代他寫一件可卑的行爲。給大家瞧瞧。免得被他陰損。也可以曉得他是西醫界的害馬呀。方今西醫事業。還不十分發達。社會信用。還甚薄弱。有了這癰。非但不能上進。而且被識者所不齒。這簡直是西醫界的自殺的急先鋒。莠草不除。良禾不長。害馬不去。駿駒受累。我非西醫中人。而且與他還有些舊情。不忍把他姓名和事實暴露。只做一種談談。但願他見了這篇。以後改過向善。庶不負我一片婆心。也不枉我今天的提筆了。

這害馬的一種證據怎麼呢？就是注射講穴堂。以愚弄鄉下人。這位西醫。他常對病人說。他的注射。是有穴堂的。我聆了這「穴堂」的名辭。我想中國的針科有穴堂。西醫的注射向不講穴堂。我所知的西學。雖然欠缺。但也曾看過了組織學，解剖學，胎生學，生理學，病理學，內科學，外科學，診斷學，藥學，細菌學。和注射大全，臨牀實驗等等。但是找來找去。總找不到穴堂兩個名辭。他用這種欺人的謊言。去哄騙病家。他的存心。就可想見了。查西學注射法中。習常用的不過三類。就是皮下，肌肉，和靜脈。

（甲）皮下注射。可注的地方很多。最緊要的條件。就要避免血管多的地方。故普通施術地位。常在外臂。斜刺皮下組織中。藥液注入後。皮面現出半球核形。這算是確在皮下之證明。但並沒有穴堂可言。

（乙）肌肉注射。也要遵守避免血管的條件。并且要擇肌肉豐富的地方。故臀部和大腿側。爲肌肉最發達的地位。所以施術者。常在這兩部注射。因爲注入很深。同時還要留意到坐骨神經。和動靜脈的部分。也並沒有穴堂可言的。

丙靜脈注射。唯一的條件。在注入靜脈管內。因肘灣的靜脈顯露。容易尋覓。故普通常在此處着手。但是總沒有穴堂可言。

綜上三種注射。爲習常普通用法。至於注射藥液。自有一定規定。有宜於此不宜於彼的。有彼此可以通融的。然各出品說明書上。都有說明。主治和用法。會出手的醫士。當然明瞭這種情形。除了上述注射法之外。又有腦膜注射，脊髓注射，和皮肉注射。但總沒有穴堂注射，或注射有穴堂的謊說。這種卑鄙的捏造。對他自身固然不打緊。其如西醫界蒙其影響。你道可嘆不可嘆呢。還眞是西醫界的大大不幸呀。其他一望便斷爲肺炎。不知診斷手段等等。事實儘多。我也不忍多說了。

和褚民誼先生討論「衣之通風」

王宇高

衛生行政。衛生設備。近著甚豐臨上矣。然此有待於經濟者。不如個人衛生之輕而易舉也。褚先生有鑒於此。而作『衣食住行之衛生要則』一文。刊於『新醫與社會』第一一三與一一四兩期。所言都屬扼要。確爲各個民衆當務之急。我國國民。苟能照此人人實行。東方老大病夫之誚。自可一洗無餘矣。

但我於其所云衣之衛生要略，內有『通風』一項。其理由爲據『學者研究所得。空氣衛生。關於皮膚之重要。幾與肺臟相等。故眞健康者。其皮膚必與空氣相通。故內衣以輕鬆有孔者爲最佳。而欲使空氣自由達於皮膚。卽外衣亦不宜過緊。以輕鬆柔軟爲宜。蓋使空氣常與皮膚相通。足以促進肌肉之功用。增益身心之健康』云云。此則吾以爲有氣候之冷熱關係。妄疑似未可一概論也。

查哈氏生理學。言皮膚之組織。有表皮，眞皮，毛皮，脂腺，汗腺五項。表皮無血管。惟腦經之纖絲入其最深層。眞皮之密層。有血管甚多。毛有毛囊。毛囊有司毛動腦經。感覺甚敏。如遇寒或驚恐之際。則毛囊之立毛肌卽縮。毛豎立。而皮起粒。皮脂腺爲小囊腺。有導管通入毛囊上端。腺隊生脂質。爲潤毛之用。汗腺蟠於眞皮之最深處。由蟠處有導管達於外。又言皮膚之功用。(一)保護。不但包裹全身。且有感覺器。如觸覺，寒覺，溫覺，痛覺等。大有保護之功。(二)節制溫度。人之首要司溫處在皮。因其司血管機能司溫失。血過皮者多則放射。傳導及蒸發之熱度亦多。蒸發卽汗水變水氣。皮血管縮小。則血過皮者少。則溫失之最減。(三)呼吸。人皮略能收養氣而排出炭強酸。較肺少二百倍。(四)吸收。此非皮之重要功用。惟略能吸收脂質。(五)生泌。有潤毛之脂質及汗。汗酸鹹而臭。與尿同。亦廢物排洩之一。汗有明顯的汗與不明顯的汗。每一日夜每人所生之汗。約有二磅之多。

又查史氏病理學。言病因之關於寒暑者。人體嘗遇熱時。皮之毛細血管卽舒張。皮面出汗。令熱速行散失。若遇冷。則皮之毛細血管收縮。使熱不易散失。倘過過度之寒暑。則不足以抵抗。卽成病矣。熱之傷人。被熱之組織細胞毀滅。鄰組織發炎而充血。其壞死之組織生毒。其皮及他器官之官能異常。故全身三分一之皮被熱所滅者。每難活命。冷之傷人。卽組織壞死。官能失其作用。與被熱略同。更鄭重言曰。身體受冷。爲致病最要之素因。蓋身體受冷後。抵抗細菌之力弱。身內之細菌。遂乘機致病焉。

然則可知皮膚之最要功用。在節制溫度與排汗。而吸養排炭則較肺少二百倍矣。褚先生以通空氣爲重。在愚意似未免輕重倒置。且溫和之空氣。固宜與皮相通。熱氣太過。固宜於有孔而輕鬆之衣。以便皮之失溫。至於寒冷之空氣。爲致病之素因。殺人之利器。皮膚不能抵抗。則非厚密之呢絨或裘皮不可。若於寒帶或冬日嚴寒之時。倘穿紗葛。能不凍斃。卽略露肩臂。須臾卽病矣。褚先生之『衣宜通風』一語。似未可爲寒天言乎。卽觀諸他動物。如牛羊鳥等。不知穿衣。然其毛甚長。保護皮膚。猶人之衣也。往往夏日則毛疏短。冬日則毛密長。亦所以抵抗風寒。而補皮膚之不及也。

總之『衣之通風』一語。為溫和及熱天所言則可。為寒天言則假不可。請問諸褚先生。以為如何。最希望褚先生有以教我。褚先生為中國國民黨之黨員。寛容大量。定不如汪企張輩之恆絕討論。否則。字高何人。安敢妄有論列。我輩中醫，目前所急欲研究。如大旱之望甘霖。飢渴之慕水穀。而迫不緩者。惟世界科學耳。萬懇褚先生不棄微末。樂為教正也。

讀醫界春秋第十七期曹君庸工製造白痦說後謹錄治驗三案

慈谿魏文耀

曹尹甫先生曰。白痦之病。自古所無。葉薛以後始有之。由是古方不可治今病之說。庸工奉為金科玉律。而仲景之法蕩然矣。夫仲景於六淫之邪。無不冠以太陽病。夫豈不條分縷晰。表明治傷寒之麻黃湯。不可兼治他證乎。然而剛痙無汗者。有葛根湯以發之。溼家身煩疼。猶有麻黃加朮以發之。身疼發熱日晡所劇風溼證。猶有麻黃杏仁薏苡甘草湯以發之。彼無異故。邪從皮毛入者。正當從皮毛出也。自葉天士，吳鞠通，王孟英輩。誤解內經『冬傷於寒春必病溫』之旨。遂謂冬令寒伏少陰。至春發為溫病。遂有陰虛不可發汗之說。而滋陰養液之治。遂成殺人利刃矣。夫肺主皮毛。邪由皮毛受。即內應於肺者。從所主也。向使太陽寒水壅遏表分而成溼者。一旦從汗而解。便當表裏通澈。豈更有餘邪留戀表分。而釀成白痦者乎。惟其認定少陰之虛。勢不得不防陰液之脫。既用滋陰之藥以戀邪。復有蘊蒸之熱以相薄。譬如溼土為烈日所蒸。久乃成菌。因知白痦者。蒸成菌之類也。惟其用藥。輕淡無力。膠固粘滯。不能作汗。以至此也。且病之始屬太陽。既不敢汗。病之終屬陽明。又不敢下。並堅執將發白痦。下必內陷一語。以恫喝病家。迨白痦既見。彼有辭矣。豈知陽明一通。太陽之表氣亦疎。原不有白痦乎。（下略）余讀此文。深佩先生見識高超。憶去年診治溼溫伏暑三案。皆是先生所云。誤治變成壞症。及後診治得法。發出白痦後全愈。敬錄三驗案。以證先生所論不謬。

▲周姓男孩　年十一歲。丁卯年六月。初因涉水淋雨。兼受暑穢。溼溫類瘧。日晡寒熱。醫作瘧治。用辛溫苦燥藥截瘧。服後壯熱無汗。胸腹悶。面黃。氣逆。便閉。溲赤。脈象弦滑。舌根苔黃膩。鄙人囑其母。刮病者之後頸背脊至尾閭止。及手灣尺澤穴，足部委中穴等。皆露紫黑色。症係溼溫化痧氣。痧閉未達。暑溼遏伏。服藥後。邪能從衛分發出白痦。症尚可治。否則殆矣。姑擬麻杏膏甘湯。合四逆散。以甘草換益元散。加鮮荷葉。防風。防己。鮮藿香。川連。紫金錠。白芍換赤芍等。開透衛分。兼平氣逆。疏通血絡。兼佐疏風。化溼。辟穢。服後復診。便解燥矢。小溲略長赤色。氣逆雖平。胸悶。腹熱。面黃。擬清化暑溼法。方用鮮淡竹葉。薄荷。鮮貫仲。銀花。鮮荷葉。包益元散。天花粉。連翹。生米仁。柴胡。黃芩。川連。大豆黃卷等。三診。胸部發出白痦。色晶亮。汗透氣平。胸暢溲長。便解燥矢。

胃呆•口渴飲•脈數•舌淡紅•苔薄黃。伏邪從已白瘖化達•當養正生津•清暑滲溼•使正氣充旺。則伏邪漸化•而熱得退•擬甘露飲法加減。方用鮮生地。原麥冬。生甘草•枇杷葉•釵石斛•黃芩•西茵陳•淡竹葉•生米仁•桑白皮•天花粉•銀花•滑石•服一劑•白瘖遍體發透•服二劑•熱退•渴止。靜養旬日•全愈•

▲馮維周女　年十一歲。丁卯年八月•患伏暑症•寒熱夜劇。前醫投其體虛•用辛涼甘淡輕劑•繼用育陰養液•藥日投•病日劇•延綿二旬•始邀鄙人診治•按其脈弦滑數•舌紅糙苔黃•肌膚羸瘦•壯熱暮劇。便利醬糞•腹皮灼熱疼痛。口乾渴。嘔逆•乾欬。愚謂症係大實似虛•暑溼遏伏腸胃•宜大柴胡湯•去薑棗•以益元散掉甘草。加通草•天花粉•焦山梔。淡豆豉等•表裏雙解•服後便解•白瘖胸背皆現•熱減•脈數•舌紅糙苔黃•原方除大黃•豆豉。半夏•通草•加薄荷。銀花。桑白皮•大力子。連翹等。三診。白瘖發出遍體•內熱•腹痛•便閉•脈數•舌鮮紅。苔白膩•擬清肅肺胃燥火法•用桑葉•知母•生甘草•天花粉•川石斛，竹茹•苦杏•紫菀•南沙叄•枳殼•黃芩•生白芍等•四診瘖隱•熱退。肌膚甲錯•左脅肝著疼痛•用清燥救肺湯•甘露飲•歸芍六君等•先後與服。調理一月•全愈•

▲沈邦耀女　年十五歲•丁卯年十月•患伏暑症•始服犀羚白虎地斛等•寒涼清熱•繼進二冬二地歸芍桑丹玄參等養陰•頻服寒劑已多•至十一月•病已匝月。尚未愈•楊楚和君囑病家邀余診視•按其脈緩。舌紅苔白•形瘦面白•自汗涔涔•洒淅寒熱•欬微•痰黏•胸悶•便血日解十餘次•視最近所服方•係涼血•清熱•止利等方。愚謂楊君曰•病係伏暑挾溼•頻服涼寒•溼遏邪陷•下利便血•今病者精神極弱•愚意扶元卻邪•用溫劑救其寒藥之誤•能陽升血止•邪達•發瘖•發癬•證或尚有轉機•病家及楊君•皆是我說•為擬小柴胡湯•合桂枝湯•加茯苓•灶心黃土。楊君囑加地榆炭•服後•次日復診•脈滑•舌淡紅•苔薄黃。遍體白瘖•便血雖止。大便濃薄•腹中不舒。胃呆•面白•痰厚•洒淅寒熱•盜汗•陽氣雖升•脾胃極弱•消化不良•營衞未和•擬七味白朮散•加桂枝•白芍•雞內金•米仁•煅牡蠣•服二劑•三診白瘖漸隱。便瀉未止•盜汗稍差•頭眩耳鳴•身倦•沉臥。脈緩•舌淡紅•苔黃白•擬和中•化滯。止瀉•擬四君•加龍骨•牡蠣•白芍•米仁•雞內金•淮山•小麥•丹皮•服二劑•四診•便實•盜汗。微欬•頭眩•耳鳴•脈滑•舌淡紅•擬四物•六君•加鱉甲•桑丹等•服三劑停藥•靜養兩旬全愈•

綜此三案•所發白瘖•皆緣始起畏虛忌表•溼邪遏伏•纏綿百出。待後調治得宜•邪達成瘖•病雖漸差•經濟精神。所受痛苦不堪•若能起病時調治得法•斷無延久成瘖之病。曹尹甫先生•所謂庸工製造白瘖說•確有至理•鄙人臨證十一年•所遇白瘖症•約有百餘人。然每見於長夏秋間•暑溼伏邪之症。蓋暑必挾溼•為黏膩之邪。人病溼溫伏暑•病多淹牽•遷延兩候三候。邪未達而元氣受傷•肌膚發出白瘖•或緣失治•或緣誤治•未有調治得法而見白瘖者•今秋溼溫症最多•望我中醫界同志•研究仲聖經方治病•勿習葉氏皮毛•輕淡無力•膠固粘滯•製造白瘖害人。則功德無量矣。曾君此論。何異發聾振聵也。鄙見如是有當。希尚高明教正。

金匱短論九首

周岐隱

（一）瘧脈自弦辨

內經論瘧。辨證不辨脈。金匱論瘧。辨脈不辨證。辨證之要則曰痎瘧生於風。辨脈之要。則曰瘧脈必自弦。夫弦者風象也。瘧生於風。脈必自弦。奈何注家往往誤以弦脈屬少陽。因謂瘧證不離少陽，主治必君柴胡之說。夫內經論六經五臟各有瘧證。何嘗僅屬少陽。金匱治瘧三方。何嘗專用柴胡耶。

（二）歷節黃汗辨

歷節黃汗。皆汗出當風入水所致。然歷節之邪傷血分。黃汗之邪傷氣分。以歷節骨節疼痛，黃汗不痛辨之也。歷節則身體羸瘦。脚腫如脫。黃汗則身體浮腫。兩脛獨冷。歷節是風寒着血分。血凝而氣不得通。黃汗是寒溼鬱於肌膚。陽氣無由下達也。歷節以血凝而作痛。黃汗以氣遲而為腫。故歷節以桂芍知母湯與烏頭湯。搜逐骨節之留邪。黃汗用耆芍桂酒湯。解肌表以和營衞也。

（三）虛勞篇書後

虛勞八方。用桂枝者居其六。可知仲景用養陽和陰法居多也。腎為先天。脾為後天。陰陽相貫。如環無端。未有陰虛而陽不病。陽虛而陰不損者也。浮大之脈。為陰不能維陽。陰虛者宜壯水之主。虛細之脈。為陽不能勝陰。陽虛者宜補建中氣。行陽亦以固陰。補中亦以養營。此則以甘藥之法。非僅扶陽所必用。亦救陰所不可少也。若陰虛熱極。火爍肺金。則清金保肺之法。滋陰潤燥之方。自亦不能偏廢。此酸棗仁湯與附方炙甘草所由設。亦正以見仲景之不偏於扶陽也。陽虛不能衞外。致風氣自外入。俗所謂傷風不治便成勞者。則有薯蕷丸之補散並用法。陰虛內熱。血液焦涸。俗所稱為乾血勞者。則有大黃䗪蟲丸之去瘀生新法。苟能善用仲景方。何患不頭頭是道乎。

（四）欬嗽上氣篇書後

欬嗽上氣。皆本於肺。其中津涸肺焦者，則為肺痿。風熱痰聚者，則為肺癰。痿與癰皆屬於火。而有虛實之分。肺脹多屬於寒。而表邪裏邪又有輕重之別。故同是欬逆上氣也。寒飲衝肺。則喉中有水雞聲。火逆上衝。則咽喉如有物阻礙而不利。濁痰上壅。則喘不得臥。水飲挾虛熱則喘而煩。同是吐濁唾涎沫也。肺痿愈吐而肺愈乾。肺癰愈吐而毒愈殺。亡津液為肺痿由來之因。吐膿血為肺癰已成之象。熱在上焦。不欬不成肺痿。則肺中冷不欬不渴者。便是肺痿對子。肺中冷者宜用溫化。而寒邪在肺者。便宜表散矣。本論列方十首。肺癰肺脹之治。皆已具舉。獨肺痿一證。有論無方。然讀者能將重亡津液四字。細心體會。則仲景言外之意。已示人以生津潤燥下逆清金之活法。後賢喻嘉言製清燥救肺湯。可謂得仲景引而不發之旨。而本論所附諸方。俱用辛甘溫藥。實與仲景之意相刺謬。皆不足為法也。　皂莢丸治肺癰於未成之先。麥門冬湯救肺痿於將成之候。皆妙劑也。

（五）腹滿篇書後

腹滿一證。邪有寒熱虛實之分。治有寒溫攻補之異。此篇皆逐節對勘之文也。虛寒者當與溫藥。附子粳米與大建中是也。實熱者當用寒下。厚朴三物與大柴胡大承氣是也。證屬寒實者。則又有溫下並行法。大黃附子湯是也。證兼表邪者。則又有表裏雙解法。厚朴七物方是也。同是腹滿。滿而時減則當溫。減不足言則當下。痛而雷鳴則當溫。痛而實閉則當下。飲食如故則兼表散。飲食嘔吐則用溫中。辨證立方。精核如此。後人猶以仲景書為難讀何耶。

(六)痰飲篇書後

金匱於痰飲一門。分痰懸溢支四飲。四飲之變。又為留伏二飲。而五臟之飲。又各不同。蓋其論痰飲也。實概括水腫各證而言。故所列一十五方。已備治水腫溫化，淡泄，發汗，逐水，諸大法。非水腫盡因於痰飲。蓋痰飲之劇者。往往成水腫也。經曰。五臟六腑。皆令人欬。又曰。此皆聚於胃關於肺。又曰。久欬不已則三焦受之。可知痰飲一證。雖臟腑皆能受邪。而其因不外形寒飲冷之傷肺。過食生冷之傷胃。洎邪入三焦。則水氣浸淫泛溢於膈膜肌腠之中。水腫駸駸乎有欲成之象矣。故邪在中者。為嘔，渴，痞滿，背冷，心悸。邪在下者。為腹滿，小便不利，腸中有聲，臍下動悸。而邪在外者。即為身重形腫。可知曰飲曰水，二而一也。為欬為腫，邪相因也。時醫祇知欬痰喘急為痰飲。僅守小半夏苓桂朮甘等為治痰飲之方。坐井而觀天。適見其學識之不廣耳。

(七)水氣篇書後

按水與飲。其源非二也。腫與脹。其病相因也。金匱於痰飲一篇。備舉溫化淡泄發汗利水諸大法。而本篇所列。反不過驅風滲溼諸劑。何詳於彼而略於此。蓋仲景欲治水腫者。必求其法於痰飲也。本篇於治水之外。又分出血分氣分二大綱。實有極大意義。血分者，瘀血壅塞下焦血室也。氣分者，寒氣堅結上焦氣海也。血結為水腫之因。氣滯乃鼓脹之兆。因血而病水。是血分之來路。大氣一轉。其氣乃散。是氣分之去路。學者能於無字處著意。便能於無方處尋方。

(八)妊娠篇書後

產育乃造化自然之事。無所謂病也。有病乃其變。則醫家當亟應其變。經曰。有故無隕。亦無隕也。故癥病動胎。破其結而漏自止。水氣內阻。下其水而胎自安。子臟如扇。溫其寒而娠自舉。胃寒嘔吐。煖其胃而逆自止。仲景手眼之高。於此可見。庸醫拘拘於妊娠二字。以為安胎養血以外。更無他法。膠艾湯歸芎散當歸散白朮散之外。更無他方。夫知其常而不知其變。守其經而不達其權。姑息養奸。至於遷延會變者。皆學識不足誤之也。

(九)產後篇書後

產後多虛。補虛為急。虛中挾實。去實為先。當補者此其常。當攻者則其變也。此篇當歸生姜羊肉湯。竹皮大丸。下瘀血湯。大承氣湯。專攻其實。小柴胡湯。陽旦湯。發汗散邪。並不拘忌產後。而竹葉湯。白頭加甘草阿膠湯。散風清熱。却又兼顧產後。兼顧產後是正法。不拘產後是活法。醫家不可忘却產後。又不可拘泥產後。則不即不離間。頭頭是道也。

糾正龐京周『書溝通中西醫學後』之錯誤

王宇高

本年十一月三日出版之第三十九號社會醫報。內載龐京周之『書溝通中西醫學後』一文。引證十條。意在證明中西醫萬不能溝通者。吾讀此篇後。覺有錯誤。如骨梗於咽不得不吐。爲此逐條糾正。提出討論。如龐君果係學者。當然透達學理以愈討論而愈明確之理。定不以吾之多嘴而深怪嚴拒惱羞成怒如汪企張者乎。

（龐氏原文一）本月五日。嚴獨鶴先生在快活林文中。論中西醫說。是哲理與科學之別。一語破的。並且深知利弊。持論公正。但社會人士。贊成溝通中西醫者。當然十分表同情。假使京周不習醫。也不免生此妄想。既然習醫。就知道有萬不能溝通的緣故。如今姑且把自己跳在醫界之外。說幾句公平話。

（宇高糾正一）獨鶴先生之文。吾並未寓目。察龐氏意。似不習醫者。不配談溝通中西醫學。所談亦係妄想。然則龐氏談此。又何以先把自己跳在醫界之外而後言哉。思想言論之是非。當就其所想所言之個體上觀察。豈可以其業非醫生。便不配談醫。所談便一概妄而非哉。果爾。則惟政員始配談政。軍人始配談軍。國民革命之謂何。國民政府之謂何。國民選舉之謂何。國民監察之謂何。是龐氏之立足點。分段劃裂。專制壟斷。隱然不脫帝國主義之毒腐。望之令人可畏。且惟醫生始配談醫。則龐氏後段又自言『西醫有非醫而號稱醫的』。此等人問其業則儼然醫生也。龐氏將許之談醫乎，抑將不許乎。總之世間儘多醫生而不知醫者。亦儘多非醫生而深明醫者。此目前中國之事實也。龐氏不知此現象。併不考察獨鶴先生之是否識醫。遽然意斥不配。而自己反欲跳出醫界外而談醫。眞所謂『只許官兵放火不許百姓點燈』者也。顛倒錯誤。開口便見。還自掩飾爲公平話。誠不值識者一笑。

（龐氏原文二）照科學觀念。說人是一件動物。依照生物原理。他的疾病。却不能拿哲理來解決。國人向來就少一個科學的觀念。所以誤到今天。

（宇高糾正二）照科學說人是動物。難道照哲學說人是非動物，是與植物礦物等乎。可笑。哲學與科學之別。不過理想與事實而已。譬如肺癆。當未解剖與化驗以前。意斷爲其病在肺壞。所壞必有其致壞之物與理。卽是哲學。由此理想。而施解剖與化驗。卽是科學。總之屬於心理的是哲學。屬於物理的是科學。唯心唯物。必須調和。哲學科學。斷難偏廢。人類的疾病。固不能用純粹的哲學解決。亦豈能用純粹的科學解決。不然。離去人們。只教聽筒寒暑計愛克司光鏡顯微鏡等等的牠，自去診病可乎。抑亦必賴具足心理的他—醫生人們，纔能運用純粹物理的牠—聽筒等等，而後始可解決病原與病理乎。國人向少科學觀念。此亦是一句不加細察的籠統語。科學的觀念固少。科學的實際。何嘗絕無。簡直的舉個例。人類是賴衣食的物理。纔能生活。豈穿衣食物者。只是外國人。而中國人則否乎。道聽塗說。隨波逐浪。龐氏所見。不過如是。但下面龐氏又說中醫用藥愈病「還是藥物與人身的科學作用」呢。

（龐氏原文三）醫是斷而治病。嚴先生拿識病和治療，併爲一談。其實必須分開談。中醫所謂看準了病。用兩三味藥就好。那原是病碰在藥上。不是藥去找病。碰上了還是藥物與人身的科學作用。要說到西醫。如用愛克司光等類。斷定了而沒有治法的病。我敢說一句。大概中醫也就沒用了。曾或中醫連這個名稱也沒有的。所以中醫學說。識病先不夠。固爲有綱無目太渺茫。

（宇高糾正三）診斷與治療。當分開談。是抽象的局部說法。苟照抽象的局部說。則愛克司光有愛克司光法。顯微鏡有顯微鏡法。尙有菌之培養法與藥之反應法等等。更當細爲分說。是診斷學中尙有種種局部之研究。豈止診斷與治療當分說哉。若就醫術之具體說。則診斷與治療。當然併爲一談。而診斷所以爲治療之預備。治療纔足爲診斷之成功。更是治療居醫術之最要部份。如何可不加意乎。龐氏之意。只重診斷。所謂舍本逐末，棄急圖緩。醫者仁術。所謂仁者不忍病人之痛苦，而急欲使之痊愈也。龐氏其殆無此仁心乎。可鄙孰甚。中醫之治療。由經驗而來。確有起死回生，着手成春之妙。諒龐氏亦嘗目覩。無可非議。乃吹毛求疵，羅織人罪。誣說是『病碰在藥上』。碰之一字。是並未經過採擇與配合手續。試問中醫開方配藥。是否無此手續。此眞不足騙三尺童子者也。又『不是藥去找病』之找字。找者尋也覓也。不知其處所。徧行摸索。醫者用藥。犯此弊害。是以病人作試驗品。危險殊甚。此我中醫所大忌。豈龐氏反以此自詡乎。可笑之至。西醫煞費苦心。用了種種方法。拿而斷定了病症。而苦於沒有治法的病。龐氏亦自知甚多。倘是學者的忠實態度。但是既明知己之所短。又不肯佩服人之所長。只說一句『大概中醫亦就沒用了』。『大概』二字。籠統的想當然之詞。究竟什麼病。什麼人的病。什麼西醫診斷。什麼中醫治療。所經過治療而亦無效的中醫。是否可以代表中醫學術。此等合法的證據。絲毫不舉。只用『大概』二字的籠統渺茫一說。龐氏自命爲科學的學者。『大概』二字。豈是科學的學者口吻。可怪之至。至於說『中醫連名稱也沒有的』。名附於實。實重名輕。中國的人名。多用寶貴顯達等等的吉祥詞。日本的人名。多用什麼郎什麼村什麼田等等固定詞。同是作爲記號。亦何必吉祥詞不及固定詞哉。不然。龐氏名爲『京周』。京者大也衆也。義同大周代主義。亦莫非是吉祥詞。亦依然是中國人風尙的人名。若必謂『京周』二字。不及『田中』二字。能不令人絕倒。是可知龐氏研究西醫。所得者只名稱而已。我不禁爲中國人研究西洋科學者一哭。再龐氏評『中醫學說爲有綱無目』。則古人既費幾許精神而立其綱矣。吾輩繼往開來。補其目可矣。不然。龐氏非中國之人乎。非黃帝的漢族民族之後裔子孫乎。何忍對於中國先人的所立大綱。一概抹殺。而忝然無恥。只知以販賣洋貨爲自得乎。我又爲之失聲一哭。

（龐氏原文四）卽使中醫原有的成績論。我很佩服他的玄妙。但是要靠着醫家一點天靈和巧合。方纔臻此妙境。比仿中醫是手工作品。西醫是機械出品。手工做的零有一派好處。但是在這二十世紀中。就是動用傢具。也祗能靠機械做出來應用。手工做的。只好視爲骨董把玩。而況人命關天。要靠少數的靈氣和巧合治病那襄夠呢。

（宇高糾正四）中醫的成績。理明事確。何『玄妙』之有。勿論何種學術。在內行人只見其淺明平實。惟外行人始見爲『玄妙』而已。龐氏未嘗實用研究中醫功夫。對於中醫。全是外行。其驚爲『玄妙』也，固不足怪。又說『中醫靠天靈和巧合臻此妙境』。勿論何事。當然非『靈巧』不可。豈習西醫獨可無此『靈巧』。則只令癡呆人與豕牛羊等去習西醫可乎。笑話笑話。至於說『中醫是手工出品西醫是機械出品』。此語粗看似乎不錯。但須知運用機械。亦搖手工。吾嘗聞諸當軍官的友人。手槍之運用法。全在手勢練熟。始能得心應手。發無不中。否則。呆呆的持一支手槍。實無用處。是手工與機械。不可分離。乃事實中事。龐氏何不細思乃爾。再『這二十世紀中機械出品可應用手工出品只作爲骨董把玩』。目前中國機械不發達。所賴以供給需要者。一百之九十九，尚在手工出品。此乃事實之現象。所謂『手工作品只作骨董把玩』者。恐是還在未來—二十世紀以後之以後。龐氏此言。確是犯了神經過敏之大病。況且要求中國之由手工而進化於機械。是賴於實行發達機械，而求機械進步者衆多。若龐氏者。稍知西醫的機械一二。便詡詡然自以爲滿足。而不知等求進步。恐中國人之學西化者。盡如龐氏。則事事落人後。處處跟着吃外國人的臭屁。不將爲中山先生所痛哭乎。即使中國爲機械化。亦不過外人所吐廢的陳舊朽腐機械而已。名雖機械。實際何益。龐氏誤矣。尚不自知。惜哉惜哉。

（龐氏原文五）專講識病。是中西醫都難。但是中西醫識病的方法大不同。中醫譬如看一幅畫。一望之間。覺得氣韻方面。有幾筆像宋人。幾筆像元人。這裏又像倪雲林。這裏像王麓臺。沒有款識。就不敢定下名稱來。至多靠一派靈神和經驗。斷他個某某人畫的罷了。就是診脈看舌。也不過如看紙張的年代和印泥新舊而已。西醫却好比看磁器。明磁宋窰。乾隆康熙君窰。可以看顏色。查圖章眞假。頓頓分量。看看原料。聽聽聲音。專家有些訣竅。一樣識古董。爲什麼棄了有方法的不用。而講一股靈神呢。如今有兩位收藏家。你說看磁器的帶些看字畫方法。看字畫用看磁器的眼光。試問能乎不能。

（宇高糾正五）龐氏此種譬喻。不倫不類。達於極點。同是看病。同是看人的病。病只是一病。人只是一人。如何分作字畫與磁器之不同。看法雖異。而所看之東西則同。就欲作譬。亦應當單於看字畫中分出異同。或單於看磁器中分出異同。豈西醫所看的病人是磁器般的。中醫所看的病人是字畫般的乎。哈哈。龐氏誤矣。中醫所看的是中國病人。西醫所看的是西洋病人罷了。是可知龐氏只學得看西洋病人的外國法寶。却不懂看中國病人的應用技能。只配去外國賺錢。如何還在中國騙飯呢。哈哈。眞是笑倒。至於看法。龐氏心理亦佩服中醫一望而知的望診。居於西診之首。神奇巧妙到極乎。西醫方面。據龐氏所云。亦不過『看顏色，查圖章，頓頓分量，看看原料，聽聽聲音』。『頓頓』，『看看』，『聽聽』幾個字。詳其語氣。隨便玩忽。何不知鄭重乃爾。所謂訣竅。則戲法人人會變。各有訣竅不圖。難道只是看磁器者有訣竅。而看字畫者獨無訣竅乎。猜測之詞。不通之極。所謂看顏色，看原料，看圖章款式。乃龐氏隱然說是看字畫與看磁器雙方皆重的。不過分量聲音與筆氣墨韻，各有不同而已。雖各有不同。若斷定看字畫者必不能學看磁器的方法。看磁器者必不能學看字畫的方法。這「不能」二字。究何根據。笑話笑話。龐氏自己怕於再下苦功。研究中醫。却反說中醫亦不能研究西醫。此眞是懶者忌人之勤。壞者嫉人之善。在其意得毋各賣各祕。大家混一口飯而已。哈哈。龐氏只顧看着。看我人研究西醫。待到中西貫通後。再與汝說罷。只恐到那時。中國自成一種中國完美之醫術。龐氏輩只知販賣西洋貨者。西洋鏡拆穿。無復有立足地矣。奈何奈何。龐氏無遠慮。我爲之代愁不置。嗚呼。

(龐氏原文六)專講治病。自然在識定了病以後。如獨鶴先生所說。西醫識準了。往往沒有法子治。這就是現代醫學，吾人不應認爲滿意的道理。所以要力求進步。而中醫却覺得古書已經萬能。試問還有上進的餘地麼。一邊跟着各種科學往前跑。一邊株守不動。中醫將來的結果。就難樂觀了。

(宇高糾正六)龐氏自己要求進步。却咀咒我們不許進步。良心何在。良心何在。我們中醫界之青年。並無迷信古書者。只求病理之確當。方藥之實效。勿論古今中西。擇善而從。蓋本諸孫中山先生綜合世界科學與東方文明而創立國民革命黨之主義也。龐氏不知此義。且未嘗一開貴目。瞧瞧我們今日之新中醫。致有此謊說。可笑可笑。至於龐氏既自認現代西醫不滿意。而又大聲自號曰。力求進步。但吾並未見有如何動作。究竟如何底蘊。請龐氏細將從事求進步之工作。一一告我。以慰私懷。蓋吾人之望爾輩之進步。亦猶望吾自己之進步。若龐氏之咀咒吾人。喪盡天良。乃吾人之所切戒。只要爾輩實求進步。興奮工作。吾人自當引爲學術上之良友。特所慮者。恐爾輩只知用帝國主義之侵略手段。打破他人飯碗。擴充自己地盤。然後可以自尊自大。自由自在。將病人之肢體。任意剖割。是不僅爲我中醫之學術憂。且爲我中國民族之生命悲也。吾之所以不自量力。與爾輩奮鬬者。實此故耳。龐氏知否。請細思之。

(龐氏原文七)要說拿中醫應用的藥品。應用到西醫斷定病上去。那麼對不起。外國人正在那裏越俎代謀。柴胡，甘草，大黃，當歸。一樣一樣。用科學方法。弄了多時了。他們有結果。就是中醫失敗。

(宇高糾正七)嗚呼。龐氏之無愛國心。何其一至於此之甚耶。國產之藥物。是中國之國產。凡是中國之國民。誰無振興之責任。尤其是一班西醫們。既學得外國之科學。研究國藥。努力化驗。發明功用。推銷世界。更爲唯一的天職。乃龐氏不然。視國產之被外人侵奪。竟如秦越人之視肥瘠。風馬牛之不相及。反戲笑般的說。「那麼對不起——他們有結果就是中醫失敗」。中醫失敗。就是國藥失敗。豈龐氏非中國之人乎。何其病狂喪心。竟至於此。怪哉怪哉。西醫界中乃有此怪現象也。嗚呼。吾輩中醫。於同胞之學得科學者。既難望其相助。則吾人研究科學。自求進步之工作。倘可須臾緩哉。同人快快興奮。其被褒天良之龐氏所冷笑。幸甚幸甚。

（龐氏原文八）要是中醫來學西醫的診斷法。（原註。一只寒暑表卻不算數）那算是中醫化為西醫。卻不是溝通二字。

（字高糾正八）中醫學西醫的診斷法。便是中醫化爲西醫。然則中國人之學西洋人醫學者。便中國人化爲西洋人乎。龐氏—爾旣學西洋人之醫學矣。吾便可呼爾爲西洋人—爲西洋的龐京周可乎。哈哈。笑話。龐氏對於學術與社會之關係，便是學術之所應用的道理。茫無頭緒。竟至於此。勿論何種學術。其由來旣各含有民族性。其推行又宜適合於社會之需要。是以就政治學論。美國有美國之特性。法國有法國之特性。斷不能整個的相同。所以孫中山先生創造新中國。是採取歐美之政治。合以中國之國情。取其所可用。棄其所不可用。再因襲中國所固有者。若照龐氏說。則將謂中山先生之革命。亦化爲西洋之革命乎。於此。吾知龐氏亦必以爲否否不是矣。乃何獨於吾中醫之學西醫中之合宜者，採取而用之。妄說化爲西醫哉。學者最要之方法。對於受師所授。嘗一隅三反。對於己之所習。當融會貫通。切忌囫圇吞棗。整個呆板。刻舟求劍。膠柱鼓瑟。何況醫學。動關人命。龐氏不明。旣自以腹中吞有整個而不化的外國果子，爲無上奇寶。反以吾中醫之對於西醫學術，用分金爐溶化，擇其可用而用的工作者，妄說化爲西醫。豈其不知爲學之方法耶。抑明知己之不如人。而惱羞成怒，故加毀謗耶。噫嘻。龐氏口裏雖說中醫不能溝通西醫。實則心裏明白。亦暗自驚奇—佩服吾今日之新中醫。確難限量。對於西醫已逐漸溝通。將來不止溝通。恐必有大改革大進步也。此則吾於龐氏此種語氣。窺其言外之意。究竟是否。還希龐氏保持人格。不可說謊。從良心上回答一句罷。

（龐氏原文九）依我眼光看來。中西醫的最初。好比二班人在一處工作。一班用機器。一班用手藝。機械不良的時候。做手藝的還有長處。現在用機械的。就借你手藝的原料方法。發明好的機械。取其精華。棄其糟粕。一天精似一天。（原註。試看中國固有工藝紡織一切製品那一樣不經這個階級）在做工的人。旣然機械有希望。爲什麼還要溝通手藝呢。至於中國幾個名醫秘方。好比幾個出類拔萃的工人。和幾種天造地設的材料。死一個，少一個。用一件，少一件而已。傳授沒有方法。研究向無系統。

（字高糾正九）中醫像手工。西醫像機器。是近世的現象。不是最初便是如是的。是龐氏『最初』二字。用得錯了。用機器者要借手藝者的原料方法。甚至要取精華而棄糟粕。其第一步手續。是不是在溝通。於此看來。是龐氏已自認中西醫學之必須溝通，必能溝通矣。不過在其意。以爲只許西醫溝通中醫。卻不許中醫溝通西醫耳。可笑可笑。但不知溝通中西。就難易上論。中醫去溝通西醫。較爲便而易。何哉。中醫之流傳遠。書籍多。確乎是大部份關於靈巧方面者。苟非天性靈敏。然下苦功。殊難透闢。西醫則全用機械。一學就會。先難而後易。則愈覺其易。故曰中醫去溝通西醫易。若西醫要來溝通中醫。則適成一反例。故曰難。龐氏似亦明此。意欲來通溝中醫。卻不肯復下苦功。故下文便自掩飾曰。『旣然機械有希望爲什麼還要溝通乎蠢呢』。此種掩耳盜鈴，藏頭露尾之言。吾只覺其可憐可憫。西醫之不完全。病原既多未識。治法更屬寥寥。龐氏於上文亦自言『現代醫學吾人不應認為滿意』矣。何以於此又若如是已足，不必他求也者。前後矛盾。眞情畢露。眞所謂可憐亦復可笑者也。至於中醫的名論秘方。龐氏亦知佩服。亦自知非西醫所及。却怕中醫將來公開研究。大有發明。於己之飯碗有礙。慌窘之極。却咀咒曰。『死一個，少一個。用一件，少一件』。此與司馬懿之咀咒諸葛亮早死者何異。豈不更可憐憫。若夫『傳授沒有方法研究向無系統』。此則關係於中國之時間問題。中國勿論何種學術。向來是尙神奇。只可與智者道。不足為外人言。故師必擇徒。得其人而後教。教之亦不肯一味灌輸，和盤托出。必待其功到自悟。孔子曰。『不憤不啓不悱不發舉一隅不以三隅反則不復也』。孔子此語。可謂中國學術界，傳授研究之一總代表也。龐氏苟曾研究中國史學。對於中醫之向來的傳授研究。亦當明悉。而不獨怪我中醫界矣。但是到了目前。吾輩新中醫深知其弊。所以竭力提倡辦醫校與醫院。務使於傳授與研究。一一改良。歸納於科學方式。編列以系統程序。以大求進步。不料從前之軍閥時代。執政者事事仰帝國主義者之鼻息。竭力擁護教會醫校與醫院。對於吾中醫。則一味壓迫。不准列入教育系統。鐵蹄之下。事難自由。至今革命告成。吾人正擬請求政府。予我進化之路。不意爾輩西醫中如汪企張等。又百計攻擊。多方蠱惑。龐氏假使不犯黨同伐異之私心。對於企張等不以為同業而庇阿。良心孰無。又何忍怪我無系統者哉。既欲責人過。又不許人改。既不許人改。又欲責人過。嗚呼龐氏。爾等不將為天下之大惡人乎。可怖可怖。可恨可恨。

（龐氏原文十）講到中西醫的成績。在現在社會如何。那就要有個大規模的統計。否則。不論何人。勿下斷語為妙。而且西醫有非西醫而號稱醫者。不能由正式醫學，代他負這個責任。中醫雖皆醫而稱醫。然而更不得了。並且非政府與人民合作。就永無結果。

（宇高糾正十）詳龐氏此節語意。亦自愧西醫之成績，不及中醫遠矣。嚴獨鶴先生為報館主筆。係代表輿論之代表。當然根據一般民衆之公意而立論。龐氏讀後。想已羞慚入地。特恐於己之飯碗有關。反致怪恨獨鶴先生。不得已想一箝制獨鶴先生之口之法。輕輕地說一句『勿下斷語為妙』。妙…妙…絕妙…妙絕…妙字用得神氣活現。妙人妙語。其即龐氏之寫生乎。哈哈……眞眞令人笑倒。至於西醫之非醫而號稱醫者。正式西醫學不負責，難道中醫之非醫而號稱醫者。正式中醫學當負其責乎。其『中醫雖皆醫而稱醫』一句。雖未明言。其意似欲吾正式中醫學負非醫而號稱醫者之責任也。妙…妙…。此句亦飽藏妙趣。龐氏休矣。理斷詞窮矣。可笑。若夫政府與人民合作。統計中西醫之成績。苟能如此。則吾誠馨香禱祝九頓首以望者也。請龐氏力促政府實行。至於辦法之計劃。如龐氏欲訪諸芻蕘。則吾當貢獻一二。以備採擇。速起行之。余企望之。

（龐氏原文十一）至於人民的信仰心。却又不能繩以學理。中醫譬如一個電燈匠。西醫假定其為工程師。病人是個電燈用戶。假使電燈忽然息滅。在用戶儘可叫電燈匠修理。一樣會亮。何必定要工程師。也是人情之常。並且我們以學者態度說。或者工程師覺修得慢些。（原註。因爲工匠略帶有好的材料就是我中國藥物）但是必定要小毛病。像鉛絲爆斷之類。（原註。喻傷風咳嗽）倘然眞正燈廠裏出了毛病。要修理引擎等類。機匠就說不出所以然了。（原註。時下中醫大半默認一部分範圍以外之病非西醫治不可）因爲有許多名稱都沒有的毛病。如何能辦呢。所以造就許多小電燈店的接鉛絲匠。何如造就許多明瞭機械學的工程師。而採用機匠的幾件材料呢。也有人說。那些機匠。有時修好了大毛病。果然不錯。老練的幾位。不管當然所以然。搭上電線。恰巧好了。但是要查查連機器修壞的。恐怕也不在少數呢。

（字高糾正十二）人民的迷信心。是不能繩以學理。人民的信仰心。則由於事實之結晶。事實卽學理之附麗。如何不能繩以學理。龐氏此語。眞太籠統。我素明白。龐氏自知不爲人民所信仰。不得已說句『不能繩以學理』的話。以自解嘲而已。亦殊可憐之至。西醫比工程師。中醫比電燈匠。此種比例。尤不確當之至。龐氏不會文詞。東拉西扯。牛頭馬嘴。偏喜多用譬喻。眞不憚煩者也。工程師之才能。是不是只能修理引擎。吾嘗聞工程師說。修理舊機器。不如製造新機器。較爲便利。是工程師之能製造新機器。其分內事也明矣。請問龐氏。爾輩西醫能製造新人否。所製造者之一切知覺性情言語運動等等，能與普通人一樣者否。如果能此。則工程師之喻。始受之而不愧。否則，僞毋雖以爲情爭。厚顏厚顏。龐氏有爲。至於修壞機器一層。請問龐氏。爾輩對於腦解剖手術之病人。能一一保以安全否。吾嘗聞西醫院裏。對於病人用解剖時。不肯自出担保無誤之證據。反要病人家屬出立生死各聽天命之證據。繳與西醫收執，方才動手。是可知矣。是以修壞機器一語。用於爾輩身上十分切確。乃反加諸吾輩中醫身上。又用『祇怕』二字。其籠統不合學者口吻。較前之『大概』二字。更爲可笑。嗚呼龐氏。出言不思。鬧成如此一大片笑話。今被我一駁。悔乎不悔。哈哈。呵呵。

總之勿論何人。要自動的合理的自強。自由的合法的自新。以求本問題的改良與進化。當然勿論何人。於可能範圍內。都肯予以贊成援助的。何況醫學關乎民生。中醫早著成績。今爲學術上自動自強。自由自新。一方採取世界科學。一方發揮固有文明。以自求進化。嚴獨鶴先生本良心之驅使。發表公平之言論。贊成中西醫學須溝通。確是爲現社會一般民衆之代表。龐氏乃反強詞奪理。胡言狂吠。在識者固知其不足一笑。只恐無知愚夫。被所蠱惑。此乃吾醫界主持出版物者之責任也。不得已費筆與墨。爲之糾正。孟子曰『余豈好辨哉不得已也』。吾今作此篇。確如孟子所云。如龐氏猶有不服。不妨據理討論。不過東拉西扯。如所謂『牽來黃狗當馬騎』的。毫不切合之譬喻。少用幾個。免得『黃鼠狼攻坟外』之誚。文家善用譬喻者。古有孟子與蘇東坡。近有梁任公與吳稚暉。龐氏如必欲多用譬喻。請先去讀讀此四家之著作。始不再蹈覆轍。吾甚忠心。合併奉告。

補中益氣湯治疥瘡之特效

陳益浦

南方地土卑溼。患疥瘡者極多。不重衞生者。尤易患此。患之者。若不急爲治愈。輒有纏綿數月或數年。終至疥蟲侵蝕血脈。以致皮膚枯槁。此卽吾中醫所謂久疥變爲頑風也。

疥瘡初起者。原可用防風通聖散。或荆防敗毒散等劑。透發皮膚之風濕。且可殺滅隱伏之疥癬蟲。而於經久不愈，血分缺乏要素之人。彼等方則非所宜。

予常遇患經久之疥瘡者。不問其癢痛交作。膿水津淫。卽命服補中益氣湯數劑（或作丸服此說予於數年前聞之於余師黃翁筱堂卽現任上海新閘水木工業醫院醫務主任）不數日而癢痛減。津淫之膿水亦乾。不半月而全愈。

夫疥瘡一名肥萷瘡，一名濕瘡，又名癩疾。其原因由於疥癬蟲之傳染。此疥癬蟲歷時經久。勢必繁殖。斷非一味殺蟲所能奏效。而血分要素衰弱者。不能勝激烈之藥。用之反增其劇。徒傷其氣血耳。

補中益氣湯本內傷勞倦之良方。以內傷勞倦之方。治此頑固性之疥疾。其效驗實有出人意料之外者。觀方中之藥。有護皮毛而固腠理之黃耆。有培中宮而補元氣之人參。健脾之白朮。行血之當歸。通之以陳皮。和之以甘草。升柴以升淸氣。補中參以發表。則補不滯。益氣參以淸氣。則氣益培。故凡脾胃不足。喜甘惡苦，喜補惡攻，喜溫惡寒，喜通惡滯，喜升惡降，喜燥惡濕者。不論內外各症。均得以此方概治。今患疥瘡歷久不愈者。必因過服敗毒藥。以致脾胃受傷，中氣不足。而在膚之疥菌。仍得繁殖如故。此不得不借重於氣血之抵抗力矣。故遵內經勞者溫之，損者益之之義。摒苦寒而用甘溫。以甘溫而補中氣。中氣旺所以能殺繁殖之疥菌。是間接殺菌法也。且補中益氣湯效用至廣。不僅疥瘡一症爲然。余之所以發表一得之見者。以證中藥治菌之功效耳。

柯韻伯之獨見

徐炳南

吾甬慈谿。當淸初有柯韻伯者。名琴。才贍識高。於仲景傷寒論。多所訂正而發明。著有傷寒論註與論翼二書。早已膾炙人口。業醫之士。靡不家置一編矣。余特於其確係獨見，足資研究者。摘錄於左。

（一）仲景見麻黃脈症，卽用麻黃湯。見桂枝脈症，卽用桂枝湯。合此病，卽用此湯。不必問其爲傷寒中風雜病也。柯氏此言。並非籠統。古人治病。都是症候療法。確係如此。

（二）太陽病。發熱惡寒，熱多寒少，脈微弱者，此無陽也。不可發汗。宜桂枝二越婢一湯條。柯曰。本論無越婢症。亦無越婢方。不知何所取義。竊謂其二字必誤也。又曰。此熱多是指發熱。不是內熱。無陽是陽已虛而陰不虛。不煩不躁。何得妄用石膏。觀麻黃桂枝合半桂枝二麻黃一二方。皆當汗之症。此言不可發汗。何得妄用麻黃。凡讀古人書。須傳信闕疑。不可文飾。况爲性命所關者乎。且此等脈症。最多無陽。不可發汗。便是仲景法旨。柴胡桂枝湯。乃是仲景佳方。若不頭項強痛。並不須合桂枝矣。

（三）用麻杏石甘湯爲無汗而喘大熱之症。他本以無汗之無字。加於大熱之上。則變有汗無熱而喘矣。麻杏石甘何可用哉。柯氏移一無氏。確爲卓見。

（四）心下痞大黃黃連瀉心湯條。柯曰。濡當作硬。按之濡下。當有大便硬。不惡寒。反惡熱句。故立此湯。瀉心湯治痞。是攻補兼施，寒熱並馳之劑。此則盡去溫補。獨任苦寒下泄之品。且用麻沸湯漬絞濃汁而生用之。利於直下。如此而不言及熱結當攻諸症謬矣。夫按之濡爲氣痞。是無形也。則不當下。且結胸症其脈浮大者不可下。則心下痞而關上浮者，反可下乎。小結胸按之痛者。尙不用大黃。何此比陷胸湯更峻。是必有當急下之症。比結胸更甚者。故製此峻攻之劑也。學者用古方治今病。如據此條脈症，而用此方。下咽即死耳。勿以斷簡殘文。尊爲聖經。而曲護其說。以遺禍後人也。

（五）心下痞用附子瀉心湯條。柯曰。心下痞下。當有大便硬。心煩不得眠句。故用此湯。夫心下痞而惡寒者。表未解也。當先解表。宜桂枝加附子。而反用大黃謬矣。既加附子。復用芩連。抑又何也。若汗出是胃實。則不當用附子。若汗出爲亡陽。又烏可用芩連乎。許學士云。但師仲景意。不取仲景方。蓋謂此耳。

（六）痙病條。柯曰。治法當滋陰以急和其裏。勿得以沉細爲可溫也。炙甘草湯主之。金匱用桂枝加括蔞根。恐不勝其任。

（七）濕症條。柯曰。金匱用瓜蒂散非是。宜五苓散藿香飲之類。東垣清暑益氣湯。亦得之矣。

（八）傷寒嘔多。雖有陽明症。不可攻之條。柯曰。嘔多是水氣在上焦。雖有胃實症。只宜小柴胡以通液。攻之。恐有利遂不止之禍。

（九）陰結條。柯曰。陰結與固瘕穀疸有別。彼溏而不便。是虛中有實。此硬而有便。是實中有虛。急須用參附以回陽。勿滯留期至而不救。

（十）陽明病。但頭眩，不惡寒。故能食而欬。其人必咽痛。若不欬者，咽不痛條。柯曰。此邪結胸中。而胃家未實也。當從小柴胡加減法。

（十一）陽明病口燥，但欲漱水，不欲嚥者。此必衄條。與脈浮發熱。口乾鼻燥。能食者則衄條。柯曰。二條主治。宜桃仁承氣犀角地黃輩。

（十二）陽明病。無汗，小便不利，心中懊憹者。身必發黃條。柯曰。非茵陳湯所宜。與梔子柏子皮湯。黃自解矣。總之未發黃宜梔子豉湯。已黃宜梔子柏皮湯。

（十三）傷寒發汗已。身目爲黃。所以然者。以寒在裏不解故也。不可下。於寒濕中求之條。柯曰。於眞武五苓輩求之。

（十四）陽明病譫語。發潮熱。與承氣。若不轉矢氣。明日不大便。脈反微濇者。裏虛也。爲難治。不可更與承氣湯條。柯曰。宜蜜煎導而通之。虛甚者。與四逆湯。

（十五）病人脈陰陽俱緊，及汗出者，亡陽也。此屬少陰。法當咽痛。面復嗌利條。柯曰。宜八味腎氣丸主之。

（十六）悉常以桂枝湯治自汗盜汗。虛瘧虛痢。隨手而愈。小青龍湯又主水氣在胃。久咳肺虛。文蛤散宜用金匱之文蛤湯。旋覆半夏作湯。調代赭末。治頑痰結於胸膈。或痰涎上涌者最佳。挾虛者加人參甚效。下利虛脫者。以赤石脂禹餘糧爲末。參湯調服最效。陰陽易病。宜六味地黃湯合生脈散治之。

附子之研究

上海沈仲圭

（釋名）附子，即烏頭之子。因其附生於正根之旁。故曰附子。正根，即烏頭也。附子如芋子。烏頭如芋魁。同爲一物之根。功用亦無大別。另有白附子。故別此爲黑附子。昔爲野生。今皆種者。產陝西者，曰西附。產四川者，曰川附。製法。以極濃甘草湯泡浸。剝去皮臍。切作四塊。再濃煎甘草湯浸透。然後切片。文火炒黃。放泥土上。以出火毒。惜產地土人。先以鹽醃之。藥肆復以水漂之。則氣味寖失。功效大減矣。

（性質）辛甘大熱。有毒。純陽善走。

（功用）補元陽。除沉寒。縮小便。逐風寒濕。主治自汗水腫。久痢霍亂。心腹冷痛。洞泄完穀。癥堅血瘕。腰脚疼痛。

（用量及配合）一錢。得肉桂則入命門，益相火。引人參，挽回散失之元陽。同生姜，發散在表之風寒。佐白朮，善除寒濕。得甘草。能緩熱性。伍六一散，治痰飲。合人參橘皮，主久病嘔噦。

（禁忌）陰虛內熱，血液衰少，吐衄腸紅。均爲大戒。老人精絕，少年失志，以及暑月濕熱。亦不可誤服。

（方劑）㈠附子七味丸。治陽虧畏冷。㈡六味丸加附子。每服三錢。淡鹽湯下。㈢霹靂散。治陰盛格陽（其人躁熱而不飲水脈沉手足厥逆）。㈣大附子一枚。燒存性。爲末。蜜水調服。

（雜論）諸家對於附子之藥理。頗多發明。茲摘其要。

凡用烏附藥，並宜冷服者，熱因寒用也。蓋陰寒在下。虛陽上浮。治之以寒，則陰氣益甚，而病增。治之以熱，則拒格而不納。熱藥冷飲。下咽之後。冷體既消。熱性便發。而病氣隨愈。不違其情。而致大益。此反治之妙也。

附子秉雄壯之質。有斬關奪將之氣。能引補氣藥行十二經。以追復散失之元陽。引補血藥入血分。以滋養不足之眞陰。引發散藥開腠理。以驅逐在表之風寒。引溫煖藥達下焦。以祛除在裏之冷濕。

烏附非身涼而四肢厥者。不可僭用。服附子以補火。必防涸水。若陰虛之人。久服補陽之藥。則虛陽益熾。眞陰愈耗。精血日枯。而氣無所附麗。遂成不救者多矣。

附子性悍。獨任爲難。必得大甘之品。如人參熟地炙草之類。皆足以制其剛而濟其勇。斯無往不利矣。

本經附子主風寒欬逆邪氣。後世緣此多以爲治風之藥。其實經文深奧。義別有在也。夫風有傷與中之分。傷者傷於營衞。中者中於經絡臟腑。傷營衞者。寒鬱於表。而易化熱。宜麻桂。決不宜附子。中經絡臟腑者。寒根於裏。而陽本虛用。

麻桂又貴用附子。附子非風藥。而本經之主風寒。蓋指中風之風寒言。非指傷風之風寒言也。

▲圭按　所謂風傷營衛。風中經絡臟腑。不過分別風寒侵人之深淺。如麻桂症。病在外，爲輕。如四逆症。病在內，爲重。並非氣血上逆，腦脈出血之中風。古說混淆。最宜細辨。

▲王宇高按　附子之作用。吾於四逆湯與理中加附子湯二方。治霍亂劇瀉。往往效可操券。脈伏者能使之出，是其有強心之功用也。神昏者能使之甦，是其有興奮神經之功用也。溲閉者能使之通，是其有促進腎臟泌尿之功用也。便瀉者能使之止，是其有協助大腸關鍵之功用也。霍亂爲菌病。不用別藥。用此附子之方。竟能起死回生。既愈別無遺患。是可知其有滅菌之功用矣。鄙見如是。未知合否。希沈君有以敎我。

來件

全魯卍聯施診總所試辦簡章

第一條　名稱　本所由全魯卍聯辦事處組成故定名爲全魯卍聯施診總所

第二條　宗旨　本所以治療患病貧民爲宗旨

第三條　地址　本所附設於全魯卍聯辦事處內遇必要時得於城埠各區酌設分所

第四條　組織　本所醫員以卍聯處及模範所職修方之精通醫理者組織之或未求修而熱心慈濟者經職修方二人以上之介紹亦得充本所醫員

第五條　職員　本所應設職員列左

（甲）本所置所長一人副所長一人所董若干人主任一人副主任二人醫員若干人名譽所長無定額

（乙）本所置庶務文牘會計各一人助理若干人

第六條　經費　本所經費除由職方捐募外其不充足之款得由卍聯辦事處及模範所補助之

第七條　會期　本所每星期日各醫員集議一次

第八條　任務　本所醫員按日分班施診其施診細則另訂之

第九條　附則　本簡章自議決之日施行如有未盡事宜經醫員三人以上提議得隨時修改之

代郵

●如皋醫學報諸執事台鑒。貴刊內容優良。歷史悠久。而冉雪峯君之『五臟生理之研究』一文。中西對照。理解確當。尤所珍愛。徒以只窺一斑。未見全豹。不勝悵惘。伏乞將該文所載者。自始至終。檢齊惠寄。以便討論而資宣傳。目前科學昌明。欲期我中醫之進化。當以溝通中西爲第一步手續。諒諸君亦所樂許耶。耑此。順頌撰祉。

王宇高謹啓

●上海幸福報編輯先生鑒。貴報以灌輸醫藥常識於普通民衆爲宗旨。甚善甚善。謬承不棄。猥以『醫林點將』欄之撰述相託。敢不從命。徒以一時紛忙。無暇握筆耳。先此奉聞。容後報命。耑此。即頌著安。

莊雲廬王宇高仝復

●上海中醫專校時逸人兄鑒。尊著講義。深合邏輯。而貫通中西。不失主體。尤足欽佩。惟賜我之稿。或有首無尾。或有尾無首。或錯亂斷裂。殊令人悵惘。未知足下能完成以寄我否。禱切盼切。耑此。敬叩近安。

弟王宇高謹復

●沈仲圭兄鑒。大作佳極。『附子之研究』一篇。已照登。弟之管見。附於篇末。狗尾續貂。竊恐有玷大雅耳。此佈。謹請大安。弟宇高復

中醫新刊價目表

定價無扣費須先惠
概收大洋郵票照算

類別	項目	一期	六期	十二期
定價	現款及匯兌	一角	五角五分	一元
郵費	本埠	半分	三分	六分
郵費	本國	一分	六分	一角二分
郵費	日本	二分	一角二分	二角四分
郵費	歐美	四分	二角四分	四角八分
廣告價目	地位	一期	六期	十二期
廣告價目	全頁	十元	五十元	九十元
廣告價目	一面	五元	二十五元	四十五元
廣告價目	半面	二元五角	十二元五角	二十三元
廣告價目	特別	照列表一律加二分之一		
廣告價目	特別地位	封面反面及論後夾頁或前頁	木刻銅版	
廣告價目	普通地位	後頁夾張	費須外加	

中華民國十七年十二月十日出版

中醫新刊月刊第九期

撰述者　甯波中醫協會會員

編輯者　甯波中醫協會常務委員會

經理者　甯波中醫協會執行委員會

發行者　甯波君子營中醫協會

印刷者　甯波崔衙前華陞印局

本刊呈政衛生部公函

薛部長鈞鑒。讀廠日 復函。知東電已達。采及芻蕘。足見與民合作。力闡國粹。不忘總理主旨。若我 薛公之設施。能不起人之敬愛。伏惟優勝劣敗。信天演之公例。研究改良。正吾人之責任。故自 敝會 組織以來。集羣策羣力。合一德一心。學兼新舊。術貫中西。務使實事求是。依歸眞理。以期盡善盡美。振我國輝。徒以 中央未予援助。西醫百計摧殘。風雨滿城。孤燈一點。此過去之歷程。所以艱辛而少功也。今得我 公主持於上。則同人更當益自奮勉。冀達目的。爰將 敝會 所編中醫新刊。自發刊至今共八期。一併奉呈。伏乞指政。以便遵循。不勝迫切待命之至。肅此。敬叩

公安

寗波中醫協會謹啓 十一月十五日

中醫新刊

第十期

中華民國十八年一月出版

中華郵政特准掛號認爲新聞紙類第四六八號

本期目錄

寧波中醫協會常務委員會編輯

擬上衛生部力爭不承認更改名稱之呈文（一）

王宇高起草

呈爲中醫更名舊醫。跡近公然侮辱。究竟是否　鈞部部令。請求迅予更正。恢復原名。以使進化而保國體事。竊職會於十七年十二月十九日。爲甯波市政府衛生科以舊醫表冊。突來調查。職會全體會員。認爲公然侮辱。礙難忍受。夫中醫係中國之固有醫術，猶中華民國之固有國家，中國國民之固有國民，中國國貨之固有國貨，中國國術之固有國術也。雖爲時代關係。不得不採取近世科學。以應潮流而資進化。然固有之精神。則萬不可概行拋棄也。否則。中華民國改名舊華民國或新華民國，中國國民改名舊國國民或新國國民，中國國貨改名舊貨或新貨，中國國術改名舊術或新術。可乎不可。論其內容。則中國之國家。前爲帝主專制。今爲民主共和。中國之國民。前爲醉夢自了。今爲興奮革命。中國之國貨。前爲窳劣手工。今爲精美機造。中國之國術。雖提倡甚晚。今聞張之江李濟深諸公。亦擬新有改良。是內容當力求進步，而名稱則不可更改也。此中眞理。先總理孫中山先生。早有以昭示吾人矣。先總理創造中國國民黨。其革命之主義。載於中國之革命一文內。曰。予之謀中國革命。其所持主義。有因襲吾國固有之思想。有規撫歐洲之學說事跡者。有吾所獨見而創獲者云云。又曰。發揚吾固有之文化。且吸世界文化而光大之云云。是先總理革命之內容。採取中西新舊之所長。冶化於一爐。而自成一種實利中國之救國主義。其命名則依然保我固有。曰中國國民革命黨。並未取新舊以及其他神奇字樣。此其意不亦可深長思乎。誠以吾中國。立國五千餘年。開化最早。根深蒂固。源遠流長。非彼後起諸國。所可同日而語。故先總理嘗曰。外國現在最重要的東西。都是中國從前發明的。可見中國人固有的能力。還是高過外國人云云。是先總理確係愛中國救中國之大英雄大聖賢矣。確係愛中國救中國之先知先覺大導師矣。確係吾人愛中國救中國者之模範師表矣。至於如何保存固有。如何採取西法。先總理亦嘗明白昭示。其遺訓曰。我們固有的東西。如果是好的。當然要保存。不好的才可以放棄。又曰。我們學外人。當迎頭趕上去。不可跟着他。云云。是先總理早料及國人之淺識者。有長他人威風滅自己志氣之謬舉。有只知拋棄一切而跟着外人自以

請與薛部長討論中醫改良問題

王宇高

衛生部長薛公子良。確係建設人才。將來對於中國之衛生事業。大有希望。吾已有一篇『我所望於[illegible]衛生部薛部長者』之文。刊佈於本刊第九期。本刊逐期呈政於衛生部。今得薛公復示云。『惠寄中醫新刊已經收閱』。是可知薛公對於拙作該篇內所提出之七項希望。定能予以採擇。慰我所望。蓋薛公之爲官。係平民化。毫無官僚自尊習氣故也。

吾作該篇希望之文以後。得薛公復本會之函。有云。『中藥亟應研究中醫宜求改良願與諸君子共勗進步也』。是薛公對於吾中醫藥已有保存而發揮。研究而促進之志願之表示矣。吾人業任醫生。責無旁貸。爰先於中醫之宜如何改良一問題。就管見所及。提出討論。以便薛公採擇施行。至於中藥研究問題。容後另篇陳述。

中醫學術。自黃帝時代。流傳至今。歷時五千餘年。雖名哲輩出。代有發明。然受歷代之政治文化風俗習慣之關係。其流弊之生。自不能免。故於今而言中醫。欲求其精良美善。自當有以改革之。夙聞閻公百川在山西。有中醫改進社之設立。是欲中醫之進步。舍革改外。別無他道。今薛公亦謂『中醫宜求改良』。是所謂英雄所見略同者也。然改良之道如何。欲從事改良。當先研究其現象之弊病。吾以爲其弊有六。(一)組織方面。(二)管理方面。(三)獎勵方面。(四)書籍方面。(五)教育方面。(六)學術方面。今請分條言之。

(一)組織方面之急宜改良者

勿論何事何業。錯亂無序。弊竇必多。故先總理孫中山先生之創設[illegible]。對於組織上。極所研究。其有今日之良好結果也固宜。若吾中醫。周代之專司既廢。唐宋之考試不繼。明清時代。雖有太醫院之設。祇爲彼貴族計。至於社會上之普通醫生。率皆任其自起自滅。不加過問。又以專制毒燄。集會結社。不准自由。以致中醫各自爲政。不通聲氣。眞有如老子所謂『老死不相往來』者也。迄乎民國。各地志士。雖漸有醫會之發起。卒以各自營業關係。私意滿懷。公德難生。即已成立之醫會。非經濟不足。即人心不齊。卒多岌然危殆。難以維持。復何論進而組織有系統有精神之大醫會哉。更何論於中醫事業上大有發展哉。此實目前中醫於組織方面之莫大弊病也。如欲改革此弊而使之精良無病。其辦法有二；

(甲)各地方創設中醫醫院。委任各該地良醫。給其薪水。爲醫院醫士。酌量人口數爲醫院之多寡率。限制其他之自由營業，個人設診者。

(乙)各地中醫會聯合。組織全國中醫會。爲最高機關。各省之省中醫會隸屬之。各市與各縣之中醫會。又隸屬於所屬之省中醫會。成一有系統之中醫團體。凡爲中醫士。須强制入會。不得自外。

果能如是。則自利之私念。既無從而生。互助之精神。又易以振起。是組織上改良之裨益於實際。非可限量矣。

(二)管理方面之急宜改良者

中國政府對於醫業。採不干涉主義也久矣。人民地位。固屬高尙。人民智識。究係幼稚。是以歐美各國政府。對於人民一切事宜。莫不管理精密。尤於醫業、絲毫不肯疏懈而縱任。故其進步如可操劵。若我中國之醫界。如無岸之大海。無邊之曠野。來者不拒。去者不留。進退出入。一聽自由。故商業失敗之入醫者有之。讀書不成之入醫者亦有之。農工之憚於操勞而入醫者亦有之。甚至形形色色從各界而來者。莫不有之。幾成爲逋逃之藪，下流之居矣。惟其源不清，流自難潔。其因不善，果自難良。故醫界之現象。研究實學，忠誠從事者。寥寥如晨星。專尚江湖，詐欺取財者。蓬蓬如春草。嫉妒傾軋。視同業猶如仇敵。是非顛倒、使病家無所適從。眞所謂小人之尤者。君子所不齒。以致眞才實學之良醫。反有不能安身插足之勢。醫界之怪現象如此。尙望其學術之進化哉。其故非他。實由政府不管理有以致之也。如欲改革此弊而使之精良無病。其辦法有二；

(甲)凡中醫士學成開業之前。須經過嚴格之考試。考試及格者。由各該地衛生機關。呈報國民政府衛生部。給予開業執照。分發各中醫醫院候用。

(乙)凡已開業之中醫士。其診治之事宜。與效驗之成績。隨時由衛生機關派遣中醫專員。循環視察。每月再責令各中醫院院長造具醫士工作與病人治驗表。報告衛生機關內中醫醫政主管官長。以定優劣而施獎罰。

(丙)凡醫士對於診察與治療上。或遇見解不同。方法各異。則責成各該醫士報告衛生機關內中醫醫政主管官長。召集各該地中醫會。開會討論。究屬誰是誰非。以明眞確。否則。如有信口雌黃。只向病家毀人而誇己者。一經察覺。從嚴處罰。果能如是。則醫界之分子。既盡屬純良。庶荒與傾軋之陋習。又無自發生。是管理上改良之裨益於實際非可限量矣。

(三)獎勵方面之急宜改良者

昔孟子曰。『善惡之心人皆有之』。反之則好榮喜譽之心。亦人皆有之。世界與人類之進化。可謂完全由好榮喜譽之一念造成之也。故歐美各國之政府。對於人民有學術上之發明。獎勵之惟恐不及。如生理學家有生理博士與學士。物理學家有物理博士與學士。哲學家有哲學士與學士。文學家有文學博士與學士等等榮名尊銜之獎勵。甚至有一端之發明。即以其名氏加於所發明之物之上。名之曰某氏骨或某氏法等等。不勝枚舉。其榮耀爲何如。不僅此虛榮浮名也。發明煤油者有煤油大王。開創鐵礦者有製鐵大王。其專利之規定。更足以充足名譽之實益。是獎勵之法。歐美各國講究極矣。其事業之成功。學術之進化也。不亦宜乎。若吾中國之政府。所有獎勵者。不過節孝與耆老。幾項消極的風俗道德上之獎勵而已。至於學術上則向無獎勵之舉。而於吾醫界。尤屬闃無所聞。以是吾醫界之有經驗良方與發明妙法。成爲祕方祕法。不肯公開示人。非果不肯也。實由政府既無名譽之獎勵。又無專利之規定。吾有獨得之祕。一經公開。則模仿者居爲己有。非止無名。亦且吾之幾費心血與光陰。幸而稍有獨得之祕。可以維持吾生活者。一經公開。則無復可以賺錢，而保吾生活矣。然則有志醫學而有發明者。苟非拙於謀己。從井救人。尚敢輕易公開乎。是故吾醫界只有父子相傳。肯盡其妙。至於師生。則非其人不傳。擇之綦嚴。甚至有『傳媳不傳女』，與『傳開則藥不靈』之遺謬。吾初嘗深恨此輩之自利私心太重。及細察其所以然。確有不得已之苦衷也。嗚呼。積經驗而有發明。談何容易。要惟中山先生所謂『先知先覺』者。始克臻此。否則任爾白首臨證。雖有經驗之可積。實難發明之有得。蓋知難行易。普通大多數之後知後覺者。只能模仿成法，遵規而行也。發明之先知先覺。既如鳳毛麟角。萬難得一。政府又無獎勵之法。以助其興趣。而保其生活。普通大多數之後知後覺。而仰首日待先知先覺之領導者。大鬧學術之荒。茫茫然而無所適從。更何望中醫學術之進化哉。此政府之無獎勵方法影響於中醫如是。可不有以改良之乎。其辦法有三：

(甲)通令全中國中醫醫界。如有先世或個人之經驗祕方與祕術。具報衛生部。經中醫學會試驗。確有特效與發明者。則追獎或現獎博士與學士之名銜。其秘方由各該醫士獨製專利。他人不得冒製而攘利。

（乙）如有學者或個人之醫學著作。具報衛生部。無力開印者。由衛生部或醫會開印。亦宜獎以博士或學士之名銜。併令著作者享其專利。

（丙）如有於書籍上臨証上研究試驗上。有所心得獨見。具報於衛生部及全國醫會。苟有一端之長。亦宜從優獎勵。

果能如是。則研究者之興味既濃。必有一二發明。集另星發明而成大發明。則中醫之進化可必。是獎勵上改良之裨益於實際非可限量矣。

（四）書籍方面之急宜改良者

文字之關於各種學術。其重要人盡知之。故世界之進化。稱爲文化、與文明。誠以交換智識。集思廣益。書籍爲促進學術之第一利器也。吾中醫書籍。亦可謂多矣。然以五千年之時間計之。則不可謂多。尤以其意見雜出。辨駁紛紜爲最可恨。內難甲乙，金匱傷寒。爲一時代作品之代表。固可寶貴。然後人尊崇太過。委曲喻解。甚至一字之微。一句之細。亦辨論滔滔。各鳴其是。劉李朱張。喻薛葉王。各以其經驗立說。固亦可貴。然必以已爲萬全。人無一是。而譏笑詬詈。如村嫗之相罵。下此者則東抄西襲。毫無發明。不過於編制上與詞句上稍爲更易而已。揣其用意。一若其所編之一部。爲百科全書。可無俟他求。只讀此一部。便可爲百病皆治之完全醫生。實則博而不精。雜而無章。吾嘗以『無生命』目之矣。注古書則曲解。說經驗則驕人。編輯有系統之書。則雜然抄襲。閉門造車。未嘗經過合理與經驗之標準。此三種弊病。中醫書籍。必犯其一。未有能逃出者也。是書籍本以載道。所載非道。反以亂道。中醫之不進化。由於書籍之不良。亦一大病源也。若夫西醫書籍。則作者確有發明之實。編者絕無偏誠之心。觀其當時之書報雜誌。風起雲湧。紛紛各表示其個性之所得。貢獻於醫界。以聽公判。其一時辨論擬理之書籍。多於中醫十百倍。及經過醫界之試驗。公定其是非。則非者屈服於公理。帖然無異詞。集其是者。編爲醫校教課之用。一式無二。即有兩說或三說。尙未能決定者。亦必並載其說。不以私見而強認其誰爲定理。甚至尙未發明者。亦必明白載明尙未發明尙無治法等字樣。學者忠實不欺之美德。一翻西醫書籍。皎然可見。是其所認爲定理者。確實可信。所未發明者。促人之速爲研究而圖發明。即今日所認爲定理。而明日別有新發明。經試驗而確勝於前。即將前說删去。補以新說。吾嘗於甯波華美醫院。見有美國博醫會所出之原版醫書。裝訂活動。買此書者。每年須出費若干。以爲該醫會删補新說之印資。每年由該醫會寄來删補幾頁。頁數不亂。可以自行抽補。有一定不易之定理。無錯雜眩目之異說。如此精神。惟西醫書籍有焉。是於書籍上論。中醫則雜亂無序。西醫則劃一有系統。中醫則好爲驕妄以欺人。西醫則不失忠實以待後。優劣之相反如此。其進步能不望塵莫及哉。此書籍之不良。確爲學術進步之障礙。且於目前醫士之診治上。因所讀書籍之不同。因之所見之病與所用之方。亦參差不齊。更於政府之考試上。因受考醫士之素習不同。亦大生難題。此皆目前改良中醫之急而又急之第一急要者也。其辦法有二：

（甲）通令全國中醫。提出編輯統一課本之意見。併確有實驗確合眞理之病理與方藥。召集有名中醫任編輯之責。待編輯成書。又通令全國中醫習用此書。如有不合眞理實與驗，而更有較勝者發明。准許其具報改政。

（乙）各地醫會須各出雜誌。述其經驗及研究所得。以貢獻醫界。而資試驗。

果能如是。則全國中醫所用之課本。皆一式無二。而可免意見紛歧，甲寒乙熱，丙補丁瀉之弊。至於新發明亦將日出月來。有進化之可望。是書籍上改良之裨益實際非可限量矣。

（五）教育方面之急宜改良者

教育之良否。關於學術之盛衰。更屬顯明。不必多贅。若吾中醫之教育。向不合法。各自收徒。只以個人之所見。教授門徒。其教授方法。又不研究。只令生徒讀其師所喜讀幾本醫書。囫圇吞棗。未嘗解剖。一二年來。有幾首湯頭念熟。令其坐師旁。侍證開方。便算練習臨證。如此再一二年。便謂學成。無論其不能盡得師之所有。卽能盡得所傳。亦不過守一家言。或只能用時方。而不復知古方。或只知尙寒凉。而不復知溫補。欲以偏執之見。臨萬變之病。其能不竭蹶乎哉。較諸西醫教育。設立學校。聘請專門人才。如解剖組織生理病理藥物醫化診斷治療等等之基礎學問。先由各專門教師教授。再以內科外科急性傳染病科等等分科教授。近又有呼吸系統病科消化系統病科血液循環系統病科等等之更較細密的分科教授。其教授方法。或啓發，或輔導等等。亦由教育專家研究的進化而進化。是彼西醫之學生。得以集各專門教師之結晶。而成爲完全實用人才。中醫與之相較。眞有畸形與健全之不同。其學術之進化。尙可與之相比乎。雖然。此亦非獨中醫界單方面之咎也。民國以來。中醫界同人。提倡中醫學校。請求政府列入教育系統者屢矣。卒以政府誤聽中國人學西醫者之單方反對。終不批准。以致欲改良而無從。欲自强而末由。重重壓制。如入陷穽。其不能振拔也，亦勢之所趨耳。反之如西醫傳入中國以來。政府試以加諸中醫者加彼西醫。則恐彼西醫之退化。更甚於中醫。其能在中國立足者哉。彼中國人之學西醫者。不自知反躬自省。設身處地。一味違忠恕而背馳。過去之政府。一若畏其洋勢。唯唯惟西醫之命是聽。堅不許我中醫列入學系之請求。其可痛恨。能不令人刺骨。今欲求改良中醫。於此教育方面。尤屬急而又急。刻不可緩。其辦法有三：

(甲)由衛生部擬具中醫學校列入學系之意見與計劃。提出中央政治會議。力爭通過。指令教育部。協同衛生部執行。

（乙）通令各省市中醫醫會。籌辦中醫學校。

（丙）勒令停止全國各中醫士。私自收徒傳習。

果能如是。則中醫教育事事合法。歷來之偏私與雜亂之弊自一滌淨盡。是教育上改良之裨益於實際非可限量矣。

（六）學術方面之急宜改良者

中醫學術。完全係五千年經驗之結晶。其實驗特效。確可操券。不過由種種環境之惡劣。既不能解剖人體。以證明病竈之所在。與病症之眞象。又不能自由自强。採取世界科學。以求進化。以致欲探悉實驗之所以然。不得不以理想意會。釀成今日之理想醫學。不知者每以空想笑之。實則環境使然。非中醫本身之缺憾也。雖然。姑除原因。以論事實。則陰陽五行之代名詞。宜概行革去。關於人身之平時與病時。宜以科學之解剖組織生理病理細菌等補充之。關於藥理。宜以醫化學與物理學補充之。關於診斷。宜兼採聽筒寒暑計愛克司光顯微鏡等等以補充之。以中醫五千年之經驗。證以最新世界之科學。就事實追根理由。事半功倍。收效自較便速。蓋西醫之所新發明。亦無非就事實而探查其理由。就實驗而研究其所以。既透明於此。自易旁及其他而有新發明者也。此中醫學術上之改良。不得不借助他山。有取於西醫之現成者耳。其辦法有三：

（甲）通令全國中醫。須研究西醫學理。先基礎學。後臨床學。定期試驗。以資鼓勵。

（乙）通令全國中醫。須就各個人之經驗學力所得。對於固有之醫術。究竟孰合眞理孰不合理。孰有實驗孰無實驗。隨時發表於各該醫會所刊之書報雜誌上。以備採擇試驗。

（丙）飭令各該地中醫會。籌辦中西醫術研究院。聘請有學識經驗之中西醫師。主講領導。强令各該地已開業之中醫士。於每晚入該院研究。

果能如是。則中醫固有之學術。既不埋沒荒蕪。世界科學之醫術。又能運用自如。將來兩美相合。大有進化。是學術上改良之裨益於實際。非可限量矣。

以上所言六項。就管見所及。確係中醫目前之莫大弊病。所舉逐項改良辦法。亦管見以為切實而易行者。薛公是有心改良中醫之愛國志士。想所樂聞耶。至於是否有當。伏惟薛公鈞裁。是為至禱。更望我國內中醫同人。對此問題。共起討論。此吾中醫存亡危急之秋。生死切身之日。務須猛省速悟。萬弗推諉觀望。十萬火急。十萬火急。

革命諸公何尚未提倡國醫？

莊雲廬

慨我中醫。自遭帝國主義於傳教的侵略政策中兼用西醫醫院來侵略吾中醫以來。軍閥仰其鼻息。百計摧殘。甚至中醫學校。亦不准入教育系統。是中醫之被壓迫。至矣，極矣。亦已久矣。不意現當革命告成。一切建設。皆逐一開始。獨於吾中醫。尚未有論及者。本會曾一再電呈五中全會及全國教育會議。請求提倡國醫。至今亦並未見討論及之。殊不勝惶恐盼禱之至。

如吾國醫之學術。真果不足以治病。真果不及西醫。而西醫真果已至精美。無病不愈。無須復用我中醫。則亦不必言矣。誰知大謬不然。適與之相反。西醫學術。尚在萌芽時代。病原不明者。占十之九。特效之藥。僅十之一。國人之就治於西醫不愈。轉而為我中醫所治愈者。累累不可勝數。今只就浙江省政府主席張靜江先生之鳴謝中醫廣告為證。其廣告如下：

「張靜江敬謝國醫陸仲安先生

陸先生北平名醫。允推國手。往時在北平。治愈胡適之先生。暨李石曾夫人等。前月南來。又治愈譚組庵先生暨舍姪。諸人皆西醫束手之症。經先生診治便愈。已有千百人之多。當時總理。亦經先生療治。特以肝癌太深。無法挽回。然服先生之藥。猶曾輕減旬日。此次人傑與小兒。幷承處方調治。俾日加健康。用特敬鳴謝忱。幷望抱痌疾者。乘先生之滯留。爭請一決焉。張人傑敬白。」

此廣告登載於上海時事新事。十七年十二月十六七等日。雖張公爲陸先生個人而發。陸先生係中醫。陸先生所治愈譚延闓胡適之諸公，李石曾夫人，張公靜江及其子姪等。所用方藥。是中醫之方藥。是張公之鳴謝陸先生。即不啻鳴謝中醫學術也明矣。中醫之治病。勝於西醫之上。是革命諸公已身親經歷矣。

若失先總理之不滿西醫學術。而有心革命也。早已於知難行易說內詳述之矣。本刊第六期內。王宇高君亦詳爲論及。總理之遺訓。目今革命諸公。當然日觀夜誦，熟讀牢記。而期身體力行矣。本刊亦遂勗奇奉於革命諸公之前。想亦瀏閱及之矣。是中醫之合實用與可寶貴。不必贅矣。現當建設時代。衛生部已特行設立。然對於中醫之提倡。何尚未聞革命諸公有一言討論及之者耶。

凡事不由政府提倡。斷不能進化迅速。與其感謝陸先生個人。毋寧提倡中醫全體。使全中國中醫。皆成爲陸先生。以普救全國民衆。國民黨革命。本是全民革命。對於此提倡中醫一着。萬望譚組菴張靜江李石曾胡適之以及其他曾身親或家屬受中醫治愈之革命諸公。提出確切實證。向國府請求令飭衛生部擬具建設中醫計劃。具覆國府通過。迅予實行。如是。既可以實行總理之遺訓。又可以符合全民之宗旨。更可以答謝救命之良醫。一舉三得。革命諸公。何尚不爲耶。

✻　✻　✻　✻

京市衛生運動會確可爲全國模範

徐炳南

衛生者，保衛民衆生命之謂也。其居民生問題中，豈非最重要者乎。至關於中國之民族問題。更屬切要。不待言矣。是以國民政府衛生部。早已規定每年五月十五日與十二月十五日。爲運動大會之期。竭力提倡。俾成習慣。是誠要事。吾全國民衆皆宜遵令力行者也。

然而國人每多健忘。數典常致忘祖。一若衛生之事。惟外國有之。吾國則未嘗有也者。故所舉動。每每令人不解。當本年五月十五日。上海特別市舉行衛生運動大會之際。吾中醫團體醫界春秋社。盡其職責。特編衛生特刊。以資宣傳。竟被該市衛生局。聽西醫之偏讒。勒令扣留。不准散發。吾甯波市。於五月與此次十二月。兩次衛生運動大會。於市內之各機關各團體。無不召集合作。獨於吾久有服務社會之成績之中醫協會。偏不見召。現當訓政時代。一切舉動。宜由政府主動。使吾中醫協會不便自動。吾初以爲全國之衛生機關。大抵皆一味模仿外國。外國無中醫團體。故中國亦不宜有此。皆未召集也。

今讀上海時事新報。十七年十二月十六日。載有京市衛生運動大會之記錄。其開會詞如下：

「吾謂衛生運動。非模仿外國者。係恢復中國固有之祓。除遊行講演大掃除外。

更應注意身體與心理大掃除。此次運動意義。爲求民族之健康。應特別注意。」

其當日主席團。爲趙戴文薛篤弼劉紀文胡定安四人。觀趙劉胡各另有演說。是此之宣會詞。爲我薛公篤弼所說矣。薛公爲衛生部長。爲全國衛生行政之最高機關。言及此次運動。是恢復中國固有。非模仿外國。可謂當頭一棒，頂門一針。喚醒醉夢。刺激痲木。使彼模仿外國者。不覺爽然自失。惕然自悟。英雄自有眞。薛公確足爲全國衛生官長之模範矣。

更有一端。彼只知模仿外國者。以爲衛生之道。只在清潔。清潔之害。只在細菌。細菌之知。惟有西醫。故衛生運動大會。只召集西醫。而不召集中醫。在彼固自以爲適當之至也。誰知只就細菌論。吾中醫何嘗不知。無論吾人之研究西醫與習用顯微鏡者。早已明白桿形鏈形球形弓形螺旋形等等之細菌。即古人亦何嘗不一再言及不清潔之有毒。毒與菌，名異而實同。且細菌亦多矣。有致病與不致病之別。其致病即毒也。故謂之毒。實可包括細菌。若只言細菌。則併不致病與萬萬不可驅除之細菌。亦籠絡混合在內。其名之不當。豈待智者而後知哉。彼竟只知其名。不知其實。以爲中醫不知細菌。而不見召。可笑孰甚。可怪之至。

然苟彼所召集者。確係學識充足之西醫。登壇演講。宣傳衛生之必要常識。是亦有益。不知竟有大謬不然者。彼不自知衛生。所召集演講之西醫。乃亦有背謬雜亂者。此非吾之理想妄毀。乃身親所目視耳聞者。此次十二月十五日晚間。甯波衛生運動大會。在中山公園游藝場內。繼續演講。吾亦在座聽講。市長與衛生科長。聞日間曾來。晚間皆不在。有一自名西醫者。登臺演講。吾不認識其人。司儀者報名。吾亦未聽清。故不能舉出姓名。深爲恨恨。此人所言，語無倫次。亦無庸論。只就吐痰一節。其言略曰。『痰不可亂吐。家中宜吐於痰盂中。痰盂向門外倒去。則清潔矣。行路以及他處。痰宜吐於巾中。回家洗之。所洗之水。向門外倒去。則清潔矣。』云云。夫痰中之細菌。吐於地上。使乾而飛入空氣。易致傳染。豈轉痰盂與手巾洗後。向門外倒去。細菌經此一轉。便已死亡。不至乾而飛入空氣。傳染肺癆耶。此中最要用藥殺菌。痰盂中或置石灰。洗手巾或用酒精。必用殺菌諸藥。始達不發生傳染病之目的。如此不澈底之錯誤宣傳。使民衆印入腦筋。其貽患豈有窮哉。此非細故。合併道及。

評余雲岫西醫的『溫熱發揮』（續）

王宇高

（余氏原文十二）陳氏論風溫。其第一條。必身熱咳嗽，煩渴。此感性支氣管支炎也。

（宇高評十二）確實不錯。

（余氏原文十三）第二條。身熱，畏風，頭痛，咳嗽，口渴，脈浮數，舌苔白。亦感冒性支氣管炎所有證候。較前略重耳。

（宇高評十三）確實不錯。確實不錯。陳氏能於支氣管炎中。又分出輕重也。余氏其亦心服乎。

（余氏原文十四）第三條。身熱，咳嗽，口渴。脈數之外。又有自汗煩悶兩候。病已沉重。已有入毛細支氣管炎之兆。但未必氣促喘急耳。病未及肺。與胃更少關係。陳氏謂熱在肺胃者。謬也。

（宇高評十四）吾亦早知陳氏肺胃之言。乃神經過敏之言也。然觀其用川貝牛蒡桑皮連翹橘皮竹葉之屬。亦何嘗有入胃之藥哉。

（余氏原文十五）第四條。灼熱，大渴，咳嗽，煩悶。脈數之外。有譫語如夢，乾嘔之候。此流行性感冒之侵犯神經系統者。乃所謂流行性感冒之腦髓候也。眞性肺炎。亦有此候。陳氏謂爲熱灼肺胃。風火內旋。眞模糊影響之談也。舊醫見嘔。多以爲胃證。此謬也。當別論之。

（宇高評十五）風火內旋四字。罔吾中醫之所謂腦病。神經系統病也。且所用羚羊。亦治神經機能者也。陳氏論及於胃。以誤在以嘔爲胃病也。余氏只知有胃字。而不復詳羚羊之爲用。何哉。

（余氏原文十六）第五條。有下利之證。此流行性感冒之腸胃型也。無所謂邪有去路。熱有宣泄。且下利過甚。困疲益劇。以致心力衰弱。釀成肺炎危證。小兒患風溫。醫用下劑而促成肺炎者。善見之屢矣。安可輕下哉。乃王孟英迷浦上林之言。以自利不止爲幸。此眞善用清涼者，一孔之見也。誤人不淺。

（宇高評十六）流行性感冒之腸胃型。亦非必危之證。以菌有去路。亦體功之自然作用也。未下者固不可下之。已下者亦烏可止之。陳氏之用葛根以升提者。其意亦如余氏以下利爲不美也。王孟英於其黃芩桔梗煨葛豆豉甘草橘皮之中。當以黃連桑葉銀花易葛根豆豉桔梗。亦何嘗係攻下之藥哉。孟英之言固有迹。直殊不謬。余氏亦太不諒古人矣。

（余氏原文十七）第六條。有唇腫，有白疹，此眞性肺炎也。唇腫者，口唇之匐行疹也。白疹者，熱久自汗者多有之。余於腸窒扶斯肺炎細菌性赤痢等病人屢見之。無大意義。對於病情預後之判斷。亦無大價值。而葉香巖溫熱論。特詳辨之。殊可不必。

（宇高評十七）白疹之無大價值。前人多已言之。楊素園曰。在溫病中爲輕證。不見有他患。汪謝城曰。白如水晶色者。絕無緊要。而葉氏之所注重者。白如枯骨者多凶耳。不知余氏對於枯骨之白疹。有何見解耶。

（余氏原文十八）第七條。大頭瘟。前已言之。第八條。大類眞性肺炎。其目赤之候。非主證也。熱性病之以目赤爲主證者。麻瘄之外。出血性黃疸也。

（宇高評十八）第八條之主證。當然在痰嗽氣粗。煩躁神昏。而目赤自係附帶之證。余氏之言固不謬。然評此殊不當也。眞性肺炎。危篤多死。而當日陳氏亦知其最爲危候矣。吾於此等證發見者。斷其預後不良。中之者不一人矣。余氏其敢輕視我中醫哉。

（余氏原文十九）第九條。亦眞性肺炎所應有之證。流行性感冒之重者。初起時亦往往如此。

（宇高評十九）此條楊素園早謂係肺病矣。

（余氏原文二十）第十條。自汗，多睡眠。小兒之支氣管肺炎多見之。老人及衰弱者亦有是證。

(宇高評二十)此條之重證。在於神迷鼻鼾。語難出。身重難轉側。是神經肌肉各機能已大起變化矣。豈止自汗多眠睡哉。又豈支氣管肺炎哉。余氏言欠明透。

(余氏原文二十一)第十一條。手足瘛瘲。此肺炎之極期也。多於老人及衰弱者見之。第十二條亦然。此皆腦證候。舊醫謬為金囚木旺。邪走心胞等囈說以說明之。眞如霧中望月。霧裏看花。去病情遠矣。

(宇高評二十一)病至瘛瘲或尸厥。余氏以為腦病。固知病竈之所在矣。然有否靈方妙藥。而操必愈者耶。恐亦知其病而不能治也。

(余氏原文二十二)溫熱之為病。風溫之外。又有濕熱。亦名濕溫。證象複雜。斷非一種病名所能籠絡。以今日證候學智識斟之。其所述多為腸窒扶斯之類。絕少呼吸病候。痰咳喘急等證。絕不少見。吾前謂葉氏「溫邪上受首先犯肺逆傳心胞」之十二字。不能概括溫體全體。於此可證矣。夫肺為嬌藏。病邪入肺。必不免痰欬喘急之候。無痰欬喘急。而謂邪在於肺。將何從而證之。不但此也。彼風溫之提綱。以咳嗽為必發之證。似葉氏首先犯肺之論。可謂合理。然嚴格之言。欬嗽者氣管之病為多。未可必其為肺候也。尋常之傷風。其病止於支氣管而不入肺。即流行性感冒之犯呼吸器者。亦先犯支氣管。其入肺者為重證。故流行性感冒之犯呼吸器者。不皆成肺炎。惟眞性肺炎從肺發生耳。由此言之。葉氏之十二字。祇可為眞性肺炎之提綱。幷不能概括風溫。至於濕溫。則相去遠矣。余謂葉氏之論。可謂風溫提綱。猶寬假之詞。若嚴格言之。祇可以用之於眞性肺炎而已。而晚近諸師。奉葉氏之十二字。簪若神明。不敢立異。以為是仲景以後之第一發明家。豈非謬之甚者乎。總而言之。不知人身之解剖，不明病理之眞相。妄意推測。去實遠甚。余嘗謂舊醫治病。見某證用某藥。以某藥治某候。或有經驗可憑。然亦須是多年老醫。更事多者。方有此經驗。新進少年。從舊書去討生活者。一套議論。便見荒謬。尤拙吾譏景岳之學。得之推測。嗚呼。舊醫中人。誰能免此譏乎。

(宇高評二十二)余氏此條。誤點有三。一、混濕溫於風溫之中。風溫與濕溫。截然不同。誰不知之。乃余氏偏偏混之何哉。二、刻論古人。余氏於葉氏之說。條分縷晰。使之愈發透明。不致籠統誤人。固其愛之。然葉氏雖是一發明家。余氏偏偏一再攻擊。吾欲問余氏。假使先生生在葉氏時代。不知能超過葉氏否耶。三、忌嫉中醫界青年。思想學術。隨時代而演進。日前中醫界之青年。志氣蓬勃。煞費研究。即吾甯波一隅言之。吳涵秋診斷。深得西醫之精妙。莊雲廬徐炳南。西法注射。熟已生巧。徐餘藻購辦最新式之顯微鏡。化驗細菌。標本滿櫥。對於固有之醫書。更探討不遺餘力。每日診斷。亦紛紛盈門。豈無經驗。而徒然推測乎哉。余氏如不見忌。雖有保存國粹之良心。與改進中醫之熱忱。對於愛國心如此濃厚。學術欲如此興奮之少年中醫。復何忍一味攻擊。一味摧殘乎哉。嗚呼。余氏！請一自問良心如何。

(余氏原文二十三)薛生白濕溫病第四條曰。三四日即口噤。四肢牽引拘急。甚則角弓反張。此豈溫邪首先犯肺者耶。角弓反張之候。見之者為破傷風臟躁病。瘋狗病，尿毒病，子癇，腦脊髓膜炎等。然破傷風無熱候者多。臟躁病亦無熱。瘋狗病原因顯然。一問便知。尿毒病必有腎病證候。子癇必在妊娠產後。今茲所述者。其惟腦脊髓膜炎乎。此乃由和盒形雙球菌入腦脊髓而發。豈六氣所致。與濕與熱。毫無關係。謂之濕熱謬矣。

（宇高評二十三）余氏往往濕熱與溫熱混合。其誤點吾前已言之矣。薛氏此條。言其病情謂濕熱侵入經絡脈隧中。濕熱而能侵入。當然有細菌之意在其中矣。所謂經絡脈隧。亦當然有腦神經之意在其中矣。中醫近數百來。中國政府既未嘗許以解剖尸體之權利。中國科學家又無顯微鏡之供給。而於病情。尚能由經驗的考察而中肯綮。平心思之。中醫亦可謂有自立精神矣。余氏必詆之為謬妄。而不肯善意的改進。究屬何心哉。

（余氏原文二十四）薛氏濕溫病第十三條云。舌根白，舌尖紅，此腸窒扶斯之三角舌也。

（宇高評二十四）所謂三角舌。是否是固定的呆板的一點不差的。還請余氏詳加說明為是。

（余氏原文二十五）其二十三條云。溫熱病十餘日。腹時痛，時圊血，此腸窒扶斯之腸出血也。腸窒扶斯之腸出血。必在發病第二星期之終。第三星期之始。此條所謂十餘日者。正其時矣。腸窒扶斯之為病。其病原為特有腸窒扶斯桿菌。發病之初。多在血中。一星期後。血中細菌大減。而聚於小腸之特種腺。腺為之腫脹。小腸為之發炎。至第二星期之終。此腫脹之腺。成熟潰破。故腸出血及腸穿孔之危險證候。即在此時。余嘗診一張姓小兒。約十一二歲。患腸窒扶斯。將十四五日矣。正惴惴恐懼其發生腸出血，腸穿孔。而舊醫謂為溫熱。因其大便閉結。用藥下之。余聞之大驚。私告友人曰。盲人瞎馬。其行險乃如是耶。其翌日。友人謂余曰。病兒熱退矣。一瀉而愈矣。余甚奇之。再隔兩日。友人匆遽而至。邀余再診。謂余曰。昨晚病兒忽大哭。大叫腹痛如刀割。請君視之。余嘆曰。不用吾嘗。大禍至矣。實有腸窒扶斯至十四日頃而可下乎。急往視之。解衣視其腹。則隆然膨起。按之即呼痛。余曰已矣。此腸穿孔候也。腫腺欲潰之時。以瀉藥助虐。腸受刺戟。蠕動又劇。破裂穿孔。汙物漏至腹腔。成腹膜炎矣。除用外科手術。開腹滌穢。縫合破腸。尚能得萬一之僥倖外。尚有何法乎。不出二日。必死無疑。已而果然。總之醫家治病。須先識認病證。又須詳悉其經過變化。實在是何等情形。方可下手治療。空言氣化。不識病之真面目。其治愈是幸中。其殺人乃分內事也。

（宇高評二十五）腹痛圊血。是腸出血之證。不可復用下藥。今之中醫。誰不知之。且當日薛氏所用係宜做白頭翁法。白頭翁原方。白頭翁秦皮黃連黃柏四味也。此四味以治腸熱腸血。有何不可。若夫誤藥之庸醫。西醫界中。何嘗蔑有。豈中醫學術上本身問題哉。余氏意在打倒中醫。往往引人的問題。以破壞學術。毋乃太過火乎。

（余氏原文二十六）薛氏第四十一條云。溫熱內滯太陰。鬱久而為滯下。其證胸痞腹痛。下墜窘迫。膿血稠黏。裏結後重。此痢疾也。痢之爲病。有赤痢菌。有變形蟲。以爲之病原。多犯大腸。與太陰脾何涉。與濕與熱何涉。乃謂鬱久而發。眞譫語也。余聶者著赤痢篇。學者取而覽之。可以知溫熱之說爲謬妄矣。

（宇高評二十七）赤痢之屬大腸。中醫誰不知之。不過歸統領於脾耳。脾爲膵藏。有膵液以助消化。大腸之病。必謂與脾藏絲毫無涉。亦分得太淸矣。至於菌之由來。雖多半由於傳染。然濕熱之鬱久而產生細菌。自亦屬事實之當然。請余氏亦不可全迷西說。再細考驗爲是。

（余氏原文二十七）由此觀之。舊醫所謂溫熱濕熱。顯然有流行性腦脊髓膜炎腸窒扶斯痢疾等病在內。此數病者。其病原菌。其病理變化。其病竈所在。新醫已闡發詳明。鑿鑿有據。乃混而稱之曰溫邪，曰熱毒，曰首先犯肺，曰先犯上焦。墨守舊章。不知從善。魑魅魍魎。公然行於光天化日之中。而無知識社會。信之奉之。有知識社會。稱之道之。以爲是或一道。試問我國社會。尙有是非眞妄之可言乎。醫事如此。政治亦不問可知。一知半解。倒行逆施。以人民爲兒嬉。而處之泰然。無自愧之色。先總理有言曰。知難行易。嗚呼。其知之不足耶。抑爲意氣之所驅。飯碗之所迫耶。吾不得而知之矣。

（宇高評二十七）急性熱性病的細菌變化病竈等。新中醫人物。誰不明悉。所謂混稱者。乃從前古人爲時代的關係也。目前中醫。稱病名雖無異古人。而說病理豈遜乎西人。病名所以不改者。以專有名詞。習用既久。且阿狗阿猫。名有何關。余氏孜孜於名。而不究其實。非吾之所望於余氏者也。且罵之爲魑魅魍魎。亦太以意氣用事矣。

（余氏原文二十八）葉天士溫熱論之開端十二字。荒謬不通。余已論之。蓋病可以溫熱名。而邪不可以溫熱名。以六氣無邪在故也。則溫邪二字不通矣。惟眞性肺炎。可以云首先犯肺。其他溫熱病。如痢，如腸窒扶斯，如流行性腦脊髓膜炎，如流行性感冒。無一爲上受，無一爲首先犯肺者。則上受及首先犯肺六字不通矣。至於昏憒痙攣等證。乃脊腦中樞之中毒。與心包何涉。則逆傳心包之說。又不可通矣。而王孟英輩又復節外生枝。以邪從氣分下行爲順。邪入營分內陷爲逆。試觀天士本論。有「未傳心包邪尙在肺」之語。則天士心目中。以爲惟有心包可傳。何嘗有下行之意。又有「溫熱雖久在一經不移」之語。則天士本意。以爲溫熱本不傳。其傳者卽爲例外。於是名之爲逆。何嘗有下行爲順之意乎。

（宇高評二十八）余氏論葉氏之言。理固不悖。然彼亦一是非，此亦一是非者。措詞上關係耳。葉氏所謂溫邪上受。首先犯肺。逆傳心包者。以肺主氣屬衛。心主血屬營。衛屬外。營屬內。其意卽犯肺爲初層。爲第一期。傳心包爲進一層第二期也。所謂心包。腦自包括在內。此從前之普通名詞也。今之中醫。受時代的科學的洗禮。誰不能分斷透明哉。至於王孟英以下行爲順傳者。乃所謂腸胃型也。亦何可以詞害意爲戱。若夫六氣無邪。試問菌自何在。更不足辨矣。

（余氏原文二十九）葉氏又曰。「溫邪則熱變最速……在表初用辛凉輕劑挾風則加入薄荷牛蒡之屬挾濕則加蘆根滑石之流或透風於熱外或滲溼於熱下不與熱相搏勢必孤矣」。又曰。「前言辛涼散風甘淡驅溼若病仍不解是漸欲入營也」。核其前後。則薄荷牛蒡無透風之功。蘆根滑石無滲溼之效。用薄荷牛蒡蘆根滑石。而病之欲入營者。仍逍遙自在。如入無人之境也。此何以故。將謂温溼毒重。非薄荷牛蒡蘆根滑石所能去耶。則宜別謀去温溼之法。奈何束手坐視，而任其入營乎。近來以來。温熱之類傷寒。經舊醫治之而不能愈者，比比皆是。益嘆薄荷牛蒡蘆根滑石。而病仍入營。則鼯鼠之技已窮。而遂致坐視進行。不能作進一步之研究。何其術之薄弱浮淺。至於斯耶。夫新醫治病。豈必十全。然其不能奏效之疾。必能明其所以不能奏效之故。或藥力綿薄，或病毒濃厚，或體質衰弱，或本無特效之藥，或藥不對證，或別有兼證，再有不明，則於其死也，解剖而研究之。要之不肯輕易放過一步。而必欲得一辦法以解決之。則普天同途者也。未有視之如煙雲過眼。用輕劑以塞責。而任病之猖獗。如葉氏之垂訓也。

(宇高評二十九)余氏！你何其輕於責己，而厚於責人耶？何其與孔子「躬自厚而薄責於人」者成一反比例耶？藥無重輕。中病為當。此理吾早已言之矣。薄荷牛蒡。蘆根滑石。請問余氏曾有實用之經驗否？若有經驗。必不如此狂妄。定必未也。既無經驗。必謂蘆滑等為輕劑為無用。是無異有人駁斥白喉血清虎列刺食鹽注射與六零六九一四等為無用之品也。余氏聞之。亦得毋哇然失笑乎。至於藥不敵病。病勢進行。余氏亦自認西醫亦必不免矣。何可獨責中醫哉。余氏自謂於無可奈何。始終不明之際。惟有死體解剖之一法。試思西醫之得有此救濟一法者。誰之力哉。苟政府不許。社會反對。西醫其亦惟有至死不明矣。嗚呼余氏！掩耳盜鈴，藏頭露尾。只知責人。而不知設身處地。反躬自省。是真所謂『不識良心何處去』也。余氏！余氏！請清夜靜思！

(余氏原文三十)抑舊醫之所以不能作進一步之研究者。亦自有故。蓋温熱之病。種類甚多。各有微生物以為之祟。不知辨此。而空談六氣。本非風為之害。而強謂之風。本非溼為之禍。而強謂之溼。本非温邪為之災。而強謂之温邪。先植其根於無何有之鄉。安得不四大皆空。欲着手而無從耶。然則其病不入營而即愈者何也。曰。此本不入營之一種熱性病。非透風滲溼之功。非薄荷牛蒡蘆根滑石之力也。或其病本輕。為薄荷牛蒡蘆根滑石所能去之證也。其欲入營者。寧是一種熱病。必欲入營。而非薄荷牛蒡蘆根滑石等所能阻止之證也。必細辨其病之本態。而後始有進一步之辦法。舉虛廓籠統之談。總謂之風，謂之溼，謂之温邪。所謂航斷港絕潢。而自塞其進步之途者也。

(宇高評三十)余氏之羅織人罪。較酷吏尤甚。一若誣陷良民。用種種咄咄逼人的口吻。屈打成招的手段。雖邀辨護士萬人。亦難奪其舉筆立判，大權在握也者。嗚呼余氏！吾幾不欲與你再講理矣！

(余氏原文三十一)葉氏又曰。「斑出熱不解者胃津亡也」。此亦嚮壁虛造之說也。夫斑出而熱不解者。別有斑出熱不解之熱性病。與胃津何關。今夫腸窒扶斯。其發紅疹在五六日之間。而其病之經過費三四星期。何能斑出而熱解。其他如痘如發斑傷寒如猩紅熱之類。皆多斑出而熱不解者。又如敗血紫斑病。如產褥熱。且以斑出爲垂死之象。更何能望其解熱。惟有痦子。以斑出熱退爲原則。其不退者。必有肺胃等衆證。豈關胃津之亡不亡耶。蓋種種斑疹性熱病。另有種種獨特之病原。種種獨特之經過。種種獨特之證候。何能罪及風馬牛不相及之胃津。而誅伐無辜者乎。甚則如玉女煎。輕則如梨皮蔗漿之類。以爲能生津祛熱。眞邯鄲夢語也已。

（宇高評三十一）余氏濕稱斑疹。而不知分別。其粗疏一仍西說之舊。而不知作進一步的研究。其枉生於煌煌中醫的中國乎。

（余氏原文三十二）葉氏又曰。「或其人腎水素虧雖未及下焦先自彷徨矣必驗之於舌如甘寒之中加入鹹寒務先安未受邪之地恐其陷入易易耳」。其所謂未受邪之地者腎水也。舊醫以爲水之味鹹而性寒。故以鹹寒安腎。而防邪之陷入。此種議論。非不佳妙。計劃非不高明。不能洞識底蘊者。鮮不被其惑亂。嘗思鹹寒如果能安腎。而防邪之侵入。何不先用苦熱。以遏逆傳心包之路。又何不用辛涼。以阻止首先犯肺之門乎。夫腎水本爲溫熱所罕犯之地。葉氏用鹹寒而不見其犯。以爲眞是鹹寒之功。遂詡詡然自鳴得意。至於首先犯肺。爲風溫屢見之證。逆傳心包。亦肺炎常有之象。無法防止。故遂隱而不言。不思鹹寒何以能防腎之受邪，苦熱何以不能防逆傳心包。辛涼何以不能防首先犯肺。不作進一步之研究。而持其模糊影響之談。以口授及門。傳謬後世。自欺欺人。眞不知此老之心腸矣。

（宇高評三十二）腎與精器官之分別。今之中醫。大都知之。從前中醫之所謂腎。皆指精器官而言也。余氏論調。皆拘其迹而遺其意者也。至於此條反覆言之。自謂「得以子之矛攻子之盾」之妙法矣。實則未免刻薄耳。

（余氏原文三十三）葉氏論戰汗一節。甚精鑿可法。非老於行醫，俛受經驗者。確不能道。學者當實視之。此經驗之談。非鑿空之論也。然戰汗而愈。自有戰汗而愈之病。眞性肺炎。其最著者。非關邪留三焦。分消上下之勢也。

（宇高評三十三）余氏！亦有今日。亦知中醫之可寶貴乎。余氏！請你提起良心。以西醫物質的新理。來訂正中醫精神的謬誤。更以中國固有的精粹。促進世界醫學的進步。是吾所厚望也夫。

雲岫君此篇「溫熱發揮」。陸續刊登於社會醫報。至此而止。觀其尾有「未完」字樣。似尚有續稿。然此後未見刊布。如果未完。請余君續成刊布。以便吾之評稿。亦得完成。未知余君以爲如何。

致王宇高君討論「肝病傳脾」書

上海陸淵雷

宇高先生閣下。及門黃生祖裳。持示中醫新刊第八期。得讀大作。於拙著肝病傳脾一篇有所商榷。嚶鳴之友。千里相求。欣忭無似。尋繹尊意。有與鄙見不同者。以神經歸肝是也。有誤會鄙意者。謂拙著以憂愁鬱怒歸交感神經是也。亦有與鄙見相同者。古書稱消化器官爲脾是也。夫賞奇析疑。不嫌求詳。請伸鄙意。用賀高明。

若以肝爲解剖上之肝。Liver則肝泌膽汁。膽汁爲重要消化液。肝病則膽汁不分泌。消化液失其主要成分。以此釋肝病傳脾。非不簡捷易曉也。然溝通中西。須貫澈全體。不可斷章取義。統觀古書所言肝者。惟「肝藏血」一語。似指解剖上之肝。因人身血液之分布。肝臟獨佔四之一。正合藏血之義也。此外言肝者。稍一尋思。即知其指神經系統。略舉數例。如四氣調神大論云。「被髮緩形以使志生生而弗殺予而弗奪賞而弗罰此春氣之應養生之道也逆之則傷肝」。此言春時宜慈惠寬和。否則傷肝。慈惠寬和之情緒出於大腦。今云逆之傷肝。是指大腦之情緒爲肝也。痿論云。「思想無窮所願不得意淫於外入房太甚宗筋弛緩發爲筋痿故下經曰筋痿者生於肝使內也」。夫思想無窮。所願不得，意淫於外。即拙著所謂憂愁鬱怒也。(意淫於外 謂心意奔馳於外非性慾之淫)。憂愁鬱怒而入房。下經謂之肝使內。憂愁鬱怒之情緒在大腦。是肝指大腦也。靈樞本神篇云。「肝氣虛則恐實則怒」。又云。「肝悲哀動中則傷魂魂傷則狂忘不精不精則不正當人」。夫恐怒悲哀。皆大腦之情緒。狂忘不精。不正當人。皆神經病之證候。而靈樞歸之於肝。知肝之爲神經系統也。巢源肝病候。引養生方云。「肝臟病者憂愁不樂悲思嗔怒。頭旋眼痛」。此亦以七情病爲肝病。即今人所謂肝氣者也。所見肝氣病。皆由憂愁鬱怒得之。拙著以憂愁鬱怒爲肝病。蓋由於此。不特此也。凡神經系統之疾患。其證候爲偏枯不遂。爲掣引瘈瘲者。古人皆謂之風。風則屬於肝。故亦謂之肝風。然則肝之爲神經系統。殆無疑義。若解剖上之肝。其病爲肝硬化。爲肝膿瘍。爲肝癌肝瘤。爲脂肪性肝澱粉樣肝。其症狀乃無一合於古書之肝病者。故知古書所謂肝。非解剖上之肝爾。若謂肝病不生膽汁。致阻礙消化。則可以釋「肝病傳脾」。不可以釋一切肝病。所謂斷章取義而不能貫澈全體者也。閣下云。「內經所言情志心樂肺悲肝怒腎恐脾思神經分布五臟陸君一以歸之於肝是較古人更籠統矣」。夫神經之分布。除毛髮爪甲骨組織外。無所不至。豈特五臟而已。悲樂恐怒思皆大腦所主。內經分配於五臟。正嫌古人太不籠統。閣下乃責鄙人太籠統。豈別有所見耶。

以憂愁鬱怒歸於交感神經。鄙人論旨劇不爾。閣下自誤會耳。憂愁鬱怒之情緒在大腦。而交感神經爲不隨意神經。即閣下引后長德所謂植物性神經也。植物性神經。不出於大腦。而出於延髓脊髓。似與大腦之情志風馬牛不相及。然羞愧則面赤。驚恐則面白。面赤由於面部充血。面白由於面部貧血。充血貧血由於血管之張縮。司張縮血管之神經。則植物性神經也。植物性神經宜與大腦之情緒無關。然大腦感羞愧驚恐時。面色之赤白。如響斯應。於此知大腦有情緒衝動時。植物性神經即有刺激傳出。拙著謂「憂愁鬱怒足以刺激交感神經」。蓋由於此。閣下乃謂鄙人以憂愁鬱怒歸於交感神經。此非鄙人之過。閣下自誤會耳。

以脾爲消化器官。已得閣下同意。然鄙意尚不盡。別有論刊於醫光第二期中。茲不贅述。閣下又云。「常見痛楚者苟不發高熱與胃納多無關係而忿怒者氣平後往往飢餒思食雖恐懼者多不思食非不消化之關係乃腦神經之無暇及此也」。此論固是事實。

然限于一時。非所以論持久者也。患肝氣病者。其憂愁鬱怒持久不已。交感神經亦繼續傳出刺激。日久即影響消化器之官能。此是慢性病。不可例以一時間之事實。至卡儂氏之實驗。乃證明忿怒時雖納食。而胃液不分泌。腸壁不蠕動。此與生理學並無抵觸。其書商務書館有譯本。可以一閱。惟譯筆之拙。視哈氏生理學尤甚。讀之欲睡。若能識西文者。不如閱原本爲佳。

抑尤有進者。閣下論肝與腸胃之生理。引哈氏生理學。論交感神經。引日新治療雜誌。其實此等皆普通常識。不須引據出處。著作之體例。似宜斟酌也。

閣下與鄙人。初未嘗知姓氏。接杯酒之歡也。此次筆墨相見。或以文字因緣。遂相契合。則學理愈爭辨。友誼愈敦睦。此則鄙人所馨祝者也。有張君治河者。投稿於廣濟醫刊。鄙人稍與討論。竟爾悻悻。深以爲惱。今者駁難起於閣下。或不以鄙人爭辯爲忤乎。祝味菊時逸人沈仲圭諸君。皆鄙人之相識。與祝君尤稔。祝君持論。亦與鄙見符合。貴刊之徐君炳南。姓氏甚熟。不知此君曾入鐵樵函授校否。任重道遠。惟努力加餐。

陸洲雷頓首　十月廿六日

近主編中國醫學月刊。已出第三期。倘可以磚引玉。請交換互寄。如何。鄙人通訊處。上海南市王家碼頭懋業里一〇六號拜聞。

關於小孩的幾種乳哺法

董庭瑤

諺云。「病從口入」。此言人飲食不慎。致病之源也。余則謂於小孩爲尤切。因小孩既無七情六鬱。除六淫感受外。其病多由於乳哺不合其法。蓋以此嫩脆之腸胃。哺或失法。日經摧殘。小則致病。大則夭殤。其關係豈淺鮮哉。庭瑤屢經目擊。此所以急書數語以告世之父母。

(子)初產之婦。宜將兩乳放溫熱淘米水中。揉洗良久。將乳擠出。乳孔內有白絲數條。用手扯去。則小兒易於吸食。大人亦可免乳疾。

(丑)兒生三日。宜發其穀神。用碎米作湯。濃如乳酪。與兒三豆許。數令嚥之。三五日後。方可哺乳。

(寅)產母乳汁不足。或身體孱弱。不可強使乳兒。須另雇乳婦乳之。若產母無乳。而又無力雇乳婦者。可用雌核棗於飯上蒸熟。與兒食之。食至斤餘。便思飲食。再徐以米粉米粥之類喂哺。雖無乳亦可生活。至中等人家。可用市上所售之乳粉代之。惟以勒吐精乳粉爲最合。

(卯)雇用乳婦。須擇其氣血旺盛。骨肉停勻。肌膚細膩。性情溫和者。若遇頭瘡髮稀。緊脣耳聾。晉瘂齆鼻。狐臭癭瘻。身體疥癬。及痼病氣嗽病者。概不宜用。

(辰)小孩怒啼方止。氣息未調。不可乳之。恐乳不得下。停滯胸隔。而成嘔吐。或作驚風。常見兒啼正劇。止之以乳。反致叫吐不已。旋變疾病者。比比皆是。此均不知乳哺之法也。

(巳)乳兒不宜太飽。轉致吐出。若乳來太猛。須先捘去少許。然後乳之。若食後兒仍吐者用米七粒。燒黑。水半酒杯。乳半酒杯。煎至五分。服之自安。

(午)早起乳兒。須捏去宿乳。夜間乳兒。須起身坐定。抱兒餧之。

(未)乳母臥時。當以臂枕兒。令頭與乳平。恐乳塡兒口鼻。氣不得出。欲睡着時。卽奪其乳。恐兒不知飽足。而成嘔吐。

(申)小孩嘗斷乳時，而不肯斷者。宜施以畫眉膏。斷後漸與穀食。則無疳癖之患。

附註　畫眉膏。見證治準繩方。用山梔三個燒存性。雄黃硃砂各少許。研爲極細末。入生麻油輕粉各少許調勻。候兒熟睡。濃抹於兩眉上。醒來便不食乳。未效。再加黃丹一錢。

(酉)小孩半歲以後。卽當用陳米稀粥。時時與之。十月以後。漸與稠粥以助中氣。自然易養少病。若哺之太早。則不勝穀食。令兒頭面生瘡。愈而復發。身體尫弱。哺之太遲，則脾胃虛弱。平生多病。皆非所宜。

(戌)小孩哺多不消。或食生冷油膩等物。致腹有痰癖。乳哺不進者。宜用四物紫丸微下之。並節乳哺數日。自愈。

附註　四物紫丸。見千金方。用赤石脂代赭石各一兩。巴豆三十粒。去油。杏仁五十粒去皮尖。研爲末。加蜜少許。貯密器中。如小兒生已三十日。每服如麻子大一丸。百日兒。每服如小豆大一丸。以乳汁小許化下。食頃後與乳。勿令多。至半日。卽小下熱除。是丸雖下不至虛人。

(亥)小孩腸胃脆薄。食物難化。凡一切稠粘乾硬、酸鹹甜辣，及一切魚肉，水果，濕麵，燒炙，煨炒等。俱是發熱難化之物。皆宜禁絕。祗宜青菜白粥。非惟無病。且可養德。若惟務姑息。長其啼哭。無所不與。積成痼疾。悔無及矣。

庭瑤按　以上十二種。大都淺近易明。至於乳婦之七情中動。六淫外感。乳汁應之。兒飲此乳。立能致病。尤當愼重。如喜後之乳。令兒上氣癲狂。涎喘生驚。怒後之乳。令兒疝氣腹脹。虛寒之乳。令兒便青欬嗽。乳片不化。鬱氣之乳。令兒吐瀉腹脹。面色黃白。乳哺減少。夜啼呪乳。積熱之乳。損兒肺氣。或嘔吐痛胸。面黃不食。病後之乳。令兒骨蒸盜汗。噬煎夜啼。虛羸諸候。痰壅之乳。令兒痰壅生驚。醉後之乳。令兒恍惚多驚。腹熱急痛。交合之乳。令兒身熱驚癇。嘔吐泄瀉。啼叫如鴉。浴後之乳。令兒成胃毒。赤白痢等證。故七情中動者。須俟氣平後。擠去宿乳。然後乳之。六淫外感者。須調治平復。然後乳之。

代郵

沈仲圭周岐隱陳淮亭魏文耀毛衍春諸兄鑒。尊稿早已收到。因稿件擁擠。容陸續刊登。弗念。王宇高謹啓

莊可法先生鑒。手示幷附件敬悉。汪企張之偏見野性。晚曾一再駁斥。彼已不敢正面相向。故晚以窮寇莫追。不爲已甚。使彼自悟。今得來敎。知彼又以詖詞圖亂觀聽。可惡殊甚。然薛部長深明大義。斷不爲彼所惑。可請寬懷。容晚有暇。自當再有以闢之也。

晚王宇高謹覆。

陳愛棠先生鑒。大札併貴刊。接讀之餘。謬蒙獎掖過甚。無任惶悚。然當中醫危急存亡之秋。敢不努力。還望先生有是匡我不逮。盼切禱切。

王宇高謹覆。

中醫新刊價目表

定價無扣費須先惠
概收大洋郵票照算

定價

項目	一期	六期	十二期
現款及匯兌	一角	五角五分	一元

郵費

	一期	六期	十二期
本埠	半分	三分	六分
本國	一分	六分	一角二分
日本	二分	一角二分	二角四分
歐美	四分	二角四分	四角八分

廣告價目

地位	一期	六期	十二期
全頁	十元	五十元	九十元
一面	五元	二十五元	四十五元
半面	二元五角	十二元五角	二十三元
特別	照列表一律加二分之一		
特別地位	封面反面及論後夾頁或前頁		
普通地位	後頁夾張		

木刻銅版費須外加

中華民國十八年一月十日出版

中醫新刊月刊第十期

撰述者　甯波中醫協會會員
編輯者　甯波中醫協會常務委員會
經理者　甯波中醫協會執行委員會
發行者　甯波君子營中醫協會
印刷者　甯波崔衙前華陞印局

擬上衛生部力爭不承認更改名稱之呈文（二）

爲新者之悖行。故一再申言。早有以預防之矣。然則此次政府對於中醫之改爲舊醫。其尙可謂合于先總理之主義乎。目今之西醫程度。尙在萌芽。病原之不明者。比比皆是。方藥之特效者。寥寥無幾。先總理對之。亦嘗表示不滿。其於胃病。極贊高野太古氏反乎西醫之定法。去柔軟液體。而用堅硬難化。果有實驗。足爲醫學之革命家。是其意亦欲革西醫之命明甚。特以政治事繁。無暇及此耳。嗚呼。革命尙未成功。同志仍須努力。先總理之遺囑如此。執政諸公其可不身體力行乎。若我

鈞長前長內政。業已提倡固有美德。今主衛生。志在發揚國醫。十七年十一月六日復示職會。有學無新舊。醫無中西。要以實事求是。能合眞理爲依歸。中藥亟應研究。中醫宜求改良。願與諸君子共勗進步也云云。由此推察。是我

鈞長之斷不改中醫爲舊醫也。彰明較著矣。然此次甯波市政府之以舊醫名義。侮辱職會會員。究係從何而來。資諸於彼。彼則云係奉衛生部令。職會不明眞相。爲此具呈

鈞部。請求明白表示。迅予通令更正。還我中醫原名。以便安心研究。努力進化。而保我國體。護我民族。無任迫切待命之至。謹呈

衛生部部長薛。

中華民國　年　月　日具呈人甯波中醫協會

此稿俟敝會冬季大會通過後。呈奉衛生部。凡我國內中醫團體。對於此點。不可視爲一字之微。無關重要。孔子曰。名不正則言不順。舊醫二字。苟成定名。則我中醫將無復進化可望。一切研究改良。豈非徒勞心力乎。平日被汪企張余雲岫輩。妄稱舊醫。係謾罵叱咒口吻。尙可置之不理。今則甯波市政府竟見諸行政實施。難保不通行全國。共速據理力爭。合併通告。

中醫新刊

第十一期

中華民國十八年二月出版

中華郵政特准掛號認為新聞紙類第四六八號

本期目錄

寧波中醫協會常務委員會編輯

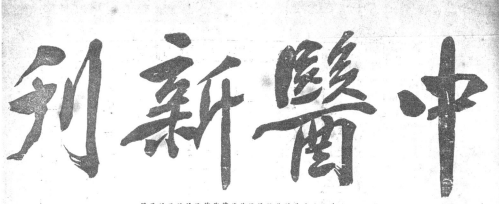

衛生部批　字第二號

原具呈人寧波中醫協會

呈一件爲中醫更名舊醫請求迅予更正恢復原名由

呈及附件均悉查本部所發十一種調查表以新舊命名中西醫用意在使統計時易於識別以求眞確之統計並非法定名詞該呈所云侮辱實屬誤會仰即知照附件存此批

中華民國十八年一月二日　　薛篤弼

擬上薛衞生部長駁汪企張書

廣東余國全

子良部長先生公鑒。竊醫藥以能療治疾病，衞養人生爲主旨。原可無計夫新舊。亦可無分夫中西。業醫者應各精益求精。明益求明。幷應對政府貢獻鼓勵奮勉之道，以重民生。不應狂言相非。互相排擠。若照泰東西文明立國之精神。及我革命政府力求自主之主義。尤應發揚固有國粹。不應舍己耘人。鴟梟食母。乃閱各報載汪企張上　鈞長書。對於我國舊醫。攻擊不遺餘力。鄙見認爲根本錯誤。本不值一駁。第於中國舊有醫藥。關係我中華民國之民生，至重且大。　鈞長職掌衞生。對於我國固有國粹醫藥學。負啓發鼓勵之責任。用敢將其謬誤之點。縷列指出。以正觀聽。伏維詳察焉。(一)查汪企張上鈞長書。全篇著意在舊醫不可於衞生行政部內參與一席。以爲舊醫所宗經典方書。係帝王專制，拘束思想之遺物。難以移應目下時勢所造之建設。夫舊醫之是否可以移應目下時勢所造之建設。當以舊醫學理藥物，是否可以療治目下民衆之疾病爲前提。而不在是否爲專制帝王拘束思想之遺物。且我國最先發明醫學者爲炎黃。炎黃雖稱帝王。係當時執政者一種名號。並不拘束人民思想。亦並不如後來稱帝王之專制。苟以舊醫曾經過近千百年專制時代。即無論如何。均應屏棄。則現在秉國鈞者。如胡漢民譚延闓蔡元培諸院長。亦是滿清專制拘束思想科舉時代之人。何以能作革命導師。爲目下建設主幹人才。汪企張之父若祖。亦係滿清專制拘束思想之人。企張當然是專制帝王拘束思想之遺物。何能有裨黨國。以專制時代拘束思想之人。則可爲目下革命建設之人。而曾經過專制時代之國粹醫學。則以爲與目下建設圓枘方鑿。背理不經。謬誤一。(二)謂舊醫故步自封。獨尊墨守。不解變通。目下衞生事業。非溫故振舊之謂。查我中國醫學。自炎黃以至張仲景王叔和。及最近之葉天士薛生白吳鞠通王勛臣等。不下百數十家。對於病症。各有發明。以補前人所未盡。用藥處方。亦各具新法巧思。獨出心裁。何曾故步自封。若謂沿用甘草陳皮各種原質藥物。不盡變爲製化藥品。遂謂爲故步自封。不知變通。則試問汪企張所用之醫法藥品。是否能一一舍去前人所用醫法藥品之範圍。如不能脫此範圍。亦猶是故步自封。何得執以相非。若謂守他人之故，振他人之舊則可。守祖國之故，振自己之舊則不可。在此革命時代。力求自主之中華民國國民政府黨治下。不應有此顚狂之主張。謬誤二。(三)謂舊醫多涉玄虛。哲人哲理。無非寓言寄託。惟今所應用而可取者。僅歷來不知犧牲幾許生命之經驗諸方。夫既曰玄虛。有何經驗。既曰有可取。又曰經驗。乃必加以歷來不知犧牲幾許生命之危言。眞是故意已極。試問病人服科學精製之藥品。是否均皆却病延年。若謂病人服食科學精製之藥品。有不能愈病，或致死者。乃醫生不善用科學藥品之過。則服經驗諸方，而不能愈病，或誤人生命者。亦何曾不是醫生不善用經驗諸方之過。於經驗諸方乎何尤。若謂係經驗速死病人生命之方。有何可取。何可應用。如係經驗活人之方。斷無犧牲幾許生命之理。至謂舊醫纏纆不化。製造不精。附會雷同。每多僞謬。試問所謂科學精製各藥品。有無僞譌假冒，附會雷同，製選不精之弊。欲製某種藥品。使臻精當程度。是否可以全無繩墨。此繩墨是否可以隨便變化。上述反質盡見。如有理由。則故弄危言，亂世之視聽一語。汪企張應先任受。謬誤三。(四)謂明達志士。鰓焉憂之。有提倡整理國產藥物之議。是當以科學證驗而精製之。未嘗不可貢獻人羣。誇耀世界。惜乎舊醫不知變通。此節尤爲可笑。夫舊醫學理醫法是一問題。國產藥物是一問題。如果舊醫學理醫法屬於玄虛。則根本既以錯誤。藥物縱製造精良。何濟於事。若僅國產藥物精製後。舊醫便可貢獻人羣，誇耀世界。則汪企張如自問已經明達。已成志士。對於國產藥物。應發明如何證驗精製。即合科學方法。使業舊醫者得一導師。而盡了解變通之能事。吾知全國民衆。將永仰汪企張先生之發明。不僅舊醫界之甘拜倒門牆已也。否則。牛頭馬面。同是不成人形。何得獨譏舊醫爲虎。謬誤四。(五)謂舊醫程度懸殊。流品叢雜。士行淪爲市儈。心焉恥之。然試問一二載藥壺看護。公然自稱醫師。同得博士頭銜。醫術有無差異。如此流品是否不雜。程度是否不殊。在位者是否無須琢磨亭毒。企張之心。是否全無恥慚。又謂欲衞生部組織法令條文。一一執行而實現。至少須令舊醫界能具了解是項法令之智識。與循軌奉行之能力而後可。不知舊醫界外之醫界。是否應一一具有了解是項法令之智識，與循軌奉行之能力。抑或舊醫界外之醫界。無論如何。可以姑置勿論。處處偏誑。牽筆存私。謬誤五。(六)上文正謂宜罰其利己爲我之心。互助合作。則國家地位。學術階級。自然超越。國粹可揚於外。下文則謂衞生行政部內。苟被舊醫參與一席。是與虎謀皮也。烏乎可。自相矛盾。莫此爲甚。何也。企張如認舊醫所宗之經典方書。是我中華民國之國粹學術。則現在之業舊醫者。雖或學識淺陋。但政府負發揚國粹，造就人才之責任。企張果本匹夫有責之義。建白忠諍於黨國。應請政府對於舊醫。必如何提倡鼓勵而後可。使我中華民國固有國粹醫藥學。於鼓勵研究之中。眞才輩出。發揚光大。化國際之醫藥學。而不爲國際醫藥學所化。斯有誇耀世界之價值。豈有并衞生行政部內，亦不容舊醫參與一席。意存阻撓。不與舊醫以進步之機會。而擬爲與虎謀皮。阻撓進步。即是有意開倒車。謬誤六。國全自髫齡即隨父祖學習醫學。就二十餘年來經過之感覺。深知我中華民國舊有醫藥學。至今不如歐美醫藥學進化之神速。而每爲昧昧者譏爲玄虛。純由千數百年來政府，對於醫藥學，不加注意鼓勵。聽其自生自滅之過。蓋我國千數百年來，執國政者。對於醫藥界。不但不加鼓勵。甚且視爲江湖術士。不可比美士林。且因政府無獎勵之故。爲啜飯問題。雖得有一二了解明澈之眞傳經驗。亦祕而不宣。著書立說者。亦由於間世而出。特具穎悟之聰明文學家。而非社會公用研究之進益。坐是之故。遂使我國醫學。不能進步迅速。綜觀歐美文明各國。對於醫生之尊重。藥學之鼓勵。歐美醫藥學日見進化。足證我國醫藥學之未能長足進步。皆係政府之咎。然專制時代拘束思想之愚民政策。已僅存過去遺恨之紀念。姑不深論。我　國民政府本革命之主張。求自強之眞締。値茲統一告成。訓政開始。不以次殖民地未解民族自決之民衆爲可棄。且百計喚起。千方領導。使之了解三民五權之主義黨綱。以立自主自強之基礎。不以變通閉塞，淪為次殖民地之亞洲大陸實可棄。而積極進行。鐵道公路。航海航空之措施。不以成為次殖民地之直行文字為可棄。而盡易為目下列强橫行文字。且撰的歎與學。仍以之平者也。中國不能科學化。固有文字為本。而以英法各國科學化之文字為用。乃於立國數千年以各種族賴以蕃衍。信而有徵之固有國粹醫藥學。因專制惡政治未能進步之故。則不聞提政治重心當軸諸公。有一提倡鼓勵者。嶺表愚民。竊所大惑不解。迴憶春夏間。舊醫界王一仁丁仲英謝利恆蔡濟民諸先生。曾向蔡元培院長。請求將中醫列入學系。以為鼓勵舊學之先聲。蔡院長答稱現在中國醫學。不必要求列入學系。你們自行研究。待有規定後。再來呈請列入可也云云。聆悉之下，以為國家設立學制統系。乃陶冶民衆。使循軌道。與學術精進之作用。未聞有待莘莘學子。自行研究。有規定後，方定學制之理。正擬為文請求解釋。以開茅塞。惟以丁王謝蔡諸先生。未嘗將此談話登諸報端。以致無所憑依。因而中止。近閱醫界春秋第二十九期社刊。登載與　鈞長往返電文。雖屬空言酬應。然虛懷謙衷。溢於言表。足令我民樂於親上。而願貢芻蕘。此國令所見報載汪企張上　鈞長書。認為紕謬。有意阻撓促進舊醫之行政。而敢於曉瀆也。竊以各民族學術進化與否。皆以各民族政治作用注意與否為斷。　鈞長如視舊醫確具衛生功能。上述意見。不啻荒謬文飾。敢請對於舊醫特別鼓勵。明文優獎。以資興奮。符合闡揚國粹主旨。而盡衛生行政職責。或認舊醫絕無衛生功能。業舊醫者儘是殺人謀生之害羣惡劣份子。上述意見。槪屬尨吠。亦請明令指摘。使業舊醫者翻然了悟。及早改業。免為中華民族遺羞。萬望勿存官場敷衍故技。毋愧革命政治本色。曷勝屏營拜禱之至。專此敬叩政進。

讀葉心佛先生的「中醫學院聽講記」

陳淮亭

嗚呼。吾中醫之在今日。眞是倒運之時。不論外國博士。確有科學的學識。即一班足不出國門，自命新人物。實則無所謂新。不過耳食之輩。對於哲學與科學之別。眞如菽麥之不辨者。亦多傾向西醫。如蟻之集膻。蠅之逐穢。茫茫然異口同聲說道。西醫眞好。中醫眞不好。問其理由。則率爾對曰。西醫是科學。中醫非科學而為哲學也。一若此理眞是金科玉律。千眞萬確。所謂鐵案不移。一定不易也者。試再問其何謂科學。何謂哲學。科哲之由來與結果，究竟如何。則瞠目不能對。眞所謂莫明其妙。然則此輩之重西輕中。不亦盲從瞎說者乎。然而吾中醫竟被其受了不少打擊。眞所謂是倒運之時也。

惟吾中醫正交倒運之時。所以贊成者只身受其益。曾有病而賴吾中醫所治愈。或被西醫所治壞，而賴吾中醫所救命者而已。此等實心贊成中醫者。在現社會固有十之八九。然而只肯藏諸於心。而不肯宣諸於口。即或肯宣諸於口。却斷不肯筆諸於書。所以代表輿論之新聞界。亦多不肯以隻字片句。贊吾中醫。此其故非他。實則現為科學之世界。科學為最出色最時髦之名詞。要為現時代之人。出筆非帶些科學色彩。便是落伍。便不能風行一時。所以甯可心不明科學。筆則不可不寫科學。甯可有病時請中醫治病。筆則不可不說西醫優而中醫劣。嗚呼。新聞界是代表全民之輿論機關。乃亦如是。此眞吾中醫交倒運之日也。

嘻……哈哈。今日何日。乃見報上——上海時事新報。十七年十一月十八日。夫凡先生所編之青光欄內。載有葉心佛先生所著之『中醫學院聽講記』一文。所講者係遊學巴黎之法國博士張鳳先生。此眞奇矣。

張博士所言扼要言之。（一）中醫日在進步之中。未嘗見有退步。尤其在現世。而有猛進的趨勢。（二）中醫有一部分是含哲學。乃是進步的過程中必經的階級。蓋先有推論。然後能得有結果。（三）古人稱巫醫。稱醫卜星相。在當時都是某種階級之人。專有之學問。概由有知識者任之。在地位上。並不卑汙。（四）在古時五行有支配一切之勢。不僅醫學受其影響。文字學經學亦受其影響。（五）傷寒論有系統。漸入科學之途徑，（六）中西醫不必衝突與辨論。只要認清醫學是實學。是民生實用之學。（七）中醫當快創造新的器械。與改造舊有習慣上之用器。及仿造西醫應用必需之件。

觀張博士所言。則贊成吾中醫。博士乃法國留學生也。近執教鞭於暨南大夏二大學。當然飽有科學之智識。乃竟贊成吾中醫。眞所謂鳳毛麟角。絕無僅有者也。

張博士既宣諸於口。乃又有葉心佛先生筆諸於紙。且加意見曰。『張博士所言。洞見癥結之所在。尚望中西醫界諸子。平心靜氣一讀』。是葉先生竟亦贊成吾中醫矣。此眞是所謂黃河百年一清者也。

贊成吾中醫。張博士既宣諸於口。葉先生又筆諸於紙。然苟夫凡先生。主青光之筆政者。不准刊布。是亦不能布衆而行遠。乃夫凡先生竟亦付登報上。是亦贊成吾中醫矣。難得難得。眞眞難得。嘻……哈哈……。今日何日。吾中醫之運轉乎。否運將去。泰運將來乎。誠令人愉快無比。

但是勿論何事何人。處否運難。處泰運更難。否運之難。不過吃些苦味而已。泰運則風雲際會。正當有爲之時。苟不力圖自強。坐失時機。於心有愧。於事無益。是烏乎可。故處泰運之難。確較否運。難上百倍。

喂！喂！吾中醫界同人。不必再愁眉百結。今日有張博士葉先生與報館主筆夫凡君。都贊成吾中醫。出諸於口。筆諸於紙。宣傳諸於報章矣。吾中醫自強自新。自求改良。自求進步之時機至矣。其速興起。其速興起。來……來……大家及時自強。

▽梁任公小便出血之西醫誤治

莊雲盧

上海時事新報。十七年。十二月。二十五日。青光欄內載。仲君所作之梁任公小便出血之病源一則。如左。

『梁任公小便出血。北平協和醫院。三年前。認爲病在腎。遂割去其一。而小便出血如故。體益衰弱。今年病愈加劇。

仍入協和醫院•再檢驗腎臟及其他部分•均不得其病源之所在•後經協和醫學校一教授•名Belgnud者•瑞典人•爲歐洲有名之醫學者•應該校一年之聘•來授講義•非院醫也•檢驗結果•遂斷定病源在肺部之一種微菌（乃菌而非蟲絕非癆病結核）。出其所收集之醫案•以示羣醫•得一九二五年•英國威士康遜省•有三人患此病•情形與任公一一相同。此菌乃人身所常有•向來醫學界視爲無足輕重。及身體衰弱•爲患乃大•此三人在其結果。一痊一死•一至今未死亦未痊。曾以該三人之痰•注射於小動物之身上•無甚影響。此次該教授以任公之痰。注射於一小兔上。翌日卽發熱便血•第三日死矣。解剖之前•見兔之骨節。已爲此菌所蝕•乃知任公於一月前•自覺左邊一肋骨漸痛•病源乃在此菌•三年前之便血病源•亦在此菌也•現以碘酒能殺此菌。服之已有微效。然尚無把握•倘早斷定。則治之較易云•』

詳此所載•西醫之誤點有三。其一•病在腎•卽將腎割去••斷手截足•固是西醫兒嬉人身之慣技•然則病在心。亦將心割去乎•病在肺。亦將肺割去乎•昔者華陀。曾剜關公之臂•後遇曹操頭瘋•又欲剖腦。操大怒曰•腦可剖耶•汝欲殺我耳。遂置陀於獄。尋死獄中•此非陀之誤也•陀實欲殺操也•是三年前西醫之割腎。梁任公獨不悟耳•不然•任公被割後•何以病不少痊•而至今加劇•且今日瑞醫斷爲不在腎。未知三年前施割腎手術之醫生在否•其亦自知其爲誤否•其二•百病在菌。乃目前西醫之自誇而驕人處。然瑞醫既以任公之病在肺部微菌•與英國三人相同•何以英國三人之痰•注射於小動物•則一無影響•任公之痰•注射於兔。獨能發便血症乎•此其理由•亦宜細爲研究•况英國三人之病•在瑞醫既自以爲得其病源•然何以痊者只三之一•不痊者有三之二•其不足信也•不皎然明乎•見兔之骨•略有所蝕•便以爲任公之肋痛•亦係微菌所蝕。然任公已三年•何以至今始被蝕哉。且菌係植物•非動物也•安能蝕骨哉•其三。用碘酒以求殺菌•碘酒之性猛烈•久病之臟腑。未知能勝任與否。恐菌未盡而人已死。任公其危乎殆哉。

夫小便出血。亦極尋常之病•吾中醫之治愈者多矣。古人之詳其病理與治法者亦多矣•今摘何夢瑤醫碥中所載者以證。小便出血•痛者爲血淋•不痛者爲溺血。不論何臟之血•但損傷妄行•皆得滲入膀胱•與尿同出•血淋用歸尾牛膝赤芍玄胡車前澤瀉鬱金山梔劉寄奴等•溺血用六味加車前牛膝•或腎氣丸•若不與尿同出•乃從精竅出也。多因色慾而成。用牛膝四物湯或珀珠散•

嗚呼•梁任公亦一學者•無書不讀•何獨於關於性命最切要之醫藥。曾不少爲留心•以致委身蠻醫•生殺予奪•任其上下截•雖然。豈獨任公一人哉。吾知將後之名公鉅卿•博學碩士。必多駢首接踵•斷送於西醫之手矣•痛哉痛哉•吾中醫雖盡其良心•大聲疾呼。其如彼之不悟何•其如彼之不悟何•

神經之研究

徐炳南

知識與神經之關系

照目前常識而推測。思想情感意志以及一切知識。皆關系於腦神經及神經系統。同時亦可知修學時易腦筋起一種活動作用。這大約多數人總有些知道的。一切知識既出於腦神經。然腦神經及神經系統究起何種變化及作用而始創出新知識。關於這一點。却不可不考察一下。

先要明白神經底組織

照組織而論。神經構造之單位。是神經細胞。最始神經細胞。發源於外胚葉。後循細胞生殖機能。由一分裂成二。由二而四而八。集合多數。該細胞滿佈全身。而組織成神經系統。

腦神經與腦底部相連絡。腦髓是一種膠狀物質。在頭蓋骨當中。有一層厚膜包繞。名曰腦衣。保護腦漿液者也。其底部有一條神經纖維。組成如長索狀。從脊背而下。名曰脊髓神經。由這條線索。從兩邊枝生。發出三十一對神經。分佈全身。遂成全部神經系統。

神經細胞之特性

普通細胞。具下列五種之機能。(一)敏感性。(二)收縮性。(三)新陳代謝性。(四)傳遺性。(五)生殖性。而神經細胞無新陳代謝性。因細胞有通例。凡高貴部份之細胞。若經變壞後。無補償機能。反之低卑處。破壞速而補足亦速。如髮鬚皮膚等等。故腦及神經。一經破壞。畢生無復生之工能。因其性質較細胞爲高貴也。神經細胞第一種之特性。是接收外來的感觸。第二種是傳導性。譬如一個神經細胞。一端受刺激時。立刻就能響應到第二個細胞。一直到全身神經細胞。第三種是善於變化底能力。有許多活力的組織。在一定程度中。多是善於變化。俞人元說。人類的面貌。便是善於變化的東西。假使一個人常常裝恨怒的容顏。就會變成一定的相貌。這就是顏面神經變化底緣故。關於這一點。是經學上最重要的意義。神經系統既有這種變化的能力。雖是一種單一的感觸。也足以發生極大的變化。我們的記憶之所以能夠保存。其基礎完全是當初吸收時之神經細胞變化底緣故。

腦髓之總機能

各部份的神經。都是互相聯絡。如聽覺視覺臭覺。又如心臟消化器等各感覺管。皆有神經纖維分佈。這些神經細胞末端。在脊髓上相匯合。然後再入腦髓中。各器管皆有神經。所以各器管有所感覺。就能傳遞其消息到腦子裏去。因此可知腦髓機能。一方面是接收感觸的報告機關。一方面就是傳出發號施令。去催促各器管做工作。

神經流與記憶及思想之關係

我們常思索某項事件時。正是神經系統底運動。這種運動。大約可說神經細胞間的變化。學上的變化這種變化可稱之曰神經流(Nervons Ensrent)。神經流沿着神經細胞之速度很大。其發生不在一個單獨細胞上。必有許多細胞通力合作。神經流從甲細胞流乙細胞的部份時叫接觸部。關於這接觸的眞實情形。雖不能知道。但是很重要的。因爲神經流若到甲細胞止步。而不能通過乙細胞。那乙細胞就不能起化學上的變化。因是這一部細胞的變化功能。就不能發現出來。思想之所缺乏。正是神經流不能通過多數細胞之故。

這個接觸。大約可作一扇活門看待。人初生時。這活門常常關着。只有營着作用的一部份開。及至受外界環境之影響。才漸漸放鬆了。這活門啓閉愈靈敏。思想愈豐富。反之愈不能開。則思想愈遲鈍。而知識愈缺乏焉。所以修學是一種在腦神經中築成通路的工夫。人之所以有新思想新智識者。就在腦髓細胞裏面。產生幾許變化出來。有一部份的人。只能應付少數環境。就是少數神經細胞作最簡單的聯合的運動之故。

據上所述。已知人之思想及記憶。是神經流起變化之故。我們每當思索一件難的問題時。總是十分吃力。常覺困難。這就是神經的抵抗。結果便是惰性。這時所以困難者。因爲那時神經系統中，尙無相當的通路。以通過關乎此項研究的神經流。正是去另闢新路之時。不要因困難而終止。極力去開闢。總能開得通。要克服的抵抗。就是要打掃乾淨惰性。我們要學到思想蓬勃。左右逢源。也不是難事。只要反覆練習。開熟通路。那神經流自然可以通行過去了。因爲神經細胞是善於變化。所以多習就有效了。

修學第一要克服神經的抵抗力

冷罨與熱病

杭州沈仲圭

西醫治療熱病。除內服解熱藥外。並用冰囊罨病者之身。設備完美之醫院。更有空氣甚寒之室。使病者居其中。以蠲胸膈之煩熱。而助藥物之不逮。此正符吾國醫經『熱者寒之寒者熱之』之古訓。原爲熱病正當之物理療法。乃淺識之士。輒詆笑之。不敢輕試。不知是法吾華四千年前已發明。素問五常政大論曰：『行水漬之和其中外可使必已』。漬，浸也。言患熱病之人。當浸其身於冷水中。以除其熱。則病可立愈。本草綱目云：『傷寒陽毒熱盛昏迷者以冰一塊置膻中良』。膻中。在兩乳中。以冰罨病人之膻中。猶西醫用冰帽覆病人之額上。則其法較諸古昔。更爲進步矣。今且述一古事。以證冷罨對於熱病。確有偉效也。昔有程元章者。家本富有。僕婢甚衆。一婢曰梅香。忽病寒熱。醫治不愈。越數日。大熱如焚。口渴喜冷。胸次煩熱。手足躁動。粥飲不進。神志昏憒。元章謂不可治。舁入屋旁茅亭。以待絕命。明日天未曉。聞叩扉聲。羣謂鬼物。莫敢啓。婢曰。我梅香也。病已無事。乞即歸家。衆辨其音果然。乃啓門。驚問其病何以亟愈。婢曰。昨日午夜。髣髴見一黑物。將濕泥草偏罨我身。環繞三四匝。便覺心下闊豁。四肢清涼。全無所苦。始知身在茅亭中。蓋茅亭傍池。池中多魚鱉。梅香於上年浴佛日。嘗購一大鱉放池中。合濕泥草罨其身者。即曩所放之鱉也。主按梅香所患。乃陽明熱盛之症。陽明者，胃也。胃之迷走神經。上通於腦。腦被熱灼。故現神志昏迷，手足躁動之象。據症論治。自以清熱爲第一義。外罨濕泥。亦退熱之一法也。事雖奇突。理實可信。泚筆記之。告我同志。

如臯醫學報之精華（一）

王宇高

十七年十二月十三日。如臯醫學報主筆陳愛棠先生。惠函內開『宇高主筆先生大鑒。久仰宏名。時深景慕。無緣晉謁。悵也奚如。奉於報端。時讀鴻篇。不啻如親麈欬。聊慰私衷。啓者

●貴刊第九期代郵欄。見載有執事致敝社啓事一則。承囑將冉雪峯所著之『五臟生理之研究』全文檢奉。先生虛懷若谷。採及芻蕘。不勝榮幸。茲將敝社近數年出版之報。一同寄上。統希檢收。藉以就正有道。但內容殊欠精采。緣敝社同人。研究西醫者少。縱有僅得皮毛。欲圖改進。誠不易易。非若貴報。融貫中西。語多精警。嘉惠醫林。實匪淺尠。與西醫辨駁處。尤覺有聲有色。爲中醫界放一異彩。評論各報。秉董狐之筆。更屬難能可貴。讀之令人拍案稱快。欽佩欽佩。願先生以中醫前途之危險爲念。將我國固有之內難金傷。用科學原理。詳細註釋。删其費解之處。不必曲全其說。編成有系統之講義。使人人了解中醫眞理。與其他神祕哲學迥異。庶中醫有光明之日。不難駕西醫而上之。先生以爲若何。並希時賜教言。匡其不逮。爲禱。順頌撰安。敎弟陳愛棠謹啓。』等語。愛棠同志之所謂宜以科學原理。解釋內難金傷。確係當務之急。宇高嘗以兩相對照。相合者十之五。勝於現世科學者十之三。錯誤而爲附會空想者十之二。容暇自當有以貢獻一二。愛棠同志所惠贈如臯醫報。自十三年起至今。如數見示。宇高盥誦之下。愛不忍釋。爰就管見所及。僭爲論列如左。惟關於張錫純先生著作。已得專集。當另行討論。茲不贅述。

▲第二年第一期(十三年十一月六日出版)

陳智明君以溼家不可一概忌汗。引金匱之麻黃加朮麻杏薏甘諸方爲證。確爲有見。溼家忌汗之說。爲熱多濕少者之恐燥藥傷液而言。亦爲發汗過猛過速而貽後患而言。固未可爲霧露之濕。由上而下，由表而裏，閉塞毛孔，擁脹皮膚者言也。即以西說論。腎之分泌多而排洩少。以致偏體之淋巴管充塞太過。溢於皮肉者。亦宜以發汗藥。向皮膚上驅逐之。以治其標。然後再用利尿治腎以治其本耳。

▲第二年第二期(十三年十二月六日出版)

張壽頤君謂素問陰陽別論陰陽虛腸辟死之辟字。爲辟積之辟。義因積滯。與莊子澼澼光之澼字不可。後人加水傍作腸澼誤矣。此頗有見地。蓋痢疾無不由積滯而起也。若以西說言之。痢疾有二。一爲桿菌。一爲阿米巴原蟲。然亦以驅逐下之爲宜。惟積滯宜下。謂爲腸辟亦可。

陳鑄堂君之臨產喘腫治驗。服藥而胎下。已受傷矣。此非喘腫之傷胎。乃胎死之喘腫。所用之方。眞武合瀉肺。製附片二錢。土炒白朮三錢。茯苓三錢。白芍三錢。半夏三錢。廣皮錢半。桂枝水炒防已三錢。炙甘草五分。葶藶子一錢。乾薑八分。大棗三個。二帖而死胎下。喘腫愈。蓋扶元氣以逐害物。此理則非西醫所能知矣。

▲第二年第三期(十四年一月四日出版)

季少三君之用平胃加朴硝。下死胎而退喘腫。是直接治法。與前期陳鑄堂君之用眞武合瀉肺。治法異而收效同。此種變化。其再中醫之獨長乎。

王道昌君之師所用葱豉湯加減。淡豆豉三錢。葱白三莖。大豆卷錢半。杏仁三錢。浙貝二錢。滑石三錢。嫩前胡一錢半。薄荷尖三分。江枳殼錢半。深得葛氏肘後之秘。可法也。

▲第二年第四期(十四年三月四日出版)

張山雷君以疝與瘕聚。任脈之病。爲男女所共有。不得分屬。足破世惑。不過人之病者。男多疝而女多瘕聚耳。若以西說證之。瘕聚者瘤癌也。疝者腸下墜也。就形質論。較易觀察。

▲第二年第五期(十四年四月二日出版)

劉蔚楚君之治小兒疳積便結。方用關東箭芪一兩。油歸身二錢半。杭芍三錢。砂仁一錢。升麻三分。煎成開甘遂末六分。服後大瀉盈盆。腹消痛止。再用箭芪五錢。歸身一錢。砂仁五分。雲茯苓錢半。炙雞內金錢半。數服後。用補益資生丸。每日二次。每次研丸一錢。以開水泡廣皮鬭服。吾人用異功合下藥者多。用當歸補血湯合下藥。劉君之獨見。且實較勝也多矣。蓋疳積而至便結。其血液必傷。異功非所宜。補血爲必要矣。

石海千君治風水。用麻杏甘膏合五皮。較越婢爲穩耳。

▲第二年第六期(十四年五月二日出版)

陳鶴堂君用補中益氣湯治子宮脫出症。吾亦嘗用之。確有奇效。蓋升提而收縮。東垣其亦深明物理學乎。

▲第二年第七期(十四年五月十一日出版)

何廉臣君謂中醫之無進步者。由於不欲變不知變。此言適中肯綮。故步自封。不知溫故而知新。更不知採新以證舊。前人之覆轍如是。吾儕其可復蹈乎哉。

▲第二年第八期(十四年六月三十日出版)

沈仲圭君論沐浴之原理。明確可愛。足爲衛生運動之宣傳。爰錄其全文曰。『人體由數多細胞。集合而成組織。更由數多組織。相集而爲臟器。以行生活作用。其一舉一動。一言一笑。莫不賴於組織成分之酸化。而生活力。但酸化一多。廢物生焉。此種廢物。非惟無益。而且有害。故必放棄於體外。放棄之道有三。在上曰肺。在下曰腎。在全身曰皮膚。緣各組織產生之廢物。隨血液以運行。流至肺。藉呼吸以吹去之。流至腎。賴小便以排洩之。流至皮膚。由汗腺以發散之。夏令之汗。冬日之白屑。即組織因酸化而生之廢物也。與空間塵埃相併。即成汙垢。黏附表皮。設不勤加沐浴。以除去之。則纖小之汗腺。爲其塡塞。而一條排洩之路斷矣。此路既斷。血中廢物。轉輸於腎。假道小便而出。則與上論口腔不能盡責。以致胃腸成病。正復相同。是故怠於澡身。爲釀病之大原。而勤浴乃衛生之要着也。竊謂吾華養生諸書。備言不可數數沐浴者。當指熱水浴而言。蓋熱水浴溫度太高。一則血行失常。心臟易病。二則汗出溱溱。陰血易耗。三則浴時溫度高而毛孔張。浴畢出外。忽觸風寒。多致感冒。故一般衛生家。咸認熱水浴爲不宜。僅用療病而已。至冒沐浴之益。猶不止除垢一端。凡血行之促進。體溫之增加。疲勞之恢復。精神之爽快。何莫非其功用耶。』

▲第二年第九期(十四年七月三十日出版)

張亮生君治小兒痰閉症。用皂莢三寸。麻黃三分。石膏二兩。杏仁三錢。竹瀝二兩。生蘿卜汁兩盃。枇杷葉五片。此症西醫所謂毛細氣管炎。確屬險症。此方正係特效之藥。惜胆怯者不敢用耳。

▲第二年第十期(十四年八月廿八日出版)

葉勁秋君謂所謂陽氣者。即人體內熱力之原動力也。故凡曰陽斷者。即熱力不足也。凡曰陰斷者。即水液不足也。惟水液不足。則不能克制熱力。而熱力自旺。亦惟熱力不足。則欠靈動之效能。而水液有餘矣。此解陰陽。合乎科學。洵非誣也。

江雋侯君引金鑑刺灸心法篇。引難經肝之爲臟。其治在左。其藏在右脅右腎之前。並胃著脊之第九椎。證明古人早知肝之在右者。足使彼西醫無從笑我不明解剖。

▲第二年第十一期（十四年九月二十七日出版）

劉蔚楚君述電氣治療之反使手足痿廢。與吳渫茉莉根之足以治痿廢。夫電氣能助細胞之動力。故實症最宜。虛症則反有害。西醫則智不及此也。至於草藥之有特效。爲吾中國之獨有。亦宜研究取用。

▲第二年第十二期（十四年十月二十七日出版）

沙健菴君論舌甚妙。曰『舌爲心之苗尚矣。足少陰腎脈挾舌本。腎主液。賴腎水濟心火。以爲轉舌之用。又足太陰之脈。連舌本。散舌下。賴太陰之潤。以濟陽明之燥。凡此皆指舌本也。若苔之有無。全憑胃氣。單論心。於義不備』。又曰。『察舌辨表裏寒熱易。辨虛實難。此理不可不知』。又曰。『古人於表證初起。多不措意舌苔。以邪氣在表。舌皆如常也。傷寒論於柴胡證始言舌苔。其故可思也』。

▲第三年第一期（十四年十一月二十五日出版）

陸晉笙君所述之外導通便三法。溼化熱結。用猪胆汁和醋少許。津涸燥結。用蜂蜜熬條。摻皂角末。寒冷閉結。用蜜與鹽與草烏末。是可知較勝於西醫之只用皂水者多矣。第器械須借用耳。

▲第三年第二期（十四年十二月二十五日出版）

沈仲圭君之友人所論鮮蒿與冬瓜二味。可爲濕温暑温之主藥。其言冬瓜。淡寒清利。既可通肺氣。亦可調水道。無壅滯之患。有利溼之能。合靑蒿之解暑清熱。的爲善藥。惟須大劑多服。屢試不爽云云。吾鄉於暑月茶飲。單用鮮靑蒿泡汁。確能解暑。毫無反應。冬瓜更所常服。於熱痢吾亦嘗用之屢效。

▲第三年第三期（十五年一月二十五日出版）

劉蔚楚君治黃疸所用古方加減法甚佳。一茵陳蒿湯。用茵陳蒿四錢。去梔子。加甘草稍八分。麻黄二錢。細辛白芍各錢半。水三碗。煎至碗餘。後下大黃二錢。自謂治陰黃。既有茵陳附子湯。溫脾行水。余治外寒。獨不可加麻辛以發汗行水乎。此深得仲景之心法。

▲第三年第四期（十五年三月二十三日出版）

王洪海君諸病在臟之研究曰。『夫諸病在臟欲攻之。當隨其得而攻之。此臟字不能專指臟腑之臟。蓋臟者藏也。凡邪之所在。皆謂之藏。此攻字不能專指攻瀉之攻。蓋攻者治也。凡治之所出。皆謂之攻。言不論傷寒六經之邪。五方八風之氣。皆須有是症即用是藥。不可株守經言。執死書以困活病也。故下文即其按曰。如渴者。與猪苓湯。如不渴則非猪苓湯。從可知矣。餘皆倣此一語。爲全條最宜着眼處。誠以上三語皆無的確推廣之必要。得餘皆倣此一語。則渾身鱗甲。恢恢乎無涯際矣。曲暢旁通。顧在學者眼尤何如耳。』讀古人書。非獨具隻眼不可。洪海君可爲師表矣。

▲第三年第五期（十五年三月二十一日出版）

笑鳩君謂昔人於臥病時。即在胸前。頻以手書死字。則百般思慮俱息。此心便得安靜。勝於服藥。此心理治療法也。人之司知覺神經。爲各臟器細胞之長。當各細胞起變化而欲行補償之際。苟腦神經過於興奮。使細胞無暇幹補償工作。故病難痊。吾友張道明。嘗言其尊人錫棠先生。當少年病損。醫者束手。先生自甘其死。遂書死字數百張。貼室內牆壁皆滿。舉目四顧。圍其身者俱係死字。遂安心研讀醫書。久之醫理通而病亦愈。今先生尚健在。且較尋常肥健也。

▲第三年第六期（十五年五月二十七日出版）

張壽頤君謂『五臟生存篇色見青如草茲者死。茲字當作玆。從二玄。今本作茲。譌也。王啓玄謂茲滋也。如草初生之青色也。說文茲爲草木多益。啓玄已屬杜撰。且果如其說。如草初生之青。則芊綿柔嫩。潤澤異常。昔人所謂草色如油者。正其生意盎然。鬱鬱葱葱之象。何可反以爲將死之色。馬元臺註則曰。如草之滋汁。其色沉天。添一汁字。亦從王註而敷衍爲之。亦是杜撰。且草汁之色。亦未必沉天。張隱菴則曰。茲蓐席也。茲草者。死草之色。青而帶白也。爾雅釋器。蓐爲之茲。隱菴雖用爾雅舊詁。然蓐以乾草爲之。已無青色。於義實不可通。乃復以死草之色。青而帶白爲之。申明一句。須知乾草色白。豈經文青字本意。故頤謂從二玄之玆。凡從玄之字。皆有黑義。草色而玆。方是青中多黑。黯黯陳腐。晦滯不明。所以爲其人將死之朕兆。脈要精微論亦言青欲如蒼璧之澤。不欲如藍。此藍是染色。即今之靛。深青黑黯。望之如墨。但覺晦濁。全無精神。與此節草玆同義。亦可借作旁證。』辨正古人之訛謬。有功於醫林不少。

俞鑑泉君謂『現下醉心西學者。謂食物入胃。均入血管。無某物入某藏之理。是無氣分血分之別也。竊謂人身無處無氣。亦無處無血。血管中有氣。血管外亦有氣。於是有氣中之血。即有血中之氣。氣自有氣之路。血自有血之徑。今如砂蔻入胃。即作爽適之噫氣。軍丑入胃。氣即下趨。納酸味即覺脘腹氣歛。納辛味即覺脘腹氣熱。氣弱而納香散。即覺中氣之不支。胃寒而納苦寒。即覺泛逆而作噁。此皆不數秒鐘。即自知覺。不待其物質之吸入血管而始知覺也。至若食豕肺而益肺。食羊心而補心。更自有據。古聖以獸中五畜之性爲馴。不比狠豺野心。故人可常食。食羊肺豕心。其質雖渾入血管。而臟腑之氣味。確以組織之相似。覺同氣以類聚。有特別之感應焉。彼徒講血管者。何不思之。大都不論食物藥物。均分氣味質三種。各物經入胃之後。氣味先行。質次之。常見藥不對症者。入口之後。即起反對之狀況。古書謂藥性一週時轉者。非週一日之時也。非然者。則飲必須週一日之時而後解渴。食必須週一日之時而後始飽。不且殊感困難耶。古人覆杯而愈。確有其時。』此一席話。頗有研究之價值。

▲第三年第七期（十五年六月十九日出版）

俞鑑泉君證明傅青主帶分五色屬五臟爲不謬。甚屬合理。其言略云。『西醫帶病爲局部的子宮及陰道內之病。然女子行經。

月必一行。帶多則經少。甚則經停。是帶者經之反常者也。其絲綿而下之濁質。無非一血之所化。所下之地雖在子宮。而所以成此濁質者。以血之源頭不清故也。五臟之組織。各一其狀態。各一其功用。各一其氣化。大小動靜與微細各血管。貫經絡。達臟腑。一氣流行。實未分道揚鑣。祇以一臟有病。氣化不潔。致天然清潔之血源。經過有病之臟。其病氣遂渾合於血管之中。於是以五臟氣化形色之理。再參以色脈。而推測其發於何臟。確切可信。照此用藥。亦常有效。」

笑鳩君所輯治乳癰之方。蒲公英三錢。金銀花二錢。生甘草一錢。陳酒煎服。此方之妙。在以酒煎。西藥之用酒者甚多。故見效極速。

▲第三卷第八期(十五年七月十九日出版)

西醫以腦神經爲知覺運動之主。中醫以運動在腎。腎主髓。足骨無髓則不能行走。手骨無髓則不能作事。不過腦爲髓海耳。雖手足等骨內之髓。雖有血絲油膜。與腦髓不同。實則髓初無二。因穿膜附筋而行。故有血絲油膜相連也。知覺在心。心主神。腦之名爲神經。實由心所主也。不過腦爲所在地耳。時逸人君腦髓說之文。確有價值。

讀「史氏病理學」

董庭瑤

史氏病理學者。英國病理學家史滕閣氏所纂著。英國醫士孟合理氏所編譯。中國東陽張希武與北通陳佐亭二醫士所筆述。中華民國十七年一月。由中國博醫會再版發行。吾讀之。覺其理多有可採而足以證明吾中醫者。隨筆記之。以便就正有道。

人體當過熱時。皮之毛細管即舒張。皮面出汗。令熱速行散失。若遇冷則肌或自震顫。以增生熱之功。見皮之毛細管即縮。使熱不易散失。如遇過度之寒暑。則身體不足以抵抗之。即成病矣云云。此足以證明吾中醫傷寒之用溫熱。溫熱之用寒涼。爲得科學之本旨。桂枝麻黃之發汗。爲熱能開閉縮之毛細管。連翹石膏之退熱。爲寒能閉關張之毛細管也。誰謂藥無寒熱。吾中醫用藥。以寒熱溫涼爲標準者之非耶。

頭顱被擊。雖骨未損。然腦或受震。而人昏迷。其昏迷之故。或因腦多處之毛細血管破裂。或因腦一處之大血管受傷。或因腦之實能紊亂云云。吾嘗見擊犬者。擊斷足脚。猶狺狺狂吠。若向頭上一擊。即仆地而昏。百試百驗。又吾之學生俞經賀。頭被木擊。視之並未損傷。而人即昏迷。逾時甦。甦而發躁。不久便死。是可信腦部之血管易破。破而甚險。有如此者。

人類受熱過久。則必中暑。每顯腦膜充血。或水腫。或發炎。其故因熱直達於腦膜。或因新陳代謝異常而生毒質。致有害於腦膜云云。是與吾中醫，遇夏日行烈日下而猝仆，脈象虛弱爲中暑者暗合。至用滑石六分。甘草一分之六一散治之。淸涼下利。能使腦膜所充之血下行。併排洩新陳代謝異常所產之毒質。其著手成春者。夫豈偶然。

受冷之結局。與被燒略同。初遇冷時。血管收縮。而組織欠血。迨後血管之壁癱而舒張。致組織充血。白血球由血管穿出。則該處之組織腫甚。而壓迫血管。致血難運行云云。是亦可證明吾中醫之受寒則發熱。寒極則爲熱者。

各病之近因。多爲細菌。蓋身體受冷後。抗細菌之力弱。身內之細菌。遂乘機致病焉云云。此實吾中醫冬傷於寒，春必病瘟。冬不藏精，春必病溫之確解也。蓋所謂冬者冷也。所謂溫者，身體被冷後，血管由收縮而擴，由擴而舒張，致組織充血也。又一切急性傳染病之總名也。所謂精者。體內抗菌力也。內經二種病溫之原。卽所謂人被冷而抗菌力弱。細菌卽得成病是也。前人解此。泥定冬爲十一二月。春爲正二三月。且以伏氣附和。實屬不合。

空氣壓力增大與減少。及空氣不足。均能病血循環云云。此亦足證明吾中醫氣爲血帥之理爲不誤也。

吞食砒霜。成爲急性砒中毒。其胃腸粘膜之發炎。較甚於燐中毒云云。吾嘗聞人以食砒謀自盡者。多腹痛難忍。其卽胃腸粘膜發炎之故乎。又聞有七竅流血者。不知何故。

食物中毒。易使胃腸炎。致人嘔吐，腹痛，瀉洩，精力虛脫云云。吾中醫消化食積藥中。如檳榔枳殼山查厚樸等。多有殺菌解毒之功用。雖不能直接退胃腸之炎。然已去其本矣。

榮養缺乏，先損害者。爲脂肪組織。故身體必消瘦。榮養過度者。必肥胖。多食脂肪性及糖類尤然云云。吾國向謂飢者骨瘦。卽脂肪組織不足也。又謂飢民爲有菜色。只有植物性之菜色。其無動物性之脂肪形狀可知矣。吾又嘗見肥胖者。多喜食肉。是可知其肥胖由多食脂肪而來也。

痛風之病理解剖。關節之軟骨及結締織中。屯積尿酸鈉之晶。其晶結成塊。名曰痛風石。其石甚有穿皮而出者。以致組織發炎而硬化。腎肝心亦易硬化。動脈顯粥樣化。心瓣亦發慢性炎。其形狀與吾中醫風寒濕雜至而成痺。寒勝爲痛痺。風勝爲行痺。濕勝爲著痺何異。乃彼以爲新陳代謝之病。然於尿酸鈉之由來。與其所以積於關節。軟骨之故。尚未明悉。是可知其果否新陳代謝之故。尚未能確定也。吾人苟能於風寒濕雜至成痺上。再加進一步之研究。或能發西醫之未發乎。

生活素A關係於骨組織。生活素B關係於神經組織。生活素C關係於血組織。然人之生活。不僅賴骨血神經三種。是可知生活素亦不僅ABC三種也。是尙待於發明乎。至於ABC不過代名詞而已。故又有以甲乙丙代之。所謂維他命甲維他命乙維他命丙是也。究與吾中醫之用金木水火土爲代名詞者何異。不知自反。而惟責人。今之自名新醫者。其亦太不恕乎。

身體發熱。雖致生理異常。但未過度。旣使細菌易死。又使血循環及呼吸皆快。易排出身內之毒。不無裨益也云云。吾中醫之治風濕寒濕諸外感症。用溫熱藥。使之發熱。以便化邪外出者。豈有悖於科學乎。

血之運行。雖由於心房心室有節律之舒縮。及動脈壁之舒縮。並靜脈並肌所壓。吾以爲其主腦則在肺張而吸血耳。肺主氣。故吾中醫曰。氣爲血帥。氣不足則血滯瘀。故又有活血先運氣。血脫先補氣之治法。乃史氏謂呼吸作用不足。爲血循環異常之輔因。恐差以毫釐乎。

人仰臥則血墜積於背及臀處。致皮現青色。而組織多被血滯所浸潤。惟皮受壓之處欠血而現白色云云。吾人日常多坐。而臀部常冷。其亦此故乎。

心功過度。則血循環過速。其由係操作過勞。此完全吾中醫之老僧常談也。

人苟無大病。或出血後。而致局部貧血或充血。其理必由血之來路被阻。此部充血。則必他部貧血。此部貧血。則必他部充血也。吾意如此。未知然否。

動脈充血則發炎。故色紅。溫度高且略腫。靜脈充血則顯脂肪性變。故色紫。溫度低。雖亦腫。浮而不實如水腫。其分別明確。可補吾中醫之不及。

血友病者。有時無故出血。或略受傷。竟出血頗多云云。此等病象。吾嘗聞知二人。其一見淸代甬上名士全祖望先生傳略。祖望先生之兄。極聰慧。祖父愛之篤。幼時。偶小指略受傷。大出血不止。竟以夭殤。其祖哭之慟。此古人也。近又聞趙師盈九先生謂曰。吾孫兒。年五歲。甚穎悟。一日。小指偶被割。視之僅皮傷。然出血甚多。不久即如浴於血池者。百計醫治。幸而止。過數日。創口又大出血一次。小指有多大血管。且傷處並不深。何以有出血如此之易與多哉。吾意此即所謂血友病。得於遺傳性者乎。惜未嘗問其凝結度高低。如凝結果費時極緩。其即血友病乎。此等遺傳性血友病。吾中醫則未之知也。

血栓梗塞。使血流瘀滯。甚或血球四溢。此種研究所得。較吾中醫瘀血症更進一步之矣。

水腫由於血中有水分與鹽類。滲出血管壁外。而入淋巴管而成。甚則白血球亦有滲出者。似與吾中醫不同。然中醫水腫最忌鹹味。是避其鹽類也。用藥多利小便。是促進腎臟分泌機能。以排洩既離血管之水分也。又多主脾弱。而用助脾藥。是亦與脾主造白血球之意合也。

膽之出路被阻。則膽之鹽礬歸血。致成肝性黃疸。若劇烈。則腎小管被梗塞云云。是可知吾中醫治黃疸之用菌陳利小便法。所以通其腎小管也。用梔子柏皮與菌陳大黃等。所以通其膽之出路也。誰謂仲景法不合科學哉。

凍瘃屬於乾性壞疽。而非濕性壞疽。然凍瘃有不潰爛者。只現棕色腫塊。及春暖自復常者。謂之乾性壞疽可也。又有潰爛而流膿水者。其所謂限局的濕性壞疽乎。

死後則動脈多收縮。而血壓至毛細管及靜脈。後隨地心之攝力而墜下。致身體及各器官之下份。均充血而現紫色云云。人之死後。吾未嘗剖視。然於猪羊等則吾嘗見之。死後解剖。除心下膈膜內有血外。則他處皆潔白不見血跡何耶。

死後之體溫與屍僵。史氏並未言及其有關。就吾所見。則體溫尙在者。其屍不僵。及體溫退後。按之冷入骨。則僵矣。故吾謂屍僵與體溫有關。

屍之腐敗。由腐敗細菌。腸內含此菌最多。故先腐敗云云。然細菌屬植物性。屍之腐敗。必生蟲。有大如糞蛆者。蟲屬動物。與細菌不同。意屍之腐敗。由於腐敗蟲類乎。

組織被毒素等所激刺而發炎。自細胞趨集。以噬毒素。故發炎亦自衛之道云云。吾中醫治瘡毒之法。分陰性陽性二種。陽性者用丹皮桃仁銀花等解毒退炎之藥。蓋直接驅其所激刺者也。陰性者用黃芪參朮桂附等補胃助脾之藥。蓋間接驅其所激刺者也。何以言之。陽性者。即白細胞之力。能噬滅激刺之毒素。用藥與之夾攻。使白細胞不必多來。因過多反礙赤白球之運行。有後患也。其意實欲代白細胞驅毒。故曰直接。陰性者。即白細胞之力。不能勝於毒素。以致膿化壞死。全身之白細胞又羣集相攻。又不能勝。脾爲白細胞之製造局。前方劇戰。需械孔亟。此時所發。在於局所衰廢。用芪參桂附。所以助局而使之製造迅速。出品衆多也。故曰間接。以是可知吾中醫治法。確有至理存也。

組織再生之目的。乃補償已被滅處之欠缺。組織愈靈敏。而病者年歲愈高。則再生愈不易。組織愈不靈敏。而病者年齡愈幼。則再生愈易。結締織或骨之再生。或能完全。作用亦能恢復。論及腺性器官。其間質再生固易。而主質再生則較難。縱能再生。其作用亦多不完善。至於神經系統組織。其再生之能力。較他組織尤少云云。吾中醫外科之有抽膿漲肉藥。即使增生其結締織也。傷科之有接骨法。即使增生其骨組織也。內科之用黃芪建中與炙甘草湯之治胃病。用歸芎七味之治痢疾。即使增生其腺性器官也。至於神經組織。不易增生。亦不易破壞。於少年之腦筋靈敏。如有注入。便終身不忘。與腦既眩暈。或健忘後。便不易再復元狀。即可證明其切實不誤矣。

（未完）

論風熱不制之目疾

姚和清

目經云。人之二目。猶乎天之日月。若麗照當空。宗陽赫赫。日月之光輝如炬。此天氣清明者也。若四時不調。風雨更迭。形雲密布。二曜爲之遮蔽。經所謂天明則日月不明也。夫人之二目。受五臟六腑之精氣上注而能明。故視線鑒察。遠射無遺。精彩炯炯。是爲無病之目也。若寒暑不調，臟腑受傷，飢飽不勻，脾胃受損。氣血循環。遽起變化。風邪乘之。赤脈貫於黑輪。白翳障於瞳神。遂失光明。經所謂邪害空竅者也。內經曰。赤脈從上下者太陽病。從下上者陽明病。從外走內少陽病。從內走外者少陰病。太陽病宜溫之散之。陽明病宜寒之下之。少陽病宜和之。少陰病宜清之。此蓋舉其大綱者也。今試言風熱不制之目病。患此症者。往往目失光明。終身殘廢。豈不大可惜哉。特誌之以與同志者討論焉。夫風爲百病之長。善行而數變。入於肌膚則及經脈。或爲熱中。或爲寒中。或爲偏枯。或成積聚。或入腑而生。或入臟而死。邪氣淫佚。不可勝論。金匱云。夫人稟五常。因風氣而生長、風氣雖能生萬物。亦能害萬物。如水能浮舟。亦能覆舟。若五臟元真通暢。人即安和。客氣邪風。中人多死。然風有輕重。病有淺深。風有暴有和。暴風數起。則名木多死。和風一布。則到處皆春矣。如素冒風寒。不避暑濕。邪中於項。乘虛循系。攻於目而生目病者。此風襲於外者也。因風生熱。久熱不散。感而自生。是爲內發。風熱相搏。其目驟起變化。風加頭痛。風加臉胞腫脹。風加涕淚交流。頻頻如雨。風加鼻塞。風加腦巔沉重。風加眉骨酸疼。或痛或癢。晝日忌明。祇能俯首。不能仰上。或未服藥而翳即生者。或誤服藥障亦遂之而起者。其翳或如雲霧。散縵於眼球黑輪之上。或如絲如縷。或如秤星，一點或三四點而至數十點者。或併而如螺蓋者。或服寒涼藥過多。脾胃受傷。或有風痰阻於胸膈。清陽下陷。濁陰上升。而爲黃膜上衝者。初則熱甚者。以芍藥清肝散。待熱勢少減。卽以勝風羌活湯進之。每獲效果。如胸膈有風痰者。必以瓜蒂散以吐之。宿痰淨盡。則星翳黃膜悉去無餘矣。然此症亦脈翳從目系上下者。又有目系從下上者。亦有從內走外者。從外走內者。但清之和之寒下等法。則不可同日而語矣。然治此症必要先明經絡。對證投藥。效如桴鼓。所謂翳自內眥而出者爲手太陽。足太陽受邪。治在小腸膀胱經。加蔓荊子蒼朮羌活勝風湯主之。或翳從外走內者爲足少陽。手少陽三焦手太陽小腸經受邪。加龍膽草藁本。少加人參羌活勝風湯主之。或從抵過而上者爲手太陽受邪。治在小腸經。加木通五味子羌活勝風湯主之。或翳自目系而下者爲足厥陰手少陰受邪。治在肝經心經。加黃連倍加柴胡羌活勝風湯主之。星翳初起。或以辛涼解表。微苦洩熱。亦爲治目病之要劑。或以地元湯除風泄熱。去星翳以止淚明目。或如賽鍼散能消聚星併而爲旋螺翳障者。但太陽病固可以溫散矣。陽明病固可以寒下矣。少陽病固可以和矣。少陰病固可以清矣。然而亦須審證察色。辨脈驗苦。四診全備。應溫散則溫散之。應和則和之。應清則清之。應寒下則寒下之。庶幾無誤藥之弊。不然。不應溫散而溫散之。不應寒下而寒下之。不應清而清之。不應和而和之。是抱薪救火。援溺以水。執方而不爲方所囿。好古而不泥於古。是爲活潑之法。繩墨能以人規矩方圓平直。而不能使人以巧也。膠柱鼓瑟。刻舟求劍。何足與語醫術哉。

中醫治病能察情西醫治病惟知形

毛衍春

內經云。人以天地之氣生。四時之法成。是以人之生長壯老。無不賴此無形之氣以育之。有是天氣。以資吾人之呼吸。升降出入。合而若一。則身心交泰矣。是知天有空氣。以化寒熱溫涼。而人身感應之。地有山海江河。人體亦然。如經所謂：『風氣通於肝。雨氣通於腎。六經爲川。腸胃爲海』又云。『人身之玄機。幽然而運行。循環無已。週而復始。無不應乎天道』。及其病也。亦緣空氣使之不和故耳。爲醫者察其變化而施治矣。西醫之學術。豈能精察是理哉。經又曰：『麤守形上守神』。守神者察其無形之空氣。任何變動。及臟腑氣血之多寡。從何所發。守形者象其有形之臟腑。部位之高低。器物之作用而已。殊不知萬病皆生乎氣。氣者無形之可徵也。不知氣之所變。惟知病之所在者。亦不足爲貴也。中醫立法用藥。無不取攻氣和氣之理。故稱爲醫道。西醫以割剖注射。研究形質。故名爲醫術。由此觀之。中醫有精深之研究。方無執一。西醫無明達之變化。治尙拘執。譬之同一急病。邀吾中醫治療。臨診之時。必察其素體之強弱。得病之原因。病性之動靜，量其補瀉。順其四時。壯實者治以急攻。使邪氣速退。虛羸者法以緩和。俾正氣漸充。而邪乃自滅。此中醫之治法也。西醫治病則不然。其治法也。不察其因。不知變化。不顧臟腑之虛實。不惜生命之可貴。且診時好忽曰。此某病也。以某藥治之。其所用之劑。概以猛烈。症實應猛者。其効固速。假實虛假者。一經誤投。不可坐矣。故余曰。中醫者忠醫也。西醫者險醫也。

王註內經之質疑

王宇高

▲上古天眞論篇第一

虛邪賊風，避之有時二句。王冰註時爲八節之日。及太一入從之於中宮朝八風之日也。此註吾不謂然。豈八節等日外。均可不避哉。所云係避之有時。非避之有日也。何得拘於日者之說哉。吾意虛邪者。邪從虛入。謂於人當酒後房後以及一切勞動後。則元氣已虛。宜慎之又慎。以免中邪。而進一步之解。則人當於一切飲食起居工作。務宜適可而止。不可使元氣有虛。以招外邪之來也。賊風者，自然界害人之物。如夏宜避炎陽，冬宜避風寒，食宜避腐敗，衣宜避垢汙，行宜避傳染病發現之處。以及其他等等是也。歐美學者却病之法有二。一保全體內之抗毒素。二掃除自然界之細菌與原蟲。與此二句。有以異乎。

上古有眞人者。提挈天地。把握陰陽。中古之時有至人者。和於陰陽。調於四時。其次有聖人者。處天地之和。從八風之理。其次有賢人者。法則天地。象似日月。辨列星辰。逆從陰陽。分別四時。此節所謂天地陰陽日月星辰四時八風等等。無非自然界諸物之代名詞而已。近世文化。所謂科學者。無非研究自然界種種物理化學耳。人生亦自然界諸物之一。不可不研究自然界種種。果能將自然界之種種。研究透底。於人之生命。自有壽康之道。是可知古之眞人至人聖人賢人也者。亦早已用力於自然科學矣。王冰智不及此。對於天地陰陽等字。視爲神奇高遠。荒誕解去。殊覺不當。

▲四氣調神大論篇第二

被髮緩形句。被髮爲緩形之一種。不過因春時自然界之萬物。當生勤發陳之際。人體亦自然界萬物之一。體內一切細胞。亦隨之而生發變動。故孩童身體之發育。每在春時，衛生家於此。自宜儘緩一切身上之束縛。如衣服不宜太小。束帶不宜過緊之類。所以不阻體內各種細胞之生發變動而已。乃王冰轉迹於被髮二字。謂春氣發生於萬物之首。首字根於髮字。眞所謂死於句下者。其餘可以註活潑潑地之內經哉。

逆春氣則傷肝。夏爲寒變。逆夏氣則傷心。秋爲痎瘧。冬至重病。逆秋氣則傷肺。冬爲飧泄。逆冬氣則傷腎。春爲痿厥。此四逆字。不過違背不合之意。逆春則夏病。逆夏則秋病。至冬則重等句。不過就其時令之近而言之。春去夏來。病因在春。病獃至夏。當然之事也。秋病不愈。至冬更重。亦舉一例之意。推之夏病不愈。則至秋亦更重。冬病不愈。至次年春亦更重也。王冰於此等字句。亦太拘執。逆春必註爲反行秋令。逆夏必註爲反行冬令。逆秋必註爲反行夏令。無非其意謂秋金克春木。冬水克夏火。夏火克秋金耳。可笑之至。惟其於逆冬之逆字。不敢復用五行生克之說。註爲反行長夏濕土之令。亦自知事實不符也。然終不能脫出五行生克之窠臼。而註爲反行夏令。與逆秋之逆同解。吾知其必以爲長夏在夏字範圍矣。至於冬至重病句。王冰又不知爲舉一例之言。其餘三時。可以類推。反註爲冬水勝火。故重病於冬至之日。如信其說。則水克火。病亦宜痊。如何反加重哉。冬至二字倒裝句法。卽到於冬時之意。王冰乃以冬至之日解之。作爲節候之日。殊太穿鑿附會。

天明則日月不明。邪害空竅。陽氣者閉塞。地氣者冒明。此四句皆言自然界變化之現象。談不到人體病理上。乃王冰註爲陽爲天氣，亦風熱也。地氣爲溼，亦雲霧也。風熱之害人。則九竅閉塞。霧溼之爲病。則掩翳精明。又以日月爲兩目。以己所提出之精明二字。硬生根於日月二字之上。寗不可笑。如信其說。則風熱之害人。熱高汗多。精泄液涸之病居多。未見其必爲九竅閉塞也。霧溼之害人。腫脹痛泄之病居多。未見其必爲兩目掩翳也。然則其說尙可通乎。

道者聖人行之。愚者佩之。此佩字宜改作悖字。違逆於道。故爲愚人。乃王冰註爲愚者性守於道。故佩服而已。若能佩服。尙可謂爲愚者哉。

▲生氣通天論篇第三

因於寒欲如運樞句。亦係病狀。卽不爽之意。乃王冰註爲因天之寒。當深居周密。如樞紐之內動。是以如運樞三字。作起居避寒解。文義不通極矣。

陽氣者煩勞則張。精絕。辟積於夏。使人煎厥。此辟積於夏四字。王冰不能解。去辟積二字不註。只從夏字着想。謂當於夏時。使人煎厥。殊屬不妥。吾意辟字當作譬字解。積字當作後文陽畜積病死之畜積解。夏字作陽氣之盛極解。言陽氣畜積譬如夏日之鬱熱也。故使人煎厥耳。

高粱之變。足生大丁。此足字醫林皆知作能字解。因久食膏粱厚味。則脂肪質過多。鬱滯發熱。足能生疔有餘矣。乃王冰又拘於足字。謂爲手足之足。註曰。所以丁生於足者。四支爲諸陽之本也。殊屬可哂。

因而和之。是謂聖度。此二句之上下文。皆通論陰陽氣血。是此二句。不過言聖人之於身內陰陽氣血。使和平而合度耳。乃王冰以和字作入房交合解。註曰。因陽氣盛發。中外相應。賈勇有餘。乃相交合。則聖人交會之制度也。其亦太着迹矣。

▲陰陽應象大論篇第五

能知七損八益。則二者可調。不知用此。則早衰之節也。王冰謂用謂房色也。女子屬七可損。男子屬八宜益。不知此理。而好行房事。則早衰云云。此節在王冰必以爲煞費苦心。卓有發明矣。不知內經所言養生之道。在於清靜無爲。若過於計慮。便非養生之道矣。是此節之大意。能知種種之七損八益之不必計慮。則陰陽可調。不知損益之不必計。而只用此損益之事以勞心。則早衰矣。王冰不知詳上下文。而強作聰明。去原旨遠矣。

▲陰陽別論篇第七

陰搏陽別。謂之有子。王冰註陰謂尺中也。照此註是尺脈搏指。寸脈微弱也。然吾就歷來經驗所得。有孕之脈。沉部搏動滑利。浮部微弱和軟。是此之陰陽。亦宜作浮沉解。王冰拘於尺寸

•吾未嘗遇之也•

▲靈蘭秘典論篇第八

主明則下安•主不明則十二官危•此主字王冰註作心字解•其言曰。心不明則邪正一•邪正一則損益不分。損益不分•則動之凶咎。陷身於羸瘠矣云云•果如其說•則上文所云之官•共止十一。脾胃合爲一官•卽脾胃分言。亦止十二官•心已在其內矣•以心爲主•則十二官不足矣•且上文明言•心者君主之官•亦一官耳•所謂君主•亦不過較諸官稍貴耳•如何便可以心爲主•儒言道心爲主•人心爲奴•釋言佛性爲主•人心爲奴•道言元神爲主•識神爲奴。西醫以腦神經爲各臟器之主•然亦不明究竟。故名曰神經•是可知人身內自另有一主也•爲目前科學所不能及•黃帝則早知及此•故曰主明則下安。主不明則十二官危•至其所以然。因古文尙樸•故未詳述耳。王冰不知細思•因心爲君主之官•便妄以君主卽主•牽強附會•啓後人以心爲主之謬•守而不破•襲謬至今•甚可恨也。

▲五臟生成篇第十

色見靑如草茲者死•王冰註茲滋也•言如草初生之靑色也•此語不合•草之初生•嫩綠可愛•與翠羽及縞裹紺何異•正有生氣之色•如何爲就死之色哉。吾亦閱人多矣。凡人之將死。其靑必帶黯黑•近人儒醫顧先生謂茲當作玆•爲玄色•頗有見也。

▲脈要精微論篇第十七

視精明句。王冰註曰•精明穴名也•在明堂左右兩目內眥也•吾意不然•精明穴雖在兩目內眥•而此視精明之精明•並非穴名•必係兩目也•下文明白說出•其言曰•夫精明者•所以視萬物。別白黑。審短長•以長爲短•以白爲黑•如是則精衰矣云云•此非指兩目而何•目之關於診斷•最屬重要。近世西醫•亦知診察及此。王冰只知精明有一穴名。遂攜來作解。却不思下文尙有頭者精明之腑一語。如精明只可作穴名解。其又將何以解此句乎。

▲玉機眞藏論篇第十九

帝曰。冬脈如營。何如而營•岐伯曰•冬脈者腎也•北方水也•萬物之所以合藏也•故其氣來沉以搏。故曰營、此營字應作守字解•所謂如石之沉而靜也•乃王冰作勁字解。其言曰•脈沉而深如營動也•豈非有語病哉。

▲通評虛實論篇第二十八

乳子而病熱•脈懸小。此懸字應作懸絕之懸。如其字解•所謂懸小者•其脈甚小。小而無可小者也•乳子之脈本不小•況當病熱。脈更宜大•今乃甚小。則非佳兆。故下文曰手足溫則生•寒則死•以心臟雖弱•如手足溫•尙非異弱•否則手足已寒•則難生矣•乃王冰註懸謂如懸物之動也•其可通乎•且將何以解下文脈懸濇之句乎•

▲痿論篇第四十四

白淫由意淫於外•與入房太甚而來•則係精病•乃遺精之重者也•其病在精道•不在溺道•精溺二道。地位並立•然一開則一閉•不能兩開•是白淫之來•必不與溺同行•或在溺後。或在平時。乃王冰註曰淫謂白物淫衍•如精之狀。男子因溲而下•女子陰器中綿綿而下也云云。本係精。偏曰如精。已是不合。精不能與溺同下。偏曰因溲而下。更屬不合。

▲病能論篇第四十六

肺氣盛則脈大。脈大則不得偃臥。此偃字義同仆同倒。不得偃臥。卽俗語不得眠倒也。因肺氣盛滿。只可坐。而不得臥。或高其枕。仰首倚臥尙可。此病狀。哮喘人所常見。乃王冰註不得偃臥謂不得仰臥。顚倒反覆。正成一反比例。究屬何耶。

▲至眞要大論篇第七十四

帝曰。服寒而反熱，服熱而反寒，其故何也。岐伯曰。治其王氣。是以反也。王冰註爲補益王氣太甚。吾意不然。治其王氣。治字不當作補益解。治者攻治也。治其王氣者。攻治其王氣也。譬如病由熱氣太過。熱氣卽王氣也。用大量寒藥。單壓其熱。是所謂治其王氣。壓力愈大。抵抗力亦愈力。物理之常也。治其王氣而反。卽此理耳。王冰不加細察。隨以補益解之。所謂補益者，下文久而增氣之事也。故下文明明曰。不治王而然者。補益乃平日服食之事。並非治其王氣之事也。上下誤會。甯可爲訓。

君臣佐使。非上下三品之謂。本經上中下三品。岐伯明明曰。所以明善惡之殊貫也。王冰於善惡之上。文硬入服餌之道一句。且謂上藥養命。中藥養性。下藥治病。更屬不當。病有虛實。實病用下品爲主。虛病用上品爲主。皆所以治病也。神農所以因藥之性善惡而分上中下三品者。不過使醫者易知其性而爲用耳。王冰所註。粘皮帶骨。殊覺不通。

（完）

* * * * *

往來函件

衛生部薛部長鈞鑒茲呈奉職會所編中醫新刊第十期五份伏乞　指政內有王宇高所作「請與薛部長討論中醫改良問題」一文職會同人認爲語屬確切急宜實行還祈　鈞長迅予採擇施行實爲公便耑肅敬叩

鈞祺

甯波中醫協會謹上　十八年一月三日

敬復者接奉　大札並中醫新刊五册已均拜悉承

示王君大作論列綦詳欽佩無已自當遵　屬留備參考也耑此布復並頌

公祺

薛篤弼敬啓　一月十日

中醫新刊價目表

定價無扣費須先惠
概收大洋郵票照算

定價

項目	一期	六期	十二期
現款及匯兌	一角	五角五分	一元

郵費

	一期	六期	十二期
本埠	半分	三分	六分
本國	一分	六分	一角二分
日本	二分	一角二分	二角四分
歐美	四分	二角四分	四角八分

廣告價目

地位	一期	六期	十二期
全頁	十元	五十元	九十元
一面	五元	二十五元	四十五元
半面	二元五角	十二元五角	二十三元
特別	照列表一律加二分之一		
特別地位	封面反面及論後夾頁或前頁		木刻銅版費須外加
普通地位	後頁夾張		

中華民國十八年二月十日出版

中醫新刊月刊第十一期

撰述者　甯波中醫協會會員
編輯者　甯波中醫協會常務委員會
經理者　甯波中醫協會執行委員會
發行者　甯波君子營中醫協會
印刷者　甯波崔衙前華陞印局

上海國貨製藥公司宣言

溯自我國西醫代興以還。國產藥物之用途遞減。每年經濟上之損失。頗足驚人。設再冥然罔覺。無動於中。竊恐我國人民之經濟狀況。自將愈益不堪聞問矣。原夫我國藥物之所以大受打擊者。厥有數因。業此者祇圖厚利。不問改良。字招上雖曰虔修。雖曰道地。試問事實上能否若此。再我國方藥頗有奧妙之處。例如取氣藥應少煎。取味藥應多煎之類。一或失度。效用頓減。彙之煎煮需時。倉猝間不能立辨。手續麻煩。尤其旅居客地者。極感不便。其次如藥味強烈。下咽欲嘔。有此多因。因有目中醫官料飲片。猶如昔日之弓矢。西醫藥丸藥粉。猶如今日之槍炮者不者過也。於是挾弓矢而與槍炮相角逐。縱士卒勇武絕倫。其能免於血肉廣飛哉。勝負之數。昭昭在人耳目。固無需乎強辯矣。同人等有感於此。爰有本公司之組織。將我國藥物。加以科學之化體。或爲丸。或爲散。或配數味以成方。或改舊有丸散之舊觀。中藥西用。務求簡便。必實事以求是。須精益以求進。不諺張。不欺妄。此同人等所敢自信者也。

經理 上海中國醫學院教授 葉勁秋

製藥部主任 巴黎大學藥學士 葉山陀 謹啟

附告

一、醫藥問題。關係至爲重大。本公司之組織。不特挽回利權。杜塞漏卮。而對於中醫前途之革新。莫不有深切之利害。應請各界加以注意。尤其是醫藥界。予以充分之助力。不勝幸甚。

一、本公司應環境之需要而產生。所有出品。概屬中華國產。

一、本公司所有出品。皆由多數醫生考證及實驗。並請著名藥劑師。用科學方法化驗。認爲確著明效而無些微弊病者。用敢問世。

一、本公司目下先出數種。逐漸擴充。增加出品。

一、無論各界。願經售本公司出品者。概作八折計算。先繳貨價之半數。另覓相當保人。每年分三節清結。

一、通信處上海小西門外黃家闕路中國醫學院。

益肺片

上海國貨製藥公司出品之一

巴黎大學藥學士葉山陀監製

益肺片。係肺病專家歷代之經驗方。頗著奇效。本公司復用科學方法。加以化驗。證明內含阿米東。維他命。對士脫林。石灰鹽等。療治肺病。堪稱特效。且有殺菌防腐之功。而無傷正氣。培固本元。而無滋膩滯膈之弊。誠不易得之良方也，功能撲殺癆菌。補益肺氣。定咳化痰。開胃壯神。主治肺癆咳嗽。痰中帶紅。飲食少進。面色痿黃等症。每飯後服二片。每日三服。開水送下。每瓶五十片。實售大洋一元四角。外埠函購。郵匯郵票通用。寄費加一。

經售處

中一醫院 上海浙江路清和坊對面

大成書店 上海北四川路寶興路口

人壽醫藥室 上海山西路二百廿五號

青絲畫室 上海東寶興路鐵路旁

幸福報館 上海浙江路洪德里

醫界春秋社 上海雲南路安康里

總發行所 中國醫學院 上海小西門外黃家闕路

中醫新刊

第十二期

中華民國十八年三月出版

▲中華郵政特准掛號認為新聞紙類第四六八號▼

本期目錄

寧波中醫協會常務委員會編輯

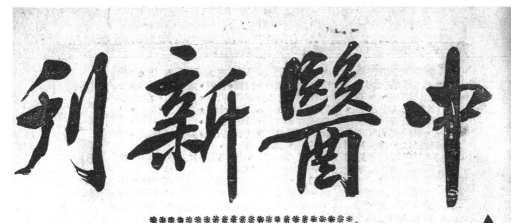

全國醫藥團體代表大會第一日

昨日爲全國醫藥代表大會開幕之期、在總商會舉行、其盛況爲一年來民衆運動所未有、茲將詳情記錄如下、

▲赴會之情形・本埠中醫所有之汽車及包車、昨日爲招待各省代表起見、悉數撥充公用、計有汽車二百輛、包車尤不勝數、專供迎送各代表之用、故總商會門前之擁擠情形、爲歷來所希有、因之頗爲社會所注目、門前特派巡捕維持秩序、

▲會場之情形・到會者極形擁擠、席無餘地、因之凡非代表欲到會列席而被婉辭拒絕者、不下數百餘人、場內懸掛巨聯一付、左爲『提倡中醫以防文化侵略』、其右爲『提倡中藥以防經濟侵略』、四面黏貼標語甚多、如『防止國外藥商的經濟侵略大陰謀』、『提倡中醫中藥促進民衆康健』、『請求教育部以中醫課程加入學校系統』等等、均極觸目、

▲赴會之代表・各地代表其團體名稱及代表姓名、已分誌昨前各報、茲統計得到會者共十五省、參加之團體凡一百卅一、代表三百六十二人、入場者各領取記錄簿紙筆等件、按時入席、

▲開會之儀式・推定主席團七人後、向國黨旗行禮、恭讀遺囑、靜默三分鐘、即由蔡濟平報告籌備經過、路謂『此次中央衛生委員會之議決案、實爲根本提倡西藥、推翻中醫中藥、關於國計民生至大』云云、後致開幕詞、(詞長從略)

▲來賓之演說・(一)全國商聯會代表馮少山略稱、『中醫中藥爲人民保障、垂數千年之久、治療確具實驗、此爲全國人民所公認者、此次中央衛生會議、謬然通過廢止中醫案、不但關係中醫藥界之存亡問題、抑且影響國計民生、鄙人曩昔留學歐美、知西醫對於外科、亦有相當可取、但生命相關之內科大症、非請中醫診治不爲功、鄙人居第三者地位、根據事實與自身之試驗、認定中醫藥極有提倡之價值與必要、萬無廢止之可能與理由、希望醫藥界同志一致努力、不難達到最後之目的』云云、(二)縣商會代表林康侯君略稱、『中醫的好處、完全是精神的、外國的技藝是機械的、無論如何、精神的終是勝過機械的、再者取締中醫、勢必連帶推翻中藥、提倡西藥、無異提倡帝國主義、末後並謂中醫藥界宜聯合起來、反抗經濟侵略、總商會願取一致行動』云云、(三)石芝坤君略稱、『保存國醫國藥、辦法須分對內對外二種、對內宜設學校、以謀中醫學術上之統一、對外則宜團結一致、堅持到底』云云、(四)湖北商會代表方椒伯君略稱、『今日之會、實爲我國醫藥界空前盛會、鄙人希望中醫藥界協力進取、亦許將來可以拿我中醫之法、中國之藥、去治外國人的病』云云、(五)各路商界聯合會代表鄔志豪君略稱、『中醫學理最爲精細、藥品亦極可靠、至西藥之所以突能猛進者、因其廣告力甚大、往往十文之物、六七文用之於廣告費、本錢祇有一二文』云云、(六)國貨維持會代表王介安君略稱、『國貨至今日、已被西商侵略無遺、向者以爲中醫這項國貨、決然無虞、不料政府還要把他摧殘、假如把國貨的命脈革完了、豈不是國將不國、我希望政府順從民意、提倡國貨之中醫中藥』云云、其他姚子讓陶樂琴胡文安錢龍章蔣正炳祝味菊陸淵雷陶文波等、均有熱烈的演詞、聽者莫不動容、鼓掌如雷、末由各醫團代表演說各省民衆熱烈提倡中醫之情形、以及今後之方針、及主席致答詞、遂攝影、呼口號『擁護中國國民黨、擁護國民政府、擁護全國醫藥團體代表大會、全國醫藥兩界團結起來、提倡中國醫藥、即是保存文化經濟、打倒余巖提案、就是打倒帝國主義、擁護中華民國萬歲、中國醫藥萬歲』而散、

快郵代電

浙省中醫協會杭州中醫專門學校杭州三三醫社上海特別市中醫協會上海中醫學會上海神州醫藥總會上海醫界春秋社上海中醫專門學校上海中國醫學院上海光華醫社上海醫士公會上海幸福報社上海衛生報館上海康健報館上海醫藥新聞報館南京中醫公會溫州中醫協會常熟醫藥月刊社紹興醫藥月報社江都中醫協會如皋中醫協會松江中醫協會吳興中醫協會蘇州婦女醫學雜誌社天津匯通醫社上海同仁醫藥所上海四明醫院山西中醫改進研究會嶺海醫藥學報社執事諸公暨全國中醫界同志鑒甯波發生西醫妄行鑑定中醫方藥一案（詳見後浙江鄞縣地方法院檢察官馮吉蓀起訴書）敝會認為非法背理遶于極點中醫方藥之是否錯誤應由中醫法團鑑定乃馮檢察官無異褫奪中醫之鑑定權西醫對於中醫方藥有何學識有何經驗乃竟妄行鑑定是應錫藩西醫似屬有意打倒中醫此可忍孰不可忍為此敝會於二月二日及二十日一再具呈衛生部請求設法糾正（呈文及部批俱見後）尚未得達目的此事如成慣例則中醫之財產生命盡操於西醫掌握之中生殺予奪惟彼所欲矣事關全國中醫大局務希共同急起力爭甯為雞口毋為牛後甯為玉碎毋為瓦全履霜堅冰聖人所戒防微杜漸君子所尙伏惟　諸公深思而奮起中醫幸甚中醫幸甚

甯波中醫協會叩　十八年二月　日

為西醫鑑定中醫方藥上衛生部轉司法部請予糾正呈文

呈為西醫不明中醫學術妄行鑑定中醫方藥請求　鈞部鑒核迅予轉詳　司法部迅予糾正以昭平等而折人心事竊職會據會員鄭蓉孫董庭瑤面稱被張杏榮訴誤藥殺人一案不料浙江鄞縣地方法院檢察官馮吉蓀有意摧殘中醫將會員等所開中醫藥方發交甯波市內西醫廷佐醫院應錫藩西醫鑑定（有馮檢察官起訴書之攝影照片為證今呈閱）致人於罪心實不甘等情前來職會據此即開會議決查中西醫術向屬異途中醫無西醫之學識經驗西醫亦無中醫之學識經驗是各自為學不能相通目前中國醫界之事實現象也若西醫可鑑定中醫之方藥是否錯誤則木工亦可鑑定縫工之製衣車夫亦可鑑定海員之航船矣既非幼所學又非壯所行南轅北轍其誤可必況目前之西醫處心積慮力謀根本推翻中醫其反對地位正若水火之不相合是此次馮檢察官將鄭蓉孫等中醫所開之藥方不發交中醫專家研究而竟發交西醫應錫藩鑑定似屬有意摧殘中醫應錫藩西醫對於鄭蓉孫等中醫所開之藥方不肯辭以不敏而竟妄行鑒定似屬乘機推翻中醫苟任此案成立則將來國粹之中醫無振興之希望大多數人業中醫者之生命盡在西醫掌握之中生殺予奪惟其所欲矣天下之不平孰有甚於此者乎夫苟係誤藥殺人自屬罪有應得但鑒定之舉則非中醫專家斷不足以明真相此次馮吉蓀檢察官委任應錫藩西醫鑒定鄭蓉孫等中醫之藥方一案認為違理非法違於

極點職會全體會員碍難承認爲此據實瀝情備文呈請　鈞部鑒核請予轉詳　司法部迅令浙江鄞縣地方法院從速糾正併令禁以後不再有同樣事情發生以整法規而維業務不勝迫切待命之至謹呈（附呈浙江鄞縣地方法院檢察官馮吉孫起訴書攝影照片一份計三張）

衛生部部長薛

中華民國十八年二月二日　寗波中醫協會

◎附法院檢察官起訴書

起訴書

被告	告訴人	告發人	證人及關係人	證物	證物名
董庭瑤 鄭蓉孫 男性均在保				存庫 號數：字第　號 件數：共　件	

右列人等爲十八年命字第二號殺人一案茲

由本院起訴並詳開名項列左

浙江鄞縣地方法院　起訴書面

一前科　未詳

二犯罪日期　民國十八年一月八日一月十五日

三犯罪地點　寗波白水靑松及崔衙前

四犯罪事實　緣張杏榮張李氏係夫妻居住家井巷十四號生一子名志元未滿二歲本年一月一二日（十七年陰歷十一月二十一二日）間發熱眼閉四五日始見遍身紅點外現一月八日（陰歷十一月二十八日）張杏榮等將其子張志元抱詣痞科鄭蓉孫診治知係患痞由鄭蓉孫治以生石膏兩半生大黃二錢餘詳方一月九日張杏榮以病狀未減復詣鄭醫治以生石膏兩半銀花二錢餘詳方一月十三日（陰歷十二月初二日）又詣鄭醫治以生石膏一兩餘詳方先後經鄭蓉孫投藥三次均未見效一月十五日乃改診董庭瑤董庭瑤亦復以生石膏八錢生大黃三錢餘詳方治之服後該陳志元非特並無起色且口鼻流血延至一月十六日即陰歷十二月初六日午刻身死業經據訴詣驗屬實塡明驗斷書附卷并先後訊據董庭瑤鄭蓉孫等供稱認係痞後各經承診開服方藥不諱當經本檢察官以事關醫術非經專門家鑑定不足以明眞相即據呈案各方發交廷佐醫院鑒定旋據鑒定人應錫藩鑒定書內稱鄭醫所投之藥服用過早致痧斑不能全身發揮董醫所處第四方之藥劑（係第五方之誤即十二月初五日第一次診之方）未與投服第五方處之藥劑（係第四方之誤）性寒屬冷量尙輕微云云可見鄭蓉孫董庭瑤先後對於張志元痞症究竟有無已達透發之程度並不精密審察

遠處以寒冷藥劑以致瘡點未能透發因而致死自屬玩忽已極予以起訴

五所犯法條及起訴理由　基上事實鄭蓉孫董庭瑤均係從事醫業各於業務上之過失而致人於死各犯刑法第二百九十一條第二項之罪合依刑事訴訟法第二百五十三條第一項起訴此致

同院刑庭　　檢察官馮吉蓀

中華民國十八年一月二十八日

本件證明與原件無二

浙江鄞縣地方法院書記官　陸志宏

◎附衛生部批示

衛生部批　字第二〇號

原具呈甯波中醫協會

呈一件爲西醫妄行鑒定中醫方藥請鑒核轉詳司法部迅予糾正由

呈及附件均悉該案既在地方法院涉訟應俟該院依法訊判所請轉詳司法部一節着毋庸議仰即知照附件存此批

中華民國十八年二月十二日　薛篤弼

爲西醫鑑定中醫方藥再上衛生部呈文

呈爲西醫妄行鑒定中醫方藥補叙理由續請　鈞長更行審議懇卽轉詳司法部迅予糾正以維平等而伸公道事竊職會會員鄭蓉孫董庭瑤被張杏榮訴誤藥殺人浙江鄞縣地方法院檢察官馮吉蓀將鄭董等中醫藥方發交西醫廷佐醫院應錫藩西醫鑒定一案職會認爲於法不合於理不平於二月二日具呈　鈞長請求鑒核轉詳　司法部迅予糾正業蒙　鈞長於二月十二日批示第二〇號內開呈及附件均悉該案既在地方法院涉訟應俟該院依法訊判所請轉詳司法部一節着毋庸議仰卽知照附件存此批等因各在卷職會奉此殊難緘默夫在地方法院涉訟者係鄭蓉孫等個人之事應候該院依法訊判者亦係鄭蓉孫等個人之事卽該院竟果非法妄判而依法提起上訴者更係鄭蓉孫等個人之事職會概不與聞職會之呈請　鈞長請伸公論者並非袒護鄭蓉孫等與鄭蓉孫等涉訟一案性質絕對不同斷不可合併爲一此點應請　鈞長先予認清如此點不清則職會有理難明有口難辨矣伏惟革命大功告成　建設一切政法之出發點自以平等自由爲第一義中醫西醫各執其業以救治國民之疾病其所處地位當然平等自　鈞長任職以來對於中醫西醫一視同仁個別調査個別整理並未有所偏袒軒輕此職會之所以研究改良力圖自強而求仰答　鈞旨盛情者也不料浙江鄞縣地方法院檢察官馮吉蓀不思中西醫術絕對不同竟將鄭蓉孫等中醫藥方發交西醫應錫藩鑒定憑西醫一言卽行起訴重西醫輕中醫借西醫殺中醫其不平等達於極點雖野蠻時代亦少概聞况今日革命成功之國家平西

醫應錫藩不自量無中醫之學識經驗竟敢妄行鑒定者此無他蓋西醫處心積慮無日不思推翻中醫擴充地盤之是謀彼輩之野心常有暴露諒亦 鈞長所熟聞者也是此次馮檢察官與應錫藩西醫無異合謀打倒中醫此事關係中醫大局職會爲甯波方面中醫代表此事適發生於甯波職會何忍目覩此傷心之事而緘默不言 鈞長爲吾中醫主管機關苟坐視西醫之恃強凌弱壓迫中醫至於此極而不爲援手一救其亦何以安於心乎況法律於鑒定人之規定必具有相當之學識經驗西醫對於中醫之藥方究竟有何學識有何經驗是馮檢察官所爲非法已極職會亦知司法獨立涉訟爲鄭蓉孫等個人之事職會所爭者只在西醫是否鑒定中醫藥方爲合法問題職會之所以呈懇 鈞長救濟者惟此而已豈敢爲鄭蓉孫等訟事地哉此事關於中醫生死問題職會不復有所顧忌爲此冒昧續呈泣懇 鈞長憐察恩准迅予將前呈一併轉詳 司法部請予糾正庶幾青天白日之下吾中醫於法律有平等地位得以自由自強而發揚國粹於無窮否則含寃莫伸受辱無告與其瓦全毋甯玉碎若 鈞長於此而不肯一伸公論則不如早頒明令取消中醫之爲愈也寃重情急語無倫次伏惟 亮鑒准如所請無任迫切待命之至謹呈

國民政府衛生部長薛

中華民國十八年二月二十日

甯波中醫協會

本草崇原之研究

王宇高

神農本經計三百六十五種。不過適逢其數耳。乃張隱庵謂爲應周天之數。亦太拘矣。

人參乃補正氣之品。非除邪氣之藥。本經所謂除邪氣者。乃補足正氣。使邪氣不能侵犯。卽預防法也。否則。邪旣侵犯。而用人參。則齎寇兵而資盜糧矣。張隱菴除邪氣之外侵一語。須細昧其外侵二字。

甘草之堅筋骨，長肌肉，倍氣力三句。張隱菴解謂堅肝主之筋，腎主之骨。長脾主之肉。倍肺主之氣。心主之力，惟心主力三字。無所根據。張氏不過強分配於五臟耳。吾以爲力字應作脈字解。脈爲血管。血管通暢。血液流轉。則力自倍矣。然甘草之通血脈。非如當歸川芎輩之直接通之也。蓋甘草力長解毒而散金瘡腫。金瘡腫之病。亦無非血管被刀刃所傷。瘀阻而發炎耳。甘草能退血管由瘀阻而發之炎毒。故間接能通血脈而倍力也。張氏於金瘡腫解毒五字。亦不得其解。

黃耆之治癰疽風癩痔瘻。全在久敗瘡三字。蓋其功用。能使體內皮肉等組織之壞變者，恢復原狀也。故又曰補虛。又曰小兒百病。蓋小兒以發育爲第一要着。耆有恢復能力，卽有生發能力也。張隱菴不知着眼此點。隨文平解。一若癰疽等初起。充血發炎之際。亦可概用黃耆。不將助熱毒肆餤乎。

芡實乃收斂之品。其治腰脊膝痛者。亦收縮此端，促動彼端之經脈血管開通故也。西醫催婦人生產。用收縮子宮法。卽此理耳。張隱菴於此只以少陰主骨，外合腰膝解之。殊屬失當。

牛膝之治傷熱火爛。蓋傷熱而爛，傷火而爛，二者同治也。

張隱菴解曰。言血氣爲熱所傷。則爲火爛之證。是併二種爛而爲

一．其拘於血氣之氣字乎．

五味子既益氣。又治欬逆上氣者．增加肺氣之壓力。使其降而易升．反抗力生．則鬱者開．結者解。而欬逆上氣之病自愈矣．隱菴解此。益氣與治欬逆上氣．分作兩事．其能通乎．

澤瀉之能行水上四字．接於久服二字之後．最易令人誤會為久服澤瀉．使人身輕．能浮行於江海之上也．張隱菴解作能行在下之水而使之上．與治乳難之功用相應．確得其當．此等解釋。有益於醫界不少．

菖蒲辛溫開竅之藥．然能開耳目口鼻之頭部七竅。固可信也．若併前後陰之二竅亦能開。吾不敢信．有之。亦猶王孟英之治小便不利者用紫菀．開上以開下．猶沸水在壺．蓋不啓則嘴不瀉．啓其蓋而通其氣．則嘴可瀉．是亦物理之常．然下過間接開之耳．終不可謂為能開前後陰竅也。故下文曰止小便利。張隱菴於此．不知據理辨正．既拘於通九竅句．又泥於止小便利句。亦矛盾解之．曰止小便利．是通前後二陰之下竅也．又曰．止小便之過利．加一過字。自謂煞費苦心矣．其如終不可通何。

細辛氣味辛溫。確係開氣之猛藥．不宜多用．張隱菴拘於列入上品．便斷為可以多用。豈其未曾經用乎．不過宋元祐陳承謂多用細辛則氣閉不通而死．則與散氣。成一反比例耳．

紫蘇張隱菴以為配以杏子．主利小便。消水腫．解肌表．定喘逆．與麻黃同功．而不走洩正氣．高士宗曾治患癃閉者．用紫蘇杏仁防風各一兩．至夜膀胱氣化．小便大利．隱菴之言．確屬發明．可宗可法．

橘皮李東垣謂留白則理脾健胃．去白則消痰止嗽。隱菴駁之．以為不宜去白．確合實用．

續斷為通經絡筋脈之藥．不論三因．凡屬經絡筋脈不通。皆能治之可也。隱菴所釋。含混不切．

黃連所治之腸澼腹痛下痢，實一症也．腸澼云者，腸壁發炎而欲潰瘍也．故腹因此而痛．便因此而痢．西醫於此分桿菌與阿米巴原蟲二種。實皆濕熱濁氣之所化也．隱菴解此．腸澼與腹痛下痢．分別為二．眩人之目．吾不謂然．

車前利水道，小便。張隱菴作一句解。謂水道行而小便長也．吾以為水道有二．一小便．一汗液．利水道云者．小便可通．汗液亦能通也．故下句曰除濕痹．濕　之成．由於汗液閉塞也．

決明子所治之目淫膚赤．隱菴作目淫者多淚也．膚赤者眼膚色赤也．與卜眼赤淚出相同．古人文法。詳略不同．多有如此者．讀者不可以近世文法眼光對之．信哉。

本經言藥之可治百病者．蓋舉凡百之病狀而言．因一邪所見之病狀不同也．譬如朴消逐六府聚積結固留癖之專藥。因六府聚積之病狀百出．醫者不必拘其病狀．只察其病屬六府聚積．皆可以朴消治之。故曰主治百病．隱菴不知此理．於此解曰．外感百病雖多．不越寒熱之邪氣．除寒熱邪氣．則外感百病皆治矣云云．其真讀書死於句下者也。且所謂寒熱邪氣者．亦以其皆能致六府聚積耳．畫龍不能點睛．隨文敷衍。致上下文不能相通．隱菴其能免此誚乎。

丹參所治之心腹邪氣．腸鳴幽幽如走水者．邪氣在腹之病象也。非眞有水也。故曰如走水。隱菴以爲君火之氣下交。則士濕而水不泛溢。是以如水誤認爲眞水也。丹參豈驅水之藥哉。

芍藥之爲酸寒收縮。新產忌用。確係元明諸家之誤。隱菴推本經主治邪氣腹痛。且除血痺寒熱。破堅積症瘕之意。以爲新產惡露未盡。正宜用之。有見之言也。

茜草隱菴謂爲卽內經治血枯烏鰂䕵茹丸之藘茹。　茹嘗作茹。卽茜草也。茜草與紅花功用相類。治血枯宜矣。

防己之主治。在風寒溫瘧熱氣。金匱又以之治風水皮水。隱菴以爲行氣通上之藥。駁東垣下焦血分之藥。病在上焦氣分者禁用之言。爲不當。誠善也。

麻黃爲發表出汗之藥。後人以其根節爲止汗。因外臺有麻黃根浮小麥之止汗法故也。隱菴非之。吾亦用之無效。恆單用浮小麥止汗。則效如桴響。是可知隱菴之言非謬也。

紫葳能治癥瘕血閉。乃破血之藥也。隱菴曰。必非安胎之品。本經養胎二字。當是墮胎之譌。洵爲有見。

乾薑辛溫能發汗。是發散之品也。其所以又能止血者。蓋血之外溢。必有所塞。乾薑能通其塞。及其旣出。又必有所瘀。乾薑能消其瘀。故爲血症所宜。近賢范文甫先生每喜用之。隱菴謂爲治脾絡虛寒而血外溢之血症。血遇寒則凝。豈尚能外溢乎。故吾不謂然。

厚朴金匱方中厚朴大黃湯用一尺者。亦不過當時習用之量耳。乃隱菴謂爲一尺取象乎脾。脾豈一尺長哉。寧非笑話。

巵子今人多炒黑用之。以其生則吐也。隱菴斥之曰。生用能起水陰之氣上滋。復導火熱以下行。若炒黑則但從上而下。不能起水陰以上滋。故仲祖巵子豉湯。生用不炒。有交姤水火，調和心腎之功。而後人妄言生用則吐。炒黑則不吐。且以巵子豉湯爲吐劑。味甚云云。確有見地。

烏梅主治下氣除熱煩滿。又止肢體痛偏枯不仁死肌。是可知其並非酸斂收濇之藥。後人誤點之。隱菴駁之。宜矣。

杏仁氣味甘苦溫。冷利。此冷利二字。易令人誤會。隱菴解滋潤之意。其質潤而下行也。有益於本經不少。

慈石所治之足洗洗酸消不能行。酸消二字。隱菴解作痠削。痠痛而瘦削也。就病狀而論。極得其旨。然論其病理。則皮肉之所以瘦削而痠疼者。由於酸化過度。謂爲酸消。理亦可通耳。

雄黃所勝之五兵。隱菴謂爲五金。卽金銀銅鐵錫。雄黃能化之也。可信。

髮髲所治之小兒驚大人　。隱菴解曰。小兒天癸未至。故病驚。大人天癸已至。故病痓。此言吾不謂然。痓者何。非角弓反張之[illegible]病乎。[illegible]病所見。小兒爲多。且究何關於天癸之至否耶。

雷丸之殺三蟲，逐毒氣，胃中熱，利丈夫，不利女子者。必由經驗而來。隱菴不知其理。強作解人。乃就雷字着想。而曰震爲雷。爲長男。故利丈夫。不利女子。意想附會。每每如此。吾國醫學之墮落。實坐此病。夫藥物之有實驗而不得其理者。甚多甚多。只求驗之不誤。何必強求其解。孔子曰。知之爲知之。不知爲不知。是知也。若強不知以爲知。天下從此不可問矣。可恨可恨。

金匱痙病之研究

毛衍春

(甲)正文疑點　正文十三條。方三湯。第一條太陽病。發熱。汗出而不惡寒者。名曰柔痓。此症與風傷衛類似。何可便名爲痓耶。第二條太陽病。發熱。無汗。反惡寒者。名曰剛痓。此症與寒傷營類似。何可便名爲剛痓耶。第九條太陽病。發熱。脈沉而細者。名曰痓。名曰二字亦可疑。總之痓病必有痓病之主證。未見主證。只有發熱與有汗無汗惡寒不惡寒等證。只可名爲痓病之預兆。然不可必其將必成痓。謂之預兆亦不妥。吳謙金鑑本以第六條病者身熱。足寒。頸項強急。惡寒。時頭熱。面赤。目赤。獨頭動搖。卒口噤。背反張者。痓病也。居首條。以柔痓次之。剛痓更次之。嚴氏宗之。最爲確而可信。主證詳備者居首。則剛痙是痓而兼見發熱無汗惡寒之證。柔痙是痓而兼見發熱有汗之證。名曰痙。方有根。剛柔以汗之有無而分。亦不誤矣。

(乙)註家長處　痓病章註家。趙周黃尤四家。隨文解去。無所發明。徐氏知痙病在陰虛液脫。筋無所養。確有見地。吳氏以葛根湯治痓在表。大承氣湯治痓在裏。表裏分明。有功醫界。唐氏以括蔞桂枝爲治痓之兼證。大承氣爲治痙之變證。而治痓正法。在生津血。和筋脈。實獲我心。陳氏於大承氣悟出。一下之後。病勢已減。審係陽明。以白虎加人參湯。滋陽明之燥。審係少陰。以黃連阿膠湯。救少陰之陰。又以竹葉石膏湯。或去粳米之逗遛熱氣。以竹瀝易竹葉。收功。又於腹脹條。可用厚朴生姜甘草人參半夏湯。灸瘡條。用風引湯減去桂薑一半。足補古書之殘缺。嚴氏以三方統治太陽陽明二經邪實之法。而獨於陰虛之證略焉。又引張石頑治法。又以開口噤爲第一義。開關散以及外治法。急當相輔而行。更是臨牀實驗之談。可敬可愛。

(丙)痓病主證　脈緊弦而強直。頸項強急。口噤介齒。背反張。脚攣急。痓是筋病。血傷液損。筋無所養。故現強直。甚而反張。痓者勁也。故以命名。苟無別種兼證。只是筋病。仲景未嘗立方。就唐氏生津血。和筋脈之法想來。可以復脈湯爲痓病主方。

(丁)痙病主方　復脈湯下九味。以酒七升。水八升。先煮八味。取三升。去滓。內膠消盡。溫服一升。日三服。

炙甘草四兩　桂枝三兩　麥冬半升　麻仁半升　人參二兩

阿膠二兩　大棗三十枚　生薑三兩　生地黃一斤

膠麥麻地以補血液。參甘桂薑棗以舒筋脈。血液充。筋脈舒。則痙病可愈矣。

(戊)痙病兼證　兼證分爲虛實表裏如下：

(一)　表實

(子)痙病兼見發熱。汗出。不惡寒。脈沈遲者。括蔞桂枝湯主之。

括蔞根二兩　桂枝三兩　芍藥三兩　生薑三兩　炙甘草二兩　大棗十二枚

右六味。以水九升。煑取三升。分溫三服。微汗。汗不出。食頃啜熱粥發。

痙病而至發熱汗出。血液更傷。故以桂枝湯調和營衛。加括蔞根以滋液化痰。而痰由熱鬱結成。痙病有痰。必然之事也。

（丑）病兼見發熱無汗。惡寒。小便少。氣上衝胸。葛根湯主之。

葛根四兩　麻黃三兩　桂枝二兩　炙甘草二兩　芍藥二兩　生薑三兩　大棗十二枚

右七味。以水一斗。先煑麻黃葛根減二升。去沫。內諸藥。煑取三升。去滓。温服一升。覆取微似汗。不須啜粥。

痙病而至發熱無汗。溲少氣衝。則鬱極矣。故於桂枝湯加麻黃葛根以開發之。

（二）　裏實

（寅）痙病兼見口渴心煩脈洪之白虎證。可用白虎加人參湯治之。

人參三兩　知母六兩　甘草二兩　粳米六合　石膏一斤

右五味。以水一斗。煑米熟湯成。去滓。温服一升。日三服。

痙病之血傷於內熱。石膏知母淸熱。參米甘草滋血。洵爲對證良方。

（卯）痙病兼見潮熱譫語。胸滿腹痛。脈沉實之承氣證。可與大承氣湯。

酒洗大黃四兩　炙厚樸半斤　炙枳實五枚　芒硝三合

右四味。以水一斗。先煑枳樸取五升。去滓。內大黃煑二升。去滓。內芒硝。更上微火一二沸。分温再服。得下。餘勿服。

此證之內熱。較白虎更甚。不得不急下以保津液。

（三）　表虛

（辰）病發汗太多而致者。可用桂枝加附子湯。

桂枝三兩　炙甘草二兩　芍藥三兩　生薑三兩　大棗十二枚　炮附子一枚

右五味。以水七升。微火煑取三升。去滓。適寒温服一升。服已須臾。啜熱稀粥一杯。以助藥力。

汗多傷血固也。然急難補。先補其氣。氣不散則血靜。此時以留血爲要矣。

（巳）痙病發汗。寒濕相搏。惡寒甚。可用甘草附子湯。

炙甘草二兩　炮附子二枚　白朮二兩　桂枝四兩

右四味以水六升。煑取三升。去滓。温服一升。日三服。

血被熱固傷。被寒濕亦傷。故以此方去寒濕。間接卽保血也。

（午）瘡家誤發汗。汗出則痙者。可用芍藥甘草附子湯。

芍藥三兩　炙甘草三兩　炮附子一枚。

右三味。以水五升。煑取一升五合。去滓。分温服。

（四）　裏虛

(未)風痙病下之劑痙。可用眞武湯。

茯苓三兩　芍藥三兩　白朮二兩　炮附子一枚

右五味。以水八升。煑取三升。去滓。温服七合。日三服。

下後脾胃損傷。筋脈亦易攣急。故以苓朮附子補脾。芍藥滋筋。

(申)痙病暴腹脹大而脈伏弦者。可用厚樸生薑甘草人參半夏湯。

炙厚樸半斤　生薑半斤　炙甘草二兩　人參一兩　半夏半斤

右五味。以水一斗。煑取三升。去滓。温服一升。日三服。

痙病而主胃中虛冷。暴腹脹大。甚以參甘生薑助氣。厚朴半夏消滯矣。

(酉)痙病而發熱脈沉細者。可用麻黃附子細辛湯。

麻黃二兩　炮附子一枚　細辛二兩

右三味。以水一升。先煑麻黃減二升。去上沫。內諸藥。煑取三升。去滓。温服一升。日三服。

痙脈本弦緊。雖沉而不細。今至於細。是腎有寒也。當以辛附等散之矣。

(己)痙病開關法　痙病必見口噤介齒。藥難入口。可先以烏梅丸煎濃汁擦牙。或有梅自然汁更妙。

烏梅三百箇　黃連一斤　甘薑十兩　細辛六兩　炮附子六兩　桂枝六兩　人參六兩　黃柏六兩　當歸四兩　蜀椒四兩

如法成丸。以一兩水煑濃汁擦牙令開。

成無已傷寒論解之研究

莊雲廬

▲方之分兩

成氏謂如㕮咀者，卽今之剉如麻豆大是也。云一升者，卽今之大白盞也。云銖者，六銖爲一分。二十四銖爲一兩也。云三兩者，卽今一兩。云二兩，卽今之六錢半也。料例大者，只合三分之一足矣。吾意分兩不必拘。當隨病之輕重爲輕重。最要者其配合不可有所多少。當合算其總數。某藥居總數幾分之幾。某藥居總數幾分之幾。此於化學作用。大有關係。宜劃一也。因古方古人已用之有成効故耳。

▲辨脈法第一

脈有陰陽。大浮數動滑名陽。沉濇弱弦微名陰。此陰陽明明一代名詞。爲簡括之用耳。乃成氏註謂脈從陰陽始。又謂脈從五行生。冠履倒置。主客易位。中醫從此墮入五里霧中。迷而不出矣。可恨可恨。

陽動則汗出。陰動則發熱。其所以動者。上文明言陰陽相搏故也。相搏而動。由於實之太過。何可便言爲虛。成氏註謂陽動爲陽虛。陰動爲陰虛。非也。不過汗出以後則陽虛。發熱以後則陰傷耳。

脈弦而大。弦則爲減。大則爲芤。減則爲寒。芤則爲虛。寒虛相摶。此名爲革。此革字應作皮革之革。無毛之皮爲革。革有硬象。弦大二字。自有如革之硬。脈管之硬。確由氣蹶血少。故婦人則半產漏下。男子則亡血失精也。成氏解革字爲改革之革。曰氣血改革。不循常度。夫改革而不循常度者。豈止弦大之脈哉。成氏誤矣。

▲傷寒例第三

春傷於風，夏必飧泄云云者，無非爲伏氣爲病而言也。蓋非無卽病而成之病也。乃成氏註謂脾以春適王。風雖人之。不能卽發。肺以秋適王。濕雖入之。不能卽發。夏以陰爲主內。暑雖入之。勢未必動。冬以陽爲主內。寒雖人之。勢未能動。然則春無風濕。夏無暑暍。秋無濕熱。冬無傷寒乎。何其言之固也。

陽盛陰虛。汗之則死。下之則愈者，陽爲熱。陽盛爲熱太甚。陰爲裏。陰虛爲大熱在裏。故下文又曰。桂枝下咽。陽盛則斃也。陽虛陰盛。汗之則愈。下之則死者。陰爲寒。陰盛爲寒太甚。陽爲表。陽虛爲大寒在表。故下文又曰。承氣入胃。陰盛以亡也。成氏於此。解欠明白。故爲補之如此。

▲辨太陽病脈證幷治法上第五

嗇嗇惡寒之嗇嗇二字。猶肅肅也。惡寒之貌也。乃成氏註謂嗇嗇者不足也。非是。

桂枝湯成氏引內經以爲解。可謂得其本意矣。如云內經曰。辛甘發散爲陽。桂枝湯辛甘之劑也。所以發散風邪。內經曰。風淫所勝。平以辛。佐以苦甘。以甘緩之。以酸取之。是以桂枝爲主。芍藥甘草爲佐也。內經曰。風淫於內。以甘緩之。以辛散之。是以生薑大棗爲使也。

太陽病項背強几几。反汗出惡風者。桂枝加葛根湯主之，成氏謂發汗當用麻黃。今汗出。恐不加麻黃。但加葛根也。確有見地。

越婢湯就吾所經驗。實係猛劑。成氏謂爲發越婢氣。通行津液。恐不確當。

調胃承氣湯。成氏解曰。內經謂熱淫於內。治以鹹寒。佐以苦甘。芒硝鹹寒以除熱。大黃苦寒以蕩實。甘草甘平。助二物推陳而緩中。仲景用藥。得岐黃遺意。成氏能解及此。殊足尙也。

四逆湯。成氏亦以內經解之。其言曰。寒淫於內。治以甘熱。寒淫所勝。平以辛熱。甘草薑附相合。爲甘辛大熱之劑。乃可發散陰陽之氣。

旣曰證象陽旦。又曰證象桂枝。成氏註陽旦桂枝湯別名也。恐係杜撰。不確。

▲辨太陽病脈證幷治法中第六

葛根湯。成氏解曰。本草云。輕可去實。麻黃葛根之屬是也。此以中風表實。故加二物於桂枝湯中也。亦甚確鑿可信。

衄由陽氣重。不可更用麻黃湯。且衄乃解。亦不必更用麻黃湯。故註家多以麻黃湯主之句。應在上文當發其汗句之下。成氏於此。雖曰與麻黃湯以解前太陽傷寒之邪。究屬含混。故特表之。

何以知汗出不徹。以脈濇故知也。濇有緊意。作沸鬱解則可。成氏謂濇者陽氣有餘則不可。不然。桂枝下咽。何以陽盛則斃哉。

傷寒脈浮緊。不發汗。因致衄者。麻黃主之。此麻黃湯應在未衄前用之。成氏知之。故解之曰。傷寒脈浮緊。邪在表也。當與麻黃湯發汗。若不發汗。則邪無從出。擁甚於經。迫血妄行。因致衄也。下節桂枝湯亦應在未衄之前。成氏亦知之。成氏誠善讀傷寒論者也。

厚朴生薑甘草半夏人參湯。成氏解曰。內經曰。脾欲緩。急食甘以緩之。用苦泄之。厚朴之苦以泄滿。人參甘草之甘。以益脾胃。半夏生薑之辛。以散滯氣。寥寥數句。勝於尋常解者多矣。

傷寒五六日中風。成氏解謂或傷風。或中風。並非傷寒後又中風也。蓋根據柴胡證但見一證便是不必悉具也。殊為有見。

柴胡本治喜嘔。成氏謂由飲水水停而嘔。與食穀物聚而嘔。皆非所宜。是固宜細辨者。

傷寒陽脈濇。陰脈弦。法當腹中急痛者。先與小建中湯。不差者。與小柴胡湯主之。小柴胡湯。成氏謂宜去黃芩加芍藥。蓋根據加減法腹中痛者。去黃芩加芍藥三兩者也。

抵當湯成氏解曰。苦走血。鹹勝血。虻蟲水蛭之鹹苦以除畜血。甘緩結。苦泄熱。桃仁大黃之甘苦以下結熱。諒哉。

太陽病。身黃，脈沉結，小腹鞕，小便不利者，為無血也。此節仲景無方。成氏謂胃熱發黃也。可與茵陳湯。讀書而能於無方處求方。此吾人所宜法則者也。

▲辨陽明病脈證幷治法第八

成氏謂太陽陽明宜小承氣湯。正陽陽明宜大承氣湯。小陽陽明末擬方。吾以為宜脾約麻仁丸。

轉失氣之失。成氏解為轉氣下失。諸家多有作矢氣。以矢為糞也。實則俱有語病。總之轉矢者撒屁放屁之意。以燥糞內結。小承氣湯力弱。不足攻其燥糞。只能放幾聲臭屁而已。

鄭聲二字。諸家多作鄭重其言。反覆細語解。成氏則曰。鄭聲者鄭音不正也。論語曰。惡鄭聲之亂雅樂。又曰放鄭聲。遠佞人。鄭聲淫。佞人殆。言鄭聲不正也云云。是成氏意猶俗所謂怪迷病。言多淫佚者也。吾實非之。

趙以德金匱衍義之研究

王宇高

▲臟腑經絡先後病證脈第一

肝之病補用酸。與內經藏氣法時論肝欲補。急食辛以補之。欲瀉。以酸瀉之相反。趙解之曰。味之成者為體。氣之成者為用。有諸體而形諸用。故肝木者必收之而後可散。非收則體不立。非散則用不行。偏於體不足者必補。酸以收之。偏於用不足者必補。辛以散之。故補體者必瀉其用。補用者即瀉其體。因知內經云辛補。為補其用也。仲景云酸補。為補其體也。云云。夫收之而後可散。散之而後可收。物理之常也。一收一散。平均而常動。則肝之功用不廢。否則即病。岐伯仲景之道。互相發明。以德能道破之。厥功亦偉矣哉。

色黃者胸上有寒。趙解曰。黃者脾之色。脾主輸穀氣於上焦

•以化榮衛•今胸中有寒•穀氣不化•鬱爲胃熱。顯出其黃色•黃爲中焦畜熱•今不謂中焦熱而言胸中有寒者。乃指其致病之本而言也。云云•此解闡透之至•醫者於此。即可以急則治標緩則治本之法而施之矣。

冬至之後。甲子夜半少陽起•趙解曰。節至之日•便名甲子。非直待其眞甲子日至以候氣也•不然•假如乙丑丙寅日冬至。兩月後方是甲子。其時始候之乎•云云。此解極是。難經以冬至後六十日爲準。與趙意正同。

病人脈浮者在前•其病在表•浮者在後•其病在裏•腰痛背強不能行•必短氣而極也•末二句言病•錯亂難曉•趙解之始明•其言曰•表以足太陽言•裏以足少陰言。表病則背強不能行•裏病則腰痛短氣而極少。

脈脫入藏卽死。入府卽愈•脫字趙謂去也。卽無異言無也絕也。吾意以爲脫者脫去常脈。如春不類弦。夏不類鉤•秋不類毛•冬不類石•是也。

風中於前。寒中於暮。前暮二字•必有所誤•乃趙氏解之曰•夫風之傷人•三時俱有。若寒必於冬。故云暮云云。雖其言大致似通•然恐非仲景本意歟•

諸病在藏•欲攻之•當隨其所得而攻之•得字趙解作宜字意。其言曰•此概言諸病在藏之屬裏者。治法有下之泄之•奪之消之•溫之寒之。和以平之•各量輕重•從宜施治云云•如其所言•攻當求得其所宜•乃萬病之所宜•豈獨在藏而已哉•毋乃太混乎•

▲痙濕暍脈證第二

剛痙柔痙由有汗無汗而分。趙氏乃以強而有力無力分之。恐不確•

太陽病•其症備•身體強几几然•脈反沉遲•此爲　•括蔞桂枝湯主之。與傷寒論中太陽病。項背強几几然•反汗出惡風者。桂枝加葛根湯主之•一則桂枝加括蔞根。一則桂枝加葛根•趙謂俱是益津和血養筋之劑•不過葛根從表分衞中以生津液。括蔞根從表分榮中以生津液耳。分晰其明•所宜牢記。

濕家身煩疼。可與麻黃加朮湯發其汗•趙曰。表實成熱•則可發汗•無熱是陽氣尙微•汗之恐虛其表•今是症雖不云發熱•而煩已生。煩由熱也•所以服藥不敢大發其汗•且濕亦非暴汗可散•故用麻黃加朮•使其微汗爾。此解亦明澈。

口開前板齒燥。此裏有熱而液涸也。乃趙解謂裏有濕也•濕何能令齒燥•且下文所註。此症屬陰陽俱虛•脈弦細者陽虛也•芤遲者陰虛也。所以溫針復損其陰•汗之復傷其陽。此症惟宜甘藥補正•以解其熱爾。卽靈樞所謂陰陽俱不足。補陽則陰竭•補陰則陽脫•可將以甘藥。不可飲以剛劑云云。又何以與此句有濕相背謬哉•

▲百合狐惑陰陽毒病證治第三

百合病•趙註謂病歸手心主。手心主主血主脈•百脈皆宗之。故曰百合•病原在於情欲不遂•或憂惶煎迫。病理在於火鬱血虛。卽後世所謂勞瘵是也云云。確有見地•治勞瘵者宜於此注意及之•

狐惑病。趙註謂濕熱久停。蒸腐氣血。成瘀濁而化蟲。脈經用猪苓散。卽分利濕熱之意。又曰。試用上部服瀉心湯者觀之。則下部亦必有可服之藥。自下部用洗法者觀之。則上部咽喉亦必有外治之理。仲景特互發之爾。云云。讀書要當趙如以德者。方有心得可望。吾儕宜學之。

陰陽毒。趙註謂其邪一屬熱毒與血病。不過有在陽經絡與陰經絡之別耳。去雄黃蜀椒者。亦以二藥入陽經絡。故陰毒去之耳。此註深得仲景本旨。非諸家所能及也。

▲瘧病脈證幷治第四

鼈甲煎丸之藥。以分計。如鼈甲十一分。黃芩三分。柴胡六分者。乃就其全方之數分配。如鼈甲十一分者。乃就方幾分之十一耳。趙註謂二銖五分爲一分。不知其何所本。恐不確當。

癉瘧仲景未出治法。趙謂自後條溫瘧者觀之。亦可治此癉瘧也。何則。白虎湯退熱藥也。分肉四肢。內屬脾胃。非切於其所舍者乎。又瀉肺火。非救其少氣煩冤者乎。設其別有兼證。豈不可推加桂之例以加別藥乎。云云。趙氏註金匱。每用比類相通之法。蓋由於熟讀原文而巧生也。可敬可仰。

▲五臟風寒積聚病脈證治第十一

心傷條。趙寄引內經主明則下安。主不明則十二官危之言。以心爲主。蹈王冰之覆轍。誤矣。

▲痰飲咳嗽病脈證治第十二

膈上病痰滿喘咳吐條。趙曰。是條皆以痰言。末以飲言。二者有陰陽水火之分。痰從火而上。熬成而濁。故名曰痰。飲由水濕留積。不散而淸。故名曰飲云云。此雖支離。然痰與飲確有分別如此者。

夫短氣有微飲。當從小便去之。苓桂朮甘湯主之。腎氣丸亦主之。此一症而有二方。且方藥不同。人多疑之。趙解曰。苓桂朮甘湯主飲在陽。呼氣之短。腎氣丸主飲在陰。吸氣之短。分別明晰。學者更可於脈象舌苔等等以分明矣。

治留飲甘遂半夏湯中有芍藥。芍何能治飲。確屬可疑。趙解謂飲由肝鬱而成堅滿。非芍瀉肝不可。蓋所以治其原也。趙氏眞知仲景心法哉。

支飲胸滿者。厚樸大黃湯主之。此條趙解極佳。上半段說仲景方之妙。可啓發人之聰明。下半段疑此條方藥之必別有說。而闕疑焉。亦甚有見。其言曰。凡仲景方。多一味。減一藥。與分量之更重輕。則更其名。異其治。有如轉丸者。若此三味加芒硝則謂之大承氣。治內熱腹實滿之甚。無芒硝則謂之小承氣。治內熱之微甚。厚樸多則謂之厚樸三物湯。治熱病而閉。今三味以大黃多名厚樸大黃湯。上三湯皆治實熱而用之。此支飲胸滿。何乖以是治之。儻胸滿之外。復有熱蓄之病。變遷不一。在上在下。通宜利之耶。胸滿者下之。然此水飲也。不有熱證。況胸滿未爲心下實堅。且胸中痞鞕脈浮氣上冲咽喉者。則半表半裏和解之。至有醫誤下。爲心下鞕痛名結胸者。以大陷胸湯下之。不甚痛但不可下。以小陷胸湯利之。今支飲之胸滿。遽用治中焦實熱之重劑乎。是必有說。姑闕之云云。

欬家其脈弦爲有水。十棗湯主之。趙曰。脈經以弦爲水氣爲厥逆爲寒爲飲。風脈亦弦。若欬者。如水氣如厥逆如寒如風。皆能致咳。欲於弦脈而分諸邪。不亦難乎。設或水邪之弦稍異。果何象乎。前條懸飲者沉弦。則論支飲者急弦。二者有沉急之不同。而欬脈之弦。豈一字可盡。仲景嘗論水畜之脈曰沉潛。今謂爲水。其弦將彷彿有沉潛之象乎。將有沉急之象乎。凡遇是證是脈。必察色，聞聲，問所苦。約然合脈之水象。然後用是方下之。獨據脈。恐難爲憑也。云云。此解透徹無遺。古文尚略。讀者讀其所已言。當揣量其所未言。始不爲誤。以德先生誠吾輩之師表也。

▲黃疸病脈證并治第十五

穀疸。趙引陳無擇用苦參丸。其藥用苦參龍胆大麥。實則治肝胆之藥。即西醫所謂黃疸由胆病而來者也。

女勞疸只言額上黑。而不言身黃。往往令人誤會。趙曰此篇文也。醒目。有益。

▲驚悸吐衂下血胸滿瘀血第十六

酒客欬者。以致吐血。客字乃指嗜酒之人也。趙曰。酒性大熱。客羈不去。則肝氣不清。胃氣不守云云。以客羈於酒而言。殊於文義不合。

火邪者。桂枝去芍藥加蜀漆牡蠣龍骨救逆湯主之。此火邪未明言何病。且既曰火邪。又何以用桂枝生姜等熱藥。趙以爲此係醫用火逼刼亡陽之症也。始令人爽然明曉。

黃土湯。趙謂亦可治久吐血胃虛脈遲細者。增減用之。諒哉。

心氣不足。吐血衂血。瀉心湯主之。心屬火。既曰心氣不足。又何以用三黃寒藥哉。趙曰。心氣不足者。非心火之不足。乃眞陽之不足也。眞陽不足。則火熱甚而心不能養血。血從熱溢爲吐衂。云云。吾又以爲眞陽不足則虛。虛何可用三黃。此氣字對血字言。氣不足即互言血有餘也。血有餘而沸騰上溢。故用三黃寒下以壓之平。

▲嘔吐噦下利病脈證第十七

榮虛則血不足。血不足則胸中冷。此冷字。趙曰。當以正氣不足論之。正氣者。陰陽之精。非寒非熱。冲和純粹。不宜以爲之冷。與寒邪同治若以熱治寒。不惟反助客熱。且復耗其氣。損其陽矣。云云。解冷字。卓識高見。有功醫林不少。

下利脈皆平。按之心下堅者。急下之。宜大承氣湯。脈平二字。趙謂非和平之平。氣下泄矣云云。此由詳用大承氣而得。平字乃對浮字而言。脈不浮而心下堅。可知其病在裏。故宜承氣攻其裏。

▲趺蹶手指臂腫轉筋陰狐疝蚘蟲病脈證第十九

甘草粉蜜湯。趙註粉爲胡粉。蓋以胡粉能殺蟲也。然胡粉有毒。用宜愼之。

蚘厥之厥。趙註爲手足厥冷。亦合病理。

▲婦人妊娠病脈證治第二十

妊娠用桂枝湯。下文有『設有醫治逆者。卻一月。加吐下者則絕之』。趙解曰。設有醫以他治。則更一月當化。若加吐下。復損其榮。土亦失其養育。條芩白朮可也。芎歸可也。參芪可也．但要益榮生津．和中下焦而已．云云．原文不明．註頗分晰清楚．

膠艾湯治胞阻．趙謂調經止崩．安胎養理．妙理無出此方．然加減法又必從宜．若脈遲緩．陰勝於陽．則加乾薑官桂．若數大則宜加黃芩．云云．加減法可宗．

婦人妊娠．宜常服當歸散主之．常服二字．趙恐後人因此而生他患．其言曰．藥者但宜攻邪扶正．不比米穀．性味偏頗不正．不可久服．云云．深思遠慮．預救其流弊．其眞仲氏之功臣乎．

▲婦人產後病脈證治第二十一

婦人新產．中風病痙．仲師雖未出方．亦自宜相機酌用葛根湯與栝蔞桂枝湯也．趙以爲必從養陰起見．其同丹溪產後必補之拘乎．不知下文何以又用大承氣湯陽旦湯下瘀血湯哉．

產後下利虛極．白頭翁加甘草阿膠湯主之．趙謂此方豈獨產後哉．蓋言其可通治別病也．吾以爲仲景方方皆可通治他病．亦不止此方也．

▲婦人雜病脈證并治第二十二

旋覆花湯之新絳．趙曰．疑是緋帛也．凡糸帛皆理血．血色紅．用絳尤切於活血云云．今藥肆中新絳．多用前清頂帽之紅纓．謂其紅色．乃猩猩之紅血．未知孰是．

婦人六十二種風．及腹中血刺痛．紅藍花湯主之．趙曰．疑非仲景方．傷寒論一部．以風寒二邪．必詳其傳變．然後出方．乃云六十二種風．盡以一藥治之．豈無寒熱虛實上下表裏之異．其非仲景法明矣云云．此解極有卓見．

讀傷寒論雜記

徐炳南

六經分部．在三陽則太陽爲表．陽明爲裏．在三陰則少陰爲表．厥陰爲裏．以厥陰居六經之終．故其爲病有兼證與後起．而無直中也．夫病毒歷傳三陽二陰．以至厥陰．所有體工反射救濟．至此已告失敗．蓋此時抵抗病毒者．惟神經緊張．各腺體起興奮．及骨質中所含燐質爲之救濟耳．是故厥陰病爲最危至險之候也．篇中所云．兩顴淺紅．紅必游移無定．或煩躁發狂．欲坐臥泥中．渴欲飲水．復不能飲．凡此皆是軀體內蘊熱力．呈露於外之故．故其紅則游移無定．欲飲而復不能飲．非陽明實熱．氣粗面赤．渴欲大飲也．大便自利者．陰寒下趨也．或被熱阻則秘結．故有時大便秘．以內無實熱．故其小便始終清利．內含之熱力．因抵抗若上炎則爲咽痛．若下趨卽便秘．此皆流離恍惚者也．因其病在裏．故脈沉遲．因見陰虛．故氣微弱．至於肌表雖熱，按之不熱者．以熱力暴露於外則虛其內也．陰寒過盛．陽氣被遏．因而四肢厥冷矣．

先曾祖荷濬先生醫案

周岐隱敬錄

謝平陽．患三陰瘧．自五月至十一月．歷更數醫．略無寸效．診其六脈如絃弦．重按無力．面帶虛浮．每熱多寒少．當發時汗出透重棉．氣喘神倦胃減．此確係陰陽並虛之候．前醫非表散即滲利。所以不效也。即擬參耆姜附。以振陽而固衛。歸地鼈甲。以滋血而和陰。再加柴胡甜茶。鼓其內陷之邪外出。六帖後虛陷之邪透出三陽。而熱多寒少矣。汗止食增。轉用小柴胡加減和解三陽。二劑而瘧竟止。此先用托化後用和解。乃師喻氏服建中而後可吐下之意立法也。後以勵勞復發。又服小柴胡加減數劑竟止。

趙增寶之妻。患瀉痢腹痛。自七月至十一月。諸醫皆以濕熱與痢疾門套法治之。愈治愈劇。枯瘦如柴。入夜痛瀉尤劇。診其脈遲細如無。尺澤皮肉寒冷。舌潤不渴。此脾腎陽虛。寒溼乘土之候也。即以附子四錢。乾姜三錢。吳茱萸一錢。冬朮三錢。肉果烏梅木香肉桂各一錢。令煎服。一劑即瘥。五六劑竟全愈矣。

大嵩陳某之婦。始患胸痛。後胸痛稍愈。驟然發厥。一夜連厥十餘次。延醫數輩。以風痰套法治之。非惟不效。且厥時愈加長久。最後一次。厥去一時之久。勢尤險惡。至午後稍醒。口吐白沫。眼吊搐搦不止。診其脈獨寸口甚大。餘皆不見。遍體清冷無熱。問之侍者。知病人每次厥回。輒呼胸膈緊迫。此乃夾氣進食。氣中與食中並見症也。胸中清陽。盡被痰氣阻塞。症勢甚險。本擬即用仲景瓜蒂散法。涌吐其膠結之痰。奈鄉間藥舖。無由卒辦。乃仿景岳法。用萊菔子絞汁灌之。再以鵝翎探吐。涌出粘痰碗許。神氣稍醒。逾時又厥一次。更以萊菔汁灌之。旋灌旋醒。乃與溫膽湯以善後。兩三日而復。

大嵩桑含輝之孫。五歲。於夏季患腹疼。遍體浮腫。身熱。時吐蟲如燈心者。長寸許。成團成球。綿綿而出。偏請兒科。俱以時令火熱。以芩連苦寒之品治之。愈服而蟲愈多。診其脈。寸關緊細模糊。視其舌絕無火熱之象。面色晄白而黃。此中土爲生冷所傷。寒溼遏於下焦。脾腎之陽虛竭。濁陰塞空。蘊化爲蟲也。即仿景岳溫藏丸查而製方。用姜附椒萸合五苓而成劑。一服而吐蟲即瘥。再服而病去什八。有市醫史某。爲病家媚戚。願以調理自任。進洋參扁豆條芩等藥一劑。而腹痛吐蟲又作。自知僨事。堅請改方。即以前方加參連三劑而愈。

喘腫治驗

慈谿魏文燿

翁幼孩。年八歲。平素多痰。甲子年三月。患溼溫證。始起寒熱似瘧。喉痛。左頸面頰腫大。初延兒科診治。用辛溫疏散。服藥後。汗出未避風。風襲毛竅。遍體浮腫。胸滿。氣喘。大便溏瀉赤熱。小溲短赤。口氣穢臭。沉眠。脈象弦滑數。兩尺澤脈洪大。舌紅潤。口中多涎。愚謂孫係誤表肺炎。痰溼內蘊。風火外束。肺氣不揚。上壅爲喘。下陷爲瀉。治法宜清降肺胃痰火兼解溼毒。擬千金葦莖湯。加川貝。馬兜鈴。射干。生甘草。服一劑。吐出膠黏白厚痰碗許。煩躁不甯。遍體腫。及頸項腫大未退。氣喘未平。改投牡蠣澤瀉散。除商陸。加射干。水蘆根。製半夏。服後溲長便實。浮腫皆退。氣平。頸間痰核顯露。口氣穢臭。脈象弦滑。舌色淡白。改投清肅肺胃痰火。清燥救肺。及瀉白散等。加海藻。昆布。川貝。薏仁。牡蠣。米仁等。出入加減。服三劑。熱退痰盡。頸間瘰癧漸消。擬六君子湯。和中益氣以善後。調理旬日全愈。

中国近现代中医药期刊续编·第一辑

槐蔭吟館醫案

陳杭珊

▲周左　初覺頭疼。早起登廁。猝倒。不省人事。寸脈弦數有力。內經謂血之與氣。幷走于上。氣返則生。不返則死。西醫名腦充血。治法宜引血下行。不使衝激腦部。致有腦出血之危。進鎮逆瀉肝之劑。移時始甦。

淮牛膝　生龍骨　生牡蠣　白芍　甘草　元參　龍胆草

▲凌媼婆　素患痺症。走痛無定所。誤服溫燥劑。疼痛愈劇。大小便澀。嘔噦煩躁。眠食俱廢。行動維艱。此邪已化熱。燥藥耗血。進養血清肝泄風和胃之劑。始痊。

小生地　白芍　炒麻仁　鮮竹茹　滑石　鮮桑枝　香豉　梔子

▲王左　赴鄉勞頓。溫熱內蘊。至家陡然發痙。神昏譫語。深夜促余往視。余以親戚故。往診。脈伏。言語無序。發痙無一息之停。內風煽動。幸手足尚溫。急進息風化痰清熱之品。兩劑風始息。

羚羊片　生白芍　連翹　勾藤　川貝　小生地

▲袁左　感受冬溫。邪鬱肺絡。咳嗽。發熱。微渴。此暴感溫邪。其邪專在於肺。葉氏謂風溫上受。首先犯肺。以辛涼清散法治之而愈。

冬桑葉　枇杷葉　牛蒡子　川貝　薄荷　連翹　花粉

射干之研究

杭州沈仲圭

（釋名）射干之形。莖梗疎長。正如射之長竿。得名之由。殆以是爾。製法。取根泔水浸一日。篁竹葉煮半日。乾用。

（氣味）苦平。有小毒。（或云微寒或云兼辛）

（功用）瀉實火。消腫毒。通經閉。利大腸。治喉痺咽痛。結核疝瘕。

（用量及配合）一錢至二錢半　同連翹，牛蒡，麥冬，馬勃，治溫病喉痛。同萱草根治乳癰初起。

（禁忌）射干雖能降火洩熱。散結消腫。然無益陰之性。故別錄云久服令人虛。時珍云多服瀉人。凡脾胃薄弱。臟寒氣血虛人。皆不宜用。

（方劑）奪命散　治喉痺不通

射干一錢　黃芩　生甘草　桔梗各五分爲末水調頓服立愈

（雜論）射干今祇用於喉症。他病無聞焉。究其所以能治喉症之理。良由苦能降火。辛能散血。使積退於上之痰火，瘀血。得射干之苦降辛開。而平復耳。故宏景云苦酒磨塗毒痛。甄權云通女人月閉。元素云去胃中癰瘡。大明云消痰破癥。震亨云利積痰。消積核。或爲心得之言。或係經驗之談。吾人研究本草。當致古徵今。博思明辨。毋得囿於時醫一偏之見哉。

讀「史氏病理學」（續）

董庭瑤

平滑肌瘤多起於子宮。長於子宮粘膜之下者。或凸入子宮內。長於子宮漿膜下者。或凸入腹膜腔。常壓迫鄰物。而致月經過多。甚或血崩云云。此等病吾嘗見之屢矣。其一董桂林師母。年五十。腹漸漸脹大。肌肉消瘦。帶下浸淫。吾斷爲瘤生於子宮漿膜下。而凸入腹膜腔者。其一應正菴之妹。年四十餘。血崩每月二三次。皮肉浮黃。繼則大便滯下。吾斷爲瘤生於子宮粘膜之下•而凸入子宮內者。皆纏綿牀蓐。久而不愈。甚可惜也。

雞不患破傷風。以其有天然抗菌力也云云。然人之破肉裂皮•亦未必人人皆患破傷風。雞雖不患破傷風。然吾嘗見雞之被閹也。有閹處紅腫。甚至連腹背浮腫脹大。皮膚熱可烙手。則又何也。人之普通。破傷處如雞者爲多。亦未見每每有破傷風之痙症也。故吾於此殊動懷疑。

抗菌免疫性分爲五種。一血淸之防禦素。二白細胞之貪噬作用。三淋巴腺及骨髓所產之溶菌素。四血淸之調理素。五患者血淸之凝集素。分晰固屬明白。然總之不離原氣之強盛。吾中醫謂邪之所湊。其氣必虛。原氣強則邪自去。理豈有謬。不過較簡單耳。

潛伏性結核爲病發作後。病區發生纖維被膜。致不能進行。其內之菌。仍未被滅。有存留多年者云云。菌能存留多年。可以謂之伏菌病。然則復何怪我中醫之有隔年伏氣病哉。所謂伏氣者•致病之邪氣。即潛伏性之致病細菌耳。

梅毒由螺旋菌爲患。吾中醫雖未見其菌之何若。然知其爲毒•固早已明悉矣。且吾嘗用土茯苓銀花生甘草黃柏海藻等治之。亦覺有能全愈者。是此等物亦必有殺該菌之力。惜未能以化學化驗之耳。

蛔蟲寄生於人之胃腸。有時上行至食管喉鼻等處。並或至輸膽總管。有時從腸壁之潰爛處穿出而至腹膜腔。吾中醫常用使君子雷丸檳榔等治之。往往見效。是可知其有殺蛔蟲之力也。

蟯蟲使瘙癢而生濕疹。婦女之陰道。易累及之。吾中醫常用龍胆瀉肝湯以治其內。猪肝以引其外。獲效者甚多。

脾於血循環極有關係。其官能在生赤白二種白球云云。吾中醫謂脾充血。有歸脾湯以治脾不統血之方。正相符合。

頸淋巴腺結核病。名爲瘰癧。由結核桿菌所成也云云。然吾中醫嘗用靑紅桑椹之文武膏。或單用夏枯草。或用程鍾齡之元參貝母牡蠣之消瘰丸。或用逍遙散加海藻昆布等。久而耐性服之。有十之六七。可以痊愈。惟用斑貓殭蠶。或剖割手術者。其愈亦早。其死亦速。成績不甚佳耳。

心瓣缺損。對於血循環常有重要之關係。即靜脈多充血。且成紅紫二種血。互相攙雜。致全身之血欠養氣。而皮呈紫色。名先天性發紺。有時唇及鼻壁變厚。指頭腫而成杵狀。指甲上至下•較彎於常云云。此等症狀。吾嘗治一女子。年十歲。矮小如六七歲人。皮膚色紫。唇色如墨。而唇厚腫。舌亦黑色。指頭腫大•確如杵狀。其就吾治療者。以常有腹痛病。吾以使君子雷丸加入於小承氣中下之。果下腺狀蟲無數。繼以異功散加使君子等殺蟲藥治之。腹痛之病果愈。然唇舌之黑。指頭之腫如故。吾以此關先天性不能治却之。想此即所謂心瓣缺損歟。

心左側有病。則肺靜脈血之前路障碍。肺泡壁之毛細管遂充血而膨脹。因之泡腔較小。致妨碍肺之呼吸作用。是以其人呼吸困難。咳嗽吐痰。病較重者。則肺水腫。病日久者。則肺硬變而色紅云云。此即吾中醫所謂心火刑尅肺金之咳嗽病也。

心絞痛之原因有六。一心肌多長纖維織。二冠狀動脈硬變。

三心壁神經節改變。四冠狀動小枝有血栓或栓子。五心肌之機能改變。六心肌出力過度血現痙攣。其一二三四六諸項。皆有形質。可以剖視。卽吾中醫所謂陰弦之心痛也。其五項則形質不可見。惟機能失常。卽吾中醫所謂陽虛在上焦之胸痺也。蓋吾中醫之所謂陽。皆指無形質之機能。所謂陰皆指有形質之細胞故也。

內痔由於靜脈曲張而出血。此卽吾中醫所謂先便後血之黃土湯症也。黃土湯中之附子。能使靜脈之曲張者。恢復原狀。

（未完）

如臯醫學報之精華（二）

王宇高

▲第三年第九期（十五年八月十七日出版）

曾炳章君之治霍亂方劑。確可應用。一，霍亂通治方。鮮藿香錢半。新會皮錢半。赤茯苓二錢。竹瀝半夏錢半。白蔻仁七分。淡竹茹二錢。廣鬱金二錢。鮮荷葉包滑石三錢。陰陽水煎。冷服。二，濕霍亂初起方。鮮藿香錢半。製川朴一錢。製半夏二錢。鮮荷葉包滑石三錢。白蔻仁八分。姜炒川連六分。炒黃芩二錢。淡豆豉錢半。紫金片五分。研冲。陰陽水煎。冷服。三，熱霍亂初起方。淡豆豉二錢。焦山梔三錢。炒黃芩二錢。姜炒竹茹二錢。杜藿香錢半。荷葉包滑石三錢。扁豆衣錢半。左金丸錢半。飛龍奪命丹一分。冲入。陰陽水煎。冷服。四，寒霍亂初起方。吳萸六分。拌炒川連八分。川桂枝錢半。淡干姜八分。浙茯苓三錢。焦白朮二錢。炒白芍三錢。新會皮一錢。霍亂定中酒三分。冲。水煎。冷服。

陸士諤君謂白喉可用麻杏甘羔湯。往往效如桴鼓。吾亦嘗用之而效。信非理想也。

▲第三年第十期（十五年九月十六日出版）

陸士諤君駁斥西醫愼君之中西醫平議一文。痛快確切。使愼君無從置喙。其中論新舊及陰陽五行二節。尤屬可愛。其詞曰「愼君云。吾國醫學。墨守舊說。其所根據者。卽爲陰陰五行。要知陰陽五行之說。已不能支配現代之哲學。故吾國醫學已失其學術上之地位。夫學說不論新舊。必以是非爲從違。是者從之。非者違之。是非無定。則必以愈病爲準繩。藥投病愈爲是。病不愈爲非。說而能舊。舊說而能流傳至今。爭辯不輟。其爲成效卓著。不問可知。故舊說者治病之良法。愈病之良方也。何所見而謂其不可守。余著醫學南針。惟恐醫者之不守古。而愼君反恐醫者之守古。豈非奇談。且新舊界限。愼君亦未曾明白。吾告愼君。創者爲新。因者爲舊。今之自命爲新醫者。是否獨自己之心想。創發新奇之學說。抑祇稗販西說。拾人唾餘。若從前一說。吾無間言。若後一說。亦何足爲新也。至於學術上地位之得失。嘗以治病之效驗爲利器。決不能以口舌爭也。愼君謂陰陽五行不足爲根據。吾先要問愼君。陰陽是何物。五行是何狀。愼君能知之乎。能答吾問否。凡駁斥一種學說。非先極深研幾。窮究其所以。決不能謬下一辨。愼君於陰陽五行。果有眞知灼見否。學術辨論。不同村嫗相罵。一切武斷之語。都無所用。吾告愼君。陰陽者。上下內外表裏寒熱之代名詞也。上爲陽。下爲陰。內爲陰。外爲陽。表爲陽。裏爲陰。寒爲陰。熱爲陽。故陰陽兩字。有時指脈

·有時指症。有時指臟腑·有時指氣血·猶之某甲某乙某丙某丁·皆確所指·實有其人·並非鑿空之談。夫流動不息之爲行·五行者。表示五種之動作·火曰炎上·爲升騰之代詞·水曰潤下·爲潤澤之代詞·木曰曲直·卽條達之義。金曰從革·乃宜降之詞·土稱稼穡。無非和平之意·故五行之木火土金水·與炊飯之火。洗衣之水·築屋之土。鑄幣之金·種植之土·絕然不相關涉。愼君駁斥五行。一由未解行字之義。二由誤認五行爲固定之五物·而於炎上潤下曲直從革稼穡諸精義·絕未硏究·」

▲第三年第十一期（十五年十月十六日出版）

沈仲圭君腦主知覺之攷證一文。引證確當·一，內經曰·頭爲精明之府。二。靈樞海論篇曰·腦爲髓海·髓海有餘·則輕勁多力·自過其度。髓海不足。則腦轉耳鳴。脛痠眩冒·目無所見·懈怠安臥·三，李時珍曰·腦爲元神之府。四，金希正曰·人之記性。皆在腦中·五，汪昂曰·今人每記憶往事·必閉目上瞪而思索之。六，王淸任曰·小兒無記性者·腦髓未滿·高年無記性者·腦髓漸空·又曰。兩耳通腦·所聽之聲歸於腦·兩目系如線長於腦。所見之物歸於腦·鼻通於腦·所聞香臭歸於腦·

朱漢章君引吳鞠通與陳修園兩家之用麻杏甘膏湯。於仲景方運用得法·可見一斑。吳之溫病條辨有曰·喘咳息促·吐稀涎·脈洪數·右大於左·喉啞。是爲熱飲·麻杏石甘湯主之·陳之傷寒眞方歌括有曰·脈浮。頭項強痛·初起便不惡寒·但壯熱·大渴·是溫熱病·宜麻杏甘石湯主之·

▲第三年第十二期（十五年十一月十四日出版）

盧毓如君治李慰農君之尊大人之痢病方案·可觀可讀·可法可用·錄之如下。八月初三日初診·脈虛細軟·兩關雙弦而浮皆帶數·苔本白滑厚。噯呑酸作嘔。裏急後重。溼邪蒙蔽三焦·肝陽鬱勃·不得條達。擬馴肝開溼·以觀後效。鮮薤白二錢·宋半夏一錢·金鈴子三錢·生白芍二錢。鹽水炒製香附一錢·老蘇子六分·鹽水炒廣橘紅一錢。福澤瀉二錢。風化硝冲服五分·竹二靑三錢·綠萼梅二錢·初四日次診·各恙皆減·痢亦漸爽·嘔亦見稀·方用鮮靑蒿根二錢·薤白二錢·宋半夏一錢。風化硝五分。製香附鹽水炒一錢·南沙參二錢。鹽水炒廣皮一錢。老蘇子六分·生白芍二錢·生麥芽三錢·姜滯一兩·姜汁少許·初五日三診·素平之肝陽又發。方用薤白二錢·生石決明五錢。廣皮白一錢。番瀉葉三錢。白微三錢，鮮石斛三錢·風化硝六分。連心麥冬二錢·南北沙參各三錢·淡秋石三分·生白芍五錢。懷銀花三錢·生穀芽四錢·硃染燈心三分·鮮竹二靑四錢·鮮蓮子五五粒。鮮藕片一兩。初六日·各恙已平·未服藥·初七日。脈虛弦軟稍數·苔薄黃。作嘔全止·飲食亦進。痢未全盡·稍覺不爽·氣血未復·稍有餘邪·擬補正以勝之。西洋參一錢·焦米仁五錢。廣皮白一錢·硃染茯神各三錢。生白芍三錢·鮮石斛三錢。生牡蠣七錢·潤元參四錢。生甘草六分·生穀芽五錢·淨小麥一撮·鮮蓮子五粒·服後全愈·卽停藥·十二日·脈虛弦細軟·苔薄稍黃·口仍黏膩·大便又溏瀉色黑·餘邪未盡·氣血未復·擬通補兼祛餘邪·西洋參二錢·廣橘紅錢半。焦米仁六錢·生白芍三錢·肥玉竹二錢·硃茯神各三錢。金鈴子三錢。川貝母錢半·薤白一錢·生穀麥芽各四錢。地栗五枚·覆杯而愈·（未完）

中醫新刊價目表

定價無扣 費須先惠 概收大洋 郵票照算

定價			
項目	一期	六期	十二期
現款及匯兌	一角	五角五分	一元

郵費			
本埠	半分	三分	六分
本國	一分	六分	一角二分
日本	二分	一角二分	二角四分
歐美	四分	二角四分	四角八分

廣告價目			
地位	一期	六期	十二期
全頁	十元	五十元	九十元
一面	五元	二十五元	四十五元
半面	二元五角	十二元五角	二十三元
特別	照列表一律加二分之一		
特別地位	封面反面及論後夾頁或前頁	木刻銅版	
普通地位	後頁夾張	費須外加	

中華民國十八年三月十日出版

中醫新刊月刊第十二期

撰述者 甯波中醫協會會員

編輯者 甯波中醫協會常務委員會

經理者 甯波中醫協會執行委員會

發行者 甯波君子營中醫協會

印刷者 甯波崔衙前華陞印局

全國醫藥團體代表大會第二日

□請願代表赴京……推定執委二十九人

全國中醫藥團體昨日下午二時在該會籌備處舉行第二次代表大會、茲將當時情形、詳紀如下、

▲決議之要案　下午二時半振鈴開會、公推隨翰英蔡濟平張梅菴爲主席團、議決各案如下、㈠發表宣言、㈡組立國醫藥之永久大團結機關、(甲)組請願團、㈠請願團代表每省一人、其餘無定額、由執委會支配、惟須注意人材、㈡臨時用費、由請願團自行支配、㈢請願團十九日(即今日)夜車出發、㈣請願書推蔣文芳起草、㈤請願機關爲第三次全國代表大會中央執行委員會中央監察委員會中央政治會議國民政府行政院立法院司法院監察院衞生部教育部等、其餘由請願團臨時酌定、(乙)組織全國醫藥團體代表大會、並決定組織設計委員會、委員定二十九人、㈢擴大宣傳案、㈣建設、㈤經濟問題、議決、㈠國內全體中醫各出特捐每人至少一元、中藥舖每家至少二元、以作此次大規模運動之用、㈡公推丁仲英君爲經濟保管委員、

▲今晚之宴會　該會定三月十九日(即今日)下午六時在中央菜社宴請全國醫藥代表、昨已分別柬邀、

▲前晚討論會　全國醫藥團體代表大會、前在上海總商會舉行開幕式、該會全體代表於開幕禮畢後、即赴神州醫藥總會續開大會、討論反對中央衞生會廢置舊醫決議等辦法、仍由蔡濟平張梅菴陸仲安隨翰英程調之爲主席團、由張梅菴報告一切、全場均主張全體代表即日赴京、向三全會中央國府舉行大請願、不達到撤消廢置舊醫原案目的、誓不回鄉、嗣經主席力加勸慰、始得鎭靜、遂議決先組織一議決案執行委員會、將全國提案在代表大會中逐條通過議決案、交執行委員會負責執行、辦理完畢、當場推定上海市張梅菴蔡濟平謝利恆蔣文芳費庭華陳楚湘陶文波、南京市陳調之、天津市林子俊、廣州市余鳳智、江蘇陸子東曹建初吳子周、浙江裘吉生王宇高湯士彥、四川祝敬銘、河北陸仲安、廣西郭瑞庭、福建包一虛、安徽汪濟生、湖北楊樹千、山東王嵩堂、汕頭方公溥、河南王紫綬、湖南何冬彥、江西楊立三、奉天嚴倉三、山西陳觀光、爲全國醫藥團體代表大會議決案執行委員、一面加聘上海醫藥界名宿傾彥台組設計委員會、相輔辦理、期於最短期間、將中央廢置舊醫決議根本反對撤消、全國醫藥聯合團體迅即成立、將中國醫藥永久建設事業、確定方針、各委員以大義所在、當即宜誓就職、並擬分組總務經濟文書組織交際建設宣傳等部、分別執掌、積極辦理、次又討論大會經費問題、蕪湖代表汪濟生提議、上海醫界捐助診人全日、藥界捐助營業所得半日、職工捐助工資半日、以爲大會臨時經費、熱心毅力、殊足欽佩、各地大可仿行、全體無不贊同、當場自由認捐者尤爲踴躍、該會大會日期本定三天、各代表長途勞涉、略無休息、精神大爲困疲、討論至十一時遂告散會、

中醫新刊

中華郵政特准掛號認為新聞紙類第四六八號

第十三期

中華民國十八年四月出版

本期目錄

寧波中醫協會常務委員會編輯

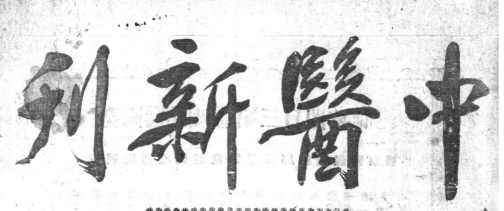

[redacted]

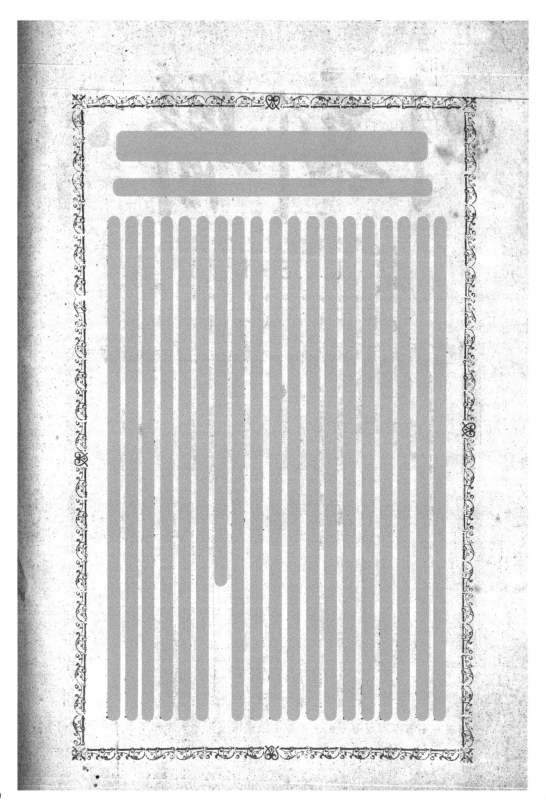

根本推翻中央衛生委員會議議決規定舊醫登[redacted]案原則及力圖發展中醫藥以振國粹而興國產案

事實

二月二十三四等日、中央衛生委員會議、據上海各報及社會醫報第五十五號所載議案、中字第十四號、余巖所提議廢止舊醫以掃除醫事衛生之障碍案、內辦法有『舊醫登記法限至民國十九年底爲止』、『禁止登報介紹舊醫』、『檢查新聞雜誌、禁止非科學醫學之宣傳』、『禁止舊醫學校』等、議決事項、改題爲『規定舊醫登記案原則』、甲，舊醫登記限至民國十九年底爲止、乙，禁止舊醫學校、丙，其餘如取締新聞雜誌等非科學醫之宣傳品，及登報介紹舊醫等事、由衛生部相機進行云云、

理由

(一)中醫係國粹、中藥係國產、治病之成績、有四千餘年之歷史、藥材之出產、有九千二百餘萬之金額、生計之關係、有四百八十餘萬之人數、中醫藥之治病、適合中國國民之性情、如中醫藥一旦任其廢止、則中國全國四萬萬國民之生命健康、更堪深憂、此事關於中華國家之盛衰、與中華國民之消長、其大且鉅、萬可比擬、此理甚明、無用詳辨、不然、試問中國未有西醫傳入以前、國民人數、何以有四萬萬之多、爲全球各國冠哉、反之，自西醫盛行以來、何以國民人數、不見增加、反日漸減少、止有三萬五千萬人哉、即此一端、已足證明中醫藥之確善治病、確能保障國民之健康、確能增高國民之生產率、與減低國民之死亡率、彰明較著、不待智者而後知矣、今當國民革命成功之後、國民政府建設之初、對於國粹之中醫、發展之不及、國產之中藥、振興之無暇、奈之何任憑少數西醫、把持中央衛生會議、黨同伐異、入主出奴、爲彼輩個人飯碗問題、肆行摧殘中醫中藥、一至於此之甚哉、

(二)如以日本明治廢漢醫而興西醫爲可崇拜而足師表也、此則大謬不然、一則日本係帝國主義、明治係專制君王、一切政治、惟己所欲、自不復顧及民衆之需要與信仰、中國何國、中國乃國民革命之國民政府也、施政宗旨、當以國民之需要與信仰爲前提、更以脫去帝國主義之習氣爲首要、豈可效法日本之所爲哉、

(三)二則日本明治以前之漢醫漢藥、非其所固有、非日本之國粹與國產也、西醫爲外醫、漢醫亦爲外醫、西藥爲外藥、漢藥亦爲外藥、同爲外醫外藥、廢漢而取西、於國粹國產、絲毫無關、若中國之有中醫中藥、則不同於日本之外醫外藥也、中國國民政府豈可效其所爲哉、

(四)三則中醫學術之高深、中藥效驗之妥速、積四千餘年良醫之發明與經驗而來、故日本人之學漢醫者、僅得皮毛、不能深

造、其被廢止亦宜、若我中醫中藥、經驗既富、發明尤多、一方下咽、沉疴卽起、每年各地由西醫束手辭退之病人、經我中醫挽救得生者、何可勝計、是中國之中醫中藥、非日本之漢醫漢藥所可比也、中國國民政府豈可以日本對待漢醫漢藥之政策、而對待我中醫中藥哉、

(五)四則日本人之學西醫西藥者、確能得其精華、倘可與歐美並駕齊驅、觀其自製之新藥、凡歐美所有者、罔不有之、且有歐美所未發明者、是以日本之西醫、爲英美法俄等國所不及、惟德國可以比之、故世有德日派西醫之稱、蓋日本君相之政策、以侵略他國爲唯一主義、故竊取他人所長、惟恐不及、至於竊藏精粹、不致被人所竊、亦惟恐不嚴、此種主張、明治伊藤以來、至於今不變也、若我中國人之學西醫者、留學歐美、既不自知奮勉、留學日本、又被其政策所束縛、卒以旅外幾年、徒費金錢與命陰、只僥倖拾得一紙文憑、便自以爲博士與學士、足以誇耀國人而有餘、實則僅得歐美日本皮毛之皮毛、診治之術、既不完全、所用之藥品與器械、又不能自行創造、只知開一堂皇醫院、每日以國人爲試驗品、作西藥之推銷員、而恬不知恥、是中國人之西醫、與日本人之西醫相較、何啻上下床之別、苟政府一加細察、則中國人之西醫、懲之殺之、猶恐不足以盡其罪、何可驕養若此、日本人之西醫、固屬可嘉、中國人之西醫、實不可恕、學術不同、人品各異、中國國民政府豈可效日本之所爲哉、

(六)此次中央衞生委員會議、提議廢止中醫者余巖、余巖係甯波人、初學中醫不成、去而至日本、略襲皮毛、彼不過怕中醫之難精、喜西醫之易習也、所得西醫既不精、所學中醫又不久、以個人之難學中醫、遂謂中醫爲非、以個人西醫營業之不發達、遂欲打倒中醫、以圖壟斷、是其處心積慮、摧殘中醫、嘗向報章發表牢騷、被我中醫據理痛駁、亦已久矣、此次一躍而列入中央衞生委員會內、小醜跳梁、肆行無忌、猶秦之范睢、與蜀之法正、一旦得志、睚眦之怨、亦必報復、是余巖此案之提出、乃借衞生委員會議、以報其私怨、而快其私慾也明甚、奈何衞生委員會諸公、竟被其所狐惑所利用、誠令人大惑不解也已、

(七)查當日合併此案之議案、倘有北平特別市政府衞生局局長黃子方先生所提議生字第二二號統一醫士登錄辦法案、附件內有『醫學當以成績之良否、效果之有無、爲取舍之標準、不應有中西之分、尤不宜有新舊之見、歐西醫學卽係集合古今萬國發明而成、未嘗或有國界、至於中國藥品、經數千年之經驗、必多可取、欲求中西醫學、中西藥學、貫通一致、必須化除界域、循序漸進、二三十年、方可收合一之功、』又有梧州市衞生局長李達潮先生所提議生字第四二號擬請規定限制中醫中醫生及藥材辦法案、內有『中醫嗣後必須做西醫辦法、設立專門學校研究、在醫學畢業、經開業試驗及格、始准行醫、以表示中西醫能有同樣之資格』等等較爲中允之議案、竟不通過、名爲合併、而改題爲舊醫登記案、其原則通過三條、完全係余巖之偏私辦法、是此次中央衞生委員會議、無異被余巖一人所包辦、因此疑及余巖此次之主張、不獨爲彼個人報私怨快私慾而已也、竊恐日本帝國主義、專用離間陰謀、使我中國人自相殘賊、彼可于中取利、況近來日

本人侵佔濟南、不肯撤兵、外交談判、毫無誠意、是日本人幸中國之有災、對中國之有禍、欲制中國人之死命、乃其一相情願者、今據上海三月八日、福爾摩斯報第三百十三號所載『在兩三月前、外間盛傳某國醫藥界、將以六百萬元鉅金、資助我國西藥界、俾以全力打倒中醫』云云、此事雖無實據、然而不可不防、余嚴之所為、難保不為曹章陸賣國賊之故智、欲賣中國於日本人之手、蓋中醫既廢、中醫又不能自製、日本人之取中藥原料、經化製而仍輸中國、自較歐美人為多、且目前中國西醫所用之藥品、亦用日本藥品為大宗、至於此時、中國之藥品、勢必仰給於日本、日本人是以一舉手而制中國人之死命、是余嚴此次之主張、既如此其急烈、中央衛生委員會竟能通過、須防有日本人之陰謀在也、中國國民政府其可不深思遠慮、於此而注意乎哉、

（八）如以醫藥為必須革命也、此則先總理中山先生早已表示意見矣、查孫文學說行易知難篇第一章第一節內述所患胃病之經過、照西醫西藥治療、終不得效、後得高野太吉先生治療、所用方法、完全與西醫西藥不同、且與西醫西藥適成一反比例、竟得全愈、於是讚嘆高野太吉先生為醫道中之大革命家、是中山先生苟能長壽、至今尚健在、其必推翻西醫西藥而欲革西醫西藥之命也明矣、奈何中山先生骨猶未寒、便敢違逆遺規、此次中央衛生委員會議、不知遵中山先生之遺意、革去西醫西藥之命、另求改良、反欲廢止中醫中藥、以逞其帝國主義之野心、禍必危害中國國家之國本、與中國國民之健康、而不知惜、蓋高野太吉用硬筋難化之物、以抵抗腸胃、使其發力、以復其自然之本能、果得治愈中山先生之久年胃病、其取法完全在我中醫中藥治胃病用薤白半夏枳實厚朴乾薑茯苓橘皮附子赤石脂等品之用意也、如中央衛生委員會委員眞有醫學革命之誠意熱心、則保護中醫中藥、發展中醫中藥、猶恐不及、如之何反欲廢止中醫中藥哉、是此次余嚴及衛生委員諸人、違反中山先生遺意、非反革命而何、中國國民政府其可不審察乎哉、

（九）如以西醫為必欲採取也、則先總理中山先生於三民主義民族演講內、亦明白表示、言之屢矣、如言中國人學外人、當迎頭趕上去、不可跟着、及中國人以數千年歷史之精神、去學外人、自能超過云云、是中山先生規定中國人之學外人、當採取其精華、不可徒襲其皮毛、當以勝於外人為目的、不可以一味模倣為已足、他種學術如是、醫學何獨不然、是今日中國之醫學、如欲採取西醫之所長、當先尊崇有數千年經驗之中醫中藥、必使中國之西醫、盡得中醫中藥之精髓、然後始可留學外國、始能採取西醫西藥之所長、始得迎頭趕上西醫西藥之前、始能促進中國國民之生產率、而超過於外國耳、乃此次衛生委員會內之西醫、以及國內凡為西醫者、其學術之能力、欲跟外人、尚屬望塵莫及、追論迎頭趕上、是彼輩實為中山先生手創國民政府下之罪人、乃反縱其用私逞威、不知自慚拋棄職責、平日被我中醫、責以大義、竟至惱羞成怒、反敢明目張胆、欲行廢止中醫中藥、其為反革命行動、顯而易見如此、中國國民政府其可熟視之若無覩哉、

（十）如以西醫西藥為已精美絕頂也、此則雖欺三尺童子、亦不可能、試一查西醫之所謂基礎學及臨牀學、則彼自云『未知』，

『未明』，『尙未發明』，『尙待研究』者、一望皆是、試又覆其特効藥能有幾種、彼自云『治法尙缺』，『尙無特効藥』者、居大多數、試更查其醫院治療之成績、則亦死亡參半、不能保人必不至死、雖其醫學之歷程、由液體學而解剖學而細菌學、似乎日有進步、實則至於今尙談不到確能治病、尙靠不住確能保障民衆之健康、粗淺之至，幼稚之極、精在何處、美在何處、彼余巖等亦自知內容不足、深恐不敵我中醫中藥之精美而多實驗、若公開的和平的自然的聽社會之公評、與民衆之取擇、則西醫之劣、終不敵中醫之優、彼不免於自然淘汰也可必、此次余巖以及衛生委員會內諸西醫、爲先發制人之計、借政治力量、來打倒中醫中藥、國民政府豈獨彼輩之專有品可得而私擅弄權哉、奈何容其縱肆若是哉、

（十二）如以中醫中藥爲古舊也、則中醫中藥、自神農黃帝創始以來、精進於漢、博大於唐、變化於宋元、妥善於明清、代有發明、代有進步、至於今日各地同志組織醫會、創辦醫校、共相研究、共相討論、整理固有、採取未有、更屬日新月異、大有進步、何舊之有、何舊之有、況歐西醫學、亦係集合古今萬國所發明而成、北平特別市衛生局長黃子方先生言之綦詳、不有舊、何有新、舊爲根柢、新爲枝葉、事有終始、物有本末、新固可貴、舊何可輕、且醫無新舊、學無中西、要以實事求是、能合眞理爲依歸、衛生部部長薛篤弼先生對我甯波中醫協會言之熟矣、若必以學我國古人者爲舊、學外國人者新　、拘泥國界、離合眞理、是余巖以及中央衛生委會內附和余巖諸西醫、於新舊之字義、尙無常識、若此等人、奈何國民政府尙任用爲中央衛生委員會之委員、而縱其無的放矢、瞎弄是非哉、

（十二）如以中醫中藥爲非科學化也、則科學爲事實、哲學爲理想、科學爲物質、哲學爲精神、物質不能離精神、事實不脫於理想、不然、西醫專言科學、何以於腦經之作用、不知其所以然、亦名爲神經哉、神經之意、有神而明之、不可思議之概，非哲學而何、中醫雖本哲學、而按脈之數、能知發熱、看舌之厚、能知胃呆、大黃芒硝下咽、其便必瀉、麻黃桂枝入口、其汗必出、事實可操左券、物質可以實驗、此非科學而何、至於所以然之原理、欲窮究竟、亦斷非僅賴科學所能透達、科學所能知者、亦不過五十步與百步、相差究有幾何、中山先生曰行易知難、知之透徹、確乎難極、自詡西醫之科學、便以爲知已透徹、能不令人噴飯、不自知其難、而努力研究、反以此一知半解、來打倒中醫、其不被中山先生驅之門外也、倖耳、且醫藥之所以尙乎科學化者、亦無非其能達以治病之目的而已、既能治病、何嫌哲學、不能治病、何貴科學、是此次余巖、以及衛生委員會委員、既不明科學哲學之眞相、又不知哲學科學之不能分爲兩事、更不識中醫之並非完全哲學、與西醫之並非純粹科學、知識幼稚、神經錯亂、一至於此、奈何中國國民政府竟任此闒庸人自擾以擾及我中醫中藥乎哉、

（十三）如以中醫中藥爲不合衛生也、此又不然、衛生有精神與物質之分、又有個人與公衆之分、精神之衛生、吾中醫之始祖黃帝、本係一養生專家、於心意言語行動等等衛生之道、言之備矣、物質方面、何物宜食、何物不宜食、以及一切衣服居室、寒

講之熟矣、是所謂關於個人之衛生、何遜西人、以其成効觀之、便可證明、魏華陀享壽百餘、吳普九十餘、晉葛洪八十一、北齊徐之才八十、北周姚僧垣八十五、許智莊八十、唐孫思邈百餘、甄權百三、孟詵九十三、宋錢乙八十三、金李慶嗣八十餘、成無已九十餘、元朱震亨七十八、明戴原禮八十二、汪機七十七、張介賓七十八、清徐靈胎七十九、葉天士八十、苟不精于衛生、何以名醫盡享高壽哉、彼西醫不知精深之道、徒知清潔二字、以為清潔便是衛生、衛生之道盡於清潔、眞所謂淺乎其淺、粗乎其粗、亦無怪外國報章常有登載某某衛生大家短命死矣之新聞也、且中醫亦何獨不尙清潔、不過未嘗如彼西醫之單獨注意清潔而便為已足也、西醫知菌、吾中醫言毒、菌非盡能病人、亦有有毒與無毒之分、菌之可畏、亦無非以其有毒而能病人耳、吾中醫於千百年前、早知有毒、如言疫癘之毒、天氣之毒、瘴氣之毒、水飲之毒、甚至瘡之腫痛者、便名之曰毒、是菌之本義、早已完全包括無遺、奈何西醫便以菌學驕人哉、至於公衆之衛生、由於民衆之不具公衆道德、以致無人研究、且西醫亦並非能盡公衆衛生者、外國於公衆衛生、自有公衆衛生專家、中醫西醫、同一不習公衆衛生、亦何可獨責我中醫哉、此次余巖議題『廢止舊醫以掃除醫事衛生之障碍』、中醫何障碍於衛生、西醫何促進於衛生、衛生之道、本是防患未然、與醫生之挽救病後、先後相隔、不可以道里計、衛生之前、加以醫事、牛頭馬嘴、不通之極、乃衛生會議竟已通過、國民政府何可不急起撤消乎哉、

（十四）如以我中醫學術為無系統也、此亦不然、傷寒溫熱、肺病胃疾、各有專證、宜汗宜吐、宜補宜瀉、各有定法、系統井然、何嘗錯亂、即有所治不同、並非學術本身上之錯誤、乃學者個人之學識經驗、略有少差耳、且此亦由於政府對於中醫、向不過問、以致人自為學、只有世傳師傳儒醫之出身、而無課程劃一之學校以教養之故也、中醫學校之不興、更由政府壓制之咎戾、五色國旗下不准中醫學校加入教育系統、青天白日之旗幟下、又不許加入、迄乎今日、上海杭州山西、鳳毛麟角、慘澹經營、所創辦之醫校、此次衛生會議反欲加以禁止、梧州市衛生局長李達潮先生所提議嗣後中醫必須倣西醫辦法設立專門學校、竟不通過、苟非狼心狗肺、何忍出此、國民政府其可任此狼虎、飛而噬人、坐視我中醫界之熱心毅力為民為國者之被噬於狼虎、而不援手一救哉、我中醫既已甘心為民為國而犧牲、雖死亦足以自豪、其如國民政府之良心何哉、

（十五）如以中醫之人品流雜為宜取締也、此固不必論西醫之人品更為流雜、而我中醫人品之流雜、亦由政府向不過問之過也、今我中醫聯合同志、組織團體、自行整頓、自行取締、以別其良莠、而正其醫格、政府又不加扶植、不能與農會工會、得享同等之權利、是中醫人品之流雜、究誰之咎、不言可喻、上海特別市衛生局長胡鴻基先生、及甯波市政府衛生科長王程之先生、亦知亡羊補牢、自補其缺、曾已厲行醫士考試與登記、以整頓之矣、衛生部長薛篤弼先生亦已調查全國醫生、以備統一登記矣、乃此次衛生會議、對於中醫、議題為『規定登記』、原則乃為登記限至十九年底為止、是此等登記、非整頓之善意、乃縛殺之毒計

耳、打倒中醫、用此毒計、豈衞生委員會諸公、盡係蛇蝎爲心者哉、國民政府豈亦任此蛇蝎以殺盡我中醫藥界、而不一顧乎哉、

（十六）如以中醫爲不能互相討論、自求進步也、此更不然、近年來各地中醫、無論古書西籍、煞費研究、以求進步、恐一地討論之不足、又編輯醫報雜誌、以求各地同志、共起討論、以求眞理、勿論何種學術、以愈辨而愈明、苟合眞理、詞自不窮、彼西醫自知其理之不足、不能與我中醫答辯、往往被我中醫駁得體無完膚、無地自容、不自慚其理由欠缺、反而恨我宣傳之普徧、遂妄行取締我中醫之醫報雜誌、甯不可笑、盍不直截了當、將中醫古今來所有之醫書、盡行焚燬、書籍焚去、而中醫之熟讀醫書者甚多、口講筆寫、亦能宣傳、盍不併中醫醫生、盡行坑殺、嗚呼、衞生委員會此等主張、與嬴秦之焚書坑儒、相去幾何、不意青天白日之下、竟有此專制暴虐之怪現象耶、至於中醫新聞以及登報介紹中醫、亦欲取締、報章新聞、根據事實、勿論奸盜淫亂、苟有此事實、亦必登報、善之與惡、以聽民衆自爲去取、中醫何事、乃堂堂正正之救人事業、竟欲禁止報章登載、是無異褫奪新聞界之主持輿論、與言論自由之公權也、新聞界其肯屈服乎哉、亦多見其不自量也、登報介紹中醫、乃病家身受其惠、特以鳴謝、兼以介紹、以告同病者得痊癒之門、此亦民衆之自由、去年十二月間、上海各報、曾登載浙江省政府主席張靜江先生敬謝併介紹中醫陸仲安先生矣、靜江先生與中山先生同事革命、同造國民政府、豈不知登報介紹中醫爲國民黨所許、乃余巖以及衞生諸委員、亦欲取締及之、嗚呼、挖盡心肝、余巖等之爲人、亦良苦矣、亦可憐矣、然而其心狠極、其計毒極、國民政府其尚可姑息養奸、養癰貽患乎哉、

（十七）綜上十六種理由、是此次中央衞生委員會議議決規定中醫登記案原則、其萬萬不可不根本推翻也明矣、然而我中醫藥界平日對於政治亦太不留心、以致受此壓迫、國民政府創設衞生部以及衞生委員會之初、吾中醫當盡天職、向國府力請參預其政、對於中醫藥之事、應由我中醫在衞生機關中自行主管、不准彼西醫越界妄管、自不至有今日之禍矣、乃既任西醫把持衞生機關、西醫爲飯碗問題、既與我中醫處反對地位、西醫之糊口法寶、向外人求得、以外人爲師、無異以外人爲父、外人苟有驅策、敢不效勞、此次上海報上喧傳某國人以六百萬金助彼、唆使彼輩打倒中醫、以幹其賣國工作、雖屬謠傳、必有其因、是西醫之必欲打倒中醫也、亦固其宜、今日我中醫、亡羊補牢、猶未爲晚、見兔顧犬、猶未爲遲、首宜向國府請得列入衞生機關、自主中醫醫政、以及中醫學校、列入教育系統等等、均宜爭得、否則、與其患勞瘵而徐亡、毋甯病急症而速死、誓死力爭、百折不回、爰擬辦法如左、伏惟

諸公討論施行爲幸、

辦法

（甲）進行方法五項

一、先行拍電或具呈中央黨部中央政治會議國民政府行政院立法院司法院考試院監察院衞生部內政部教育部工商

部軍政部外交部鐵道部以及其他高等機關

二、組織請願團赴京請願不達目的不止

三、廣發宣言請求民衆各界迅予援助及聲討首惡余巖

四、由在席各人請求軍政鉅公力主公道

五、以各地醫藥參各業團體爲單位組織全中國中醫藥參總聯合會

（乙）請求目的十六項

一、請求迅予撤消中央衛生委員會議議決規定舊醫登記案原則及其他一切壓迫中醫藥界等議案

二、請求迅予解散不顧國計民生之中央衛生委員會聘任全國中西良醫重行組織

三、請求迅予嚴懲首惡余巖胡定安等

四、請求准予中醫列入衛生機關及衛生委員會使我中醫自行主管中醫醫政

五、請求准予中醫學校列入教育系統

六、請求准予召集全國有學識經驗之中醫組織編輯中醫教育課本委員會

七、請求准予撥款多設國立中醫醫院

八、請求准予獎勵中醫之有實驗秘法秘方者

九、請求准予獎勵中醫博士學士之名位

十、請求准予獎勵各中醫會醫刊之有成績者

十一、請求准予通令全國西醫學校有中醫學課全國中醫學校有西醫學課

十二、請求准予通令全國已開業之西醫兼行研究中醫學術已開業之中醫兼行研究西醫學術

十三、請求准予全中國中醫藥參總聯合會備案

十四、請求准予中醫對於政府社會得享有西醫同一之權利

十五、請求准予取消舊醫舊藥名稱還我中醫中藥本來名稱

十六、請求准予通令各處法院關於中醫案件應由中醫鑑定不得有妄委西醫鑑定中醫方藥之舉

徐洄溪難經經釋之研究

王宇高

二難

脈有尺寸何謂也。然。尺寸者脈之大要會也。從關至尺。是尺內。陰之所治也。從關至魚際。是寸口內。陽之所治也。故分寸爲尺。分尺爲寸。故陰得尺中一寸。陽得寸內九分。尺寸終始一寸九分。故曰尺寸也。原文如此。何等明白。寸關尺三部。合算其位。適及同身寸。中指節一寸九分。分別言之。則關下一寸。關上九分。所謂分寸爲尺。分尺爲寸者。蓋分爲分別。既分別得寸口之九分地位明白。則其餘所剩之一寸。即尺中矣。既分別得尺內之一寸地位明白。則其餘所剩之九分。卽寸口矣。洄溪於此。乃釋曰。關上分去一寸，則餘者爲尺。關下分去一尺。則餘者爲寸云云。則寸關尺三部之總地位。似有一尺一寸矣。豈如許長乎。分別認明之分。作分去除却之分。得毋誤乎。

三難

中国近现代中医药期刊续编·第一辑

脈有太過有不及。有陰陽相乘。有覆有溢。有關有格。何謂也。然。關之前者。陽之動也。脈當見九分而浮。過者法曰太過。減者法曰不及。遂上魚爲溢。爲外關內格。此陰乘之脈也。關以後者，陰之動也。脈當見一寸而沉。過者法曰太過。減者法曰不及。遂入尺爲覆。爲內關外格。此陽乘之脈也。故曰覆溢。是其眞藏之脈。人不病而死也。原文如此。非常明白。言脈當於尺寸各宜其分量。不可太過不及。寸脈過於九分而上魚際。名曰溢。乃陰乘陽位也。不及九分則爲外關內格。是眞藏氣絕矣。尺脈過於一寸而入尺澤。名曰覆。覆者反也。如寸口之溢。反見於尺中也。乃陽乘陰位也。不及一寸則爲內關外格。是眞藏氣絕矣。本極清晰。乃洄溪不知溢與外關內格。爲寸脈之太過與不及而言。對待之言也。覆與內關外格。爲尺脈之太過與不及而言。亦對待之言也。偏引三十七難陽氣太甚。陰氣不得相榮之關。與陰氣太盛。陽氣不得相榮之格。證此篇之關格。以致外關內格與內關外格。皆爲陰陽兩至太盛。究與溢覆有何異哉。且何以遺下減者不及一段哉。眞藏脈內經所言亦胃氣不能與臟氣俱至於手太陰。兩相隔絕耳。所謂關格。亦隔絕之意耳。洄溪何又於此斥爲蕪乎爲混并哉。

四難

呼出心與肺。吸入腎與肝。呼吸之間。脾受穀味也。受穀味三字。大有深意。蓋脈以胃氣爲主。人以受穀爲本。診者最宜於此注重。故越人特說出之。洄溪以爲贅辭。何不思之甚耶。

五難

脈有輕重。何謂也。然。初持脈如三菽之重。與皮毛相得者，肺部也。如六菽之重，與血脈相得者，心部也。如九菽之重，與肌肉相得者，脾部也。如十二菽之重，與筋平者，肝部也。按之至骨，舉指來疾者，腎部也。故曰輕重也。此之所言輕重。明明言按脈下手之輕重也。非脈本體之輕重也。乃洄溪以爲浮而無力爲輕。沉而有力爲重。亦誤矣。

七難

冬至之後。得甲子少陽王。復得甲子陽明王。復得甲子太陽王。復得甲子太陰王。復得甲子少陰王。復得甲子厥陰王。王各六十日。六六三百六十日。以成一歲。此三陽三陰之王時日大要也。原文明白。王各六十日。六六三百六十日合成一歲。所謂冬至後得甲子者。當然以一甲子爲六十日也。並非拘於遇甲子之日辰也。後人愚甚。尙有拘於日辰者。是其愚而不可救。非古書之過也。洄溪於此。解爲指至當甲子言也。若至日不當甲子。大概以六十日。不復以甲子爲限。雖爲發蒙振憒。此註爲不可少。若以原文觀之。則亦贅旒而已。

八難

寸口脈平而死。由於腎間生氣先絕。就臨證所得。確有六脈無恙而死者。越人言此。先獲我心。乃洄溪以爲未有生氣已絕。而寸口脈尙平者。況生氣之絕不絕。亦必診脈而後見。若生氣絕而脈猶平。則生氣自生氣。脈自脈。不相連屬。無是理矣云云。豈洄溪未遇平而死者乎。何其言之拘也。

守邪之神四字。洄溪初謂未詳。既而曰元氣已足。則邪不能偽。故曰守邪。吾以爲其意雖不錯。恐另係當時一種緊要名目。或傳寫有誤。尚未可知。

十難

一脈十變。迴溪稱此法甚精妙。釋文之所未發。諒哉非阿諛之言也。

十一難

脈不滿五十動而一止者。謂腎氣先絕。迴溪以爲何臟受病。則何臟先絕。吾意不然。越人所言者常道也。迴溪所言者。隨變而言也。各執一偏。故不相合耳。

十三難

尺之皮膚二字。迴溪謂爲傳寫之訛。確爲有見。蓋皮膚安能數急濇緩滑如脈者哉。且上文明言色當與寸口尺內相應。寸口爲關以上之脈。尺內爲關以下之脈。此處所謂脈數則尺之皮膚亦數者。脈指寸口之脈。皮膚指尺內之脈。何可真作皮膚哉。

十六難

有六十首四字。王冰註素問方盛衰論。亦有此四字。曰其義不存。迴溪於此註爲或謂即各王六十日之義。考之下文。則無關於王名六十日之意。吾疑此四字。必有所誤。不如刪去爲是。

二十一難

經言人形病脈不病曰生，脈病形不病曰死，何謂也。然。人形病脈不病，非有不病者也。謂息數不應脈數也。此大法。此節所言。乃誡醫者調自己之呼吸。以算病人之脈數者。不可不慎耳。故曰此大法三字結束。言脈病形不病一端。亦由息數不應脈數者也。並不是實論形脈之病之言也。迴溪不知。疑有脫誤。蓋犯太坐實耳。

二十五難

心主與三焦爲表裏。俱有名曰無形。迴溪駁之。言三焦爲無形。已屬未當。言手心主爲無形。則斷無是說。心主者即心之包絡。有脂膜以衛心者也。安得無形。吾意心包絡固有形。然包絡何可名爲心主。既名心主。恐別有一物。內經靈蘭秘典論篇曰。主明則下安。主不明則十二官危。此主字非血肉之體。乃神明而尚未發明者也。恐越人所言心主。與內經之主相同。故曰有名無形乎。

三十三難

肝得水而沉。木得水而浮。肺得水而浮。金得水而沉。此就解剖而取肝與肺。實驗之於水中也。迴溪以肝居肺下。故曰得水而沉。肺居肝上。故曰得水而浮解之。古人所言多就解剖實驗。後人所釋多就意會空想。我國醫學之退化。此一大病根也。惜哉惜哉。

三十五難

後段既言六府之所實受。如小腸受盛。大腸傳瀉行道。胆清淨。胃水穀。膀胱津液。又總言六府功用。同爲消化與排洩。如小腸謂赤腸。大腸謂白腸。胆謂青腸。胃謂黃腸。膀胱謂黑腸。對於諸腑皆陽清淨之處之誤點。已辨明無遺矣。其意即臟腑之分陰陽。不以清濁言也。意在言外。明暢之極。即迴溪欲爲說明。據所已言者。而說明所未言者可矣。何得斥爲仍未分曉哉。

四十難

肺主聲。鼻者肺之候。而反知香臭。腎主液。耳者腎之候。而反聞聲。此蓋經脈相互之關係也。人體之構造。成於自然。非大近所能倣造。故其精微確屬奧妙。越人以金生於巳。巳爲火。水生申。申爲金說之。牽及陰陽星命家言。此實古人強不知以爲知。必不可知者。則假星命家言以附會之。大誤也。迴溪以其矛攻其盾。而曰旣以相生之義爲解。則肝木生於亥。目何以不吐涎。心火生於寅。舌何以不辨色。脾土亦生於申。口何以不能聞聲耶。駁得痛切。如欲爲越人作辨護人者。其將何從置喙。

四十二難

胃小腸迴腸所盛。俱言有穀有水。獨於廣腸。只言有穀。不復言有水。以廣腸卽直腸。只有穀之糟粕。無復有水液。於膀胱又只言盛溺。迴溪稱爲此越人精細獨到處。確不誤也。故吾嘗以爲越人言臟腑之長短大小輕重及容量。必曾經解剖。否則必不言之親切如此。雖所言者與今之解剖有不同。必由於度量衡。古今不同也。

四十八難

診之虛實者句下。有濡者爲虛。牢者爲實八字。確是衍文。迴溪疑爲因上文而重出是也。

四十九難

所言以一經爲主病。而以各證驗其所從來。其義與十難診脈法同。以一經爲例。而餘則準此推廣。使其無所不貫。不特五臟且受五邪。鑿然可曉。凡百病現證。皆當類測。此其兩經之所未發。此義一開。而診脈辨證之法。更精至密。眞足以繼先聖而開來學也。此迴溪稱贊越人之言。確非虛語。吾人最宜本十難與四十九難兩章所已言者。推廣其所未言者。以實用於臨證之際。庶不負古人一片苦心乎。

六十四難

所言陰井木。陽井金等等。陰陽五行。並無深義。此正我國古人之迷也。乃迴溪謂此叚言陰陽配合之道。義頗精審。反以古人之迷信糊塗者爲精審。誠可恨也。

來函

會波中醫協會公鑒。同人等接受全國醫藥團體代表大會之委託。赴京請願。於三月二十日夜車到京。翌日卽赴三全大會開始工作。該會卽派代理秘書長葉楚傖接見。代表等陳述請願意旨外。並懇予以援助。當蒙葉秘書長答稱。中國醫藥。有悠久之歷史。偉大之效力。爲全國民衆所託命。斷無廢止之可能。余當盡力援助。並望醫藥兩界。共同努力。翌午訪行政院譚院長於私邸。當蒙迎入接見。譚氏態度極爲懇切。表示政府行政。斷不違背民衆之需要。中衛會議決案。斷無實行之可能。卽以湖南而論。除大都市略有西醫足跡外。其他各縣非但西醫絕跡。卽中醫亦極缺乏。中衛會議案如果實行。病者不將坐以待斃。且藥材農工商人。全體失業。影響國計民生。不堪設想。中醫中藥。並應改進提倡。擇其精當之處。可補世界醫藥之不足云云。其時譚院長適就職週和。商請敵團代表謝利恆診脈擬方。遂與辭而出。往訪張靜江李石曾二先生於張氏私邸。二氏對於中醫。極表好感。謂中衛會之議決案。殊屬違背中國國情。自願極力援助。更訪陳果夫先生。陳謂余於中醫素極信仰認爲確有保存提倡之必要云云。是晚接到滬上總會來電。謂勿達目的。幸勿離京。遂於二十三日加緊工作。先向衛生部請願遞呈。適薛部長出席三全會。由政務處長胡叔威代見。首先述明中央衛生委員會不過一建議機關。其議決案之實行與否。須經本部核奪。顧發生行政上之效力。還須本部呈請立法院行政院之通過。然後始得公布施行。至於中醫要求參加衛生行政。本部已早有此議。薛部長屢次提出會議席上。載諸會議紀錄。待有相當人材卽當延聘。蓋部中對於中西醫生。並無歧視。部長對於中衛會議案之態度。已於報上發表談話一篇。可見斷無執行採取之意。且國家行政。乃爲大多數平民謀幸福。西醫不過大都會中少數資產階級之療治者。部中決不偏於一面。爲少數入謀幸福計也。並謂本部對於中醫有改進之具體辦法。中醫師管理章程。已在起草中。登記資格並不以學校畢業爲標準。當視國中情形而定。總之絕無廢止中醫之意云。旋往謁工商部孔部長。適孔氏公出在滬。乃由該部重要職員代見。謂中醫中藥。事關工商業之盛衰。當轉達部長予以提倡獎勵云。更至國民政府。時蔣主席已赴三全大會。由國府要員代見。略謂主席對於貴團請願。極爲重視云云。返寓後。忽接薛部長宴柬五份。約於明日聚餐。二十四日赴敎育部遞呈。得悉敎部對於中醫學校。一律組織中醫講習所。准予備案。已由敎部通咨各部照辦云云。是晚赴衛生部部長召宴。宴畢。入會客室。部長諄諄相告。謂中衛會之議案。衛生部須經核奪並不執行。中衛會議案實爲不妥。如第三條取締障碍中醫發展之報紙刊物一項而論。斷無採擇之可能。蓋出版自由。載諸黨綱。苟非反革命刊物。何能取締。本部長對於行政方針。以中國國情爲左右。對於中西醫並無歧視。並深信中醫之限制。非政治勢力所能收效。當本良心主張。對於中西醫學，斷不有所偏袒。其餘表示各節與胡次長所言一致。代表等認爲異常滿意。遂要求立示批復。部長答稱。向來辦公事必躬親。近因出席三全大會。日夜不得暇晷。總之余本良心言行一致。五日後當將批示送達上海。並殷殷勸晉等速回滬上免耗光陰云云。此乃政府方面請願之大略也。社會方面。對於吾儕。極爲優遇。慰勞者獎勉者踵趾接途。首都醫藥兩界。宴無虛夕。而京中各報。更日以吾儕之言行。視爲重要新聞。並加以同情之批評。均足感謝也。總之政府社會。既一致認爲中國醫藥有保存之必要。更望我儕同志努力研究改進。以期發吾國光。實不僅取消中衛會之議案而已。當知文化侵略者，經濟侵略者。今方團結組織。待隙而乘焉。

報告者請願代表謝利恆張梅菴蔣文芳隨翰英陳存仁。

致汪企張西醫書

永嘉白仲英

企張先生台鑒頃閱滬報曾載閣下上薛部長書播殘中醫不遺餘力稍有人心莫不髮指竊思閣下生長中國同爲漢族對於各種國粹應負發揚光大之責卽使閣下專習西學確有心得取人之長補己之短則將來改良中醫提倡國粹舍君其誰徵詎料閣下居心險惡作一網打盡之計

爲虎作倀殊堪痛恨蓋我中國醫學發明最早自神農著本草軒岐作內經降及漢唐仲景思邈後先崛起所著傷寒金匱千金等書其論生理病理暨氣化藥物學既精且詳卓著成效鄙人行醫二十餘年每歲診治人數逾二萬號以上西醫所不治之症經余治愈者頗多且人民腦筋簡單公認中醫長內科西醫長外科雖三尺小兒亦盡知之毋俟贅言今一旦欲廢棄中醫推銷西藥甘作外人走狗何喪心病狂一至於此夫中國每年出產以藥材爲大宗茲查西醫所用麻黃精大黃龍胆草川連薄荷等藥孰非中國貨一經裝頭改面獲利蓓蓰若果廢除中藥則利權外溢莫可究詰當此滿目瘡痍民生凋敝之秋宜振興實業提倡國貨之不暇乃閣下變本加厲毫不覺悟甘心賣國貽笑中外將來在醫學史上多添一番齷語實我中醫界之大不幸也專此奉達順頌近安弟白文塤鞠躬

＊　＊　＊　＊

與本會函　無錫周小農

爲中央衛生會議有限制中醫年限廢置國醫事寄全國中醫學會書

周鎭

敬啓者・二月二十五日上海新聞報載・中央衛生委員會討論案中有廢置舊醫以掃除衛生障礙案・暨制定中醫登記年限案・催請規定限制中醫生業・足見該會已爲西醫把持・極應提防・日本式限制漢醫逾限不登記之惡計。前閱第四十七八期紹興醫藥月報載衛生當局・徵求滬上某君・擬定辦法・交中央執行委員會通過等云・鄙意保存國粹・首宜堅持世醫師傳資格・一面興辦中醫學校・俟二十一省各縣均設有中醫學校・此條方可撤回・癸亥粵政府條例・有標明『醫術智識經驗資格・於本規則一週期間。以部令停止之』・即不給照也・粵友來信・當局對待中醫・酷例嚴罰・顯然西醫式衛生會議・限制・寓廢置於登記年限・即宜告取消・恐某君尚未見及・故將鄙人十五年所擬檢定中醫資格條例・（曾登醫報）以備檢查參考。總之勿以非醫校出身・詆爲不合世界潮流・自破藩籬・須爲全國謀幸福・不能爲三四省已有私立中醫校・即放棄世傳師授固有資格・將來至仿日取消懸策一行・全國人民信中醫一部份・必抱憾輕於承認短時間登記之失策也・爲滬上某君計・宜呈候全國中醫大會通過・方可公布・對於中央衛生會議・北平衛生局長胡同安・有父爲中醫・亦不輕恕等語・逆料將來各地衛生局長・既屬西醫化身・必藉口中醫爲衛生障碍・故意爲難・此登記條例・既有年限限制・務請諸君注意・嚴重審查・出席上海全國中醫聯合會時・毅力主持・俾全民衆不爲一系所宰割・生命幸甚。

＊　＊　＊　＊

附全國中醫學會檢定資格條例

周鎭 十五年撰稿

查壬戌內部規則。模仿日本。着重濫發執照。罰款繼頒。癸亥廣東政府。取締中西醫。二則合併而一。而於醫校出身。抬高在前。不列中醫世傳師授。逗遛取消中醫醞兆。於醫術智識經驗六字下。註明二年後取消此條。以暗括埋伏。『於本規則一週期間。以部令停止之』。卽不給照也。中醫不能繼續領照。卽歸消滅。原來日本取消漢醫之法。卽是不予漢醫以世傳師授資格。否認漢醫學校。不過五十年。漢醫絕跡。乙丑部例。仍將醫校出身首列。不敘中醫固有資格。年限又遲十年。『西醫二十歲以上。中醫三十歲以上』。陸君晉笙爲予言。內教二部科員。既着重西文。有不識中文者。乙丑之爭列入教育系統。各省醫會函電紛馳。教部科員熟視無睹。枉費郵電。不佞以爲設使爭到教育系統。每省縣均設中醫校亦屬不易。先失中醫世傳師授資格。或詢承認最低限度。必須標明中醫世傳師授資格。至二十一省各縣均有中醫校。爲撤回字樣。

△第一條資格　中醫資格。爲世傳師傳儒醫三項。有中醫學會證明文件者。其無中醫學會之縣鎮。由商會文件證明之。（理由）壬戌癸亥乙丑三則。均廢中醫世傳師傳而不言。此首宜規定者。至商會證明。鑒於瀋陽醫會設於商會。及南洋美國之中醫。均由商會證明。歷來相安頗無歧視。

△第二條年限　中醫凡在二十歲以上。爲營業法定年限。（理由）北京內部暨粵政府。規定西醫年限二十歲以上。壬戌部定中醫二十五歲以上。乙丑加遲三十歲以上。西醫科學精深。提早年限。排擠中醫。宜老其材。實屬偏枯。

△第三條考試　各省中醫學會。自行考試。於檢定證書未發以前。實行之。（理由）醫署多西醫畢業人員。必多留難。甲子瀋陽市政廳。以東醫學試中醫。覆轍宜懲。憶上海廣益善堂。於前清令善醫案方留稿。越數月爲延明醫數員。鑑定甲乙。可法。

△第四條免保　檢定凡在公私醫校或傳習畢業醫員。由原有校所證明之。不需保證。

△第五條繳費　請領中醫證書。應備紙費二元。印花費二角。連同資格證明文件。呈請省中醫會核發。其未設省會。由縣中醫會請鄰縣醫會公同執行。

△第六條保證　凡甲省之中醫至乙省營業。其巳入中醫學會者。應備具保證兩人以上。請領證書。其未入中醫學會者。由商會兩人以上保證。中醫國外營業。亦由商會保證之。（理由）南洋美國中醫。均覓取商會兩人妥保。未有留難如內部規定五人以上者。

△第七條效力　中國二十一省。有一縣未設中醫學校。此例公同保存。不失效力。（理由）鑒於日本取消漢醫之覆轍。暨三次規則。不承認世傳師傳資格。中醫量巳審分。全體資格巳失。誼難緘領也。

來件

上海醫藥春秋社駁斥中央衛生委員會議廢止中醫案之通電

第三次全國代表大會祕書處並轉各地代表中央黨部中央政治會議譚院長王院長胡院長考試院戴院長監察院蔡院長衛生部薛部長開封政治分會馮主席太原政治分會閻主席北平政治分會張主席廣州政治分會李主席武漢政治分會李主席北平特別市政府何市長上海特別市政府張市長天津特別市政府崔市長各省政府主席廣州市政府林市長武漢市政府潘市長杭州市政府周市長鈞鑒閱滬上各報載衛生委員會議決規定舊醫登記案原則三項計(甲)舊醫登記限至民國十九年底爲止(乙)禁止舊醫學校(丙)其餘如取締新聞雜誌等非科學醫之宣傳品及登報介紹舊醫等事由衛生部極力相機進行等語不勝駭異查三原則係由余巖等提案而來竊政府特設衛生專部原爲促進衛生學術之進步謀人羣之幸福幷非爲一人一派藉以排擠他人之工具乃衛生委員會西醫余巖等竟持以爲消滅中國醫學之利器公等旣同屬三民主義之信徒對此摧殘國粹學術入主出奴畸形式之會議當能洞燭其奸我中醫中藥團體以事關國脈民命安敢緘默用特陳述理由請求我當局主持正義立予駁回取消查余巖提案理由書第一段第一節謂個體醫學其目的在治個人之病治病必要條件在認識病體夫治病豈僅認識病體而已必也觀其後效譬如一病新醫認爲腸炎舊藥認爲熱痢舊醫不能治愈此病固是舊醫不識病體倘新醫醫治不愈竟由舊醫治愈者則新醫雖新亦舊舊醫雖舊亦新今憑藉勢力橫加取締余巖固敢武斷舊醫全無治愈疾病功能乎第二節謂豫防醫學社會醫學云云不知社會醫學豫防醫學純屬政治關係且原提案中並未聲叙舊醫如何不合個體及社會豫防治療醫學之所以然勿侖吞棗便據以爲消滅舊醫之理由同人不禁爲余委員羞抑且爲中國衛生行政前途哭第三節謂今日衛生行政純以科學新醫爲基礎而加以近代政治意義云云試問余巖醫藥學程度是否能知現代新醫之眞相如僅掇拾他國舊而又舊之遺棄醫藥學遂自爲遼東豕誇耀於人識者恥之況衛生行政係求減少人羣疾病與死亡率爲目的凡可以治療疾病減少死亡者自應精究保留乃余巖等竟揑造一舊字憑空排擠中國醫藥學伏思我國府開始訓政卽通令遵重舊道德舊文化可見舊之一字未嘗無保存之價値矧中國醫藥未必盡是舊假一舊字而可廢止舊醫是可因一舊字有謀傾危政府矣余巖等提案不但摧殘國粹且存反動行爲第四節謂臟腑六氣之說皆憑空結撰全非事實此妄人之言故事中傷識者當能明辯此余巖廢止舊醫提案理由書中之第一段完全不能成立者一也其第二段謂中醫獨持撓動脈穿鑿附會自欺欺人與天文分野同一無稽云云竊中醫內科治療方法係以望聞問切四者合併審詳所以有舍證從脈舍脈從證之

分且脈學僅四診之一互相對勘方整診斷之能事姑無論寸關尺之是否不易而浮沉遲數則信而有徵爲不可磨滅之鐵證若以脈學問題便可廢止中醫試問西醫所用聽筒對於病症是否能一一了解無遺可稽可考毫無穿鑿附會之處此足證余巖廢止舊醫提案理由書中之第二段絲毫不能成立者二也其第三四段謂中醫根本不明診斷之法不能勘定病類日持其巫祝讖緯之道以惑民衆對於民生民族大計完全不能爲行政之利用云云查中醫自有中醫診斷之法勘定病類之類姑不具論今且史言中醫與民生民族之關係蓋醫之爲道極端之民生主義也尤以中醫爲極端之極端的民生主義且當加以極端之民族主義請先言中醫極端之極端的民生主義遠非西醫所能企及也試問今之西醫有能爲人保成胎孕者乎則未之有聞也西國之風曾不以無子爲憂而亟亟於男女之際不足充滿其肉慾爲憾故其醫藥亦止適用於生殖器爲人治男女生殖器之適合與否而已至其子息之有無非所計及也而我國自神農本草黃帝內經以至千金方外台秘要等書無不包有今之哲嗣學衛生學等且遠過之此我國自古迄今民生之繁衍世界無與論比者誠不能不推爲中醫唯一之偉績也請再言中醫極端之民族主義世界人口總數十五億而中國人口四億中幾佔其四份之一而有餘先總理曾推獎爲中國飲食之適宜和味之良美所以我族繁衍爲理勢所以然而此飲食等事實無一不受醫學之支配本草全書俱在可以覆案非空言所能欺人也惜乎我中醫之道僅行於中國其次東鄰之日本亦嘗拜受其賜雖彼邦維新以來舍漢醫而用西醫然近年尪羸漸多翻然覺悟詆其政府爲至愚蠢而民間有東洋醫道會之創設此又不能不謂我中醫之精神實際含有東方民族主義之空間性也然則我中醫之

功在民族民生無背於先總理之三民主義豈不大彰明較著矣哉近時除日本復興東洋醫道會之外美國亦甚歡迎中醫中藥頗宜勝於報紙、而余巖等竟假一舊字以爲口實直接摧殘國醫間接違反三民主義推余巖之所謂新者勢將使中國食必食外人之食而後爲新食衣必衣外人之衣而後爲新衣蟹行字之新也華文可廢虬髯客之新也華族可除政府必由外來之人所組織而後爲新政府國民必由外來之人所生育而後爲新國民并使一般病者西醫所謂尚未發明對症治療藥者與不能勝西醫之需索者咸束手以待斃而後爲新鬼夫然後始能爲政治上之利用歟喪心病狂莫此爲甚又謂舊醫不知微蟲細菌爲疾病之源日持久傷於寒者必病溫等說爲提倡地天通阻遏科學化云云請以淺顯易知之例闢之積水生孑孓積穢生蛆蟲在將成未成之際必先生一種細菌在細菌未成之前其氣候必先起一種變化疾病原因可以類推此種理由世界科學是否斷其不然乃余巖必謂中國研究治療第一期氣候變化之病原爲提倡地天通狂言禁止須治療第二三期細菌微蟲之病原方是科學新醫如此舍本逐末科學原理被若輩淺薄萬萬矣此余岩禁止舊醫提案書中之第三四段絲毫不能成立者三也衛生行政原則在使醫藥進化而得衛生辦法之周全中醫界雜誌報張之刊行所以宣傳我國固有之醫藥常識促進衛生行政者其功至偉若不問是非一筆抹煞是贏秦氏之愚民政策重見於今日矣以我天下爲公

之中央衛生行政豈容有此反動性專制式之怪議案存在耶理合環請衛生部立予取消免使少數西醫爲虎作倀聚蚊若雷使帝國主義者闢一醫藥侵略之新途徑事關民生國脈伏祈見義勇爲主張公道維持功在人羣之中醫學術援助賴以生活之中藥職工國粹於

以完整國脈不致遂漸局部陵夷黨國幸甚醫藥幸甚臨電不勝屏營待命之至上海醫界春秋社神州醫藥總會上海中醫學會上海特別市商民協會藥業分會上海中醫專門學校中國醫學院上海市藥業職工會上海醫報公會等叩灰

譯日本東方少年記中醫之復興附評

聶雲臺

今年舊歷元旦後一日。余與莊雲廬吳涵秋董庭瑤徐道仁及雲廬夫人王雅卿道仁之弟近亭。共七人。冒雪衝寒。同遊天童。越宿而返。天童長老禪定法師。相與暢談。極見優待。併出聶雲臺所著。關於中醫者見示。余讀之。確有見地。遂載之於此。後二篇即是也。王字高附識。

日本自明治初年。政府禁習中醫。所有醫士。均令改入西醫。相沿已四五十年。乃近年來。信仰中醫者。日多一日。且均為有智識有學問諸人。非愚夫愚婦之盲從者可比。東京且有東方醫學會之設。擬於本屆國會開會時。請求准中醫懸壺之復活云。

同時美國西方沿海諸省。如加利福尼亞。對於中醫。亦多信仰。近有連合通信社。關於本問題之通信曰。中醫神秘。不可思議。昔人之所輕視者。今則信仰之有如宗教。有數廣廈。病人趨之若鶩。不惜出千百金錢。一嘗此在華將衰之醫藥。因就診者之多。故不能隨到隨診。須於期前約定時間。就診之時。由病人自述症情。有一草藥醫旁聽之。連點其首。言五臟之如何不和。但如飲其方中藥茶。可將其不和者和之。就診者如其言飲之。病因以愈。給以厚酬并出證書。證明其如何有效焉。

兩月之中。舊金山中醫。因診所太小。而遷入大廈者。已有七人。其中竟有全用該廈之二層三層者。其營業之盛。可想而知矣。

杰按予個人經驗。親友多有西醫治而不愈之症。服中藥而見效者。如卓太親翁之小便出膿血。胡適之君之腎炎。黃伯樵君之糖尿症。舍弟婦之乳塊割症。夏劍丞之太夫人之乳頭出血。瞿太親母及蔣作賓君之太夫人盲腸炎症。初所就者。皆京滬聲價最高之西醫。終則束手無策。始返而求諸中醫而奏効者。予嘗一一錄其所用藥方於耕心齋雜記。登諸旬刊。予曩年亦偏信西醫。旋因遺誤數次。而中醫奏效有據。始知盲從迷信之誤人害事也。予近日患痔疾。起坐皆不便。就治痔專醫某君診之。據云施注射一二次。則痔枯落而愈。且無痛苦。索費百元。予思予雖力能辦百元。然貧者將奈何。或病發於內地。無從得注射。則又奈何。將遂不治乎。遂不就注射。而以應付治痔之百元。一并捐入山東賑捐。以示決心也。旋查閱驗方新編有除痔丸。蘇沈良方中有冷水洗法。及古方書數種。補氣血法。兼德國海頓蘇外塗藥。一一用之。竟獲捷效。所有內痔外痔脫肛等症。旬日之間。悉告痊愈。信知中國方藥多奇效者。蓋西醫之動輒開割。實至笨之法。不得已始可用之。非善計也。予於中醫。初非深有研究。然以予經驗所得。則醫藥仍以驗方為重。多言理論。反足誤事。至於西醫。予亦承認其相當之效用。尤以產科爲佳。我國素以此重大之事。託之無知識接生婆之手。誤事不少。此外則清潔消毒衞生調養之普通科學知識。有足以輔中醫之所不及者。至外科刀圭。中西各有其長。中醫每能以調暢氣血之劑。消解腫毒。使無待於奏刀。跌打傷損。亦多佳方奇技。又如符咒治病。亦確爲事實。而非虛誣。然近於神祕。非在處可得。故不當重視。但驗方佳者頗多。用之有効。先君子嘗刊印驗方新編數萬册送人。家慈則就是書中選常用方藥多種。配合送人。四十年於茲矣。服之者多隨手奏效。故家慈益樂爲之也。總之醫藥以經驗爲主。中醫則四千年來經驗之所積也。西醫除少數經驗方劑外。餘皆近年科學之發明。然化學之分析雖精。顯微鏡之觀察雖密。而微生物病之根本治療法。迄無成效。且無十年不變之醫法。則其幼稚。殊不待言。欲期醫術之進步。要當以中醫數千年經驗所得。更以科學方法研究之。必大有發明也。

痔病之經驗

聶雲臺

痔症極普通。凡多坐少動者多患之。故俗有十男九痔之諺。然鄉間勞動家鮮有患之者。蓋椒酒醬及煎炒食物亦爲痔疾之根源。予近年伏案時多。食物亦多煎炒醬腐。大便枯結。遂成痔症。已數年矣。近忽發頗劇。行坐皆苦。友人多舉某專治痔之醫以告。予因往就診焉。據云內痔外痔脫肛同時皆發。須施以注射。則痔自枯落。既免痛苦。復可斷根。索費百元。爲包醫費。予思百元非常人所能措辦。又注射法爲內地所無從致。因決計不用。閱驗方新編有除痔丸。即照配一料服之。同時館玉堦居士亦患此症。用德國製錫管塗藥名海頓蘇者有效。贈予一管。亦照用之。又八不居士言蘇沈良方中有用冷水洗法。每於大便後以冷水洗之。渴嘗用之亦見效。但須有恆耳。於是數種並用。同時每日以水瀉腸通大便。使易下。旬日覺痊。外痔大如指。完全消矣。內痔與脫肛。亦十餘其八九。茲錄數方如左。

▲除痔丸　當歸五錢。川連五錢。象牙末五錢。槐花五錢。川芎二錢。乳香二錢。露蜂房一個。黃蠟二錢。溶化爲丸。漏蘆湯下。每服三錢。有管者。五日後漏管退出。隨出隨剪去之。

此方予服一料未完。亦未用漏蘆湯下。

▲海頓蘇塗藥裝錫管內　蓋有小管。插入糞門。擠藥以塗內痔。其法甚佳。每管價一元三角五分。中英及各藥房皆有之。英文名Hadensa。

又海甯路錫金公所東首同仁醫藥局所有治痔丸散。聞確有效驗。予購丸而未服。惟以其散入海頓蘇藥管中。同擠塗之。

▲冷水洗法　蘇沈良方東坡言腸痔下血久不瘥者。於大便後以冷水洗之。久洗爲佳。久患者皆愈。予始得於信州侯使君。云沃之兩次即瘥。予用之果再沃而瘥。併與數人用。皆然。神奇可驚。不煩他藥。河水最佳。井水亦可。

杰按東坡晚年。頗研求攝生之術。因痔疾而益慎節飲食。作藥歌以自箴。詼諧之中。而皆見道之語。藥歌錄後。

急救仙方。宋人所作。刻入四庫全書。當歸草堂醫書十種中亦刻之。坊間有售。內載痔疾良方甚多。茲摘錄其簡便者數方如左。

▲治腸風痔漏等疾　白芷一味。米泔水浸一宿。取出切片。用火煅地令熱。掃去炭。將紙鋪在熱地上。以白芷放在紙上翕乾為末。每日酒調下。

▲又方　皂角去子及皮。蜜炙為末。米糊丸。用米飲吞下。

▲又方　蒼耳葉或子。焙乾為末。蜜調服。如要洗。用朴硝井花水調洗。如要塗。用蜜和雞蘇丸并硝朴末調塗上。

▲灸法　薑切薄片放痔上痛處。以熟艾作炷灸三壯。黃水即出自消。若肛門上有兩三痔。三五日後逐一灸之。屢試皆效。

▲治驗　許叔微普濟本事方。唐峽中王及以郎中充西路安撫使判官。乘驛入駱谷。及有痔疾。因此大作。其狀如胡瓜。貫於腸頭。熱如淬炭火。至驛僵仆。主驛吏云。此病某曾患之。須灸即瘥。用柳枝濃煎湯。先洗痔。便以艾炷灸其上。連灸三五壯。忽覺一道熱氣入腸中。因大轉瀉。先血後穢。一時極痛楚。瀉後胡瓜遂消。登驟而馳。

傳信適用方。案劉入四庫全書及當歸草堂十種者。有治痔數方并錄於左。

▲治內痔枳殼圓　用好厚枳殼不拘多少去瓤細切麩炒黃色為末每末一兩入胡桃肉一個研勻以蜜圓如彈子大空心細嚼一圓米飲或溫酒下兼用井花水淋洗

▲白金散治久新痔痛如神（黃鼎臣傳）　海螵蛸去粗皮不拘多少。研為細末每用二三錢生麻油調成膏以鵝翎拂上

▲痔藥方如神（朱周卿傳）　連翹枳殼麩炒等分為麁末煎熱熏溫洗

▲東坡藥歌　并引

嵇中散作幽憤詩。知不死矣。而卒章乃曰採薇山阿。散髮巖岫。永嘯長吟。頤神養壽者。悼此志之不遂也。司馬景王既殺中散而悔。使悔於未殺之前。中散得免於死者。吾知其掃迹屏影於人間。如脫兔之投林也。採薇散髮。豈所難哉。孫眞人著大風惡疾陽。神仙傳。有數人皆因惡疾而得仙道。何者。割棄塵累。懷穎論之風。所以因禍而取福也。吾始得罪遷嶺表。不自意逾年無後命。知不死矣。然舊苦痔疾。至是大作。呻呼幾百日。地無醫藥。有亦不效。道士教吾去滋味。絕葷血。以清淨勝之。痔有蟲館於吾後。滋味葷血。既以自養。亦以養蟲。自今日以往。旦暮食淡麵四兩。猶復念食。則以胡麻茯苓抄足之。飲食之外。不啖一麵物。主人枯槁。則客自棄去。尚恐習性易流。故取中散眞人之言。對症為藥。使人誦之曰。東坡居士。汝忘逾年之憂百日之苦乎。使汝不幸有中散之禍。伯牛之疾。雖願採薇散髮。豈可得哉。今食麥麻茯苓多矣。居士則以歌答之云。百事治兮。味無味之味。五味備兮。茯苓麻麥。有時而匱兮。有即食無即已者。與我無既兮。嗚呼。館客終不以是為媿兮。

取締西醫之我見

陳淮亭

溯自歐風東漸。舉國於西人方劑解剖之學。推崇仿效。不遺餘力。然培養之所得。不足供社會之需要。甚至流弊所至。不學無術之徒。往往濫竽其間。假西醫之新名。大言欺世。以流毒於社會。遠近世則學習之所。設於醫院。既無正式課程之教授。研

究之設備•復不經政府與學術機關之考試•在學者，既無相當之學業•更無深厚之經驗•不過三四年中•過其習護之生活•一旦出而問世•而欲其窮究病理•以造福於病黎者•何可得耶•近來政府取締醫生。不遺餘力•中醫行醫數十年•學有根底者•尚在檢定之列。此等西醫俾免焉•師徒授受•人數日衆•城市鄉鎮•無地無之•貽誤過失•時有所聞•政府以提倡西醫之初•不加取締•病者不知底蘊•爲其所惑•一經失事•後悔莫及•甚矣國人•置中國數千年研究所得深高之醫理•不加提倡與維持•舉西人之皮毛•而奉爲圭臬•聽其貽誤蒼生•而不加禁止•吾不禁爲中國醫學前途•撫膺長歎也•今當訓政開始之際•改良醫學之先•將未受專門醫學之教育•政府之考試•一律加以嚴厲之檢定•否則停止其營業•其學識不敷者•加以相當之補助教育•幷禁止醫院學徒之取納•庶幾有用之青年•不致誤入歧途•以流毒於社會•神聖之醫學•不致爲此輩所玷辱•爲無告病黎補救於萬一•雖然是在政府•執政諸公其亦有見此乎•

與本會函

永嘉白仲英

逕啓者頃讀貴報鴻篇鉅著啓聾振聵欽佩莫名近閱上海中醫協會啓事內載中央衛生委員會第七項擬欲廢止舊醫以掃除醫藥衛生之障碍等情遂聽之餘不勝駭異查西醫學識除解剖注射外遠遜中醫社會早有定評毋俟煩言但現在衛生部人員多數皆趨向新學受西醫包圍作一網打盡之計拂逆輿情莫此爲甚而欲以一手掩盡天下之耳目其誰信之如果實行而人民則不獨毫無利益且直接即爲外人推銷西藥權利外溢言之痛心弟服務醫界二十餘載公餘之暇兼參西籍例如腦膜炎傷寒副傷寒赤痢猩紅熱等症用西藥而死者比比余嘗用清營白虎及承氣等方治愈不可勝計餘可類推弟雖固陋爲保存國粹起見願附驥尾一致否認除聯絡溫州中醫協會神州醫藥分會並永嘉醫藥研究會衛民醫院各團體零發宣言外特此先行奉達此致寗波中醫新刊編輯諸公鑒附呈致汪企張原稿一通請登入貴報爲盼又及弟白文環

頓首陰歷元月二十四日

來函

寗波中醫協會公鑒謹啓者查本會三月二十一日第一次執行委員會決議執行十九日成立大會公決徵收醫生至少一元藥號至少二元之特捐如願多捐無限制一致通過上海特別市醫藥兩界業巳開始徵收各省縣醫藥團體務即一體查照辦理由各醫藥團體區域募集蒐執彙解本會以濟急需實級公誼專此並頌公綏全國醫藥團體總聯合會三

月二十六日

來函

敬啓者接奉台函備悉一一查本會組織大綱前經大會大體通過正在修正文字加以審查然後付印容俟成帙郎行寄上可也又代表名錄前

以會務冗碌不及校對稍有遺漏卽各報訪員亦根據本會代表名錄是以有魯魚亥豕之誤現正在編纂中合併陳明奉函前因相應函復卽希查照此致甯波中醫協會公鑒全國醫藥團體總聯合會

來函

逕啓者案經三月十九日全國醫藥團體代表大會議決公推台端爲全國醫藥團體總聯合會執行委員會委員除同日宣告就職外相應函達卽希查照此致王宇高先生中華民國十八年四月二日全國醫藥團體總聯合會啓

來函

宇高先生大鑒久耳鴻聲未承謦欬良用悵結祇維道履迪吉箸祺遂審爲頌爲頌鄙人等因時勢之需要謀中醫之昌明特發行週刊一種顏曰中國醫報以提倡公共衛生介紹醫學常識指導民衆康健發揚國醫精義爲宗旨執事學貫古今著作等身發爲讜論濟世良多鄙人等欽仰之餘爰不揣冒昧上函丐賜鴻文以光篇幅倘荷不棄鉅篇迭頒則豈特本報之榮抑亦邦家之幸也專肅敬頌撰安中國醫報主編者夏應堂殷受田謹啓

來函

宇高先生久耳大名并在中醫新刊得見偉論深以無由識荊爲憾惠天假我緣在此次全國醫藥代表大會得瞻風標而仍以未得從容領益悵悵悠悠茲者敝會所出版之廣東醫藥月報現爲反對廢止中醫案決定出一專號以廣宣傳素仰先生爲我道干城文思爲我後輩所傾倒特此函達請多惠稿以光篇幅并以詳細地址見示俾得將敝會月報寄上正之專此卽請撰安上海霞飛路國醫學院余鳳智頓首二十九日

通告

全國中醫藥界同志均鑒。本刊編輯部。自接受全國醫藥團體代表大會議決擴大宣傳案以來。慘澹經營。煞費研究。迭開編輯會議多次。決定除精深而有發明。供同業討論者。仍由中醫新刊發表外。其他關於衛生之眞義。醫藥之常識。用短峭勁健之筆墨。趣味濃厚之文詞。零出一種刊物。定名曰保健三日刊。每逢三六九等日出版。以貢獻社會。而發揚國醫。業已蒙甯波廿條橋四明日報總理兼編輯部主任汪北平先生之贊許。借得該報副刊蓮風全部地位。供我保健三日刊發表。已於四月二十三日正式出版。凡我全國中醫藥界同志。請定閱四明日報一份。可詳內容。特此通告。

甯波中醫協會中醫新刊編輯部謹啓

中醫新刊價目表

定價無扣費須先惠
概收大洋郵票照算

	項目	一期	六期	十二期
定價	現款及匯兌	一角	五角五分	一元
郵費	本埠	半分	三分	六分
	本國	一分	六分	一角二分
	日本	二分	一角二分	二角四分
	歐美	四分	二角四分	四角八分
廣告價目	地位	一期	六期	十二期
	全頁	十元	五十元	九十元
	一面	五元	二十五元	四十五元
	半面	二元五角	十二元五角	二十三元
	特別	照列表一律加二分之一		
	特別地位	封面反面及論後夾頁或前頁		
	普通地位	後頁夾張		
	木刻銅版	費須外加		

中華民國十八年四月十日出版

中醫新刊月刊第十三期

撰述者　甯波中醫協會會員

編輯者　甯波中醫協會常務委員會

經理者　甯波中醫協會執行委員會

發行者　甯波君子營中醫協會

印刷者　甯波崔衙前華陞印局

[redacted] 9325

[redacted]

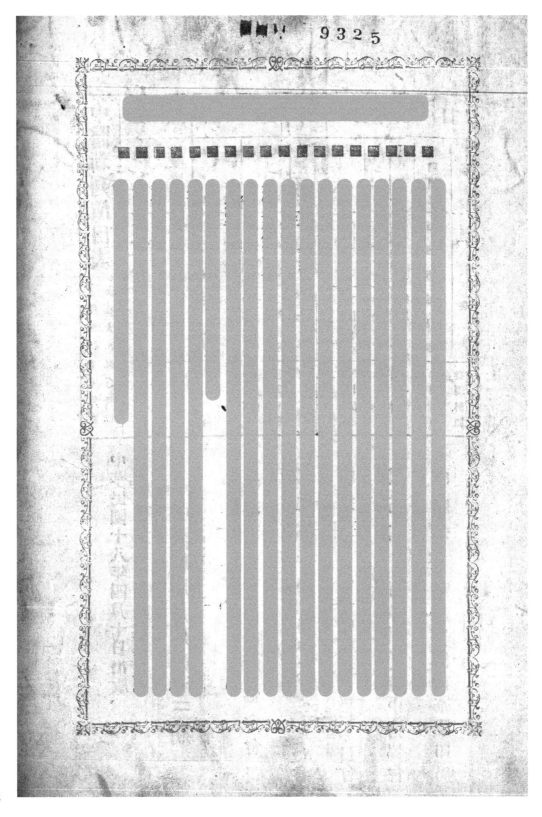

中醫新刊

第十四期

中華民國十八年五月出版

中華郵政特准掛號認爲新聞紙類第四六八號

本期目錄

寧波中醫協會常務委員會編輯

來件

全國醫藥團體總聯合會公鑒頃閱本月二十九日報載教育部布告中醫學校改稱傳習所一節不勝詫異任教育部以爲此種辦法係劃一學制並促進中醫之改善而實則不合法理足以阻遏中醫之改善與劃一學制史無關係茲申述理由祈貴會詳察焉

一中醫學校應否列入學制系統之內應以中醫學術有無研究之價値爲斷如認中醫學術無研究之價値則中醫學校即無須設立不惟不能列入學制系統之內而已即傳習所亦無須設立如認中醫學術有研究之價値則中醫學校有設立之必要即應列入學制系統之內此理彰彰無待詳言今教育部既認國內設中醫學校者爲圖課改進以期饒美撥厥甲意良堪嘉許是中醫學術非無研究價値可知教育部管理全國學術應負提倡之責將中醫學校列入學制系統之內嘗爲法理所當然乃既不予提倡又復欲將中醫學校改稱傳習所由內衞兩部考核是否敎育部組織法第一條所謂管理全國學術者係置中醫學術於例外抑不認有中醫學術如不認有中醫學術則中醫亦無設傳習所之必要如認爲有中醫學術則敎育部不應將中醫敎育置之例外此就法理言認教育部此舉爲不合者一也

二中醫學術應如何提倡如何改善實爲全國民族民生之所關非中醫界局部問題十餘年來各地方私人創辦中醫學校擘畫周章煞費苦心財力棉薄發展基難皆緣向者軍閥時代政府不予扶植屏中醫學校於學制系統以外之故今敎育部誠爲中國文化經濟計誠爲改善中醫計應即設立中醫學校將中醫學校列入學制系統之內明定課程釐訂法規如何使其講授與實驗以科學爲基礎如何使其學者程度與貧格皆有標準俾私人辦理者亦得有所遵循中醫成績必更可觀乃不此之圖屏之於敎育行政以外不入於學制系統之列猶曰促進中醫之改善而實則阻遏中醫教育之發展即阻遏中醫之改善此就改善中醫言認教育部此舉爲不合者二也

三研究學術貴在整理固有容納新知故中國文學不妨與西洋文學同研究也中國哲學不妨與西洋哲學共探討也攷其異同辨其得失明理致用斯盡學之能事醫學亦何獨不然今之中醫與西醫其理論方法各不相謀也然其目標則同爲治愈疾病而巳有中西醫治之均能愈者亦有治之均不愈者或中醫不治西醫治之愈或西醫不治中醫治之愈者此中參互攷究雖不能完全融會貫通必於醫學多所裨益如現今大學制中國文學系西洋文學系中國哲學系西洋哲學系之例於醫科設中國醫學系西洋醫學系當與學制之劃一絕無窒礙可言至謂各國通例醫士之培養年限較長必須畢業於大學或專科並任醫院經過相當時期之實習者始進開業西醫如是中醫亦正應如是中醫積五千年之經驗著述之富汗牛充棟學者窮畢生之力未能遍觀盡識研鑽無遺故昔人謂非淵博通達聽明瞰質勤績善記精鑒確識之人不可學醫況在今日中醫宜如何以科學爲依據探求貫理注重實驗其用力之勤工夫之久正與學習西醫相同現在各地中醫學校講授實驗或不盡以科學爲根據程度資格容有等差皆緣中醫學校不入學制系統之內政府尚未制有規程遂致各自爲政敎育部如誠有促進中醫改善之心正應列中醫學校於學制系統之內須布規程使全國辦中醫敎育者有所遵循此就劃一學制言認敎育部此舉爲不合者三也

基上三項理由敝校認敎育部此次布告阻遏中醫敎育之發展即阻遏中醫之發展阻遏中醫之發展即阻遏中藥之發展於中醫藥前途關係甚鉅不容不力請敎育部收回成命相應電請 貴會迅即議定辦法一致進行並盼見復爲荷浙江中醫專門學校陷印

保健三日刊出版了

人之身體。健則樂如神仙。不健則苦如地獄。如欲去苦而求樂。出地獄而爲神仙。舍研究衛生與醫藥。別無保健良法。是故衛生與醫藥。乃人生必具之常識也。同人等既習醫業。保障民衆之康健。責無旁貸。爲此誓願犧牲精神。將衛生之眞義。醫藥之常識。就研究所得。貢獻社會。今蒙四明日報汪北平先生之贊許。借得副刊董風地位。每逢三六九等日。發表醫藥衛生之文字。命名曰「保健三日刊」。已於四月二十三日出版。特此通告。

王宇高吳涵秋莊雲廬董庭瑤徐炳南周岐隱等同啟

保健三日刊爲什麼出版？

王宇高

本刊爲什麼出版。是不是爲了尋開心。尋開心的事很多很多。例如唱戲—跳舞—游公園—吃大菜—甚至博弈飲酒—尋花問柳等等。何事不可爲。何必辛辛苦苦幹這絞腦汁搜枯腸的出版工作呢。是不是爲了出風頭。出風頭的事很多很多。例如謀軍官—找委員—做會場禍醴—對大衆演說—甚至借一條橫皮帶背背—買一根司的克揑揑等等。何事不可爲。何必癟癟息息幹這供人覆瓿給人揩桌的小報般的刊物呢。我們雖笨。也斷不肯幹這辛苦的開心—瘪三的風頭—是我們可以自信的。到底爲了什麼呢。哦—聽我道來。

世界的文明。人類的進化。飲食—從茹毛飲血到了目前的美味烹飪—京菜粵菜徽菜以及大菜等等。衣服—從樹葉獸皮到了目前的華麗輕煖—緞褂裘袍羅衫以及西裝中山裝等等。房屋—從穴居野處到了目前的高大宏敞—平屋樓房別墅以及洋房等等。凡是逐時進步的文化。總而統之—全靠身體『健全』的人們的能力所創造成功的。

國家政治的光明。社會事業的完備。組織國民革命。實行三民主義。推翻帝制。打倒軍閥。剷除土豪劣紳。取消苛捐雜稅。建設五權憲法的國民政府。使得中國社會日趨安甯。中國民衆日進福利。也是全靠身體『健全』的黨員的能力所創造成功的。

家庭的幸福。天倫的樂事。爸爸—媽媽—哥哥—弟弟—姐姐—妹妹—老公—老婆—兒子—女兒—一家團圓。有得吃—有得穿—有得用—可以寫寫意意的安安穩穩的做人。是不是叨着『健全』之神所賜的福利。否則。生利的人生了病痛身體不健。就要經濟困迫生活難受了。分利的人勿論老爸幼兒。生了病痛身體不健。也要鬧得『一人撒尿合家不安穩』般的恐怖狀況。還有什麼幸福－樂趣可享呢。

至於個人的人生趣味。吃糖曉得甜。吃肉曉得油。吃魚曉得鮮。以及一切食品都覺得各有各的美味。聽春鳥黃鶯畫眉的嬌聲可以悅耳。看春花梅蘭桃李的美色可以怡目。清早或向夕有暇的時候。一步一步到臨江碼路去散步散步。可以領略安閒的清福。夜深神倦。臥在輕軟溫煖的羅帳綢被鴛鴦枕上。酣然入夢。可以飽嘗溫柔鄉裏的豔福。那更非身體『健全』沒有病痛不可。不然。倘然生了病身體不健。就是撒尿撒屎。也要感着痛苦。勿論是怎樣。富貴雙全的人們。也一些兒沒有趣味了。

那末就世界上國家上家庭上個人上。一處處考察起來。『健』是獨一無二最要緊的要素。非『健』不能促進世界的文化。非『健』不能建設國家的光明。非『健』不能享受家庭的幸福。非『健』不能保全個人的趣味。是可知『健』是避免一切一切的苦而取得一切一切的工具－利器呢。

雖然。人們既有了身體。也誰不願無病而『健』。只因平日沒有研究過醫藥衛生。所以不明白『保健』的方法。弄得身體的『健』不能『保』。吾人的病不能免。雖由於他們平日不肯留心。咎由自取。但是我們是做醫生的。醫生便是專門驅逐病魔。『保』存『健』神的。眼看得一般人們一個個將被『健』神所棄病魔所噬。將來弄得人不像人。家不成家。國不保國。以及世界也不成世界。演出所謂『人類族滅天地閉塞』的慘劇。於心何忍。於心何忍。

顧亭林氏說。天下興亡。匹夫有責。保障民衆健康的責任。灌輸醫藥衛生的常識。那是我們醫生所應該引為己任的。我們編輯本刊。發表本刊。就是為了這些兒的意思。

保健三日刊的宗旨和方略

王宇高

本刊出版的所以然原因。為了我們醫生不忍眼睜睜地看着一般人們。有了寶貴的身體。不知保護健全。即欲心存保健。也苦於沒有這種學識。以致有身而不能健。欲健而不能保。結果弄得人生的樂趣。家庭的幸福。社會的安甯。國家的光榮。世界的文化。都一件件根本動搖。恐演『人類族滅天地閉塞』的慘劇。所以我們急急忙忙的把本刊出版。這種意思。已於前篇說明了。

但是一般人們有心要研究醫藥衛生的常識。也實在不少。只因論述醫藥衛生的文字。大都照事直寫。枯燥無味。不能像水滸傳石頭記儒林外史的奇橫鬭心。又不能像吳稚暉老先生的詼諧動人。往往弄得讀者頭痛。或是昏昏欲睡。這一點我們也顧慮到的。

就上面的幾點意思。來發行本刊。那末本刊的宗旨。就可明白。我且歸納如下。

『本刊願用奇橫詼諧。活動有生氣的文字。確合實用。富於趣味的材料。建議保全健康途徑的方法。同時注意改革醫界的積弊。和社會風俗阻碍衛生進行的陋習。以及其他關於健康的種種要點。使得一般人們樂於領受醫藥衛生的學識。從此養成健全無病的人類—家庭—社會—國家—世界。』

宗旨既已成立。那辦理的方法。經幾次編輯會議議决。茲將其大綱略述如下。

一，評論　凡社會關於健康的事實。及醫界的得失等等。評論其是非利害。以供一般人們的去取採擇。

二，生理概論　凡人體的構造組織生理功用。考察其健全時候的自然狀態及作用。用極淺明極有趣的文字。說明其大概。以作衛生的準備。

三，病理淺說　病理是人體當有病時候所起的變化的學理。本爲醫病的最先要著。也是一般病人所必須明白其大體的。本刊也用淺明有趣的文字說明之。

四，物質衛生常識　飲食衣服居處道路以及其他物質如太陽空氣等等。於人體有密切的關係。本刊當說明其如何合衛生如何不合衛生的原理。以供一般人們的衛生標準。

五，精神衛生常識　喜怒哀樂等等性情意志的造成人病。很多很多。就我們臨證上稽查。實居病的百分之七十另。這種病原。西醫不甚講究。却爲我中醫所獨重專長的。本刊於此當更加論列。以補西醫的不及。而爲衛生的標準。

六，養病須知　病的全愈。老實的說一句。靠醫藥實在不如自療居多。自療當分二部。一種屬於病人自身的。一種屬於看護人及一切環境的。本刊也當力爲說明。

七，簡單醫藥　醫藥的最初發軔。不過取用日常的東西罷了。所以是極簡單的。諺說單方一味。氣殺名醫。是其效力確有足以驚人的。本刊當擇確有實效的介紹之。

八，義務顧問　我們嘗說。識字的人應當有做不識字人的顧問的義務。我們做醫生。也當然有做病家顧問的義務。所以本刊特闢這欄。以便一般病家的問訊。我們當就力所能及。妥有答覆。但是於這裏有一點於事實上一些沒有利益。反而大有害處的。就是要求我們憑紙上所述遙擬方藥的一樁。這因爲診斷其病果屬何症。用望聞問切以及其他機器。很詳備的診察。倘且或有不能决定的。如何可憑一紙病單。便處方藥。這是要問者諸君原諒的。

上面所說的宗旨。我們是始終信守的。至於方路。暫定如此。以後還嘗就可能範圍裏。力求擴充和改進。以期達到養成健全無病的人類———的目的總罷。

保健二字的解剖

王宇高

保是保護—保存—保守—無非是保有原狀而不失的意思。健是康健—強健—壯健—無非是健全身體而無病的意思。那個不知。誰人不識。何必容我贅說。難道一經本刊用這兩字做了名詞。便像掀行者搖身一變—變出什麼花樣。要我來解說麼。但是變雖沒有大變。我個人對於這兩個字。却有些兒意思。對於普通一般人們平日不大喜歡研究衛生醫藥。及曾經研究過而一暴十寒不肯有恆的。大有關係。也是本刊出版後的最要一着。所以我如骨哽在喉有不得不吐的趨勢。就吐了出來了。

我且慢說保字。先說健字。學老江橋上拆字先生的拆字法—把健字解剖分晰罷。健字從人從建。人建相配而爲健。人是人們。建是建設。人建二字的意義。並不是說這個人是生長福建省的。乃是說由人們用建設功夫。方能健康。本來人體是自然界裏一物。只要事事適合自然。便能健康。何必再用建設功夫。但是人們是有機動物。更是情感意志。超出萬種動物上的特異動物。所以勿論什麼—飲食起居思想言動等等。總不免有太過不及的錯誤。既有錯誤。那身體的生理工作。便不合於自然。因而要離開健康而趨近病痛了。所以不得不用一番建設的工作。建設工作怎樣。就是喜歡地永久地。搜尋衛生的眞義。和研究醫藥的常識呢。這是說人建爲健。便是要健是要人們肯用建設人生的工作。纔能到手的。

再照健字配合顛倒來說。建人二字相合爲健。是說健康學是建設人生的要素。何以呢。眼目不健。便不能看色。鼻腔不健。便不能納氣。耳朵不健。便不能聽聲。口舌不健。便不能飲食和講話。手臂不健。便不能做事。足腿不健。便不能走路。腦子不健。便不能思考。胃腸不健。便不能消化。肛門不健。便不能撒屎。膀胱不健，便不能撒尿。推之一切一不健。便不能…看聽呼吸飲食—思考消化—等等。都是人生最要的工作。有一不能。便難以保全生命。那末建人爲健。便是健康學爲建設人生的唯一要道。——換言之。人們要保全生命。是完全靠賴健康學的。健康學就是衛生的眞義和醫藥的常識罷。

健字既已拆過。再拆保字罷。保字從人從呆。人呆二字相配而爲保。呆人二字相偶也爲保。呆人是笨伯憨頭傻子的意思。人呆是一個本來不呆的人。却被笨伯憨頭傻子們所同化。也變爲呆人。就是說呆人是自動的呆子。人呆是被動的呆子。我所說的保字。是連鎖在健字上面的。所以自動的呆人。被動的人呆。也就在看研究健康學上說罷。

研究衛生和醫藥的健康學。無論不如研究叉麻雀宿妓院抽大烟等等來得目前開心。也且不如研究韓柳歐蘇的古文—李杜元白的古詩—三國列國西廂琵琶等等的古小說—胡適之的白話文—魯迅周作人等等的新詩新文。來得有聲有色奇奇怪怪的趣味濃厚。健康學和這種學相比。更覺得乾燥枯冷像木落山空的冬景。沉寂無趣。淡泊無味。乃我們偏偏不去賞玩燦爛芳香。作個踏翠尋芳的游客。偏偏喜做獨釣寒江雪的漁翁。和雲深禪榻的老僧。棄肥甘鮮脆而嚼蠟。抛柑橘梨蔗而吃橄欖。含金玉珍寶奇異古玩而取粟帛。眞眞是呆人—呆之極矣的呆人。不必聰明絕頂者笑我是呆人。我們自己也承認是呆人吧。

我們保健刊出版不到三期。社會上注意的人很多。寫信來和我們詢問，討論的。好像雪片般的飛來。確有山陰道上應接不暇的樣兒。是他們—一般喜歡和我們研究衛生和醫藥的人們。也必不免被人要笑他是被我們的呆氣所同化。也成個呆人了。

但是—但是攷査古今中外的大學問家。都是有呆氣的。不呆不能成專家。不呆不能成大家。當其專心研究。犧牲一切不顧的時候。眞眞是個呆人。及到了功到事成成功以後。方在不笑他爲呆。而稱贊崇拜他爲大智大慧了。我們以及和我們同化喜歡研究衛生和醫藥的人們。雖然不能和什麼哲學大家科學專家等等爭衡。苟能煞費精神。悉心研究。持之以恆。久而不渝。其結果不止對於學識—衛生和醫藥。可以自豪。也且可以避免病苦。長保健康。即不幸偶然有病。也不至於『委付凡醫恣其所措』。更不幸病入膏肓。不可挽救。也不至於倉皇失措。雜藥亂投。甚至怨天尤人。至死不悟了。

研究保健的學識。到了這個田地。勿論喫穿—以及一切—生的事務等等。可以『從心所欲不踰矩』般的隨意做去。都合衛生要道。生理病理的變化。人生壽命的短長。醫療調養的得失。早已成竹在胸。不愁臨時局促。你想有趣不有趣吓。比比神仙能差多少呀。

嘻——哈哈—。嘻——哈哈—。保健是呆人幹人生建設的工作。幹不去是有趣得了不得。好味道—好味道。只要人生的趣味。眞正的人生的趣味充足飽滿。就是做做呆人也不妨的。喂—同志們以爲怎樣呢。

全國醫藥團體代表大會閉幕宣言原稿

王宇高

此稿當時由大會公推陳存仁君湯士彥君及余三人。共同起草。嗣因湯君有事返杭。陳君亦以事忙。歸余個人動筆。爲起草的起草。原稿如此。特披露之。附識。

國粹不保。何以立國。國產不興。何以利民。民衆之需要與信仰不合。何以施政。先總理之革命主義。民族以防文化之侵略。民生以防經濟之侵略。民權以防帝國主義之侵略。吾人享先總理之遺澤而爲黨治下之國民。其可不於此兢兢乎。此次少數西醫余巖等。操縱中央衛生委員會議。營私逞威。摧殘中醫。旣加以惡名曰舊。又肆其壓迫。登記至十九年底爲止。禁止學校。取締新聞雜誌及登報介紹。使我中醫前不得繼往。後不得開來。閉口卷舌。坐而待亡。其所受痛苦。與嬴秦時代相去幾何。是可忍。孰不可忍。先總理嘗詔示吾人。爲國民者不可無革命性。本大無畏之精神。作有組織之奮鬥。此全國醫藥團體代表大會之所由來也。雖然。今之政府爲國民政府。其執政者爲三民主義之信徒。旣與帝國主義之日本不同。專制君相之明治伊藤夐異。日本於漢醫漢藥。又非若我國之爲國粹國產。且日本當日之漢醫。不及我中醫遠甚。其學西醫者。駸駸乎與德意志並駕。則非我國之西醫所能望其項背。其必不肯違反民意。甘心自殺。而以日本處漢醫者處我中醫也明甚。其必不願廢棄黨義。有愧總理。而偏聽少數西醫之讒言。竟廢中醫也又明甚。其必不忍禁我自強。絕我自新。而阻我進化之途也更明甚。是以吾人此次大會。到者。省計十五。團體計二百四十二。人數計五百八十一。提案計一百九十三。而要其目標。一致相同。消極的據理請願政府迅予撤消原案。併懸誠提案人余巖。積極的努力書報刊物。要設醫校醫院。以及一切求學術之日進。而保民衆之健康。非孜孜爲個人之生活計也。向此目標。協力進行。不達目的。誓不中止。如萬不得已時。以莫須有之寃獄。加我之身。必謂我中醫爲草菅民命。塗殺生靈。視之如洪水猛獸。而不容發展進化也。則吾人亦惟有先自引退。杜門謝事。以讓彼西醫之專橫。而靜聽全國三萬萬五千萬民衆之最後公判而已。特此宣言。伏惟朗鑑。

近今時疫現狀及預防治療法

松江孫慕野來稿

去臘雨雪少降。入春以來。天時不正。氣象亢燥。疫病流行各地者。時有所聞。初惟於南匯一帶。近聞蔓延至上海矣。吾松南鄉等處。亦已有報危。傳染之廣。大有燎原莫遏之勢。若稍稍遷遲。竟至不救。爲害之烈。較之毒蛇猛獸。殆有過之。今各報所載者。大都爲猩紅熱喉痧及流行性腦脊髓膜炎三症。而尤以腦脊髓膜炎傳染更速。甚至朝發而夕殞者。可慘也哉。各地當局。爲防患未然計。特向各醫生徵求預防治療之法。事誠善舉。惟病屬急性。變幻倏忽。倘祈當局速速宣傳。俾鄉僻小邑。有以遵循。則功德靡涯焉。爰不揣淺陋。用伸鄙見。以告未病者預防之。西諺云。『一兩之預防勝於一磅之治療』。洵不誣哉。

▲病象及變症　此症初起微有寒熱。頭巔疼痛。胸悶。神識昏迷。四肢關節疼痛。不思飲食。喉間氣機不舒。雙目重垂。時有流涕流出。一經變化。則頸項強直。痛苦不支。或累及背脊。惟斯時危象叢生。遍身痛無定處。宛似痲痺之症。甚則角弓反張。目紅多涕。此危狀時期也。一週時往往輒斃。若能挨過一候（一星期）可得慶更生矣。

▲診療法　孫慕野曰。此疫邪厲毒之氣。蘊積於內也。濁穢不通。則鬱閉以死。仲聖治疫論中。以逐穢爲第一要義。論曰。上焦如霧。升而逐之。兼以解毒。中焦如漚。疏而逐之。兼以解毒。下焦如瀆。決而逐之。兼以解毒。眞千古不易之名論矣。鄙意以『散』『下』『清』三法並治。方合仲聖之原旨矣。治療方法。列舉於下。『散』—蘇葉，桔梗，菖蒲，羌活，鬱金。以散上中二焦浮遊之火。『下』—大黃，芒硝，枳實，厚朴。以蕩滌大腸燥結。『清』—犀角，黃芩，知母，丹皮，山梔，黃連，竹葉。以清內蘊之毒焰。復引以銀花，人中黃，綠豆殼，滑石，羅蔔汁，竹瀝。解毒消痰。以上各味。儘可合併煎飲。有功而無損也。

▲預防法　甲，辟疫丹（赤水玄珠）。雄黃末一錢。麝香半分。用黑棗肉搗爲丸。如棗核大。硃砂爲衣。綿包塞入鼻中。男左女右。即入病家。不染疫氣。乙，敵疫香（自製）。鬼羽箭三錢。沈香三錢。降香五錢。木香三錢。火硝八錢。檀香五錢。甘松三錢。以上七味。各研末和勻。置香爐中燃燒。可以殺滅疫菌。丙，霜露莢（又名經霜白蘿蔔莢）。切成粗末。濃煎當爲茶飲。頗有辟疫清咽之功能。丁，常服綠豆湯（糖宜少加）。能清熱解毒。戊，廁所溝壑之處。宜時洒國貨臭藥水。以除疫癘。以上五法。均屬萬妥萬當之預防法。且簡便易爲。幸注意及之。

柯氏傷寒論註之研究

徐炳南

病有發熱惡寒者。發於陽也。無熱惡寒者發於陰也。此節柯氏註云。無熱指初得病時。按凡三陽經初得病時。必無熱惡寒。繼乃發熱惡寒。無發熱惡寒突然並至者。若如註說無熱是指初得病時。則凡三陽經傷寒。皆發於陰矣。又謂未發熱即是無熱惡寒。已發熱即是發熱惡寒。若然則未發熱時當斷其六日愈。已發熱又當斷其七日愈。究竟六日愈乎。七日愈乎。

若以新學理言之。此種發熱是具物理性的。其所以初時無熱者。因體功有暫時忍耐力。不久當即發熱耳。此處之陰陽二字。不宜作寒熱解。又不可作三陰三陽之陰陽解。應作太陽經受病有陰陽二種不同解。今釋之曰。凡三陽經傷寒初得病時之徵象。有二種不同。其一初得病時。一方面惡寒。一方面當即發熱。又一種初得病時。一方面雖覺惡寒。一方面却不發熱。其所以有二種不同之點。於是別之曰發於陽，發於陰。

或曰發熱是營氣爲患。是衛氣爲患。曰是衛氣爲患。經曰。上焦不通利。則皮膚緻密。腠理閉塞。玄府不通。衛氣不得泄越。故外熱。曰宗氣無與乎。曰內經論宗氣。謂與營氣俱行於陽二十五度。行於陰二十五度。不言與衛氣並行者闕文也。經論衛氣多闕文。宗氣象天。衛氣象日。營氣象月。日月之運行皆天行之也。凡日月所到之處。皆天所到之處也。營衛麗乎宗氣。營衛之流行皆宗氣行之也。凡營衛所到之處。皆宗氣所到之處。故近賢張錫純謂臟腑之功能。血脈之運行。皆大氣舉之。所謂大氣者。即宗氣也。然則宗氣與衛氣。均由元府泄越可知矣。然則壅鬱而爲熱。是衛氣爲患。亦可知矣。

若以新學理言之。發熱可謂體溫增高。體溫之所以增高。因抵抗外邪之故。蓋外邪襲於營衛。於是營衛起反應以事驅逐。內之體溫欲出。外之寒邪欲入。相互格拒。遂成壯熱局勢。用桂麻所以解熱者。蓋藉發散之功以放溫。則外邪遂與汗俱出也。

問曰。脈有陰陽何謂也。答曰。凡脈浮大滑動數此名陽也。脈沉弱濇弦微遲此名陰也。

柯註於此節。刪去微字。置之不論。而以弱字對大字。未是。弱是言脈勢。大是言脈狀。疑原本脫落強字。當是浮強滑動大數。方與沉弱弦微遲濇。兩兩相對。

寸脈下不至關爲陽絕。尺脈上不至關爲陰絕。此皆不治決死也。若計餘命生死之期。期以月節尅之也。

柯註云。寸脈不至關。則陽不生陰。是爲孤陽。陽亦絕矣。要知不至關。非脈竟不至。是將絕之兆而非竟絕也。……夫上部有脈下部無脈尚有吐法。上部無脈下部尚爲有根。即脈絕不至尚有灸法。豈以不至關便爲死脈哉。

按柯意非竟不至，非竟絕。然則竟不至竟絕者決死矣。下文何故又云。豈以不至關便爲死脈。且白文明云。下至關何以改作非竟不至。況白文餘命二字。謂其尚有幾日餘命。非謂治之而有餘命。十四難云。上部有脈。下部無脈。其人當吐。不吐者死。謂吐則氣逆於上。故脈亦從而上。下部之無脈。乃因吐之故。非眞根離也。若不吐而下部無脈。是竟離其根矣。故曰死。非尚有吐法之謂。柯氏誤矣。夫註解者。所以釋其意說其理。使明白暢曉也。註而竟至以己意作則。委曲強說。妄改真理。有被註而反否塞離歧。則悖註之理遠矣。自來註家皆坐此弊。而尤以宋之染玄學者爲最（如黃坤載）。此所以仲景之學。歷古而不昌也。悲夫。

濕溫症之治驗

慈谿魏長春

讀第八期本刊。洪醉樵君。論去年溼熱之原理。暢發天序病原頗詳。但據鄙人去秋蒞治經驗。去年溼邪。雖係溼溫時症。昔喻嘉言謂溼溫一症。原藏疫癘在內。大抵無傳染性者。謂之溼溫時病。有傳染性者。則爲溼溫時疫。淺溫症之現狀不一。故變症亦極複雜。本病之最緊要者。當分爲急性慢性二種。石芾南謂六氣傷人。因人而化。陰虛體質。最易化燥。燥固爲燥。即溼亦化爲燥。陽虛體質。最易化溼。溼固爲溼。即燥亦必夾溼。大凡其人中氣實。而熱重於溼者。則發於陽明胃腸。中氣虛。而溼重於熱者。則發於太陰肺脾。熱重屬急性。來勢危險。而關治得法。則易愈。溼重屬慢性。症似輕淺。極難全愈。總之溫熱諸症中。惟溼溫一症。其病情半陰半陽。其病原水火互結。其病狀反覆變遷。不可窮極。在上焦如傷寒。在下焦如內傷。在中焦或如外感。或如內傷。至其變症甚多。治法宜清涼芳烈者。固多。宜溫化燥滲者。亦不少。茲錄治驗。虛實寒熱醫案數則。尚希高明教正。

●

▲王姓幼女　年九歲。患溼溫挾痰。病已六日。家貧未醫治。溼溫化燥。熱入血分。血鬱化火。熱痰蒙蔽。昏厥痰||。頭汗淋漓。目閉。內熱不揚。溲少。便閉三日。痰鳴面赤。脈象洪數。舌紅糙苦黃。投涼膈散。去甘草。加益元散。川連。僵蠶。鮮石菖蒲。鉤藤。服藥後瀉四次。熱減目開。睛赤色。手足痰瘲。雖定。神昏未清。脈數。舌紅苦黃。腸胃溼溫熱痰蒙蔽。肝胆風火上衝於腦。故神昏不知。治法當用熄風開竅清熱。羚羊白虎。如紫雪丹。但病家赤貧。鄙人醫治。尚且義務施診。有何能力。服此貴重藥品。故古人有富人之病。失於誤治。貧人之病。失於失治。膏粱藜藿。治法何能一例。不得已。擬白虎湯清熱。合小柴胡湯。從陽樞達邪。去參，米，草，夏之辛甘。加青蒿。石決明。僵蠶。益元散。定風。甯神。苦杏。瓜蔞。化痰。連翹。鮮石菖蒲。清熱開竅。服藥後。內熱外達。白痦發遍體。色晶亮。神清。脈數。舌紅苦黃。擬涼膈散。合白虎湯。去硝，黃，梔子，甘草，米。加牛蒡。鮮生地。銀花。瓜蔞。玄參。服後熱退。白痦未隱。改投甘露飲法加減。育陰清熱。靜養旬日全愈。

▲馮阿安妻　年四十二。操勞家政過度。體瘦。多帶。陰虛。七月初。病溼溫類瘧。寒熱無汗。醫用清脾飲。達原飲等方。作溼瘧治。苦辛過投。溼化陰傷。舌紅中剝。脈弦背冷。身熱無汗。口乾不思飲。味苦且淡。嘔逆。喉中梅核氣塞。頭暈耳聾。便閉四日。帶下如注。病起十二日。溼溫遏伏。營陰受傷。治法宜清營達邪。使溼溫外達。化瘧化痦。則病有出路。投柴胡。黃芩。當歸。白芍。鮮生地。丹皮。玄參。天花粉。銀花

・鮮首烏・青蒿・鱉甲・知母・荷葉・益元散等・清營化溼・生液達邪・服後・便解二次溏薄・背冷・身熱・有汗・口乾・嗆逆黃水・胃呆・喉中梅核氣塞・頭眩・脈象弦滑・舌紅絳・中剝脫液・苔白・下元空虛・溼溫誤作瘧治・邪遏・陰虛宜滋・溼邪宜滲・體質病症相反・顧本爲主・佐以搜營中伏邪・仿喻嘉言清燥救肺湯加減・方用桑葉・枇杷葉・苦杏・玄參・麥冬・生甘草・鮮生地・青蒿・鱉甲・鮮石斛・知母等・服後・背冷減・身熱差・口味苦・胃稍思納・舌紅絳光滑中剝・苔薄・餘症脈象如前・原方去桑，杷，杏・加銀胡・天冬・紫菀・硃茯神・服藥後・瀉溏醬糞五次・口舌潤澤・病家因瀉不安・改延丈亭胡子木君診・擬養陰却邪法・用鮮石斛・鮮生地・知母・青蒿・竹葉・秦艽・半夏・銀胡・鬱金・甘草・川朴・川連・擬方頗具卓識・服後瀉止・口舌乾燥・苔退・色紅絳光滑・病家復延余治・按脈虛數・擬清燥救肺湯加減・用鮮石斛・鮮生地・知母・鮮首烏・玄參・淡竹瀝・白芍・炙甘草・麻仁・阿膠・麥冬・鱉甲・石膏・服藥二劑・頸項胸背・發出白㾦甚多・色白如水晶・胸喉氣塞・痰黏・溲熱長・便解醬糞・虛里穴震躍・脈象虛數・用復脈湯加減・炙甘草・原麥冬・鮮生地・炒麻仁・阿膠・北沙參・生白芍・竹瀝・鮮石斛・玄精石・鱉甲・生牡蠣・硃茯神・服二劑・白㾦晶亮未隱・熱退・口潤・味苦・舌色淡紅潤・根苔薄白・脈緩・夜少安寐・便解燥糞・痰黏・兩耳聰・胸脘喉間塞滿・當其白㾦未透發之前・見胸悶・擬以育陰透㾦爲主・今熱退㾦透・脈靜・舌潤・仍見胸悶・脘喉間塞滿・當屬胃虛客氣上逆・若泥陸九芝之言・以丹痧斑疹・四者之齊與不齊・以脘悶之解與未解爲辨・仍用透達則誤矣・況陸氏曰・有是四者・熱必壯・四者之解與不解・以汗出之透與未透爲辨・臨症以辨明虛實寒熱爲主・當宗金匱旋覆代赭湯・去薑棗・加麥冬・麻仁・白芍・硃茯神・紫菀・川貝・釵石斛等・和中降逆・養胃潤燥・服二劑・白㾦漸隱・胸脘氣暢・盜汗・喉間燥・胃思納・寐安・便解燥糞・脈緩・舌淡紅潤・營衛不和・氣液兩虛・擬六君子湯去朮・加淮山・麥冬・生白芍・川石斛・北沙參・大生地・遠志・生牡蠣等・服數劑全愈・

▲方慶財妻　年十八歲・六月間・患溼溫轉瘧・寒熱十日・截止・七月二十五日・寒熱又發・誤食水果雞鴨變劇・熱熾・發白㾦晶亮未隱・八月初四日・延余診治・見氣逆喘促・胸悶・欬嗽痰黏・便閉・溲少・神昏・譫語・沉眠・耳聾・頭汗・脈數・舌紅苔薄白・溼溫痰熱蒙閉・肺胃氣失清肅・胃熱沖腦神昏・痰火犯肺喘促・擬麻杏膏甘湯・佐竹瀝薑汁・清透肺胃熱痰・兼達溼溫伏邪・加紫雪丹五分・清熱開竅・小陷胸湯・合梔豉・清搜胸膈腸胃・痰溼食滯・複方圖治・服藥後・神識稍清・解燥矢一次・熱勢稍減・原方除紫雪丹・薑汁梔豉・加旋覆・川貝・硃茯神・服藥後・白㾦較前更多・發遍體・夜潮熱・欬嗽痰黏・氣促・神昏・譫語・便實・脈象滑數・舌紅糙苔黃白・溼溫伏邪・有化燥之象・急投清燥救肺湯・去麻杏阿膠・重用玄參・加鮮生地・硃茯神・銀花・鮮竹葉・全瓜蔞・知母

•服藥二劑。吐出白膠痰甚多。神清。內熱減。夜間發寒熱極輕。欬差氣平。胃甦。脈緩。舌紅潤根苔黃。病已轉機。仍投清燥救肺湯。去甘草，麥冬，阿膠。加益元散。旋覆花。青蒿。鱉甲。鮮生地。全瓜蔞。服一劑。熱盡。胃佳。停藥。靜養數日。強健如常。

按此婦。濕溫化痦。被蘊濕遏。復因雜食雞鴨水果。釀痰。若遽投大劑寒涼。勢必白痦遏伏。痰熱內閉。結胸。故用紫雪丹清熱開竅。佐麻黃蘆汁之辛熱。陷胸之滑潤。待氣機一轉。伏濕化燥。雖見舌色紅糙。苔黃白。邪由營分。轉出氣分。大劑清燥救肺治之。轉燥爲潤。若始投麻黃生薑性熱。石膏性寒。繼投玄參地冬甘膩。祇用辛涼而熱。甘淡滲濕。以謂藥性和平。則病重藥輕。恐難奏效。若謂藥性猛烈太偏。則日醫和田啓十郎曰。凡藥物。皆利用其特有之偏性。以矯正病的傾向。故不偏性。則不能爲藥物。鄒潤安曰。凡藥所以致生氣於病中。化病氣爲生氣者也。凡用藥取其稟賦之偏。以救人陰陽之偏勝也。是故藥物之性。無有不偏者。何廉臣先生曰。吾儕業醫。當遵守醫聖仲景之遺法。臨病探源。對證發藥。創所謂經驗學派。誠探本之言也。

▲廖梅生　湖南人。年四十餘。久居慈谿。縣署當差。嗜酒濕火重。七月患濕溫化痦。寒熱。熱熾。乏汗。骨痛。便閉。溲短赤。口乾。脈弦數。舌苔黃膩。投大柴胡。合白虎湯。服藥一。汗出如洗。便瀉八次。瀉時腹痛。肛門熱灼。瀉止。身熱得解。胸腹寬暢。骨不痛。溲赤。頭痛。脈緩。舌苔黃薄。投小柴胡湯。合白虎湯。加米仁連翹。服二劑。全愈。

按濕家忌下。酒客忌甘。今用大小柴胡。而不忌者。因濕溫一症。隨人體質強弱變化。中氣實。而熱重於濕。發於陽明胃腸。故可用大柴胡。兩清少陽陽明。大黃枳芍。清降。柴胡芩夏。表散。薑棗調和營衛。繼以白虎清肅陽明燥火。得瀉後。仍用白虎清餘熱。小柴胡搜滕理募原之餘濕。苦辛寒涼合劑。若不佐以參草薑棗之辛甘。雖體強症實。總非善後之策。

▲沈福寶　年六十三歲。農夫。中虛氣弱。病濕溫旬日。日晡寒熱。無汗。口淡不渴。二便通調。脈緩。舌紅苔黃膩。投小柴胡湯去棗。加茯苓。米仁。澤瀉。通草。苦杏。服藥二劑。全愈。

▲任寶善　年二十九歲。六月淋大雨後。患濕溫。寒熱日久。自以爲濕清之力。吃參條桂圓肉紅棗等。誤補邪遏。面目萎黃。肢冷。左邊脅下痞痛。溲黃。脈象沉弦。舌淡紅苔白。病月餘。屢治未效。七月二十八日。來寓診治。余用小柴胡合桂枝湯。加鱉甲。桃仁。萊菔汁。服藥二劑。脅痛止。痞未散。日晡神疲。發冷。原方除萊菔汁。桃仁。加米仁。木賊草。服藥二劑。寒熱斷。溲清。脅痞塊小。用小柴胡湯。加桃仁。紅花。丹參。鱉甲。桂枝。茯苓。香附。服藥三劑。痞消身強。

▲孫家漕陳婦　年三十九歲。七月初二日。發寒瘧後。濕遏熱伏。至二十六日。來寓診視。胸腹氣滿。洒淅寒熱。乏汗。頭眩。肢痠。脈滑。舌紅苔薄白。擬四逆散加味。用柴胡。赤芍。枳實。益元散。鮮藿香。青皮。青木香。澤瀉。香附。帶皮苓

•紫金錠。服藥二劑。全愈。

▲馮大鈞妻 年三十二歲。懷孕九月。八月初三日。寒熱往來。無汗。初五日。分產一女。惡露極少。醫治二十餘日。服藥數劑。及生化湯回生丹等。腹痛。小溲短數。大發寒熱。多汗。嘔吐。九月初一日延余診治。形萎。神虛譫語。胃呆腹痛。便瀉不爽。多痰。按脈虛數。舌淡紅潤。苔灰。產前濕溫遏伏。寒熱類瘧。既產邪陷。腹痛便瀉。病久真虛。大發寒熱。多汗。擬龍牡救逆湯加減。用化龍骨。牡蠣。桂枝。炙甘草。硃茯神。西琥珀。炮薑。當歸。焦白芍。服藥後。瀉五次。腹痛不爽。潮熱。多汗。口渴。嘔逆。神虛譫語。脈數。舌紅潤苔黃白膩。濕溫邪陷痛瀉。觀其舌苔。較昨厚。非全虛症也。擬錢氏白朮散。合左金丸。借葛根藿香升提陷邪。木香左金丸調和肝脾。以止痛瀉。參朮苓草。和中健脾。服後痛差。便瀉次數減。嘔止。口淡且粘。汗斂。痰膠粘。譫語未已。昨來惡露少許即止。脈象緩大。舌淡紅潤。苔黃白膩。擬香砂六君湯。加竹茹。川貝。丹參。左金丸。服藥後。便瀉腹痛皆止。嘔痰黃膠粘。譫語。口淡粘。潮熱未盡。脈滑。舌紅苔薄黃。濕溫伏邪釀痰。瘀熱未暢。仿沈堯封六神湯加減。用橘紅。半夏。硃茯神。旋覆花。益元散。竹茹。丹皮。鈎藤。益母草。生薑汁。萬氏牛黃清心丸。服藥後。神清。譫語止。二便通調。腹不痛。口氣穢臭。嘔痰膠粘。頭汗。潮熱未盡。脈象緩大。舌紅潤苔黃薄。投旋覆代赭湯。去棗。加黃芩。白芍。辰砂茯神。竹茹。天花粉。服藥二劑後。脈緩。舌紅潤。苔黃。潮熱未盡。嘔痰膠粘。胃呆。投歸芍六君湯。如竹茹。紫菀。米仁。旋覆花。服藥二劑後。痰薄。汗止。潮熱未盡。時欲嘔。脈軟緩。舌紅苔薄黃。投小柴胡湯。去棗。加茯苓。當歸。鱉甲。烏梅。天花粉。服藥二劑。濕化。熱退。寐安。胃甦。肝胃未和。稍有胸悶。脈軟緩。舌淡苔薄。投溫膽湯。加藿香。砂仁。遠志。佛手。穀麥芽。服二劑。胸暢。停藥。靜養十餘日。康健如平人。

久痢治驗（續）

周岐隱

城中竹林巷有陳某者。病血痢五年。時作時止。閱報見余醫例中有疑難雜症通函擬方一條。伊即託人代作一函。向余求治。作函者並非醫生。故名辭文字。未免別白。然敘述則確爲詳備。大約此人五年以前。因飽食而後。大動肝氣。已覺胸腹悶痛。負氣走戚家。途受秋雨。歸即發熱腹痛下痢。延醫服藥。連進川連黃芩等方三劑。痛痢益甚。遂後重下血。急改醫。復進極苦之品。且有許多燒炭之藥。十餘劑後。血痢止而腹痛後重不瘥。胸脘脹悶。厭食作嘔。少有勞倦或心境不舒。即發寒熱。寒熱兩日不解。即繞臍綿綿刺痛。旋即大便見血。調理得法。則旬月而瘥。否則半年一季。亦淹纏不絕。所下之血。初鮮紅。後漸有塊血紫黑。近則灰黑細黏。嘗與糞纏繞而下。所服之方。主破瘀血者有之。用補澀者有之。清理溼熱者有之。或無效或反增劇。或有效而不能除根。因向余問治。竊爲偶一之中。余思此症。盤根錯節。至難下手。始因於氣之裹食。加之以感冒未解。旋進苦寒。邪過不出。內動血分。又驟進澀劑。浸致瘀血結於腸中。日愈久而結愈固。執此症而反覆推勘。腸中必有乾血。胃中必有宿食。而無形之鬱氣與表邪。亦與此有形之積互作奧援。痛則不通。必使通則不痛。因思仲景疏利中焦痰氣食滯之方莫如四逆散。加薤白尤為治痢妙劑。即以此方為主。加生鱉甲桃仁醋製錦紋軍以與之。服三劑後。余笑自就門診曰。先生之方眞神驗哉。余服藥第一天。瘀血即大下。稠黏膠結。綿綿至三小時始止。第二天。血色稍紅。兼下紫黑積糞五六枚。腹中疴痛遂瘥。第三天積糞大下。胸脘亦寬。今惟覺腹中大熱。胃嘈乾噫不止。身體倦怠。咽乾舌燥耳。因疏小柴胡湯加石斛麥冬以與之。調理不旬而愈。

先曾祖荷澹先生醫案（續）

周岐隱敬錄

▲張錫璜第三子　患厥陰傷寒。先厥後熱。諸醫雜治至七八日之久。病勢有增無減。診其脈弦細而緩。按其小腹。蹙眉大喊。此邪熱與瘀血俱陷於厥陰之部也。仿大柴胡湯意。用人參甘草當歸桂枝青皮半夏大黃黃芩芒硝。一帖即厥止。便出黑血甚多。而病隨愈。

▲周企疆之姪本錫　患傷寒。企疆亦深知醫。自治數日。日致險篤。覺至口鼻皆出血。胸膈滿痛。舌縮不能伸。瀉痢日十餘次。飲食不入。時又惡寒。諸危之徵畢集。企疆擬進犀角地黃湯不能決。延余酌之。余診其脈。初按似乎虛軟。重按則見滑實。按其胸腹。痛不可當。遂斷為邪熱挾瘀血充斥於中下二焦。下痢乃熱結而旁流也。即遵仲景急下之法訂方用桃仁承氣。重用大黃至一兩半。企疆駭然不敢服。余曰。服此不效當負全責。遂連進二汁。至夜半果下黑糞燥硬帶紫黑血甚多。次早診之。脈和舌伸血止。胸膈皆舒矣。乃與養津和中之品以善後。遂漸而安。

▲孫士軒之姪　十三歲。始患胸疼發熱。五七日來轉變頸強頭爛。身痛瘈瘲搐搦。煩渴舌強不語。診脈數躁異常。但小而不滑大。斷為熱淫於內。火鬱生風之症。一團火邪。蘊結六府。遂以涼膈散加菖蒲遠志與之（此方名轉舌膏）。服一帖即舌轉能言。病家以為病已輕減。即議停藥。隔二日諸症仍在。又求復診。余知其家必不肯多服藥。即遵內經熱淫於內治以甘寒佐以鹹寒之旨。用知母石膏滑石鮮生地銀花元參黃栢羚羊薄荷等大劑進之。且堅囑云。必六七帖方可歇藥。否則火邪不清。竄入經隧。恐成廢疾也。服三劑。病去六七。病者早喪父母。依叔以養。見症已大減。即止藥。後果一足筋攣不伸。終身成為殘疾之人焉。

右錄先曾祖醫案七則。辨證處方。皆獨具隻眼。願與吾黨諸君子共寶之。

岐隱謹識

藕香室醫案

沈仰峯遺著　男良卿錄

▲陳少大　用辛涼後。斑疹續發。身熱大退。不得再用重劑。連翹三錢。小生地三錢。銀花二錢。花粉三錢。黃芩二錢。麥冬二錢。薄荷一錢。元參三錢。

▲盧左　舌黃。口渴。脈沉實。肢厥。十日不大便。宜下法。承氣湯主之。

中国近现代中医药期刊续编·第一辑

生大黃三錢。川朴一錢。枳實二錢。元明粉二錢。

▲王左　諸症俱減。舌白。濕尚多。前方加茅朮米仁。

桂枝一錢。猪茯苓各三錢。澤瀉三錢。赤苓三錢。紛干葛二錢。條芩二錢。生茅朮三錢。米仁四錢。

▲丁左　邪在心包。譫語神昏。其脈洪大數實而模糊。命將難全。

連翹三錢。生石羔二兩。麥冬三錢。竹葉三錢。鮮生地一兩。知母三錢。生甘草一錢。紫雪丹三錢。牛黃丸三粒。

▲談左　脈沉細。舌赤。面紅。譫語。大便閉。邪在營分。宜增液承氣。

鮮生地四錢。元參三錢。麥冬三錢。生甘草一錢。生大黃三錢。元明粉二錢。

▲侯先生　脈浮而數。頭痛。身惡寒。此太陽中風症也。

桂枝一錢。生白芍三錢。炙甘草一錢。生姜二錢。紅棗四枚。

▲毛小孩　糞後便血。此乃小腸寒濕。黃土湯主之。

灶中黃土二兩。黃芩二錢。當歸二錢。炙甘草一錢。生白芍三錢。淡附子二錢。

曹滄洲之案選

陳淮亭

清光緒時。帝疾。曾徵吳縣曹滄洲醫士調治。滄洲世家子也。昆季均蜚聲翰苑。滄洲獨專習醫。鮮有著作流傳。其徒居錫淇錄有醫案。刊於民國十三年。余觀之。用藥輕靈。是蓋有功於葉氏者也。爰擬管見。選摘如左。

（一）中風門　以肝腎爲主。其治肝之藥。專用桑枝鈎藤丹皮菊花石决明白蒺藜等。腎則用黑芝麻料豆衣淡蓯蓉巴戟天等。而治王章兩案。尤可爲法。（王案）高年隆冬卒中。乃陰陽失交。脈左大右濡。內風掀越。中陽已虛。第五日已更衣。神懫欲寐。議陽明厥陰主治。人參。茯苓。白蒺藜。半夏。炒梔子。甘菊。（章案）中風後。四肢麻木。言蹇。足不能行。是肝腎精血殘憊。虛風動絡。下寒。二便艱阻。凡腎虛爲燥。以辛潤溫藥。淡蓯蓉。炒杞子。當歸。柏子仁。牛膝。巴戟。遠志肉。

（二）傷風門　案只四則。其治朱一案。可代表也。風邪外襲肺衛。畏風發熱。咳嗽脘悶。當用兩和表裏法。淡豆豉。老蘇梗。杏仁。桔梗。連翹。通草。陳皮。

（三）溫熱門　表藥用豆豉浮萍佩蘭蘇葉藿梗等。疏藥用牛蒡紫菀前胡杏仁竺黃鬱金杷葉菖蒲烏藥等。消藥用枳殼象貝胆星査炭貝齒蔽子瓦楞六曲范曲紫金錠等。清藥用桑葉竹茹連翹山梔蔞皮蟬衣丹皮等。滋藥則只用石斛而已。夫溫之發熱。全由痰滯。世人不知。以爲傷液。多用滋膩。往往閉邪遺患。曹公則無此弊。洵屬經驗老手也。

（四）虛勞痰血門　此門並無良案。惟治夜寐不安一方可法。北沙參。硃茯神。生石决明。棗仁炭。北秫米。紫丹參。煅龍齒。遠志。製半夏。夜交藤。

（五）咳嗽門　所治皆係溫邪犯肺。痰阻氣滯之症。其所用藥。於桑皮杏仁竹茹馬兜鈴橘絡杷葉前胡紫菀款冬牛蒡蘇子陳皮象貝白前，與冬瓜子生甘草海浮石石决明瓦楞殼絲瓜絡南沙參稻根鬚等。出入爲方。輕靈正與肺相稱也。

（六）痧疹門　諸治痧疹已透者。丹皮赤芍。每方用之。而未透者。則用豆豉浮萍荆芥蟬衣。此其心法也。

（七）腹痛門　此門用藥。只於製香附金鈴雞內金法半夏廣木陳香櫞台烏藥旋覆花沉香麯春砂仁廣鬱金淡吳萸枳殼瓦楞子小青皮大腹皮萊菔子山查炭焦六麯延胡索炒穀芽紫金錠保和丸等。隨取成方而已。別無妙處。

（八）脾胃門　脾胃以命門眞火爲主。故常用補骨脂杜仲葫蘆巴及肉桂陳皮爲丸。加於疏中藥內。殊有心得。

（九）筋節骨痛門　此病非風寒則寒溼。三案可概一切也。其治風者。曰風走脈絡。骨節痠痛。宜疏散泄治之。大豆卷。白蒺藜。陳皮。赤芍。澤瀉。秦艽。羌活。米仁。赤苓。酒炒桑枝。防風。獨活。其治寒者。曰寒入陰分。筋骨痠痛。斯爲痺症。法當溫散。桂枝木。沙苑子。北細辛。生白朮。茯苓。陳皮。金狗脊。其治濕者。曰長夏濕勝氣阻。四肢痠痛。甚於午後子前。乃陽氣被陰濕之遏。色痿黃。脈小濇。治以通陽。生於朮。製附子。金毛脊。生苡仁。茯苓。萆薢。木防己。晚蠶沙。澤瀉。

（十）腰腿足痛門　此門以牛膝川斷白蒺利生米仁爲必用之品。蓋本諸神農本經也。

（十一）頭痛門　苦丁茶白菊花蔓荆子三味。無方不用。亦宗本經也。

（十二）心胃氣痛門　其言痛則不通。通字須究氣血陰陽。便是看症要旨。確是通論。其於用瀉心加減亦可法。小川連。乾淡薑。枳實。製半夏。鮮薑汁。生於朮。潞黨參。台烏藥。

（十三）經帶門　常用丹參川斷。因此二味確爲女科要藥。

（十四）腫脹門　無別法。只以五皮飲加減而已。

（十五）疝氣門　自謂古人治疝。必用辛香助燥氣勝之品。故無方不用橘核金鈴茴香靑皮荔核等藥。

（十六）瀉痢門　用白頭翁湯。加法可則。曰。溫邪經旬不解。發熱自利。神識有時不淸。此邪伏陰中。恐致變痙。白頭翁。小川連。炒黃芩。北秦皮。炒川柏。生白芍。黑山梔。炒扁豆。焦神麯。

（十七）肝風門　專用犀角羚羊。此藥價太昂。殊非平民所能用。吾於其兩和肝胃一方。止恰心懷。拘杞子。酸棗仁。炒柏子仁。金石斛。半夏麯。橘紅。白菊花。茯苓。

（十八）諸鬱門　於血鬱最妙。曰。此血鬱也。得之情志。其來有漸。其去不易也。旋覆花。薤白頭。廣鬱金。白桃仁。代赭石。川紅花。又曰。舊瘀不淸。新血又瘀絡中。用加味旋覆花湯。旋覆花。新猩絳。靑葱管。炒桃仁。柏子仁。鬱金汁。

（十九）嘔噦門　治得君曰。胃虛氣熱。乾嘔時作。大便屢日不解。廣陳皮。薑竹茹。活水蘆根。粳米。製半夏。柿蒂。此方淸妥之至。

(二十)黃疸門　無別法。不脫仲景茵陳法範圍。而於藿香正氣一法。吾謂有見。曰。穢吸邪由募原分佈。三焦升降失司。脘腹脹悶。大便不爽。當用正氣散法。藿香梗。川厚朴。白杏仁。廣皮白。茯苓皮。神麯。焦麥芽。綿茵陳。

(二十一)咽喉門　治案甚多。然所用藥。無甚出入。以肺藥爲君。如前胡白前牛蒡杏仁紫菀土貝杷葉蘇子覆花葶藶桑皮竹茹橘白蔞子半夏白芥蘿白等。合宜而用。其發表加豆豉荊芥浮萍等。疏滯加殭蠶瓦楞萊子枳殼浮石六麯麥芽等。而馬勃飛中白甘中黃黑元參硃燈心等。尤爲必要者也。

來件

神州醫藥會各省中醫藥團體大鑒閱貴會通電敬悉諸君努力愛國努力抗爭保存國粹欽佩莫名竊鄙人忝爲中醫之末願隨諸君之後特提案一件望諸君彙轉請願政府通令全國國體幸甚民族幸甚

▲提案　凡在中國領土內所開業之西醫所開藥方須完全改用華文以尊國體而重民命案

▲理由　中國有中國之文字西醫爲學術團體之一外人之亡印度也首先亡其文字其他如安南高麗莫不皆然我中國國尚未亡爲何自棄其文字西醫一業爲團體份子之一中醫亦然推之百業莫不皆然倘其他團體皆用外國文字則不待外人之文化侵略而我國民皆洋奴化矣且世界科學最發達之國首推德意志彼國政府取締醫生極嚴未聞其醫生所開藥方不用德文而以外國文字賣弄於國內者若英若法及新摹仿之日本亦然其在本國國境內之醫生而以外國文字耀炫於人者恐全地球惟中國爲獨創耳雖近來中國學校有外國文字一課然在學習時代爲求學識起見不能援以爲例例如在外國法律學校畢業之學生一旦被任中國法官其對上呈文對下判決文皆用華文其明證一外國政治科畢業之學生一旦任爲中國行政官吏上自委任狀下至文告皆用華文其明證二若謂西藥來自外邦須用外文更是盲言然則內地之洋布店五金舖洋廣貨舖品皆舶來對於買主所開之發票未聞有用外國文字者其明證三西醫中國人也受醫者病人亦中國人也開業地點中國地方也試問用外國文字何能自圓其說也

▲引證　去年中央軍事會議對於全國陸軍改編有領證改用華文之提議去年上海總商會有請求政府飭令海關改用華文以重國體之提案又去年交通部對於交通機關有通令改用華文之事實總上各節政府羣公不惜苦口提議無非爲尊國體而保國權自名新醫之西醫更何能用外國文字來欺騙同種民族我國大多數病人未患病之先皆未受過外國教育一旦淹滯牀褥執一漢不能識之藥方服之乎棄之乎褚民誼先生說西藥能殺菌豈西文亦能殺菌而愈病乎西醫聞之必抗詞而辯曰西藥有未譯就中文化學名有未譯就中文不得不暫用西文此實欺人之詞耳鄙人曾閱覽萬國藥方即使有未譯就之西藥亦須用中文詳爲註明藥品病源分量服法俾患病者瞭然有所依據不然我中醫學術公開所開之藥方是外界觀之優劣立判無欺人之弊有高下之分付之各界公判較爲有價值還證不如西醫有極不值錢之品一經橫文欺人便可市價千倍此一層實爲西醫當頭一棒望諸君剴改後廣事宣傳免各界受其蒙蔽民生幸甚國醫幸甚

華立甫叩梗

簡明藥物學

上海沈仲圭編

▲急性子(又名染指甲草) 化積劑

▲釋名 本品即人家園庭所種鳳仙花之子。以其性急速。故名急性子。曩昔閨中女兒。每屆秋月。多喜采其花搗爛。染於指甲。以爲美觀。故又名染指甲草。

▲性質 微苦而溫。有小毒。

▲功用 透骨通竅。攻堅消食。

▲主治 產難積塊。

▲用量及配合 五分至八分 同砒石。點牙疼即落。同獨蒜搗汁。塗痞塊即消。

▲禁忌 服者不可着齒。多用戟人咽喉。

▲雜論 時珍謂鳳仙子。庖人烹魚硬者。投數粒。即易軟爛。故能消食積。攻痞塊。大約此物與山查之功用相仿。而急性過之。故山查兒科輒用之。而本物未常一試也。實則攻堅破積。利於瞑眩之藥。催生下胞。宜乎迅速之品。若是症者。正賴鳳仙奪關斬將之力矣。

▲槐實(俗名槐角) 解熱劑

▲釋名 春秋元命包云。槐之言歸也。古者樹槐。聽訟其下。使情歸實也。

▲製法 槐實作莢連珠。中有黑子。去單子並五子者。只取兩子三子者。以銅鎚鎚破。用烏牛乳浸一宿。蒸過用。

▲性質 味苦寒。性純陰。

▲功用 清肝胆。涼大腸。

▲主治 痔血腸風。陰瘡濕癢。目淚不止。

▲用量及配合 一錢至錢半 將本品入牛胆中漬之。陰乾百日。治腸風痔血。同黃連爲丸。治目熱昏暗。

▲禁忌 虛寒者或虛熱而非實火。及孕婦並宜戒之。

▲方劑 槐角丸 治腸風 (和劑局方)

槐角去梗炒一兩 地榆 當歸酒焙 防風 黃芩 枳殼麩炒各半兩 爲末。酒糊丸。梧子大。每服五十丸。米飲下。

▲編者意見 綱目謂『折嫩房角。作湯代茗。主頭風。明目補腦。吞黑子。以變白髮。又引扁鵲明目使髮不落法云。『十月上巳日。取槐子。去皮。納新瓶中。封口二七日。初服一枚。再服二枚。日加一枚。至十日。又從一枚起。終而復始。令人可夜讀書。又引梁書言。『庾肩吾常服槐實。年七十餘。髮鬢皆黑。目看細字』。據此則知本品對於明目烏髮。確著奇效。而所以明目烏髮者。亦惟涼肝滋燥之力。蓋黑睛屬肝。髮爲血餘。血藏於肝。肝有瀉而無補。多熱而少寒。故決明子作枕能治頭風。明目。拘杞子甘菊花爲丸。陸定圃稱爲明目第一方。實同一理也。

中國實用診斷學

江左時逸人著

(一)普通診查法

▲男女

經曰。切脈問名。當合男女。蓋男與女。生理上既有差分。病理上豈無區別。故醫士診查病者。切其脈。問其症。必當合於男女。而後方可以斷定病名。用法療治。

附記　有男子所獨患之病。如陽痿。睪丸腫脹。龜頭炎等類。有女子所獨患之病。如經胎產乳等類。現今世界開通。文明日進。凡遊學之女子。及娼妓之戲女。多有矯裝爲男子者。吾儕凡遇此等。不詢而明之。鮮不致誤。

▲年齡

年齡與病症之關係甚大。如同一胃病也。在壯年之人。則有患胃潰瘍者。在五十歲以上之人。則爲胃癌。又如青年必不患中風。老年必不患痘疹是也。(醫藥實驗法)

附記　因年齡之異。而病症亦有不同。所以有大小方脈之分科也。中外皆然。古今一轍。何足爲異。

▲體質

骨格強大，胸部廣闊，肌肉細緻，膚革潤澤者。乃強壯體格也。骨格細小，胸膛狹窄，肌肉瘦軟，膚革寬浮者。乃虛弱體格也。介在二者之間。乃中等體格也(普通診視法)

附記　凡吾人體格。各有不同。然在生理病理上。各有區別。試詳述於左。

神經質　多血質　胆液質　黏液質

以上四種屬於生理者

卒中質　肺勞質　腺病質　痛風質　肺氣腫質

以上五種屬於病理者

各詳於病理生理專書中茲不贅述

▲性情

吾人之生性。既有浮躁鎮靜之二種。而情之致病者。復有憂思悲怒驚之各異。傀儡場中。因於患得失者多矣。診病者。可不於此注意乎。

附記　世人疾患。因於情志者。占大多數。醫者。宜以意消息。隨其勢而導之可也。

▲形志

經曰。形樂志苦。病生於脈。形樂志樂。病生於肉。形苦志樂。病生於筋。形苦志苦。病生於咽喉。

附記　據此以推。雖未必盡善。但大概亦不外是。明乎此。以資參考。則引伸觸類。無往不宜矣。

▲境遇

經曰。嘗貴後賤。雖不中邪。病從內生。名曰脫營。嘗富後貧。名曰失精。五氣留連。病有所並。醫工診之。不在臟腑。不變軀形。診之而疑。不知病名。身體日減。氣虛無精。病深無氣。洒洒然時驚。病深以甚。外耗於衛。內奪於營。

附記　吾國四千餘年之前。已發明及此。診斷學上。大有研究之價值。迴非聞症筒檢溫器。所能得此精義也。

▲嗜好

有心理上之嗜好。如嫖賭局棋角力歌舞等件。有生理上之嗜好。如烟酒咖啡等類。但心理所欲。未有不耗傷生理者。生理習慣。未有不傷及神志者。濡染既久。乃成癮癖。醫士檢查病人身體。必於此等詳考。方有確證。

附記　凡人於飲食偏喜。而恣意久食者。亦成嗜好。舊說五味各有所喜是也。茲以余所實際證明者言之。甲喜食脂肪的肥料。乙喜食澱粉的植物。皆因生理有所缺欠故也。乃食之過久。反覺有害。蓋培補的過多。代償機能。不能消運。此嗜好之爲病也。吾輩治病。籌備正當之療法。解決於嗜好之問題。實數見不尠。經曰。久而增氣。物化之常。氣增而久。夭之由也。吾願醫家病家。皆宜於此注意焉。

▲居家

山高土燥。平原卑濕。故經曰。至高之地。冬氣常在。至下之地。春氣常在。是以地有高下。氣有濕涼。高者氣寒。下者氣熱。故適寒涼者脹。溫熱者瘡。下之則脹已。汗之則瘡已。此腠理開閉之常。太少之異耳。故曰氣溫氣涼。治之以寒涼。行水漬之。氣溫氣熱。治以溫熱。強其內守。必同其氣。可使平也。假者反之。此地理之常。生化之道也。

附記　因居處習慣之不同。遂有受病之各異。素問異法方論一篇。允爲診斷學上規則矣。

▲職業

凡因職業起病之關係。如小學敎員患肺病。戲者之患喉病。排字及造粉工人之中鉛毒。揀獸毛之人多患脾脫疽等類。

附記　凡患非感冒者。多半皆因職業而起。醫者注意於此。自能明晰。因職業致病者。宜易其職業。所謂原因的療法是也。

▲生活

大部份有高粱藜藿之異。所謂高粱者。飽肥甘自奉養是。所謂藜藿者。即粗糲充飢者是。以余所實驗。凡高粱者病。多腸胃壅遏。治宜不食餌療法。藜藿者病。多脾胃內虛。治宜食餌療法。此診斷學上最要之點也。

▲習慣

吾人在世。必有所近。近之既久。則習慣乃成自然矣。唯是性情有習慣。嗜好有習慣。居處有習慣。生活有習慣。因習慣而致病者。更有多端。醫者遇此。當注意者也。

▲遺傳

凡父母之痼疾。多有能遺傳於兒女者。如癘風梅毒。結核癲癇等類。必須詳細調查。方可得一妥領。

(二)經過之診查

▲遺留

吾人凡患傳染病症。未能完全治療者。必遺留而續發。如曾患喉痧者。往往續發腎臟炎。心臟瓣膜障害。曾患急性關節風濕痛者。往往續發心臟瓣瘍。及舞蹈病等。曾患嗆咳者。往往續發肺癆是也。醫者既追尋其既往症。更須探索既往症中遺留之續發症。此在診斷學上。亦頗關緊要故耳。

附記　有某種疾病。經過遲緩。亦爲遺留之續病者。如反胃，偏頭痛，瘕，瘕，疝，痰飲等類。甚至有十餘年之病軀。而不能脫體者。一經外受感冒。則新病與舊病皆作。醫者於此。所尤宜注意。

▲經過之日歷

經曰。徵其脈小，色不奪者。新病也。徵其脈與色。俱不奪者。新病也。徵其脈不奪其色奪者。此久病也。徵其脈與色俱奪者。此久病也。按此。憑望與切以察受病之久新。以及正氣之強弱。然再問其經過之日歷。以斷病勢之淺深。則永爲巫法矣。

▲經過之症候

例如某病爲續發性者。若不考證其經過以前之症候。則不能得正確之解決。何從而施以完全之治療。故曰。診斷病症。宜取以前之症候。爲借鏡焉。

附記　欲探現在症之原因。非詳考既往症不可。考之之法。閱以前之診斷書。或閱以前之看護日記。或詢問看護者皆可。

▲經過之藥方

俞根初曰。問其所服何藥。某藥見效。某藥不見效者。明其無藥誤。以便核前之因。酌己之見。默爲挽救也。

▲經過之看護日記

病之發作。必有一定之時間。以彰其病機之所在。蓋五臟六腑十二經。各因其時。而主氣也。因其時而攻之。在診斷學上。實有重要之位置。患者與病家。皆忽於此。惟檢查逐日來之看護日記。自可得其正確之解決耳。

(三)現在症之診查

▲神識

察其神識。或清或濁。以斷其腦病之與否。若病者。沈眠昏睡。現熱症者。則爲重篤之熱性病。若無熱症者。則爲重篤之陰寒病。其寒其熱。當據此以辨之。

附記　凡腦病中毒諸症。間有並呈譫語幻視等現象者。倘見狀態遲鈍。則當以類狂類病。細辨之也。

▲體位

師持脈。病人欠者。無病也。脈之呻者。病也。言遲者。風也。搖頭言者。裏痛也。行遲者。表強也。坐而伏者。短氣也。坐而下一脚者。腰痛也。裏實護物。如懷卵物者。心痛也。

附記　病者他來受治。當入室時。須察力。是否疲勞身體是否屈曲。舉步是否艱澀。如臥牀不能起者。須察軀體之位置。是否如常。自動時若何。他動時若何。又頭部陷入枕中之與否。除自動及他動兩種臥位之外。尚有各種一定強迫之位置。如呼吸困難之特久。坐位。側肺病。或胸膜病之偏側臥位。發熱譫妄病之輾轉反側。不能安臥等類是也。

▲手

觀其肌之滑濇。以徵津液之盛衰。理之疏密。以徵營衛之強弱。肉之堅軟。以徵胃氣之虛實。筋之粗細。以徵肝血之充餒。骨之大小。以徵腎氣之勇怯。爪之剛柔。以徵胆液之澄清。指之肥瘦。以徵經氣之榮枯。掌之厚薄。以徵臟之豐歉。尺之寒熱。以徵表裏之陰陽。爰爲深閨窈窕。往往密護屏幃。不能見顏色。但須驗其手腕色澤之蒼白肥瘠。已見一斑。

▲爪甲

爪甲鮮紅者。氣虛有火也。爪甲色淡者。肺胃虛寒也。

附記　凡血行障礙者。指甲必現豎紋。患癆瘵病者。指甲必蓋彎曲。

(未完)

* * * *

來函

全國醫藥團體總聯合會公函第一〇三號

逕啓者案查本月二十日第十一次常務委員會議決第十一案依據大會議决案杭州中藥業職工會提案規定每年「三月十七日」爲全國醫藥運動紀念日相應函請査照爲荷此致

甯波中醫協會

全國醫藥團體聯合會值日常務蔡濟平

十八年四月二十五日

全國醫藥團體總聯合會公函第一〇二號

逕啓者査本會自全國大會之後絡續參加者已達二百四十餘團體考會章第四條第五條各特別市各特别區及各省應組織分會各縣應組織支會庶期統一而符體制本會四月二十日第十一次常務委員會議第一案決定先行分函各縣已成立之醫藥團體聯合會照章改正名稱爲（全國醫藥總會〇省〇縣支會）第二案各地普通會員（卽未經聯合之醫團藥團藥工團）卽行推出籌備員函報本會組織支會（原有團體仍應保存）其籌備處印章由總會發給待正式成立後再發正式印章將籌備處印章收回第四案省分會亦須同時籌備等由除分函外相應函達卽希査照辦理爲荷此致

甯波中醫協會

全國醫藥團體聯合會值日常務蔡濟平

組織部張梅菴

十八年四月二十七日

江都縣中醫協會來函

逕啓者久仰貴會居海陸要衝得風氣之先前讀貴會中醫新刊第七期琳瑯滿目足開茅塞惟以未窺全豹爲憾用是奉上敝會月刊第一二期兩份卽希指疵並乞賜予交換仍祈將貴刊由第一期起補贈忝在同志用敢無厭卽頌　撰安

江都縣中醫協會謹啓

十七年十二月二十日

章叔言君來函

逕啓者頃讀諸君子大著欽佩無已闊幼年亦曾瀏覽內經諸書弱冠後初用力文學繼則奔走衣食漂沉宦海忽忽三十年矣回憶童年之事有如夢境然積習未忘故對於諸公大作深喜繙閱可否將尊處自出版以來中醫新刊惠贈全份俾得完璧謹拜　嘉貺心感何似敬頌

道安

章叔言

重慶萬國藏書樓來函

甯波中醫協會大鑒逕啓者茲以發揚文化啓迪民智起見特備中外書報凡數萬種以便各界閱覽素仰貴會於公共事業無不贊襄用特函達敬祈常年賜贈或借中醫新刊一份按期郵寄藉資介紹而廣流傳嘉惠民衆功德無量事關公益諒不見卻專此奉達統希　察照

重慶萬國藏書樓啓

短簡

時逸人兄鑒、手示敬悉、足下擬設中醫講習所、意良法美、無任欽佩、但鄙見以爲當今之急務、第一在於用科學方法、以整理固有醫術耳、

王宇高復、

中醫新刊價目表

定價無扣費須先惠
概收大洋郵票照算

定價

項目	一期	六期	十二期
現款及匯兌	一角	五角五分	一元

郵費

地區	一期	六期	十二期
本埠	半分	三分	六分
本國	一分	六分	一角二分
日本	二分	一角二分	二角四分
歐美	四分	二角四分	四角八分

廣告價目

地位	一期	六期	十二期
全頁	十元	五十元	九十元
一面	五元	二十五元	四十五元
半面	二元五角	十二元五角	二十三元
特別	照列表一律加二分之一		

特別地位	封面反面及論後夾頁或前頁	木刻銅版
普通地位	後頁夾張	費須外加

中華民國十八年五月十日出版

中醫新刊月刊第十四期

撰述者　甯波中醫協會會員
編輯者　甯波中醫協會常務委員會
經理者　甯波中醫協會執行委員會
發行者　甯波君子營中醫協會
印刷者　甯波崔衙前華陞印局

電文

上[redacted]衛生部

二月二十八日

南京衛生部部長薛鈞鑒報載衛生委員會議決各案關於中醫藥者以廢止爲原則關於西醫藥者以提倡爲原則主張狂妄無與倫比此種決議足可自殺職會全體誓不承認

寗波中醫協會東叩

* * *

衛生部覆電

三月七日

寗波中醫協會鑒東電悉查中央衛生委員會議決案對於中藥均主張提倡以維國產對於本部主張設法改進以促其科學化並無廢止之說特復衛生部支

公電

上南京第三次全國代表大會公電

三月十三日

南京第三次全國代表大會秘書處並轉各地代表中央黨部中央政治會議國民政府主席各院長公鑒中醫係國粹中藥係國產歷史悠久成效卓著關於國計民生至大且鉅況流行之廣遍及全球外人尚且竭力研究我方豈容自相摧殘不圖衛生委員會倒行逆施覺議決廢止中醫中藥代以西醫西藥據報章轟傳有某國人將以六百萬之鉅款作打倒中醫中藥之工具雖無實據事或有因該衛生委員余巖等不念本國不顧民生甘作帝國主義之走狗願爲經濟侵略之先鋒喪心病狂一至於此其用心尚堪設想乎值茲瘡痍滿目原氣未復之秋提倡國產發揚國粹爲當務之急諸公黨國柱石民衆福星深思遠慮明察秋毫當不爲陰謀所中也否則中醫藥一旦廢止醫士之生計姑且不論試思全國藥業職工之失業者幾何採藥植藥之失業者幾何每年漏巵流出外洋者幾何如不熱籌及此行見財力匱之民生凋敝予匪人以可乘之機授外人以魚肉之慘斯時欲圖挽救抑亦晚矣人民等生斯食斯休戚相關良心未死一息尚存決不坐觀淪亡務乞迅予撤消衛生委員會議決各案規定中醫登記案原則及解散該衛生委員會重行改組并將提案人余巖查辦黨國幸甚民衆幸甚

寗波中醫協會寗波藥業公會商民協會[redacted]店業分會暨中醫藥全體同人叩允

來函

逕啓者茲經敝支會第十次籌備會議議決本支會成立日期訂定國歷五月八日下午一時假座本城中山紀念廳舉行成立儀式除分別呈報函達外相應函請派員蒞臨指教至深公感此致

寗波中醫協會

全國醫藥總會浙江省嘉興縣支會籌備委員會[redacted]日

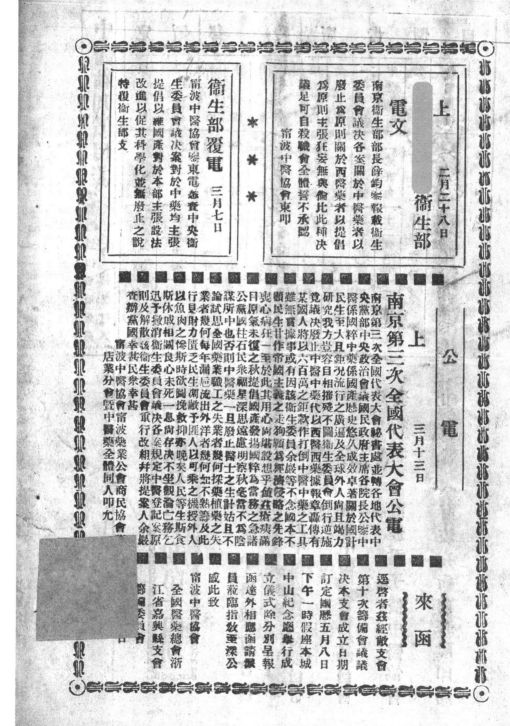